Psychiatrie der Gegenwart 7

Dritte, völlig neu gestaltete Auflage

Herausgegeben von
K. P. Kisker H. Lauter J.-E. Meyer
C. Müller E. Strömgren

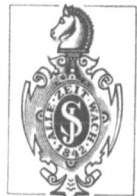

Kinder- und Jugendpsychiatrie

Bearbeitet von
R. J. Corboz, A. Dupont, Ch. Eggers, A. Esch, R. Lempp,
J. Martinius, M. Müller-Küppers, G. Nissen, U. Rabenschlag,
K. Rasmussen, H. Remschmidt, M. H. Schmidt, F. Specht,
H.-Ch. Steinhausen, P. Strunk, D. Weber

Mit 25 Abbildungen

Springer-Verlag
Berlin Heidelberg New York
London Paris Tokyo

Professor Dr. Dr. K. P. KISKER
Medizinische Hochschule Hannover, Psychiatrische Klinik
Konstanty-Gutschow-Str. 8, D-3000 Hannover 61

Professor Dr. H. LAUTER
Psychiatrische Klinik und Poliklinik rechts der Isar der Technischen Universität
Ismaninger Str. 22, D-8000 München 80

Professor Dr. J.-E. MEYER
Georg-August-Universität Göttingen, Psychiatrische Klinik
von-Siebold-Str. 5, D-3400 Göttingen

Professor Dr. C. MÜLLER
Hôpital de Cery, Clinique Psychiatrique Universitaire de Lausanne
CH-1008 Prilly

Professor Dr. E. STRÖMGREN
Psychiatrisches Krankenhaus, DK-8240 Risskov

ISBN-13: 978-3-642-71818-2   e-ISBN-13: 978-3-642-71817-5
DOI: 10.1007/978-3-642-71817-5

CIP-Titelaufnahme der Deutschen Bibliothek
Psychiatrie der Gegenwart / hrsg. von K. P. Kisker... - 3., völlig neu gestaltete Aufl. - Berlin;
Heidelberg; New York; London; Paris; Tokyo: Springer
     Teilw. mit d. Erscheinungsorten Berlin, Heidelberg, New York, Tokyo
NE: Kisker, Karl Peter [Hrsg.]
7. Kinder- und Jugendpsychiatrie. - 1988
Kinder- und Jugendpsychiatrie / bearb. von Robert J. Corboz... - Berlin; Heidelberg; New York;
London; Paris; Tokyo: Springer, 1988.
     (Psychiatrie der Gegenwart; 7)

NE: Corboz, Robert J. [Hrsg.]

Gesamtherstellung: Brühlsche Universitätsdruckerei, Gießen
2122/3130-543210

Mitarbeiterverzeichnis

CORBOZ, R. J. †, Prof. Dr.; Witikonerstr. 360, CH-8053 Zürich

DUPONT, A., M.D.; Institute of Psychiatric Demography, Aarhus
Psychiatric Hospital, DK-8240 Risskov

EGGERS, CH., Prof. Dr.; Rheinische Landes- und Hochschulklinik Essen,
Klinik für Kinder- und Jugendpsychiatrie, Hufelandstraße 55,
D-4300 Essen 1

ESCH, A., Dr.; Rheinische Landes- und Hochschulklinik Essen, Klinik
für Kinder- und Jugendpsychiatrie, Hufelandstraße 55,
D-4300 Essen 1

LEMPP, R., Prof. Dr.; Eberhard-Karls-Universität Tübingen, Zentrum
für Psychiatrie und Neurologie, Abteilung Kinder- und Jugendpsychiatrie, Osianderstraße 14, D-7400 Tübingen 1

MARTINIUS, J., Prof. Dr.; Institut für Kinder- und Jugendpsychiatrie
der Universität München, Heckscher-Klinik des Bezirks Oberbayern,
Heckscherstraße 4, D-8000 München 40

MÜLLER-KÜPPERS, M., Prof. Dr.; Ruprecht-Karls-Universität Heidelberg, Klinikum, Psychiatrische Klinik, Abteilung für Kinder- und
Jugendpsychiatrie, Blumenstraße 8, D-6900 Heidelberg 1

NISSEN, G., Prof. Dr.; Klinik und Poliklinik für Kinder- und Jugendpsychiatrie der Julius-Maximilians-Universität, Füchsleinstraße 15,
D-8700 Würzburg

RABENSCHLAG, U., Dr.; Klinikum der Albert-Ludwigs-Universität,
Psychiatrische und Neurologische Universitätsklinik, Abteilung
Kinder- und Jugendpsychiatrie, Hauptstraße 5,
D-7800 Freiburg i. Brsg

RASMUSSEN, K., M.D.; Institute of Human Genetics, Clinical Genetic
Department, University of Aarhus, DK-8000 Aarhus C

REMSCHMIDT, H., Prof. Dr.; Klinikum der Philipps-Universität Marburg,
Zentrum für Nervenheilkunde, Klinik für Kinder- und Jugendpsychiatrie, Hans-Sachs-Straße 6, D-3550 Marburg/Lahn

SCHMIDT, M. H., Prof. Dr.; Zentralinstitut für Seelische Gesundheit, Kinder- und Jugendpsychiatrische Klinik, J 5, Postfach 5970, D-6800 Mannheim 1

SPECHT, F., Prof. Dr.; Georg-August-Universität Göttingen, Abteilung für Kinder- und Jugendpsychiatrie, von-Siebold-Straße 5, D-3400 Göttingen

STEINHAUSEN, H.-CH., Prof. Dr. Dr; Psychiatrische Universitäts-Poliklinik für Kinder und Jugendliche, Freiestrasse 15, Postfach 139, CH-8028 Zürich

STRUNK, P., Prof. Dr.; Klinikum der Albert-Ludwigs-Universität, Psychiatrische und Neurologische Universitätsklinik, Abteilung Kinder- und Jugendpsychiatrie, Hauptstraße 5, D-7800 Freiburg i. Brsg

WEBER, D., Prof. Dr.; Ärztlich-Pädagogische Jugendhilfe der Klinik für Kinder- und Jugendpsychiatrie der Philipps-Universität, Hans-Sachs-Straße 8, D-3550 Marburg/Lahn

Vorwort

Dieser Band sucht den gegenwärtigen Stand und die Perspektiven der Kinder- und Jugendpsychiatrie in Praxis und Forschung wiederzugeben. Sein Zustandekommen ist einer bemerkenswert konstruktiven Zusammenarbeit von Autoren, zumal der deutschen Kinder- und Jugendpsychiatrie, zu danken.

Der aktuelle klinische Erfahrungsfundus dieses Faches, dessen Ringen um institutionelle und edukative Autonomie neben der „Erwachsenenpsychiatrie" noch keineswegs abgeschlossen ist, sollte vermittelt werden, und es waren Forschungsgebiete auszuleuchten, die sich gerade jetzt in lebhafter Bewegung befinden, z. B. Oligophrenien/Genopathien, autistische Syndrome, Risiko-Forschung u. a. Diagnostik-Forschung und Therapie werden gerade in diesem Bereich stark durch interdisziplinäres Denken, durch Vieldimensionalität und multiprofessionelles Vorgehen bestimmt. Stärker noch als die übrigen Domänen der Psychiatrie ist die Kinder- und Jugendpsychiatrie angewiesen auf ein präzises Wissen über „normale" Verläufe der kognitiven, emotiven und sozialen Entwicklung.

Die vielgestaltigen seelischen Lebenserschwernisse und Erkrankungen, zumal des frühen und späteren Kindesalters sowie der Pubertätszeit verweisen – gewissermaßen in statu nascendi – auf die dann ausgeprägteren, in ihren Verläufen vielfach verfestigten seelischen Beeinträchtigungen des Erwachsenenalters. Kinder- und jugendpsychiatrische Forschung hat auf diese Weise eine besondere Nähe zur genetischen, neurobiochemischen, psychophysiologischen und psychologischen Grundlagenforschung. Unter diesem Gesichtspunkt ist es berechtigt, die Kinder- und Jugendpsychiatrie wiederum als eine Art Basis-Disziplin der „Erwachsenenpsychiatrie" aufzufassen.

Die Herausgeber hoffen, daß dem Leser in den hier versammelten Beiträgen derartige Gesichtspunkte einer *integrativen* Psychiatrie deutlich werden. Herrn Prof. H. Remschmidt haben wir für kundige Beratung bei der Planung dieses Bandes Dank abzustatten.

Wir erinnern an Herrn Prof. Corboz, welcher bald nach der Erarbeitung seines Beitrages aus seinem Leben als Forscher und Kliniker gerissen worden ist.

Die Herausgeber

Inhaltsverzeichnis

I. Kindesalter

1. Entwicklung und ihre Varianten in der Kindheit

M. H. Schmidt

A. Entwicklungsvorgänge und Symptombildung

I. Entwicklungsfaktoren

Entwicklung – psychische wie körperliche – läßt sich durch das Spektrum der miteinander zusammenhängenden Veränderungen zu bestimmten Terminen eines Lebenslaufs beschreiben. Diese Veränderungen verlaufen nach Regeln, die jedoch nicht nur streng vorgegebenen Eigengesetzlichkeiten unterliegen. Von letzteren hängen nur die endogen gesteuerten, als *Reifungsvorgänge* bezeichneten, Veränderungen ab. Solche gibt es vorzugsweise in der körperlichen, aber auch in der psychischen Entwicklung, etwa im frühen Stadium der Sprachentwicklung oder in der Entwicklung der Denkfunktionen. Mindestens ebenso wichtig für die als typisch erlebten Veränderungen im Lebenslauf von Kindern sind *Anpassungsvorgänge*, die von der Umwelt beeinflußt werden. Sie lassen sich gut als soziales Lernen auffassen. Dritter Steuerungsfaktor von Entwicklung ist die autonome Gestaltung des Verhaltens durch das heranwachsende Kind. Es ist bereits im frühen Alter Umwelteinwirkungen nicht nur passiv ausgesetzt, sondern kann bewußt und individuell auf sie reagieren. Dieser *Möglichkeit individueller Reaktionen* kommt mit zunehmender Reifung der Ich-Funktionen wachsende Bedeutung für psychische Veränderungen zu, und sie beherrschen diese in der Adoleszenz weitgehend. In diesem Alter wird die Entwicklung angesichts jenes aktiven Elements heute weitgehend unter dem Aspekt der Bewältigung von Entwicklungsaufgaben betrachtet (Dreher u. Dreher 1985).

Zwischen den drei Entwicklungsfaktoren gibt es vielfältige *Wechselbeziehungen*, so daß die Frage, wessen Gewicht überwiegt, bedeutungslos ist. Körperliche Entwicklungsveränderungen werden weitestgehend von Reifungsmechanismen gelenkt; in der Entwicklung des Zentralnervensystems spielen beispielsweise aber bei der Dendritenbildung früher Lebenszeit Lerneinflüsse eine sichere Rolle. In dieser Wechselwirkung limitiert der schwächere Faktor den Einfluß des stärkeren aufgrund der Verknüpfung beider, d.h. begrenzte Kapazität des kindlichen Gehirns mindert die Einflußmöglichkeiten eines optimalen Milieus. Zahlreiche psychische Funktionen werden durch Reifungsmechanismen angestoßen, sind aber für die Weiterentwicklung auf bestimmte Umwelteinflüsse angewiesen, so etwa die Sprachentwicklung, die beim nichthörenden Kind gleichermaßen einsetzt wie beim hörenden, jedoch nach der Lallphase mangels Rückmeldung abbricht. Zahlreiche Wechselwirkungen bestehen auch zwischen der aktiven Gestaltung der eigenen Entwicklung und Ergebnissen sozialen Lernens. Die Selbstgestaltung der Persönlichkeit, etwa im Bereich der Interessen und Motive, ist auf die Ergebnisse von Adaptationsvorgängen angewiesen und kann in ihrem Ergebnis durch Vorerfahrungen eingeschränkt werden.

Insbesondere die Entwicklung der Sinnesfunktion oder des Zentralnervensystems demonstrieren, daß nicht alle Entwicklungsvorgänge in allen Altersstufen gleich günstig, sondern nur in sog. *sensiblen Phasen* optimal ablaufen können, ja, daß manche unwiederholbar sind. Allerdings kann die Vorstellung der völligen Irreversibilität auch schwerer Entwicklungsbeeinträchtigungen, wie etwa beim Hospitalismus, angesichts klinischer Erfahrungen und jüngerer Forschungsergebnisse nicht aufrechterhalten werden (Ernst u. von Luckner 1985).

II. Entwicklung und Symptombildung

Nicht wenige Verhaltensweisen, die an Kindern und Jugendlichen auffällig erscheinen, entsprechen der Norm oder sind Varianten von ihr. Auch wenn sie die Wertigkeit einer kinderpsychiatrischen Störung erlangen, lassen sie sich häufig aus Entwicklungsgegebenheiten ableiten, unter anderem aus ungünstigen Wechselwirkungen zwischen Reifungsmechanismen und Umweltbedingungen. Das Erziehungsverhalten korrespondiert deswegen in vielfältiger Weise mit der Genese solcher Störungen, die ja zum Teil durch das Empfinden der Erwachsenen definiert werden.

Unerwartetes, aber entwicklungstypisches Verhalten, das vor allem dann als Auffälligkeit definiert wird, wenn es als pädagogisch schwierig imponiert, ergibt sich aus der Unreife kindlicher Organsysteme, vor allem aber aus der *Unreife des psychischen Apparates des Kindes.* Es ist typisch für das Kindesalter, daß psychische Funktionen zum Teil stellvertretend von Bezugspersonen wahrgenommen werden müssen; als Beispiele seien einfache Regulations- und Kontrollvorgänge körperlicher Funktionen wie Nahrungsaufnahme, Ausscheidung und Schlaf genannt. Psychische Auffälligkeiten von Kleinkindern äußern sich deswegen häufig in körperlichen Symptomen.

Typisch für das Kind ist auch die Unreife seiner Abwehrfunktionen, die die Entstehung von Störungsmustern nach dem Neurose-Modell noch nicht zulassen; im Gegenteil müssen Erwachsene ihrem Kind bei der Bewältigung von Angst oder Trauer helfen. Ohne das können auch entwicklungspsychologisch zumutbare Affekte nicht ausreichend bewältigt werden. Schwierigkeiten bereitet häufig die verbale Verarbeitung affektiver Wahrnehmungen. Schließlich ziehen sich ältere Kinder im Familienverbund leicht den Unwillen reiferer Personen zu, die Kenntnis und Einblick in ihre eigene Situation vermissen, was dem Kind aufgrund seiner mangelnden Fähigkeit zur Einfühlung in Fremdseelisches aber noch gar nicht möglich ist. Auch die noch nicht voll ausgebildeten Ich-Funktionen des Adoleszenten müssen Erwachsene bei der Kontrolle etwa aggressiver oder sexueller Triebansprüche häufig unterstützen.

Bezugspersonen von Kindern benötigen daher über die Kenntnis entwicklungstypischer Besonderheiten hinaus *Informationen über* die Breite *der Streuung* sich entwickelnder Verhaltensweisen. Das gilt sowohl bezüglich der *quantitativen Ausprägung*, als auch bezüglich ihres *zeitlichen Auftretens*. Die als zu gering empfundene Kontaktfreudigkeit eines auf sich selbst zurückgezogenen Kindes kann ebenso leicht als pathologisch erlebt werden, wie die ständige Aktivität eines temperamentvollen Kindes; natürlich können Varianten jenseits bestimmter Extreme pathologisch sein, hier als Indizien einer altersspezifischen emotionalen Störung oder eines hyperkinetischen Syndroms. Analoges gilt für das zeitliche Auftreten einzelner Verhaltenskomplexe. In der Regel fällt verspäteter Erwerb von Fertigkeiten deutlicher auf als verfrühter, etwa verzögertes Erlernen der Blasenkontrolle (die 16% der Fünfjährigen noch nicht erreicht haben) oder das Beibehalten der magischen Weltsicht des Kindes.

Auch wenn kindlichen *Verhaltensauffälligkeiten* pathologischer Charakter zukommt, können sie *im Rahmen physiologischer Funktionen* ablaufen, wie etwa beim Einnässen oder psychogenen Erbrechen. Insgesamt ist der Anteil der kinder- und jugendpsychiatrischen *Krankheitsbilder mit qualitativen Verhaltensveränderungen* kleiner als der, der nur quantitative Abweichungen von der Norm darstellt. Zu ersteren zählen sog. Plussymptome, die in der psychischen Entwicklung von Kindern und Jugendlichen normalerweise nicht vorkommen, wie der Wahn bei Psychosen oder das systematische Übergehen des Hungergefühls bei anorektischen Mädchen und ihre Furcht vor der Nahrungsaufnahme, Zwangsgedanken und Zwangshandlungen oder auch Rituale autistischer Kinder.

LEMPP hat zwar aus dem Vorkommen schizophrener Symptome in Zuständen veränderten Bewußtseins („meditatives Bewußtsein, Versenkung, Erleuchtung, Ekstase einerseits oder hypnoides Bewußtsein und Traum andererseits"; LEMPP 1986, S. 35), dem Vorkommen von Halluzinationen und inkohärentem Denken außerhalb schizophrener Erkrankungen und von Wahninhalten oder magischen Fernwirkungen beim kleinen Kind dagegen argumentiert, qualitativ normabweichendes Verhalten als krankhaft zu bezeichnen. Auch falls dem im Detail nicht widersprochen werden könnte, bliebe darauf hinzuweisen, daß sich die Beurteilung etwa schizophrener Psychosen als krankhaft aus der Intensität, Dauer und

Kombination bestimmter Verhaltens- und Erlebnisweisen ergibt und nicht aus einem Einzelsymptom.

Menschliches Verhalten ist selten zweckfrei. In jeder als auffällig gesehenen Verhaltensweise deswegen ein bedeutungsvolles Symptom zu erblicken, ist unzulässig, auch wenn die Schwierigkeit der Untersuchung kindlicher Motive viel Raum für Spekulationen läßt. Wir dürfen davon ausgehen, daß zahlreiche als auffällig betrachtete kindliche Verhaltensweisen ihren Zweck im Rahmen des jeweiligen Entwicklungsniveaus haben, jedoch *kein spezielles Ziel im Rahmen kindlicher Interaktionen*. Sobald ein Kind aber registriert, daß seine Umgebung auf eine Verhaltensweise in bestimmter Weise reagiert, kann dieses auch im Sinne eines Symptoms verstärkt werden. Ein zweiter Entstehungsmechanismus von Symptomen ist die *Suche nach Selbststimulation*. Derartige Symptombildung erfolgt in der Regel als Reaktion auf Mängel im Verhalten der Umgebung. Das Ziel der Selbststimulierung ergibt sich aber daraus, daß Jaktationen, Haareausreißen, Nägelkauen und/oder Bewegungsstereotypien unabhängig von der Anwesenheit Dritter auftreten, ja von älteren Kindern teilweise noch als angenehm erlebt, aber nur beim Alleinsein produziert werden. Analoges gilt für kindheitsspezifische emotionale Auffälligkeiten im Sozialkontakt, die nur in Reaktionen auf einen Gegenüber erkennbar werden, aber eindeutig als Vermeidungsverhalten verständlich sind.

Zahlreiche Symptome haben jedoch von vornherein ein *bestimmtes Ziel im Rahmen kindlicher Interaktionen* oder sie erhalten es mit der Zeit. Nur solche Symptome lassen sich ohne zusätzliche Interpretationen systemisch erklären, sei es im Sinne eines Appells an die Mitglieder eines Systems, stärker auf das Kind einzugehen, sei es im Sinne des Wunsches nach mehr Autonomie und Abgrenzung, ob nun gerechtfertigt oder ungerechtfertigt. Schließlich muß bei den Anlässen kinderpsychiatrischer Konsultationen auch jener Teil von Symptomen gesehen werden, die einmal eine bestimmte Funktion im Sinne der Selbststimulation oder eines Appells hatten, inzwischen aber unabhängig davon, daß die auslösende Situation längst nicht mehr besteht, *autonom gewordene Symptome* sind. Beispielhaft hierfür sind die Schlafstörungen älterer Kinder, die nachts ins Bett der Eltern kommen, weil sie sich in einem Alter mit physiologischer Einschlafangst daran gewöhnt haben; die Voraussetzungen für ein altersangemessenes Schlafverhalten lägen zwar vor, da aber niemand dem Kind solches Verhalten ernsthaft zumutet, erhält sich bei den Beteiligten die Überzeugung, das Kind könne in seinem eigenen Bett nicht angstfrei schlafen.

Auch *Symptome unterliegen der Entwicklung,* das zeigt sich an der hohen Rate günstiger Spontanverläufe bei entwicklungsabhängigen Störungen wie Einnässen oder hyperkinetischen Syndromen. 50% der in der Mannheimer epidemiologischen Längsschnittstudie mit acht Jahren für solche Störungen Auffälligen waren (ohne nennenswerte Therapieeinflüsse) mit 13 Jahren unauffällig geworden. Persistenz solcher Störungen ist wahrscheinlicher, wenn die Symptome im Rahmen des familiären Systems eine Bedeutung haben. Dann wechselt das Symptombild aber häufig, während es sich bei denen, bei denen es gleich bleibt, eher um ausgeprägte Entwicklungsdefizite handelt. In diesem Sinne waren von den 50% als 13jährige noch Auffälligen, die mit acht Jahren entwicklungstypische Auffälligkeiten gezeigt hatten, die Hälfte einer anderen Diagnosengruppe zuzuordnen,

d. h. in diesem Alter persistierte nur ein Viertel der ursprünglichen Störungen noch unter dem Bild einer entwicklungstypischen Symptomatik (SCHMIDT et al. 1985).

B. Entwicklungseinflüsse

Die Entwicklung kindlicher Symptome kann nicht ohne den Entwicklungshintergrund betrachtet werden. Er stellt die mehr oder minder fördernde Basis der Reifungsvorgänge, vor allem aber des sozialen Lernens und der Selbststeuerung dar. Solche Einflüsse wurden zunächst vorzugsweise aus der Untersuchung von Stichproben Auffälliger ermittelt. Die Ergebnisse der epidemiologischen Forschung haben aber deutlich gezeigt, daß die alleinige Betrachtung von Stichproben Auffälliger oder gar von Inanspruchnahmepopulationen (die wiederum eine Selektion darstellen) systematische Fehler erzeugt: häufig werden anhand solcher Ergebnisse Hintergrundeinflüsse, die sehr allgemeine Voraussetzungen psychischer Auffälligkeiten sind, für störungsspezifisch gehalten. Weiter führt fehlender Vergleich mit unausgelesenen Stichproben dazu, daß die Basisrate solcher Einflüsse in der Regel nicht berücksichtigt wird. Schließlich wird in den letzten zehn Jahren der Tatsache, daß nicht alle Kinder, die unter schwierigen Bedingungen heranwachsen, in gleichem Maße zu psychischen Störungen neigen, vermehrt Aufmerksamkeit gewidmet. Das wird durch protektive Faktoren erklärt, die nicht nur im Fehlen ungünstiger Umstände, sondern auch im Vorhandensein bestimmter entwicklungsbegünstigender bzw. krankheitsverhindernder Merkmale gesehen werden. Pathogene Faktoren tragen nicht nur zur Manifestation von Störungen, sondern auch zur Komplikation ihres Verlaufs bei. Umgekehrt kommt protektiven Faktoren nicht nur krankheitsverhindernde Bedeutung, sondern auch eine abmildernde kompensatorische Rolle im Krankheitsverlauf zu. Verschiedene solcher Faktoren sind bekannt, über ihre Wirkungsmechanismen besteht weithin Unklarheit. Einiges Wissen liegt über das Zusammenwirken und über generationsüberschreitende Wirkungen pathogener Faktoren vor (DETZNER u. SCHMIDT 1988). Über die Prozesse des Zusammenwirkens pathogener und protektiver Faktoren bestehen aber kaum gesicherte Erkenntnisse.

Die nachfolgenden Hinweise beschäftigen sich deshalb mehr mit den Phänomenen als mit ihren Wirkungsmechanismen, sie sind nach individuell kindlichen Merkmalen, Merkmalen der familiären Interaktion und der weiteren sozioökonomischen und soziokulturellen Umwelt gegliedert. Die Variablen dieser drei Merkmalsgruppen sind nicht immer unabhängig voneinander, worauf zum Teil hingewiesen wird. Die nachstehend aufgeführten Variablen beeinflussen nicht nur die Symptombildung, sondern – nach dem von GROSSMANN u. GROSSMANN (1986) vorgeschlagenen Modell – auch die Entwicklung im Rahmen der physiologischen Streubreite, hierbei werden Wechselwirkungen zwischen Variablen des familiären und des weiteren Umfeldes mit genetischen Dispositionen und anderen individuellen Variablen sowie Zusammenhänge zwischen familiären Verhaltensmustern und Merkmalen der weiteren Umwelt deutlich. Über die genetische Beeinflussung bzw. die Wechselwirkungen von Verhalten und genetischer Ausstattung haben PLOMIN et al. (1985) wichtige Beiträge beigesteuert.

I. Individuelle pathogene und protektive Faktoren

Einen wesentlichen Einfluß übt das *Geschlecht* aus, Jungen sind nicht nur vulnerabler als Mädchen, sondern Mädchen zeigen ein generell höheres Entwicklungstempo und geringere Anfälligkeiten gegen äußere Einflüsse. Jungen gelingt die Kontrolle motorischer Impulse schlechter, sie sind unabhängig vom soziokulturellen Kontext stärker zu dominanten und aggressiven Verhaltensweisen disponiert, Mädchen zeigen eine stabilere Entwicklung und eine insgesamt raschere Entwicklung sprachlicher Fertigkeiten. Erst im Jugendalter vermindert sich die Stabilität der Entwicklungsverläufe bei den Mädchen stärker in Richtung auf die der Jungen, so daß sie dann bei einigen Störungsbildern wie Anorexia nervosa oder suizidalen Handlungen deutlich überwiegen. Alle reifungsabhängigen Störungen sind bei Jungen häufiger, bei Mädchen einzelne, scheinbar von Anpassungsvorgängen abhängige. Weibliches Geschlecht stellt also unabhängig von der größeren Anfälligkeit der Jungen einen protektiven Faktor dar.

Zahlreiche Auffälligkeiten von Kindern sind vom *Alter* abhängig, zum einen, weil in rascher Entwicklung befindliche Funktionen störungsanfälliger sind, zum anderen, weil bestimmte Störungen erst manifest werden, wenn bestimmte Entwicklungsaufgaben gestellt werden, etwa Lesenlernen, emotionale Kontrolle, Impulssteuerung. Unser Wissen über die Entwicklungsstörungen von Säuglingen ist schmal. Jenseits des dritten Lebensjahres kann gezeigt werden, daß die Rate psychisch Auffälliger generell nicht altersabhängig ist (DETZNER u. SCHMIDT 1988). Auf Gründe für die Altersbevorzugung übergreifender Symptomgruppen wurde im Abschnitt A schon hingewiesen. Daß die Altersverteilungen aus Inanspruchnahmepopulationen von dieser Gleichverteilung abweichen, hängt mit dem in verschiedenen Altersstufen unterschiedlichen sozialen Druck auf die Familie seitens Schule oder Umfeld zusammen.

Mädchen sind in der Entwicklungszeit vor der Pubertät wie erwähnt relativ wenig störungsanfällig. Individuelle *Kompetenzdefizite* bzw. *Kompetenzen* haben unterschiedliche Bedeutung für die Entwicklung. Niedrige Intelligenz (mehr als zwei Standardabweichungen unterhalb des Mittelwertes), begünstigt psychische Störungen, hohe Intelligenz, insbesondere im Kontext von kognitiver Kreativität, wirkt eher protektiv und entwicklungsbeschleunigend, denn die kognitiven Fähigkeiten begrenzen die Entwicklungsmöglichkeiten in verschiedenen Verhaltensdimensionen. Mädchen mit sehr hoher Intelligenz sind eher anfällig für die Beeinträchtigungen im Sinne der Anorexia nervosa, möglicherweise im Kontext einer stärker maskulinen Orientierung.

Umschriebene *Teilleistungsschwächen*, die teils spezifische Entwicklungsverzögerungen darstellen, teils persistieren, sind insbesondere im Zusammenwirken mit innerfamiliären Einflüssen ein wichtiger Risikofaktor. Ihre Häufigkeit im Schulalter beträgt 13%, in Inanspruchnahmepopulationen 20%, wenn man konservative Messungen (zwei Standardabweichungen unterhalb der gemessenen Fähigkeit zum schlußfolgernden Denken) zugrunde legt, was zu einer Akkumulation intelligenterer Kinder in dieser Gruppe führt. Teilleistungsschwächen sind bei Jungen häufiger als bei Mädchen. Sie haben zum Teil Wechselwirkungen mit ungünstigen sozioökonomischen Variablen. Erheblich sind solche Einwirkungen auf schulische Leistungen und Symptomentwicklung. Umgekehrt gehören kognitive Sonderbegabungen zu den protektiv wirkenden Kompetenzen.

Protektiv wirken auch *emotionale und soziale Fertigkeiten* wie hohe Leistungs-
bereitschaft, positives Selbstwertgefühl, Verinnerlichung von Normsystemen und
Kontrollfunktionen, soziale Orientierung, soziale Attraktivität und hohe soziale
Reaktionsfähigkeit sowie Vertrauen in soziale Beziehungen. Diese Merkmale
sind den protektiven Faktoren ebenso zuzurechnen wie eine stabile körperliche
Gesundheit.

Auch jederzeit verfügbare *Bewältigungsstrategien* (Coping), die zur Erhaltung
oder Wiedergewinnung der Homöostase notwendig sind, gehören in diesen Rahmen. Mit ihnen wirken körperliche Mechanismen der Streßbewältigung eng zusammen.

Seit dem Ende der siebziger Jahre wird den *Temperamentsfaktoren* in der kinderpsychiatrischen Forschung neuerdings Bedeutung zugemessen. Empirische
Ergebnisse erlauben, aus den Dimensionen Aktivitätsniveau, Rhythmizität, Ad-
aptationsfähigkeit, Stimmungsqualität, Reaktionsintensität, Reaktionsschwelle,
Ablenkbarkeit sowie Aufmerksamkeitsspanne bzw. Beharrlichkeit Tempera-
mentsprofile zu ermitteln (CAREY 1982; THOMAS u. CHESS 1977). Die Tempera-
mentskonstellation des "easy child" hat sich als protektive Komponente erwiesen, sie umfaßt Kinder, die schon als Säuglinge einen stabilen Schlaf-Wach-
Rhythmus und regelmäßige Gewohnheiten bei der Nahrungsaufnahme entwik-
keln, ungewohnte Nahrung leichter akzeptieren, später auch neuen Situationen
eher aufgeschlossen begegnen und hohe Adaptationsbereitschaft zeigen. Die
Grundstimmung ist positiv, sie gewöhnen sich in neuer Umgebung leicht ein und
reagieren in frustrierenden Situationen gering oder mäßig intensiv. Ihre Beliebt-
heit und ihr Akzeptanzgefühl lassen sie die Welt als wenig bedrohlich, sondern
angenehm erleben, lediglich ein sehr schmales Spektrum akzeptierter Werte
macht für solche Kinder die Orientierung an den Normvorstellungen zum Risiko.
Demgegenüber ist die Konstellation des "difficult child" für die Entwicklung und
Symptomgenese wenig günstig. Geringe Regelmäßigkeit der vegetativen Funktionen, schlechte Adaptation an neuen Reizkonstellationen mit grundsätzlich primär negativer Reaktion kennzeichnet sie. Individuelle Rhythmen werden langsam akquiriert, in frustrierenden Situationen treten heftige Wutaffekte auf, die
Stimmung ist häufig negativ, die Reaktionen sind intensiv. Der Typ des "slow-
to-warm-up-child" zeigt in neuen ungewohnten Situationen gleichermaßen ab-
wehrende Reaktionen, jedoch von geringerer Intensität, und ist bei wiederholter
Konfrontation mit solchen Situationen adaptationsfähig, wird er zu rascher Ge-
wöhnung gedrängt, beeinträchtigt das vor allem seine emotionale Anpassungsfähigkeit.

Chronische körperliche Erkrankungen stellen eine grundsätzliche Entwick-
lungsbeeinträchtigung dar, die Kinder störungsanfälliger macht, wie umgekehrt
stabile Gesundheit ein protektiver Faktor ist. *Zerebrale Beeinträchtigungen* spielen dabei eine besondere Rolle, vorzugsweise dann, wenn sie mit Gewebsläsionen
und/oder zerebralen Anfallsleiden einhergehen; solche Störungen korrelieren außerdem mit intellektuellen Beeinträchtigungen. Das im Kontext zerebraler Beeinträchtigungen von Kindern als kritisch für die individuelle Entwicklung gesehene
Konzept der minimalen zerebralen Dysfunktion wurde bezüglich seiner Bedeutung weitgehend entkräftet (z. B. ESSER u. SCHMIDT 1987). Risikofaktor wurde es
hauptsächlich durch die darunter subsumierten Teilleistungsschwächen. Für ihre

Genese scheint genetischen Mechanismen eine ähnlich hohe Bedeutung zuzukommen wie prä- und perinatalen Beeinträchtigungen.

II. Pathogene und protektive familiäre Faktoren

Vor allen Dingen ihrer frühen Einwirkung wegen kommt der Familie und dem
durch sie bereitgestellten Klima für die Entwicklung des Kindes eine wichtige
Rolle zu. Der *Umfang der Familie* korreliert mit der sozialen Schichtenzugehörigkeit. Große Familien aus sozialen Grundschichten bilden einen relativen Risikofaktor. Unwesentlich ist hingegen nach jüngeren Forschungsergebnissen die Stellung in der Geschwisterreihe (ERNST u. ANGST 1983), da sie überwiegend mit der
Familiengröße korreliert. Niedriger Ausbildungs- und Berufsstatus der Eltern,
Fehlen eines Elternteils, vor allem Verlust durch Scheidung, weniger durch Tod,
psychiatrische Erkrankung eines Elternteils oder erhebliche Verhaltensauffälligkeiten – vor allem Delinquenz – sind ebenso Risikofaktoren wie *chronische Ehe-
schwierigkeiten* oder *innerfamiliärer Streit*. Die hohe Basisrate dieser Merkmale
zeigt, daß sie allein keine wesentliche Bedeutung haben. VOLL et al. (1982) haben
nach britischen Vorbildern die Auswirkungen der Akkumulation einzelner Merkmale untersucht, BLANZ et al. (1986) Dekompensationsmechanismen bei psychischer Erkrankung beider Elternteile gegenüber nur einem belegt. Mütterliche Berufstätigkeit ist – nach der Studie von REINHARD (1981) – nicht generell als pathogen anzusehen, wenn Untersuchungen wesentliche intervenierende Variable berücksichtigen. Bedeutsam für die Wirkung mütterlicher Erwerbstätigkeit sind ko-
gnitiv-motivationale Persönlichkeitsmerkmale und Verarbeitungsstrategien der
Mutter sowie die Perzeption mütterlichen Erziehungsverhaltens aus kindlicher
Sicht, ein Beispiel, das die Bedeutung der kognitiven Repräsentanz von Verhalten
unterstreicht.

Heimaufenthalte in früher Kindheit gehen einher mit Trennung von den Eltern,
vor allem aber mit mangelnder Anregung, die die Entwicklung verzögert. Entsprechende Konstellationen sind jedoch keineswegs nur in Heimen, sondern auch
unter ungünstigen Pflege- und Erziehungsbedingungen gegeben. *Körperliche und
psychische Vernachlässigung* von Kindern, *Mißhandlung* (EGELAND et al. 1980) sowie *sexueller Mißbrauch* (BACKE et al. 1986; FÜRNISS 1985) spielen als elterliche
bzw. familiäre Faktoren eine entwicklungsbedeutsame Rolle. Von einzelnen Variablen des *Erziehungsverhaltens* sind Überbehütung, Verwöhnung, Inkonse-
quenz und Perfektionismus als ungünstig bekannt. Demgegenüber wirken Aufmerksamkeit, Echtheit und Akzeptanz positiv auf die Entwicklung von Kindern,
auch mit schwierigen individuellen Voraussetzungen. Soziale Unterstützung besteht vor allem in der stellvertretenden Wahrnehmung von Ich-Funktionsleistun-
gen, in Anpassung an das jeweilige Entwicklungsniveau des Kindes. Elterliches
Copingverhalten bestimmt darüber hinaus die Art und Weise, in der Kinder mit
ökonomischen und kulturellen Problemen, ja mit Katastrophen konfrontiert werden und kann noch unreifes Copingverhalten von Kindern ersetzen. Chronische
Belastungen in dem bisher zitierten Sinne sind für die kindliche Entwicklung wesentlicher als akute Streßereignisse, sog. *Life-events*, wie sie in Gestalt der Geburt
eines Geschwisters, eines Wohnungs- oder Schulwechsels oder eines notwendigen

Krankenhausaufenthaltes oder drastischer Veränderungen der Lebensumstände eintreten können. Bei ihnen kommt es mehr auf die akute Bewältigungsfähigkeit der Kinder an, die in dem Abschnitt über individuelle pathogene und protektive Faktoren (B.I) genannt wurde. Für präventives Handeln im Sinne einer möglichst ungestörten Entwicklung spielt die Vermeidung solcher Ereignisse keine Rolle, da sie nicht entwicklungsfördernd wäre, wesentlich ist die Unterstützung bei ihrer Verarbeitung (EGELAND et al. 1980).

Elterliches Coping bezieht sich auch auf den Umgang mit Besonderheiten von Kindern. Es ist besonders notwendig bei überdurchschnittlichen Anforderungen an ihr Erziehungsverhalten. Als *familiäres Coping* werden demgegenüber intrafamiliäre Prozesse beschrieben, die der Erhaltung des Gleichgewichts in Belastungssituationen dienen, wenn dieses für die Familie gemeinsam bedroht ist, etwa durch die schwere Erkrankung eines Elternteils. Familiäres Coping steigert den Zusammenhalt der Familie und verbessert ihre Anpassungsfähigkeit. Versuche, Merkmale einer optimalen Familie zu definieren, waren jedoch bisher nur begrenzt erfolgreich. Deutliche Bezogenheit der Familienmitglieder auf die Familie, das Ausmaß der Transparenz der familiären Hierarchie und der intrafamiliären Bindungen, Eindeutigkeit der Kommunikation, liebevoller Umgangsstil ohne implizierte Abhängigkeitsforderungen, Förderung der individuellen Autonomie jedes Familienmitgliedes bei maximaler gegenseitiger Unterstützung, Transparenz der individuellen Wertvorstellungen sowie ein von gegenseitiger Wertschätzung getragener Umgang bei gemeinsamen Aufgaben wurden dabei genannt.

III. Pathogene und protektive Faktoren der nichtfamiliären Umwelt

Gering ist die Bedeutung der sozialen Schichtenzugehörigkeit für die Entwicklung, zumal diese Variable von verschiedenen Merkmalen kontaminiert ist. Auf die Zusammenhänge mit Intelligenz und Teilleistungsstörungen wurde hingewiesen, ebenso gibt es Zusammenhänge mit Familiengröße, Berufsstatus und Einkommen der Eltern, verfügbaren Wohnraum und Bildungsmöglichkeiten. Mit hoher Wahrscheinlichkeit eignen sich die heute angewendeten Analysenmodelle aber auch nicht, um die in Extrembereichen zunehmende Bedeutung dieser Variable herauszustellen. Die Hypothese ungünstigerer Entwicklung von Kindern in Großstadtbereichen ist global nicht zu belegen. Kinderpsychiatrische Auffälligkeiten sind in solchen Gebieten aus Gründen der Akkumulation pathogener Faktoren häufiger, die zum Beispiel mit der Scheidungsrate in Zusammenhang zu bringen ist. Die Beziehungen lassen sich aber auf die allgemeine Kindheitsentwicklung nicht übertragen.

Fraglich ist, ob ein stärkeres Angewiesensein solcher Kinder auf *Medien* und die von ihnen vermittelten Entwicklungsimpulse zutrifft. Die generell ungünstige Bedeutung erhöhten Fernsehkonsums ohne nachfolgende Bearbeitung (vor allem bei Kleinkindern) ist belegt. Sie hat entwicklungspsychologische Gründe im Hinblick auf die noch nicht gegebene Möglichkeit zur Verarbeitung rasch aufeinanderfolgender Bilder und die Verknüpfung wechselnder Schauplätze miteinander. Solche Einschränkungen gelten bis zum Alter von neun Jahren, ganz abgesehen davon, daß hoher Fernsehkonsum das Kennenlernen der realen Umwelt und den

Aufbau sozialer Beziehungen beeinträchtigt. Des weiteren ist die Übernahme vor
allem dominanter und aggressiver Verhaltensweisen auf dem Wege des Modeller-
nens aus Fernsehfilmen bekannt geworden; das gleiche gilt für Videofilme. Vermutlich besteht eine erhöhte Abstumpfung gegenüber den Affekten, die das Ansehen grausamer Szenen begleiten und die zu einer Dissoziation von emotionaler
und kognitiver Handlungssteuerung führen können. Bei Videofilmen fällt dabei
die Möglichkeit wiederholten Lusterlebens zusätzlich ins Gewicht. Daß die Übernahme von modellgeleiteten Handlungen bis in psychopathologische Bereiche gehen kann, zeigt die Studie von SCHMIDTKE u. HÄFNER (1986) über die Vorbild-
funktion von Suiziddarstellungen im Fernsehen.

Wenig untersucht ist auch der Zusammenhang von Stadt-Land-Differenzen
mit *Kontakten zu Gleichaltrigen* für die psychische Entwicklung. Erhöhte Kon-
taktmöglichkeiten steigern die Wahrscheinlichkeit ungünstiger oder vorzeitiger
Entwicklungseinflüsse. Das gilt auch bezüglich des Kontakts mit Drogen. Soweit
ersichtlich, spielt der Unterschied zwischen aktiver gemeinsamer Betätigung mit
Gleichaltrigen und nur passiver Unterhaltung für ihren Einfluß ebenfalls eine
Rolle. Die unterstützende Wirkung von Freundschaften bereits im Kindesalter ist
bekannt, im Jugendalter können Mädchen soziale Auffälligkeiten bei Jungen
kompensatorisch beeinflussen. Mechanismen der Partnerwahl, die offensichtlich
mit einem externen versus internen "locus of control" korrelieren, tragen wesentlich zur Reduplikation ungünstiger Erziehungsverhältnisse bei (RUTTER u. MAD-
GE 1976). Die wesentliche Bedeutung einer dauerhaften strukturierten Beziehung
von Kindern zu einem Erwachsenen, der sich durchaus außerhalb seiner schwierigen Familie anbieten kann, wird auch durch biographische Studien an Erwachsenen bestätigt (TRESS 1986).

Zweite Priorität in der Sozialisation des Kindes kommt der *Schule* zu. Sie beruht auf ihren zeitlich ausgedehnten Erziehungseinflüssen, aber auch auf den
weitreichenden Folgen der Leistungsorientierung dieser Institution, die sowohl
den beruflichen Werdegang als auch das Selbstbild von Kindern gravierend mitbestimmen kann. Daneben nehmen Lehrer die Rolle von Modellen ein. Erhebliche Bedeutung für die Leistungsfähigkeit der Schule bezüglich ihrer Ausbildungs-
und Erziehungsfunktion haben aber schulorganisatorische Bedingungen, wie etwa die innere Differenzierung oder das Ausmaß der Ausgrenzung schwacher oder
schwieriger Schüler. RUTTERs Übersicht (RUTTER 1983) nennt wesentliche Merkmale effektiver Schulen, nämlich die Anleitung unerfahrener Lehrer durch erfahrene anstelle einer fortschreitenden Klassenverkleinerung, die Bedeutung der Ansprechbarkeit von Lehrern für außerschulische Probleme ihrer Schüler (sie sind
dann gegebenenfalls elternersetzende Bezugspersonen im obengenannten Sinne),
vorbildliches Verhalten von Lehrern, Artikulation der Erwartungen an Schüler
sowie Rückmeldung und Verstärkung anstelle disziplinierender Eingriffe. Unabhängig vom Stil der Schule hat klassenübergreifend einheitliches Verhalten einen
wichtigen Einfluß auf das Gesamtklima. Rasche Beseitigung von Schäden beugt
destruktivem Verhalten von Schülern vor. Individuell orientierte Ergebnisbewer-
tung und erfolgsorientierte Arbeitsmotivation fördern ein hohes Leistungsniveau.
Diese Überlegungen werden in verschiedener Beziehung durch NIEDERBERGERS
Gedanken zur Organisationssoziologie der Schule gestützt (NIEDERBERGER
1984).

C. Entwicklung und ihre Varianten in einzelnen Dimensionen

Die folgende Beschreibung berücksichtigt die jeweils auffälligen Entwicklungsvarianten im Sinne alterstypischer, zeitlich verzögert oder extrem ausgeprägt auftretender Verhaltensweisen. Sie zitiert Literaturbelege nur für neuere Erkenntnisse oder strittige Fragen, während im übrigen auf Standardwerke der entwicklungspsychologischen Literatur verwiesen wird (vgl. OERTER u. MONTADA 1982; AUSUBEL u. SULLIVAN 1974; SARAFINO u. ARMSTRONG 1980).

Die Entwicklung wird der Übersichtlichkeit halber in fünf Dimensionen betrachtet, zwischen denen natürlich Überschneidungen bestehen. Entwicklungsbedingte Verhaltensvarianten werden im Anschluß an einzelne Abschnitte tabellarisch aufgelistet. Sie sind nicht als individuelle psychopathologische Merkmale aufzufassen, sondern entsprechen Entwicklungsnotwendigkeiten, beinhalten Verhaltensdefizite, dienen der Selbststimulation oder sind autonom gewordene (überflüssige) Reaktionsbildungen. Die ihnen in der rechten Spalte jeweils differentialdiagnostisch gegenübergestellten Symptome sind ihnen lediglich phänomenologisch ähnlich, haben aber keinen funktionellen Zusammenhang. Sie entsprechen Störungsmustern im engeren Sinne und stellen primär reaktive bzw. interaktive Mechanismen oder automatisierte Verhaltensweisen dar, die als behandlungs-, zumindest aber als beobachtungsbedürftig gelten und sich von den entwicklungsbedingten Verhaltensvarianten abgrenzen lassen. Natürlich ist die in diesen Tabellen gegebene Aufzählung selektiv und kann insofern mehr der klinischen Orientierung dienen als den Theoretiker befriedigen.

I. Entwicklung der Motorik

Im Rahmen der *psychomotorischen Entwicklung* werden mit Hilfe der fortschreitenden sensomotorischen Intelligenz die jeweils aus den neurophysiologischen Voraussetzungen sich ergebenden Möglichkeiten genutzt; wegen dieser Abhängigkeit muß psychomotorisches Verhalten in früher Kindheit auf das Gestationsalter bezogen werden. Etwa im Alter von sechs Monaten überlagert aktiv-probierendes und übendes Verhalten deutlich die ursprünglich vorherrschenden lebenswichtigen reflektorischen Verhaltensmuster und Spontanbewegungen. Die Verbindung einzelner Körperfertigkeiten führt am Ende des ersten Lebensjahres zur Körperkontrolle, die den Umgang mit Objekten begünstigt. Im zweiten und dritten Lebensjahr nimmt das Ausmaß kontrollierter Spontanbewegungen zugunsten auch feinmotorischer Kontrolle deutlich ab. Dreijährige fühlen sich motorisch bereits relativ sicher und versuchen Geschicklichkeitsspiele. Mitbewegungen sind bei ihnen bei schwierigen selektiven willkürlichen Aktionen bis ins siebente Lebensjahr verbreitet. Anders als die Spontanmotorik des jungen Kindes, sind sie gut gegen hyperkinetisches Verhalten abgrenzbar. Motorische Unruhe im Sinne von Zappeligkeit ist in Spannungszuständen häufig noch im Schulalter sichtbar. Körperkraft, motorische Koordination und Reaktionsschnelligkeit nehmen üblicherweise rasch zu. Motorisch ungeschickte Kinder fallen deswegen im mittleren Schulalter deutlich auf; von ihnen zu unterscheiden sind Kinder mit zentralen Koordinationsstörungen. Motorische Ungeschicklichkeit kann auch Ausdruck

einer generellen Retardierung sein, schon im Vorschulalter erfordert sie trotz der
breiten Streuung der Normwerte differentialdiagnostische Überlegungen. Geschicklichkeit und Kraft, bei Mädchen auch Aussehen, sind in der Vorpubertät
wichtige Stützen sozialer Anerkennung in der Altersgruppe und damit auch des
Selbstbildes.

Beim Lallen als endogen gesteuertem Beginn der Entwicklung der *Sprechmotorik* werden zunächst mehr Laute gebildet als die Muttersprache später umfaßt.
Die Lautbildung folgt Regeln, sie wird beim Vierjährigen abgeschlossen. Modell-
lernen beeinflußt die frühe Sprachentwicklung in Richtung auf das Repertoire des
Erwachsenen. Zunächst wird die Mundstellung nachgeahmt, dann Gehörtes
nachzusprechen versucht. Noch ein Viertel der Fünfjährigen zeigen Stammelfeh-
ler (35% der Jungen), ebenso noch 15% der Achtjährigen. Die Behandlung von
nicht altersgerechten Artikulationsfehlern muß aber im fünften Lebensjahr beginnen, die Diagnose im vierten Lebensjahr gestellt werden, dabei sind Hörstörungen und hirnorganische Beeinträchtigungen, auch zur frühzeitigen Erkennung
von Lautagnosien, auszuschließen. Retardierte Feinmotorik, Linkshändigkeit
und Ambidextrie finden sich bei Stammelfehlern gehäuft. Im Einschulungsalter
steigt mit dem Zahnwechsel die Frequenz von Sigmatismen. Eine im dritten und
vierten Lebensjahr auftretende Störung des Redeflusses ist das physiologische
Stottern, es ist bei Mädchen mit ihrer rascheren Sprachentwicklung seltener als
bei Jungen. Sprachvorbilder und Übungen können es wegen der noch bestehenden Unreife der sprechregulierenden Mechanismen nicht nachhaltig beeinflussen.
Stottern im fünften Lebensjahr ist nicht mehr physiologisch.

Als Vorläufer der *Schreibmotorik* kritzeln Dreijährige, Vierjährige beherrschen zunächst die waagerechte, später auch die senkrechte Strichführung. Das
Nachzeichnen einfacher geometrischer Figuren im fünften Lebensjahr ist möglich, nicht jedoch bei visuomotorischen Koordinationsstörungen. Die Visuomotorik ist führend für die Weiterentwicklung des Schreibens, vor allem des Zeichnens, bis ins neunte Lebensjahr. Dysproportionierte Zeichnungen von Mensch
und Tier mit unzureichendem Ansatz einzelner Körperteile nach diesem Alter
sind Ausdruck einer Teilleistungsstörung. Das Schreib- und Zeichentempo auch
motorisch unauffälliger Kinder ist stark übungsabhängig.

Die *Lateralität* in der motorischen Entwicklung wird im fünften Lebensjahr
bezüglich der Händigkeit deutlich erkennbar; sie ist ausgeprägter als die Bevorzugung eines Fußes, die motorische Präferenz wiederum ist ausgeprägter als die Bevorzugung eines Auges und Ohres. Im Grundschulalter werden etwa 8% Beid-
händer beobachtet. Bei ihnen ist wie bei den Linkshändern eine geringere Ausprägung der strukturalen zerebralen Asymmetrie und damit auch der funktionellen
Dominanz des Gehirns anzunehmen (GUTEZEIT 1986). Ambidextrie macht das
Festlegen auf eine Seite für bestimmte Funktionen und die Abgrenzungen gegen
Linkshändigkeit notwendig. Linkshändigkeit erfordert besondere didaktische
Hilfe, vor allem beim Schreibenlernen, auch wenn eine Umerziehung heute selbstverständlich unterbleibt. Unter den Linkshändern finden sich nicht wenige sekundäre, also durch eine Schädigung der ursprünglich dominanten Hemisphäre, die
noch andere Folgen haben kann, entstandene Linkshändigkeit. Erhebliche Sei-
tendifferenzen in der Körpermotorik müssen generell den Verdacht auf eine zerebrale Beeinträchtigung erwecken.

Tabelle 1. Varianten der Entwicklung motorischer Vorgänge und differentialdiagnostisch abzugrenzende Symptome

Mitbewegungen	Choreatische Bewegungsstörungen
Zappeligkeit	Hyperkinetisches Syndrom
Verspäteter Geschicklichkeitserwerb	Umschriebene motorische Schwäche
Linkshändigkeit	Zerebrale Läsion mit sekundärer Linkshändigkeit
Ambidextrie	Lateralisierungsstörung
Physiologisches Stammeln	Motorische und auditive Dyslalie
Physiologisches Stottern	Stottern
Sigmatismus bei Zahnwechsel	Stammelfehler bei S-Lauten
Unsichere Strichführung	Ataktische Symptomatik
Daumenlutschen, Jaktationen	Autonomisierte Selbststimulation
Stereotypien	Zwänge
Automutilationen	Haareausreißen (Trichotillomanie)
Frühe passagere Tics	Psychogene bzw. chronische multiple Tics

Im frühen Alter treten habituelle motorische Phänomene, denen später Symptomwert zukommt, häufig passager auf. Daumenlutschen (später Nägelkauen), Kopf- und Körperschaukeln mit einem Maximum im vierten Lebensjahr oder andere Stereotypien – seltener Haareausreißen oder andere Selbstverletzungen – sind sämtlich löschungsresistent für Nichtbeachtung und werden nach Wegfall etwaiger auslösender Situationen nicht selten autonom. Passagere Tics können bereits im vierten Lebensjahr auftreten. Die genannten Phänomene persistieren bei minderbegabten oder anders behinderten, vor allem aber bei vernachlässigten Kindern länger, so daß frühe Intervention notwendig wird.

II. Entwicklung der Kontrolle vegetativer Funktionen

Beim *Eßverhalten* junger Kinder bezieht sich die Weigerung, sich füttern zu lassen bzw. zu essen, häufig auf bestimmte Speisen. Sie ist oft Ausdruck einer gestörten Interaktion mit Bezugspersonen und gegen Appetitlosigkeit gut abgrenzbar, weil die Kinder dabei in der Regel gedeihen. Unbeabsichtigtes In-den-Mund-Stecken oder Essen nicht eßbarer Gegenstände ist im Sinne explorativen Verhaltens im zweiten Lebensjahr häufig. Diese sog. Pica wird im Sinne einer Verhaltensstörung bei vernachlässigten oder oligophrenen Kindern auch im dritten Lebensjahr und später beobachtet. Das Heraufwürgen der Nahrung, etwa eine halbe Stunde nach deren Aufnahme, mittels Finger oder Zunge und Wiederherunterschlucken nach kurzem Wiederkauen, wird als Rumination oder Meryzismus bezeichnet. Es wird generell bei Jungen häufiger beobachtet aber auch immer dann, wenn Kinder allein sind, und persistiert manchmal bis ins dritte Lebensjahr. Gelegentlich ist es der Vorläufer des funktionellen Erbrechens (nicht der Bulimie adoleszenter Mädchen), des habituellen oder primär azetonämischen Erbrechens. Kleinkinder und auch noch Schulanfänger können vor Aufregung und Angst situationsabhängig erbrechen. Inappetenz, Übelkeit, morgendlicher Kopfschmerz und Nabelkoliken als Ausdruck einer Befindensstörung treten erst im Grundschulalter auf.

Tabelle 2. Varianten der Kontrolle vegetativer Funktionen und differentialdiagnostisch abzugrenzende Symptome

Essensverweigerung	Inappetenz
Pica	Abnorme Ingestion
Rumination und Erbrechen bei Aufregung	Primär azetonämisches Erbrechen/ Habituelles und funktionelles Erbrechen
Übelkeit/Nabelkoliken	Funktionelle Störungen
Bevorzugtes Essen bestimmter Speisen	Generelle Hyperphagie/Adipositas
Einschlafängste/Pavor nocturnus/ Somnambulismus im Grundschulalter/ Schlafen im Bett der Eltern	Psychogene Durchschlafstörungen
Schlafrhythmusverschiebung (medienabhängig)	Zerebrale Schlafrhythmusstörungen mit Tagschlaf
Physiologisch vermindertes oder vermehrtes Schlafbedürfnis	Schlafstörung bei hyperaktivem Syndrom/Hypersomnien
Enuresis oder Enkopresis bei Oligophrenie oder zerebraler Retardierung	Enuresis/Enkopresis
Urin- und Stuhlverhaltung	Habituelle Obstipation, Überlaufenkopresis

Im *Schlafverhalten* bilden Säuglinge und Kleinkinder kontinuierlich einen festen Rhythmus von Nachmittags- und Nachtschlaf unter Hinausschieben abendlicher Einschlafzeiten. Physiologische Dunkelangst begünstigt wegen der mit dem Einschlafen verbundenen Trennungsprobleme Einschlafstörungen, denen viele Kinder durch selbstgebildete Rituale oder Übergangsobjekte begegnen. Erschwertes Einschlafen bei psychischen Spannungen ist physiologisch. Die Bedeutung eines vermuteten Schlafmangels wird leicht überschätzt, ebenso die Folgen von Durchschlafstörungen bei Kindern, die am Ende eines Schlafzyklus aufwachen, schwer wieder einschlafen und vorübergehend spielen (Insomnia laeta). Auch das Aufsuchen des Bettes der Eltern bei 40% der Vierjährigen ist keineswegs unphysiologisch, sollte aber mit zunehmender Kompetenz des Kindes vor der Einschulung zurückgehen. Autonom gewordene Schlafstörungen verlangen stets Intervention. Abgewartet werden kann beim Pavor nocturnus. Er hat einen Häufigkeitsgipfel im späten Vorschulalter. Offenbar besteht eine stark konstitutionelle Komponente. Wahrscheinlich existieren Verdünnungsformen im Sinne ängstlichen Erwachens in der ersten Schlafphase ohne Angstträume und ohne nennenswerte Bewußtseinstrübung. Auch das Schlafwandeln hat, wenigstens bis Ende des Grundschulalters, eine deutliche Beziehung zur zerebralen Unreife und darf mehrheitlich nicht als psychogen angesehen werden (ROSSMANN 1986).

In der Regel beherrscht das dreijährige Kind bereits die Schließmuskeln zur *Kontrolle von Blase und Mastdarm*; bei leichten Entwicklungsverzögerungen wird das am Ende des vierten Lebensjahres erreicht. Sauberkeitserziehung vor dem 18. Lebensmonat ist wenig sinnvoll. Die Mastdarmkontrolle spielt sich leichter ein als die Blasenkontrolle, vor allem die nächtliche. Sporadisches Wiedereinnässen nachts im Zusammenhang mit belastenden Situationen gilt, wenn es passager bleibt, als physiologisch. Gleiches gilt für die Stuhlretentionen angesichts der Notwendigkeit, fremde Toiletten zu benutzen. Behandlungsbedürftig sind Enuresis und Enkopresis jenseits des vierten Lebensjahres, ebenso die Überlaufenkopresis bei Stuhlretention. Enkopresis ist weitaus häufiger ein reaktives Symptom als Enuresis.

III. Entwicklung kognitiver und sprachlicher Funktionen und ihre Varianten

Im Alter von acht Wochen entwickeln sich nach akustischen und taktil-kinästhetischen Wahrnehmungen die optischen, die aber erst vom dritten Lebensjahr an das Wahrnehmungsgeschehen zu beherrschen beginnen (Formkonstanz folgt der Tiefenwahrnehmung, auf sie folgt Größenkonstanz). Formkonstanz entwickelt sich bis zum Schulalter und verbessert sich auch dann noch. Mit dem Schulalter löst die Formbevorzugung die bis dahin bestehende Farbbevorzugung ab, die in der Wahrnehmung bereits erworbene Raumlagestabilität wird auf die Wiedergabe ausgedehnt. Diesbezügliche Entwicklungsverzögerungen beeinträchtigen das Erlernen des Schreibens durch Buchstabenvertauschungen, vor allem bei Ambidextrie, bei Linkshändigkeit auch durch Schreiben in Spiegelschrift und von rechts nach links. Beeinträchtigungen der seriativen Wahrnehmungsfunktionen stören die richtige Wiedergabe mehrstelliger Zahlen beim Diktatschreiben und Lesen.

Illusionäre Verkennungen im Sinne der Umdeutung realer Wahrnehmungen sind für das Kindesalter typisch, zusammen mit Desorientierung und verwirrtem Reden können sie bei raschem Fieberanstieg vorkommen. Die sog. Phantasiegefährten von Kindern weisen nicht auf Wahrnehmungsstörungen hin, sondern sind, wie die imaginären Gefährten Jugendlicher (SEIFFGE-KRENKE 1987) zeigen, zunehmend Mittel selbstzentrierter Beschäftigung, die bei Kindern stärker in Tagträumen, bei Jugendlichen vermehrt in Tagebüchern auftreten.

Sowohl kurzfristige *Aufmerksamkeit* als auch Daueraufmerksamkeit als Voraussetzung für Wahrnehmungs- und Denkprozesse steigen mit dem Alter, die Reaktionszeiten werden kürzer, ihre Streuung geringer. Zwischen der dritten und fünften Klasse sind die Mädchen den Jungen in der Daueraufmerksamkeit überlegen. Mit zunehmendem Schulalter ergibt sich ein steigender Zusammenhang dieser Leistung mit der Intelligenz. Motivation und Kontext beeinflussen die Entwicklung stärker als Reifungsprozesse, alterstypisch sind jedoch die zyklischen Schwankungen der Aufmerksamkeitsspanne im Vorschulalter. Verdacht auf eine Störung besteht, wenn ein sechsjähriges Kind sich nicht länger als eine Viertelstunde ohne unmittelbare äußere Anleitung einer Sache zuwenden kann.

Das Wiedererkennen als früheste *Gedächtnis*leistung hinterläßt keine später erinnerbaren Spuren. Selbständiges Reproduzieren ist am Ende des ersten Lebensjahres bereits möglich, simultanes Behalten mehrerer Inhalte im dritten bis vierten Lebensjahr, die Reproduktion ist ungeordnet und folgt subjektiven Gesichtspunkten, wobei Wesentliches von Unwesentlichem noch nicht unterschieden werden kann. Mit zunehmendem Alter verschiebt sich die Gedächtnisfunktion vom Wiedererkennen auf das Sicherinnern. Früheste Erinnerungen lassen sich in der Regel nur bis an die Grenze vom dritten zum vierten Lebensjahr zurückverfolgen und beschränken sich mangels eines Kontinuums auf Einzelerlebnisse von affektiver Bedeutung. Prägnante und komplexe Erinnerungen sind erst ab dem Schulalter möglich. Perseverationen deuten schon Ende des Vorschulalters auf pathologische Phänomene hin, meist auf Beeinträchtigungen von Gedächtnis und weiteren kognitiven Funktionen.

Bezüglich seiner *Lernvorgänge* ist bereits das Ungeborene konditionierbar. Vom dritten Lebensjahr an wird instrumentelles oder operantes Konditionieren bedeutsam, das Lerntempo steigt in Abhängigkeit von frühen Lernerfahrungen, nicht nur vom Alter. Gewohnheitsbildung dient sowohl der Beschleunigung psychischer Vorgänge als auch der Entwicklung von Abwehrmechanismen. Entsprechende Rituale haben bis ins frühe Schulalter keine Beziehung zu späteren Zwangssymptomen und zeigen eher gute Rückbildungstendenz. Fremd- und Selbstbekräftigung sind schon für das Lernen des Säuglings von Bedeutung. Bereits im ersten Lebensjahr wird – besonders von positiv erlebten – Modellen gelernt. Die Domäne des Imitationslernens ist der Spracherwerb. Mit der sprachlichen Organisation von Lernprozessen werden einfache Formen des Signallernens, des Reiz-Reaktions-Lernens und sprachliche Assoziationen zugunsten multipler Diskrimination überwunden. Begriffs- und Regellernen sowie das Einüben von Lösungsstrategien beherrscht das Lernen im Schulalter, der Fortschritt ist abhängig von der parallelen Möglichkeit zur kurzfristigen Speicherung von Inhalten im Gedächtnis.

Sprachentwicklung im engeren Sinne beginnt im zweiten Lebenshalbjahr mit ersten Silbenkombinationen, die aufgrund von Reaktionen der Bezugspersonen zum Ein-Wort-Satz ausgebaut werden. Im zweiten Lebensjahr erlaubt die Benennungsfunktion der Sprache einen raschen Symbolerwerb, wobei der passive Wortschatz stets größer ist als der aktive, der erst am Ende des zweiten Lebensjahres durch Nachfragen stark ausgeweitet wird und bei Mädchen später konstant etwas größer zu bleiben scheint als bei Jungen. Im zweiten Lebensjahr werden Wortverbindungen zu Sätzen möglich, im dritten bereits grammatikalische Abwandlungen von Worten nach Analogieprinzipien, im vierten ist die beherrschte Sprache grammatikalisch weitgehend richtig: natürlich erfolgen noch Erweiterungen: Präposition und Passiv gegen Ende des Vorschulalters, komplizierte Konjunktionen erst in der Sekundarstufe. In Abhängigkeit von der Sprachentwicklung wird bereits im zweiten Lebensjahr der Symbolcharakter von Bildern erkannt. Auch die Reproduktion von Erlebtem hängt in diesem Alter von der Sprachentwicklung ab, verfügbare semantische Strukturen limitieren jetzt und auch endgültig den Komplexitätsgrad der Erinnerungsinhalte. Im achten Lebensjahr rückt sprachgebundenes Denken gegenüber dem Symbolverständnis für die Intelligenzleistungen in den Vordergrund. Im Schulalter fördert die sprachliche Organisation der Lernvorgänge kategorienbezogenes und mehrdimensionales Denken. Die zunehmende Komplexität der Sprache begünstigt abstrakte Denkleistungen, wird aber ihrerseits vom Intelligenzniveau begrenzt. Neun- bis Zehnjährige verstehen den Doppelsinn von Worten, können sowohl Witze als auch Ironie und Metapher durchschauen und Begriffe reversibel gebrauchen. Die Entwicklung des Sprachverhaltens hängt von Sprachvorbild, Intensität der sprachlichen Kommunikation, Bekräftigungsmodus und Sprachanreiz ab, sie ist zum Teil schichtenspezifisch. Wortschatzerweiterung profitiert von der realistischen Orientierung der Kinder im Grundschulalter (vgl. auch die dann erfundenen Eigensprachen). Bei anfänglich breiter Streuung der Sprachentwicklung läßt geringe sprachliche Äußerung im vierten Lebensjahr an eine verzögerte Sprachentwick-

lung denken, bei der meist Artikulation, Grammatik und Wortschatz betroffen
sind. Gegen Ende des fünften Lebensjahres beginnen die Raten der Sprachentwicklungsstörungen zuungunsten der Jungen auf etwa das Doppelte gegenüber
den Mädchen zu steigen. Das Sprachverständnis ist in der Regel eher ein Korrelat
des Intelligenzniveaus, erhebliche Sprachverständnisstörungen können auf sensorische Dysphasien hinweisen, Stillstände oder Rückschritte in der Sprachentwicklung auf den Beginn dementiver Prozesse.

An wichtigen Begriffen im Rahmen der *Konzeptbildung* entwickeln sich im
vierten Lebensjahr Zahl- und Mengenbegriff. Operationen mit Mengen bestehen
bis zum Erwerb umkehrbarer Denkprozesse im Schulalter nur ansatzweise. Bis
zum Erwerb solcher Prozesse ist auch der Raumbegriff vom eigenen Standpunkt
abhängig. In der Zeitdimension entwickelt sich im fünften Lebensjahr die Vorstellung des Zukünftigen vor der des Vergangenen, ein zeitliches Kontinuum jedoch
erst im Schulalter, und zwar von der Differenzierung vom Gegenwärtigen aus zunächst in die Vergangenheit, später in die Zukunft.

Frühes *Denken* entwickelt sich über Zweck-Mittel-Verknüpfungen und aktives
Experimentieren sowie vorstellungsmäßiges Handeln als Formen der sensomotorischen Intelligenz. Die optisch und verbal gesteuerten kognitiven Prozesse des
symbolisch vorbegrifflichen Denkens im zweiten bis vierten Lebensjahr sind die
Anfänge verbal-begrifflich gesteuerten Denkens. Der Egozentrismus dieser
Denkform löst sich erst mit den Anfängen reversiblen Denkens im siebten Lebensjahr auf. Ein Fortbestehen über das neunte Lebensjahr hinaus bedarf differentialdiagnostischer Abgrenzung gegen Intelligenzmängel. Kausalität wird eingangs des Schulalters nur als Wenn-Dann-Beziehungen ohne Zusammenhangs-
richtung erlebt. Zwischen dem siebten und 13. Lebensjahr wird die Fähigkeit zum
induktiven Schließen zunächst aus unmittelbar gegebenen Sachverhalten erworben, dann durch einschlägige schulische Anforderungen rasch gefördert, dabei
von Intelligenzniveau und Erfahrungsmöglichkeiten begrenzt. Übung differen-
zierender Wahrnehmung ist wichtig für analysierendes Vorgehen beim analytischen und problemlösenden Denken, für das Aufstellen und Prüfen von Hypothesen und die Entwicklung deduktiver Denkprozesse. Erst im ausgehenden Kindesalter werden formale Operationen einschließlich der kritischen Reflexion eigener
Denkansätze möglich. Die zunehmenden Strukturierungsmöglichkeiten durch
analytische Wahrnehmung und Begriffsbildung erweitern das Kurz- und Lang-
zeitgedächtnis. Wenigstens ein Drittel der später nachweisbaren Intelligenzleistungen werden bis zum vierten Lebensjahr erworben, wenigstens zwei Drittel bis
zum achten; bei aller Notwendigkeit früher Förderung zeigt das die Schwierigkeit
brauchbarer Intelligenzvoraussagen vor dem zehnten Lebensjahr. Spätestens im
Schulalter bestimmen Selbständigkeit, Wettbewerbsverhalten, Erfolgsmotivati-
on, positive Arbeitshaltung und verbale Durchsetzungsfähigkeit die Steigerung
der Intelligenzleistungen deutlich mit. Solche Variablen entscheiden neben den
kognitiven Fähigkeiten über den Schulerfolg. Im Schulalter ist ein reflexiver
Denkstil trotz der damit verbundenen Rückversicherungstendenzen günstiger als
ein impulsiver. Letzterer ist für Schulunlust oder Leistungsverweigerung weniger
bedeutsam als altersunangemessene Förderung. Akzelerierte intellektuelle Entwicklung kann Ausdruck hoher Begabung sein, aber auch bei altklugem Verhalten auf das Aufwachsen überwiegend unter Erwachsenen hinweisen.

Tabelle 3. Varianten der Entwicklung kognitiver Funktionen und differentialdiagnostisch abzugrenzende Symptome

Verzögerte visuomotorische Entwicklung	„Konstruktive Dyspraxie"
Schreiben von links nach rechts, Schreiben in Spiegelschrift, mangelnde Buchstabendifferenzierung	Spezifische Lese-Rechtschreibschwäche
Verzögerte Farbbenennung bei Oligophrenen	Farbsinnesstörung
Illusionäre Verkennung	Optische Halluzinationen
Verzögerte Konzeptbildung bezüglich Menge, Raum und Zeit	Oligophrenie
Relative Impulsivität, Unaufmerksamkeit	Hyperkinetisches Syndrom
Bevorzugtes Üben erworbener Verhaltensweisen	Perseverationen
Gewohnheitsbildungen	Autistische Stereotypien
Rituale	Zwangshandlungen
Egozentrisches Weltbild	Generelle Egozentrik/ Dissoziale Selbstbehauptung
Altklugheit	Probleme bei Hochbegabung
Feldunabhängige Sichtweisen kreativer Kinder	Bizarres Denken bei autistischen Syndromen
Isolierte Tagträume	Tagträume bei hyperaktivem Syndrom
Kindliche Phantasiegefährten	Wahnsysteme
Dysgrammatismus/größerer aktiver als passiver Wortschatz	Expressive Entwicklungsdysphasie
Verzögertes Sprachverständnis Oligophrener	Rezeptorische Entwicklungsdysphasie
Spracharmut bei Sprachentwicklungsverzögerung	Mutismus

Kreativität im Sinne flexiblen, einfallsreichen und später problemlösenden Denkens entwickelt sich vor allem im Spiel und ist vom Intelligenzniveau und dem explorativen Verhalten abhängig. Deutlich begünstigt wird es durch Feldabhängigkeit, Toleranz gegenüber mehrdeutigen und komplexen Situationen, hohe Energie, emotionale Stabilität und verantwortungsbewußtes Bemühen um Führung sowie geringe Konformität, seitens der Eltern und Lehrer durch aktive und problembezogene Kommunikation und hohe Stimulation sowie Gewährung von Freiräumen. Zu starke Betonung dieser Aspekte mindert die Entwicklung konvergenter Denk- und Handlungsprozesse und sozialer Fertigkeiten; hochkreative Kinder geraten in der Schule mit ihren Konformitätszwängen leichter in Schwierigkeiten.

IV. Entwicklung von Motiven und Affekten

Wichtige *primäre Motive* wurden in dem Abschnitt über Kontrolle vegetativer Funktionen erwähnt. Zu ihnen zählt das Neugierverhalten, das zum Zerlegen von Spielzeug oder Haushaltsgegenständen führen kann, welchem fälschlicherweise eine Zerstörungsabsicht unterstellt wird. Ebenso fehlgedeutet wird das gelegentliche Weglaufen sehr kleiner Kinder, bei dem das Explorationsbedürfnis die Einschätzung der Rückkehrfähigkeit übersteigt. Anders als die primären Motive sind die sekundären erlernt. Sie sind als situationsunabhängige Zielorientierungen oder Handlungsbereitschaften verstehbar. Eine Zwischenposition nimmt sexuelles Verhalten ein; gleiches gilt für Angst- und Aggressionsmotive.

Das *Leistungsmotiv* ist vermutlich wegen seiner Bedeutung in unserer Gesellschaft relativ gut untersucht. Voraussetzung für seine Entwicklung sind die Möglichkeiten, meßbare Handlungseffekte zu erzeugen, deren Ausmaß zu erfassen und zur eigenen Person in Beziehung zu setzen. Kinder können das vom vierten Lebensjahr an, bereits im fünften Lebensjahr kann eine Orientierung auf Erreichen von Erfolg oder Vermeiden von Mißerfolg sowie ein individuelles Anspruchsniveau gesehen werden. Bei Schulantritt ist die Entwicklung des Leistungsmotivs wesentlich abgeschlossen. Angemessene Selbständigkeit, frühe Unterstützung explorativen Verhaltens, Anteilnahme an kindlichen Aktionen, Bekräftigung erfolgreicher Handlungen, motivierte Vorbilder und solche, die einen persönlichen Gütemaßstab zeigen, tragen dazu bei, führen auch zu schichtenspezifischen Differenzen. Ein mittleres Anforderungsniveau bezüglich Spielmaterial und Medienbenutzung (in Abhängigkeit von dem jeweiligen kognitiven Niveau) ist förderlich. Zu weitgehende Selbständigkeitserwartungen hemmen die Entwicklung des Leistungsmotivs, seine individuellen Varianten müssen von der Leistungsverweigerung bei vorhandenem Leistungsmotiv, die häufig ein pathologisches Symptom darstellt, unterschieden werden. Die Möglichkeit des Verzichts auf unmittelbare Belohnung besteht schon im Vorschulalter, die Verzichtsspanne verlängert sich mit der Entwicklung. Sie spiegelt sich in der zunehmenden Komplexität erfolgsorientierter Spiele. Im Schulalter steht die Weiterentwicklung von einem belohnungsorientierten zu selbstkontrolliertem Verhalten im Vordergrund. Die übliche schulische Leistungsbeurteilung läßt schwächere Schüler bei unzureichender Differenzierung ihre Leistungsanstrengungen leicht als erfolglos betrachten, führt zu Ausweichverhalten und Leistungsangst, während die Beurteilung intraindividueller Leistungsdifferenzen die eigene Anstrengungsbereitschaft besser honoriert. Einseitige Ausrichtung auf Leistung verleitet dazu, praktisch alle Lebenssituationen als Leistungssituationen zu betrachten und versperrt Raum für andere Motive, erschwert auch die Eingliederung in Gruppen. Mangelnde Frustrationstoleranz ist häufig das Resultat unzureichender Versagungen und birgt das Risiko auch späteren Ausweichens vor Leistungssituationen.

Andere Motive sind in der psychischen Entwicklung eng mit *Emotionen und Affekten* gekoppelt, in ihrer Entwicklung werden aus einer allgemeinen Erregbarkeit zuerst Unlustreaktionen unterscheidbar, am Ende des ersten Lebensvierteljahres lustbetonte Gefühle (vgl. Abb. 1). Bei der emotionalen Entwicklung machen Reifungsvorgänge des Vegetativums dem Imitationslernen verstärkt Platz. Begünstigt wird die weitere Differenzierung der Gefühle durch emotionale Bindungen, durch das kognitive Niveau und später auch die verbale Differenzierungsmöglichkeit und die Sicherheit, die sich aus dem Bewußtsein der ständigen Erreichbarkeit von Bezugspersonen ergibt (die im vierten Lebensjahr nur noch in fremder Umgebung notwendig ist). Die intellektuell mögliche Vorwegnahme emotional geladener Situationen kann dabei auch frühere erlebte Affekte wiederbeleben. Fernsehen und Videofilme vermitteln ebenfalls nacherlebbare Affekte, gegen die allerdings leichter eine Abstumpfung eintritt als gegenüber selbsterlebten Situationen. Das Grundschulalter ist bestimmt durch den Erwerb von Steuerungsmechanismen für eigene Affekte mit Hilfe sozialer Kontrolle. Die sachbezogene Einstellung des Grundschulkindes begünstigt diesen Prozeß, so daß Selbststeuerungsvorgänge die Oberhand gewinnen. Am Ende des Schulalters sind Ge-

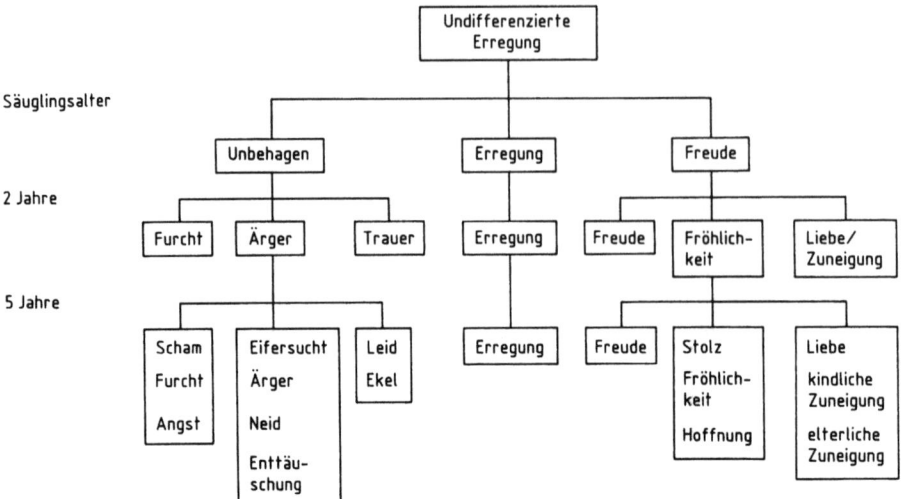

Abb. 1. Differenzierung emotionaler Fähigkeiten in der Kindheit. (Nach Gilbert 1970)

fühlswahrnehmung und Gefühlsausdruck soweit differenziert, daß Einfühlung in Fremdseelisches möglich wird. Schon im Grundschulalter können Kinder über ihre Befindlichkeit besser informieren als ihre Eltern.

Ängste entstehen durch Konditionierung oder durch Imitationslernen. Sie werden gegen Ende des Vorschulalters deutlich situationsspezifischer. Spontane Angstäußerungen von Kleinkindern in Gegenwart der Mutter sind eher selten, typisch für dieses Alter sind Trennungs- und Einschlafängste. Im Vorschulalter tritt die Vermeidung sozialer Situationen im Sinne von Schüchternheit neben alterstypische Ängste vor Alleinsein, Dunkelheit oder Gewitter. Phobische Reaktionen kennt schon das Vorschulkind. Sie sind immer pathologisch, während Ängste vor Krankheiten im Schulalter oder die generell höhere Ängstlichkeit der Mädchen bis ins zehnte Lebensjahr als physiologisch gelten. Das Grundschulalter ist bestimmt durch den Erwerb von Steuerungsmechanismen für eigene Affekte mit Hilfe sozialer Kontrolle.

Depressive Gefühle werden in nennenswertem Ausmaß erst vom neunten Lebensjahr an selbst wahrgenommen. Ihr vorläufiges Maximum liegt im Alter von zwölf Jahren. Vom zehnten Lebensjahr an können sich Kinder mit der Tatsächlichkeit, Unveränderbarkeit und Unvermeidbarkeit des Todes auseinandersetzen. Trauer und Niedergeschlagenheit wirken sich im Schulalter in verminderter Aktivität, weniger in ängstlich-gehemmtem Verhalten aus.

Affekte von *Wut und Trotz* können im frühen Kindesalter zum sog. Wegschreien, den respiratorischen Affektkrämpfen, führen. Sie sind gekennzeichnet durch verstärkte Exspiration durch kontinuierliches Schreien, gegebenenfalls Zyanose und Inspirationspause mit Umsichschlagen und anschließender Erschöpfung und Desorientiertheit (gelegentlich machen klonisch-tonische Zuckungen oder Tonusverlust, auch Einnässen in diesen Zuständen die Abgrenzung gegen zerebrale Anfallsleiden notwendig), auch Schreck und Angst können solche Affektkrämpfe auslösen. Nur ihre Fixierung erfordert ein therapeutisches Eingreifen. Die üblichen Trotzreaktionen zwischen dem 18. Lebensmonat und dem Ende des dritten Lebensjahres sind mit ihnen nicht korreliert und gehen eher auf nicht kindgerechtes Verhalten der Bezugspersonen zurück. Unzureichende Kontrolle wütender Affekte und mangelnde Begrenzung von Kindern begünstigen die spätere Entwicklung aggressiven Verhaltens.

Bewußt sexuell motivierte Handlungen spielen im Kindesalter noch eine geringe Rolle, das *Interesse für sexuelle Sachverhalte* zeigt sich jedoch in deren deutlicher Registrierung. Noch bevor das geschieht, sind Kindern angenehme Empfindungen bei Stimulation und Reizung der Geschlechtsorgane bekannt, so daß masturbationsähnliche Spiele in der Vorschulzeit häufiger werden. Unabhängig von der sich wegen des unmittelbaren Erfolgserlebnisses selbstverstärkenden Tendenz solcher Handlungen muß häufige Selbstbefriedigung im Kindesalter an emotionale Vernachlässigung denken lassen. Fragen nach dem Unterschied zwischen den Geschlechtern sind zwischen dem dritten bis fünften Lebensjahr üblich, ebenso über die Herkunft von Kindern. Generelle inzestuöse Beziehungswünsche von Kindern im Sinne des Ödipuskomplexes lassen sich nicht belegen. Unabhängig davon ist die Kindheit aber bezüglich sexueller Motive keine Latenzphase, gerade deswegen werden innerfamiliäre Sexualtabus vom Kind wahrgenommen. Das Interesse an Sexualität steigt bis zur Pubertät aber langsam an, sexuelle Kontaktversuche vor der Pubertät stehen häufiger im Zusammenhang mit der Geschlechtsrollenidentifizierung als mit genitaler Sexualität. Die Identifizierung mit der eigenen Geschlechtsrolle ist im vierten Lebensjahr bereits weitgehend abgeschlossen, die selten notwendigen Korrekturen müssen bis dahin erfolgt sein. Geschlechtsspezifische Verhaltensweisen werden durch Modellernen erworben, ihre Häufigkeit steigt bei Jungen im Schulalter rascher als bei Mädchen. Dementsprechend ergibt sich die Trennung der Geschlechter in den Spielgruppen. Alterstypische körperliche Merkmale und Verhaltensmöglichkeiten begünstigen den Prozeß der Rollenfindung. Mangelhafte Geschlechtsrollenidentifikation am Ende des Schulalters bedarf der Abklärung und Intervention, weil sie einen prognostisch ungünstigen Faktor darstellt. Die meisten sexuellen Verhaltensweisen sind kulturspezifisch, nur wenige können, wie das Inzesttabu, als kulturübergreifend betrachtet werden. Sexuelle Auffälligkeiten im Kindesalter sind selten und von den häufigen Sexualspielen von Kindern abzugrenzen, sie persistieren, wie z.B. fetischistisches Verhalten von Kindern, häufig über die Adoleszenz hinaus.

V. Entwicklung von sozialem Verhalten und Selbstbild

Zuwendung erzeugt Sicherheit und ist die Basis des *Beziehungsverhaltens*. Sie fällt leichter bei erwartungsgemäßer Entwicklung des Kindes. Kindliche Reaktionen mit positiver Signalabsicht treten erst mit dem sechsten Lebensmonat auf (Lächeln, Lautgebung), frühere dienen lediglich der Steuerung des Verhaltens der Erwachsenen. Bald darauf wird die Hauptbezugsperson so differenziert wahrgenommen, daß ihr Verlust spezifische Reaktionen wie Nahrungsverweigerung, Apathie und Abkehr von der Umwelt hervorruft. Bei passagerer Trennung bildet sich das Verlassenheitssyndrom gut zurück, bei dauerndem Fehlen fester Bezugspersonen entsteht zusätzlich eine Retardierung im Sinne eines Hospitalismus, vor

allem bei konstitutionell wenig aktiven Kindern. Diese Folgen fehlender mimi-
scher und sprachlicher Anreize sind jedoch glücklicherweise nicht völlig irreversibel (ERNST u. VON LUCKNER 1985). Junge Kinder grenzen sich zwar von ihrer
Umgebung ab, betrachten diese aber aus ihrer egozentrischen Perspektive und
mittels ihres anthropomorphen Weltbildes, das bis zum Einschulungsalter vor-
herrscht. Auch das Verstehenwollen im Rahmen des Fragealters im vierten Lebensjahr ist so erklärbar, ebenso der symbolische Umgang mit der Umwelt im
Spiel, der noch in die Konstruktions- und Rollenspiele des dritten und vierten Lebensjahres hineinreicht und sich bis ins beginnende Schulalter fortsetzen kann.
Entsprechende Spiele setzen Kontakte mit Gleichaltrigen voraus, die die soziale
Integration erleichtern. Wesentliche Erziehungsdimension in früher Kindheit ist
bindungserzeugende Zuwendung, die – besonders bei Jungen – verhaltensstabili-
sierend wirkt. Demgegenüber hemmt Ablehnung die Übernahme von Verhaltensregeln in die Selbststeuerung. Die Zuwendung muß nicht von der Mutter, sondern
kann von anderen konstanten Bezugspersonen geleistet werden. Über ihre Rolle
als Bindungspartner hinaus sind Eltern und Erwachsene für Kinder als Modelle
wichtig, Jungen orientieren sich dabei an männlichen Modellen, Mädchen an den
jeweils Mächtigeren bzw. Dominanteren. Soziale Verhaltensweisen werden aber
schon vom Vorschulalter an auch durch vikariierende Konditionierung übernommen, d. h. durch die Beobachtung des Erfolgs Gleichaltriger. Auch Lehrer haben
in der Grundschulzeit noch die Rolle Zuwendung gewährender Bezugspersonen,
neben ihnen werden aber Alterskameraden für das Einüben von Regeln und die
soziale Anerkennung wichtig. Mit zunehmendem Alter gewinnt die Erziehungsdimension des Gewährens versus Versagens zunehmend an Bedeutung. Kurzfristige
Trennungserfahrungen begünstigen das Selbständigkeitsverhalten bereits im frühen Kindesalter, begünstigen auch die soziale Wahrnehmung bezogen auf Dritte,
aus ihrem Fehlen resultiert oft schüchternes Verhalten, im Extremfall Vermeidung sozialer Situationen, die vor allem bei Verweigerung des sprachlichen Kontakts beim Mutismus unbedingt behandlungsbedürftig ist.

Positive Vorerfahrungen im Kontakt begünstigen *prosoziales Verhalten*. Frühzeitige dosierte Versagungssituationen erleichtern ebenso wie Kreativität die konstruktive Konfliktbewältigung. Partielle Rivalität gegenüber Gleichaltrigen oder
Geschwistern parallel zu prosozialem Verhalten ist durchaus physiologisch, das
gleiche gilt für Mittelpunktsstreben und aggressive Durchsetzung. Mangelnde Begrenzung im frühen Kindesalter und ungünstige, aber erfolgreiche Modelle tragen stark zur Entwicklung durchgehend aggressiven Verhaltens bei, werden auch
aus Fernsehen und Videofilmen übernommen. Ebenso kritisch wie aggressives
Verhalten mit Schädigungsabsicht sind aggressives Verhalten gegen Sachen, Un-
gehorsam wegen emotionaler Nichtansprechbarkeit, Ausweichen vor Auseinandersetzungen mit eigenem Handeln, was im Extremfall durch Weglaufen geschieht. Kombinationen dieser Verhaltensweisen sprechen für eine mangelhafte
Internalisierung sozialer Regeln mit hoher Persistenzneigung. Vom Schulalter an
sind dissoziale Verhaltensweisen auf ihre Entwicklungsabhängigkeit zu prüfen.
Unwahre Aussagen von Kindern können auf magischen Vorstellungen oder mangelnder Realitätskontrolle beruhen, auch Substitut für andere Wünsche sein. Sie
dürfen ebenso wenig wie Phantasien jüngerer Kinder an der Realität geprüft werden. Interventionsbedürftig ist Lügen dann, wenn Realitätskontrolle gegeben ist

und wenn es zu den gängigen Verhaltensweisen des Milieus, in dem ein Kind lebt, gehört; Analoges gilt für Wegnehmen von Sachen. Symbolisches Stehlen von Sachen untergeordneter Bedeutung oder delinquentes Stehlen sind interventionsbedürftig, ebenso Eigentumsübergriffe mit aggressivem Charakter (ähnlich dem Zerstören fremden Eigentums bei Kleinkindern). Zweifel erscheinen gegenüber den entwicklungspsychologischen und pädagogischen Positionen mancher Autoren zu Kaufhausdiebstählen berechtigt (z. B. LEMPP 1983, S. 310). Spielen mit Feuer im Umfeld von Eigentumsdelikten, Lügen und Weglaufen läßt an eine eher dissoziale Symptomatik denken. Spielereien mit Feuer sind im Kindesalter jedoch häufig, vor allem bei noch unzureichendem kognitiven Niveau, aufgrund dessen die realen Folgen nicht abgeschätzt werden können. Ihm ist durch Umgang mit Feuer in sozial kontrollierten Situationen bei sonst konsequenter Kontrolle am besten zu begegnen.

Selbststeuerung von Kindern hängt von ihrem kognitiven Entwicklungsniveau, der Internalisierung von Verhaltensregeln und ihrer Autonomie ab. So besteht ein *Selbstbild* bereits bei der Zuschreibung von Erfolgen zu eigenem Handeln ansatzweise im Vorschulalter, ebenso bei der Toleranz eigenen Erfolgs oder Versagens (auch bezogen auf die Einhaltung von Regeln), die mit dem Einschulungsalter gegeben ist. Der starke Realitätsbezug des kindlichen Weltbildes im neunten und zehnten Lebensjahr erleichtern die sachliche Durchdringung auch von moralischen Vorstellungen, die Einstellung zur eigenen Leistung wird früher

Tabelle 4. Varianten der motivationalen, emotionalen und sozialen Entwicklung und differentialdiagnostisch abzugrenzende Symptome

Neugierverhalten mit Zerstörungsfolgen	Destruktivität
Äußerung kindlicher Sexualität	Frühzeichen sexueller Abweichungen
Exploratives Weglaufen	Dissoziales Weglaufen
Probierender Umgang mit Feuer	Zündeln, anzünden von Gegenständen
Kindliche Impulsivität	Impulsivität bei hyperkinetischem Syndrom
	Leistungsverweigerung
Mangelhafte Leistungsmotivation/ Mißerfolgsorientierung	
Noch niedrige Frustrationstoleranz	Primäre Bedürfnisbefriedigung
Trotz/respiratorische Affektkämpfe	Dissoziale Opposition
Fremdeln, Schüchternheit/ Vermeidung sozialer Situationen	Soziale Phobien, Mutismus
Trennungsängste	Trennungsphobien
Niedergeschlagenheit/Trauerreaktionen	Kindliche Depressionen
Insuffizienzgefühle aus Vergleich mit Älteren	Minderwertigkeitsgefühle gegenüber Altersgleichen
Entwicklungstypische Konformität	Verminderte Durchsetzungsfähigkeit
Verlustreaktionen	Hospitalismus
Übernahme (ungünstiger) Verhaltensweisen von Modellen	Selbstgesteuertes dissoziales Verhalten
Passagere Rivalität/Mittelpunktsstreben	Fehlendes prosoziales Verhalten
Durchsetzungsversuche	Aggressives Verhalten mit Schädigungsabsicht
Unwahrheiten aus kindlicher Weltsicht/ Wahrheitsverfälschungen	Dissoziales Lügen
Wegnehmen von Sachen aus kindlichen Motiven/ Stehlen als Mutprobe	Dissoziales Stehlen/symbolisches Stehlen

sachlich als die Beziehung zu anderen Personen. Frühe Versuche von Autonomie
sind die selbständige Beeinflussung des Spielgeschehens bereits im Vorschulalter,
später wird ein hohes Leistungsmotiv begünstigt, auch ein autonomes Selbstbild.
Authentische Darstellung der Erwachsenen gegenüber dem Kind begünstigt die
Entwicklung des Selbstbildes ebenso wie Wertschätzung und Ermutigung mit Be-
onung der Schwächen, überhaupt Einfühlung anstelle von Beurteilung. Selbstin-
struktion ist bereits bei Kindern am Anfang des Grundschulalters möglich, kann
aber auch zum Ausweichen aus bestimmten Verhaltensfeldern führen und Erfah-
rungsdefizite begünstigen. Wichtiges Beispiel für die Selbstkontrolle im Grundschulalter ist die Korrektur von Affekten.

Mit der Sekundarstufe gewinnen die *Normvorstellungen* der Gleichaltrigen
Einfluß auf eigene Verhaltensregeln, Randständigkeit diesbezüglich führt leicht
zur sozialen Isolierung, geringe Akzeptanz im Elternhaus erhöht die Gruppen-
konformität von Kindern, die ohnehin einem starken sozialen Druck ausgesetzt
sind. Die Entwicklung autonomerer Werturteile nach dem Grundschulalter und
entsprechender Verhaltensregeln entspricht noch keiner Gewissensbildung, kennt
aber doch bereits deutliche Abgrenzung gegenüber der alleinigen Identifikation
mit Erwachsenen. Die weitgehende Übernahme moralischer Urteile kann intrapsychische Konflikte begünstigen, was häufig im Vorfeld von Zwangserkrankun-
gen gesehen wird. Bewertungsmaßstäbe richten sich jedoch vor der Adoleszenz
in der Regel noch auf Personen und werden dann erst später auf deren Handeln
übertragen.

D. Forschungsschwerpunkte und neue Betrachtungsweisen
in der kinderpsychiatrisch relevanten Entwicklungspsychologie

Der augenblickliche Stand entwicklungspsychologischer Betrachtungsweisen ist
weniger durch die Wendung bzw. Rückwendung des Blickes von sozialem Lernen
auf Selbststeuerung und genetische Mechanismen gekennzeichnet als vielmehr
durch die Umzentrierung des Blickes von den Entwicklungsfaktoren auf die Ent-
wicklungsmechanismen oder zum "putting the 'developmental' into developmental psychology", wie SCHAFFER (1986) es genannt hat. Theoretische Vorstellungen
dazu sind bislang empirisch kaum überprüfbar oder zur Überprüfung aufbereitet
worden. Während bisher das Verhalten auf bestimmten Altersstufen, das mit
Konzepten der quantitativen Akkumulation bewältigt werden konnte, die Forschung intensiv beschäftigte, wird heute stärker nach den Prinzipien der sequen-
tiellen Reorganisation gesucht. Sequentielle Reorganisation garantiert, um ein
einfaches Beispiel zu nennen, die Erhaltung von Gedächtnisinhalten trotz Veränderung kognitiver und sprachlicher Strukturen in der Zeit zwischen Aufnahme
und Reproduktion dieser Inhalte, die ja in der Entwicklung vom Kind zum Jugendlichen viele Jahre auseinanderliegen können. SCHAFFER (1986) prognostiziert
außerdem die Bearbeitung wichtiger Themen bezüglich der Verhaltenssteuerung.
Zum einen sieht er eine Hinwendung von Aspekten der kognitiven Kontrolle zu
Aspekten sozialer und affektiver Verhaltenskontrolle, des weiteren eine differen-
ziertere Betrachtung der Übereinstimmungen und Differenzen zwischen äußerem

Verhalten und innerer Repräsentanz desselben. Schließlich erwartet er die starke Berücksichtigung genetischer Determinanten für die Verhaltenssteuerung vor allem in früher Lebenszeit.

Gesteigerte Aufmerksamkeit wird den Sozialisationsprozessen gewidmet. In der Psychopathologie des Kindes- und Jugendalters haben sie sowohl als pathogene wie als protektive Mechanismen erhebliches Interesse auf sich gezogen (RUTTER 1985). Das Bewußtsein für die Bedeutung der Schule als Sozialisationsfaktor ist erheblich gewachsen, die Forschung dürfte sich ihr – wenn auch nicht im kontinentaleuropäischen Raum – deswegen künftig vermehrt zuwenden. Methodisch weniger vorbereitet ist die Untersuchung der Rolle Gleichaltriger (vor allem in ihren Wechselwirkungen) für die Pathogenese psychischer Störungen. Ebenso sind bezüglich der Rolle familiärer Interaktionen aufgrund der zahlreichen widerstreitenden Theorien und der schmalen Basis der – zugegebenermaßen – aufwendigen empirischen Untersuchungen zunächst kaum Anstöße für die Entwicklungspsychologie von der systemischen Familienforschung zu erwarten, obwohl sie sich der wichtigen Mehrgenerationenproblematik in naturalistischen Betrachtungen bereits zugewandt hat (vgl. z. B. BOSZORMENY-NAGY u. SPARK 1981).

Die sog. Entwicklungspsychopathologie hat ihrerseits bei der Erklärung kindlicher Verhaltensauffälligkeiten an Bedeutung gewonnen. RUTTER (1986) sagt ihr steigende Wichtigkeit voraus. Das gilt sowohl für die Fortschreibung persönlicher Konzepte oder Stile ins Erwachsenenalter, wie sie sich etwa in Partnerwahl oder Elternverhalten äußern können, als auch für Kontinuität und Diskontinuität psychiatrischer Störungen vom Kindesalter ins Erwachsenenalter. Weiter weist er auf die notwendige Unterscheidung zwischen den oft ähnlichen, aber genetisch unterschiedlich determinierten Extremen physiologischen Verhaltens und eindeutig pathologischen Verhaltens hin: als Beispiele dafür werden die Unterschiede zwischen dem Diätverhalten gesunder Adoleszenten und dem anorektischer genannt, zwischen den Mechanismen, die heftiges Trinken von Alkoholabhängigkeit unterscheiden oder übliches Affektverhalten gegenüber dem Verhalten bei soziopathischer Persönlichkeitsstörung.

Methodisch dürften von der Einführung von Mehrebenenanalysen in die entwicklungspsychologische wie in die pathogenetische Forschung wichtige Impulse ausgehen. Stärker ins Blickfeld rückt auch die unterschiedliche Bedeutung der Ergebnisse von Gruppenvergleichen gegenüber inter- oder sogar intraindividuellen Differenzen. Solche könnten vor allem im Grenzbereich zur Psychopathologie neue Perspektiven eröffnen.

Literatur

Ausubel DP, Sullivan EV (1974) Das Kindesalter, 4. Aufl. Juventa, München

Backe L, Leick N, Merrick J, Michelsen N (Hrsg) (1986) Sexueller Mißbrauch von Kindern in Familien. Deutscher Ärzteverlag, Köln

Blanz B, Geisel B, Laucht M, Esser G, Schmidt MH (1986) Zur Rolle des Vaters in der Entwicklung von Kindern im Schulalter – Ergebnisse einer epidemiologischen Studie. Z Kinder Jugendpsychiatr 14:5–31

Boszormeny-Nagy I, Spark GM (1981) Unsichtbare Bindungen. Die Dynamik familiärer Systeme. Klett-Cotta, Stuttgart

Carey WB (1982) Clinical use of temperamental data in paediatrics. In: Porter R, Collins GM (eds) Temperamental differences in infants and young children. Pitman, London

Detzner M, Schmidt MH (1988) Epidemiologische Methoden. In: Remschmidt H, Schmidt MH (Hrsg) Kinder- und Jugendpsychiatrie in Klinik und Praxis, Bd I. Thieme, Stuttgart

Dreher E, Dreher M (1985) Wahrnehmung und Bewältigung von Entwicklungsaufgaben im Jugendalter. Fragen, Ergebnisse und Hypothesen zum Konzept einer entwicklungs- und pädagogischen Psychologie des Jugendalters. In: Knapp A, Rost DH (Hrsg) Ergebnisse der pädagogischen Psychologie. VCH-Verlagsgesellschaft, Weinheim

Egeland B, Breitenbucher M, Rosenberg D (1980) Prospective study of the significance of life stress in the etiology of child abuse. J Consult Clin Psychol 48:195–205

Ernst C, Angst J (1983) Birth order, its influence on personality. Springer, Berlin Heidelberg New York

Ernst C, Luckner N von (1985) Stellt die Frühkindheit die Weichen? Enke, Stuttgart

Esser G, Schmidt MH (1987) Minimale cerebrale Dysfunktion – Leerformel oder Syndrom? Enke, Stuttgart

Fürniss T (1985) Sexuelle Kindesmißhandlung in der Familie: Präsentation und Folgen in der Adoleszenz. In: Nissen G (Hrsg) Psychiatrie des Pubertätsalters. Huber, Bern

Gilbert G (1970) Personality dynamics: a biosocial approach. Harper & Row, New York, p 88

Grossmann KE, Grossmann K (1986) Phylogenetische und ontogenetische Aspekte, Entwicklung der Eltern-Kindbeziehung und der kindlichen Sachkompetenz. Z Entwicklungspsychol Päd Psychol 18:287–315

Gutezeit G (1986) Beziehungen zwischen Lateralität und funktioneller Dominanz. In: Flehmig I, Stern L (Hrsg) Kindesentwicklung und Lernverhalten. Fischer, Stuttgart New York

Lempp R (1983) Gerichtliche Kinder- und Jugendpsychiatrie. Huber, Bern Stuttgart Wien

Lempp R (1986) Schizophrenie, ein pathogenetisches Mosaik. In: Nissen G (Hrsg) Psychiatrie des Jugendalters. Huber, Bern

Niederberger JM (1984) Organisationssoziologie der Schule. Motivation, Verweigerung, Differenzierung. Enke, Stuttgart

Oerter R, Montada L (Hrsg) (1982) Entwicklungspsychologie. Urban & Schwarzenberg, München

Plomin R, Loehlin JC, DeFries JC (1985) Genetic and environmental components in "environmental influences". Dev Psychol 21:391–402

Reinhard HG (1981) Emanzipation auf Kosten der Kinder? Eine empirische Untersuchung von Bedingungen kindlicher Verhaltensauffälligkeiten. Marhold, Berlin

Rossmann P (1986) Schlafwandeln. Z Kinder Jugendpsychiatr 14:159–171

Rutter M (1983) School effects on pupil progress: research findings and policy implications. Child Dev 54:1–29

Rutter M (1985) Resilience in the face of adversity: protective factors and resistance to psychiatric disorder. Br J Psychiatry 147:598–611

Rutter M (1986) Child psychiatry: looking thirty years ahead. J Child Psychol Psychiatry 27:803–840

Rutter M, Madge N (1976) Cycles of disadvantage. Heinemann, London

Sarafino EP, Armstrong JW (1980) Child and adolescent development. Scott, Foresman & Comp., Glenview/Ill

Schmidt MH, Woerner W, Esser G (1985) Psychiatrische Auffälligkeiten Dreizehnjähriger im Spiegel ihres Verhaltens als Achtjährige. In: Nissen G (Hrsg) Psychiatrie des Pubertätsalters. Huber, Bern

Schmidtke A, Häfner H (1986) Die Vermittlung von Selbstmordmotivation und Selbstmordhandlung durch fiktive Modelle: Die Folgen der Fernsehserie „Tod eines Schülers". Nervenarzt 57:502–510

Seiffge-Krenke I (1987) Psychische Konstruktionen bei Jugendlichen: Der imaginäre Gefährte. Z Entwicklungspsychol Päd Psychol 19:14–31

Schaffer HR (1986) Child psychology: the future. J Child Psychol Psychiatry 27:761–779

Thomas A, Chess S (1977) Temperament and development. Brunner/Mazel, New York

Tress W (1986) Die positive frühkindliche Bezugsperson: der Schutz vor psychogenen Erkrankungen. Psychother Med Psychol 36:51–57

Voll R, Allehoff WH, Esser G, Poustka F, Schmidt MH (1982) Widrige familiäre und soziale Bedingungen und psychiatrische Auffälligkeit bei Achtjährigen. Z Kinder Jugendpsychiatr 10:100–109

2. Frühe Deprivationssyndrome

G. Nissen

INHALTSVERZEICHNIS

Vorbemerkung

In der 2. Auflage dieses Handbuches (1980) haben KEMPE u. GROSS die Ergebnisse der Deprivationsforschung dargelegt. Es zeigte sich, daß das vor 35 Jahren inaugurierte Konzept der Deprivation und ihrer Folgen sich als theoretisch und praktisch fruchtbar erwiesen hat. Es veränderte die wissenschaftlichen Vorstellungen von der Kompetenz des Neugeborenen und des Säuglings und führte zu Reformen der Früherziehung, insbesondere in Säuglingsheimen und Pflegestellen. In den letzten Jahren wurde, ausgehend von den Ergebnissen methodisch unterschiedlich angelegter Longitudinalstudien, zunehmend Kritik an der bislang gültigen, insgesamt eher pessimistischen Prognose geübt. Das Schwergewicht der vorliegenden Neubearbeitung liegt auf einer aktuellen Gesamtdarstellung der Deprivation aus kinder- und jugendpsychiatrischer Sicht und ihrer möglichen Folgen.

A. Einleitung

Das menschliche Neugeborene ist völlig von seiner Umwelt abhängig und nicht
allein existenzfähig. Säuglinge und Kleinkinder benötigen zur Befriedigung ihrer
elementaren Bedürfnisse eines menschlichen Wesens, einer *Mutter* oder einer Er-
satzperson; besser eine Familie. Die Bedeutung der Mutter und der Familie für
die Entwicklung des Menschen ist, wenn auch unterschiedlich definiert und praktiziert, seit altersher in allen menschlichen Kulturen *unumstritten.* Daß ein Kind
für seine störungsfreie psychische Entwicklung neben der Befriedigung seiner
Grundbedürfnisse (Nahrung, Wärme, Hygiene) am besten nur von *einer* konstanten und liebenden Bezugsperson betreut wird, gilt wohl als allgemein wünschenswert, wird jedoch nicht mehr uneingeschränkt als notwendig erachtet.

Eine dramatische Wende in der Einstellung zum neugeborenen Kind wurde
durch die drastische *Senkung* der Säuglingssterblichkeit bewirkt. Sie setzte zu Beginn unseres Jahrhunderts ein und wurde durch die Fortschritte der modernen
Pädiatrie ermöglicht. Seitdem erst besteht eine hohe Wahrscheinlichkeit, daß ein
Säugling das Erwachsenenalter erreicht. Gleichzeitig stieg die Anzahl der Kinder,
die unerwünscht zur Welt kamen, nun jedoch am Leben blieben und in Pflegestellen oder Heime kamen, erheblich an. Erst durch die moderne *Geburtenregelung*,
insbesondere durch die Anti-Babypille und die Liberalisierung der Abtreibung
wurde es im Prinzip möglich, daß nur noch *erwünschte* Kinder zur Welt kommen.
Diese beiden Fakten, die in der BR Deutschland einen *Rückgang* der Geburten
um 40–45% bewirkten, müßten eigentlich optimale Voraussetzungen dafür geschaffen haben, daß einem neugeborenen Kind mehr als früher konstante Liebe
und Fürsorge entgegengebracht werden; dies ist jedoch aus unterschiedlichen
Gründen nicht immer der Fall.

I. Infektiöser Hospitalismus

Zum überlieferten Wissensgut der Menschen gehört die Überzeugung, daß Kinder nur gedeihen können, wenn sie eine *gute* Mutter haben. Soweit dies Neugeborene und Säuglinge betrifft, stimmte sie weitgehend mit den Erfahrungen über die
Ernährung an der Mutterbrust überein. Wenn sich nämlich früher für die biologische Mutter kein Ersatz, keine Amme fand, starben die meisten Säuglinge. Es
ist deshalb verständlich, daß die Rolle der natürlichen Mutter, die in der Regel
auch eine fürsorgliche, liebende Mutter war, eine *mythische* Überhöhung erfuhr.

Als *Hospitalismus*, dieser Begriff umschloß den psychischen *und* den infektiösen Hospitalismus, wurde um die Jahrhundertwende die Hauptursache der hohen Sterblichkeit in Findel- und Säuglingsheimen bezeichnet, dem die Medizin
machtlos gegenüberstand. Die *Säuglingssterblichkeit* betrug in Findelhäusern 60–
100% (!). HENOCH (1893) beklagte, daß „nicht wenige Mütter ein ihnen lästig ge-
wordenes Kind dem Krankenhaus überweisen, nicht um es geheilt wiederzusehen,
sondern in der Hoffnung, auf immer von ihm befreit" zu sein. In der von ihm geleiteten Klinik waren innerhalb von 2 Jahren nach der Aufnahme über 65% der
Kinder gestorben (JOPPICH 1959). HEUBNER meinte noch 1909, die Säuglingssterblichkeit werde auch unter besten Bedingungen nur ausnahmsweise einmal

unter 40% absinken. Die *allgemeine* Säuglingssterblichkeit lag im Jahre 1900 in Preußen zwischen 15–30%; sie betrug in der BR Deutschland 1982 nur noch 1%. Der Pädiater VON PFAUNDLER (1899) erkannte als erster, daß die *Ursache* der hohen Sterblichkeit in einer „widernatürlichen Säuglingspflege" liege.

II. Frühkindliches Deprivationssyndrom

Mit den glänzenden Erfolgen in der Bekämpfung der Säuglingssterblichkeit ging das Interesse der Pädiatrie am Hospitalismus zurück. An ihre Stelle traten entwicklungspsychologische, kinderpsychiatrische und psychoanalytische Forschungsrichtungen.

In Europa wurden die maßgeblichen anglo-amerikanischen Arbeiten über die Bedeutung der *„maternal deprivation"* erst nach dem 2. Weltkrieg bekannt. Ihre Ergebnisse wurden rasch allgemein akzeptiert und durch zahlreiche Arbeiten bestätigt. Die Bezeichnung *„Deprivation"* (engl.: Beraubung, Entbehrung) wurde 1943 von GOLDFARB zunächst im Sinne der „institutional deprivation" verwendet. *Maternal deprivation* beinhaltet den Mangel an einer „warmen, innigen und dauerhaften Beziehung zur Mutter" (BOWLBY 1951). Später wurde damit ein definitiver Verlust durch Tod, durch Entzug oder Vorenthaltung eines Liebesobjektes bezeichnet, zu dem vorher eine enge Beziehung bestand. Mit *Privation* wird eine von *Anfang* an fehlende Bindung an eine Bezugsperson bezeichnet. Als *attachment* (engl.: Zuneigung, Anhänglichkeit, Befestigung) wurde vorübergehend eine entwicklungspsychologisch *notwendige* emotionale Bindung an eine *einzige* Person („Monotropie") diskutiert; davon ist man inzwischen abgerückt. Die im deutschsprachigen Raum verwendeten Begriffe wie „Verkümmerungssyndrom", „Frühverwahrlosung", „Verlassenheitssyndrom" oder „Frustrationssyndrom" haben sich, obgleich teilweise differentialtypologisch brauchbar und zweckmäßig, nicht durchgesetzt.

Der amerikanische Psychoanalytiker SPITZ (1945) knüpfte zunächst an den überlieferten Begriff „Hospitalismus" an, den er auf „einen Entkräftungszustand des Körpers aufgrund eines langen Aufenthaltes im Krankenhaus, aber auch auf die ungesunde Atmosphäre in einem Krankenhaus" zurückführte. Nachdem die hohe Sterblichkeit drastisch gesenkt worden sei, habe man jedoch entdeckt, daß hospitalisierte Kinder „praktisch *ohne* Ausnahme später psychische Störungen bekamen und *asozial, kriminell, geistesschwach, psychotisch* oder *schwererziehbar"* wurden. Durch die hohe Sterblichkeit seien früher diese Folgen nicht manifest geworden. SPITZ kam, ebenso wie einige andere Autoren (LOWREY 1940; BENDER u. YARNELL 1941; BAKWIN 1942; GOLDFARB 1944) zu dem Schluß, daß für diese Schädigungen verantwortlich zu machen seien: 1. ein Mangel an *Reizen*, damit werde „die Psyche des Kindes der Sterilität" ausgesetzt und 2. die *Abwesenheit* der Mutter; denn sie sei „immer stärker als noch so gut ausgebildetes Personal" und nicht zu ersetzen.

SPITZ untersuchte 2 Gruppen von 130 Kindern im 1. Lebensjahr, die in einem *Säuglingsheim* und in einem *Findelhaus* untergebracht waren und verglich sie mit Kindern aus Akademikerfamilien und Kindern aus einem Dorf. Die Kinder im *Findelhaus* zeigten alle physischen und psychischen Symptome des Hospitalismus mit einer extremen Anfälligkeit für Infektionen und Erkrankungen. Von insgesamt 88 Kindern bis zum Alter von 2 ½ Jahren starben 23. Die Kinder im *Säuglingsheim*, die zu einer „deutlich negativ geprägten Auslese" gehörten, da „die Mütter straffällige Minderjährige" waren, entwickelten sich demgegenüber wesentlich besser, obgleich Hygiene, Ernährung, Kleidung und ärztliche Versorgung in beiden Institutionen sich nicht unterschieden. Die *Säuglingsheim*kinder hatten zwar kein Spielzeug und wenig Bewegungsraum; entscheidend jedoch erschien es SPITZ, daß dort die Mütter *selbst* ihre Kinder pflegen, füttern und versorgen konnten. Der EQ der Kinder im Säuglingsheim erreichte am Ende des 1. Lebensjahres durchschnittlich 105 Punkte. Im *Findelhaus* sank er auf 72 ab, obgleich bei der Aufnahme diese Kinder einen Durchschnitts-EQ aufgewiesen hatten. Der EQ der Kinder aus Akademikerfamilien und der Kinder aus einem benachbarten Dorf blieb dagegen unverändert. Die ein Jahr später von einem anderen Untersucher durchgeführten *Katamnesen* der *Findelhaus*kinder ergaben, daß von insgesamt 91 Kindern 34 (37%) verstorben waren. Die 21 in der Anstalt verbliebenen Kinder waren in ihrer *physischen* (Körpergewicht, Körperlänge) und ihrer *psychischen* Entwicklung (EQ) „außerordentlich zurückgeblieben", im gleichen Zeitraum war im *Säuglingsheim* dagegen *kein* Kind gestorben.

Diese und inzwischen von anderen Autoren vorgelegten Arbeiten veranlaßten SPITZ (1946) zu weitreichenden, überwiegend positiv aufgenommenen und mehrfach bestätigten Schlußfolgerungen. Diese lauteten: 1. *Vorbeugung:* Es solle bis „zum Äußersten" vermieden werden, Säuglingen im 1. Lebensjahr die Mutter über längere Zeit zu entziehen. In der 2. Hälfte des 1. Lebensjahres sollten Kinder unter keinen Umständen länger als 3 Monate ohne dieses Liebesobjekt sein. 2. *Restitution:* Wenn Kleinkindern im 1. Lebensjahr über längere Zeit ihre Mutter entzogen wurde, könnten sie sich „zumindest teilweise" von dem angerichteten Schaden erholen, wenn die „Rückgabe des Liebesobjektes" innerhalb von maximal 3 Monaten erfolge. 3. *Substitution:* Wenn weder Vorbeugung noch Restitution möglich sei, sei es ratsam, „die Mutter durch ein anderes Liebesobjekt" zu ersetzen.

In den folgenden Jahren rundete SPITZ (1967) sein Konzept einer „Naturgeschichte der Mutter-Kind-Beziehungen" im 1. Lebensjahr durch die Einbeziehung biologischer, neurophysiologischer und psychologischer Erkenntnisse ab. Mit der durch eine „primär unverhüllte" oder „primär passive Ablehnung" verursachten *psychotoxischen Störung* und mit der *anaklitischen Depression*, entstanden durch den „partiellen" oder „totalen Entzug affektiver Zufuhr", stellte er *zwei* sein bisheriges Konzept ergänzende Hypothesen auf.

1. Die *psychotoxischen Störungen* des Säuglings seien generell durch eine bewußt oder unbewußt feindselig-ablehnende Haltung der Mutter verursacht. Die *aktive* Ablehnung betreffe nicht allein das Kind, sie schließe vielmehr die Schwangerschaft und die genitale Sexualität ein. Solche Mütter würden ihre Kinder häufig verlassen oder zur Adoption freigeben; manche dieser Kinder würden aus ungeklärten Gründen sterben oder ermordet. Eine *primäre passive, unverhüllte* Ablehnung könne bei Neugeborenen zu einem lebensgefährlichen *Koma* als Ausdruck einer „archaischen Reaktion" führen. Eine *primäre ängstlich-übertriebene* Besorgnis der Mutter dagegen, eine Sonderform der „maternal overprotection", die mit unsystematischen Fütterungen einhergehe, führe oft zu schmerzhaften

Dreimonatskoliken. Bei der Mehrzahl der Mütter, deren Kinder an endogenen *Säuglingsekzemen* litten, lasse sich eine ungewöhnlich *starke, unbewußt-verdräng-te* Feindseligkeit feststellen.

2. Auf besonderes Interesse stieß die von Spitz (1946) als *anaklitische Depression* (gr. anaclisis = Anlehnung) bezeichnete Erkrankung, die durch Tod, Krankheit oder Abwesenheit der Mutter oder infolge der Aufnahme des Kindes in eine Klinik oder in ein Heim entstehe. Der *Grad* der Schädigung, die das Kind erleide, entspreche der *Dauer* des Mutterentzuges. Spitz spricht von einem *partiellen* oder einem *totalen Entzug* affektiver Zufuhr. In Heimen beobachtete er bei Säuglingen, die während der ersten 6 Lebensmonate *gute* Beziehungen zu ihren Müttern hatten und sich altersentsprechend entwickelten, in der zweiten Hälfte des 1. Lebensjahres ein *weinerliches* Verhalten, das im Gegensatz zu ihrem früheren unauffälligen Wesen stand. Nach einiger Zeit wurde die Weinerlichkeit von einer *Kontaktverweigerung* abgelöst. Die Kinder lagen meistens mit abgewendetem Kopf auf dem Bauch in ihren Betten und weigerten sich, an den Ereignissen der Umwelt Anteil zu nehmen. Personen wurden meistens nicht beachtet; wurde auf einer Annäherung bestanden, begannen sie zu weinen oder zu schreien. Dieses Verhalten zeigten sie etwa 2 oder 3 Monate lang, in denen sie nicht an Gewicht zu- sondern abnahmen. Einige litten außerdem an Schlaflosigkeit und schrien so stark, daß sie isoliert werden mußten, um die anderen Kinder nicht zu stören. Alle Kinder zeigten eine starke Anfälligkeit für Erkältungen. Ihre Entwicklungsquotienten *stagnierten* zunächst und sanken dann ab. Nach weiteren 3 Monaten trat eine zusätzliche Verschlechterung ein. Anstelle von Weinerlichkeit trat eine „gefrorene" *Starre* der Mimik: die Kinder lagen oder saßen mit weit geöffneten, ausdruckslosen Augen da und wirkten wie betäubt; sie sahen offenbar nicht, was um sie herum vor sich ging. Es wurde immer schwieriger, mit ihnen Kontakt aufzunehmen; schließlich reagierten sie nur noch mit Schreien.

Spitz stellte fest, daß allen *depressiven* Säuglingen zwischen dem 6. und 8. Lebensmonat die Mutter während eines Zeitraumes von mindestens 3 Monaten entzogen worden war. Dauerte die Mutterentbehrung *länger* als 3 Monate, ohne daß eine „Ersatzmutter" gestellt wurde, trat eine *weitere* Verschlechterung ein. Kehrte die Mutter hingegen während der Übergangsperiode zurück, wurden die meisten Kinder anscheinend wieder gesund. Die Dynamik der Depressionen bei Säuglingen und bei Erwachsenen sei zwar völlig verschieden; wegen der äußeren Ähnlichkeit habe er sie dennoch als „anaklitische *Depression*" bezeichnet. Die anaklitische Objektwahl werde durch die ursprüngliche Abhängigkeit des Säuglings von der Person, die ihn füttere, beschütze und bemuttere, bestimmt. Schon Freud habe festgestellt, daß „der Trieb sich am Anfang anaklitisch, d. h. in Anlehnung an eine Bedürfnisbefriedigung entwickelt habe, die zur Selbsterhaltung notwendig" sei.

B. Entwicklung normaler frühkindlicher Beziehungen

Sorgfältig beobachtende *Eltern* haben die psychischen Lebensäußerungen ihrer Neugeborenen und Säuglinge immer *ernst* genommen. Auch dann, wenn ihre Erfahrungen *nicht* mit den theoretischen Vorstellungen von Pädagogen, Philosophen oder Ärzten (PEIPER 1961), etwa über die weitgehende Untüchtigkeit der Sinnesorgane junger Kinder, übereinstimmten. Die *alte* Lehrmeinung vom „dummen Vierteljahr" oder die Warnung, Säuglinge „vor unnötigen Gehirnreizungen" zu schützen, wurde durch die Deprivationsforschung und Baby-Direktbeobachtungen als *falsch* und schädlich erkannt. Inzwischen haben sich unter dem Einfluß der Entwicklungs-, der Lern- und der Verhaltenspsychologie, denen die Deprivationsforschung entscheidende Anstöße gab, diese Ansichten weiter verändert und differenziert.

Die Fähigkeit des Säuglings, sein Gegenüber zu erkennen und wiederzuerkennen, mit ihm Kontakt aufzunehmen und in Beziehung zu treten, ist von verschiedenen Bedingungen abhängig. Eine grundlegende Voraussetzung dafür ist, daß sein Gehirn und seine Sinnesorgane gesund und altersentsprechend funktionstüchtig sind. Nicht minder wichtig ist die Präsenz einer oder mehrerer Bezugspersonen, die seine Grundbedürfnisse kennen und befriedigen, ihn stimulieren und darauf warten, mit ihm in eine soziale Beziehung zu treten und aufrechtzuerhalten.

Die *Psychoanalyse* mißt dem frühesten Lebensabschnitt, in dem die Ausbildung des psychischen Apparates und eine erste Differenzierung der seelischen Struktur stattfindet, eine hohe Bedeutung bei. In diesem Lebensabschnitt werden (LOCH 1971) dynamische, ökonomische, strukturelle, genetische und adaptive Kräfte erstmals wirksam, die schon früh zu psychischen Konflikten führen können, die eng mit der Ausbildung der Libidoorganisation verknüpft sind.

Durch spezielle *Konditionierungsmethoden* wurde es möglich, die Lernfähigkeiten Neugeborener zu überprüfen (KESSEN et al. 1970; SAMEROFF u. KAVANAUGH 1979). Unter dem Einfluß von PIAGET wurden besonders die Prozesse der inneren Bearbeitung Gegenstand wissenschaftlicher Untersuchungen (PAPOUSEK u. PAPOUSEK 1985). Sie führten zu wichtigen Aufschlüssen über die *Anfänge* der Intentionalität, der Selbstwahrnehmung, der Integration und von Informationen aus mehreren Sinnesmodalitäten und der Konzeptbildung (PAPOUSEK 1977). Es wurde nachgewiesen, daß bereits Neugeborene und Säuglinge fähig sind, die Umwelt differenziert wahrzunehmen und zu lernen. Die wichtigsten Lernfunktionen spielen sich während der sozialen Interaktion mit einer Bezugsperson ab. Das Vorliegen einer inneren Motivation erweist sich durch die Freude am Erfolg. Bereits in den ersten drei Monaten kann sich die Lernfähigkeit durch ständige Übung schnell entwickeln. Nicht nur infolge von Reifungsprozessen, sondern auch unter dem Einfluß der Umwelt. Der Säugling zieht den Bildern fremder Frauen sehr früh das der eigenen Mutter vor (KUHL u. MELTZOFF 1982). DECASPER u. PFEIFER (1980) stellten fest, daß ein Neugeborenes seinen Saugrhythmus modifizieren kann, wenn dadurch die Stimme der Mutter anstelle einer fremden Stimme ertönt. Als besonders komplex und bedeutungsvoll erwiesen sich Modifikationen der Sprechweise der Betreuer im *Zwiegespräch* mit dem Säugling, bei denen nicht die Worte, sondern die Sprechmelodie die Hauptrolle (PAPOUSEK u. PAPOUSEK 1985) spielte. Durch die elterliche Fürsorge, die überwiegend intuitiv und unbewußt erfolgt, werden spezifische Signale des Säuglings ausgelöst. Spezielle verhaltenspsychologische Untersuchungen (GROSSMAN et al. 1981; REED u. LEIDERMAN 1983) ergaben *keine* Hinweise dafür, daß in der ersten Lebensphase *Prägungen* möglich sind, oder „sensible" und „kritische Perioden" eine maßgebliche Rolle spielen.

Die *Verhaltenspsychologie* hat in den letzten dreißig Jahren unser Wissen um die frühe soziale Integration entscheidend bereichert. Nicht nur in der Kommunikation von Primaten (LORENZ 1935) sind soziale Signale (Bewegungen, Haltungen, Töne und Düfte und Berührungen; PLOOG 1980) von richtungweisender Bedeutung. Sie spielen in der Rangfolge: Gesichtssinn, Gehör, Hautsinn, Geschmack, Geruch (PEIPER 1961) für das Menschenkind dieselbe Rolle. Ethologische Erkenntnisse lassen sich zwar nicht ohne weiteres auf Menschen übertragen, aber das Verhalten menschlicher Beobachter zeigt, daß sie spontan mimische und psychomotorische Ausdrucksbewegungen von Affen (PLOOG 1980) erkennen und interpretieren können. Das erste *Lächeln* eines menschlichen Säuglings, das jedoch erst später, mit der Aufnahme des Blickkontaktes, zum *sozialen* Lächeln wird, wird bereits im ersten Lebensmonat beobachtet. Es kann durch verschiedene Reize hervorgerufen werden. Daß auch beim Menschen das Lächeln und andere mimische und emotionale Äußerungen zu seiner *erbkoordinativen* Ausstattung gehören, ließ sich durch experimentelle Untersuchungen an kongenital blinden und blind-tauben Kindern (THOMPSON 1941) nachweisen. Ihre Lachmotorik entsprach in allen Einzelheiten der gesunder Kinder (EIBL-EIBESFELDT 1973) und ihre Blickfixation (FREEDMAN 1964, 1965) ließ sich kaum von der eines sehenden Kindes unterscheiden; beide sind prinzipiell zumindest *initial* nicht an eine soziale Rückmeldung gebunden. Die Entwicklung des *Mimikerkennens* versuchte KAILA (1932) mit Attrappenversuchen zu verdeutlichen, die später von SPITZ u. WOLF (1946) und besonders von *Ahrends* (1954) fortgesetzt wurden. Lächeln kann (PLOOG 1980) schon sehr früh durch augengroße Punkte auf einem ausgeschnittenen Kopfumriß ausgelöst werden. Mit drei Monaten erhält die untere Gesichtshälfte eine mitwirkende Auslöserfunktion, während Handbewegungen mit vier Monaten wirksam werden, aber erst im sechsten Monat durch ein Breitziehen des Mundes ihren stärksten Bedeutungscharakter erhalten. Im achten Monat erhält das lachende Erwachsenengesicht eine starke Auslöserqualität; in dieser Zeit beginnt sich ein eigenes Ausdrucksverhalten beim Säugling herauszubilden.

C. Störungen in der Entwicklung frühkindlicher Beziehungen

Das seit den Publikationen von GOLDFARB, SPITZ und BOWLBY rapide angestiegene Interesse an psychischen Störungen im Säuglingsalter und an den daraus abgeleiteten reversiblen und irreversiblen psychischen Schäden führte zur Etablierung einer *Säuglingspsychiatrie* (REXFORD et al. 1976). Sie ist, ebenso wie die Kinder- und Jugendpsychiatrie, pragmatisch orientiert; neben neurologische und psychiatrische werden anthropologische, ethologische und tierexperimentelle, tiefenpsychologische und lernpsychologische Aspekte einbezogen. Wendet man dieses polyätiologische Konzept auf die Erforschung der frühen Mutter-Kind-Beziehungen an, lassen sich drei Stadien unterscheiden: 1. Das *pädiatrische Stadium*, in dem in der Kombination von Mutterentbehrung und Infektion die Ursache des katastrophalen *Massensterbens* der Säuglinge in Heimen und Anstalten beschrieben wurde, 2. das *psychoanalytische Stadium*, in dem neben dem akuten *Trennungsschock* (BOWLBY) und der subakuten *anaklitischen Depression* (SPITZ) besonders *chronische* Störungen in der Persönlichkeitsentwicklung festgestellt und das spätere Auftreten psychiatrischer Erkrankungen (Depressionen, Schizophrenie) erörtert wurde und 3. das *kinderpsychiatrische Stadium*, in dem zunächst die vorliegenden Erkenntnisse übernommen, aber unter dem Einfluß katamnestischer Erfahrungen und psychopathologischer und lernpsychologischer Studien einer *kritischen* Revision unterzogen wurden. Inzwischen wurde deutlich, daß unter „Mutterentbehrung" sehr unterschiedliche Ansichten subsumiert worden waren, etwa Verlust eines Elternteiles durch Tod, ein Mangel an mütterlicher oder väterlicher Zuwendung infolge Ehescheidung oder eine emotionale Vernachlässigung innerhalb einer disharmonischen Familie. Das DSM-III (1980) verwendet dementsprechend die Begriffe Hospitalismus und Deprivation nicht mehr als Syndrom-Definitionen, diese Störungen werden vielmehr assoziativ den „reaktiven Beziehungsstörungen im Säuglingsalter" (313.89) zugerechnet.

I. Allgemeine Störungen bei früher Deprivation

Eine präzise Darstellung psychischer und psychosomatischer Folgeerscheinungen einer frühen Deprivation ist aus verschiedenen Gründen schwierig und unbefriedigend, da zahlreiche bekannte, aber auch unbekannte Faktoren an deren Ausgestaltung beteiligt sind. Die von SPITZ aufgestellte lineare Gleichung, daß die *Dauer* des affektiven Entzuges die *Schwere* des Erscheinungsbildes bestimmt, läßt sich *nicht* aufrechterhalten. Neugeborene und Säuglinge weisen eine unterschiedliche soziale Kompetenz auf, die u. a. auch von primären Varianten (Temperament, Motorik, Intelligenz) abhängig ist. Das gilt ebenso für die soziale Begabung der Eltern und für ihre interaktionellen Fähigkeiten oder Mängel im Umgang mit dem Kind. Diese können bei Kindern und Eltern primär durchschnittlich oder gut entwickelt sein, aber durch eine körperliche oder psychische Erkrankung zeitweilig oder dauernd leichter oder schwerer beeinträchtigt werden. Bei leichter lernbehinderten Müttern oder Vätern kann die intuitive, unbewußte Fürsorge (PAPOUSEK u. PAPOUSEK 1985) für die optimale Betreuung eines Säuglings ausreichen, während bei einer durchschnittlich oder überdurchschnittlich begabten Mutter ein „mütterlicher Instinktverlust" (ASPERGER 1965) vorliegen kann, aus dem eine defizitäre emotionale Zuwendung resultiert. Andererseits können bei einem anscheinend gesunden Säugling primäre emotionale oder kognitive Defizite oder Teilleistungsstörungen vorliegen, die in diesem Alter noch nicht diagnostiziert werden können. Schließlich können sich zwischen Kind und Eltern schon im frühen Lebensalter permanente Mißverständnisse entwickeln, da nicht nur die Mutter auf ihr Kind, sondern auch das Kind auf seine Mutter durch die Eigenart seiner Existenz günstig oder ungünstig einwirken kann. Der Arzt, Psychologe oder Sozialarbeiter, der mit der Vermittlung von Säuglingen und Kleinkindern in Heime oder in Pflege- und Adoptionsfamilien betraut ist, kennt zahlreiche weitere Bedingungsfaktoren, die bereits bestehende Deprivationserscheinungen verstärken können. Wenn nach einer Trennung von den Eltern sich neue psychische Störungen manifestieren, läßt sich aus der Schwere und Dauer der Erscheinungen nicht ohne weiteres ableiten, ob dies eine direkte Folge der Separation oder eine verstärkte individuelle Reaktion ist. Das gilt auch für psychisch gestörte, neurotische oder psychotische Eltern, da sich bei ihren Kindern nicht selten eine gestei-

gerte Bereitschaft zu „Situationsreaktionen" (HOMBURGER 1926) findet, die maßgeblich das Erscheinungsbild des Deprivationssyndroms beeinflussen kann.
Schließlich ist der ungünstige Einfluß pathogener Noxen bei Kindern nicht auf
die Säuglingszeit beschränkt, sondern sie wirken oft unverändert und kontinuierlich während der gesamten Kindheit auf die Entwicklung ein.

Diese kasuistischen Erfahrungen wurden in letzter Zeit durch mehrere Lang-
zeitstudien (THOMAS u. CHESS 1984; CLARKE u. CLARKE 1976; EMDE u. ROBINSON
1976; GOLDBERG 1983; KAGAN 1976; KOHLBERG et al. 1984; PAPOUSEK u. Papousek 1984) bestätigt. Die statistischen Aussagen über die negativen Auswirkungen
ungünstiger peristatischer Einflüsse auf die Entwicklung werden jedoch dadurch
eingeschränkt, weil bislang nicht in dem erforderlichen Umfang die „autonomen
Ich-Instanzen" (HARTMANN 1950), die primäre psychische Ausstattung eines Kindes, berücksichtigt wurden. Eine wirklich überzeugende Darstellung der Folgeerscheinungen früher Deprivationen liegt aber auch deshalb bis heute noch nicht
vor, weil im Gegensatz zu den zahlreichen theoretischen Betrachtungen die Anzahl der empirischen Untersuchungen unzureichend und ihre Aussagen umstritten sind.

Ein Beispiel für die *multikausale Genese* scheinbar reaktiver Syndrome nach
früher Mutter-Kind-Separation bietet eine Untersuchung von 118 Kindern (NIS-
SEN 1973), die bald nach der Geburt in ein Heim kamen und bis zum 3. Lebensjahr
von der Mutter getrennt blieben. Es wurde eine massive Häufung ungünstiger *sozialer, familiärer* und *hereditärer* Faktoren bei den Müttern, Großeltern und Kindern festgestellt. Die Heimeinweisung erfolgte in 36 Fällen wegen Kindesvernachlässigung, 26mal wegen unzureichenden Wohnraumes, 9mal wegen Psychose,
4mal wegen Oligophrenie und 5mal wegen einer anderen Erkrankung der Mutter.
Die Mütter stammten zu 41% selbst aus inkompletten Familien, nur bei 23% war
ihre Herkunftsfamilie äußerlich intakt. 45% der Mütter wurden als sozial auffällig (13% Haftstrafen, 32% Prostitution) eingestuft. Bei 18% der *Väter* waren kriminelle Delikte bekannt. Darüber hinaus wurden bei den *Großeltern* gehäuft psychische Anomalien (25% Alkoholismus, 38% Schwachsinn, 6% Psychosen u. a.)
festgestellt. Bei 30 (von 118) Kindern ließen sich Geburtskomplikationen ermitteln, mehr als die Hälfte bot Hinweise für eine genetische Belastung oder eine zerebralorganische Schädigung.

Werden diese oder ähnliche Zahlen (LANGMEIER u. MATEJCEK 1968) zugrundegelegt, ist es verständlich, daß die in Zusammenhang mit einer Separation sich
entwickelnden Syndrome sich unterschiedlich darstellen. Als reversible oder irreversible Folgeerscheinungen nach längerer und kürzerer Deprivation werden in
der älteren und neueren Literatur angeführt: „Schwere psychische und physische
Beeinträchtigungen" (RIBBLE 1943). „Appetitmangel, fehlende Gewichtszunah-
me, Durchfälle, Schlafstörungen, Abmagerung, verstärkte Infektionsneigung"
(BAKWIN 1949). „Psychische und physische Störungen, enormer Rückgang des
EQ. Depression. Marasmus" (SPITZ 1945, 1946). „Retardiertes Leistungsprofil,
Schulschwierigkeiten. Neurotische Symptome, gestörtes Sozialverhalten"
(DÜHRSSEN 1958). „Psychotoxische Störungen: Dreimonatskolik, Erbrechen,
Neurodermatitis, Hyperaktivität" (SPITZ 1967). „Provozierendes und aggressives
Verhalten. Soziale Apathie. Distanzlosigkeit. Soziale Überängstlichkeit. Patholo-
gische Trotzigkeit" (HELLBRÜGGE u. MENARA 1973).

II. Störungen bei kurzfristigen Trennungen

Die pathogene Bedeutung kurzfristiger Trennungen von der Mutter wurde besonders von BOWLBY (1951, 1961, 1968) und von ROBERTSON (1961, 1962) herausgestellt. Mit dem „Trennungsschock" (BOWLBY 1951) oder dem „Eingewöhnungspro-
zeß" (ROBERTSON 1961) wurden drei zeitlich aufeinanderfolgende Phasen beschrieben: 1. Die Phase des Protestes, die sich von einigen Stunden über mehrere
Tage erstrecken kann. Das Kind erfaßt seine Situation nicht, ist ängstlich und er-
regt und versucht, durch Weinen, Schreien und Toben die Rückkehr der Mutter
zu erzwingen. 2. Die Phase der Verzweiflung. Der Protest wird von zunehmender
Hoffnungslosigkeit abgelöst. Das Kind verhält sich apathisch, verschlossen und
weint monoton. Wenn es ruhiger wird, wird oft konstatiert, daß es sich „einge-
wöhnt" habe. 3. Die Phase der Verleugnung. Das Kind zeigt mehr Interesse für
die Umgebung und nimmt Scheinkontakte auf, woraus dann manchmal der
Trugschluß gezogen wird, daß es jetzt „wieder" glücklich sei. Dauert die Trennung länger, kann es sein, daß es seine Mutter kaum noch erkennt und deshalb
nicht mehr weint, wenn sie fortgeht.

Während die Phasen des Protestes und der Verzweiflung unvermeidbar und
mit Distreß verbunden sind, hängt die Ausgestaltung der 3. Phase weitgehend
vom Verhalten der Umwelt ab; insbesondere davon, ob es gelingt, eine Ersatzmutter zu finden. Nach der Entlassung bleiben die während eines Klinikaufenthaltes erstmalig aufgetretenen Verhaltensauffälligkeiten oft längere Zeit bestehen. In einer gut belegten Untersuchung (PRUGH et al. 1953) zeigten während eines Klinikaufenthaltes bei normaler Besuchsregelung 92% der Kinder negative
Reaktionen, die bei 58% noch nach 3 Monaten, bei 15% noch nach 6 Monaten
fortbestanden. Bei einer Versuchsgruppe, bei der die Eltern ihre Kinder täglich
besuchen durften, entwickelten sich während des Klinikaufenthaltes dagegen nur
bei 68% eindeutige Störungen, die sich bei 44% noch nach 3 Monaten, nach 6
Monaten jedoch nur noch bei wenigen Kindern nachweisen ließen. Eine Untersuchung bei Kindern, die sich nur 5 Tage in einer Klinik befanden (VAUGHAN 1957)
ergab, daß sich bei denen, die in der „üblichen Weise" auf der Station behandelt
wurden, noch 6 Monate nach der Entlassung in 55% Störungen nachweisen ließen, während in einer gleich großen Gruppe, die während des Aufenthaltes psychotherapeutisch betreut wurde, nach 6 Monaten nur noch bei 15% psychische
Störungen vorlagen. SCHAFFER (1958) stellte fest, daß Folgeerscheinungen dann
relativ rasch abklingen, wenn sie als solche zwar erkannt und registriert, aber
nicht bestraft wurden.

ROBERTSON machte auf zwei Hauptgefahren der Klinikeinweisung aufmerksam: 1. Die traumatische Erfahrung über den Verlust der Mutter und ängstigende
Maßnahmen (körperliche Untersuchungen, chirurgische Eingriffe), denen das
Kind unterzogen wurde; solche Widerfahrnisse können sich addieren und zum
Verlust des seelischen Gleichgewichts führen. 2. Das Erlebnis des plötzlichen Lie-
besentzuges durch eine bestimmte Person könne zu einer „dauernden Persönlich-
keitsverarmung" führen. Möglichkeiten einer Reduzierung dieser Schäden werden gesehen durch a) „Rooming-in": die gleichzeitige Aufnahme von Mutter und
Kind, wie sie heute in vielen Kliniken für Kleinkinder praktiziert wird, b) Liberalisierung der Besuchszeiten, c) Verbesserung der Pflege durch Zuteilung einer

Schwester, die dauernd mit dem Kind in Kontakt bleibt, e) *Vorbereitung* von Kleinkindern auf den Krankenhausaufenthalt, f) verbesserte *Information* der Schwestern und Ärzte über die emotionalen Bedürfnisse von kleinen Kindern.

Spätere Untersuchungen (SCHAFFER 1958; RUTTER 1971, 1972 a) ergaben, daß zwar viele, aber keineswegs *alle* Kleinkinder einen Trennungsschock zeigen. Akute Distreß tritt am häufigsten im Alter von 6 Monaten bis 4 Jahren auf, danach deutlich seltener. Außerdem zeigte sich (RUTTER 1972 a), daß die *Häufigkeit* und *Intensität* psychischer Störungen abhängig ist, 1) von der *Qualität* der Mutter-Kind-Interaktion, 2) von der *Güte* der zwischenmenschlichen Versorgung in der Klinik, ferner davon, ob es 3) gelingt, in der Klinik oder im Heim eine *Ersatzmutter* zu finden, schließlich zeigte sich daß 4) psychische Störungen bei Trennung von der Mutter geringer waren, wenn das Kind in der gewohnten Umgebung verbleiben konnte. Analoge Befunde konnten HINDE et al. (1970–1972) an *Rhesusaffen* erheben. Sie fanden ebenfalls, daß *Distreß* 1) von der Qualität der Mutter-Kind-Beziehung *vor* der Trennung abhängig ist, 2) Veränderungen in der Mutter-Kind-Interaktion *nach* der Wiedervereinigung überwiegend von der Mutter abhängig sind und 3) daß Affenjunge, die während einer Trennung von der Mutter in der *gewohnten Gruppe* bleiben konnten, weniger Distreß zeigten als solche, die, wenn auch von der Mutter getrennt, „zu Hause" bleiben konnten.

III. Störungen nach langfristigen Trennungen

Es besteht Übereinstimmung darüber, daß eine *langfristige Trennung* von der Mutter oder der Verlust der Mutter im Säuglings- und Kleinkindalter oft aber *nicht* regelmäßig zu einem chronischen Deprivationssyndrom führen kann. Seine etwaige Manifestation hängt von der individuellen Persönlichkeitsstruktur der Mutter und den keimhaft angelegten oder erworbenen persönlichen Eigenschaften des Säuglings und von der Güte der Mutter-Kind-Interaktion ebenso ab wie von den Umständen, die das Kind nach der Separation in der neuen Umgebung vorfindet.

1. Störungen bei Tod oder Verlust eines Elternteiles

Über Inhalt und Dauer *akuter* Reaktionen nach dem Tod der Mutter oder des Vaters sind über kasuistische Beschreibungen hinausgehende Mitteilungen *nicht* bekannt. Das gilt auch für die Art und Dauer der psychischen Aufarbeitung eines solchen Verlustes, der „Trauerarbeit", allerdings unterschiedlich für die verschiedenen Altersgruppen. Es besteht auch keine Übereinstimmung darüber, ab welcher Alters- und Entwicklungsstufe ein Kind dazu fähig ist, Trauer zu empfinden und zu begreifen, was der Tod allgemein und speziell der Tod der Mutter oder des Vaters für es bedeutet. Eine akute Reaktion wird sich beim Neugeborenen oder einem jungen Säugling kaum feststellen lassen, die des älteren Säuglings oder jungen Kleinkindes wird zunächst der einer Trennungsreaktion entsprechen. Ihre Stärke und Dauer ist auch abhängig von der Qualität der nachfolgenden Fürsorge und von der Möglichkeit einer raschen Neubindung. Bei einigen Kleinkindern ist keine Reaktion zu erkennen, ohne daß man dies Verhalten als pathologisch oder als nachteilig für die Zukunft einstufen könnte; besonders dann nicht, wenn es in einem fürsorglichen Milieu aufwächst. Häufige Symptome, die nach dem Tod eines Elternteiles auftreten und Anlaß zur Vorstellung bei Ärzten geben (VI-KAR 1982), sind Enuresis, Enkopresis, Stottern, Schulschwierigkeiten, selten depressive Syndrome; ferner (FURMAN 1977) Schulangst oder Abfall der Schulleistungen. Mehrere repräsentative Bereavement-Studien kamen im Hinblick auf spätere psychiatrische Erkrankungen zu differenten Resultaten (ARCHEBALD et al. 1962; DENNEHY 1966; MUNRO 1964). Im Hinblick auf später sich manifestierende Depressionen gibt es Hinweise dafür, daß Kinder, die ihre Eltern durch Tod oder Trennung frühzeitig verloren, vermehrt depressive Störungen (NISSEN 1971) aufweisen.

2. Störungen bei Scheidung oder Trennung der Eltern

Die *Scheidung* einer Ehe oder die Beendigung einer eheähnlichen Beziehung stellt für viele Kinder ein *einschneidendes* Ereignis dar. Für Säuglinge und Kleinkinder bedeutet sie meistens, daß sie bei der Mutter bleiben und ihre Väter entweder gar nicht oder nur in größeren Abständen sehen. Der Verlust des *Vaters*, dessen Bedeutung für die Entwicklung des Kindes in letzter Zeit stärker betont wurde, wirkt sich nach BILLER (1971) besonders auf die Persönlichkeitsentwicklung ungünstig aus. Im Hinblick auf die Über-Ich- und *Gewissensbildung* besonders der Jungen stellt der Vaterverlust ein erhöhtes Risiko für dissoziale und delinquente Entwicklungen (HARTMANN 1970) dar. STOLZ (1954) untersuchte Kinder, deren Väter während des 2. Weltkrieges länger abwesend waren und fanden, daß die Jungen Probleme mit ihrer geschlechtlichen Identität hatten. Die Auswirkungen eines Vaterverlustes bei Mädchen sind dagegen anscheinend weniger gravierend. Generell wäre es jedoch falsch, Ehescheidung schlechthin mit einem erhöhtem Risiko für die Entwicklung psychischer Störungen bei Kindern gleichzusetzen; schon deshalb, weil dadurch die schädlichen Auswirkungen von Streitehen beendet werden. Andererseits ist es schwierig, den Verlust der Vater- oder Mutterfigur isoliert und ohne Berücksichtigung der konsekutiven, oft drastischen sozialen Veränderungen zu sehen (HETHERINGTON et al. 1982). Säuglinge und Kleinkinder kommen nach der Trennung der Eltern sehr häufig in Säuglingskrippen oder Kindergärten. Ihre berufstätigen Mütter haben für sie infolge ihrer Doppelbelastung weniger Zeit. Außerdem treten häufig Probleme mit dem abwesenden Elternteil oder einem neuen Partner auf, die als „Onkelväter" oder „Tanten" negativ oder positiv auf die Kinder einwirken. Hinzu treten psychische Belastungen durch Besuche und Aufenthalte bei den getrennt lebenden geliebten oder ungeliebten Vätern und ihren neuen Partnern.

3. Störungen in Säuglings- und Kleinkinderheimen

Nach den Publikationen von SPITZ (1945, 1946) und BOWLBY (1951), die rasch die breite Öffentlichkeit erreichten, kam es allmählich zu Verbesserungen der Heimsituation. Außerdem ging die Anzahl der Neugeborenen und Säuglinge zurück, die für kürzere oder längere Zeit in Anstalten oder Heime eingewiesen wurden. Dadurch wurde es möglich, ungeeignete Heime zu schließen, und die Pflegeschlüssel und damit die Qualität der Betreuung zu verbessern. Die von VON PFAUNDLER, GOLDFARB, SPITZ und BOWLBY beschriebenen *schweren* frühkindlichen Deprivationssyndrome werden aus diesen Gründen seit 15–20 Jahren in Mitteleuropa nicht mehr angetroffen. Dennoch werden auch heute noch in Heimen, ebenso aber auch in Pflegenestern und Pflegefamilien, vermehrt psychische Störungen registriert. Selbst in Säuglings- und Kleinkinderheimen mit *günstigem* Bettenschlüssel und gut ausgebildeten Erziehern und Sozialpädagogen finden sich mehr Kinder mit sozialen Auffälligkeiten als unter den Familienkindern. Das hat mehrere Ursachen. Durch die Verkürzung der *Arbeitszeit,* Fortbildungsurlaube und Verlängerung der *Jahresurlaube* ergibt sich zwangsläufig, daß selbst Kinder, die in denselben Kindergruppen bleiben, von immer mehr Erziehern betreut werden, die immer weniger Zeit für sie haben. Außerdem lassen sich nicht immer *Verlegungen* von einer Gruppe in die andere oder von Heim zu Heim vermeiden, was sich nachteilig auf die Kinder auswirkt. Auch in gut geleiteten Heimen finden sich vermehrt Kinder mit sprachlichen, kognitiven, motorischen und emotionalen *Entwicklungsrückständen* und mit Kontakt- und Kommunikationsstörungen; besonders dann, wenn die Kinder schon während der ersten Lebensjahre längere Zeit in Heimen verbrachten. Kinder, die frühzeitig nach einem Heimaufenthalt in ihre biologische Familie zurückkehrten oder adoptiert wurden, holten rasch Rückstände auf (TIZARD 1977). ERNST u. VON LUCKNER (1985) wiesen darauf hin, daß „Distanzlosigkeit" und „Beachtungssucht" als Folgen einer Frühdeprivation nicht häufiger als bei Familienkindern angetroffen wurden; auch andere als klassisch geltende Deprivationssyndrome fanden sich weder regelmäßiger noch häufiger als bei anderen Kindern. ROY (1985) hingegen stellte im Vergleich mit Kontrollgruppen bei frühdeprivierten Kindern vermehrt Hyperaktivität, Konzentrationsschwächen und Sozialstörungen fest. Störende und negative Verhaltensauffälligkeiten fanden auch WOLKIND (1974) und TRASLER (1960). Dabei muß berücksichtigt werden, daß keine verläßlichen Kriterien bekannt sind, Deprivationsfolgen von psychischen Störungen anderer Genese zu trennen.

IV. Störungen aus anderen Ursachen

1. Störungen in disharmonischen Familien

Kinder mit Symptomen, die auf leichte oder schwerere frühkindliche Deprivation hinweisen, stammen heute häufiger als früher aus disharmonisch-vernachlässigenden, „kulturarmen" *Familien* (BUSEMANN 1965), seltener aus Heimen. Die *passive* Kindesvernachlässigung ist eine besonders häufige Form der *Kindesmißhandlung,* obgleich auch sie ein strafbarer Tatbestand (§§ 270 d und 223 b StGB) ist. Sie ist bei „milden" Formen psychischer Kindesmißhandlung jedoch oft schwer zu erkennen, war häufig auch nicht beabsichtigt oder gar böswillig verursacht, sie steht jedoch in engem Zusammenhang mit der Persönlichkeit der Eltern und der familiären Atmosphäre. Als Ursachen kommen in Betracht a) psychische Störungen der *Eltern* (Intelligenzdefizite, Dissozialität, Alkohol- und Drogenmiß-

brauch, Psychosen), b) ein chronisch-disharmonisch-gereiztes oder gleichgültig-
vernachlässigendes *Familienklima*, c) eine primäre (Kind bereits vor der Geburt
unerwünscht) oder sekundäre *Ablehnung* (Kind nicht als Mädchen oder Junge erwünscht bzw. aus einer gescheiterten Beziehung stammend) des Kindes. Depriva-
tionsfördernd wirken sich diffus-ungeordnete, autoritärsadistische, gleichgültig-
vernachlässigende oder indifferent-bequeme Erziehungsformen aus, die überwiegend keiner bewußten Haltung entspringen, sondern das Ergebnis unreflektierter,
impulsiver oder unterlassener Reaktionen sind. Solche Kinder zeigen oft eine dy-
strophe körperliche Entwicklung, sie sind schlecht gepflegt und unsauber, psychisch eingeschüchtert oder distanzlos; in der Klinik nehmen sie rasch an Gewicht
zu, sie erweisen sich als extrem kontaktbedürftig und anhänglich, bei Besuchen
ihrer Eltern hingegen abwehrend und zurückhaltend und weigern sich, nach Hause zurückzukehren.

Auf schädliche pädagogische Einstellungen, wie sie in manchen äußerlich unauffälligen Familien bestehen, in denen die Eltern von ihrer Liebe zum Kind über-
zeugt sind, weist SCHWIDDER (1962) hin und zählt an Fehlhaltungen auf: a) ver-
trautheits- oder geborgenheitsfeindliche, b) besitzergreifende, c) überfordernde,
d) überbescheidene, e) überfürsorgliche, sich aufopfernde, f) übersparsame,
sich zurückhaltende, g) feindseligaggressive, h) herrschsüchtige, i) unterwürfi-
ge, j) zärtlichkeitsbedürftige, k) zärtlichkeitsarme, l) sexualitätsfeindliche Einstellungen, mit denen das Kind zum „Objekt der Befriedigung des Erwachsenen"
gemacht werden könne.

2. Störungen bei Berufstätigkeit beider Eltern

Frühere Studien (BOWLBY 1951, 1961, 1969) weisen darauf hin, daß der Kontakt
zu einer einzigen konstanten Bezugsperson für die gesunde Entwicklung eines
Kindes notwendig ist. Die Betreuung durch *mehrere* Ersatzmütter („multiple
mothering"), durch Tagesmütter, ältere Geschwister oder Verwandte, wurde als
schädlich angesehen. Diese oft dogmatisch vertretene Meinung wurde inzwischen
verlassen. Es besteht Übereinstimmung darüber, daß Neugeborene und Säuglinge
nicht ohne *zwingenden* Grund in Krippen oder Heimen, sondern von ihren Müttern oder einer anderen verantwortungsvoll handelnden Beziehungsperson versorgt werden sollten. Dabei wird auf die hohe Rate der Schlaf- und Appetitstö-
rungen, der sozialen Auffälligkeiten, von Entwicklungsstörungen und auf die besonders in Kinderkrippen bestehende erhöhte Bereitschaft zu Infektionen
(SCHMIDT-KOLMER 1980) hingewiesen. Die meisten Autoren vertreten jedoch den
Standpunkt, daß eine zeitlich befristete, aber auch eine ganztägige Berufstätigkeit
der Mütter auf Klein- und Schulkinder *ohne* nachhaltige ungünstige Einflüsse
bleiben kann, wenn während ihrer Abwesenheit eine vollwertige Betreuung durch
eine vom Kind akzeptierte Beziehungsperson gewährleistet ist. Von großer Bedeutung ist, ob die Mutter oder der Vater bereit und fähig sind, das Kind vor und
nach der täglichen Trennung intensiv und liebevoll zu betreuen. Für eine angemessene Betreuung ihres Kindes ist eine zufriedene berufstätige Mutter oft besser
in der Lage als eine vielleicht ständig präsente, aber unausgefüllte und unzufriedene Mutter. Generelle Aussagen darüber, ob und wie lange Mütter sich ihrem

Säugling, Klein- oder Schulkind widmen sollten, um psychischen Störungen vorzubeugen, lassen sich nicht machen, weil dies von zahlreichen Faktoren abhängig ist: von der Güte der Mutter-Kind-Beziehung, von dem Vater und von dem Familienklima, besonders aber von der Motivation und von den Fähigkeiten einer Tagesmutter oder einer Pflegegruppe.

3. Störungen durch extreme soziale Deprivation

Extreme Deprivationen von Kindern schwachsinniger, taubstummer, blinder, geisteskranker oder dissozialer Eltern werden nur *selten* beobachtet, sind jedoch von bedeutendem wissenschaftlichem Interesse, besonders im Hinblick auf ihre *weitere* Entwicklung. ERNST u. VON LUCKNER (1985) haben 11 Fälle zusammengestellt, in denen Kinder mehrere Jahre extrem isoliert, unterstimuliert und vernachlässigt worden waren. Die Kinder waren körperlich unterentwickelt, sprachen nicht oder nur einige Wörter und verhielten sich distanzlos und aggressiv; von 9 Kindern zeigten 6 eine durchschnittliche Intelligenz. Die *Nachuntersuchung* ergab, daß bei einigen Kindern ein „unerwartetes Aufholen im intellektuellen, sprachlichen und affektiven Bereich" erreicht werden konnte. Dem entsprechen eine weitere kasuistische Mitteilung (NAU u. CABANIS 1960) und eine eigene Beobachtung (NISSEN 1971 a).

Aus *vitaler Indikation* müssen in seltenen Fällen extreme soziale Deprivationen bei immundefizienten Kindern in *Isolatoren* durchgeführt werden, in denen sie manchmal mehrere Jahre in fast absoluter Isolierung verbringen müssen. ERNST u. VON LUCKNER (1985) berichten über 6 Fälle. Die weiteren *Verläufe* zeigten, daß auch nach längerer radikaler Separation die spätere physische und psychische Entwicklung ohne deutlich sichtbare Schädigungen verlaufen kann.

D. Folgen einer gestörten Entwicklung frühkindlicher Beziehungen

Ob frühe Erfahrungen im kognitiven, emotionalen oder ethischen Bereich maßgeblich und richtungweisend die weitere Entwicklung bestimmen oder ob sie genetisch kodierte individuelle Differenzen nicht wesentlich verändern können, wird seit jeher kontrovers diskutiert. Das gilt auch für die spezielle Frage, ob eine kürzer- oder längerdauernde Deprivation tatsächlich reversible oder irreversible Folgen hinterläßt oder nicht. Zwischen der allgemeinen Psychiatrie und den psychodynamischen Schulen bestehen seit jeher diskrepante Vorstellungen über die Entstehung psychischer Krankheiten. Für Psychiater und Psychoanalytiker war lange Zeit der Erwachsene, nicht das Kind das Objekt ihrer Forschung, auch dann nicht, wenn es das Kindes- und Jugendalter betraf. Es war aber kein Zufall, daß sich nach den Pädiatern besonders Psychoanalytiker um psychisch und somatisch vernachlässigte, um „deprivierte" Neugeborene und Säuglinge bemühten. Die von der Psychoanalyse postulierte enge Korrelation zwischen Störungen in der frühen Kindheit und dem späteren Auftreten von Neurosen und Psychosen erklärt, weshalb gerade der frühe Mutterverlust als Forschungsobjekt von Inter

esse war. SPITZ führte als erster sorgfältig registrierte Direktbeobachtungen von
Säuglingen durch und versuchte festzustellen, ob und welche Folgen durch frühkindliche Separationen auftraten. Er ermittelte, daß daraus sowohl akute, als
auch chronische körperliche und seelische Schädigungen resultieren können.
Aber GOLDFARB, SPITZ, BOWLBY und die meisten anderen Autoren, die sich mit
der Symptomatik und der Prognose der Deprivation beschäftigten, vertraten hy-
pothesengeleitete Quer- und Längsschnittstudien. Sich daran zu erinnern ist wichtig, wenn man sich mit den Ergebnissen *neuerer* Langzeituntersuchungen beschäftigt. Ein bleibendes Verdienst der Deprivationsforschung besteht darin, daß ein
jahrhundertealtes Vorurteil über die fehlende Kompetenz des Säuglings ad absur-
dum geführt und beseitigt werde konnte.

I. Folgen kurzfristiger Trennung

Einmalige oder häufigere kurzfristige Trennungen von der Mutter und der Familie führen bei Neugeborenen und Säuglingen bis zum *6.–7. Monat* offenbar zu keinen erkennbaren akuten Störungen oder langfristigen Folgen. Dabei können
„stumme" Reaktionen zwar nicht mit Sicherheit ausgeschlossen werden, sie gelten aber eher als unwahrscheinlich.

Das Lebensalter zwischen dem 6.–7. Lebensmonat und dem *3. Lebensjahr* stellt
dagegen einen Zeitabschnitt dar, in dem auch kurzdauernde Separationen besonders leicht zu Distreß-Reaktionen führen können. Nach BOWLBY (1961) korrelieren die Schwere und die Dauer der negativen Reaktionen weitgehend mit der jeweils erreichten Phase des Trennungsschocks. Erreicht das Kind nur die Phase des
Protestes oder der Resignation, erweisen sich psychische Störungen als reversibel.
Je weiter das Kind in die Phase der Ablehnung hineingeraten ist, um so irreversibler werden die Schäden beurteilt; der kritische Zeitpunkt wird etwa 6 Monate
nach Beginn der Trennung angesetzt. Diese Ansicht wird durch Beobachtungen
von BURLINGHAM u. FREUD (1944) bestätigt, während SPITZ u. WOLF (1946) anführen, daß schon im 3. Monat irreparable Schädigungen auftreten können. Zum
Thema Kind und Krankenhaus wurde eine große Anzahl teilweise gut belegter
Arbeiten über *Früh*schäden publiziert. Sie stimmen im Hinblick auf typische akute Reaktionen *während* des Krankenhausaufenthaltes weitgehend überein, ebenfalls über *frühe* Folgen nach der Entlassung. Die Untersuchungen über *langfristige* Folgen kurzdauernder Trennungen (HOWELLS u. LAYNG 1955; STOTT 1956;
WOODWARD 1959) weisen teilweise methodische Mängel auf und gelangen zu unterschiedlichen Ergebnissen. Eine große Anzahl *experimenteller Isolationsstudien*
an Tieren, vor allem solche an Primaten, erbrachten teilweise erstaunliche Analogien zum Menschen, die dennoch nur bedingt verwertbar sind. Im Hinblick auf
die bekannten Rhesusaffenexperimente von HARLOW, bei denen durch eine mütterliche Deprivation ebenfalls „anaklitische Depressionen" ausgelöst werden
konnten, wurde über interessante Modifikationen (PAPOUSEK u. PAPOUSEK 1984)
berichtet. Nicht bei allen Affenarten traten während der Separation Depressionen
auf, da die Mutter-Kind-Beziehung nicht bei allen Affen gleich stark ausgeprägt
ist; bei manchen Affenarten wird die Mutter durch andere Weibchen oder den Vater komplikationslos ersetzt. Selbst bei Experimenten mit deprivierten Rhesus-

Äffchen konnte die Mutter erfolgreicher als in den Harlowschen Untersuchungen ersetzt werden, wenn die Mutterattrappe beweglich gemacht wurde. Auch konnte eine lebendige, wenn auch fremdartige Ersatzmutter, etwa eine Hündin, die Affenmutter ohne schädliche Konsequenzen ersetzen.

II. Folgen langfristiger Trennung

Die Erfassung von Folgen langfristiger im Vergleich zu denen kurzfristiger Separationen ist ungleich schwieriger. Deshalb sind besonders hier die Resultate katamnestischer Untersuchungen unverändert Gegenstand kontroverser Diskussionen. Die klassische Hypothese (GOLDFARB, SPITZ, BOWLBY) von häufigen und irreversiblen Dauerschäden im physischen und psychischen Bereich wurde überwiegend durch *Einzelfall*studien belegt und bestätigt. Soweit es sich um klinische Untersuchungen handelt, basieren sie meistens auf Angaben von Jugendlichen und Erwachsenen bei psychiatrischen Begutachtungen oder im Hinblick auf die Pathogenese und Ätiologie psychiatrischer Erkrankungen. KEMPE u. GROSS (1980) haben bereits auf relevante Studien mit zuverlässigen Ergebnissen (RUTTER 1971; ROBERTSON u. ROBERTSON 1971; FREEDMAN 1975; CAPLAN u. DOUGLAS 1969) hingewiesen.

Deprivationen wurden als *Ursache* zahlreicher und unterschiedlicher psychischer Störungen und psychiatrischer Erkrankungen angesehen, insbesondere für 1. psychische und physische *Retardierungen* (SPITZ), 2. Minder- oder *Zwergwuchs* (BAKWIN, SPITZ), 3. *Dissozialität, Delinquenz* und spätere *Kriminalität* (SPITZ, BOWLBY), 4. *Depression* und *Suizidalität* (SPITZ, BOWLBY), 5. *Schizophrenie* (GOLDFARB, SPITZ), 6. „gemütsarme" *Psychopathie* (BOWLBY) und 7. *Aggressivität* und emotionale Kontaktschwäche (GOLDFARB, BOWLBY).

Schon in den ersten Untersuchungen wurde darauf hingewiesen, daß *nicht* alle psychischen oder physischen Abweichungen ausschließlich oder überwiegend Folge der Deprivation seien, sondern daß *auch* hereditäre oder konstitutionelle Faktoren an ihrer Manifestation beteiligt sein könnten. Schon früh wurde von einigen Autoren *Kritik* (PINNEAU 1955 a, b; SCHMITZ 1962) an den Untersuchungsmethoden von SPITZ geübt oder die Art oder der Umfang reversibler oder irreversibler Folgen bezweifelt und bestritten. Andererseits betonten zahlreiche Autoren gerade die Häufigkeit solcher Langzeitwirkungen (SPITZ 1946; BOWLBY 1968; DÜHRSSEN 1958; MEIERHOFER u. KELLER 1966). Als *langfristige* Deprivationsfolgen wurden unterschiedliche psychopathologische Symptome bzw. Symptomenkomplexe ermittelt, von denen Kontaktschwäche, Ängste und Depressivität im Mittelpunkt stehen. Es handelt sich bei solchen Menschen um „lieblose Charaktere" (VON TROSCHKE 1974), die „keine echten Gefühle" haben, „nur oberflächliche Kontakte sind möglich". Sie zeigen sich als „unzugängliche Menschen, die diejenigen verbittern, die helfen wollen" (ROBERTSON 1962), als „interesslos und konzentrationsschwach", der Typ des „lonely wolf" mit einer Sehnsucht nach Liebe, „die Promiskuität als Verhalten zur Folge" habe und das „Sichvergreifen am Besitz der anderen" (BOWLBY 1951). Sie „leiden unter Schlafstörungen, Ängsten, Negativismus" (LEVY 1945) und zeigen „Ängste und Befürchtungen, Depressionen, Aggressionen, allgemeine Erziehungsschwierigkeiten; Enuresis,

Schlaf- und Eßstörungen" (Woodward 1959). Bei einer vergleichenden Untersuchung von 150 Familien-, Heim- und Pflegekindern fand Dührssen (1958), daß
Heim- und Pflegekinder häufiger Abweichungen des *Leistungsvollzuges* (Schwerfälligkeit, Apathie, Indifferenz, Angst- und Konzentrationsmängel) aufweisen
und oft *neurotische Symptome* (Enuresis, Enkopresis, Jaktatio, motorische Unruhe, pathologische Onanie) und Kontaktstörungen zeigen. Bei kritischer Überprüfung räumt sie konstitutionellen Ursachen ein gewisses, wenn auch kein großes
Übergewicht für die festgestellten Störungen ein, wobei ein Anala ge-Umweltanteil von generell 40:60 oder 60:40% diskutiert wird.

Meierhofer u. Keller (1966) untersuchten in 12 Säuglings- und Kleinkinderheimen 391 deprivierte Kinder, die Kontaktprobleme, Protestreaktionen, ein
ängstlich-abwehrendes oder ein passiv-teilnahmsloses Verhalten boten und bei
denen eine *pessimistische Prognose* im Hinblick auf eine Pseudo-Debilität und für
ihre weitere Persönlichkeitsentwicklung gestellt wurde.

Die tschechischen Psychologen Matejcek (1974) und Langmeier u. Matejcek (1977), die über besonders große Erfahrungen mit deprivierten Heimkindern verfügen, weisen darauf hin, daß nicht alle Kinder eindeutige Entwicklungsabweichungen zeigen und geschädigte Kinder sich sehr different in neuen Lebenssituationen verhalten und unterschiedlich auf eine Therapie reagieren. Sie schlagen vor, nicht generell von einem Deprivationssyndrom zu sprechen, sondern zu
versuchen, spezielle *Verhaltenstypen* herauszustellen. Sie verfolgten über 15 Jahre
in viermonatigen Intervallen systematisch die psychische Entwicklung von 1–
3jährigen Kleinkindern in einem Heim mit günstigen atmosphärischen Bedingungen. Nach dem 3. Lebensjahr konnten die Untersuchungen nicht mehr regelmä
ßig erfolgen, doch wurden regelmäßig Schulberichte erstattet und verwertet.

Bei den insgesamt 181 Kindern waren die hereditären Merkmale der Mütter
so häufig vertreten, daß sie hier nur kurz aufgezählt werden können. Keine Information: 3, unauffällig: 22, psychotische Mutter: 25, oligophrene Mutter: 9, „primitive" Mutter: 45, Mutter verwahrlost: 31, Mutter Alkoholikerin: 3. 23 weitere
Mütter wiesen eine „niedrige Intelligenz" auf. Die Kinder waren durchschnittlich
intelligent, nur ein Kind besuchte eine Sonderschule. Alle Kinder kamen relativ
früh in Anstaltspflege; dabei paßten sich die aus einem Säuglingsheim kommenden Kinder rascher an das neue Anstaltsmilieu an. Die meisten Kinder sprachen
bis zum 21. Lebensmonat nur einige Wörter. Es wurde festgestellt, daß noch im
späten Vorschul- und im Schulalter „Reparationsmöglichkeiten" vorhanden waren. Die Autoren unterscheiden vier *Verhaltenstypen*: 1. Relativ *gut angepaßter
Typ* mit stärkerem Interesse an Sachen als an Menschen in anspruchsvollerer
Umgebung (Adoptionsfamilie, Schwierigkeiten wegen unterentwickelter Kontaktfähigkeit). 2. *Passiv-gehemmter Typ* mit kognitiven Defiziten und erheblicher
Retardierung, deshalb Gefahr einer weiteren Unterstimulation und Vernachlässigung. 3. *Sozial-hyperaktiver Typ* mit gesteigerten sozialen Intentionen (Sehnsucht nach Kontakten) aber herabgesetztem Interesse an Dingen und Sachbezügen; Anpassungsschwierigkeiten in neuen Situationen. 4. *Sozial-provokativer
Typ* mit gesteigerten sozialen Bedürfnissen, Anklammerungstendenzen an bestimmte Erwachsene. Von anderen Kindern fühlen sie sich gestört; es seien chronisch unzufriedene, aggressive Kinder mit einer überdauernden Kontaktproblematik. Neben den tierexperimentell-verhaltenspsychologischen und den lernpsy-

chologischen Untersuchungen hat auch die morphologische *Hirnforschung* einige Beiträge zu der Frage geleistet, ob und in welchem Ausmaß traumatische Situationen zu bleibenden Folgen führen können. Der Zoologe HERRE (1959, 1963) bezeichnete das Postulat von der weitgehenden Unabhängigkeit der Hirnentwicklung von Umweltfaktoren als *nicht* haltbar; der Hirnaufbau sei vielmehr von physiologischen Anforderungen abhängig. Bei Säugetieren lasse sich nachweisen, daß nach Ausfall von Sinnesorganen oder von Teilen des Gehirns Veränderungen des zentralen Nervensystems die Folge seien. Als Beispiel für die hochgradige umweltreaktive Plastizität des Gehirns führte er an, daß beim *Übergang* von einer Wildart zur Hausform (etwa vom Wolf zum Hund, von der Wanderratte zur Laborratte usw.) „eine Verringerung des Hirngewichtes bei gleicher Körpergröße um rund 20–30%" eintrete. Die *größte* Abnahme erleide das Endhirn, der stammesgeschichtlich jüngste Hirnteil. Der Neuroanatom SEITELBERGER (1969) billigt einem „funktionellen Training des Gehirns" direkte Auswirkungen auf die Hirnentwicklung, das zytologische „finishing" der Zellfortsätze und der Synapsen zu. AKERT (1979) vertritt einen ähnlichen Standpunkt und zeigte in einem hypothetischen Schema der Differenzierung der Nervenzellen, daß deren Grobstruktur rein genetisch bedingt sei, daß jedoch ihre Feinentwicklung zu einem wesentlichen Teil von Umwelteinflüssen abhänge.

III. Ergebnisse neuer Langzeitstudien

In den Jahren seit 1970 wurden unter dem Eindruck der Ergebnisse von Einzelfallanalysen und Longitudinalstudien zunehmend kritische Stimmen besonders im Hinblick auf *irreversible* chronische Deprivationsschäden laut. Schon KEMPE u. GROSS (1980) hatten darauf aufmerksam gemacht, daß die Resultate der Untersuchungen über Langzeitwirkungen noch „Gegenstand sehr kontroverser Diskussionen" seien. RUTTER (1972) stellte fest, daß die „individuellen Unterschiede bisher eine noch zu geringe Berücksichtigung" erfahren hätten. Die Erfahrungen und Ergebnisse der „*enrichment*-Studien" zeigten, daß durch eine Verbesserung der individuellen Situation von Heimkindern deren Entwicklungsquotienten zumindest vorübergehend deutlich verbessert werden konnten. Außerdem zeigten Nachuntersuchungen von extrem-deprivierten Inkubator-Kindern, daß die reaktiv bedingten psychischen und physischen Retardierungen überraschend schnell und offenbar fast vollständig ausgeglichen werden konnten; weitere Erfahrungen sollten hier jedoch noch abgewartet werden. Die von einigen Autoren (PINNEAU 1955 a, b) sehr früh geäußerte Kritik an den methodischen Ansätzen und an der Durchführung der Untersuchungen von SPITZ wurde nach sorgfältiger Durchsicht der grundlegenden Arbeiten von GOLDFARB, SPITZ und BOWLBY von ERNST u. VON LUCKNER (1985) erneuert. Aufgrund der Ergebnisse mehrerer prospektiver Longitudinalstudien wurde die These von der gesetzmäßigen Schädlichkeit frühcr Mutter-Kind-Separationen bezweifelt und teilweise zurückgewiesen (THOMAS u. CHESS 1984; Clarke u. CLARKE 1976; EMDE u. ROBINSON 1979; GOLDBERG 1983; KAGAN 1976; ERNST u. VON LUCKNER 1985). Dabei geht es nicht allein um den Nachweis, daß eine frühe oder spätere mütterliche Deprivation irreversible Schäden verursachen kann, sondern um die generelle Frage, ob die psychoanalytische

Theorie von der pathogenetischen Bedeutung der Umwelt, insbesondere der Familie, sich überhaupt als Ursache psychischer Erkrankungen aufrechterhalten läßt.

Die Kinderpsychiater THOMAS u. CHESS (1984) haben in einer New Yorker *Longitudinalstudie* die psychische Entwicklung von 133 Säuglingen und Kleinkindern bis in das frühe Erwachsenenalter verfolgt. Sie nehmen nicht speziell zu bestimmten Folgen frühkindlicher Deprivationen Stellung, *warnen* aber nachdrücklich vor der Illusion, aus der biographischen Anamnese eines Kindes prognostische Folgerungen ableiten zu können. Ihre Vorstellungen über die Bedeutung der Umwelt für die kindliche Entwicklung seien *optimistischer* geworden, da eine emotionale Schädigung im Kindesalter kein Fatum sei und pädagogische Fehler der Eltern *nicht* zwangsläufig irreversible Schäden hervorriefen. Der Mensch verfüge vielmehr über eine große Kapazität an Flexibilität und von Fähigkeiten zur Anpassung unter Beherrschung schwieriger Lebenssituationen. In einer Monographie, die mehrere Längsschnittstudien im Hinblick auf die kognitive, die emotionale, psychosexuelle und soziale Entwicklung analysiert, gelangten KOHLBERG et al. (1984) zu der lapidaren Feststellung, daß der weitverbreitete Glaube, daß die Erfahrungen der ersten Lebensjahre für die Entwicklung der Persönlichkeit bestimmend seien, sich als Mythe herausgestellt habe.

PAPOUSEK u. PAPOUSEK (1984) konnten hingegen zeigen, daß bereits die Lernfähigkeiten Neugeborener eine große *individuelle* Variabilität aufweisen, die innerhalb des ersten Halbjahres rasch zunimmt, und zwar nicht *nur* infolge von Reifungsprozessen, sondern auch unter dem Einfluß der Umgebung. Durch ein programmiertes Lerntraining lernen Neugeborene rascher; es liegen allerdings noch *keine* eindeutigen Erkenntnisse darüber vor, ob es möglich ist, *primäre* Differenzen nachhaltig zu korrigieren und zu verbessern. Wiederholt ist darüber berichtet worden (PAPOUSEK u. PAPOUSEK 1984), daß sich Kinder ohne Eltern, sogar unter den denkbar *ungünstigen* Bedingungen in KZ-Lagern, oft psychisch normal entwickelten (FREUD u. DANN 1951; FREUD 1965), hingegen Kinder aus *harmonischen* Familien in Krisensituationen mit schweren psychischen Störungen (MCCALL et al. 1977) reagierten.

In einer kritischen Realzeit-*Längsschnittstudie* frühdeprivierter Kinder führten ERNST u. VON LUCKNER (1985) in der Zeit von 1971–1973 eine Nachuntersuchung an 272 Kindern im Pubertätsalter durch, die bei der Erstuntersuchung durch MEIERHOFER u. KELLER (1966) in den Jahren 1958–1961 zweieinhalb Monate bis sieben Jahre alt waren. Bei den damals 398 untersuchten Säuglingen und Kleinkindern handelte es sich um chronisch-unterstimulierte, um *deprivierte* Kinder, die einen signifikant niedrigeren Entwicklungsquotienten aufwiesen als eine vergleichbare Gruppe von Familienkindern. Als pathologische Reaktionen wurden *damals* registriert: Passivität, motorische Unruhe, unkonzentriertes Spielen, häufiges Lutschen, körperliche Stereotypien, Angst vor Fremden und Überfreundlichkeit. Von insgesamt 272 ermittelten Kindern wurden 137 mit standardisierten Tests, ferner mit zwei Interviews und außerdem körperlich nachuntersucht; daneben wurde u. a. strukturierte Interviews mit den Eltern bzw. Ersatzeltern durchgeführt. *Methodenkritisch* merken die Autoren selbst an, daß eine große Anzahl von Verweigerern die Repräsentativität der Untersuchung in Frage stellen. Es fehle eine mit den gleichen Methoden untersuchte Kontrollgruppe; außerdem sei-

en Untersucher und Symptombewerter teilweise identisch. Die *Ergebnisse*: Die
körperliche Entwicklung entsprach dem Altersdurchschnitt, der Intelligenzquoti-
ent der Kinder zeigte eine *normale* Verteilung. Schulerfolg und Schulschwierigkeiten *entsprachen* denen vergleichbarer Gruppen derselben Sozialschicht. Die untersuchten Kinder unterschieden sich hinsichtlich *Verhaltensstörungen* nicht von
den Vergleichsgruppen. Spezielle Untersuchungen von Sprachverständnis und
Ausdrucksfähigkeit wurden *nicht* durchgeführt. Eine spätere Anfälligkeit für *Depressionen* und Suizidalität wurde durch die Nachuntersuchung unter Einbeziehung von Kontrollgruppen *bestätigt*. Dieses hänge jedoch *nicht* mit der Frühkindheit, sondern mit den schweren, wechselvollen und unberechenbaren späteren Familienverhältnissen („Broken home"-Rate 60%) zusammen.

Ihren eigenen Untersuchungen stellen ERNST u. VON LUCKNER (1985) ein sorgfältig recherchiertes *Sammelreferat* voran, in dem die klassischen Arbeiten von
GOLDFARB, SPITZ und BOWLBY u. a. einer *kritischen* Revision unterzogen, und,
unbeschadet der großen sozialreformerischen Verdienste der Autoren, von ihnen
schließlich *verworfen* werden, da *keine* der von ihnen durchgeführten empirischen
Untersuchungen ihre eigenen Hypothesen *bestätigen* konnten. Die von ERNST u.
VON LUCKNER referierten Verläufe von Einzelfällen nach extremer Deprivation,
verursacht sowohl durch geisteskranke Familienangehörige als auch durch langfristige Isolation im Isolator, hätten gezeigt, daß auch nach radikaler Deprivation
die gesamte Entwicklung *ohne* irreversible Schäden verlaufen könne. Die Thesen
von einer engen *Korrelation* zwischen Deprivation und körperlicher Entwicklung
(SPITZ 1945, 1951; BAKWIN 1949) und zwischen Deprivation und Entwicklungs-
quotient (YARROW 1963) seien *unhaltbar*, darauf hätten indirekt bereits die „enrichment"-Studien (RHEINGOLD 1956; SCHAFFER 1976) hingewiesen. Die Autoren
vertreten die Ansicht, daß nach der schizophrenogenen und der depressiogenen
nun auch die Existenz einer *psychotoxischen* Mutter durch die moderne Forschung widerlegt sei. Sie habe uns nun auch „vom mythischen Glauben befreit",
daß ein „früher Segen oder Fluch unser späteres Schicksal bestimmen".

IV. Diskussion und Zusammenfassung

Die anscheinend definitive Erkenntnis, daß frühe Mutterentbehrung regelmäßig
zu reversiblen und/oder irreversiblen Entwicklungs- und Persönlichkeitsstörungen führt und damit eine negative Grundlage für die Entwicklung späterer neurotischer oder psychotischer Erkrankungen u. a. bildet, ist durch neuere retro-
und prospektive Untersuchungen nicht mehr unumstritten. Die Tatsache, daß die
grundlegenden Untersuchungen von GOLDFARB und SPITZ, bereits zur Zeit ihrer
Veröffentlichung methodisch kritisiert, den heutigen statistischen Anforderungen
nicht standhalten, kann allerdings die durch Jahrzehnte bestätigten Schlußfolgerungen dieser Autoren nicht entkräften, da sie durch die klinische Empirie vielfach belegt wurde. Das gelingt auch den jüngst vorgelegten Studien, die teilweise
ebenfalls methodische Mängel aufweisen, nicht. Ihr großes Verdienst liegt darin,
daß durch sie ein Dogma in Frage gestellt wurde; ein Dogma, das allerdings im
klinischen Alltag durch *Einzelfälle* längst erschüttert worden war. Es gehört zum
kinderpsychiatrischen Allgemeinwissen, daß es Kinder gibt, die sich trotz hoch-

gradiger Deprivation später ungestört entwickelten und ein harmonisches Leben führen. Für die Prognose ist es wesentlich, nicht nur Stärke und Dauer der einwirkenden Noxen zu messen, sondern auch die individuell protektiven Mechanismen abzuschätzen und zu berücksichtigen. Ein Kind mit schwachen protektiven Potenzen erweist sich gegenüber relativ schwachen peristatischen Störfaktoren als vulnerabel, während sich Kinder mit hoher primärer Vitalität auch schweren und permanenten Umweltstörungen gegenüber als resistent erweisen. Bei dem Versuch einer vorläufigen Bestandsaufnahme läßt sich der *aktuelle* Wissensstand über Folgen langfristiger Deprivationen in drei Gruppen darstellen. Langfristige Deprivationen wirken sich auf die psychische und physische Entwicklung entweder 1. sicher *ungünstig* oder 2. nicht oder *nicht sicher* ungünstig aus, oder sie können 3. additiv oder kumulativ bereits bestehende psychische Abweichungen *verstärken*.

Gruppe 1: Physische und psychische *Retardierungen*, die allein durch ungünstige Heim- oder Familienbedingungen im Neugeborenen- und Säuglingsalter verursacht wurden, sind anscheinend überwiegend einer gezielten Behandlung *zugänglich* und reversibel. Bestimmte psychische Merkmale wie allgemeine Ängstlichkeit, Depressivität, Kontaktschwäche u. a., aber auch dissoziales, delinquentes und kriminelles Verhalten werden jedoch später *überdurchschnittlich* häufig beobachtet. Es bestehen weiterhin *kontroverse* Ansichten darüber, ob die Deprivation *ursächlich* oder nur richtunggebend bestimmte Störungen bedingt, verstärkt oder nur auslöst und ob mögliche Spätschäden ausnahmslos aufgeholt bzw. *ausgeglichen* werden können, wenn das Kind nach einer Frühdeprivation in einem geordneten und harmonischen Milieu aufwächst. *Für* eine mögliche weitgehende Restitution psychischer Schäden sprechen Einzelfallstudien über die weitere Entwicklung von Kindern nach *extremer Deprivation* und die Ergebnisse einiger Longitudinalstudien. *Dagegen* sprechen allgemeine kinder- und jugendpsychiatrische Erfahrungen, besonders im Hinblick auf *Dissozialität* und Kriminalität (Glueck u. Glueck 1963; Hartmann 1970) und auf *Depression* und Suizidalität (Nissen 1971; Ernst u. von Luckner 1985).

Gruppe 2: Nach langdauernder Frühdeprivation wurden *Stagnationen* und Defizite des EQ und IQ („reaktiver Schwachsinn", „*Pseudodebilität*") beobachtet. Eine *geistige Behinderung* als Folge einer Mutterentbehrung resultiert jedoch nur dann, wenn diese mit einer materiellen Unterernährung (Eiweißmangel), wie sie in Entwicklungsländern noch häufig vorkommt, kombiniert ist. Der Minder- und *Zwergwuchs* steht ursächlich nicht mit einer Deprivation in Zusammenhang, sondern hat andere Ursachen.

Gruppe 3: Deprivation als *alleinige* Ursache einer schweren Neurose oder Psychopathie oder einer endogenen *Psychose* ist nach dem aktuellen Wissensstand *nicht* diskutabel. Das gilt auch für andere *psychische Störungen* und psychiatrische Erkrankungen, an deren Pathogenese in unterschiedlichem Ausmaß genetische, organische oder peristatische Faktoren beteiligt sind oder sein können.

Die Frage, ob sich beim Kind ähnliche Gesetzmäßigkeiten der *Prägung*, wie sie bei Primaten von Verhaltensforschern festgestellt wurden, finden lassen, ist zu verneinen. Nicht so eindeutig ist die Klärung des Problems, ob es kritische oder *sensible Perioden* bei Kindern gibt. Diese Frage hat sich zu einer *Schlüsselfrage* nicht nur im Hinblick auf die Deprivation, sondern für die psychische Entwicklung des Kindes schlechthin entwickelt. Bei Primaten zeichnen sich sensible Perioden durch eine *optimale* Lernfähigkeit, eine besondere Reizempfindlichkeit und eine Formierung primärer sozialer Bindungen aus (PLOOG 1980). Wenn solche sensiblen Perioden für das Menschenkind wenig wahrscheinlich sind oder sogar ausgeschlossen werden können (GROSSMAN 1981; REED u. LEIDERMANN 1983; HINDE u. BATESON 1984), schränkt dies die Bedeutung der frühesten und frühen Kindheit für die Entwicklung sozialer, kognitiver und emotionaler Fähigkeiten und Störungen zwar grundlegend ein; es besagt jedoch keineswegs, daß die Umwelt für die Entwicklung des Kindes bedeutungslos ist. Es ist empirisch vielfach gesichert, daß besonders die gleichsinnig und kontinuierlich einwirkenden Erlebnisse und Erfahrungen Lernprozesse bedingen, die entscheidend seine Entwicklung bestimmen und damit maßgeblich zur Ausformung seiner Persönlichkeits- und Charakterstruktur beitragen.

Literatur

Ahrens R (1954) Beitrag zur Entwicklung des Physiognomie- und Mimikerkennens. Z Exp Angew Psychol 2:412–454

Ainsworth MD (1969) Objekt relations, dependency and attachment: a theoretical review of the infant-mother-relationship. Child Dev 40:969

Akert K (1979) Probleme der Hirnreifung. In: Lempp R (Hrsg) Teilleistungsstörungen im Kindesalter. Huber, Bern Stuttgart Wien, S 12–32

Akert K, Ort OS, Harlow HF, Schiltz KA (1960) Learned behaviour of rhesus monkeys following neonatal bilateral prefrontal lopotomy. Sciene 132:1944

Altmann J (1967) Postnatal growths and differentiation of the mammalian brain, with implication for a morphological theory of memory. Neurosciences Rockefeller University Press, New York

Angst J (ed) (1983) The origin of depression: current concepts and approaches. Springer, Berlin Heidelberg New York Tokyo

Archibald HC, Bell D, Miller C, Tuddenham RD (1962) Bereavement in childhood and adult psychiatry disturbance. Psychosom Med 24:343–351

Asperger H (1965) Heilpädagogik. Springer, Wien New York

Bakwin H (1942) Loneliness infants. Am J Dis Child 63:33–40

Bakwin H (1949) Emotional deprivation in infants. J Pediatr 35:2

Bender L, Yarnell H (1941) An observation nursery: a study of 150 children in the psychiatric devision of Bellevue Hospital. Am J Psychiatry 97:1158–1174

Berna J (1974) Erziehungsprobleme im ersten Lebensjahr. In: Biermann G (Hrsg) Jb. Psychohygiene, Bd 2. Reinhardt, München Basel, S 56–60

Biller AB (1971) Father, child and sexrole: paternal determination of personality development. Heath, Lexington

Biller HB (1976) The father and personality development – paternal deprivation and sexrole development. In: Lamb ME (ed) The role of the father in child development. Wiley, New York

Bowlby J (1951) Maternal care and mental health. WHO, Genf

Bowlby J (1961) Childhood mourning and it's implication for psychiatry. Am J Psychiatry 118:491–498

Bowlby J (1968) Effects on behaviour of disruption of an infectional bond. In: Thoday JM, Parkes AS (eds) Genetic and environmental influences on behaviour. Oliver and Boyd, Edinburgh

Bowlby J (1969) Attachment and loss, vol 1. Attachment. Hogarth Press, London

Bowlby J (1980) Loss, sadness and depression. Hogarth Press, London

Bowlby J (1982) Attachment and loss. Retrospect and prospect. Am J Orthopsychiatry 52(4):664–668

Bürgin D (1978) Das Kind, die lebensbedrohende Krankheit und der Tod. Huber, Bern Stuttgart Wien

Burlingham D, Freud A (1944) Infants without families. Allen & Unwin, London

Busemann A (1965) Psychologie der Intelligenzdefekte, 3. Aufl. Reinhardt, München Basel

Caplan MG, Douglas VJ (1969) Incidence of parental loss in children with depressed mood. J Child Psychol Psychiatry 10:225–232

Clarke AM, Clarke ADB (1976) Early experience: myth and evidence. Open Book, London

Comenius (1633) Informatorium der Mutter Schul

Czerny A (1909) Säugling, Arzt und Pflegerin. Festschrift zur Eröffnung des Kaiserin-Auguste-Viktoria-Hauses zur Bekämpfung der Säuglingssterblichkeit im Deutschen Reiche. Stilke, Berlin

Czerny A (1926) Der Arzt als Erzieher des Kindes, 7. Aufl. Deuticke, Leipzig Wien

Damborska M (1969) Deprivation und Mikrodeprivation. Das Deprivationssyndrom in Prognose, Diagnose und Therapie. Dtsch Zentral Volksgesundh Pfl Frankfurt/M

DeCasper AJ, Pfeifer WP (1980) Of human bonding: newborns prefer their mother's voices. Science 208:1174–1176

Degkwitz R (1946) Über die Erziehung gesunder Kinder. Springer, Berlin

Dennehy CM (1966) Childhood bereavement and psychiatric illness. Br J Psychiatry 112:1049–1060

Dührssen A (1958) Heimkinder und Pflegekinder in ihrer Entwicklung. Verlag Med Psychologe, Göttingen

Eibl-Eibesfeldt I (1973) Taubblind geborenes Mädchen (Deutschland) – Explorierverhalten und Spiel. Homo 24:48–49

Emde RN, Robinson J (1979) The first two months: recent research in developmental psychobiology and the changing view of the newborn. In: Noshpitz J, Call J (eds) Basic handbook of child psychiatry, vol I. Basic Books, New York

Ernst C, Luckner N von (1985) Stellt die Frühkindheit die Weichen? Eine Kritik an der Lehre von der schicksalshaften Bedeutung erster Erlebnisse. Enke, Stuttgart

Freedman DA (1975) Congenital and perinatal sensory deprivations: their effect on the capacity to experience affect. Psychoanal Q 44:62–72

Freedman DG (1964) Smiling in blind infants and the issue of innate vs. acquired. J Psychol Psychiatry 5:171–184

Freedman DG (1965) Hereditary control of early social behaviour. In: Foss BM (ed) Determinants of infant behaviour, vol III. Methuen, London, pp 149–159

Freud A (1965) Normality and pathology in childhood. International University Press, New York

Freud A (1968) Wege und Irrwege in der Kinderentwicklung. Klett, Stuttgart

Freud A, Dann S (1951) An experiment in group upbringing. Psychoanal Study Child 6:127–168

Furman E (1977) Ein Kind verwaist – Untersuchungen über Elternverlust in der Kindheit. Klett, Stuttgart

Glueck S, Glueck E (1963) Jugendliche Rechtsbrecher. Enke, Stuttgart

Göden-Wippermann AM (1970) Vergleichende Untersuchungen zur Sozialentwicklung von Heim- und Krippenkindern in den ersten beiden Lebensjahren. Med Diss München

Goldberg S (1983) Parent-infant bonding: another look. Child Dev 54:1355–1382

Goldfarb W (1943 a) The effects of early institutional care in adolescence personality. J Exp Educ 12:106–129

Goldfarb W (1943b) Infant rearing and problems behaviour. Am J Orthopsychiatry 13:249–265

Goldfarb W (1944a) Infant rearing as a factor in foster home placement. Am J Orthopsychiatry XIV:162–167

Goldfarb W (1944b) The effects of early institutional care in adolescence personality. Am J Orthopsychiatry 14:441–447

Goldfarb W (1945/45) Effects of psychological deprivation in infancy and subsequent stimulation. Am J Psychiatry 102:18–33

Grossman K, Thane K, Grossman KE (1981) Maternal factual contact of the newborn after various postpartum conditions of mother-infant contact. Dev Psychol 17(2):158–169

Haffter C (1971) Philosophische Spekulationen um Wolfs- und Wildkinder. Acta Paedopsychiatry 38:354–361

Harlow HF, Harlow MK (1962) Social deprivation in monkeys. Sci Am 207:137–146

Harnack GA von, Oberschelp M (1957) Die seelischen Auswirkungen eines Krankenhausaufenthaltes im Kindesalter. Dtsch Med Wochenschr 82:1916–1922

Hartmann H (1950) Comments on the psychoanalytic theory of the ego. Psychoanal Study Child 5:74–96

Hartmann K (1970) Theoretische und empirische Beiträge zur Verwahrlosungsforschung. Springer, Berlin Heidelberg New York

Hebb DO, Riesen AH (1943) The genesis of irrational fears. Bull Can Psychiatry Ass 19–52

Hellbrügge TH (Hrsg) (1978) Kindliche Sozialisation und Sozialentwicklung. Urban & Schwarzenberg. München Wien Baltimore

Hellbrügge Th, Menara D (1973) Die Bedeutung der frühkindlichen Sozialentwicklung. Kinderarzt 4:835–839

Henoch E (1893) Vorlesungen über Kinderkrankheiten, 7. Aufl. Hirschwald, Berlin

Hernon W, Doane BK, Scott TA (1956) Visual disturbances after prolonged perceptual isolation. Can J Psychol 10:723–737

Herre W (1959) Domestikation und Stammesgeschichte. In: Heberer A (Hrsg) Die Evolution der Organismen, 2. Aufl., Bad II. Fischer, Stuttgart

Herre W (1963) Neues zur Umweltbeeinflußbarkeit des Säugetiergehirnes. Naturwiss Rundsch 16:359

Hetherington EM, Cox M, Cox R (1982) Effects of divorce on parents and children. In: Lamb ME (ed) Non-traditional families. Lawrence Erlbaum, Hillside, pp 233–288

Heubner OV (1909) Zur Geschichte der Säuglingsheilkunde. In: Festschrift zur Eröffnung des Kaiserin-Auguste-Victoria-Hauses zur Bekämpfung der Säuglingssterblichkeit im Deutschen Reiche. Stilke, Berlin

Hinde RA (1972) Maternal deprivation in rhesusmonkeys. J Psychosom Res 16:227–228

Hinde RA, Bateson P (1984) Discontinuities versus continuities in behavioural development and the neglect of process. Int J Behav Dev 7:129–143

Hinde RA, Spencer-Booth Y (1970) Individual differences in the responses of rhesus monkeys to a period of separations from their mothers. J Child Psychol Psychiatry 11:159–176

Hinde RA, Spencer-Booth Y (1971) Effects of brief separation from mother on rhesus monkeys. Science 173:111

Homburger A (1926) Psychopathologie des Kindesalters. Springer, Berlin

Howells IA, Layng J (1955) Separation experiences and mental health. A statistical study. Lancet 269:285–287

Ibrahim J (1917) Über die Mütter. Akadem Antrittsrede. Fischer, Jena

Joppich G (1959) Kinderheilkunde. In: Hartmann F, Linzbach J, Nissen R, Schaefer H (Hrsg) Medizin. III. Fischer, Frankfurt Hamburg, S 181

Jungmann J (1980) Forschungsergebnisse zur Entwicklung von Adoptivkindern. Z Kinder Jugendpsychiatr 8:184–219

Kagan J (1976) Resilience and continuity in psychological development. In: Clarke AM, Clarke ABD (eds) Early experience: Myth and evidence. Open Books, London, pp 97–121

Kaila E (1932) Die Reaktion des Säuglings auf das menschliche Gesicht. Ann Univ Aboenses Ser B 17:114

Keilson H (1979) Sequentielle Traumatisierung bei Kindern. Enke, Stuttgart

Kempe P, Gross J (1980) Deprivationsforschung und Psychiatrie. In: Kisker KP, Meyer JE, Müller C, Strömgren E (Hrsg) Grundlagen und Methoden der Psychiatrie. Springer, Berlin Heidelberg New York (Psychiatrie der Gegenwart, 2. Aufl, Bd I/2, S 707–752)

Kessen W, Haith MM, Salapatek PH (1970) Human infancy: A bibliography and guide. In: Mussen PH (ed) Carmichael's manual of child psychology, 3rd edn, vol 1, part II. Wiley, New York London Sydney Toronto, pp 287–445

Kohlberg L, Recks D, Snarey J (1984) Childhood development as a predictor of adaptation in adulthood. Genet Psychol Monogr 110:91–172

Krech E, Rosenzweig MR, Bennett EL (1962) Relations between brain chemistry and problem-solving among rats raised in enriched and impoverished environments. J Comp Physiol Psychol 53:801

Kuhl PK, Meltzoff AN (1982) The bimodal perception of speach in infancy. Science 218:1138–1141

Langmeier J, Matejcek Z (1968) Psychicka Deprivace v destvi (Die psychische Deprivation im Kindesalter), 2. Aufl. ZSN, Prag

Langmeier J, Matejcek Z (1977) Psychische Deprivation im Kindesalter (Kinder ohne Liebe). Urban & Schwarzenberg, Baltimore München Wien

Lehr U (1974) Die Rolle der Mutter und das Sozialverhalten des Kindes. Steinkopff, Darmstadt

Levy DM (1945) Psychic trauma of operations in children. Am J Dis Child 69:7–25

Loch W (1971) Grundriß der psychoanalytischen Theorie (Metapsychologie). In: Kutter P, Loch W, Roskamp H, Wesiack W (Hrsg) Die Krankheitslehre der Psychoanalyse. Hirzel, Stuttgart

Lorenz K (1935) Der Kumpan in der Umwelt des Vogels. J Ornithol 83:137–213, 289–413

Lowrey LG (1940) Personality distortion and early institutional care. Am J Orthopsychiatry X:576–585

Mahler M, Pine SF, Bergmann A (1978) Die psychische Geburt des Menschen. Symbiose und Individuation. Fischer, Frankfurt

Matejcek Z (1974) Die langfristige Beobachtung der Entwicklung von Kleinkindern in den Heimen der CSSR. In: Biermann G (Hrgs) Jahrbuch der Psychohygiene, Bd II. Reinhardt, München Basel. S 157–169

McCall RB, Eichhorn DH, Hogarthy PS (1977) Transitions in early mental development. Monogr Soc Res Child Dev 42(3):1–108

Meierhofer M, Keller W (1966) Frustration im frühen Kindesalter. Ergebnisse von Entwicklungsstudien in Säuglings- und Kleinkinderheimen. Huber, Bern Stuttgart Wien

Mewis C, Simonsen HP (1968) Katamnesen nach Krankenhausaufenthalten im Säuglingsalter. Prax Kinderpsychol 17:197–205

Montessori M (1966) Über die Bildung des Menschen. Herder, Freiburg

Munro A (1964) Some aetiological factors in depressive illness. Thesis, Glasgow

Munro A (1965) Childhood parentloss in a psychiatrically normal population. Br J Prev Soc Med 19:69–79

Nau E, Cabanis D (1966) Kaspar-Hauser-Syndrom. Münch Med Wochenschr 17:929–931

Neidhardt F (Hrsg) (1975) Frühkindliche Sozialisation. Theorien und Analysen. Enke, Stuttgart

Nissen G (1971 a) Autistische Syndrome. In: Harbauer H, Lempp R, Nissen G, Strunk P (Hrsg) Lehrbuch der speziellen Kinder- und Jugendpsychiatrie, 1. Aufl. Springer, Berlin Heidelberg New York

Nissen G (1971 b) Depressive Syndrome im Kindes- und Jugendalter. Springer, Berlin Heidelberg New York

Nissen G (1973) Hospitalismus. Z Kinder/Jugendpsychiatr 1:5–17

Nissen G (1980) Psychischer Hospitalismus. In: Harbauer H, Lempp R, Nissen G, Strunk P (Hrsg) Lehrbuch der speziellen Kinder- und Jugendpsychiatrie, 4. Aufl. Springer, Berlin Heidelberg New York

Nissen G (Hrsg) (1982) Psychiatrie des Säuglings- und des frühen Kleinkindalters. Huber, Bern Stuttgart Wien

Papousek H (1977) Entwicklung der Lernfähigkeit im Kindesalter. In: Nissen G (Hrsg) Intelligenz, Lernen und Lernstörungen. Theorie, Praxis und Therapie. Springer, Berlin Heidelberg New York, S 75–93

Papousek H, Papousek M (1984) Die Rolle der sozialen Interaktionen in der psychischen Entwicklung und Pathogenese von Entwicklungsstörungen im Säuglingsalter. In: Nissen G (Hrsg) Psychiatrie des Säuglings- und des frühen Kleinkindalters, 2. Aufl. Huber, Bern Stuttgart Wien

Papousek H, Papousek M (1985) Der Beginn der sozialen Integration nach der Geburt. Krisen oder Kontinuitäten? Monatsschr Kinderheilkd 133:425–429

Pechstein J (1974) Umweltabhängigkeit der frühkindlichen zentralnervösen Entwicklung. Thieme, Stuttgart

Pechstein J, Siebenmorgen E, Weitsch D (1972) Verlorene Kinder? Die Massenpflege in Säuglingsheimen. Kösel, München

Peiper A (1928) Die Hirntätigkeit des Säuglings. Springer, Berlin
Peiper A (1961) Die Eigenart der kindlichen Hirntätigkeit, 3. Aufl. Thieme, Leipzig
Pfaundler M von (1899) Über Saugen und Verdauen. Wien Klin Wochenschr 41:1012
Pinneau SR (1955a) The infantile disorder of hospitalism and anaklitic depression. Psychol Bull 52:429–452
Pinneau SR (1955b) Reply to Dr. Spitz. Psychol Bull 52:449–462
Ploog D (1980) Soziobiologie der Primaten. In: Kisker KP, Meyer JE, Müller C, Strömgren E (Hrsg) Grundlagen und Methoden der Psychiatrie. Springer, Berlin Heidelberg New York (Psychiatrie der Gegenwart, 2. Aufl, Bd I/2, S 279–544)
Prugh DG, Staub EM, Samts HH, Kirschbaum RM, Lenthan EA (1953) A study of the emotional reactions of children and families to hospitalisation and illness. Am J Orthopsychiatry 25:70–106
Rabin AI (1965) Growing up in the kibbutz. Springer, New York
Reed GL, Leiderman PH (1983) Is imprinting an approbiate model for human infant attachment? Int J Behav Dev 6:51–69
Reite M, Field T (1985) The psychobiology of attachment and separation. Behavioural biology. Am Intern Series Academic Press, Ontario
Rexford E, Sander L, Shapiro T (1976) Infant psychiatry: the new synthesis. Yale University, New Haven
Rheingold HL (1956) The modification of social responsiveness in institutional babies. Monogr Soc Res Child Dev 21(2):1–48
Ribble M (1943) Disorganizing factors of infant personality. In: Tomkins SS (ed) Contemporary psychology. Harvard Press, Harvard/Mass
Robertson J (1958) Young children in hospital. Tavistock, London
Robertson J (1961) Children in hospital. The Observer, London, pp 22–29
Robertson J (1962) Hospitals and children: a parent-eye view. Gollancz, London
Robertson J, Bowlby J (1952) Responses of young children to separation from their mothers. Courr Cent Ind Enfin 2:131–142
Robertson J, Robertson J (1971) Young children in brief separation. Psychoanal Study Child 26:264–272
Rosenzweig LA, Kaufman IC (1968) Variations in infant development and response to maternal loss in monkeys. Am J Orthopsychiatry 38:418
Rosenzweig MR (1966) Environmental complexity, cerebral change and behaviour. Am Psychologist 21:321
Rosenzweig MR, Bennett EL, Diamond MC (1967) Effects of differential environments on brainanatomy and brainchemistry. In: Psychopathology of mental development. Grune & Stratton, New York
Roy P (1985) Is continuity enough: substitude care and socialisation. Paper presented at the Spring Scientific Meeting child and adolescent psychiatry specialist section Royal College of Psychiatrists, London 1983. Zit nach Rutter M, Hersov L (eds) Child and adolescence psychiatry. Blackwell, Oxford London Edinburgh
Rutter M (1971) Parent-child-separation: effects on the children. J Child Psychol Psychiatry 12:233–260
Rutter M (1972a) Maternal deprivation reassessed. Penguin Books, Harmondsworth
Rutter M (1972b) Maternal deprivation reconsidered. J Psychosom Res 16:241–250
Rutter M (1985) Separation, loss and family relationsship. In: Rutter M, Hersov L (eds) Child and adolescent psychiatry. Modern Approaches, 2nd edn. Blackwell, Oxford London Edinburgh
Sameroff AJ, Kavanoaugh PJ (1979) Early influences on development. In: Osofsky JD (ed) Handbook of infants development. Wiley, New York, pp 344–392
Schaffer HR (1958) Objectiv observations of personality development and early infancy. Br J Med Psychol 31:174–183
Schaffer HR (1976) Mothering. Open Books, London
Schmalohr E (1984) Early mother-child relations and mental health. Wien Med Wochenschr 134(8):187–193
Schmidt-Komer E (Hrsg) (1980) Hygiene in Kinderkollektiven. Volk und Gesundheit, Berlin
Schmitz HA (1962) Der Säugling, ein soziales Wesen. Acta Paedopsychiatry 6:172–178

Schwidder W (1962) Die Bedeutung der frühen Kindheit für die Persönlichkeitsentwicklung. Vandenhoeck & Ruprecht, Göttingen

Seitelberger F (1969) Biologische Entwicklung des Gehirns. In: Schmid F, Asperger H (red. von) Neurologie-Psychologie-Psychiatrie. Springer, Berlin Heidelberg New York (Handbuch der Kinderheilkunde, Bd VIII/1, S 36–59)

Spitz RA (1945) Hospitalism. An inquiry into the genesis of psychiatric conditions in early childhood. Psychoanal Study Child 1:53–74

Spitz RA (1946) Anaclitic depression. An inquiry into the genesis of psychiatric. Psychoanal Study Child 2:313–342

Spitz RA (1946) Hospitalism. A follow-up report on investigation described in vol 1, 1945. Psychoanal Study Child 2:113–117

Spitz RA (1951) The psychogenic diseases in infancy. Psychoanal Study Child 6:255–275

Spitz RA (1962) Der Säugling, ein soziales Wesen. Acta Paedopsychiatr 29:172–178

Spitz RA (1967) Vom Säugling zum Kleinkind. Klett, Stuttgart

Spitz RA, Wolf KM (1946) The smiling response: a contribution to the ontogenesis of social relations. Psychoanal Study Child 2:313

Stolz LM (1954) Father relations of war-born-children. Stanford University Press, Stanford

Stott DH (1956) Effect of separation from the mother and early life. Lancet 270:624–628

Thomas A, Chess S (1984) Genesis and evolution of behavioural disorders: from infancy to early adult life. Am J Psychiatry 141:1–9

Thompson J (1941) Development of facial expression of emotion in blind and seeing children. Arch Psychol 264:1–47

Tizard B (1977) Adoption: a second chance. Open Books, London

Trasler G (1960) In place of parents: study of foster care. Routledge & Kegan Paul, London

Trosche J von (1974) Das Kind als Patient im Krankenhaus. Reinhardt, Basel München

Vaughan GF (1957) Children in hospital. Lancet I:1117–1120

Vikar G (1982) Trauer und Trennung im Kindesalter. Psyche (Stuttg) 36:571–574

Wolkind SN (1974) Sexdifferences in the aetiology of antisocial disorders in children in long-term-residential care. Br J Psychiatry 125:125–130

Woodward J (1959) Emotional disturbances of burned children. Br Med J 5128:1009–1013

Yarrow LJ (1968) The crucial nature of early experience. In: Glass DC (ed) Environmental influences. Rockefeller University Press and Russel Sage Foundation, New York

3. Autistische Syndrome

D. WEBER

INHALTSVERZEICHNIS

A. Allgemeiner Teil

I. Einleitung

Das lawinenartige Anwachsen der Weltliteratur über den frühkindlichen Autismus weist darauf hin, daß eine besondere Faszination von den menschlichen und wissenschaftlichen Problemen dieser Störung ausgeht. Umfangreiche Forschung im Bereich unterschiedlicher Forschungsrichtungen hat zu wichtigen Teilergebnissen geführt, durch die jedoch die Komplexität der anstehenden Probleme in ihrem Umfang gar nicht selten nur offenkundiger geworden ist. Von Ergebnissen der Forschung zu den autistischen Syndromen erhofft man sich auch Erkenntnisse über andere deviante Entwicklungen des Kindesalters sowie zu Problemen der Psychopathologie allgemein. Im Rahmen dieses Kapitels müssen viele interessante Befunde und Hypothesen unberücksichtigt bleiben, es möchte jedoch einen gewissen Einblick vor allem in die neuere Literatur vermitteln und zu einer Vertiefung des dargelegten Wissens anregen.

KANNER, ein amerikanischer Kinderpsychiater, und ASPERGER, ein österreichischer Pädiater, seinerzeit durch Krieg und Ozean voneinander getrennt, beschrieben 1943/44 erstmalig die beiden hier besprochenen autistischen Syndrome des Kindesalters. Ein wachsendes Interesse an psychotischen Zuständen der Kindheit und eine von den Erkenntnissen der Tiefenpsychologie herrührende Hellhörigkeit für emotionale Probleme des Kindesalters waren nach Ansicht ASPERGERS (1960) mitbeteiligt bei der „Entdeckung" der Syndrome. Zweifellos unterliegen auch wissenschaftliche „Entdeckungen" und Ausrichtungen epochalen Einflüssen. In diesem Zusammenhang ist eine wenig beachtete Arbeit von FRANKL (1943) mit dem Thema: "Language and affective contact" von Interesse, die im gleichen Jahrgang von "The Nervous Child" erschien, wie die Arbeit KANNERS. FRANKL beschreibt subtil das Verhalten eines geistig behinderten und schwer kontaktgestörten (autistischen) Jungen mit Tuberöser Sklerose, der auf Menschen so reagierte als seien sie Dinge. Die ersten europäischen Veröffentlichungen über Kinder mit dem Kannerschen Syndrom erfolgten 1952 (VAN KREVELEN) und 1953 (STERN u. SCHACHTER). Die autistische Psychopathie ist lange über den deutschsprachigen Raum hinaus unbeachtet geblieben, obwohl einzelne englischsprachige Arbeiten vorlagen, z. B. von VAN KREVELEN u. KUIPERS (1962) und von BOSCH (1970). Seit einigen Jahren wird das Aspergersche Syndrom aber auch in den englischsprachigen Ländern in die Diskussion über die autistischen Störungen des Kindesalters einbezogen.

II. Nomenklatur

Den Terminus „Autismus" hat E. BLEULER (1911) zur Kennzeichnung bestimmter Verhaltensweisen Schizophrener verwandt. Nach E. BLEULERS Definition beinhaltet Autismus eine „Loslösung von der Wirklichkeit, zusammen mit dem relativen oder absoluten Überwiegen des Binnenlebens". Der Schizophrene zieht sich zurück in eine Welt eigener Willkür, da sein autistisches oder dereierendes

Denken unabhängig ist von logischen Regeln und von affektiven Bedürfnissen gesteuert wird. Autistisches Verhalten findet sich auch beim Gesunden: Beim spielenden Kind, beim Künstler und (Tag-) Träumer. Der Terminus Autismus ist zur Bezeichnung aller möglichen Formen sozialer Anpassungsstörungen verwandt worden. Immer wieder bemühte man sich aber darum, die Definition des Begriffs so zu gestalten, daß sie nur die „mit nichts anderem vergleichbare Vereinzelung des Menschen in der Schizophrenie" (SCHNEIDER 1964, S. 13) umschrieb. Die Diskussion um den Autismus ist bis heute nicht abgerissen.

Da sich die Kinder der beiden autistischen Syndrome des Kindesalters – zumindest primär – nicht aktiv, und auch nicht in eine Phantasiewelt zurückziehen, sondern unfähig bzw. nur eingeschränkt fähig sind zu sozialem Kontakt, trifft die Bezeichnung „autistisch" für sie im Grunde nicht zu. Verschiedene Autoren haben sich aber für die Beibehaltung des Terminus „frühkindlicher Autismus" ausgesprochen, weil er inzwischen weltweit gebräuchlich sei. Das läßt sich auch für den Terminus „autistische Psychopathie" in bezug auf die deutschsprachigen Länder sagen, während die englischsprachigen die Bezeichnung „Aspergersches Syndrom" bevorzugen.

B. Autistische Psychopathie

I. Epidemiologie

1. Häufigkeit

Untersuchungen über die Häufigkeit der autistischen Psychopathie liegen nicht vor. ASPERGER (1968) hält das voll ausgeprägte Bild für selten, Störungen leichten Grades jedoch für recht häufig. Auch wir haben in der Klinik nur selten die Diagnose „Autistische Psychopathie" gestellt. Zweifellos aber gibt es Kinder und Erwachsene mit leichteren Auffälligkeiten, die nie irgendwelche Hilfe beanspruchen.

2. Anteil der Geschlechter

Der Anteil des männlichen Geschlechts unter den autistischen Psychopathen ist extrem hoch. WOLFF u. BARLOW (1979) geben bei 17 untersuchten schizoiden (Aspergersches Syndrom) Personen ein Geschlechtsverhältnis von 9 ♂:1 ♀ an. Zur Erklärung der extrem hohen Rate männlicher autistischer Psychopathen verweisen CULL et al. (1984) auf eine auch schon von ASPERGER (1968) diskutierte Hypothese, nach der schizoide Züge, denen an sich keine pathologische Bedeutung zukommt, die phänotypische Äußerung einer genetischen Determinanten der Schizophrenie darstellen. Die Manifestationen dieser genetischen Determinanten könnten für die beiden Geschlechter unterschiedlich sein, weibliche Personen entfalten anscheinend neurotische Symptome und Reaktionen.

3. Soziale Schicht und Intelligenz der Eltern

Nach den Erfahrungen ASPERGERS gehören die Eltern im allgemeinen zur Oberschicht, und Eltern sowie Voreltern üben nicht selten seit mehreren Generationen
geistige Berufe aus, unter ihnen gibt es Gelehrte und Künstler. Wir haben jedoch
den Eindruck, daß autistische Psychopathen in allen Bevölkerungsschichten zu
finden sind. Untersuchungen fehlen aber auch zu dieser Frage.

II. Klassifikationsprobleme

Das Aspergersche Syndrom ist in den beiden international gebräuchlichen Klassifikationsschemata, und zwar dem multiaxialen Klassifikationsschema für kin-
der- und jugendpsychiatrische Erkrankungen (REMSCHMIDT u. SCHMIDT 1986)
und dem DSM III der "American Psychiatric Association" (1980) nicht erwähnt.
Es wird in letzter Zeit in der englischsprachigen Literatur lebhaft die Frage diskutiert, ob das Aspergersche Syndrom sich nur im Schweregrad vom Kannerschen Syndrom unterscheidet und außerdem, ob es nach dem DSM III den atypischen massiven Entwicklungsstörungen oder der schizoiden Persönlichkeitsstörung zugeordnet werden sollte (KERBESHIAN u. BURD 1986). Im deutschsprachigen Raum hat man – ASPERGER folgend – die autistische Psychopathie meist als
eine Persönlichkeitsstörung angesehen, ist dabei aber seit vielen Jahren von einem
dynamischen, mehrdimensionalen Konzept ausgegangen. Alle derzeitigen Theorien für die Definition der Persönlichkeitsstörungen beinhalten das Zusammenspiel genetischer und peristatischer Einflüsse mit unterschiedlichen Akzenten; die
schizoide Persönlichkeitsstörung ist nicht als Vorstufe zur Schizophrenie aufzufassen (REMSCHMIDT 1985). Wir ordnen die von ASPERGER beschriebenen Kinder
und Jugendlichen den schizoiden Persönlichkeitsstörungen zu, wie auch WOLFF
u. BARLOW (1979). Nach den von REMSCHMIDT (1985) angegebenen Kriterien für
die Diagnose einer Persönlichkeitsstörung im Jugendalter erscheint uns diese
Klassifikation naheliegend, sie ist für die autistischen Psychopathen auch schon
im Schulalter möglich. Es finden sich unter den autistischen Psychopathen Ex-
tremvarianten der schizoiden Persönlichkeit bis hin zu Personen mit nur milden
schizoiden Zügen. Den autistischen Psychopathen kommen wohl doch spezifische Nuancierungen zu.

III. Klinisches Bild

Das klinische Bild des Aspergerschen Syndroms variiert nach Schweregrad, phasenspezifischer Pointierung, hinzukommenden psychoreaktiven Symptom-Ver-
dichtungen und Gesamtpersönlichkeit. Obwohl die individuellen Unterschiede
groß sind, findet sich doch eine erstaunliche Übereinstimmung des psychopathologischen Bildes in vielen Einzelheiten.

*1. Beziehungsstörung vor allem zur personalen, aber auch zur dinglichen Umwelt
und zu sich selbst:* Die autistischen Psychopathen sind nur begrenzt fähig zu so-

zialen Kontakten. Es ist für sie schwierig, sich auf Personen und soziale Situationen einzustellen, und sie haben kein Gefühl für persönliche Distanz. Beim Durchsetzen ihrer Absichten und Wünsche verhalten sie sich rücksichtslos und zwanghaft. Sie stecken voller Widersprüche, sind z. B. sowohl suggestibel als auch starrköpfig beharrend, sowohl mißtrauisch als auch naiv und unbekümmert. Sie können ihre Schwierigkeiten gelegentlich verstandesmäßig erkennen und sich bemühen, ihr Verhalten zu ändern, aber ihr Vorgehen ist dabei von vorneherein ungeeignet. Häufig sehnen sie sich nach Kontakten (auch mit dem anderen Geschlecht), wissen aber nicht, wie sie Freundschaften gewinnen oder stabil erhalten können. Die Kinder und Jugendlichen kommen besser mit Erwachsenen als mit ihresgleichen aus. ASPERGER (1968, S. 193) betont, daß die Kinder in ihrer Emotionalität qualitativ anders sind, „im Gemüt disharmonisch, oft voll überraschender Widersprüche" und sehr wohl tiefer Gefühlsbindungen fähig. Auch ihre Beziehungen zu Dingen wirken gestört. Die Kinder nehmen Dinge oft nur ganz selektiv zur Kenntnis und haben nicht selten an bestimmte, zum Teil absonderliche Einzeldinge fetischhaft enge Bindungen.

2. *Sprachbesonderheiten:* Im allgemeinen entwickelt sich die Sprache frühzeitig, und es entsteht rasch eine nach Grammatik und Wortwahl gute Sprache, oft mit originellen Wortschöpfungen, sie ist jedoch in der kommunikativen Funktion gestört. Die autistischen Psychopathen reden, wann es ihnen gefällt und über Themen, die sie interessieren, ohne Anpassung an die Zuhörer. Sie können lange Selbstgespräche führen, wiederholen auch Fragen und Sätze in einer stereotypen Weise. Oft finden sich Besonderheiten der stimmlichen Qualitäten der Sprache.

3. *Auffälligkeiten der nichtverbalen Kommunikation:* Der Blick kann nichtsehend wirken, meist fehlt ihm das wache Interesse am menschlichen Gegenüber. Der Blickkontakt kann selten oder flüchtig sein. Mimik und Gestik sind wenig differenziert und oft unangemessen.

4. *Besonderheiten der Intelligenz:* Autistische Psychopathen sind nur begrenzt fähig, aus Erfahrungen zu lernen. Meist haben sie eine gute bis überdurchschnittliche Intelligenz, es können gelegentlich aber auch Intelligenzschwächen vorkommen. Die Frage nach einer charakteristischen Intelligenzstruktur ist noch nicht beantwortet, da umfangreichere Untersuchungen ausstehen. Die von WOLFF u. BARLOW (1979) sowie von WURST (1981) gewonnenen Ergebnisse differieren. Jedenfalls aber findet sich im Wechsler-Intelligenz-Test nicht das für die frühkindlichen Autisten charakteristische Profil.

5. *Ritualistische Phänomene und Veränderungsängste:* Bewegungsstereotypien können vor allem bei jüngeren Kindern auffallen, nach ASPERGER sind sie oft zu beobachten, nach unseren Erfahrungen kommen sie jedenfalls bei einigen Prob. vor, während WOLFF u. BARLOW (1979) motorische Stereotypien bei ihren Prob. nicht feststellten. Zwanghaft festgehaltene Ordnungen und eine allgemeine Pedanterie lassen sich bis ins Erwachsenenalter nachweisen. Beeindruckend sind die oft massiven Heimwehreaktionen dieser Kinder, die zum Teil aus der zwanghaften Bindung an das häusliche Milieu entstehen, jedoch können auch echte Gefühle der Verlassenheit hinzukommen.

6. Sensorielle Besonderheiten: Fast regelmäßig finden sich Zu- und Abneigungen auf dem Gebiet des Geschmacks- aber auch des Geruchssinnes, Abneigungen gegen bestimmte Berührungsempfindungen (z. B. Pelz, Watte, Wolle), oft auch gegenüber Berührung durch andere Personen. Geräusch- und Lärmempfindlichkeiten lassen sich feststellen; hierher gehört auch die häufig anzutreffende betonte Angst vor Hunden (Angst davor, von ihnen bellend angesprungen zu werden).

7. Motorische Besonderheiten: Abgesehen von den bereits erwähnten motorischen Stereotypien fallen eine meist erhebliche allgemeine motorische Ungeschicklichkeit und dyspraktische Störungen auf. Die motorischen Besonderheiten hochgradig sehschwacher bzw. blinder Kinder sind nicht zu beobachten (s. Abschn. C.III.1).

8. Sonderinteressen: Viele Kinder haben ein eng umgrenztes, manchmal realitätsfernes und praktisch nicht brauchbares Sonderinteresse, das hypertrophisch entwickelt ist. Hierzu siehe die anschaulichen Schilderungen NISSENs (1980, S. 384). Über diese Sonderinteressen können die Kinder zu verworrenen, aber auch zu originellen Erkenntnissen und Hypothesen gelangen.

9. Störungen des Lernens und der Aufmerksamkeit: Die autistischen Psychopathen produzieren vor allem spontan, aus sich heraus und sind oft nur in begrenztem Maße zu motivieren. Sie zeigen eine Störung der aktiven Aufmerksamkeit, d. h. sie sind von innen her ablenkbar durch ihre eigenen Einfälle und Impulse und sind nicht geneigt, ihre Aufmerksamkeit auf das zu richten, was die Außenwelt von ihnen verlangt. Sie zeigen daher in der Schule oft schwere Lernstörungen.

10. Aggressive Tendenzen: Es kann bei Kritik, Einschränkungen und Anforderungen zu massiven Wutanfällen dieser Kinder kommen. Außerdem sind sie schadenfroh, haben manchmal eine direkt übermäßige Freude am Ärger der anderen und versuchen den Ärger gelegentlich durch eigene Aktivitäten zu schüren. Über autoaggressive Tendenzen finden sich in der Literatur keine Angaben.

11. Neurologische Befunde: So gut wie immer fallen eine betonte motorische Ungeschicklichkeit und dyspraktische Störungen auf. Angaben über neurologische Befunde bei größeren untersuchten Kollektiven finden sich nicht in der Literatur. Über ein vermehrtes Auftreten von epileptischen Anfällen wird nicht berichtet, entspricht auch nicht unseren Erfahrungen.

Genau beobachtende Mütter können bei ihren Kindern mit Aspergerschem Syndrom auch schon in der frühen Kindheit Verhaltensbesonderheiten feststellen. Massivere Schwierigkeiten entstehen aber erst, wenn sich die Kinder in eine größere Gruppe Gleichaltriger einordnen sollen und die Umgebung beginnt, ihnen die Anerkennung von sozialen Regeln für ihr Verhalten abzuverlangen, d. h. also mit dem Eintritt in den Kindergarten und vor allem in die Schule. Die Kinder werden oft von Schulkameraden gehänselt und angegriffen, sind aber unfähig, sich angemessen zu verteidigen.

In der älteren Literatur finden sich vereinzelt Fallschilderungen, die hier von Interesse sind. Die von ROBINSON u. VITALE (1954) beschriebenen 3 Kinder mit

zirkumskripten Sonderinteressen lassen sich den autistischen Psychopathen zuordnen, leider fehlen Angaben zum Entwicklungsverlauf in der frühen Kindheit.
Auch die 1926 von SSUCHAREWA (psychoneurologische Kinderklinik in Moskau)
subtil beschriebenen 6 „schizoiden Psychopathen" im Kindesalter haben große
Ähnlichkeit mit den autistischen Psychopathen ASPERGERs bzw. den Kannerschen Autisten mit guter Intelligenz. Nach SSUCHAREWA besitzen die schizoiden
Psychopathen eine normale bis überdurchschnittliche Intelligenz, kommen aus einem „intelligenten Familienmilieu" und zeigen folgende Auffälligkeiten: autistische Einstellung, Abgeflachtheit der Gefühle, Neigung zu abstraktem und sche-
matischem Denken, zu Zwangszuständen, impulsiven und absurden Handlungen, erhöhter Suggestibilität und stereotypen Wortneubildungen. Immer finden
sich eine ungenügend modulierte Sprache, eine betonte motorische Ungeschicklichkeit und Plumpheit, eine Schwäche der Mimik und Gestik, gelegentlich eine
Empfindlichkeit gegenüber Schallreizen und außerdem eine Befähigung zur
Selbstanalyse und Kritik. Die 6 Knaben, im Alter zwischen 10 und 13 Jahren bei
der Erstuntersuchung, wurden von SSUCHAREWA während einiger Jahre beobachtet. Alle zeigten ein ständiges Fortschreiten und Reifen der Persönlichkeit. Die
Besonderheiten der Motorik (einschließlich Schwäche der Mimik und der Ausdrucksbewegungen) sind nach SSUCHAREWA das hervorragende Merkmal für die
differentielle Diagnostik und könnten, bei Bestätigung an größeren klinischen
Gruppen, ein Hinweis auf eine „Anomalie der Entwicklung bestimmter Hirnsy-
steme" (S. 257) sein.

IV. Differentialdiagnose

Das wichtigste Abgrenzungsproblem besteht gegenüber dem *frühkindlichen Autismus*. Diese Frage hat in den letzten Jahren durch mehrere englischsprachige Arbeiten (WING 1981 b; WOLFF u. BARLOW 1979; u. a.) erneut Aktualität gewonnen.
Im deutschsprachigen Raum ist die Frage der Abgrenzung schon früh diskutiert
worden, und manche Autoren haben zwar eine Polarisierung der Symptomatik
in den genannten Syndromen gesehen, aber auch fließende Übergänge. ASPERGER
selbst betont immer wieder, daß die beiden Kindergruppen zwar sehr verschieden
sind in ihrem Intelligenz- und Persönlichkeitsniveau, aber doch „erstaunliche
Übereinstimmungen... in zentralen Zügen wie in kleinen Einzelheiten" zeigen
(ASPERGER 1968, S. 142). Zwischen den Syndromen scheinen jedoch 3 wesentliche
Unterschiede zu bestehen: 1. fehlt den Aspergerschen Autisten die charakteristische Sprachentwicklungsstörung der Kannerschen Autisten (die Sprache ist allerdings auch von Anfang an in der kommunikativen Funktion gestört), 2. findet
sich bei den Aspergerschen Autisten im Wechsler-Intelligenz-Test nicht das charakteristische Intelligenzprofil der Kannerschen Autisten und 3. ist die autistische Psychopathie eine Persönlichkeitsstörung mit statischen Wesenszügen, die
sich nur quantitativ verändert, auch in bezug auf die Alterstypik. KANNER dagegen beschreibt einen Krankheitsprozeß, der durch den Verlauf charakterisiert ist
(ASPERGER 1968; VAN KREVELEN u. KUIPERS 1962; CULL et al. 1984). Allerdings
sind, von einem durchschnittlichen IQ an, Kannersche Autisten im Jugend- und
Erwachsenenalter nach ihrem Verhalten meist nicht mehr von Aspergerschen Au-

tisten zu unterscheiden (Sonderinteressen und Intelligenzstruktur – s. Abschn.
C.III.1 – eingeschlossen). Wenn den Eltern der Jugendlichen mit Kannerschem
Syndrom die frühe Kindheitsanamnese aber nur noch lückenhaft und ungenau
erinnerlich ist, kann es sein, daß die Diagnose des Aspergerschen Syndroms bei
ihren Kindern gestellt wird, was sicher nicht selten geschehen ist. So findet sich
unter den von WING (1981 b) beschriebenen 6 Patienten mit Aspergerschem Syndrom einer, der „zunächst klassisch autistisch war und dann das charakteristische
Aspergersche Syndrom entwickelte" (S. 128). Da der typische Aspergersche Au-
tist keine sprachbezogene kognitive Behinderung zeigt (s. auch Fall-Studie von
NAWSON et al. 1985), diese aber zu den Hauptsymptomen des Kannerschen Syndroms (und auch zu der von WING beschriebenen Triade – s. Abschn. C.III.1) gehört, ist das Aspergersche Syndrom u. E. als eine autistische Sonderform anzusehen und nicht als eine Untergruppe des Kannerschen Syndroms. Trotzdem besteht aber zwischen beiden Syndromen eine frappierende Ähnlichkeit. Diese Feststellung ist insofern von Bedeutung, weil die sprachbezogene kognitive Behinderung von manchen Forschern als die für den Autismus wesentlichste angesehen
wird.
    Lediglich bei 2 der über 400 von ASPERGER untersuchten Kinder mit autisti-
scher Psychopathie entstand eine *schizophrene Psychose*. ASPERGER hält das Syndrom nicht für ein Vorstadium der Schizophrenie. Unter unseren Patienten waren
es auch nur einzelne, die eine schizophrene Psychose entwickelten (WEBER 1979)
oder deren psychopathologisches Bild im Laufe der Entwicklung sehr schizophre-
nienahe wirkte (DAUNER u. MARTIN 1978).

V. Ätiologie und Genese

Nach der Ansicht ASPERGERs (1968) spielt bei der Entstehung der autistischen
Psychopathie ein genetischer Faktor die entscheidende Rolle. Eine sichere Abgrenzung von Anlage und Umwelteinflüssen ist aber nicht möglich, und auch
wenn man annimmt, daß einem genetischen Faktor bei der Entstehung des Aspergerschen Syndroms eine Bedeutung zukommt, bleibt die entscheidende Frage,
nämlich was eigentlich vererbt wird, offen. Wie ASPERGER berichtet, waren bei
männlichen Verwandten im weiten Erbumkreis der Kinder mit autistischer Psychopathie vielfach ähnliche Persönlichkeitszüge, aber auch das voll ausgeprägte
Bild der autistischen Psychopathie, zu finden. Dieses konnte ASPERGER bei keinem Mädchen beobachten, jedoch zeigten einzelne Mütter betont autistisches
Verhalten. ASPERGER erklärt die Störung aus einer Desintegration zwischen intellektuellen und emotionalen Bereichen der Persönlichkeit und spricht von einer
„Extremvariante des männlichen Charakters" (übersteigerter Intellektualismus,
gestörte Instinktfunktion). Damit definiert er die Psychopathie als eine in der Anlage gegebene Extremvariante, durch die gegebenenfalls normwidriges Verhalten
entstehen kann. Offenbar ohne Kenntnis dieser Hypothese ASPERGERs hat sich
WING (1981 c, zit. nach COLEMAN u. GILLBERG 1985) entsprechend geäußert: Autismus könnte als eine „Übertreibung normaler männlicher Grundzüge" angesehen werden. Die bisherigen chromosomalen Befunde stimmen mit dieser Hypothese überein (COLEMAN u. GILLBERG 1985), sie zeigen eine „Einschränkung" des

Einflusses der weiblichen Chromosomen entweder durch Defekte oder durch
„Steigerung" des Einflusses des Y-Chromosoms (XYY-Syndrom, lange Y-Chromosomen). Fundamental ist für VAN KREVELEN u. KUIPERS (1962) bei der autistischen Psychopathie eine Störung der intuitiven Fähigkeiten. Die Kontaktnahme
des autistischen Psychopathen ist eine verstandesmäßige, er kann die Gefühle anderer nicht perzipieren und ist daher unfähig zu einer angepaßten gefühlsmäßigen
Interaktion.

Ungeklärt ist auch, ob und inwieweit zerebralorganische Schäden, Stoffwechselstörungen oder Chromosomenaberrationen bei der Entstehung des psychopathologischen Bildes beteiligt sein können. Über das gemeinsame Vorkommen von
Aspergerschen Syndrom und Tourette-Syndrom bei 3 Kindern haben kürzlich
KERBESHIAN u. BURD (1986) berichtet, außerdem auch über 4 Kinder mit Tourette-Syndrom und Kannerschem Syndrom. Zu berücksichtigen ist jedoch, daß diese
Beobachtungen in einer großen Spezialklinik für Tic-Störungen in USA gemacht
wurden.

VI. Therapie

Die diagnostische Einordnung des Aspergerschen Syndroms bei den Persönlichkeitsstörungen beinhaltet nicht ein Infragestellen der Wirksamkeit von Erziehung
und Therapie. Selbst ein gewichtiger genetischer Faktor bei der Entstehung einer
Störung schließt nicht ihre Therapierbarkeit aus, denn immer entsteht das Verhalten aus sich verzahnenden konstitutionellen und peristatischen Einflüssen. Zu bedenken ist auch, daß ein primär verhaltensauffälliges Kind durch die vermehrt
entstehenden Konflikte mit seiner Umwelt zu sekundären Neurotisierungen
neigt. Daher ist schon aus präventiven Gesichtspunkten eine möglichst frühzeitig
einsetzende beratende Betreuung der Familien dringend wünschenswert, ggf.
auch eine langfristige Therapie ihres gestörten Kindes. Für alle beteiligten Erzieher und Therapeuten ist ein subtiles Wissen um die spezifischen Besonderheiten
dieser Kinder, ihrer Fähigkeiten und ihrer Behinderungen von zentraler Bedeutung. Erziehungs- und Behandlungsplan müssen angepaßt werden an das jeweilige Kind unter Berücksichtigung seines (sich wandelnden) gesamten Reifungszustandes. Die Erziehung eines Kindes mit Aspergerschem Syndrom sollte ebenso
wie diejenige eines Kindes mit Kannerschem Syndrom eine strukturierende Ausrichtung haben. Verhaltenstherapeutischen Aspekten kommt dabei eine Bedeutung zu. Da den Eltern immer ein langes Durchhalten abverlangt wird, muß die
Beratung auch stützende Funktionen einschließen. Im Jugend- und Erwachsenenalter entstehen bei den autistischen Psychopathen neue Schwierigkeiten mit
der Umwelt, die ganz denjenigen der frühkindlichen Autisten mit leicht unterdurchschnittlicher bis überdurchschnittlicher Intelligenz entsprechen. Wir verweisen daher auf Abschn. C.VII. Da von klein auf motorische Auffälligkeiten,
dyspraktische Störungen und auch sensorielle Besonderheiten festzustellen sind,
sollte frühzeitig eine sensomotorische Übungsbehandlung einsetzen.

VII. Prognose

Meist vermögen sich autistische Psychopathen im Erwachsenenalter sozial besser anzupassen, und zwar durch den gereiften Intellekt sowie dadurch, daß eine Verständigung auf rationaler Ebene unter Erwachsenen leichter gelingt und daß in manchen Berufen verstandesmäßige Anforderungen vorherrschen. Hinzu kommt bei nicht wenigen wohl doch eine gewisse Reifung des Einfühlungsvermögens, auf jeden Fall aber des rationalen Verständnisses für soziale Situationen. Es muß noch einmal betont werden, daß Personen mit Aspergerschem Syndrom durchaus tiefer Gefühle fähig sind und menschliche Bindungen einzugehen vermögen. Meist bleiben sie aber schwierig für ihre nächsten Angehörigen, vermehrt angewiesen auf Verständnis und Toleranz. Die berufliche Eingliederung gelingt bei vielen recht gut, vor allem in solchen Berufen, in denen eine soziale Interaktion nur begrenzt gefordert wird. Manche kommen zu außergewöhnlichen Leistungen in hochgestellten Berufen. Einige aber bleiben zeitlebens Eigenbrötler und Einzelgänger, seltsame Spintisierer, verschrobene Dissoziale.

C. Frühkindlicher Autismus

I. Epidemiologie

1. Häufigkeit

Nach 4 epidemiologischen Untersuchungen, die eine gute Übereinstimmung zeigen (GILLBERG 1984), beträgt die Prävalenzrate etwa 4–5 Kinder (5–15 Jahre) mit autistischen Zustandsbildern (typisches und etwas weniger typisches psychopathologisches Bild) auf 10000 und etwa die Hälfte für das Kernsyndrom allein. Das Kannersche Syndrom ist also eine relativ seltene Störung.

2. Anteil der Geschlechter

Nach den Angaben in der Literatur besteht beim frühkindlichen Autismus eine deutliche Überrepräsentation der Jungen. Folgende Verhältniszahlen werden u. a. angegeben: DeMYER (1986) = 3 : 1; GILLBERG (1984) = 3,3 : 1. Eine Erklärung für den hohen Anteil der Jungen unter den autistischen Kindern steht noch aus, er ist jedenfalls unter autistischen Kindern mit schwerer Behinderung am geringsten (s. Abschn. C.III.2). Auch bei der frühkindlichen Hirnschädigung ist eine Überrepräsentation der Jungen festzustellen, angegeben jedoch meist in einem Verhältnis unter 2 : 1. Als Ursache wird u. a. eine höhere zerebrale Empfindlichkeit (LIEPMANN 1979, S. 126) diskutiert.

3. Soziale Schicht und Intelligenz der Eltern

Nach den meisten frühen Untersuchungen von Gruppen autistischer Kinder gehören die Eltern vorwiegend zu den höheren sozialen Schichten. Es ist aber wiederholt die Frage aufgeworfen worden, ob diese Befunde nicht selektionsabhängig sind (WING 1980; u. a.). Inzwischen gibt es eine beträchtliche Anzahl an Untersuchungen, die zu einem gegensätzlichen Ergebnis kommen (GILLBERG u. SCHAUMANN 1982; TSAI et al. 1982; WEBER 1970; WING 1980; u. a.).

II. Klassifikationsprobleme

Das Kannersche Syndrom findet seine Zuordnung heute meist bei den Psychosen. Dieser Begriff ist nicht genau definiert und wird für die Bezeichnung sehr unterschiedlicher psychopathologischer Bilder verwandt. Nach STUTTE (1975) sollten folgende Kriterien für die Verwendung des Begriffs vorausgesetzt werden: 1. ein „Knick" in der Persönlichkeitsentwicklung, 2. massive Störungen des Ich-Gefüges und ein Abbruch der Sinnkontinuität des bisherigen psychischen Seins, 3. abnorme Erlebnisreaktionen, 4. psychotische Pfropfsymptome, meist episodischer Natur (bei Schwachsinn, Epilepsie u. a.). Für den frühkindlichen Autismus aber fehlt zumeist ein Hauptkriterium, nämlich der „Knick in der Lebenslinie". Um der kinderpsychiatrischen Verständigung willen – so betont STUTTE – bedarf der Begriff Psychose einer „epochalbezogenen terminologischen Präzisierung" (1975, S. 108). Nach dem Multiaxialen Klassifikationsschema (MAS) wird der frühkindliche Autismus unter die „typischen Psychosen des Kindesalters" eingeordnet, nach dem DSM III unter die „massiven Entwicklungsstörungen".

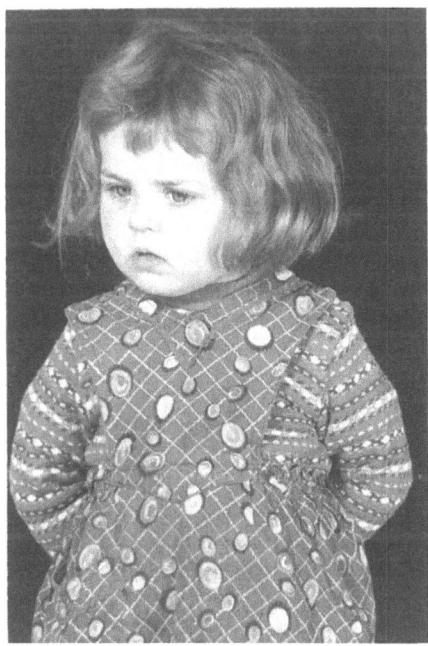

Abb. 1. Cornelia, 2 Jahre, 9 Monate alt, frühkindlicher Autismus. Der Blick ist häufig nicht auf die Umwelt gerichtet. (Aus WEBER 1970)

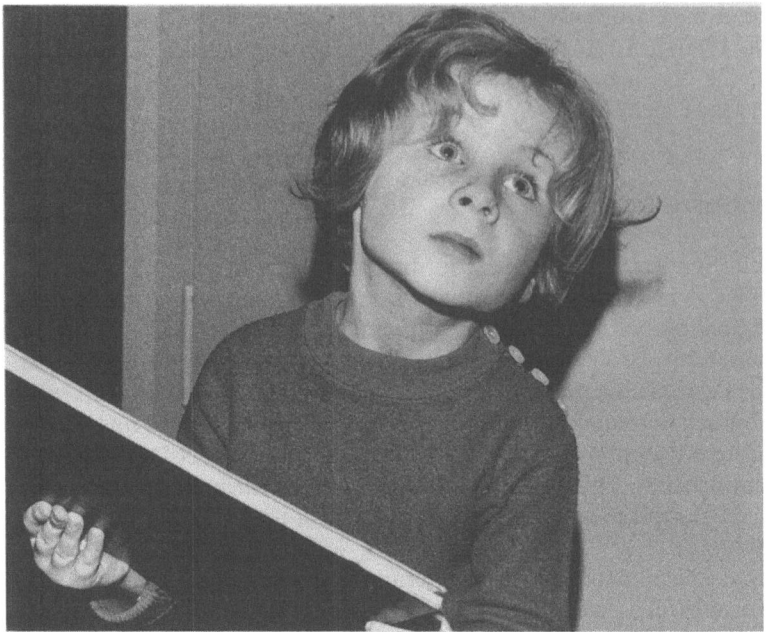

Abb. 2. Monika, 5 Jahre, 7 Monate alt, frühkindlicher Autismus. Das Kind hält ein Bilderbuch in der Hand. Der Blick geht in leere Fernen

III. Klinisches Bild

1. Das psychopathologische Syndrom und seine Umgrenzung

Der frühkindliche Autismus ist ein vom Verhalten her definiertes, also ein psychopathologisches Syndrom. Die Symptome sind meist am charakteristischsten zwischen dem 3. und 6. Lebensjahr, unterliegen aber auch schon in dieser Zeit mehr oder weniger intensiven Wandlungen (WEBER 1970). So entstehen z. B. Veränderungsängste in der Regel erst vom 2. Lebensjahr an (wenn die Kinder gewisse Beziehungen zu ihrer Umwelt aufgenommen haben), und viele Besonderheiten können im Ausprägungsgrad nach dem 6. Lebensjahr nachlassen, vor allem bei den weniger gestörten Kindern. Daher sind die ersten Lebensjahre für die Stellung der Diagnose entscheidend. Es ist immer wieder faszinierend zu beobachten, wie jedes Symptom bei jedem einzelnen Kind eine eigene Ausprägung hat. Die Veränderungsängste z. B. beziehen sich auf die für das jeweilige Kind „subjektiv bedeutsamen Umweltgegebenheiten" (WEBER 1970, S. 35). Die Diagnose des frühkindlichen Autismus wird erschwert durch die entwicklungsphasischen Wandlungen des psychopathologischen Bildes (man ist z. B. in bezug auf die für die Diagnose entscheidenden frühen Kindheitsjahre nicht selten nur auf die Angaben der Eltern angewiesen); den sehr unterschiedlichen Schweregrad der Störung und durch vielerlei, nicht bei allen Kindern zu beobachtende Symptome.

Mit dem Multiaxialen Klassifikationsschema und dem DSM III sind vor allem die internationale Verständigung, der Vergleich von Forschungsergebnissen und die Durchführung multizentrischer Studien erleichtert worden, außerdem regen die diagnostischen Schemata wichtige Auseinandersetzungen im Rahmen klinischer Arbeit und Forschung an. Im Hinblick auf die psychiatrischen Diagnosenschemata spricht JASPERS (1965) von der „fruchtbaren Bedeutung der Unstimmigkeiten" (S. 514), da uns durch sie unser Erkenntnisstand bewußt werde.

Diagnostische Kriterien des frühkindlichen Autismus nach dem DSM III:
[Die Definition des Syndroms nach den beiden genannten Klassifikationsschemata entspricht der diagnostischen Liste RUTTERS (1978) und damit auch der, allerdings erweiterten, von KANNER.]

1. Beginn vor dem Alter von 30 Monaten.
2. Grundlegender Mangel an Reaktionen auf andere Menschen (Autismus).
3. Große Defizite in der Sprachentwicklung.
4. Wenn die Sprache vorhanden ist, sind eigentümliche Sprachmuster wie etwa prompte oder verzögerte Echolalie, metaphorische Sprache und Pronomen-Umkehr zu beobachten.
5. Bizarre Reaktionen auf verschiedene Aspekte der Umgebung, z. B. Widerstand gegen Veränderungen, eigentümliche Interessiertheit an bzw. Beziehung zu belebten oder unbelebten Objekten.
6. Fehlen von Wahnphänomenen, Halluzinationen, Lockerung der Assoziationen und Zerfahrenheit wie bei Schizophrenie.

Für forscherische und klinische Anliegen sind verschiedene Diagnose- und Beobachtungsskalen entwickelt worden. Literatur zu diesen Skalen und kritische Stellungnahme s. FREEMAN u. RITVO (1982); ROUTH (1986) sowie SCHOPLER u. REICHLER (1981).

Die sensoriellen Auffälligkeiten werden nach dem DSM III zu den Nebenmerkmalen gerechnet. Verschiedene Autoren (FREEMAN; ORNITZ; RITVO; COLEMAN; GILLBERG; WEBER) rechnen jedenfalls die sensoriellen Störungen ebenfalls zu den Hauptsymptomen, da sie bei allen autistischen Kindern ausgeprägt und zumindest über längere Entwicklungszeiten zu finden sind sowie nach Vermutungen dieser Autoren kausale Mechanismen widerspiegeln. Ich habe erstmalig darauf aufmerksam gemacht, daß sich bei autistischen Kindern mit regelrechtem ophthalmologischen Befund nicht selten die motorischen Besonderheiten hochgradig sehschwacher oder blinder Kinder beobachten lassen, einschließlich des für diese Kinder so charakteristischen Symptoms des Augenbohrens (WEBER 1970). Diese und andere Stereotypien autistischer Kinder lassen sich als Selbststimulation von Sinnesbereichen deuten (s. Abb. 3). Den ebenfalls nicht selten zu beobachtenden Zehengang autistischer Kleinkinder habe ich aus einer Fixierung normaler motorischer Entwicklungsabläufe erklärt (WEBER 1970, 1977). Viele Verhaltensweisen der Kinder mit Kannerschem Syndrom sind auch bei normalen Kindern in einem Stadium ihrer Entwicklung zu beobachten (z. B. Echolalie, Angst vor dem Ungewohnten), beim autistischen Kind sind sie jedoch verschoben in bezug auf den Zeitpunkt des Auftretens, auf die Dauer und Intensität ihres Auftretens und außerdem stets eingefügt in ein pathologisches Entwicklungsge-

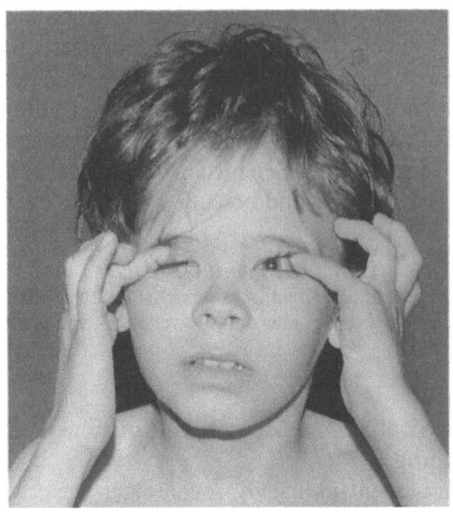

Abb. 3. Augenbohren (digito-okuläres Phänomen) eines Schulkindes mit frühkindlichem Autismus. Ophthalmologischer Befund o. B. (Aus WEBER 1985)

samt. Es gibt jedoch auch Verhaltensweisen, die nicht nur das Ergebnis verzögerter Entwicklung zu sein scheinen. Diese Probleme werden seit Jahren diskutiert
(WENAR et al. 1986). Eine ausführliche Merkmalsliste des Kannerschen Syndroms
findet sich bei WEBER (1985).

Schwerwiegend für die Forschung erweist sich die ungelöste Frage nach der
Umgrenzung des Kannerschen Syndroms, d. h. auch die Frage, ob bzw. inwieweit
ihm eine eigenständige Position zugeschrieben werden kann. Der klinisch erfahrene Kinderpsychiater kann zwar bestätigen, daß dem Kannerschen Syndrom
Gestaltqualität inhärent ist (COLEMAN u. GILLBERG 1985, S. 33), jedoch werden
damit nicht die forscherischen Probleme unwichtig. Es lassen sich z. B. Kinder beobachten, die nicht alle Hauptsymptome des frühkindlichen Autismus zeigen
oder einzelne Symptome in einer ungewöhnlich geringen Ausprägung oder auch
Kinder mit dem Kern-Syndrom und einem späteren Erkrankungsalter. Diese
Kinder werden sehr unterschiedlich bezeichnet, z. B. „Kinder mit autistischen Zügen" oder „Kinder mit anderen Psychosen". Bei ihren epidemiologischen Untersuchungen zum Autismus hat WING (1981 a/b) festgestellt, daß einzelne Behinderungen dazu neigen, gebündelt vorzukommen, und zwar die Behinderung oder
das Fehlen 1. der sozialen Interaktion, 2. des Verständnisses und des Gebrauchs
verbaler und nicht-verbaler Kommunikation und 3. der flexiblen, kreativen Tätigkeit (statt dessen Vorhandensein repetitiver Stereotypien). Da für alle Personen, bei denen sich diese „Triade" findet, die gleichen sozialen und intellektuellen
Probleme bestünden, sei bei ihnen auch dieselbe Art strukturierter Erziehung erforderlich. Die Triade wird von WING zentral bei ihren Forschungen einbezogen.
Sie hält es für möglich, daß dieser Triade die Behinderung oder Abwesenheit einer
Basis-Fähigkeit zugrunde liegt, nämlich Erfahrung aktiv herauszufinden und zu
begreifen, z. B. auch die Erfahrung, daß Menschen anders sind als der Rest der
Umwelt und von spezieller Bedeutung. Die Einstufung des kindlichen Autismus
als spezifischen Zustand betrachtet WING als nicht nützlich.

DeMyer et al. (1981) haben betont, daß sich die Kannerschen Kriterien als täuschend einfach herausgestellt hätten und daß sie in Wirklichkeit komplizierte diagnostische Konstrukte seien, von denen uns adäquate universale operationale Definitionen fehlten. Kürzlich haben mehrere (vorwiegend amerikanische und einzelne englische) Wissenschaftler die diagnostischen Kriterien des Autismus und verwandter Störungen erneut diskutiert, operationale Definitionen der Verhaltensweisen gefordert sowie die Anliegen der Forschung in weitem Umfang abgesteckt (Denckla 1986). Das zentrale Charakteristikum des „autistischen Spektrums" war für alle Wissenschaftler die deviante – und nicht nur entwicklungsverzögerte – soziale Ansprechbarkeit und interaktionale Akkomodation sowie die Dissoziation in den Entwicklungsabläufen. Es ging den Wissenschaftlern auch um eine kritische Auseinandersetzung mit der Liste der Hauptmerkmale des DSM III. Durch das Fehlen einer objektiven Validierung des Syndroms sei es verfrüht, zu rigide bei der Beachtung der syndromischen Umgrenzung für Forschungsarrangements zu sein. Es bleibt abzuwarten, ob die von produktiver Kritik angeregten Forschungsplanungen zu mehr Klarheit führen werden.

Erstaunlicherweise wurde die auffällige Sprechstimme der autistischen Kinder lange nur wenig beachtet, und ein forscherischer Ansatz blieb aus. Es ergibt sich aber durchaus die Frage, ob diese eigenartige Stimm-Störung eine diagnostische Wertigkeit haben könnte. Jetzt liegt endlich ein erster Forschungsbericht vor (von Benda 1984). Die Forschung erfolgte in Zusammenarbeit von Max-Planck-Institut in München und Institut für Phonetik und sprachliche Kommunikation der Universität.

2. Intelligenz

Während die intellektuelle Behinderung der frühkindlichen Autisten von Kanner und vielen Forschern nach ihm für sekundär angesehen wurde („emotionale Sperre"), ist heute geklärt, daß es sich um echte Defekte handelt. Darauf weisen u. a. folgende Befunde hin: Die Konstanz der IQ-Werte entspricht derjenigen normaler Kinder (Einschränkung s. u.); unter einer Besserung der Beziehungsstörung kommt es nicht gleichzeitig auch zu einem Ansteigen der IQ-Werte; es finden sich meist charakteristische kognitive Schwächen und Stärken, und zwar lösen autistische Kinder am schlechtesten Aufgaben, die abstraktes Denken, Symbolverständnis oder die Fähigkeit zu logischen Schlußfolgerungen erfordern, und am besten solche, die manipulative, visuell-räumliche Fähigkeiten oder mechanische Gedächtnisleistungen voraussetzen. Daher haben Kinder mit Kannerschem Syndrom beim Verbalteil des Wechsler-Tests häufig die schwächsten Leistungen in dem Untertest Allgemeines Verständnis, die besten im Zahlennachsprechen; beim Handlungsteil liegen die Spitzen der Werte meist im Mosaik-Test und Figurenlegen, dagegen finden sich besonders schwache Leistungen im Zahlen-Symbol-Test (Wassing 1965). Es werden jedoch auch einzelne Kinder mit dem typischen psychopathologischen Bild und höherem Verbal-IQ beschrieben (Petty et al. 1984; Rumsey et al. 1985; Weber 1987 b), eine Beobachtung, die eine Heterogenität der Struktur neuropsychologischer Defizite vermuten läßt. Die intellektuelle Entwicklung autistischer Kinder verläuft also außerordentlich ungleichmäßig. In den

Bereichen ihrer besseren Befähigungen entwickeln autistische Kinder, Jugendliche und Erwachsene nicht selten besondere Interessen und Fähigkeiten, sind dabei aber – abgesehen von einigen Ausnahmen durchschnittlich bis überdurchschnittlich Begabter – nicht kreativ (WASSING u. VAN KREVELEN 1968; GOLDBERG 1987; WEBER 1987 b). Vor allem die Eltern werden durch die Inseln besserer intellektueller Entwicklung bei ihren autistischen Kindern nicht selten dazu verleitet, eine insgesamt gute Leistungsdisposition anzunehmen, die nur durch geeignete Methoden zur Entfaltung gebracht werden müsse. Bei den frühkindlich autistischen Kindern mit einem IQ > 50 besteht im Laufe der Entwicklung eine leichte Tendenz des Anstiegs der IQ-Werte, vor allem unter Therapie, während bei geistig schwerbehinderten Kindern von der späten Kindheit an eher eine leichte Verschlechterungstendenz, auch unter Therapie, festzustellen ist (DEMYER et al. 1974). Bei den gut begabten autistischen Kindern kommt es mit dem meist erfolgenden Ansteigen des Gesamt-IQ zu einem Ausgleich der Differenzen zwischen den Werten des Handlungs- und Verbal-IQs, es kann sogar der Verbal-IQ überwiegen. Wir kennen mehrere Kinder mit dem Kannerschen Syndrom, die in der frühen Kindheit schwerbehindert schienen (auch nach Entwicklungsskalen und Spielverhalten) und die später doch eine normale oder sogar überdurchschnittliche Intelligenz entfalteten. Auch nach dem 6. Lebensjahr kann es noch zu überraschenden Entwicklungsbeschleunigungen kommen (DEMYER et al. 1973, 1986). Als eindringliches Beispiel sei hier auf das autistische Kind mit Röteln-Embryopathie und Taubheit hingewiesen, dessen dramatischen Entwicklungsverlauf CHESS (1977) beschreibt. Zu dem intensiven Entwicklungsschub war es gekommen, obwohl eine schwer traumatisierende Familiensituation bestand.

Autistische Mädchen sind im Durchschnitt schwerer gestört als Jungen und haben eine durchschnittlich niedrigere Intelligenz, darauf ist wiederholt aufmerksam gemacht worden (LORD u. SCHOPLER 1985). Die Autoren betonen, daß es wichtig wäre, die Frage zu klären, ob ein linearer, kontinuierlicher Zusammenhang zwischen Geschlecht und IQ für den frühkindlichen Autismus besteht, wie er von WING (1981 c) für Kinder mit der beschriebenen „Triade" gefunden wurde, weil sich im bejahenden Falle eine gewisse Unterstützung für die Annahme einer Homogenität des Syndroms ergibt. Dieser Zusammenhang war bei den bisher durchgeführten Untersuchungen meist nicht linear, fand sich jedoch für die Gruppen der autistischen Kinder mit einem IQ größer oder kleiner als 50. Die sehr umfangreichen Untersuchungen von LORD u. SCHOPLER hatten zum Ergebnis, daß kurioserweise ein linearer Trend nur in der nicht autistischen Gruppe gefunden wurde, die klinisch und ätiologisch eindeutig heterogen war.

3. Neurologische Befunde

Durch verbesserte Untersuchungsmethoden wurden seit der Erstbeschreibung des Syndroms immer mehr neurologische Befunde, zerebralorganische Schädigungen und Krankheiten, Stoffwechselstörungen, chromosomale Aberrationen sowie pathologische biochemische Befunde bei autistischen Kindern und Jugendlichen erhoben (s. Abschn. C.V.). Die Häufigkeit von nachgewiesenen organischen Hirnschäden bei frühkindlich autistischen Kindern wird in der Literatur unterschiedlich angegeben, der Mittelwert beträgt etwa 50%.

Pathologische EEG-Befunde fanden TSAI et al. (1985) bei etwa zwei Drittel der untersuchten Kinder, diese Befunde waren sehr variabel. Gewisse körperliche Merkmale wie z. B. Epikanthus, Hypertelorismus, dysplastische Ohrmuscheln, hoher, spitzbogiger Gaumen und Fünffingerfurche kommen unter autistischen Kindern sehr viel häufiger vor als unter gesunden (WALKER 1977). Bei nicht wenigen frühkindlich autistischen Kindern treten epileptische Anfälle auf, und zwar oft erst im Jugendalter. Die Häufigkeitsangaben in der Literatur schwanken zwischen 7% und 29% (RUTTER u. BARTAK 1971). Sie sind u. a. vom Alter der untersuchten Patienten abhängig. DeLONG (1981) und GILLBERG (1986) berichten über insgesamt 4 normal entwickelte, primär gesunde Kinder im Alter zwischen 5 und 14 Jahren mit Verdacht auf Enzephalitis (2) bzw. nachgewiesener Herpes-Virus-Enzephalitis (2), bei denen im Zusammenhang mit der akuten Erkrankung das volle psychopathologische Bild des frühkindlichen Autismus auftrat, das bei den von DeLONG beschriebenen 3 Kindern reversibel war, während das 14jährige Mädchen, das GILLBERG vorstellt, auf Dauer eine geistige Behinderung und deutliche autistische Züge zurückbehielt. Die beiden Kinder mit Herpes-Simplex-Enzephalitis zeigten im CT eine ausgedehnte Schädigung des medialen Temporallappens. GILLBERG betont, daß das Vorkommen von einzelnen autistischen Patienten mit spätem Beginn der Störung noch nicht das Kriterium des frühen Beginns für die Diagnose annuliert, aber darauf hinweist, daß durch dieses Kriterium nicht ein Syndrom mit absolut spezifischer Psychopathologie umgrenzt wird.

4. Chromosomale und metabolische Befunde

Zusammen mit dem 1969 erstmals beschriebenen Marker-X-Syndrom (Martin-Bell-Syndrom) wurde in den letzten Jahren das komplette psychopathologische Bild des Kannerschen Syndroms beobachtet. Inzwischen gibt es zur Frage einer echten Beziehung beider Syndrome eine umfangreiche Literatur. LEVITAS et al. (1983) berichteten, daß viele Patienten mit dem Marker-X-Syndrom verschiedene autistische Charakteristika zeigen. Basierend auf Untersuchungen einer totalen Population kommen BLOMQUIST et al. (1985) zu dem Ergebnis, daß das Marker-X-Syndrom spezifischer mit Autismus korreliert ist als mit Schwachsinn und daß eine echte Beziehung zwischen beiden Syndromen besteht. Die chromosomale Abnormität verursacht allerdings nicht zwangsläufig das autistische Syndrom per se, vermutet wird das Zusammentreffen verschiedener Faktoren. Das Marker-X-Syndrom kann somit als die Ätiologie einer Untergruppe des frühkindlichen Autismus angesehen werden. Es sind noch einige weitere chromosomale Auffälligkeiten bei Patienten mit Kannerschem Syndrom festgestellt worden (s. COLEMAN u. GILLBERG 1985). Überzufällig häufig ist auch das Zusammentreffen des Kannerschen Syndroms mit Phenylketonurie. Nicht selten findet sich eine Hyperurikämie und eine Histidinämie (COLEMAN u. GILLBERG 1985). Biochemische Befunde beim Kannerschen Syndrom siehe Abschnitt C.V.

5. Episodische und konstante Verschlechterungen

Angaben über krisenhafte Episoden oder dauerhafte Verschlechterungen, die bei autistischen Kindern und Jugendlichen gar nicht selten zu beobachten sind, finden sich nur spärlich in der Literatur. Regressive Verläufe mit Sprachverlust, Antriebsstörung und allgemeinem Intelligenzabfall werden von BOSCH (1971), DE-MYER et al. (1973), RUTTER u. BARTAK (1971) und WEBER (1987 b) beschrieben. BOSCH weist auch auf krisenhafte Episoden hin, die er, ebenso wie die regressiven Verläufe mit Erstarrung, reaktiv deutet; von den anderen Autoren werden als Ursachen – möglicherweise noch unbekannte – degenerative, metabolische oder biochemische Störungen vermutet. Bei einem der von RUTTER u. BARTAK erwähnten 8 autistischen Jugendlichen mit dauerhafter Verschlechterung fand sich eine Histidinämie, und 4 weitere hatten epileptische Anfälle. Auch wir beobachteten bei unseren Patienten mit Kannerschem Syndrom episodische (übrigens auch gelegentlich bei Patienten mit Aspergerschem Syndrom) und dauerhafte Verschlechterungen. Es traten krisenhafte Zustände auf z. B. mit depressiven, dysphorischen oder ängstlichen Verstimmungen; heftigen Erregungszuständen; massiv aggressiven, auch autoaggressiven und gesteigert zwanghaften Handlungen; vermehrter Beziehungslosigkeit und Mutismus; Schlaf- und Eßstörungen; über Tage anhaltenden Schreitouren, die nur durch stundenweisen Erschöpfungsschlaf unterbrochen waren. Einige dieser krisenhaften Episoden mögen psychoreaktiv entstanden sein, wir nehmen aber an, daß es sich bei den schweren und länger anhaltenden, pädagogisch und therapeutisch nicht abfangbaren Krisen um hirnorganisch begründete exogene Psychosen handelt (BERGER 1980; EGGERS 1985; STUTTE 1967). Wir kennen auch einzelne frühkindliche Autisten, bei denen sich in der späten Kindheit oder im Jugendalter lediglich die Antriebsstörung dermaßen verdichtete, daß die Jugendlichen untätig herumsaßen und spontan selbst die Tätigkeiten nicht mehr ausübten, bei denen sie früher eifrig und zuverlässig gewesen waren.

6. Die Familien

Die Situation der Eltern autistischer Kinder ist eine besonders tragische (WEBER 1987 a). Über Jahrzehnte war – entsprechend der epochalen Gewichtigkeit der Tiefenpsychologie und den nur begrenzt erhobenen neurologischen Befunden bei autistischen Kindern – die psychoreaktive Hypothese der Entstehung des frühkindlichen Autismus vorherrschend und die analytische Therapie von Kind und/oder Familie mithin die übliche. Nach dieser Hypothese lag die Ursache im Verhalten der Familie, wenn auch im Sinne der schicksalhaften Verstrickung und nicht der moralischen Schuld. An der hirnorganischen Entstehung des frühkindlichen Autismus kann heute aber nicht mehr gezweifelt werden. Allerdings werden auch heute noch psychogenetische Hypothesen vertreten, z. B. von TINBERGEN (1978), der als „autismogene Faktoren" die gegenwärtige soziale ökologische Umwelt (moderne Industriegesellschaft), aber auch das Verhalten der Eltern (u. a. betonter Ehrgeiz, Verwöhnung, Haßliebe zum Kind, Ehestreitigkeiten) annimmt. In subtilen wissenschaftlichen Arbeiten ist darauf hingewiesen worden, daß es keine spezifischen Persönlichkeitsstörungen bei Eltern autistischer Kinder und keine spezifischen Erziehungspraktiken gibt (McADOO u. DeMYER 1978; u. a.), jedes Kind jedoch eine Streßwirkung auf seine Familie ausübt (STRUNK im Druck). Bedenkt man die Flut an wissenschaftlichen Veröffentlichungen mit z. T. sich widersprechenden Untersuchungsergebnissen und Hypothesen (u. a. zu Fragen der Diagnose, der Ursachen, der Erblichkeit, des Zusammenhangs mit der Schizophrenie, der wirksamsten Therapieform) und die kaum geringere Zahl an Veröffentlichungen in der Laienpresse mit nicht selten unhaltbaren Behauptungen; die Tatsache, daß auch Wissenschaftler ihre Untersuchungsergebnisse gelegentlich überbewerten und ihre Hypothesen als gesicherte Erkenntnisse darstellen, ebenfalls Eltern gegenüber; und bedenkt man außerdem das Angebot von vielen unterschiedlichen Therapieformen, darunter einzelnen mit propagierten Heilungsaussichten, so ist die besondere Not dieser Eltern verständlich und einfühlbar. Erwähnt werden muß aber auch noch, daß das symbiotische Verhalten ihrer autistischen Kinder – BOSCH (1962) hat schon früh darauf aufmerksam gemacht – oft ausschließlich den Eltern angelastet wird, dabei sind es primär die Kinder, die ihre Eltern in dieser symbiotischen Interaktion festhalten. Zunächst erleben die Eltern dieses betont symbiotische Verhalten zu Recht als einen positiven Schritt in der Entwicklung. Allerdings ist die Lösungsphase – abhängig von der Intensität der Gesamtstörung des Kindes und/oder der Elternpersönlichkeit – oft schwierig. Das Kind kann auch in der Symbiose verharren.

IV. Differentialdiagnose

Schwere Beziehungsstörungen und weitere Symptome des Kannerschen Syndroms kommen noch bei anderen klinischen Bildern des Kindesalters vor, es bedarf daher differentialdiagnostischer Erwägungen gegenüber folgenden Störungen:

1. Autistische Psychopathie (s. S. 63 ff.)

2. Schizophrenie

Mehrere amerikanische Autoren (BENDER; CREAK; O'GORMAN; ORNITZ; RITVO; u. a.) halten den frühkindlichen Autismus für die früheste, meist angeborene Manifestationsform der kindlichen Schizophrenie. Es muß aber kritisch angemerkt werden, daß die Schizophrenie-Diagnose vor allem in USA aufgrund sehr unterschiedlicher Kriterien gestellt wurde (MOSSE 1960). Andere Autoren, darunter die Mehrzahl der europäischen, grenzt das Kannersche Syndrom nosologisch von der Schizophrenie ab (KANNER; GILLBERG; VAN KREVELEN; LUTZ, RUTTER; SPIEL; WING; u. a.). LEMPP (1984) allerdings hält die Pathogenese beider Störungen für gleich und den frühkindlichen Autismus für eine schizophrene Primärerkrankung. Nach EGGERS (1978) unterscheiden folgende Kennzeichen die beiden klinischen Bilder: Kardinalsymptome; Alter bei Krankheitsbeginn; Verlauf der Störung; Intelligenzbefunde; Geschlechterverteilung; Familienpathologie; Häufigkeit epileptischer Anfälle und hirnorganischer Schäden; Prognose. Auf diese umfassende Arbeit von EGGERS und eine neuere Arbeit von GREEN et al. (1984) sei verwiesen. Kürzlich aber beschrieben PETTY et al. (1984) 3 Patienten mit dem charakteristischen Bild des frühkindlichen Autismus, die im Schulalter oder in der frühen Adoleszenz Symptome zeigten, welche nach dem DSM III die Diagnose der Schizophrenie rechtfertigen. Die 3 Patienten unterschieden sich von der Mehrheit autistischer Kinder durch kommunikative Sprache, durchschnittliche bis nur leicht unterdurchschnittliche IQs und höhere Verbal- als Handlungs-IQs. Da aber nicht alle autistischen Personen der Gruppe mit dem besten Verlauf eine Schizophrenie entwickeln, könnten – so meinen die Autoren – die beschriebenen Kinder eine Untergruppe im schizophrenen Spektrum darstellen. Von diesen 3 Patienten ausgehend sind weitreichende Schlüsse jedoch noch nicht möglich.

3. Symbiotische Psychose (MAHLER 1972)

Es scheint uns fraglich, ob sich diese von MAHLER beschriebene Psychose überhaupt vom Kannerschen Syndrom abgrenzen läßt. BOSCH hat schon 1962 auf die symbiotischen Züge bei frühkindlich autistischen Kindern hingewiesen. Wir haben den Eindruck, daß bei allen diesen Kindern mehr oder weniger intensive und im Entwicklungsverlauf mehr oder weniger haftende, symbiotische Tendenzen und Verhaltensweisen nachgewiesen werden können. In der deutschsprachigen Literatur wurden bisher 2 Kinder mit einer „symbiotischen Psychose" beschrieben (M. BERGER 1975; LUTZ 1969).

4. Oligophrenie

Die weitaus größte Gruppe frühkindlich autistischer Kinder ist intellektuell schwer bis mittelgradig behindert. Aus der großen Gruppe der oligophrenen Kinder zeigen jedoch nur wenige das charakteristische Bild des frühkindlichen Autismus, es gibt allerdings unter ihnen Kinder mit guter bis schlechter zwischenmenschlicher Kommunikation. Im allgemeinen sind bei oligophrenen Kindern die emotionalen Beziehungen zu Menschen, Dingen und Situationen weniger gestört als die sachlichen (FRANKL 1943). Die weniger behinderten autistischen Kinder mit Oligophrenie unterscheiden sich von den nicht autistischen u. a. auch durch ihr meist charakteristisches Intelligenzprofil und das relativ gute mechanische Gedächtnis.

5. Dementia infantilis (HELLER)

Das psychopathologische Bild dieses Demenzprozesses, der zwischen 3 und 4 Jahren beginnt und etwa innerhalb eines Jahres abläuft (STUTTE 1974), hat durch folgende Symptome Ähnlichkeit mit demjenigen des Kannerschen Syndroms: schwere Beziehungsstörung, Sprachabbau (oft noch bis zu Resten mit nichtkommunikativer Funktion: Echolalie, Phonographismus, evtl. „Kauderwelsch-Sprache"); stereotype Hantierungen; aber der innerhalb von Monaten sich vollziehende dementive Prozeß läßt eine sichere Abgrenzung zu.

6. Rett-Syndrom

Die erste Beschreibung des Syndroms durch RETT erfolgte 1966, aber das Syndrom wurde – auch im deutschsprachigen Raum – lange nicht diagnostiziert. WITT-ENGERSTRÖM u. GILLBERG (1987) haben darauf hingewiesen, daß unter 50 weiblichen Patienten mit Rett-Syndrom (2–28 Jahre) 78% zu einem früheren Zeitpunkt die Diagnose „Autismus" oder „autistische Züge" durch Pädiater in Schweden zuerkannt wurde. Es wird heute angenommen, daß es sich beim Rett-Syndrom um eine nosologische Entität handelt. Ätiologie und Genese sind jedoch noch nicht geklärt. Nur Mädchen werden von diesem frühen (Beginn meist zwischen 6 und 18 Monaten) Demenzprozeß betroffen. Das klinische Bild ist im Vergleich mit demjenigen des Kannerschen Syndroms sehr unterschiedlich, kann aber in den frühen Stadien auch Ähnlichkeit zeigen (OLSSON u. RETT 1985). Jedenfalls sollte bei jedem Mädchen, das in den ersten beiden Lebensjahren autistische Symptome zeigt, das Rett-Syndrom differentialdiagnostisch erwogen werden.

7. Sensorische Hörstummheit

(Audimuditas; im anglo-amerikanischen Sprachraum als Entwicklungsaphasie oder kongenitale Aphasie bezeichnet)
   Diese Sprachentwicklungsstörung hat folgende Symptome mit dem Kannerschen Syndrom gemeinsam: inkonstante Reaktion auf Geräusche; wenn Sprache entsteht, kommt es zu Echolalie, pronominaler Umkehr und Artikulationsstörungen; Beziehungsstörungen (aber nicht durchgängig). Folgende Befunde ermöglichen jedoch eine Unterscheidung (BARTAK et al. 1977): Bei autistischen Kindern sind soziale Beziehungsstörungen immer vorhanden, sie sind bei ihnen auch intensiver; der Grad der Sprachstörung ist ebenfalls größer – mit Ausnahme der Artikulationsstörungen; sensorisch hörstumme Kinder können im Gegensatz zu autistischen Kindern durch Gesten Kontakt aufnehmen und sind sensibel für die Gesten anderer; ihre Spiele sind meist wesentlich einfallsreicher – außerdem zeigen sie ein ausgeglichenes Intelligenzprofil und sind entgegen den Fähigkeiten autistischer Kinder schlechte Leser im mechanischen Sinne, aber gute Leser, was das Inhaltsverständnis angeht (FRITH 1978).

8. Sinnesdefekte

Im allgemeinen zeigen blinde oder taube Kinder nicht das psychopathologische Bild des frühkindlichen Autismus. Wenn sich auch eine gewisse Anzahl blinder und tauber Kinder mit dem Kannerschen Syndrom findet, so ist zu bedenken, daß diese Kinder nicht selten gleichzeitig hirngeschädigt sind. Unter 243 Kindern mit einer Röteln-Embryopathie fanden CHESS et al. (1971, 1977) 22 autistische Kinder (entsprechend einer Häufigkeit von 905 auf 10 000 dieser Kindergruppe). Bei diesen Kindern kamen alle Kombinationen von Behinderungen vor, die auch bei den nicht autistischen mit Röteln-Embryopathie zu beobachten waren. Außerdem zeigten die Kinder mit schwacher Intelligenz und sensorischen Behinderungen aus der Gesamtgruppe eine große Mannigfaltigkeit an Verhaltensweisen und psychopathologischen Besonderheiten. CHESS et al. schließen aus diesen Befunden, daß der Befall des ZNS mit dem Rötelnvirus und nicht die periphere Seh- bzw. Hörstörung die Ursache für die Entstehung des Autismus ist.

9. Folgen psychischer Traumen

Kinder mit einem Hospitalismus-Syndrom (unter dieser Bezeichnung werden oft alle frühen Umweltschäden zusammengefaßt) können zwar auch mehr oder weniger schwere Kontaktstörungen zeigen, aber nicht das charakteristische Bild des frühkindlichen Autismus (COLEMAN u. GILLBERG 1985; LEMPP 1981, S. 188; u. a.).

V. Ätiologie und Genese

Zur Pathogenese des Kannerschen Syndroms gibt es eine überwältigende Anzahl faszinierender wissenschaftlicher Hypothesen, die sich alle auf Untersuchungsergebnisse zu stützen vermögen. Ein Überblick für die Dekade 1970/1980 findet sich bei DeMYER et al. (1981) im Bereich englischsprachiger Literatur, ein Teil deutschsprachiger Literatur ist einbezogen bei WEBER (1985). Die Frage nach den zentralen, die kausalen Mechanismen widerspiegelnden Störungen, von denen sich alle weiteren Symptome ableiten lassen, hat umfangreiche Untersuchungen ausgelöst. Eine englische Forschergruppe (RUTTER; BARTAK; LOCKYER; u. a.) ist z. B. der Ansicht, daß ein kognitives Defizit, zu dessem zentralen Anteil eine Sprachstörung gehört, wesentlich für die Entstehung des Syndroms ist. Nach anderen Forschern (AFFOLTER; HERMELIN; LOVAAS; ORNITZ; RITVO; STROH u. BUIK; WASSING; WEBER u. a.) gehören auch die sensoriellen Störungen zu den Kernsymptomen. Es werden unterschiedliche Störungsarten vermutet (z. B. Störung der intermodalen Leistungen; übermäßige Selektion von Stimuli; perzeptuelle Inkonstanz; Störung in der hierarchisch gegliederten Entwicklungsordnung der Wahrnehmungsfunktionen; Störung der kognitiven Entwicklung insgesamt, Wahrnehmung eingeschlossen). Viele klinische Befunde weisen auf eine Beteiligung aller Sinnesbereiche an der dem Kannerschen Syndrom zugrunde liegenden Störung hin, und zwar mit besonderer Bedeutung nicht nur des auditiven, sondern auch des visuellen und taktilen Systems. Ausfälle oder Störungen, vor allem im zentralen Bereich der Wahrnehmung, verursachen nicht nur eine Einengung der Welterfahrung, sondern auch eine Beeinträchtigung der gesamten Persönlichkeitsentwicklung (GEBELT 1983; WEBER 1970). Bedauerlicherweise fehlen systematische Untersuchungen und Beobachtungen aus den ersten beiden Lebensjahren autistischer Kinder (weil es aus vielerlei Gründen schwierig ist, eine frühzeitige Diagnose zu stellen), aus der Entwicklungsspanne also, die für Erkenntnisse zur Genese wahrscheinlich die wichtigste ist. Autistische Kinder zeigen fast immer schon im Säuglingsalter Verhaltensauffälligkeiten und es wäre wichtig, zu erfahren, welche psychologischen Prozesse diesen zugrunde liegen. Nach den Entwicklungsstufen des Blickkontaktes beim schwerer gestörten autistischen Kind und den bei diesen Kindern – ohne Vorliegen eines pathologischen ophthalmologischen Befundes – zu beobachtenden motorischen Besonderheiten blinder und hochgradig sehschwacher Kinder (WEBER 1970) lassen sich frühe visuell-perzeptuelle Störungen vermuten. Ich habe die Hypothese einer Entwicklungsstörung des Physiognomie-Erkennens diskutiert und halte die Beziehungsstörung für sekundär [eine heiß umstrittene Frage – s. FEIN et al. (1986)], jedoch für *die* Störung, die das psychopathologische Bild primär prägt. Es sind aber verschiedene Defekte zentraler Art anzunehmen und eine Entwicklungsstörung mit spezifisch disharmonischem Verlauf. Als Grundstörung vermutet WASSING (1978) eine Störung der kognitiven Entwicklung insgesamt. In Anlehnung an die Theorie der kognitiven Entwicklung PIAGETS – so folgert WASSING – wäre die Sprachstörung des autistischen Kindes nicht die Folge eines spezifischen Defekts (RUTTER), sondern ein Symptom neben anderen einer nicht oder ungenügend zur Entfaltung gekommenen Symbolfunktion. Diese wiederum ist entstanden zu denken durch den verzögerten Erwerb kognitiver Schemata, und als die frühesten kognitiven Störungen wären die Störungen der Wahrnehmung anzusehen, die sich im Laufe der Zeit verringern können, ohne daß Reste davon ganz verschwinden. Kürzlich haben HERMELIN u. O'CONNOR (1985), aufgrund umfangreicher psychologischer Untersuchungen, die Hypothese aufgestellt, daß wesentliche Symptome des Kannerschen Syndroms, d. h. seine „besondere Qualität", sich daraus erklären, daß unterschiedlich beeinträchtigte kognitive und affektive Prozesse aufeinander einwirken und auf diese Weise zu einer Dysfunktion des „logico-affektiven" Systems führen. Die Arbeit ist ein beeindruckendes Beispiel für die mühevollen und subtilen Untersuchungen, die im Zusammenhang mit dem Kannerschen Syndrom durchgeführt wurden.

KANNER hielt den frühkindlichen Autismus noch für eine nosologische Entität. Entsprechend seinen frühen Befunden erklärte er die Entstehung aus Umwelteinflüssen und erblichen Faktoren und schloß die (nach damaligen Befunden wenigen) Kinder mit Hirnschäden als nicht typisch für das Syndrom aus. Nach heutigen Erkenntnissen ist der frühkindliche Autismus ein vom Verhalten her definiertes Syndrom mit multiplen hirnorganischen Ätiologien. Es wird jedoch eine einheitliche Genese vermutet. Das Syndrom kommt zusammen vor mit: perinatalen traumatischen Hirnschäden; viralen (prä-, peri- und postnatalen) Infektionen, z. B. Röteln-Embryopathie, Zythomegalie, Virus-Enzephalitiden; Epilepsien mit BNS-Krämpfen (Hypsarrhythmien); metabolischen (genetischen) Erkrankungen, z. B. Phenylketonurie, Hyperurikämie, Histidinämie; Phakomatosen: tuberöser Sklerose, Neurofibromatose; Tourette-Syndrom; retrolentaler Fibroplasie und chromosomalen Aberrationen. Natürlich kann das Kannersche Syndrom zufälligerweise zusammen mit allen Erkrankungen vorkommen, ein überzufällig häufiges Zusammentreffen ist aber für die Röteln-Embryopathie, die tuberöse Sklerose, die Phenylketonurie und das Marker-X-Syndrom anzunehmen (eine gute Zusammenstellung findet sich bei COLEMAN u. GILLBERG 1985). Ein erblicher Faktor spielt bei der Entstehung des Kannerschen Syndroms zumindest teilweise eine Rolle, darauf weisen neben gewissen kognitiven Befunden bei einem Teil der Geschwister und der Eltern (meist Sprachentwicklungsprobleme) vor allem Ergebnisse von Zwillingsuntersuchungen hin (FOLSTEIN u. RUTTER 1978: 11 monozygote Zwillingspaare, darunter 4 konkordant in bezug auf das autistische Syndrom, 10 dizygote, darunter 0 konkordant; RITVO et al. 1985: 23 monozygote Zwillingspaare, darunter 22 konkordant, 17 dizygote, darunter 4 konkordant). Eine gewisse Auslese mag bei der letztgenannten Untersuchung eine Rolle spielen, und zwar, weil die Probanden über das UCLA-Register (University of California, Los Angeles) für genetische Studien des Autismus nominiert wurden. Außerdem sind etwa 2% der Geschwister autistischer Kinder ebenfalls autistisch, dies ist 50mal häufiger als nach der Häufigkeit des Auftretens dieses Syndroms in der Gesamtbevölkerung erwartet werden kann. Aber es konnte bisher weder geklärt werden, ob ein erblicher Faktor nur bei einzelnen (z. B. nur bei Kindern mit genetischen Krankheiten wie dem Marker-X-Syndrom und der tuberösen Sklerose) oder bei allen Kindern wirksam wird, noch kennt man den Modus der Vererbung oder dasjenige, was vererbt wird.

Da für Forschungszwecke möglichst einheitliche Gruppen autistischer Kinder wünschenswert sind, geht man heute oft von Untergruppen aus. Diese Untergruppierungen können nach unterschiedlichen Gesichtspunkten erfolgen, u. a. nach der hirnorganischen Ätiologie; nach dem Vorhandensein oder Fehlen von neurologischen und/oder EEG-Befunden; nach Lebensalter und Schwere der Störung; nach der Höhe des IQ; nach dem Vorhandensein oder Fehlen von Sprache. Weil wesentliche Fragen der Genese noch nicht gelöst sind, finden sich auch im neueren Schrifttum noch organische, erbliche, psychoreaktive, soziokulturelle, gesellschaftspolitische und multifaktorielle ätiopathogenetische Hypothesen nebeneinander.

Wie aber läßt es sich erklären, daß unterschiedliche hirnorganische Ätiologien zu dem gleichen Syndrom führen? Bei allen zerebralorganischen Schädigungen, die überzufällig häufig mit dem Kannerschen Syndrom gemeinsam vorkommen, ist die Art der Beziehung bisher nicht geklärt, auch nicht die Frage, warum nur einzelne und nicht alle Kinder z. B. mit unbehandelter Phenylketonurie oder mit Marker-X-Syndrom das Kannersche Syndrom zeigen, d. h. welche Faktoren hinzukommen müssen, damit das Syndrom entsteht bzw. welches die gemeinsame Endstrecke multipler Determinanten ist, die bei einem Kind zu autistischen Symptomen führt. Naheliegend ist die Vermutung, daß neben dem anlagemäßigen Potential der Primärpersönlichkeit und einem ontogenetischen Faktor (STUTTE 1966) Art, Ausmaß und Lokalisation der Schädigung des Gehirns die entscheidende Rolle spielen. Für den Krankheitsverlauf haben natürlich auch Umwelteinflüsse eine Bedeutung. Eine frühe, auch heute noch in der internationalen Literatur häufig zitierte Hypothese, die sowohl aus ethologischen als auch aus neuropsychologischen Untersuchungsergebnissen resultiert, stellte PLOOG (1969) auf. Ausgehend von Untersuchungen bei Primaten vermutet PLOOG auch beim Menschen eine zerebrale Repräsentanz für artspezifisches Sozialverhalten mit einem in die entsprechenden Hirnstrukturen eingebetteten Vokalisationssystem. Die umfassendste und am besten begründete neuropsychologische Hypothese der letzten Jahre ist die von MAURER u. DAMASIO (1982). Sie geht von einer Funktionsstörung des frontalen mesolimbischen Systems aus. Diese führt bei Erwachsenen u. a. zu Störungen der Motorik, der Kommunikation und der Sprache (Mutismus; Aspontaneität; rezeptive und expressive Defizite in bezug auf Gesten und Mimik; unkreativer, stereotyper Gebrauch der Sprache und Dysprosody); zu Störungen der Aufmerksamkeit und Stimuli-Orientierung in der Umgebung sowie zu ritualistischen und zwanghaften Verhaltensweisen. Das frontale mesolimbische System ist aus verschiedenen Gründen besonders anfällig für prä- und perinatale Schädigungen, es könnte genetischen Einflüssen unterliegen und selektiv vulnerabel für bestimmte Viren sein. Auf eine weitere wichtige Arbeit mit einer neuropsychologischen Hypothese von ORNITZ (1983), die von einer Störung im Bereich des Hirnstammes und des Dienzephalons ausgeht, soll hingewiesen werden, außerdem auf die Hemisphärentheorie (s. ORNITZ 1983) und auf eine neuropsychologische Hypothese von DELONG (1978, 1981) mit der Vermutung, daß es ein bilaterales und ein unilaterales mediales Temporallappen-Syndrom gibt, und das unilaterale weniger schwer und stärker reversibel ist sowie Inseln normaler Funktion zeigt. Natürlich erklären die neuropsychologischen Hypothesen noch nicht die Entstehung des einzelnen Symptoms, d. h. welche Funktionsstörungen zu dem jeweiligen Symptom führen.

Seit etwa 15 Jahren forscht eine kleine Gruppe von Wissenschaftlern nach Korrelationen zwischen Verhalten und Biochemie beim Kannerschen Syndrom. Es finden sich auch auf diesem Gebiet unzählige ungelöste Fragen, und bisher ist keine spezifische biologische Basis und kein eindeutiges Korrelat für Autismus gefunden. Probleme der Forschung und Forschungsergebnisse sind differenziert dargestellt bei YOUNG et al. (1982), CIARANELLO et al. (1982) und KUPERMAN et al. (1987). Zu einer Theorie, die Hirnstamm- und mesolimbische Dysfunktion mit der Entstehung autistischer Symptome verbindet, kommen COLEMAN u. GILLBERG (1985). Nach dieser Theorie entstehen autistische Symptome durch eine frühe Hirnstamm-Schädigung, welche über die Beeinflussung der dopaminergischen Neurone zu defizienter Entwicklung des mesolimbischen Anteils der Hirnrinde führt. Bedauerlicherweise diskutieren die Autoren nicht die Abgrenzung dieser Hypothese von der Dopamintheorie der Schizophrenie, sie haben jedoch in einer früheren Arbeit die Ansicht vertreten, daß Kannersches Syndrom und Schizophrenie unterschiedliche Störungen sind.

VI. Therapie

Wenn auch eine hirnorganische Ursache für das Kannersche Syndrom angenommen werden muß, ist damit nicht entschieden, daß außer einer organischen Therapie andere Therapieformen und eine spezifische Pädagogik nicht wirksam werden können, denn auch die Adaptation des geschädigten Kindes an seine spezifische Umwelt spielt eine Rolle für die Ausgestaltung des psychopathologischen Bildes. Dort wo das autistische Syndrom als Untergruppe einer hirnorganischen Erkrankung oder Schädigung im Rahmen u. a. infektiöser, metabolischer Erkrankungen oder chromosomaler Aberrationen anzusehen ist, wird zunächst die Frage nach der Behandelbarkeit dieser Krankheiten (bzw. auch präventiver Möglichkeiten) zu stellen sein. Eine Pharmakotherapie von Verhaltensweisen autistischer Kinder hat bisher nur begrenzte Erfolge gebracht (Übersicht bei COLEMAN

u. GILLBERG 1985). Zwei Psychopharmaka erfuhren in den letzten Jahren besondere Aufmerksamkeit, und zwar Haloperidol und Fenfluramin. Beide hemmen einen wichtigen Neurotransmitter im zentralen Nervensystem, und zwar blockiert
Haloperidol das Dopamin und Fenfluramin das Serotonin. Nach den Untersuchungen von CAMPBELL et al. (s. COLEMAN u. GILLBERG 1985) ergab sich durch
entsprechende Dosierung von Haloperidol bei autistischen Kindern eine Minderung unangepaßten Verhaltens und eine Verbesserung der Lernfähigkeit u. a.
durch Beeinflussung der Aufmerksamkeit, Erfolge, die nach Übergang auf Plaze-
bo anhielten. Da jedoch in der Literatur auch über Patientengruppen mit gegensätzlichen Befunden berichtet wird, müssen weitere Studien durchgeführt werden.
Die Bestätigung der Befunde von CAMPBELL et al. wäre für die Behandlung autistischer Kinder ein wichtiges Ergebnis. Drei Doppelblindstudien weisen auf eine
Verbesserung klinischer Symptome unter einer Behandlung mit Pyridoxin (Vitamin B6) für eine Untergruppe autistischer Kinder hin (LELORD et al. 1982).

Es gibt bis heute keine Therapie, durch die autistische Kinder geheilt werden
können. Mit und ohne Therapie kommt es aber vor, daß sich ein in der frühen
Kindheit schwer gestört und intellektuell behindert wirkendes Kind auf einmal
stetig weiterentwickelt, gelegentlich sogar bis zu einer altersentsprechenden intellektuellen Leistungsfähigkeit. Kinder mit solchen Entwicklungssprüngen lassen
sich als Beweis für die Wirksamkeit aller Therapieformen anführen. Einzelfalldarstellungen sind daher unbrauchbar für den Nachweis der Effektivität einer Therapie. Es gibt aber einzelne, gut kontrollierte, vergleichende Untersuchungen, die
darauf hinweisen, daß Therapie wirksam werden kann (BARTAK 1978; HEMSLEY
et al. 1978; u. a.). Als besonders wichtig kann folgendes Ergebnis angesehen werden: Eine strukturierte und organisierte Ausrichtung der Umgebung des Kindes
brachte mehr Lernfortschritte und ein stärker aufgabenbezogenes Arbeitsverhal-
ten als eine gewährende. Das Wichtigste für jede Therapie und Pädagogik behinderter und gestörter Kinder ist eine subtile Diagnostik, die Kenntnis der spezifischen Art der Störung und der spezifischen psychischen und körperlichen Besonderheiten des jeweiligen Kindes und seines (sich wandelnden) Reifungszustandes.
Verhaltenstherapie sowie jede Sondertherapie muß in ein heilpädagogisches und
therapeutisches Gesamtkonzept integriert sein. Zur ganzheitlichen Förderung gehört vor allem die Anregung der Eigenaktivität und nicht nur des passiven Nach-
vollziehens (SPECK 1979). Ob eine Frühförderung, möglichst schon vom Säuglingsalter an, die Behandlungserfolge verbessern würde, ist eine offene Frage.
Über den adäquaten schulischen Rahmen für autistische Kinder gehen die Ansichten auseinander: Einerseits werden Spezialschulen empfohlen, andererseits
gemeinsame Förderung in Schulen für Lern- bzw. Geistigbehinderte. Nach unserer Erfahrung in Heimen und Heimsonderschulen sind die nicht beziehungsge-
störten, relativ leistungsgleichen Kinder wichtig für die autistischen Kinder im
Schul- und Alltagsgeschehen und sei es zunächst auch nur als „Kulisse". Verwiesen sei hier auf die Orientierungsgesichtspunkte von SPECK (1979, S. 185) zur sonderpädagogischen Förderung autistischer Kinder. Die relativ kleine Gruppe der
autistischen Patienten mit leicht unterdurchschnittlicher bis überdurchschnittlicher Intelligenz, die etwa vom späteren Schulalter an in ihren Verhaltensauffälligkeiten der Gruppe der Aspergerschen Autisten gleicht, hat ihre spezifischen Probleme in der Adoleszenz u. a. durch die reifende Sexualität und die begrenzte Fä-

higkeit zur Partnerschaft. Bei diesen Jugendlichen und Erwachsenen kann eine Therapie mit vordergründig stützender Funktion über Jahre notwendig werden (s. DesLauriers 1978).

VII. Prognose

Die Prognose läßt sich bei autistischen Kindern im allgemeinen vom 6. Lebensjahr an einschätzen. Als brauchbare Maßstäbe erwiesen sich der IQ (vor allem der Handlungs-IQ des HAWIK); das Ausmaß der Gesamtstörung; der Entwicklungsstand der Sprache (Ausmaß der kommunikativen Funktion) sowie der Entwicklungsstand des Spiels, der Schulerfolg und die Dauer der Echolaliephase. Da es nicht nur in der frühen Kindheit, sondern auch noch nach dem 6. Lebensjahr bei einzelnen Kindern überraschend positive Entwicklungen geben kann, sollte man bei der Besprechung der Prognose mit den Eltern – insbesondere wenn es sich um ein Kleinkind handelt – zurückhaltend sein. Ein zu günstiges prognostisches Urteil, zu dem man sich unter Berücksichtigung der disharmonischen Entwicklung dieser Kinder mit Inseln besserer Fähigkeiten verleiten lassen könnte, vermag sich ebenfalls negativ für die Eltern auszuwirken. Es können Schuldgefühle entstehen, wenn sich die Vorhersage nicht erfüllt. Insgesamt ist die Prognose beim Kannerschen Syndrom bisher nicht günstig. Nach den Ergebnissen von drei umfangreichen Nachuntersuchungen (s. DeMyer et al. 1973) waren von den Kannerschen Autisten (späte Kindheit und Jugendalter) 1–2% fast unauffällig, 5–15% „normal" im Grenzbereich, bei 16–25% erwies sich der Gesamtbefund als einigermaßen günstig und bei 60–75% als schlecht (auf fremde Hilfe angewiesen). Die Prognose kann, vor allem vom Jugendalter an, noch getrübt werden durch das Auftreten epileptischer Anfälle und episodischer sowie konstanter Verschlechterungen. Andererseits sind bis in das Erwachsenenalter bei einzelnen autistischen Personen noch geringe, aber nicht unwesentliche Entwicklungsschritte möglich, z. B. gewisse sprachliche Verbesserungen. Etwa die Hälfte der frühkindlichen Autisten ist allerdings auch im Erwachsenenalter noch stumm. Besonders belastend für jede menschliche Gemeinschaft sind die ritualistischen Phänomene, die autoaggressiven und aggressiven Handlungen und die nicht seltene Neigung zu massiven aggressiven Durchbrüchen (Wendeler 1984), die sich im Jugendalter erheblich verstärken kann; zusammen mit den wachsenden Körperkräften der Jugendlichen entstehen daraus schwerwiegende Probleme für ihre Umwelt. Auch die durchschnittlich und überdurchschnittlich begabten autistischen Jugendlichen und Erwachsenen zeigen so gut wie alle noch gewisse soziale Orientierungsschwächen (Weber 1987b). Es gibt offenbar nur eine Angabe in der Literatur (Kanner u. Eisenberg 1955, S. 236) über einen in der Kindheit charakteristisch autistischen (23jährigen) Mann, der verheiratet ist und ein gesundes Kind hat. Angaben über heterosexuelle Partnerschaften – meist betont problemreich – finden sich vereinzelt (DesLauries 1978; Weber 1987b). Soweit uns bekannt, berichten nur DeMyer et al. (1973) über 2 Kinder (späte Kindheit), die man nicht mehr von denjenigen unterscheiden konnte, die niemals autistisch waren. Nach Angaben in der Literatur sollen die meisten autistischen Erwachsenen desinteressiert am Leben sein. Wir kennen aber eine recht beträchtliche Anzahl autistischer

Jugendlicher und Erwachsener, die auf ihre Weise am Leben teilhaben und auf
ihre Weise zufrieden sind, zumindest nicht weniger zufrieden als die Mehrzahl der
gesunden Menschen.

Literatur

American Psychiatric Association (1980) Diagnostic and statistical manual of mental disorders,
    3rd edn (DSM III). APA, Washington DC
Asperger H (1944) Die „autistischen Psychopathen" im Kindesalter. Arch Psychiatr Nervenkr
    117:76–137
Asperger H (1960) Autistisches Verhalten im Kindesalter. Jb. Jugendpsychiatr, Bd II. Huber,
    Bern Stuttgart, S 53–67
Asperger H (Hrsg) (1968) Autistische Psychopathen. In: Heilpädagogik, 5. Aufl. Springer, Wien
    New York, S 177–205
Bartak L (1978) Educational approaches. In: Rutter M, Schopler E (eds) Autism: a reappraisal
    of concepts and treatment. Plenum Press, New York London, pp 423–438
Bartak L, Rutter M, Cox A (1977) A comparative study of infantile autism and specific devel-
    opmental receptive language disorders. III. Discriminant function analysis. J Autism Childh
    Schiz 7:383–396
Benda U von (1984) Untersuchungen zur Intonation autistischer, sprachentwicklungsgestörter
    und sprachunauffälliger Kinder. Forschungsbericht 20. Institut für Phonetik und sprachliche
    Kommunikation der Universität München
Berger E (1980) Zur Differentialdiagnose periodischer juveniler Psychosen. Acta Paedopsychiatr
    46:7–20
Berger M (1975) Symbiotisch-psychotisches Syndrom (Mahler), Kasuistik eines zwölfjährigen
    psychotischen Mädchens. Z Kinder Jugendpsychiatr 3:17–28
Bleuler E (1911) Dementia praecox oder Gruppe der Schizophrenien. In: Aschaffenburg G
    (Hrsg) Handbuch der Psychiatrie, Abt 4, Teil 1. Deuticke, Leipzig Wien
Blomquist HK, Bohman M, Edvinsson SO, Gillberg C, Gustavson KH, Holmgren G,
    Wahlström J (1985) Frequency of the fragile X syndrome in infantile autism, a Swedish mul-
    ticenter study. Clin Genet 27:113–117
Bosch G (1962, 1970) Der frühkindliche Autismus. Eine klinische und phänomenologisch-an-
    thropologische Untersuchung am Leitfaden der Sprache. Springer, Berlin Göttingen Heidel-
    berg; englischsprachige Ausgabe: Springer, Berlin Heidelberg New York 1970
Bosch G (1971) Psychosen im Kindesalter. In: Kisker KP, Meyer JE, Müller C, Strömgren E
    (Hrsg) Klinische Psychiatrie 2. Springer, Berlin Heidelberg New York (Psychiatrie der Ge-
    genwart, Bd II/1, 2. Aufl, S 873–920)
Chess S (1971) Autism in children with congenital rubella. J Autism Childh Schiz 1:33–47
Chess S (1977) Follow-up report on autism in congenital rubella. J Autism Childh Schiz 7:69–81
Ciaranello RD, VandenBerg SR, Anders TF (1982) Intrinsic and extrinsic determinants of
    neuronal development: relation to infantile autism. J Autism Dev Disord 12:115–145
Coleman MC, Gillberg C (1985) The biology of the autistic syndroms. Praeger, New York
Cull A, Chick J, Wolff S (1984) A consensual validation of schizoid personality in childhood and
    adult life. Br J Psychiatry 144:646–648
Dauner I, Martin M (1978) Autismus Asperger oder Frühschizophrenie? Zur nosologischen Ab-
    grenzung beider Krankheitsbilder. Pädiat Pädol 13:31–38
DeLong GR (1978) A neuropsychologic interpretation of infantile autism. In: Rutter M, Schop-
    ler E (eds) Autism, a reappraisal of concepts and treatment. Plenum Press, New York Lon-
    don, pp 207–218
DeLong GR, Beau SC, Brown FR (1981) Acquired reversibel autistic syndrome in acute ence-
    phalopathic illness in children. Arch Neurol 38:191–194
DeMyer MK (1986) Familien mit autistischen Kindern. Probleme der Kinder und Sorgen der
    Eltern. Enke, Stuttgart

DeMyer MK, Barton S, DeMyer WE, Norton JA, Allen J, Steele R (1973) Prognosis in autism: a follow-up study. J Autism Childh Schiz 3:199–246

DeMyer MK, Barton S, Alpern GD, Kimberlin C, Allen J, Yang E, Steele R (1974) The measured intelligence of autistic children. J Autism Childh Schiz 4:42–60

DeMyer MK, Hingtgen JN, Jackson RK (1981) Infantile autism reviewed: a decade of research. Schizophr Bull 7:388–451

Denckla MB (1986) New diagnostic criteria for autism and related behavorial disorders. Guidelines for research protocols. J Am Acad Child Psychiatry 25:221–224

DesLauriers AM (1978) The cognitive-affective dilemma in early infantile autism: the case of Clarence. J Autism Childh Schiz 8:219–232

Eggers C (1978) Zur nosologischen Abgrenzung zwischen frühkindlichem Autismus und kindlicher Schizophrenie. In: Kehrer HE (Hrsg) Kindlicher Autismus. Karger, Basel München Paris London New York Sydney, S 1–21

Eggers C (1985) Körperlich begründbare Psychosen. In: Remschmidt H, Schmidt MH (Hrsg) Kinder- und Jugendpsychiatrie in Klinik und Praxis. Thieme, Stuttgart New York, S 299–309

Fein D, Pennington B, Markowitz P, Braverman M, Waterhouse L (1986) Toward a neuropsychological model of infantile autism: are the social deficits primary. J Am Acad Child Psychiatry 25:198–212

Folstein S, Rutter M (1978) A twin study of individuals with infantile autism. In: Rutter M, Schopler E (eds) Autism, a reappraisal of concepts and treatment. Plenum Press, New York London, pp 219–241

Frankl G (1943) Language and affective contact. Nerv Child 2:251–262

Freeman BJ, Ritvo ER (1982) The syndrome of autism: a critical review of diagnostic systems, follow-up studies, and the theoretical background of the Behavioral Observation Scale. In: Steffen JJ, Karoly P (eds) Autism and severe psychopathology. DC Heath and Company, Lexington Massachusetts Toronto, pp 1–40

Frith U (1978) Sprache und Denken bei autistischen Kindern. In: Kehrer HE (Hrsg) Kindlicher Autismus. Karger, Basel New York, S 55–65

Gebelt H (1983) Der frühkindliche Autismus aus verhaltensbiologischer und neurophysiologischer Sicht. Psychiatr Neurol Med Psychol (Leipz) 35:1–9

Gillberg C (1984) Infantile autism and other childhood psychoses in a Swedish urban region. Epidemiological aspects. J Child Psychol Pychiatry 25:35–43

Gillberg C (1986) Onset at age 14 of a typical autistic syndrome. A case report of a girl with herpes simplex encephalitis. J Autism Dev Disord 16:369–375

Gillberg C, Schaumann H (1982) Social class and infantile autism. J Autism Dev Disord 12:211–221

Goldberg TE (1987) On hermetic reading abilities. J Autism Dev Disord 17:29–44

Green WH, Campbell M, Hardesty AS, Grega DM, Padron-Gayol M, Shell J, Erlenmeyer-Kimling L (1984) A comparison of schizophrenic and autistic children. J Am Acad Child Psychiatry 23:399–409

Hemsley R, Howlin P, Berger M, Hersov L, Holbrook D, Rutter M, Yule W (1978) Treating autistic children in a family context. In: Rutter M, Schopler E (eds) Autism: a reappraisal of concept and treatment. Plenum Press, New York London, pp 379–411

Hermelin B, O'Connor N (1985) Logico-affective states and nonverbal language. In: Schopler E, Mesibov GB (eds) Problems in autism. Plenum Press, New York, pp 283–310

Jaspers K (1965) Allgemeine Psychopathologie, 8. Aufl. Springer, Berlin Heidelberg New York

Kanner L (1943) Autistic disturbances of affective contact. Nerv Child 2:217–250

Kanner L, Eisenberg L (1955) Notes on the follow-up studies of autistic children. In: Hoch PH, Zubin J (eds) Psychopathology of childhood. Grune & Stratton, New York London, pp 227–239

Kerbeshian J, Burd L (1986) Asperger's syndrome and Tourette syndrome: the case of the pinball wizard. Br J Psychiatry 148:731–736

Krevelen DA van (1952) Early infantile autism. Z Kinderpsychiatr 19:91–97

Krevelen DA van, Kuipers C (1962) The psychopathology of autistic psychopathy. Acta Paedopsychiatr 29:22–31

Kuperman S, Beeghly J, Burns T, Tsai L (1987) Association of serotinin concentration to behavior and IQ in autistic children. J Autism Dev Disord 17:133–147

Lelord G, Callaway E, Muh JP, Martineau J (1982) Clinical and biological effects of high doses of vitamin B$_6$ and magnesium on autistic children. Acta Vitaminol Enzymol 4:27–44

Lempp R (1981) Adoleszenz. Biologische, sozialpädagogische und jugendpsychiatrische Aspekte. Huber, Bern Stuttgart Wien

Lempp R (1984) Psychische Entwicklung und Schizophrenie. Huber, Bern Stuttgart Wien

Levitas A, Hagerman RJ, Braden P, Rimland B, McBogg P, Matus J (1983) Autism and the fragile X syndrome. Dev Behav Pediat 4:151–158

Liepmann MC (1979) Geistig behinderte Kinder und Jugendliche. Eine epidemiologische, klinische und sozialpsychologische Studie in Mannheim. Huber, Bern Stuttgart Wien

Lord C, Schopler E (1985) Differences in sex ratios in autism as a function of measured intelligence. J Autism Dev Disord 15:185–193

Lutz J (1969) Symbiotische Kinderpsychose. Acta Paedopsychiatr 36:262–268

Mahler MS (1972) Symbiose und Individuation, Bd 1. Psychosen im frühen Kindesalter. Klett, Stuttgart

Maurer RG, Damasio AR (1982) Childhood autism from the point of view of behavioral neurology. J Autism Dev Disord 12:195–205

Mawson D, Grounds A, Tantam D (1985) Violence and Asperger's syndrome: a case study. Br J Psychiatry 147:566–569

McAdoo WG, DeMyer MK (1978) Personality characteristics of parents. In: Rutter M, Schopler E (eds) Autism: a reappraisal of concepts and treatment. Plenum Press, New York London, pp 251–267

Mosse H (1960) Der Mißbrauch der Schizophreniediagnose im Kindesalter. Jahrb Jugendpsychiatr 2:68–76

Nissen G (1980) Der kindliche Autismus. In: Harbauer H, Lempp R, Nissen G, Strunk P (Hrsg) Lehrbuch der speziellen Kinder- und Jugendpsychiatrie, 4. Aufl. Springer, Berlin Heidelberg New York, S 428–443

Olsson B, Rett A (1985) Behavioral observations concerning differential diagnosis between the Rett syndrome and autism. Brain Dev 7:281–289

Ornitz EM (1983) The functional neuroanatomy of infantile autism. Int J Neurosci 19:85–124

Petty LK, Ornitz EM, Michelman JD, Zimmermann EG (1984) Autistic children who become schizophrenic. Arch Gen Psychiatry 41:129–135

Ploog D (1969) Psychobiologie des Partnerschaftsverhaltens. Nervenarzt 40:245–255

Remschmidt H (1985) Persönlichkeitsstörungen. In: Remschmidt H, Schmidt MH (Hrsg) Kinder- und Jugendpsychiatrie in Klinik und Praxis, Bd III. Thieme, Stuttgart New York, S 204–212

Remschmidt H, Schmidt MH (Hrsg) (1986) Multiaxiales Klassifikationsschema für psychiatrische Erkrankungen im Kindes- und Jugendalter nach Rutter, Shaffer und Sturge, 2. Aufl. Huber, Bern Stuttgart Wien

Rett A (1966a) Über ein cerebral-atrophisches Syndrom bei Hyperammonaemie. Hollinek, Wien

Rett A (1966b) Über ein eigenartiges hirnatrophisches Syndrom bei Hyperammonaemie im Kindesalter. Wien Med Wochenschr 11b:723–738

Ritvo ER, Freeman BJ, Mason-Brothers AMO, Ritvo AM (1985) Concordance for the syndrome of autism in 40 pairs of afflicted twins. Am J Psychiatry 142:74–77

Robinson JF, Vitale LJ (1954) Children with circumscribed interest patterns. Am J Orthopsychiatry 24:755–766

Routh DK (1986) Buchbesprechung: The Childhood Autism Rating Scale (CARS) for diagnostic screening and classification of autism. J Autism Dev Disord 16:521–522

Rumsey JM, Rapoport JL, Sceery WR (1985) Autistic children as adults: psychiatric, social and behavioral outcomes. J Am Acad Child Psychiatry 24:465–473

Rutter M (1978) Diagnosis and definition of childhood autism. J Autism Childh Schiz 8:139–161

Rutter M, Bartak L (1971) Causes of infantile autism: some considerations from recent research. J Autism Childh Schiz 1:20–32

Rutter M, Bartak L (1973) Special educational treatment of autistic children, a comparative study. II. Follow-up findings and implications for services. J Child Psychol Psychiatry 14:241–270

Schneider H (1964) Über den Autismus. Springer, Berlin Göttingen Heidelberg

Schopler E, Reichler RJ (1981) Entwicklungs- und Verhaltensprofil: P.E.P. (Psychoeducational Profile). Modernes Lernen, Dortmund

Speck O (1979) Verhaltensstörungen, Psychopathologie und Erziehung. Marhold, Berlin

Ssucharewa GE (1926) Die schizoiden Psychopathien im Kindesalter. Monatsschr Psychiatr Neurol 60:235–261

Stern E, Schachter M (1953) Zum Problem des frühkindlichen Autismus. Prax Kinderpsychol 2:113–119

Strunk P (im Druck) Beziehungsaspekte bei geistig Behinderten. Geistige Behinderung

Stutte H (1966) Determinanten des organischen Psychosyndroms im Kindesalter. Acta Paedopsychiatr 33:337–338

Stutte H (1967) Psychotische Störungen bei kindlichen Oligophrenien. Jb. Jugendpsychiat, Bd VI. Huber, Bern Stuttgart Wien, S 181–194

Stutte H (1974) Der Sprachabbau beim Heller-Syndrom. Z Kinder Jugendpsychiatr 2:34–41

Stutte H (1975) Historische Aspekte zum Psychosebegriff in der kinderpsychiatrischen Nosographie. Z Kinder Jugendpsychiatr 3:102–111

Tinbergen N, Tinbergen EA (1984) Autismus bei Kindern. Paul Parey, Berlin Hamburg

Tsai L, Stewart MA, Faust M (1982) Social class distribution of fathers of children enrolled in the Iowa autism program. J Autism Dev Disord 12:211–221

Tsai LY, Merling CT, August GJ (1985) Implication of EEG diagnoses in the subclassification of infantile autism. J Autism Dev Disord 15:339–344

Walker HA (1977) Incidence of minor physical anomaly in autism. J Autism Childh Schiz 7:165–176

Wassing HE (1965) Cognitive functioning in early infantile autism: an examination of four cases by means of the Wechsler intelligence scale for children. Acta Paedopsychiatr 32:122–135

Wassing HE (1978) Zum Problem des Erkennens und der Sprache bei frühkindlichem Autismus. In: Kehrer HE (Hrsg) Kindlicher Autismus. Karger, Basel New York, S 75–84

Wassing HE, Krevelen DA van (1968) Zur Frage der Intelligenz zeichenbegabter autistischer Kinder. Acta Paedopsychiatr 35:215–227

Weber D (1970) Der frühkindliche Autismus unter dem Aspekt der Entwicklung. Huber, Bern Stuttgart Wien

Weber D (1977) Zehengang bei Kindern. Z Kinder Jugendpsychiatr 5:115–127

Weber D (1979) Autistische Syndrome des Kindesalters und Schizophrenie. Zwei Langzeitkatamnesen. In: Remschmidt H, Schüler-Springorum H (Hrsg) Jugendpsychiatrie und Recht. Festschrift für Hermann Stutte zum 70. Geburtstag. Carl Heymans, Köln, S 147–172

Weber D (1985) Autistische Syndrome. In: Remschmidt H, Schmidt MH (Hrsg) Kinder- und Jugendpsychiatrie in Klinik und Praxis. Thieme, Stuttgart New York, S 269–298

Weber D (1987a) Probleme, die sich aus dem Stand der Autismusforschung für Eltern frühkindlich autistischer Kinder ergeben. In: Speck O, Peterander F, Innerhofer P (Hrsg) Kindertherapie. Ernst Reinhardt, München Basel, S 162–167

Weber D (1987b) Zur Prognose frühkindlich-autistischer Kinder, Ergebnisse katamnestischer Untersuchungen. In: Nissen G (Hrsg) Prognose psychischer Erkrankungen im Kindesalter. Huber, Bern Stuttgart Wien

Wenar C, Ruttenberg BA, Kalish-Weiss B, Wolf EG (1986) The development of normal and autistic children: a comparative study. J Autism Dev Disord 16:317–333

Wendeler J (1984) Autistische Jugendliche und Erwachsene. Gespräche mit Eltern. Beltz, Weinheim Basel

Wing L (1980) Childhood autism and social class: a question of selection? Br J Psychiatry 137:410–417

Wing L (1981a) Language, social, and cognitive impairments in autism and severe mental retardation. J Autism Dev Disord 11:31–44

Wing L (1981b) Asperger's syndrome: a clinical account. Psychol Med 11:115–129

Wing L (1981c) Sex ratios in early childhood autism and related conditions. Psychiatry Res 5:129–137

Witt-Engerström J, Gillberg C (1987) Rett syndrome in Sweden. J Autism Dev Disord 17:149–150

Wolff S, Barlow A (1979) Schizoid personality in childhood. A comparative study of schizoid, autistic and normal children. J Child Psychol Psychiatry 20:29–46

Wurst E (1981) Autismus, 2. Aufl. Huber, Bern Stuttgart Wien

Young JG, Kavanagh ME, Anderson GM, Shaywitz BA, Cohen DJ (1982) Clinical neurochemistry of autism and associated disorders. J Autism Dev Disord 12:147–165

4. Schizophrene Psychosen im Kindesalter [1]

H. REMSCHMIDT

INHALTSVERZEICHNIS

---

[1] Auf den Abdruck der Ausführungen des Autors über Therapie und Rehabilitation mußte aus Raumgründen verzichtet werden. Es wird auf die Beiträge über somatische Therapie und Psychotherapie verwiesen. *Die Herausgeber.*

A. Einleitung und Literaturübersicht:
Psychotische Störungen im Kindesalter

Schizophrene Psychosen im Kindesalter stellen eine wichtige Gruppe von Erkrankungen innerhalb des breiteren Spektrums der Psychosen dar. Sie wurden erst gegen Ende der dreißiger Jahre als eigenständige Krankheitsbilder von anderen Psychosen abgegrenzt. Deshalb erscheint es uns sinnvoll, zunächst einige allgemeine
Gesichtspunkte abzuhandeln, die *alle* Psychosen im Kindesalter betreffen, um
dann auf die schizophrenen Psychosen des Kindesalters genauer einzugehen.

Unter psychotischen Störungen werden im folgenden, unabhängig von der
Ätiologie, psychopathologische Syndrome verstanden, die durch folgende Merkmale gekennzeichnet sind: (1) eine tiefgreifende Störung der Realitätsbeziehung,
(2) Auftreten produktiver Symptome wie Wahn und Halluzinationen (positive
Symptomatik) oder Störungen der Affekte oder kognitive Einbußen (negative
Symptomatik), (3) zeitlich intermittierender Verlauf, der die Krankheit als Ein-
bruch in die Kontinuität der Entwicklung, des Erlebens und des Verhaltens erscheinen läßt.

Diese Begriffsbestimmung enthält zweifellos gewisse Unschärfen. Andererseits
ist es aber heute kaum möglich, den Psychosebegriff, der doch zahlreiche, sehr heterogene Krankheitsbilder umfaßt, allgemeingültig zu definieren. Dies geht auch
aus der WHO-Klassifikation hervor (1980), in der Psychosen nach ICD-9 wie
folgt umschrieben werden:

„Psychiatrische Erkrankungen, in denen die Beeinträchtigung der psychischen
Funktionen ein so großes Ausmaß erreicht hat, daß dadurch Einsicht und Fähigkeit, einigen der üblichen Lebensanforderungen zu entsprechen oder der Realitätsbezug erheblich gestört sind. Es handelt sich um keinen exakten oder genau
definierten Begriff. Die Oligophrenien gehören nicht dazu."

Die Diagnostik psychotischer Störungen im Kindesalter ist darüber hinaus mit
ungleich größeren Schwierigkeiten belastet als im Erwachsenenalter. Denn bei
Kindern können phasenspezifische Entwicklungseinflüsse und Umweltereignisse
Erleben und Verhalten so färben, daß die Symptomatik entweder ungeheuer viel-
schichtig oder auch extrem arm ist, wodurch Diagnose und Differentialdiagnose
sehr erschwert werden.

Historisch gesehen, wurden die Psychosen des Kindesalters zunächst gemäß
den nosologischen Kategorien der Erwachsenenpsychiatrie dargestellt (FRIED-
RICH 1843; GRIESINGER 1845; MAUDSLEY 1867; SCHÜLE 1878; GUENTZ 1859).

Jedoch bereits in den Lehrbüchern der Psychopathologie des Kindesalters von
EMMINGHAUS (1887), STROHMAYER (1910), ZIEHEN (1915/1926) und HOMBURGER
(1926) treten mehr dynamische als biologische und phasenpathologische Aspekte
in den Vordergrund. Diese Sicht wird auch, unter stärkerer Einbeziehung poly-
ätiologischer Gesichtspunkte, in den neueren Übersichten vertreten (BOSCH 1972;
EGGERS 1973; KANNER 1957, 1973; KOLVIN 1971; STUTTE 1969; WERRY 1979).

Meilensteine zu einer differenzierten und den speziellen Besonderheiten des
Kindesalters Rechnung tragenden Betrachtungsweise kindlicher Psychosen waren folgende Arbeiten: 1908 prägte DE SANCTIS den Begriff der Dementia praecocissima, die sowohl frühschizophrene als auch hirnorganisch bedingte Demenz-

prozesse umfaßte. Im gleichen Jahr trennte THEODOR HELLER davon eine spezielle frühkindliche Demenz, die Dementia infantilis, ab. 1932 beschrieben KRAMER u. POLLNOW das „hyperkinetische Syndrom des Kindesalters". 1937/38 grenzte LUTZ die kindlichen Schizophrenien erstmals als nosologische Einheit ab, wobei er auf dem Psychosenbegriff von Eugen BLEULER aufbaute. 1943 und 1944 beschrieben KANNER und ASPERGER den frühkindlichen Autismus bzw. die autistische Psychopathie, die von manchen Autoren heute ebenfalls zu den Psychosen, nicht jedoch zur kindlichen Schizophrenie, gerechnet wird.

Nach dem Zweiten Weltkrieg zeichneten sich drei einflußreiche Entwicklungen ab (KYDD u. WERRY 1982):

1. Die Forschergruppe des Bellevue-Hospitals (BENDER 1947, 1955; FISH 1957; FISH u. SHAPIRO 1965) vertrat die Ansicht, daß es sich beim frühkindlichen Autismus und der kindlichen Schizophrenie um die gleiche Erkrankung handelt, nur der Manifestationszeitpunkt sei unterschiedlich.
2. Eine Gruppe psychoanalytischer Autoren (MAHLER 1952; SZUREK 1956; BETTELHEIM 1967) entwickelte die These, daß kindliche Psychosen auf Störungen der Ich-Entwicklung zurückzuführen seien und unterschiedliche Stadien der Regression verkörperten.
3. Eine Gruppe britischer Forscher (CREAK et al. 1961) ging von der Phänomenologie kindlicher Psychosen aus und postulierte, daß ganz unterschiedliche Ursachen für kindliche Psychosen zu einem sehr einheitlichen klinischen Bild führen könnten, das allgemein mit dem Begriff kindliche Schizophrenie umschrieben werden könne. Diese unitarische These fand auch Eingang in das Klassifikationssystem der WHO ICD-8 (International Classification of Diseases 1969), in dem alle Psychosen des Kindesalters unter einer einzigen Kategorie „Kindliche Psychosen" zusammengefaßt wurden.

B. Klassifikationsprobleme

In den fünfziger und sechziger Jahren setzte sich die Ansicht durch, daß Alter und Entwicklungsstand wichtige Kriterien zur Einordnung und Klassifikation kindlicher Psychosen sind (Group for the Advancement of Psychiatry 1966; STUTTE 1969), was sich in einer Reihe empirischer Studien bestätigte (RUTTER et al. 1967; KOLVIN et al. 1971). Letztlich bestätigten diese Untersuchungen die Ansicht KANNERs (1943, 1957), wonach unter den kindlichen Psychosen drei Gruppen unterschieden werden können: der frühkindliche Autismus, die Schizophrenie des Kindesalters und die desintegrativen Psychosen des Kindesalters, zu denen auch die Hellersche Demenz gehört und die auf hirnorganische Störungen zurückzuführen sind. Diese Gesichtspunkte haben auch Eingang gefunden in das Multiaxiale Klassifikationssystem auf der Basis von ICD-9 nach RUTTER, SHAFFER und STURGE (REMSCHMIDT u. SCHMIDT 1986) und in das diagnostische System der American Psychiatric Association, DSM-III (APA 1980).

Beide Klassifikationssysteme unterscheiden den frühkindlichen Autismus von der kindlichen Schizophrenie und den kindlichen Demenzprozessen.

Tabelle 1. Kriterien zur Klassifikation psychotischer Störungen im Kindes- und Jugendalter

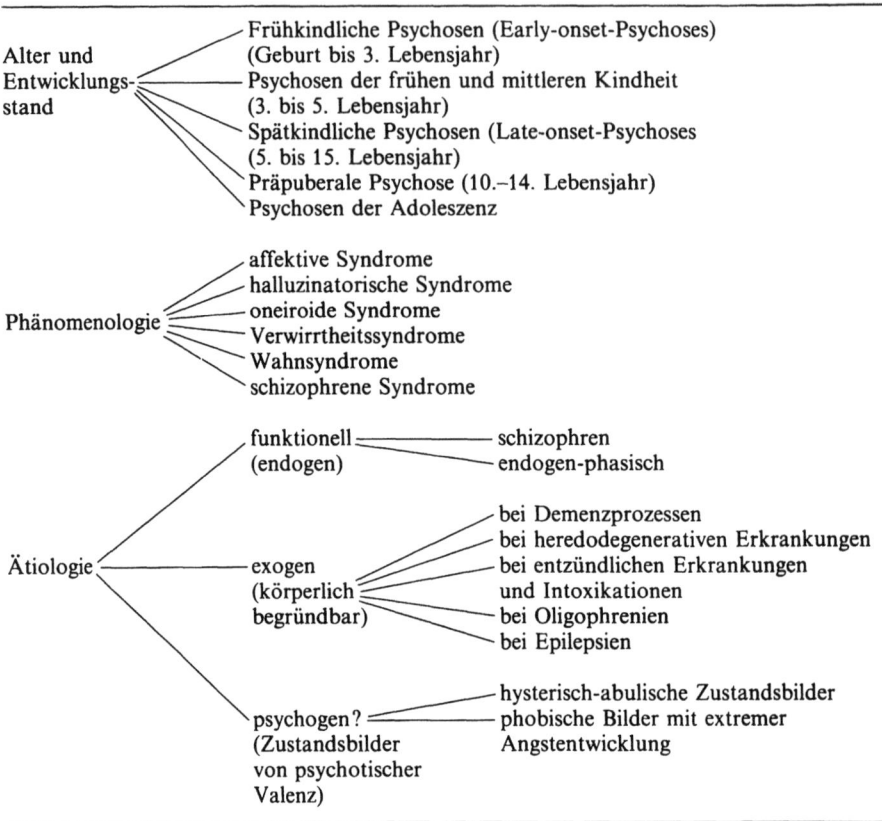

Alter und Entwicklungsstand
- Frühkindliche Psychosen (Early-onset-Psychoses) (Geburt bis 3. Lebensjahr)
- Psychosen der frühen und mittleren Kindheit (3. bis 5. Lebensjahr)
- Spätkindliche Psychosen (Late-onset-Psychoses (5. bis 15. Lebensjahr)
- Präpuberale Psychose (10.–14. Lebensjahr)
- Psychosen der Adoleszenz

Phänomenologie
- affektive Syndrome
- halluzinatorische Syndrome
- oneiroide Syndrome
- Verwirrtheitssyndrome
- Wahnsyndrome
- schizophrene Syndrome

Ätiologie
- funktionell (endogen)
  - schizophren
  - endogen-phasisch
- exogen (körperlich begründbar)
  - bei Demenzprozessen
  - bei heredodegenerativen Erkrankungen
  - bei entzündlichen Erkrankungen und Intoxikationen
  - bei Oligophrenien
  - bei Epilepsien
- psychogen? (Zustandsbilder von psychotischer Valenz)
  - hysterisch-abulische Zustandsbilder
  - phobische Bilder mit extremer Angstentwicklung

In Tabelle 1 sind die wichtigsten Kriterien zur Klassifikation psychotischer Störungen im Kindes- und Jugendalter wiedergegeben.

Die Tabelle zeigt, daß neben dem bereits erwähnten Alters- und Entwicklungsaspekt noch die Phänomenologie der Krankheitserscheinungen und die Ätiologie als Einteilungsgesichtspunkte verwendet werden können. Auf alle in Tabelle 1 angegebenen Einteilungskriterien wird im folgenden kurz eingegangen.

I. Alter und Entwicklungsstand

Es hat sich erwiesen, daß Alter und Entwicklungsstand wohl diejenigen Faktoren sind, die das klinische Bild kindlicher Psychosen am stärksten prägen (ANTHONY 1958, 1962; BOSCH 1972; STUTTE 1960, 1969; KOLVIN et al. 1971; WERRY 1979). Unter Zugrundelegung dieser Gesichtspunkte sind verschiedene Klassifikationen versucht worden. Weitgehende Einigkeit besteht darüber, daß zumindest eine Dreiteilung kindlicher Psychosen unter dem am Lebensalter orientierten Manifestationsgesichtspunkt zweckmäßig ist. Danach ergibt sich folgende, zuerst von ANTHONY (1958, 1962) vorgeschlagene Klassifikation:

Frühkindliche Psychosen (early onset psychoses): 1.–3. Lebensjahr
Es handelt sich um sehr früh einsetzende psychotische Störungen, die das Kind daran hindern, die normalen altersadäquaten Entwicklungsprozesse zu durchlaufen. Zu dieser Gruppe gehört der frühkindliche Autismus (Synonym: Autismus KANNER, Autismus infantum), die pseudodefektive Psychose (BENDER 1959) und der "No-onset-type" von DESPERT (1938).

Für diese Störungen werden nach KOLVIN (1971) folgende Kriterien herausgestellt: Einsetzen vor dem 3. Lebensjahr, selbstisolierendes soziales Verhalten sowie mindestens zwei der folgenden Kriterien: panikartige Reaktionen bei Veränderungen in der Umgebung oder bestimmte Formen der Stereotypien (Kopfschlagen, Rotationsbewegungen, Fingertremor sowie Selbststimulation).

In Tabelle 2 ist eine Übersicht über die verschiedenen klinischen Syndrome, ihre Manifestationszeitpunkte und die Beziehungen zur kindlichen Schizophrenie gegeben.

Psychosen im Kleinkindes- und Vorschulalter (3./4.–5./6. Lebensjahr)
Bei ihnen handelt es sich häufig um akut einsetzende Krankheitsbilder nach bis dahin weitgehend normaler Entwicklung, die zu einer Regression, einem Entwicklungsstillstand oder einer Demenz führen. Hierzu zählen die Dementia infantilis Heller (HELLER 1908; STUTTE 1969; STUTTE u. HARBAUER 1965), identisch mit der Demenz nach WEYGANDT, die Dementia praecocissima nach DE SANCTIS (1908), die pseudoneurotische Schizophrenie (BENDER 1949), der "Acute-onset-type" nach DESPERT (1938) und die symbiotische Psychose nach MAHLER (1949, 1952).

Psychosen der mittleren und späten Kindheit
(Late-onset psychoses, nach dem 5.–7. Lebensjahr)
Hierzu gehören Psychosen, die meist einen subakuten fluktuierenden Verlauf zeigen. Ihre Symptomatik nähert sich der Schizophrenie des Erwachsenenalters an. In diese Gruppe rechnet man die hebephreniform und katatoniform verlaufenden Schizophrenien des Kindesalters (BOSCH 1972). Sie manifestieren sich in der Regel zwischen dem 5. und 15. Lebensjahr und zeigen Symptome ersten Ranges nach KURT SCHNEIDER sowie andere schizophrenietypische Symptome des Erwachsenenalters (KOLVIN 1971). Die pseudopsychopathische Schizophrenie nach BENDER (1959) gehört ebenfalls in diesen Zusammenhang.

Über diese drei Gruppen hinaus scheint es sinnvoll, noch zwei weitere Gruppen zu unterscheiden (s. Tabelle 1):

Präpuberale schizophrene Psychosen [10.–14. Lebensjahr (STUTTE 1969)]
Sie zeigen bereits deutliche Beziehungen zur Schizophrenie des Erwachsenenalters und einen Manifestationsgipfel in der Präpubertät, weshalb ihre Abgrenzung gerechtfertigt erscheint (EGGERS 1967, 1973).

Psychosen in der Adoleszenz
Sie gehören zum Typus neuauftretender Erkrankungen (RUTTER 1976; REMSCHMIDT 1975 a, b) und zeigen häufig keine Vorläufersymptome im Kindesalter. Ihre Manifestiation in der Adoleszenz wird darauf zurückgeführt, daß sich unter

Tabelle 2. Verschiedene psychotische Syndrome im Kindesalter und ihre Beziehung zur Schizophrenie

Klinisches Syndrom	Manifestationsalter und Verlaufscharakteristik	Beziehung zur Schizophrenie
Gruppe I (ANTHONY 1958, 1962)	Frühmanifestation bis zum 3. Lebensjahr schleichend chronischer Verlauf	Keine Beziehung zur Schizophrenie
– Autismus Kanner (KANNER 1943)		
– Pseudodefektive Psychose (BENDER 1947, 1959)		
– "No-onset type" (DESPERT 1938)	Manifestation vor dem 3. Lebensjahr möglich	Beziehung zur Schizophrenie wahrscheinlich
– Frühkindliche Katatonie (LEONHARD 1986)		
Gruppe II (ANTHONY 1958, 1962)	Manifestation zwischen 3. und 5. Lebensjahr mit akutem Verlauf und regressiven Verhaltensweisen	Beziehung zur Schizophrenie fraglich
– Dementia infantilis (HELLER 1908)		
– Dementia precocissima (DE SANCTIS 1908)		
– Pseudoneurotische Schizophrenie (BENDER, 1947, 1949)		
– "Acute-onset type" (DESPERT 1938)		
– Symbiotische Psychose (MAHLER 1949, 1952)		
– Autismus Asperger (1944, 1968)	Bevorzugte Manifestation in den ersten 6 Lebensjahren	Beziehung zur Schizophrenie wahrscheinlich
– Frühkindliche Katatonie (LEONHARD 1986)		
Gruppe III (ANTHONY 1958, 1962) Psychosen (late-onset psychoses) (KOLVIN 1971)	Spätmanifestation (late onset) (späte Kindheit bis Präpubertät) und fluktuierender, subakuter Verlauf	Beziehung zur Schizophrenie, auch zur Schizophrenie des Erwachsenenalters ist gegeben (ANTHONY 1958, 1962; EISENBERG 1957; RIMLAND 1964; RUTTER 1967)
– Pseudopsychopathische Schizophrenie (BENDER 1959)		
– Präpuberale Schizophrenie STUTTE 1969; EGGERS 1973)	Manifestation in der Präpubertät	Klare Beziehung zur Schizophrenie

dem Einfluß der somatischen und psychischen Veränderungen in Pubertät und Adoleszenz eine vorhandene genetische Prädisposition manifestiert, wobei den Jugendlichen aufgrund ihrer fortgeschrittenen Entwicklung nunmehr auch die Ausdrucksmittel zur Verfügung stehen, um eine dem Erwachsenen ähnliche Symptomatik zu zeigen. Auf die Psychosen der Adoleszenz wird im folgenden nicht weiter eingegangen.

Erwähnt werden muß noch ein Versuch der Klassifikation psychotischer Störungen im Kindesalter, der von der Group for the Advancement of Psychiatry (1966) vorgenommen wurde. Diese Klassifikation unterscheidet zwei Gruppen von Psychosen, ohne jedoch eine scharfe Altersgrenze zu ziehen: frühkindliche Psychosen und Psychosen des späten Kindesalters. Die *frühkindlichen* Psychosen werden unterteilt in:

1. frühkindlichen Autismus (Kanner-Syndrom),
2. interactional psychoses, die auch die symbiotische Psychose von MAHLER umfassen,
3. andere Psychosen, die eine Einbeziehung all jener Bilder erlauben, welche unter den beiden zuerst genannten Kategorien nicht unterzubringen sind.

Die Psychosen des *späten* Kindesalters werden unterteilt in:

1. schizophreniforme Störungen und
2. andere Psychosen, die auch affektive Störungen (z. B. manisch-depressive Psychosen) einschließen, welche allerdings vor der Pubertät sehr selten sind.

Die Vorteile der GAP-Klassifikation sind, daß sie unscharfe Kategorien wie pseudoneurotische Psychose vermeidet und die Möglichkeit offenläßt, weniger gut definierte Krankheitsbilder in einer „Sammelkategorie" zu rubrizieren.

II. Phänomenologie der Krankheitserscheinungen

Alter und Entwicklungsstand prägen am stärksten die Phänomenologie kindlicher Psychosen. Daneben aber ist ihr Erscheinungsbild auch von ihrer Verursachung bestimmt, so daß eine Beschreibung, die die Ätiologie außer acht läßt, unvollständig bleiben muß. Angesichts dieser Situation ergeben sich für die phänomenologische Betrachtung zwei Wege: eine mehr oder weniger lockere Aufzählung von Symptomen, die für kindliche Psychosen charakteristisch sind oder eine Vereinheitlichung verschiedener Symptome zu Syndromen. Diese syndromatische Klassifizierung geht von einer Zusammenschau verschiedener Symptome und der Herausstellung jenes Gesichtspunktes aus, der das klinische Bild beherrscht. Unter diesem Aspekt lassen sich folgende Syndrome unterscheiden:

1. Affektive Syndrome

Unter dieser Bezeichnung werden „zeitlich begrenzte, vor allem Affektivität, Antrieb, Anregbarkeit und Vegetativum alterierende, episodische und ohne Defekte abheilende Psychosen rubriziert" (STUTTE 1963, 1969).

Hierzu zählen die endogen-phasischen Psychosen, die unter manischen, depressiven oder manisch-depressiven Symptomen verlaufen können und die im Kindesalter, insbesondere vor dem 10. Lebensjahr, sehr selten sind (REMSCHMIDT u. DAUNER 1971).

2. Halluzinatorische Syndrome

Sie sind durch das Auftreten produktiver Symptome, insbesondere von Halluzinationen, gekennzeichnet. Halluzinationen sind nach JASPERS (1959) Trugwahrnehmungen, die den Charakter realer Wahrnehmungen haben und abzugrenzen sind von den Pseudohalluzinationen und lebhaften Vorstellungen, die gerade im Kindesalter häufig vorkommen.

Nach EDGELL u. KOLVIN (1972) ist zwischen pathologischen und nicht-pathologischen Sinnestäuschungen im Kindesalter zu unterscheiden. Zu den letzteren zählen die Autoren Phantasiegefährten, eidetische Vorstellungen, Pseudohalluzinationen und nächtliches Aufschrecken sowie andere Störungen des Schlafes (Nachtwandeln, Alpträume etc.), die „mit visuellen Halluzinationen" einhergehen können. Halluzinationen von *pathologischer* Valenz kommen vor im Zusammenhang mit erhaltener oder veränderter Bewußtseinslage, bei zahlreichen körperlichen oder psychiatrischen Erkrankungen, auch außerhalb von psychotischen Zustandsbildern. Manche Autoren bringen sie mit Neigung zur Panikreaktion, Deprivation, Reifungsverzögerung und mit affektiven Ausnahmesituationen in Verbindung. Halluzinationen dürften auch bei körperlich begründbaren Psychosen häufiger vorkommen, als bekannt ist, weil Patienten mit solchen Erkrankungen oft nicht in psychiatrische Behandlung kommen und auf anderen Abteilungen diese Symptomatik weniger registriert wird.

Hervorzuheben ist, daß auch unter der Einwirkung toxischer Substanzen Halluzinationen beobachtet werden – ein Phänomen, das insbesondere im Jugendalter durch den Drogenmißbrauch von Bedeutung ist. Es scheint so zu sein, daß bei jüngeren Kindern vorwiegend optische und haptische Halluzinationen dominieren, während gegen Ende des Kindesalters und im Jugendalter akustische Halluzinationen in den Vordergrund treten. Im Rahmen körperlich begründbarer Psychosen treten auf allen Altersstufen vorwiegend optische Halluzinationen auf.

3. Oneiroide Syndrome

Unter einem oneiroiden Syndrom versteht man einen traumartigen Zustand bei alteriertem Bewußtsein, in dem phantastische Innenerlebnisse dominieren, die z. T. mit Sinnestäuschungen oder traumhaften Wahngebilden durchsetzt sind. Oneiroide Syndrome können im Rahmen ganz unterschiedlicher psychotischer Störungen auftreten, z. B. bei Manie, Depression, Schizophrenie, aber auch bei der Migräne. Sie sind besonders stark von der Persönlichkeit des Erkrankten und von seiner Phantasiebegabung abhängig, sind insgesamt selten und treten am häufigsten in der späteren Kindheit bzw. um die Pubertät auf. Als eine entwicklungsdeterminierte und phasenspezifische Form kann man das Pubertätsoneiroid

(STUTTE 1969; WENZEL 1960, 1962) auffassen, das durch episodisch auftretende Umdämmerungen bei Jugendlichen charakterisiert ist und bei Jungen häufiger als bei Mädchen vorkommt. Es ist vermutlich auf eine konstitutionelle, hypophysär dienzephale Regulationsstörung zurückzuführen. Möglicherweise hat das Syndrom Beziehungen zum Kleine-Levin-Syndrom.

4. Verwirrtheitssyndrome

Sie können in Form einer erregten oder gehemmten Phase auftreten. In der erregten Phase zeigen sie eine Inkohärenz des Denkens mit Rededrang, einem geringen Kontakt zur Umgebung und einer Desorientierung bzw. Verkennung der personalen Umwelt. Häufig bestehen auch Beziehungsideen und Sinnestäuschungen. In der gehemmten Phase herrscht eine allgemeine Verlangsamung vor, Ratlosigkeit, zuweilen auch absolute Regungslosigkeit als Folge extremer Denkhemmung. Ferner kommen Beziehungsideen und Halluzinationen vor. Verwirrtheitssyndrome gehören in der Regel in die Gruppe der zykloiden Psychosen (LEONHARD 1986).

5. Wahnsyndrome

Wahnsyndrome können sowohl bei schizophrenen als auch bei körperlich begründbaren Psychosen auftreten. Ein systematisierter Wahn ist vor dem 12. Lebensjahr außerordentlich selten (vgl. STUTTE u. DAUNER 1971). Bei jüngeren Kindern kommen allerdings durchaus „Wahnstimmungen" und andere „wahnhafte Elemente" vor. Sie sind allerdings schwer zu objektivieren, da sie häufig durch eine starke Angst- und Affektsymptomatik überdeckt werden.

6. Schizophrene Syndrome

Über diese Syndrome werden hier keine Ausführungen gemacht, da diese später folgen.

III. Ätiologie

Wiewohl im letzten Jahrzehnt der Gesichtspunkt der Ätiologie bei der Klassifikation psychiatrischer Erkrankungen in den Hintergrund getreten ist, kommt man ohne die Einbeziehung ätiologischer Gesichtspunkte bei der Klassifikation der Psychosen des Kindesalters nicht aus. Für ihre Einbeziehung gibt es eine Reihe von Argumenten: Einerseits dürften bereits mit dem Aspekt des Alters und des Entwicklungsstandes bestimmte, altersabhängige Ätiologien verbunden sein. Zum anderen gibt es psychotische Zustandsbilder, bei denen Ursachen eher nachzuweisen sind als bei anderen (z. B. bei den körperlich begründbaren Psychosen). Schließlich muß jede kausale Therapie kindlicher Psychosen auf ätiologischen

Vorstellungen aufbauen, wodurch die Suche nach der Ätiologie ihr Gewicht erhält. Als problematisch im Hinblick auf die Weiterentwicklung der Psychosenforschung hat sich die Einteilung in endogene und exogene Psychosen erwiesen. Der Begriff endogen wird neuerdings im angelsächsischen Schrifttum durch den Terminus „funktionell" ersetzt, womit die starre Beziehung auf eine bestimmte Konstitution oder Vererbung etwa relativiert wird. Dennoch stimmen wir BOSCH (1972) zu, wenn er meint, daß die Klassifikation in schizophrene und endogenphasische Psychosen des Kindes- und Jugendalters beibehalten werden sollte, „weil sich dadurch die zur Zeit noch sinnfälligste Ordnung der Syndrome nach vorwiegenden Störungsbereichen und Verlaufskriterien" anbiete.

In Tabelle 1 sind die drei führenden Gesichtspunkte angegeben, die eine Klassifizierung kindlicher und jugendlicher Psychosen nach der Ätiologie gestatten. Unter funktionellen Psychosen werden schizophrene und endogen-phasische Bilder subsumiert, unter dem Terminus exogene oder körperlich begründbare Psychosen rangieren solche, bei denen körperliche Erkrankungen eine entscheidende Rolle spielen. Da in vielen Fällen praktisch nicht unterscheidbar ist, ob es sich um eine Psychose handelt, die durch eine körperliche Erkrankung bei jedem Menschen hervorgerufen werden kann oder ob es sich nur um die Auslösung einer solchen durch eine körperliche Veränderung handelt, ziehen wir die Bezeichnung „Psychosen im Zusammenhang mit körperlichen Erkrankungen" vor.

Schließlich gibt es auch noch Zustandsbilder, die psychogen verursacht sind, aber im klinischen Bild von psychotischer Valenz erscheinen. Für diese Gruppe wurde die Bezeichnung „psychogene Psychosen" vorgeschlagen, die insbesondere im skandinavischen Schrifttum eine gewisse Rolle spielt (STRÖMGREN 1986). Wir ziehen es vor, statt von „psychogenen Psychosen" von „psychogenen Syndromen mit psychotischer Valenz" zu sprechen. Nach STUTTE (1963, 1969) gilt dies für die seltenen „hysterisch-abulischen Zustände" und für manche Formen ausgeprägter Phobien mit übermäßiger Angstentwicklung. Es ist bekannt, daß durch panische Angst und heftige Emotionen psychotische Symptome wie z. B. Wahn und Halluzinationen ausgelöst werden können (REMSCHMIDT 1973; WEINSCHENK 1965).

IV. Multiaxiale Klassifikation der Psychosen des Kindesalters

Es existieren zwei weit verbreitete Ansätze zur multiaxialen Klassifikation psychotischer Zustandsbilder im Kindesalter, das Multiaxiale Klassifikationsschema (deutsche Bearbeitung REMSCHMIDT u. SCHMIDT 1986) und das DSM-III der American Psychiatric Association (1980). Auf beide wird im folgenden eingegangen.

1. Multiaxiales Klassifikationsschema

In diesem Schema sind, auf der Basis von ICD-9, neben den klassischen schizophrenen Psychosen als eigene Gruppe unter der Ziffer 299 die „typischen Psychosen des Kindesalters" definiert. Für die Einteilung heißt es dort: „Diese Kategorie sollte nur für Psychosen benutzt werden, die stets vor der Pubertät beginnen. Wenn Psychosen, die gewöhnlich bei Erwachsenen auftreten, wie Schizophrenie oder manisch-depressive Psychose, im Kindesalter vorkommen, so sollten sie unter den entsprechenden ICD-Nummern eingeordnet werden, d. h. 295 bzw. 296 für die angeführten Beispiele."

Unter den typischen Psychosen des Kindesalters werden eingeordnet:

1. Der frühkindliche Autismus (299.0)
   Er ist definiert als ein Syndrom, das entweder von Geburt an besteht oder sich in den ersten 30 Lebensmonaten manifestiert. Auf diese Störung wird nicht näher eingegangen, weil das Kapitel von DORIS WEBER in diesem Handbuch-Band ausführlich darüber informiert (s. auch WEBER 1970, 1985).
2. Desintegrative Psychosen (299.1)
   Im MAS ist diese Erkrankung wie folgt definiert: „Bei diesen Störungen folgt auf eine normale oder nahezu normale Entwicklung während der ersten Lebensjahre ein Verlust an sozialen und sprachlichen Fähigkeiten, der mit einer schweren emotionalen Verhaltens- und Kontaktstörung einhergeht. Meist findet dieser Verlust der Sprache und der sozialen Kompetenz über einen Zeitraum von einigen Monaten statt und wird vom Auftreten von Hyperaktivität und Stereotypien begleitet. In den meisten Fällen besteht eine intellektuelle Behinderung, diese ist aber nicht notwendigerweise mit der Störung verbunden. Der Zustand kann einer eindeutigen Hirnkrankheit folgen (wie z. B. Masernenzephalitis), kann aber auch bei Fehlen jeder erkennbaren organischen Hirnkrankheit oder Hirnschädigung vorkommen."
   Eine typische desintegrative Psychose stellt die Hellersche Demenz dar.
3. Andere Psychosen des Kindesalters (299.8)
   Sie sind im MAS wie folgt umschrieben: „Eine Reihe von atypischen kindlichen Psychosen, die einige, aber nicht alle Merkmale des frühkindlichen Autismus zeigen können. Die Symptomatik kann stereotyp wiederholte Bewegungen, Hyperkinese, Selbstverletzungen, verlangsamte Sprachentwicklung, Echolalie und Kontaktstörungen umfassen. Solche Störungen können bei Kindern jeden Intelligenzniveaus vorkommen, sind aber bei intellektuell behinderten besonders häufig."
4. Nicht näher bezeichnete Psychosen des Kindesalters (299.9)
   Diese „Sammelkategorie" umfaßt „nicht näher bezeichnete kindliche Psychose", „nicht näher bezeichnete kindliche Schizophrenie", „nicht näher bezeichnetes schizophrenes Syndrom im Kindesalter".

Inzwischen wird auch an der Weiterentwicklung der WHO-Klassifikation in Form von ICD-10 gearbeitet. Im Bereich der Psychosen wird es hierzu keine wesentlichen Veränderungen geben.

2. DSM-III

Die Kriterien für den frühkindlichen Autismus sind ähnlich wie im Multiaxialen Klassifikationsschema.

Schizophrene Erkrankungen des Kindesalters sind ähnlich definiert wie jene des Erwachsenenalters. Die vier allgemeinen Kriterien sind:

a) mindestens eines der folgenden Merkmale während einer Phase der Erkrankung: bizarre Wahnphänomene, körperbezogene, Größen-, religiöse, nihilistische oder andere Wahnphänomene, Wahnphänomene mit Verfolgungs- oder Eifersuchtsinhalten, akustische Halluzinationen, Inkohärenz des Denkens;
b) Verschlechterung gegenüber dem früher bestehenden Leistungsniveau;
c) kontinuierliche Dauer der Krankheitserscheinungen über mindestens 6 Monate mit Prodromal- oder Residualphase;

d) depressives oder manisches Syndrom, das sich *nach* irgendwelchen psychotischen Symptomen entwickelt und im Vergleich zur Dauer der psychotischen Symptome nur von kurzer Dauer ist.

Im DSM-III werden, ähnlich wie im MAS, eine Reihe von Untergruppen der Schizophrenie definiert wie: desorganisierter Typus, katatoner Typus, paranoider Typus, undifferenzierter Typus und residualer Typus.

V. Weitere Klassifikationsansätze

Unter den weiteren Klassifikationsansätzen verdient die Klassifikation der endogenen Psychosen von K. LEONHARD (1957, 1986) Erwähnung, die von sehr differenzierten und jahrzehntelangen psychopathologischen Beobachtungen ausgeht und in ihrer Art einmalig ist.

LEONHARD war der erste, der unter den affektiven Psychosen die unipolaren und bipolaren Verläufe voneinander abgegrenzt hat, was spätere Untersucher in vollem Umfange bestätigt haben. In der neuesten Auflage seines Buches über die Aufteilung der endogenen Psychosen hat er ein eigenes Kapitel den kindlichen Schizophrenien gewidmet und insbesondere die „frühkindliche Katatonie" als eigenständiges Krankheitsbild herausgearbeitet. LEONHARD unterscheidet folgende Gruppen von Psychosen:

1. phasische Psychosen (manisch-depressive Krankheit, reine Melancholie und reine Manie, reine Depression und reine Euphorien),
2. zykloide Psychosen (Angst-Glücks-Psychose, erregt-gehemmte Verwirrtheitspsychosen, hyperkinetisch-akinetische Motilitätspsychosen),
3. unsystematische Schizophrenien [affektvolle Paraphrenie, Kataphasie (Schizophasie) periodische Katatonie] und
4. systematische Schizophrenien.

Die *systematischen* Schizophrenien werden wiederum unterteilt in die einfach-systematischen Schizophrenien, zu denen die katatonen Formen, die hebephrenen Formen und die paranoiden Formen gehören, und in die kombiniert-systematischen Schizophrenien, zu denen er Krankheitsbilder rechnet, die er wie folgt bezeichnet: kombiniert-systematische Katatonien, kombiniert-systematische Hebephrenien und kombiniert-systematische Paraphrenien. Was Genese und Ätiologie der *schizophrenen* Psychosen betrifft, so stehen die unsystematischen Schizophrenien den zykloiden und phasischen Psychosen näher als den systematischen Schizophrenien. Sie sind gekennzeichnet durch eine hohe erbliche Belastung und durch eine gute Heilungstendenz. Demgegenüber zeigen die systematischen Schizophrenien eine geringe erbliche Belastung, ein insgesamt schwereres Krankheitsbild und einen ungünstigen Verlauf mit häufiger Defektheilung. Diese Klassifikation hat in den letzten Jahren zunehmendes Interesse gefunden und auch teilweise Bestätigung (BAN et al. 1982).

LEONHARD führt das Stagnieren der ätiologischen Forschung darauf zurück, daß unter dem zu globalen Begriff der Schizophrenie eine Reihe sehr heterogener Krankheitsbilder zusammengefaßt werden, so daß die biologischen und psychosozialen Unterschiede, die die einzelnen Schizophrenieformen auszeichnen, im „Sammeltopf" einer globalen Schizophreniediagnose untergehen.

C. Epidemiologie

Epidemiologische Daten zur Verbreitung kindlicher Schizophrenien, die als repräsentativ angesehen werden können, existieren bislang nicht. Dies hat seinen Grund nicht zuletzt darin, daß die Definitionen von Studie zu Studie variieren und daß zahlreiche epidemiologische Untersuchungen unter dem Begriff „kindliche Psychosen" eine Vielzahl sehr heterogener Krankheitsbilder subsumieren, von denen die kindliche Schizophrenie nur eines von mehreren darstellt. Nach BLEULER und LUTZ beginnen schizophrene Psychosen in 4% der Fälle vor dem 15. und in 0,5–1% der Fälle vor dem 10. Lebensjahr. Bezogen auf die Gesamtbevölkerung wird vermutet, daß ein Kind unter 10 000 an einer Schizophrenie erkrankt. Über die Häufigkeit kindlicher Schizophrenien in einem kinderpsychiatrischen Krankengut liegen unterschiedliche Angaben vor, die von 1–9% schwanken (BENDER 1955; REISER 1963; CORBOZ et al. 1983). In einer vergleichenden Untersuchung des Krankengutes der kinder- und jugendpsychiatrischen Universitätskliniken Berlin, Mannheim und Zürich waren Psychosen mit einer Quote von 1,3–4,1% im ambulanten und stationären Krankengut vertreten. In dieser Quote sind etwa 0,5–1% schizophrene Erkrankungen des Kindesalters enthalten (CORBOZ et al. 1983).

In Abb. 1 ist die Altersverteilung von Psychosen in einer vollständigen kinder- und jugendpsychiatrischen Inanspruchnahmepopulation wiedergegeben. Es wird deutlich, daß schizophrene Psychosen erst in der Präpubertät und in der Adoleszenz häufig werden.

Was das Geschlechterverhältnis betrifft, so überwiegen nach Angaben der meisten Autoren die Jungen. Auch hier beziehen sich die Angaben der Literatur überwiegend auf den frühkindlichen Autismus, während nur wenige Angaben

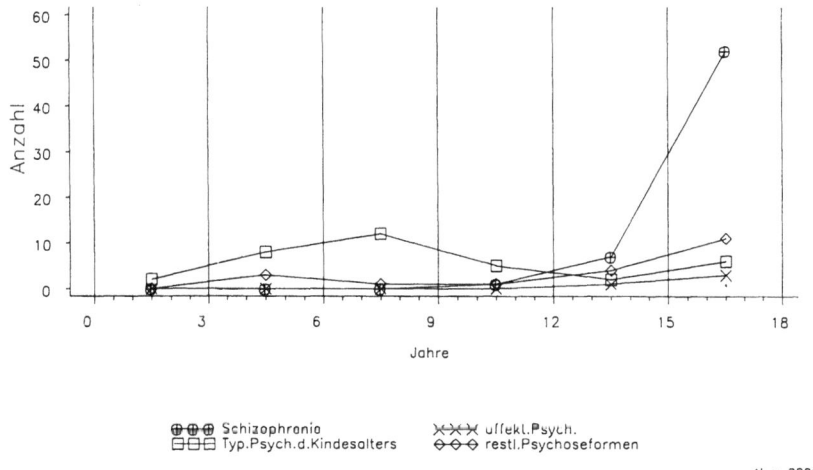

Abb. 1. Altersverteilung von Psychosen in einer vollständigen kinder- und jugendpsychiatrischen Inanspruchnahmepopulation (n = 3 280) dreier Landkreise. (Quelle: Totalerhebung in 3 Landkreisen v. 1.7.83 bis 30.6.84)

für die kindlichen Schizophrenien zu finden sind. KOLVIN et al. (1971) fanden
für schizophrene Psychosen des Kindesalters ein Verhältnis von Jungen zu Mädchen von 2,7:1. Für die schizophrenen Psychosen des Kindesalters gilt also
eine ähnliche Relation, wie sie für das kinder- und jugendpsychiatrische Krankengut vor Eintritt der Pubertät typisch ist, nämlich ein deutliches Überwiegen der
Jungen.

D. Klinisches Bild, Diagnose und Differentialdiagnose

Im folgenden wird *ausschließlich* auf die Schizophrenien des Kindesalters eingegangen; psychotische Zustandsbilder mit Manifestation bis zum 3. Lebensjahr
(Gruppe I nach ANTHONY) und mit Manifestation zwischen dem 3. und 5. Lebensjahr (Gruppe II nach ANTHONY) bleiben außer acht, weil ihre Beziehung zur kindlichen Schizophrenie entweder nicht gegeben ist oder zumindest als äußerst fraglich angesehen werden muß. Dies gilt auch für die symbiotische Psychose nach
MAHLER (1949, 1952), von der bezweifelt werden kann, ob sie eine eigene Krank-
heitseinheit darstellt (EISENBERG 1966; WERRY 1979).
    Nach STUTTE (1969) zeigt etwa die Hälfte der an Schizophrenie erkrankten
Kinder prämorbide Charakterauffälligkeiten, vor allem in Form von Realitäts-
störungen, Zwangsvorstellungen, Kontaktarmut, Einzelgängertum, ungewöhnliche Interessenausrichtung und bizarre Gewohnheiten.

I. Symptomatik

Die Symptomatik variiert je nach Manifestationsalter, wobei die Regel gilt, daß
sie sich der erwachsenen Schizophrenie um so mehr angleicht, je mehr sich der Erkrankungsbeginn der Pubertät nähert. Die Symptomatologie kann sehr vielgestaltig oder auch sehr arm sein. Es zeigen sich Symptome im kognitiven und emotionalen Bereich sowie Störungen der Sprache und der Motorik.

1. Schizophrene Symptome im kognitiven und im Wahrnehmungsbereich

Störungen dieser Art sind bei Kindern vor dem 8. Lebensjahr weitaus seltener als
im Erwachsenenalter. Wahnideen, Halluzinationen und faßbare Denkstörungen
sind in der Regel erst jenseits des 6.–8. Lebensjahres zu beobachten. Hingegen
kommen Symptome, die auf eine „Wahnstimmung" hinweisen, bereits auch
schon bei jüngeren Kindern vor, ebenso Negativismus und katatone Symptome
(BOSCH 1972; LEONHARD 1986). Eine systematisierte Wahnbildung tritt vor dem
10. Lebensjahr außerordentlich selten auf (STUTTE u. DAUNER 1971). Nicht selten
sind leibhypochondrische Erlebnisse sowie Verfolgungs-, Beziehungs-, Beeinflus-
sungs- und Vergiftungsideen. Auffällig ist die Neigung jüngerer Kinder zu optischen, weniger zu akustischen Halluzinationen, was möglicherweise mit der altersspezifischen Bedeutung eidetischer Phänomene zusammenhängt.

2. Störungen im emotionalen Bereich, im Kontakt- und Sozialverhalten

Charakteristisch sind Beziehungsstörungen zur Umgebung sowie der Abbau zwischenmenschlicher Beziehungen, Rückzug und Isolierung. Nicht selten werden die Beziehungen zur Umwelt auch qualitativ umstrukturiert, oder es werden Ersatzbeziehungen aufgebaut, die auch mit Personifizierungen von Gegenständen einhergehen können. Affektstörungen, insbesondere mißtrauisch-ängstliche Grundstimmung, Affektlabilität, Negativismus und Regression auf infantile Verhaltensformen sind häufig.

3. Störungen des Sprechens und der Sprache

Sie können sich in Veränderungen der Sprechweise, gesteigertem Rededrang, Perseverationsneigung, sprachlichen Stereotypien, Echolalie oder Phonographismus (Wiederholen der an das Kind gerichteten Fragen) äußern. Bei früh manifest werdenden kindlichen Schizophrenien kann eine Abgrenzung der Sprachauffälligkeiten gegenüber der Sprache autistischer Kinder schwer sein (BOSCH 1972).

Vielfach vollziehen sich Sprachstörungen bei schizophrenen Kindern unter den Zeichen des Sprachabbaus bzw. Sprachzerfalls, was ätiologisch schwer einzuordnen ist. Es ist nicht klar, ob dabei hirnorganische Störungen, psychogene Einflüsse oder Auswirkungen der schizophrenen Primärstörungen ausschlaggebend sind (REMSCHMIDT u. NIEBERGALL 1981). Die Veränderungen der Sprache können sehr vielgestaltig sein. Nach DE AJURIAGUERRA (1974) kann man sie in fünf Gruppen einteilen:

- Autistische Sprache. Hierbei handelt es sich um eine Sprache, die gekennzeichnet ist durch das Desinteresse an der Umgebung und einen Rückzug auf die eigene Person. Spontane Sprachproduktion und Wortschatz sind gering. Es treten sprachliche Stereotypien auf, die Kinder halten Selbstgespräche und zeigen eine retardierte Sprache, wie sie für 3–4jährige typisch ist.
- Regression der Sprache auf das Stadium der ersten Objektbeziehungen. Es kommt zu einer erheblichen Reduktion des Wortschatzes. Dysgrammatismus bzw. Agrammatismus treten auf.
- Regression der Sprache vor das Stadium der ersten Objektbeziehungen. Hier zeigen die Kinder bei voller Verfügbarkeit über ein altersentsprechendes sprachliches Entwicklungsniveau ein längere Zeit persistierendes mutistisches Syndrom.
- Sprachveränderungen, wie man sie bei Oligophrenen findet. Hierbei präsentieren sich die Kinder als „pseudooligophren". Sie zeigen eine retardierte Sprachentwicklung und alle Sprachauffälligkeiten (Dysgrammatismus, geringer Wortschatz, Stammeln), die für Oligophrene typisch sind.
- Sprachauffälligkeiten bei Kindern mit Deprivationssyndromen. Hierbei handelt es sich im wesentlichen um eine verzögerte Sprachentwicklung.

Die hier wiedergegebene Einteilung von DE AJURIAGUERRA ist nicht an sprachlichen Kategorien orientiert, sondern an entwicklungspsychologischen. Die Klassifizierung des Sprachzerfalls bei kindlichen Schizophrenien ist nicht ohne die Einbeziehung linguistischer Kategorien möglich. Hierüber gibt es jedoch kaum Untersuchungen.

Bei manchen schizophrenen Kindern können die eingangs erwähnten Sprachauffälligkeiten den Charakter einer *autonomen Sprache* annehmen. Darunter ver-

steht man ein meist symbolträchtiges Sprachsystem mit einem eigenen Wortschatz und manchmal autonomen, für den Außenstehenden nicht verständlichen
grammatikalischen Regeln.

4. Störungen der Motorik

In der Spontanmotorik wird häufig eine allgemeine Disharmonisierung (Steifheit,
Eckigkeit) sowie eine Reduktion von Spontanbewegungen beobachtet. Gelegentlich kommen auch katatone Bilder und kataleptische Erscheinungen vor. Relativ
häufig sind motorische Stereotypien (stereotype Körperhaltung, bizarre Finger-
spiele). Auch die häufig als Prodromi einer Schizophrenie auftretenden Zwangsphänomene äußern sich oft primär im motorischen Bereich. Diese sind allerdings
von den im Kindesalter häufiger auftretenden physiologischen zwanghaften Verhaltensweisen nicht immer leicht abzugrenzen. Zwangssymptome kommen nach
EGGERS (1982) überwiegend bei weniger intensiven und protrahierten Verläufen
der kindlichen Schizophrenie vor und weniger in akuten Krankheitsphasen. Sie
sind bei günstigen Verläufen fast so häufig wie bei defektuösen. Dies wird im Sinne ihrer Schutz- und Abwehrfunktion gegenüber den Gefahren einer psychotischen Desintegration gedeutet (EGGERS 1982). In dieser Hinsicht unterscheiden
sich die spätkindlichen Schizophrenien (late-onset psychoses) nicht von den Schizophrenien des Erwachsenenalters, bei denen in rund 14% der Fälle Zwangssymptome registriert werden. Dabei unterscheidet sich die Teilgruppe der Schizophrenien mit einer anankastischen Symptomatik in den anamnestischen Daten nicht
von den übrigen Schizophrenen ohne Zwangssymptomatik (HUBER u. GROSS
1982).

II. Besondere Verlaufsformen

Im folgenden werden drei Typen kindlicher Schizophrenien herausgestellt, die
sich hauptsächlich durch ihren Verlauf und den Manifestationszeitpunkt der Erkrankung unterscheiden, weniger durch ihre Symptomatik.

1. Schizophrenien des späten Kindesalters (late-onset psychoses)

Wie bereits aus Tabelle 2 hervorgeht, treten diese Formen schizophrener Psychosen des Kindesalters nach dem 5. Lebensjahr auf und können sich bis zur Pubertät
manifestieren. Sie zeigen, je älter das Kind ist, um so mehr Beziehungen zur Schizophrenie des Erwachsenenalters. Sie sind gekennzeichnet durch Denkstörungen,
Halluzinationen (vorwiegend akustische) und durch Wahnelemente, unter denen
die sog. transitivistischen Depersonalisationserlebnisse hervorzuheben sind. Im
Rahmen derselben identifizieren sich die Kinder mit Tieren oder Gegenständen
der Umgebung, worin sich ihre Unfähigkeit zeigt, zwischen sich, also dem eigenen
Ich, und der Umgebung zu trennen (sog. fragile Ich-Grenzen). Darüber hinaus
zeigen die Patienten, allerdings weniger häufig als autistische Kinder und andere

Kinder mit früh manifest werdenden Psychosen, Zeichen einer Hirnfunktionsstörung. Dies gilt jedoch nur für massive Hirnfunktionseinschränkungen. Bei genauerer Prüfung findet man bei ihnen eine Reihe subtiler neurophysiologischer und neuropsychologischer Auffälligkeiten. Unter ersteren ist zu erwähnen eine vermehrte schnelle Aktivität und eine stark verminderte okzipitale α-Aktivität im EEG, unter letzteren Störungen der selektiven Wahrnehmung, der gerichteten Aufmerksamkeit, der Figur-Hintergrund-Differenzierung und der Unterscheidung von relevantem und nicht-relevantem Material.

Auch hinsichtlich der Intelligenz unterscheiden sich die Kinder dieser Gruppe sehr deutlich von jenen mit frühkindlichen Psychosen: Sie haben, verglichen mit gesunden Kindern, nur geringfügig eingeschränkte Intelligenzfunktionen, während Kinder mit frühkindlichen Psychosen zum großen Teil erhebliche Intelligenzminderungen aufweisen.

Was den *familiären* Hintergrund betrifft, so kommen Kinder mit Psychosen der späten Kindheit häufiger aus den sozialen Unterschichten als frühkindliche Psychosen. In den Familien, insbesondere unter den Müttern, findet man mehr introvertierte und sensitive Persönlichkeiten im Vergleich zu frühkindlichen Psychosen. Die Eltern von Kindern mit frühkindlichen Psychosen hingegen sind häufiger überprotektiv (KOLVIN et al. 1971). Schließlich ist in den Familien von Kindern mit Psychosen vom late-onset-Typ auch eine hohe Rate familiärer Belastungen mit schizophrenen Erkrankungen festzustellen, was darauf hinweist, daß eine genetische Verwandtschaft zu der Schizophrenie des Erwachsenenalters besteht (KOLVIN et al. 1971).

Zusammenfassend kann diese Form der Schizophrenie als die früheste Form einer schizophrenen Erkrankung angesehen werden, die weitgehend den Gesetzmäßigkeiten des Erwachsenenalters folgt. Ihre Symptomatik ist allerdings durch Alter und Entwicklungsstand des Kindes gefärbt, und je jünger das Kind ist, um so symptomärmer. Die Störung läßt sich relativ gut von den frühkindlichen Psychosen abgrenzen, die keinen Zusammenhang mit der Schizophrenie haben und eine andere nosologische Einheit darstellen.

2. Präpuberale Schizophrenien

STUTTE (1980) hat darauf hingewiesen, daß man unter phasenbiologischen Aspekten weitere Differenzierungen der Schizophrenien des Kindesalters vornehmen kann. Er unterschied zwischen infantilen Schizophrenien (vor dem 10. Lebensjahr eintretend), präpuberalen Schizophrenien (10.–14. Lebensjahr), puberalen (14.–16. Lebensjahr) und adoleszenten Formen der Schizophrenie. Für den hier zu diskutierenden Zusammenhang soll die Gruppe der präpuberalen Schizophrenien als eigene Gruppe herausgestellt werden. Sie gehören zwar sinngemäß zu den Schizophrenien vom „late-onset-Typ", ihr relativ häufiges Auftreten, verglichen mit anderen kindlichen Psychosen, und ihre Verlaufscharakteristik rechtfertigen jedoch eine Abgrenzung.

Infolge ihrer Nähe zur Pubertät dominieren in der Symptomatik häufig entwicklungsspezifische Inhalte, die dieser Lebensphase entsprechen: Onanieskrupel, sexuelle Beeinträchtigungserlebnisse und Identitätsprobleme. Diese finden

Eingang in die produktive Symptomatik und äußern sich in Halluzinationen oder Wahnvorstellungen. So findet man häufig hypochondrische Körperhalluzinationen, auch Coenästhesien und Wahninhalte mit sexueller Thematik (sexueller Beeinträchtigungswahn, Schwangerschaftswahn).

Im Gegensatz zu den früher manifest werdenden kindlichen Schizophrenien zeigen die präpuberalen bereits relativ häufig systematisierte Wahnideen, deren „Material" aus der phasenspezifischen Problematik entnommen wird.

Im Affektbereich finden sich Änderungen der Grundstimmung, oft eine ausgeprägte Mißtrauenshaltung, Affektlabilität oder gefühlsmäßige Abstumpfung, inadäquate Affekte, Parathymien und Regressionen auf infantile Verhaltensformen, die sich dann auch sprachlich äußern (STUTTE 1969). Entsprechend ihrer Nähe zur Schizophrenie des Erwachsenenalters kann man bei den präpuberalen Schizophrenien auch bereits gewisse Analogien zu den Verlaufstypen des Erwachsenenalters (hebephrene, paranoide Verläufe, Schizophrenia simplex und Katatonie) unterscheiden. Dennoch gelten für sie eine Reihe von Verlaufsbesonderheiten, die EGGERS (1967, 1973) ausführlich dargestellt hat.

3. Die frühkindliche Katatonie

LEONHARD (1986) hat in der neuesten Auflage seines bekannten Buches über die „Aufteilung der endogenen Psychosen" als Sondergruppe kindlicher Psychosen die frühkindliche Katatonie herausgestellt. Diese Abgrenzung geht zurück auf KRAEPELIN (1913), der die Meinung geäußert hatte, daß unter sog. idiotischen Kindern eine ganze Reihe schizophrener seien, deren Erkrankung in der frühen Kindheit begonnen hätte, wobei ihre weitere psychische Entwicklung stehengeblieben sei. Diese Feststellung wurde von ELFRIEDE ALBERT (1980) bestätigt, wenn sie darauf hinwies, daß Kinder, die sehr früh schizophren erkranken, in ihrer weiteren intellektuellen und allgemeinen psychischen Entwicklung zurückbleiben (s. auch LEONHARD 1984).

Im LEONHARD (1986) hat nun in umfangreichen psychopathologischen Untersuchungen die frühkindliche Katatonie als eine Sonderform der kindlichen Schizophrenie herausgearbeitet, die sich am häufigsten in den ersten 6 Lebensjahren entwickelt. Er unterscheidet systematische Katatonien von periodischen Katatonien. Erstere verlaufen kontinuierlich oder progredient, letztere in Phasen mit zwischenzeitlicher Normalisierung.

Im Vordergrund der *Symptomatik* steht die steife, eckige, zuweilen wie eingefroren wirkende Motorik, die darüber hinaus durch Haltungs- und Bewegungsstereotypien, durch das Fehlen natürlicher Ausdrucksbewegungen und durch Negativismus sowie Ambitendenzen gekennzeichnet ist. Ein weiteres hervorstechendes Merkmal ist die unzulängliche Sprachentwicklung bzw. mutistisches Verhalten. Im emotionalen Bereich wirken die Kinder wie versteinert und ausdruckslos. Dieses Verhalten wird jedoch zuweilen durch heftige Affektausbrüche, die mit aggressivem oder auch autoaggressivem Verhalten einhergehen, durchbrochen. Derartige Verhaltensänderungen sind in der Regel nicht vorhersehbar, so daß sie von der Umgebung oft als heimtückisch empfunden werden. Insgesamt sind die affektiven Regungen durchweg spärlich und kraftlos; bei Ängstlichkeit oder

Freude werden Gefühlsregungen sichtbar, die jedoch deutlich gegenüber jenen schwachsinniger Kinder zurückbleiben.

Unter den 117 von ihm untersuchten frühkindlichen Katatonien hat LEONHARD (1986) eine Reihe von *Untertypen* unterschieden: die sprechbereite Katatonie, die sprachträge Katatonie, die proskinetische Katatonie, die negativistische Katatonie, die parakinetische Katatonie und die manirierte Katatonie. LEONHARD ist der Meinung, daß die von ihm beschriebenen Kinder nicht identisch sind mit Kindern vom Typ des Asperger-Autismus und auch nicht mit autistischen Kindern vom Typ des Kanner-Syndroms. Bezüglich letzterer gesteht er allerdings zu, daß die Schilderung, die für einige von ihm beschriebene Kinder zuträfe, auch für manche Kannerschen Fälle gelte (KANNER 1958). Es wird weiteren Untersuchungen vorbehalten bleiben, ob die von LEONHARD abgegrenzte frühkindliche Katatonie zu den kindlichen Schizophrenien oder zum frühkindlichen Autismus zu rechnen ist. Wenn ersteres zuträfe, so würde es sich bei dieser Störung um die früheste Manifestation einer kindlichen Schizophrenie handeln.

III. Differentialdiagnose kindlicher Schizophrenien

Differentialdiagnostisch abzugrenzen sind die kindlichen Schizophrenien von *autistischen Syndromen* (Autismus Kanner, Autismus Asperger), von den verschiedenen *frühkindlichen Demenzprozessen* (s. Tabelle 2), von verschiedenen Formen der *Oligophrenien*, die sowohl „autistische Züge" als auch, häufig phasenweise, „psychotische Episoden" aufweisen können, für die es dann in der Regel eine körperliche Begründung gibt. Vielfältige Abgrenzungsschwierigkeiten ergeben sich auch gegenüber der großen Gruppe körperlich begründbarer Psychosen, die im Kindesalter nach einer Vielzahl von akuten Erkrankungen auftreten können (meist nach Virusinfektionen wie Masern-Enzephalitis, Mumps-Enzephalitis). Leitschnur für die differentialdiagnostische Abgrenzung ist hier die oft vorhandene Bewußtseinsstörung, die für schizophrene Psychosen nicht typisch ist, die rasche Progredienz der Symptomatik und ihre Rückbildungstendenz. Auch weisen die optischen Halluzinationen häufig auf eine entzündliche oder toxische Genese hin.

Differentialdiagnostisch wichtig ist ferner die Abgrenzung von *slow-virus-Infektionen* des ZNS, bei denen die subakute sklerosierende Leukenzephalitis (SSPE) in ihrer Initialphase oft schwer von einer schizophrenen Psychose abzugrenzen ist. Sie beginnt häufig mit psychotischen Symptomen, Konzentrationsstörungen, einem Leistungsknick in der Schule und aggressivem, ungesteuertem Verhalten. Erst später kommt es dann zu einer Steigerung des Muskeltonus, den extrapyramidalmotorischen Erscheinungen und den generalisierten Myoklonien. Ein relativ sicherer Hinweis auf die Diagnose ergibt sich aus dem EEG, das die typischen Radermecker-Komplexe zeigt.

Schließlich ist eine Reihe *heredodegenerativer Erkrankungen* in der Differentialdiagnose in Erwägung zu ziehen, unter denen die Chorea Huntington von großer Bedeutung ist, die sich in rund 3% der Fälle bereits vor der Pubertät manifestiert (STUTTE 1969). Die Frühformen dieser Erkrankung sind in etwa 10% der Fälle durch psychotische Symptome gekennzeichnet, unter denen Wahnideen,

Erregungszustände, hypochondrisches und depressives Verhalten sowie Selbst- und Fremdgefährdung vorkommen können. Zuletzt kann noch darauf hingewiesen werden, daß auch bei Hirntumoren und bei der Epilepsie psychotische Zustandsbilder vorkommen können (RENTZ 1979). Die differentialdiagnostische Abgrenzung erfolgt hier durch entsprechende Zusatzuntersuchungen, die die neurologische Grundlage dieser Störungen objektivieren.

E. Ätiologie und Genese

Die Diskussionen zur Ätiologie kindlicher Schizophrenien bewegen sich in den gleichen Bahnen wie die Diskussionen zu den Schizophrenien des Erwachsenenalters. Da diese Thematik in anderen Kapiteln dieses Bandes ausführlich dargestellt ist, wird hier nur kurz auf sie eingegangen.

Von einer umfassenden Klärung der Ursachen schizophrener Erkrankungen sind wir noch weit entfernt. Angesichts dieses Wissensstandes ist es zweckmäßiger, einzelne „Ursachenbündel" darzustellen, als den Versuch zu machen, diese in ein z. Zt. verfrühtes umfassendes Konzept zu integrieren.

I. Genetische Einflüsse

An der Bedeutung genetischer Faktoren für die Ursache kindlicher Schizophrenien besteht kein Zweifel. Jedoch wird die Bedeutung des genetischen Faktors unterschiedlich gesehen. In Tabelle 3 sind die familiären Erkrankungsrisiken für schizophrene Syndrome wiedergegeben.

Wie aus der Tabelle deutlich wird, weist die hohe Konkordanz eineiiger Zwillinge auf das Vorhandensein genetischer Ursachen hin, zugleich aber auch darauf, daß Umwelteinflüsse von nahezu ebenso großer Bedeutung sein müssen. Dies ergibt sich aus der Höhe der Belastungsziffern.

Tabelle 3. Erkrankungsrisiko an Schizophrenie für die Verwandten von Schizophrenen. Die Zahlen wurden aus den wichtigsten Untersuchungen zusammengestellt, in Klammern stehen die aus allen Untersuchungen berechneten Mittelwerte. (Aus ZERBIN-RÜDIN 1985)

Verwandtschaftsgrad zu einem Schizophrenen	Erkrankungswahrscheinlichkeit (Korrigierte Prozentziffern)
Eltern	5–10 (6,3 ± 0,3)
Kinder	9–16 (13,7 ± 1,0)
Geschwister	8–14 (10,4 ± 0,3)
Zweieiige Zwillinge	5–16
Eineiige Zwillinge	20–75
Kinder zweier erkrankter Eltern	40–68
Vettern und Basen	2– 4 (3,5 ± 0,4)
Neffen und Nichten	1– 4 (2,6 ± 0,3)
Enkel	2– 8 (3,5 ± 0,7)
Durchschnitt	0,85

Auch die Adoptionsstudien haben den Erbeinfluß unterstrichen und seine Wechselwirkung mit Umwelteinflüssen herausgestellt. Schließlich sind auch die Ergebnisse der high-risk-Studien geeignet, die genetische Komponente in der Ätiologie der Schizophrenien zu untermauern. Da die Wahrscheinlichkeit für das spätere Eintreten einer schizophrenen Erkrankung bei Kindern schizophrener Mütter zwischen 10 und 15% liegt, versuchte man, in den sog. high-risk-Studien herauszufinden, ob diejenigen Kinder, die später einschlägig erkranken, schon in sehr frühen Stadien Merkmale aufweisen, die eine spätere schizophrene Erkrankung vorauszusagen gestatten. Die Studien von MEDNICK und Mitarbeitern (1974, 1980) sprechen dafür, daß bestimmte Eigenschaften des Zentralnervensystems wie eine geringgradig ausgeprägte Fähigkeit zur Habituation das Auftreten einer schizophrenen Erkrankung begünstigen. Hierfür sprechen auch elektroenzephalographische Ergebnisse an Kindern schizophrener Eltern von ITIL (1978, 1980).

High-risk-Studien dienen darüber hinaus auch dem Auffinden protektiver Faktoren, die das Eintreten der schizophrenen Erkrankung verhindern und der Ableitung von Präventionsmaßnahmen (MEDNICK et al. 1980).

II. Organische Einflüsse

Aus zahlreichen Untersuchungen geht hervor, daß bei Kindern mit einer Schizophrenie weitaus häufiger als in einer durchschnittlichen Kinderpopulation Hinweise auf eine Hirnschädigung bzw. eine Hirnfunktionsstörung gefunden werden. Das Spektrum reicht von neurologischen Mikrobefunden (KOLVIN et al. 1971) über auffällige EEG-Befunde (Niederspannungs-EEG, vermehrte schnelle Aktivität und verminderte okzipitale α-Aktivität) (KOLVIN et al. 1971; ITIL 1978) über eine geringere Habituationsfähigkeit (MEDNICK et al. 1980) bis zu verschiedenen neuropsychologischen Ausfällen (ausgeprägte Ablenkbarkeit, mangelhafte Fähigkeit zur Filterung und Informationsreduktion von sensorischen Reizen, reduzierte Fähigkeit zur Abgrenzung wesentlicher und unwesentlicher Signale). Aus dem Vorliegen dieser sehr verschiedenen Hinweise auf eine Hirnfunktionsstörung ist geschlossen worden, daß prä-, peri- oder postnatale Noxen bei vielen Kindern, die später eine Schizophrenie entwickeln, zu einer hypoxischen Schädigung geführt haben könnten, welche insbesondere das limbische System betrifft, da Teile desselben (Hippocampus und Amygdala) besonders empfindlich auf Sauerstoffmangel reagieren (EGGERS 1985). Da das limbische System insbesondere für die Steuerung der Emotionen zuständig ist, könnten sich auf diese Weise durch die Überflutung des Individuums mit Emotionen Wahnsymptome und Halluzinationen erklären lassen. Im Einklang mit dieser These stehen auch Untersuchungen von MEDNICK et al. (1978, 1980) über die mangelnde Habituationsfähigkeit schizophrener und für die Schizophrenie disponierter Kinder, die sich in einer verkürzten Latenz der elektrodermalen Reagibilität auf akustische Reize zeigt.

Auch die bekannteste biochemische These, die Dopamin-Theorie, wonach bei schizophren Erkrankten eine Überempfindlichkeit der dopaminergen Rezeptoren, vorwiegend im mesolimbischen System, vorliegt, ist mit diesen Überlegungen vereinbar.

Zusammenfassend mehren sich in den letzten Jahren die Befunde, die für einen starken Einfluß biologischer Faktoren bei der Ätiologie und Genese der Schizophrenie sprechen.

III. Psychogene Einflüsse

Der jahrzehntelangen Diskussion über genetische Einflüsse waren Forschungsrichtungen gefolgt, die die Psychogenese der Schizophrenien zum Gegenstand hatten. Etwas vereinfacht wurden dabei drei Gruppen von Eigenschaften bzw. Einflußfaktoren untersucht: individuelle Charakteristika, belastende Ereignisse und familiäre Einflüsse im weitesten Sinne.

1. Individuelle Charakteristika der Patienten

Rund 50% der Kinder, die an einer Schizophrenie erkranken, sind in ihrer Persönlichkeit bereits prämorbid auffällig (Stutte 1969). Sie werden als scheu, zurückgezogen, kontaktarm, introvertiert, als Sonderlinge, Grübler und überaus sensible Kinder beschrieben. Aus psychoanalytischer Sicht wird eine sehr ausgeprägte Mutter-Kind-Bindung beschrieben und eine Unfähigkeit der Kinder, ein stabiles Ich und klare Ich-Grenzen aufzubauen. Dadurch sind sie Umweltereignissen und Belastungen aller Art auch stärker ausgeliefert. Die bereits im Abschnitt über organische Faktoren genannten Merkmale wie eingeschränkte Habituationsfähigkeit, reduzierte Selektivität der Wahrnehmung, α-Reduktion im EEG, Vorherrschen rascherer Wellen, lassen sich auch als individuelle Charakteristika des einzelnen Kindes beschreiben, die seine Vulnerabilität für belastende Ereignisse erhöhen. In dieser Hinsicht konvergieren die Ergebnisse aus sehr unterschiedlichen theoretischen Lagern, was manche Autoren zu der Auffassung geführt hat, daß der hippocampal-amygdoidale Neuronenkreis eine Art „Reizschutz" darstelle, welcher darüber entscheide, was an relevanter Information durchgelassen werde und was an irrelevanten Stimuli ausgegliedert wird (Eggers 1982).

2. Belastende Ereignisse

In vielen Untersuchungen wurde festgestellt, daß sowohl die Schizophrenie des Kindes als auch diejenige des Erwachsenenalters häufiger in den unteren sozialen Schichten vorkommt (Kolvin et al. 1971; Cantor et al. 1982). Es wird vermutet, daß Kinder aus den unteren sozialen Schichten höheren Lebensbelastungen ausgesetzt sind. Darüber hinaus wurde im Rahmen der life-event-Forschung angenommen, daß belastende Lebensereignisse wie Tod eines Elternteils, Scheidung der Eltern, Ablehnung des Kindes durch die Eltern oder zu enge Mutterbindung und extrem ungünstige persönliche Erfahrungen den Ausbruch einer Schizophrenie „triggern" können (Day 1981; Dohrenwend u. Egri 1981; Rabkin 1980).

Heute ist man sich jedoch einig darüber, daß derartige Faktoren höchstens eine auslösende Rolle in der Genese der Schizophrenie spielen können.

3. Familiäre Einflüsse

Die Bedeutung familiärer Einflüsse wird seit einigen Jahrzehnten diskutiert und hat in den letzten Jahren durch die „expressed-emotion-Forschung" neuen Auftrieb erhalten.

Zunächst beschäftigten sich Familienuntersuchungen zur Genese der Schizophrenien mit sozialpsychiatrischen Fragestellungen, die um folgende Theoreme gruppiert waren: pathologisches Vorbild in der Beziehung der Eltern (Lidz-Gruppe, LIDZ 1963; LIDZ et al. 1958), pathogene Beziehungslosigkeit in der Familie (Wynne-Gruppe, WYNNE 1972), Interaktionsstruktur als Paradigma einer schizophrenen Denkstörung (Bateson-Gruppe, BATESON 1960, 1961). Die Bateson-Gruppe ist insbesondere durch das „Double-blind-Konzept" bekanntgeworden, das sich jedoch nicht als spezifischer Erklärungsansatz für die Genese einer schizophrenen Erkrankung erwiesen hat. Alle diese Theorien konvergieren in einer Reihe von Aussagen, die auch in der modernen Forschung zu den expressed emotions eine Rolle spielen: Die Eltern schizophrener Patienten werden überwiegend als unreife Personen gekennzeichnet, die ängstlich sind und an vielen Konflikten leiden. Die Beziehung der Eltern ist oft tiefgreifend gestört und unbefriedigend; in der Familie ist das Rollengefüge rigide; das Familiengleichgewicht ist ausgelenkt, die einzelnen Familienmitglieder sind gereizt, unausgeglichen und zeigen ein Übermaß an Emotionen. Das Kind, das schizophren wird, ist in ein pathologisches Familiensystem so eingegliedert, daß es sich aus eigener Kraft nicht befreien kann.

In Fortführung der Studien von WYNNE und Mitarbeitern haben sich sowohl im Hinblick auf die Erstmanifestation schizophrener Erkrankungen als auch auf die Rückfallhäufigkeit folgende Familienvariablen als prognostisch zutreffend erwiesen: (1) ein devianter Kommunikationsstil der Eltern (DOANE et al. 1981; JONES 1977), (2) ein negativer affektiver Stil in der Familie (hohes Ausmaß an Kritik, Schuldinduktion, übertriebenes emotionales Engagement) (DOANE et al. 1981), (3) ein hohes Maß an Emotionsäußerung innerhalb der Familie (expressed emotions) (BROWN et al. 1972; VAUGHAN u. LEFF 1976). Die zuletzt genannten Autoren konnten feststellen, daß ein hohes Maß an Emotionsäußerungen innerhalb der Familie der stationären Einweisung schizophrener Patienten vorausging und andererseits auch die Wahrscheinlichkeit für ein Wiederauftreten der schizophrenen Episode nach einem 9monatigen Intervall erhöhte.

Alle diese Einflüsse treffen auch auf Familien mit schizophrenen Kindern zu, wobei bei ihnen auch ein Kommunikationsmangel von Bedeutung sein kann. Für die frühkindliche Katatonie hat LEONHARD (1986) auf diesen Aspekt besonders hingewiesen.

IV. Multifaktorielle Konzepte

Alle bisher genannten Einflüsse, die sich aufgrund empirischer Untersuchungen als ursächlich oder auslösend für schizophrene Erkrankungen erwiesen haben, drängen geradezu nach einer Integration in ein multifaktorielles Modell zur Ätiologie der Schizophrenien. Wenngleich noch viele Erkenntnisse für eine schlüssige

Modellvorstellung fehlen, so läßt sich doch aufgrund der vorhandenen empirischen Daten folgendes sagen:

Im Zentrum der Entstehung schizophrener Erkrankungen kann ein Regulationssystem zur Informationsverarbeitung gesehen werden, das von verschiedenen Seiten aus störbar ist: durch organische Einflüsse (Infektionen, Sauerstoffmangel), durch intrapsychische Faktoren (Persönlichkeit, Ich-Struktur), durch genetische Faktoren und durch familiäre und psychosoziale Einflüsse (deviante Kommunikation, expressed emotions, soziale Schichtzugehörigkeit, life events). Man kann vermuten, daß dieses System zur Selektion und Verarbeitung von Informationen mit dem limbischen System in Zusammenhang steht. Dafür spricht, daß das limbische System gegen Sauerstoffmangel besonders empfindlich ist (Bedeutung der prä- und perinatalen Schädigungsmöglichkeit) und daß auch das Zytomegalie-Virus, dessen Antikörpertiter im Liquor Schizophrener wesentlich höher ist als bei Gesunden, als neurotropes Virus ebenfalls eine besondere Affinität zum limbischen System hat (ALBRECHT et al. 1980; TORREY 1982), was jene Forscher betonen, die die „Infektionstheorie" der Schizophrenien propagieren.

Kommt es nun durch verschiedene Einflüsse zu einer Schwächung des limbischen Systems, so sind diese Kinder anderen Einflüssen verstärkt ausgesetzt und erkranken vor allem dann an einer schizophrenen Psychose, wenn sie sowohl eine genetische Disposition haben als auch belastenden familiären Ereignissen ausgesetzt sind.

F. Verlauf und Prognose

Es liegen mittlerweile eine ganze Reihe von Verlaufsstudien an psychotischen Kindern vor (ANNELL 1963; BENDER 1953; BENNETT u. KLEIN 1966; EISENBERG 1967; EGGERS 1967, 1973; LEONHARD 1986). Dennoch sind ihre Aussagen schwer zu beurteilen. Dies liegt daran, daß in vielen früheren Studien zwischen frühkindlichem Autismus, anderen Psychosen des Kindesalters und der kindlichen Schizophrenie nicht klar unterschieden wurde. Eine Übersicht von WERRY (1979) ergab, daß unter 21 Studien, die dem Verlauf kindlicher Psychosen gewidmet waren, 8 sich ausschließlich auf den frühkindlichen Autismus bezogen und in 8 weiteren die diagnostischen Kriterien so unklar waren, daß zwischen schizophrenen Psychosen, Autismus und anderen Psychosen nicht mehr unterschieden werden konnte. Zwei Berichte erwiesen sich als Übersichten, und nur bei dreien konnte man davon ausgehen, daß sie sich wirklich auf schizophrene Kinder bezogen. Die Ergebnisse der Studien, die sich mit dem Verlauf und der Prognose schizophrener Kinder in der in diesem Beitrag gegebenen Definition befassen (ANNELL 1963; BENNETT u. KLEIN 1966; GITTELMAN u. BIRCH 1967; KYDD u. WERRY 1982; EGGERS 1973), lassen sich wie folgt zusammenfassen:

1. Schizophrene Psychosen mit Manifestationszeitpunkt vor dem 10. Lebensjahr haben eine ungünstige Prognose (EGGERS 1967, 1968; ANNELL 1963). Unter den 62 Fällen von ANNELL mit Erstmanifestation vor dem 10. Lebensjahr waren zum Katamnesezeitpunkt (5–15 Jahre) nur 26% gesund, 40% waren schizophren und 34% schizoid.

2. Auch die prämorbide Persönlichkeit ist von ausschlaggebender Bedeutung. Prämorbid syntone und kontaktfreudige Kinder haben eine bessere Prognose als introvertierte, gehemmte und kontaktgestörte Kinder.
3. Ferner ist die prämorbide Intelligenz bzw. die Intelligenz zum Zeitpunkt der Erstdiagnose von Bedeutung für den späteren Verlauf. Günstige Ausgänge sind mit einem höheren Intelligenzquotienten (IQ über 90) assoziiert (GITTELMAN u. BIRCH 1967).
4. Ein stürmischer und symptomreicher Verlauf ist mit einer günstigeren Prognose assoziiert als ein schleichender und symptomarmer Verlauf.
5. Systematische Untersuchungen über die langfristigen Auswirkungen einer neuroleptischen Medikation im Kindesalter liegen nicht vor. Die hier zitierten katamnestischen Untersuchungen haben diesen Faktor nicht berücksichtigt. Es kann aber angenommen werden, daß hier ähnliche Gesetzmäßigkeiten wie bei erwachsenen Schizophrenen bestehen.

Literatur

Ajuriaguerra J de (1974) Manuel de psychiatrie de l'enfant, 2. Aufl. Masson, Paris

Albert E (1980) Katamnesen frühkindlicher Schizophrenien. Psychiatr Neurol Med Psychol (Leipz) 32:54–63

Albrecht P, Torrey EF, Boone E, Hicks JT, Daniel N (1980) Raised cytomegalovirus-antibody level in cerebral spinal fluid of schizophrenic patients. Lancet II:769–772

American Psychiatric Association (1980) Diagnostic and statistical manual of mental disorders (DSM-III). APA, Washington, DC

Annell A (1963) The prognosis of psychotic syndromes in children. Acta Psychiatr Scand 39:235–241

Anthony EJ (1958) An experimental approach to the psychopathology of childhood autism. Br J Med Psychol 31:211–225

Anthony EJ (1962) Low-grade psychosis in childhood. In: Richards BW (ed) Proceedings of London Conference on Scientific Study of Mental Deficiency, vol 2. May and Baker, Dagenham (Essex)

Asperger H (1944) Die „autistischen Psychopathen" im Kindesalter. Arch Psychiatr Nervenkr 117:76–136

Asperger H (1968) Zur Differentialdiagnose des kindlichen Autismus. Acta Paedopsychiatrica 35:136–146

Ban TA, Guy W, Wilson WH, Kelwala S (1982) Psychopharmacology and Leonhard's classification of chronic schizophrenias. Int Pharmacopsychiatry 17:153–162

Bateson G (1960) Minimal requirements for a theory of schizophrenia. Arch Gen Psychiatry 2:477–491

Bateson G (1961) The biosocial integration of behavior in the schizophrenic family. In: Ackermann N, Beateman F, Sherman S (eds) Exploring the base of family therapy. Family service association of America. Basic Books, New York

Bender L (1947) Childhood schizophrenia: clinical study of one hundred schizophrenic children. Am J Orthopsychiatry 17:40–56

Bender L (1953) Childhood schizophrenia. Psychiatr Q 27:663–681

Bender L (1955) Twenty years of clinical research on schizophrenic children with special reference to those under 6 years of age. In: Caplan G (ed) Emotional problems of early childhood. Basic Books, New York

Bender L (1959) The concept of pseudopsychopathic schizophrenia in adolescence. Am J Orthopsychiatry 29:491–509

Bennett S, Klei H (1966) Childhood schizophrenia: 30 years later. Am J Psychiatry 122:1121–1124

Bettelheim B (1967) The empty fortress. Free Press, New York

Bleuler E (1911) Dementia praecox oder Gruppe der Schizophrenien. In: Aschaffenburg G (Hrsg) Handbuch der Psychiatrie, spezieller Teil, vierte Abteilung. Deuticke, Wien Leipzig

Bleuler M (1972) Die schizophrenen Geistesstörungen. Thieme, Stuttgart

Bosch G (1972) Psychosen im Kindesalter. In: Kisker KP, Meyer JE, Müller M, Strömgren E (Hrsg) Klinische Psychiatrie 1. Springer, Berlin Heidelberg New York (Psychiatrie der Gegenwart, 2. Aufl, Bd II/1, S 873–920)

Brown GW, Birley JLT, Wing JF (1972) Influence of family life on the course of schizophrenic disorders: a replication. Br J Psychiatry 121:241–258

Cantor S, Evans J, Pearce J (1982) Childhood schizophrenia: present but not accounted for Am J Psychiatry 139:758–762

Corboz R, Schmidt M, Remschmidt H, Schieber PM, Göbel D (1983) Multiaxiale Klassifikation in Berlin, Mannheim und Zürich. Gemeinsamkeiten der Inanspruchnahmepopulationen dreier Kliniken. In: Remschmidt H, Schmidt M (Hrsg) Multiaxiale Diagnostik in der Kinder- und Jugendpsychiatrie. Huber, Bern Stuttgart Wien

Creak M, Cameron K, Courie V, Ini S, Mackeith R, Mitchell G, O'Gorman G, Orford F, Rogers W, Shapiro A, Stone F, Stroh G, Yudkin S (1961) Schizophrenic syndrome in childhood. Br Med J 2:889–890

Day R (1981) Life events and schizophrenia: The "triggering" hypothesis. Acta Psychiatr Scand 64:97–122

Despert JL (1938) Schizophrenia in children. Psychiatr Q 12:366–371

Doane JA, West KL, Goldstein MJ et al. (1981) Parental communication deviance and affective style: predictors of subsequent schizophrenia spectrum disorder in vulnerable adolescents. Arch Gen Psychiatry 38:679–685

Dohrenwend BP, Egri G (1981) Recent stressful life events and episodes of schizophrenia. Schizophr Bull 7:12–23

Edgell HG, Kolvin E (1972) Childhood hallucinations. J Child Psychol Psychiatry 13:279–287

Eggers Ch (1967) Prognose und Verlauf kindlicher und präpuberaler Schizophrenien. Med Dissertation, Marburg

Eggers Ch (1973) Verlaufsweisen kindlicher und präpuberaler Schizophrenien. Springer, Berlin Heidelberg New York

Eggers Ch (1978) Course and prognosis of childhood schizophrenia. J Autism Childh Schiz 1:21–35

Eggers Ch (1981) Die Bedeutung limbischer Funktionsstörungen für die Ätiologie kindlicher Schizophrenien. Fortschr Neurol Psychiat 49:101–108

Eggers Ch (1981) Neuropsychologie der kindlichen Schizophrenie. In: Remschmidt H, Schmidt M (Hrsg) Neuropsychologie des Kindesalters. Enke, Stuttgart

Eggers Ch (1982) Die Frühschizophrenie. Schwerpunkt Med 5:5–11

Eggers Ch (1985) Schizophrene Psychosen. In: Remschmidt H, Schmidt MH (Hrsg) Kinder- und Jugendpsychiatrie in Klinik und Praxis. Thieme, Stuttgart

Eggers Ch, Stutte H (1969) Zur nosologischen Umgrenzung der kindlichen und präpuberalen Schizophrenie aus katamnestischer Sicht. Fortschr Neurol Psychiat 37:305–318

Eisenberg L (1957) The course of childhood schizophrenia. Arch Neurol Psychiatry 78:69–83

Eisenberg L (1966) The classification of psychotic disorders in childhood. In: Eron L (ed) Classification of behavior disorders. Aldine, Chicago

Eisenberg L (1967) Psychotic disorders. I. Clinical features. In: Freedman A, Kaplan H (eds) Comprehensive textbook of psychiatry. Williams and Wilkins, Baltimore

Emminghaus H (1878) Die psychischen Störungen des Kindesalters. Laupp, Tübingen

Fish B (1957) The detection of schizophrenia in infancy. J Nerv Ment Dis 125:1–24

Fish B, Shapiro TA (1965) A typology of children's psychiatric disorders. Its application to a controlled evaluation of treatment. J Am Acad Child Psychiatry 4:436–442

Gittelman M, Birch G (1967) Childhood schizophrenia: intellect, neurological status, perinatal risk, prognosis, and family pathology. Arch Gen Psychiatry 17:16–25

Griesinger W (1845) Die Pathologie und Therapie der psychischen Krankheiten. August Hirschwald, Berlin

Group for the Advancement of Psychiatry (1966) Psychopathological disorders in childhood: theoretical considerations and a proposed classification. GAP, New York

Guentz EW (1859) Der Wahnsinn der Schulkinder. Laehrs Allg Z Psychiatr 15:187 ff.

Heller T (1908) Über Dementia infantilis. Zeitschrift zur Erforschung und Behandlung jugendlichen Schwachsinns 2:17

Holzmann A, Tarter R (1982) Neuropsychological similarities of monozygotic twins discordant for schizophrenic symptomatology. Biol Psychiatry 17:1425–1433

Homburger A (1926) Vorlesungen über Psychopathologie des Kindesalters. Springer, Berlin

Huber G, Gross G (1982) Zwangssyndrome bei Schizophrenie. Schwerpunkt Med 5:12–19

Itil TM (1978) Qualitative und quantitative EEG-Befunde bei Schizophrenen. Z EEG-EMG 9:1–13

Itil TM (1980) Computer-analyzed electroencephalogramme to predict the therapeutic outcome in schizophrenia. In: Baxter C, Melnechuk P (eds) Perspectives in schizophrenia research. Raven, New York

Jaspers K (1959) Allgemeine Psychopathologie, 7. Aufl. Springer, Berlin Göttingen Heidelberg

Jones JE (1977) Patterns of transactional style deviance in the TATs of parents of schizophrenics. Family Process 16:327–337

Kanner L (1943) Autistic disturbances of effect contact. Nerv Child 2:217–250

Kanner L (1957) Child psychiatry, 3rd edn. Blackwell, Oxford

Kanner L (1958) The specificity of early infantile autism. Z Kinderpsychiatr 25:108–113

Kanner L (1973) The birth of early infantile autism. J Autism Childh Schiz 3:93–95

Kanner L, Lesser LI (1958) Early infantile autism. Pediatr Clin North Am 5:711–730

Kolvin E, Ounsted C, Humphrey M, McNay A (1971) Six studies in the childhood psychoses. II. The phenomenology of childhood psychoses. Br J Psychiatry 118:385–395

Kolvin E, Ounsted C, Richardson LM, Garside RF (1971) Six studies in the childhood psychoses. III. The family and social background in childhood psychoses. Br J Psychiatry 118:396–402

Kolvin E, Garside RF, Kydd JSH (1971) Six studies in the childhood psychoses. IV. Parental personality and attitude and childhood psychoses. Br J Psychiatry 118:403–406

Kolvin E, Ounsted C, Roth M (1971) Six studies in the childhood psychoses. V. Cerebral dysfunction and childhood psychoses. Br J Psychiatry 118:407–417

Kraepelin E (1913) Psychiatrie, 8. Aufl., Bd III. Barth, Leipzig

Kramer F, Pollnow H (1932) Über eine hyperkinetische Erkrankung im Kindesalter. Monatsschr Psychiatr Neurol 82:1–15

Kydd RR, Werry JS (1982) Schizophrenia in children under 16 years. J Autism Dev Disord 12:343–357

Leff JP (1976) Schizophrenia and sensitivity to the family environment. Schizophr Bull 2:566–574

Leonhard K (1957, 1986) Aufteilung der endogenen Psychosen und ihre differenzierte Ätiologie, 2. Aufl. Akademie-Verlag, Berlin

Leonhard K (1984) Als geistige Behinderung verkannte Kindheitsschizophrenie. In: Nissen G (Hrsg) Psychiatrie des Schulalters. Huber, Bern Stuttgart Wien

Lidz Th (1963) The family and human adaptation. International Universities Press, New York

Lidz Th, Cornelison A, Fleck St, Terry D (1958) The intrafamilial environment of schizophrenic patients. IV. Parental personalities and the family interaction. Am J Orthopsychiatry 28:764–776

Lutz J (1937/38) Über Schizophrenie im Kindesalter. Schweiz Arch Neurol Neurochir Psychiatr 39:335–372; 40:141–163

Lutz J (1964) Kinderpsychiatrie, 2. Aufl. Rotapfel, Zürich

Mahler MS (1952) On child psychosis and schizophrenia: autistic and symbiotic infantile psychosis. Psychoanal Study Child 7:286–305

Mahler MS, Ross JR, Fried Z de (1949) Clinical studies in benignant and malignant cases of childhood psychosis (schizophrenic-like). Am J Orthopsychiatry 19:295–304

Martin M, Remschmidt H (1983) Ein Nachsorge- und Rehabilitationsprojekt für jugendliche Schizophrene. Z Kinder Jugendpsychiatr 11:234–242

Martin M, Remschmidt H (1984) Rehabilitationsbehandlung jugendlicher Schizophrener. In: Remschmidt H (Hrsg) Psychotherapie mit Kindern, Jugendlichen und Familien, Bd II. Enke, Stuttgart

Maudsley H (1867) The physiology and pathology of mind. Appleton, New York

Mednick SA, Schulsinger F (1980) Kinder schizophrener Eltern. In: Remschmidt H (Hrsg) Psychopathologie der Familie und kinderpsychiatrische Erkrankungen. Huber, Bern Stuttgart Wien

Mednick SA, Schulsinger F, Higgins J, Bell B (eds) (1974) Genetics, environment and psychopathology. North-Holland, Amsterdam

Mosse H (1959) Über den Mißbrauch der Schizophrenie-Diagnose im Kindesalter. Jahrb Jugendpsychiatr 2:68–76

Rabkin JG (1980) Stressful life events in schizophrenia: a review of the research literature. Psychol Bull 87:408–425

Reiser D (1963) Psychosis in infancy and early childhood. N Engl J Med 269:790–798, 844–850

Remschmidt H (1973) Observations on the role of anxiety in neurotic and psychotic disorders at an early age. J Autism Childh Schiz 3:105–114

Remschmidt H (1975a) Neuere Ergebnisse zur Psychologie und Psychiatrie der Adoleszenz. Z Kinder Jugendpsychiatr 3:67–101

Remschmidt H (1975b) Psychologie und Psychopathologie der Adoleszenz. Monatsschr Kinderheilkd 123:316–323

Remschmidt H (1988) Neuroleptika. In: Remschmidt H, Schmidt MH (Hrsg) Kinder- und Jugendpsychiatrie in Klinik und Praxis, Bd I. Thieme, Stuttgart

Remschmidt H, Dauner I (1971) Zur Ätiologie und Differentialdiagnose depressiver Zustandsbilder bei Kindern und Jugendlichen. In: Stutte H (Hrsg) Jb Jugendpsychiatrie und ihre Grenzgebiete. Huber, Bern Stuttgart Wien

Remschmidt H, Niebergall G (1981) Störungen des Sprechens und der Sprache. In: Remschmidt H, Schmidt M (Hrsg) Neuropsychologie des Kindesalters. Enke, Stuttgart

Remschmidt H, Schmidt M (Hrsg) (1977, 1986) Multiaxiales Klassifikationsschema für psychiatrische Erkrankungen im Kindes- und Jugendalter nach Rutter, Shaffer und Sturge, 2. Aufl. Huber, Bern Stuttgart Toronto

Rentz R (1980) Gemeinsames Vorkommen von Epilepsie und Psychose bei einer 16jährigen Patientin. Klin Pädiatr 192:460–466

Rimland B (1964) Infantile autism. Appleton-Century-Crofts, New York

Rutter M (1967) Psychotic disorders in early childhood. In: Coppen AJ, Walk A (eds) Recent developments in schizophrenia. Royal Medico-Psychological Association. Headley Brothers Ltd, Ashford, Kent

Rutter M, Lockyer L (1967) A five to fifteen-year follow-up study of infantile psychosis. I. Description of sample. Br J Psychiatry 113:1169–1182

Rutter M, Lockyer L, Greenfield D (1967) A five to fifteen-year follow-up study of infantile psychosis. II. Social and behavioral outcome. Br J Psychiatry 113:1183–1199

Rutter M, Graham P, Chadwick OFD, Yule W (1967) Adolescent turmoil: fact or fiction. J Child Psychol Psychiatry 17:35–56

Rutter ML, Shaffer D, Sturge C (1976) A guide to a multi-axial classification scheme for psychiatric disorders in childhood and adolescence. Frowde & Co., London

Sanctis S de (1908) Dementia praecocissima catatonica. Folia Neurobiologica (Leipz) 2:9

Schüle H (1878) Handbuch der Geisteskrankheiten. F.C.W. Vogel, Leipzig

Strömgren E (1986) Psychogene Psychosen. Nervenarzt 57:88–95

Strohmayer W (1910) Die Psychopathologie des Kindesalters. Bergmann, München 1923[2]

Stutte H (1960) Kinder- und Jugendpsychiatrie. In: Gruhle HW †, Jung R, Mayer-Gross, Müller M (Hrsg) Psychiatrie der Gegenwart, Bd II. Springer, Berlin Göttingen Heidelberg

Stutte H (1963) Endogen-phasische Psychosen des Kindesalters. Acta Paedopsychiatrica 30:34–42

Stutte H (1963) Psychotische und psychoseverdächtige Zustände im Kindesalter. Pädiatr Fortbildungskurse 9:29–46

Stutte H (1969) Die Dementia infantilis (Heller) aus katamnestischer Sicht. Acta Paedopsychiatrica 36:317–326

Stutte H (1969) Psychosen des Kindesalters. In: Schmid F, Asperger H (red. von) Neurologie-Psychologie-Psychiatrie. Springer, Berlin Heidelberg New York (Handbuch der Kinderheilkunde, Bd VIII/1, S 908–938)

Stutte H, Dauner I (1971) Systematized delusions in early life schizophrenia. J Autism Childh Schiz 1:411–420

Stutte H, Harbauer H (1965) Die Nosologie der Dementia infantilis (Heller). Jahrb Jugendpsychiatr Grenzgeb 4:206–224

Szurek S (1956) Psychotic episodes and psychotic maldevelopment. Am J Orthopsychiatry 26:519–543

Torrey EF, Yolken RH, Winfrey CJ (1982) Cytomegalovirus antibody in cerebrospinal fluid of schizophrenic patients detected by enzyme immunoassay. Science 216:892–894

Vaughan C, Leff JP (1976) The measurement of expressed emotion in the families of psychiatric patients. Br J Soc Clin Psychol 15:157–165

Weber D (1970) Der frühkindliche Autismus unter dem Aspekt der Entwicklung. Huber, Bern Stuttgart Wien

Weber D (1985) Autistische Syndrome. In: Remschmidt H, Schmidt MH (Hrsg) Kinder- und Jugendpsychiatrie in Klinik und Praxis, Bd II. Thieme, Stuttgart New York

Weinschenk C (1965) Über die Wirksamkeit der pathologischen Affektivität bei der Wahnentstehung der endogenen Psychose. Schweiz Arch Neurol Neurochir Psychiatr 95:91–119

Wenzel U (1960) Periodische Umdämmerungen in der Pubertät. Arch Psychiatr Nervenkr 201:133

Wenzel U (1962) Umdämmerungen in der Pubertät mit normalem EEG. Nervenarzt 33:385

Werry JS (1979) The childhood psychoses. In: Quay HC, Werry JS (eds) Psychopathological disorders of childhood, 2nd edn. Wiley, New York

Weygandt W (1907) Idiotie und Dementia praecox. Z Erforsch Jugendl Schwachsinns 1:311–332

Weygandt W (1936) Der jugendliche Schwachsinn. Enke, Stuttgart

World Health Organization (1980) Diagnosenschlüssel und Glossar psychiatrischer Krankheiten, hrsg. von R. Degkwitz, H. Helmchen, G. Kockott, W. Mombour. Springer, Berlin Heidelberg New York

World Health Organization (1980) International classification of impairments, disabilities and handicaps. WHO, Geneva

Wynne LC (1972) Family research on the pathogenesis of schizophrenica: intermediate variables in the study of families at a high risk. In: Sager CJ, Caplan HS (eds) The progress in group and family therapy. Basic Books, New York

Zerbin-Rüdin E (1985) Vererbung und Umwelt bei der Entstehung psychischer Störungen, 2. Aufl. Wissenschaftliche Buchgesellschaft, Darmstadt

Ziehen T (1915, 1926²) Die Geisteskrankheiten im Kindesalter. Reuther und Reichard, Berlin

5. Psychische Störungen
bei organischen Hirnschädigungen [1]

R. J. CORBOZ

INHALTSVERZEICHNIS

---

[1] *Abkürzungen.* ADD Attention Deficit Disorder; MCD Minimal Cerebral Dysfunction; POS Psycho-organisches Syndrom; PET Positronen-Emission Tomographie.

A. Einleitung

Noch bevor sich die Kinder- und Jugendpsychiatrie verselbständigte, sahen Ärzte einen Zusammenhang zwischen einer zerebralen Schädigung und psychischen Störungen namentlich beim Schwachsinn und bei akuten Erkrankungen, die das Hirn direkt oder indirekt in Mitleidenschaft zogen. Die Encephalitis epidemica sive lethargica, die sich nach dem Ersten Weltkrieg durch Europa verbreitete, führte zur Erkenntnis, daß eine Hirnerkrankung nicht nur vorübergehende Störungen, etwa im Sinne des Deliriums hervorrufen, sondern auch mit dauerhaften psychopathologischen Veränderungen einhergehen konnte. HOMBURGER schrieb z.B. 1926 in seinen Vorlesungen über Psychopathologie des Kindesalters von „psychopathieähnlichen Veränderungen" nach Enzephalitis. Damit meinte er die tiefgreifenden, verbleibenden Persönlichkeitsveränderungen, welche vor allem die Triebsphäre und deren Steuerung sowie das emotionale Leben betrafen. Die Kinder wirkten in ihrem Verhalten oft bösartig und fielen durch das Fehlen einer ethischen Bremse auf. Störungen im kognitiven Bereich waren entweder nicht vorhanden, oder wurden damals weniger beachtet und nicht systematisch erfaßt.

Im folgenden Jahrzehnt setzten in den USA Versuche ein, verhaltens- und leistungsgestörte Kinder im Schulalter mit Stimulantien namentlich mit Benzedrin zu behandeln (BRADLEY 1937). Es zeigte sich, daß die Kinder unterschiedlich darauf ansprachen, und solche mit einer motorischen Unruhe erfolgreich behandelt werden konnten. Dies führte zur Abgrenzung des hyperkinetischen Syndroms, welches allerdings nicht primär mit einer Hirnschädigung in Verbindung gebracht wurde.

Anschließend mehrten sich in Europa die psychopathologischen Forschungen, die von einer sichergestellten Hirnschädigung ausgingen. Unter den zahlreichen damaligen Arbeiten seien diejenigen von LUTZ (1951), von ANNELL (1953) und CORBOZ (1958) erwähnt. LUTZ befaßte sich mit der Psychopathologie der Zustände nach einer Commotio oder Contusio cerebri und konnte deren Symptomatologie und Verlauf genau beschreiben und gegen andere Störungen abgrenzen. Er zeigte namentlich, daß die psychischen Störungen oft viel länger andauern, als bis dahin angenommen wurde: Kinder nach einer Commotio cerebri sind in der Regel während Monaten in ihrer Leistungsfähigkeit und in ihrem psychischen Befinden gestört, während sich die Folgen einer Contusio cerebri über Jahre erstrecken können. Eine Besserung kann mitunter bis nach Abschluß der Pubertät erwartet werden, was namentlich für die Begutachtung solcher Patienten in Versicherungsfragen von wesentlicher Bedeutung ist.

Die Psychopathologie der Hirntumoren im Kindes- und Jugendlichenalter war bis Mitte des Jahrhunderts kaum systematisch untersucht worden. In einer Monographie (CORBOZ 1958) konnte gezeigt werden, daß die meisten Kinder und Jugendlichen mit einem Hirntumor psychopathologische Symptome aufweisen. Diese stellen sich oft früh ein, bevor radiologische oder ophthalmologische Erscheinungen vorhanden sind. Fehldiagnosen sind im Anfangsstadium einer Tumorentwicklung besonders häufig, weil z.B. eine verminderte schulische Leistungsfähigkeit und ein regressives, ängstlich-depressives Verhalten als psychoreaktiv fehlinterpretiert werden. Obschon die meisten Hirntumoren im Kindesalter infratentoriell lokalisiert sind, zeigen sie schon vor einem chirurgischen Eingriff eine psychopathologische Symptomatologie, entweder durch Beeinträchtigung der Hirnstammfunktionen, namentlich der Vigilanz, oder infolge des mit großer Regelmäßigkeit entstehenden Hirndruckes, der zu einer allgemeinen zerebralen Funktionsstörung führt. Auch geht der Verlauf nach einer Operation, bzw. nach einer zytostatischen Behandlung oder eine Radiotherapie meistens mit einer psychischen Symptomatik einher.

Schließlich hat ANNELL die Folgeerscheinungen der frühkindlichen Pertussis untersucht und dargestellt. Die Kinder zeigen, auch wenn sie keine eigentliche Enzephalitis durchgemacht haben, eine Symptomatologie, die mit derjenigen einer perinatalen oder unmittelbar postnatalen Hirnschädigung eine große Ähnlichkeit hat. Damit war der Weg zur Beschreibung und Erfassung des *frühkindlichen, „exogenen Psychosyndromes"* gebahnt. Wegweisend war die Arbeit von LEMPP (1964), der die Symptomatologie des frühkindlichen Psychosyndroms genau beschrieb und sie als häufigsten Boden für eine spätere neurotische Entwicklung bezeichnete. Es wurden in den nächsten zwei Jahrzehnten zahlreiche Arbeiten zum Thema, sowohl in Mitteleuropa und in Skandinavien, als auch in den USA und in Kanada publiziert. Das bereits erwähnte hyperkinetische Syndrom wurde mit einer minimalen frühkindlichen Hirnschädigung in Verbindung gesetzt, woraus die Bezeichnung *MBD* (minimal brain damage) entstand. Weitere Forschungen zeigten indessen, daß nicht immer eine grobe zerebrale Schädigung nachweisbar sein muß, sondern daß es sich nicht selten um eine anatomisch nicht faßbare Störung, sondern um eine zerebrale Dysfunktion (MCD) handelt. Diese neue Diagnose traf wahrscheinlich für einen Teil der Kinder zu und hatte den Vorteil, die Eltern nicht derart zu belasten, wie die Vorstellung einer zerebralen Schädigung. Auch die Bezeichnung der Funktionsstörung fand ihre Kritiker, da eine solche namentlich auf neurologischem und elektroenzephalographischem Gebiet nicht immer nachzuweisen war. Dementsprechend einigten sich die Verfasser der DSM III 1980 auf die Bezeichnung "Attention Deficit Disorder" (ADD), da die Aufmerksamkeits- und Konzentrationsstörungen die einzig wirklich konstanten Erscheinungen dieses Syndroms darstellen. Längst hatte man nämlich festgestellt, daß die motorische Unruhe keineswegs zu den obligaten Symptomen gehört, und daß es deshalb nicht logisch war, das Syndrom danach zu benennen.

Die Bezeichnung ADD präjudiziert die Ätiologie des Syndroms nicht und verlangt keine organische Hirnschädigung als Ursache. Diese Auffassung dürfte gewisse Schwierigkeiten beim Verständnis dieses Kapitels mit sich bringen, da im Prinzip die psychopathologischen Folgen von organischen Hirnstörungen dargestellt werden sollen. In Mitteleuropa, namentlich in der Schweiz, wurde der Begriff „infantiles psycho-organisches Syndrom" (inf. POS) beibehalten. Dies hat den großen Vorteil, eine nosologische Einteilung zu verwenden, die sich ätiologisch orientiert. Eine Differenzierung verschiedener Unterformen bahnt sich heute an und wird voraussichtlich in Zukunft vermehrt ätiologische, pathogenetische und klinische Klarheit mit sich bringen.

Die Entwicklung, wie sie vorwiegend für Mitteleuropa (NEUHAEUSER 1982), die USA und Kanada geschildert wurde, blieb nicht ohne Widerspruch. Namentlich in England und in Frankreich ließen die meisten Autoren eine organische Symptomatologie nur bei schweren Defektzuständen gelten. Die gleiche Auffassung teilen weitgehend SHAFER et al. (1984), die den diagnostischen Wert der neurologischen "soft signs" in Frage stellen. Diese Divergenz erklärt sich weitgehend aus der Tatsache, daß die kinderpsychiatrische Nosologie in England, Frankreich und teilweise in der USA unter dem Einfluß der Psychoanalyse entstanden ist.

Die neueste Entwicklung, deren erste Resultate heute schon vorliegen, zeigen, daß eine zerebrale Schädigung, namentlich während der Geburt viel häufiger stattfindet, als gemeinhin angenommen wurde. Dies wurde bisher namentlich bei Frühgeburten mit der Computertomographie nachgewiesen. Zu ähnlichen Schlußfolgerungen mögen schonende und bildgebende Untersuchungsmethoden, wie die magnetische Kernresonanz führen. Schlüssigere Ergebnisse werden möglicherweise Verfahren liefern, wie die Tomographie bei Positronenemission (PET) und die Spektroskopie auf der Basis magnetischer Kernresonanz, welche erlauben werden, örtliche Funktionsstörungen biochemisch nachzuweisen (DOYLE et al. 1983; BLOOMINGDALE 1984).

Schließlich tragen noch zwei Forschungsrichtungen zur genaueren nosologischen Definition von hirnorganischen Störungen bei Kindern und Jugendlichen bei. Es handelt sich um die Forschritte der Neuropsychologie (REMSCHMIDT u. SCHMIDT 1981) sowie um die Longitudinalstudien, die sich bis ins Erwachsenenalter erstrecken (LEHMANN et al. 1986; CORBOZ 1986b). Noch 1984 schrieben nämlich KOEHLER u. SASS in der deutschen Fassung der DSM III, daß nicht bekannt sei, welcher Anteil der ADD-Patienten im Erwachsenenalter ein Residualsyndrom aufweise und welcher nicht.

Daß psychoorganische Störungen nicht vollständig in der Pubertät und in der Adoleszenz verschwinden, war aufgrund von Publikationen von amerikanischen Autoren anzunehmen (z. B. BELLAK 1979; GITTELMANN et al. 1985). In ihren Forschungen haben sie nachgewiesen, daß Erwachsene häufig eine Restsymptomatik aufweisen im Sinne der Affektlabilität, einer Störung der visuo-motorischen Funktion und Konzentrationsstörungen. Als Korrelat dazu schildert namentlich BELLAK eine konstante Ich-Schwäche dieser Patienten. Diese Fragilität stellt auch einen Boden dar, auf welchen sich weitere Störungen aufpropfen können, sei es im Sinne der Toxikomanie, sei es auch als psychotische Entwicklung (Schizophrenie) oder Sucht, namentlich Alkoholismus. Damit erhalten die psychoorganischen Störungen des Kindes- und Jugendalters auch für die Erwachsenenpsychopathologie eine Dimension, die bisher wenig beachtet wurde.

B. Akute und subakute Syndrome

I. Allgemeines

Psychiatrische Syndrome bei akuten und subakuten Hirnläsionen gehen mit Störungen des Bewußtseins einher. Diese Gruppe wurde früher auch als „akuter exogener Reaktionstypus" bezeichnet. Neben der Schwere der Bewußtseinsstörung ist deren Dauer klinisch bedeutsam. Übergänge von einem Schweregrad in den anderen kommen häufig vor und erfordern eine genaue Beobachtung des Patienten.

Akute und subakute Hirnfunktionsstörungen gehen oft auch mit einer qualitativen Veränderung des Bewußtseins einher. Bekannt sind die postparoxysmalen Dämmerzustände. Intoxikationen, namentlich durch Drogen provozieren traumartige Zustände, die mit einer euphorischen Verstimmung einhergehen können. Das veränderte Erleben wird fälschlicherweise als Bewußtseinserweiterung bezeichnet. Suchtmittel erzeugen übrigens nicht regelmäßig eine gehobene Stimmung. Von der Drogenszene wird oft genug vom Gegenteil berichtet, nämlich von den sog. „Horrortrips".

Die Bewußtseinsveränderungen gehen meistens mit einer Desorientierung und einem gestörten Denkprozeß einher im Sinne des unzusammenhängenden Denkens. Beim jüngeren Kind treten unkontrollierte Bilderfolgen auf (gemäß seinem eidätischen Denken), die oft einen angsterregenden Inhalt aufweisen.

Bewußtseinsveränderungen quantitativer und qualitativer Natur, Desorientierung in Raum und Zeit, unzusammenhängendes Denken, Wahnideen und halluzinatorische Erlebnisse sind die Hauptsymptome, die eine Psychose nach oder während einer akuten Hirnschädigung charakterisieren.

Akute organische Syndrome können bei einer leichten Hirnschädigung nach kurzer Zeit (innert Stunden oder Tage) abklingen. Bei einem mittleren oder schweren Insult dauert die psychische Symptomatologie länger an. Es kommt z. B. vor, daß ein Kind nach einer schweren Contusio cerebri Wochen braucht, bis es ein normales Bewußtsein wieder erlangt hat.

1. Traumatische Hirnschädigungen

Diese kommen im Kindesalter bei Unfällen häufig vor. Bekanntlich sind vom Kindergarten an Verkehrsunfälle besonders häufig (REMSCHMIDT u. STUTTE 1980). Andere Hirnschädelunfälle kommen bei Spiel, Sport und Turnen öfter vor, als gemeinhin angenommen wird. Namentlich wird mitunter eine *Commotio cerebri* übersehen, wenn sie nur mit einem kurzen Bewußtseinsverlust einhergeht. Die akuten Erscheinungen klingen innert Stunden bis Tage ab.

a) Contusio cerebri

Eine längere Bewußtseinsstörung mit anfänglichem Koma ist hier die Regel. Relativ früh können sich auch neurologische Ausfälle im Sinne einer Parese/Paralyse der Hirnnerven oder der Extremitäten bemerkbar machen, die gewisse Schlüsse auf die Lokalisation erlauben. Oft schließt eine Kontusionspsychose der komatösen Phase an. Hier dominiert die motorische Unruhe, meist verbunden mit Wahnerscheinungen, zumindest mit Konfabulationen. Die Schwere der Desorientierung wechselt häufig je nach dem Grad der Bewußtseinsstörung. Ein Sonderfall ist das appalische Syndrom (coma vigile), bei welchem der Patient mit offenen Augen wach daliegt, aber keinerlei sinnvolle Reaktionen zeigt. Er spricht auch nicht, dagegen sind automatische Elementarfunktionen, wie Schlucken und Atmen erhalten. Archaische Reflexe wie der Saug- und Greifreflex treten wieder auf. Es können superponierte Anzeichen einer Herdläsion hinzukommen. Eine traumatische Ursache ist die häufigste für das Syndrom. Es kann aber auch nach einer anderen schweren zerebralen Beeinträchtigung auftreten, z. B. nach einem hypoglykämischen Koma oder bei degenerativen zerebralen Erkrankungen.

b) Compressio cerebri

Diese ist in der Regel mehr ein chirurgisches als ein psychiatrisches Problem. Eine einwandfreie Überwachung der Kinder mit einem kranio-zerebralen Trauma gewährleistet die rechtzeitige Erfassung einer Bewußtseinsstörung, die sich nach dem bekannten freien Intervall einstellt. Wenn sich hingegen ein größeres Hämatom unbemerkt bilden kann, so kommt es zu einer tiefen Bewußtlosigkeit. Die psychopathologischen Spätfolgen eines chirurgisch behandelten Hämatoms sind in einem kinderpsychiatrischen Krankengut selten anzutreffen.

Eine größere Bedeutung kommt wiederholten Schädel-Hirnverletzungen zu, wie man sie im Rahmen von Kindsmißhandlungen antrifft. Es können sich epi- und subdural Hämatome bilden, die oft über längere Zeit unerkannt bleiben. Unter der chronischen Druckwirkung kommt es zu einer zerebralen Schädigung. Bei einem infantilen psycho-organischen Syndrom unbekannter Genese sollte deshalb immer an die Möglichkeit von Kindsmißhandlungen gedacht werden, wobei neben der Hämatombildung auch noch parenchymatöse Verletzungen mit Blutungen entstehen können (CORBOZ 1983).

2. Enzephalitis und Meningoenzephalitis

Eine Unterscheidung zwischen beiden Krankheitsbildern ist histologisch leichter zu treffen als klinisch. Fieber fehlt bei diesen infektiösen Erkrankungen kaum je. Die Bewußtseinsstörung ist auch hier ein Indikator für den Schweregrad der Beeinträchtigung des zerebralen Zustandes. Dazu können neurologische Symptome und Krämpfe kommen. Die Diagnostik stützt sich ferner auf das EEG und den Liquorbefund. Die Bewußtseinsstörungen und allenfalls die psychotischen Begleiterscheinungen unterscheiden sich nicht grundsätzlich von den posttraumatischen Symptomen. Die Grundkrankheit, z. B. die Meningitis, kann ausheilen, namentlich unter dem Einfluß der antibiotischen Behandlung.

Die Enzephalitiden haben meistens eine virale Ursache. Neuerdings besteht die Möglichkeit, antiviral wirkende Substanz zu verabreichen. So z. B. entfalten das Acyclovir und das ARA-A eine hohe spezifische Wirksamkeit bei Herpes-Enzephalitis (MARET u. HANNE-QUIN 1986). Bei anderen Enzephalitisformen ist noch keine kausale Therapie bekannt, so bei den Masern, die immerhin in 50% der Fälle Defekterscheinungen hinterläßt. Die Impfprophylaxe hat hier vorrangige Bedeutung.

3. Intoxikationen und Stoffwechselstörungen

Bewußtseinsstörungen infolge von Drogeneinnahmen gehören im Adoleszentenalter zum Alltag. Die Bewußtseinsveränderung wird von jugendlichen Konsumenten bewußt herbeigeführt, am häufigsten mit Haschisch oder mit LSD. Nach

Amphetamin kann sich ein psychotischer Zustand einstellen, der mit lebhaften Halluzinationen einhergeht. Diese Intoxikationspsychosen sind oft schwer von einem schizophrenen Schub zu unterscheiden. Sie können sogar beim gleichen Jugendlichen alternierend vorkommen und damit differentialdiagnostisch Schwierigkeiten bereiten. Ähnliches gilt für die Kokainpsychosen.

Während Drogen vom Jugendlichen absichtlich konsumiert werden, gehört deren Einnahme im Kindesalter eher zu den Unfällen. Dazu gehört z. B. das Trinken von süßen alkoholischen Getränken durch ungenügend beaufsichtigte Kleinkinder. Es kann sehr rasch zu einem schweren Intoxikationszustand mit Bewußtlosigkeit kommen.

Zu den Stoffwechselstörungen, die relativ häufig im Kindesalter vorkommen, gehören diejenigen, die mit einem Diabetes mellitus einhergehen. Hypoglykämische Zustände kommen bei Einstellungsschwierigkeiten vor, aber auch unfallmäßig bei irrtümlicher Injektion zu hoher Insulindosen. Die Überdosierung kann aber auch auf eine infantizide Absicht zurückgehen (CORBOZ 1986a). Bei solchen Stoffwechselkrisen schwanken die Bewußtseinsstörungen zwischen einer leichten Benommenheit und einem tiefen Koma. Wiederholte hypoglykämische Schocks setzen mit großer Wahrscheinlichkeit eine diskrete Hirnschädigung, welche wiederum mit einem psycho-organischen Syndrom einhergeht. Dies kann Lernschwierigkeiten diabetischer Kinder erklären.

4. Hirntumoren

Subakute Episoden, die mit einer flüchtigen Bewußtseinstrübung einhergehen, kommen vor, z. B. wenn der bereits erhöhte Hirndruck durch eine meningeale Reizung gesteigert wird, wie das bei Varizellen vorkommen kann. Auch die umgekehrte Erscheinung kommt vor: Ein somnolentes, antriebsarmes Kind erlangt vorübergehend seine frühere Klarheit wieder, nachdem die Schädelnähte durch den erhöhten intrakranialen Druck gesprengt worden sind.

5. Epilepsien

Die Psychopathologie, wenn vorhanden, entspricht derjenigen einer chronischen Hirnschädigung. Akute und subakute Episoden, die mit Bewußtseinsveränderungen einhergehen, sind bekannt. Bei der Absenzenepilepsie sind die kurzen Abwesenheiten sogar das Leitsymptom. Dämmerattacken kommen bei der Temporallappenepilepsie vor. Man bezeichnet sie auch als psycho-motorische Anfälle, weil in diesem Zustand Handlungen vorkommen, die in keinem Verhältnis der jeweiligen Situation stehen. Nachher besteht eine Amnesie. Sie lassen sich verhältnismäßig wirksam medikamentös beheben (Carbamazepin). Schließlich sei der Bewußtseinsverlust erwähnt, der mit dem epileptischen Anfall einhergeht und differentialdiagnostisch gegenüber anderen Anfällen, wie diejenigen hysterischer Natur, von Bedeutung ist.

6. Anhang: Narkolepsie

Mit der Epilepsie hat die Narkolepsie nur das *anfallmäßige* Auftreten von unwi-
derstehlichen Schlafzuständen von mehr oder weniger langer Dauer gemeinsam.
Im Wesen handelt es sich dabei um Störungen des Schlaf-Wachrhythmus (COR-
BOZ 1985). Es besteht wahrscheinlich eine genetische Prädisposition. Doch kann
eine zerebrale Schädigung (z. B. nach Hirntrauma, Enzephalitis, bei Hirntumor)
die Manifestation der Krankheit begünstigen. Der Schlaf während der Nacht ist
auch gestört. Am besten empfiehlt sich eine Abklärung in einem Schlaflabor mit
der polygraphischen Registrierung verschiedener Funktionen (EEG, EKG, Puls,
Atmung etc.).

Therapeutisch verabreicht man Stimulantien (z. B. Methylphenidat, Pemolin,
Amphetamin). Treten andere Symptome auf wie kataplektische Attacken (affektiver Tonusverlust), Schlaflähmungen, hypnagoge Halluzinationen oder automa-
tisches Verhalten auf, so empfiehlt sich eine Zusatzbehandlung mit kleinen Dosen
von trizyklischen Antidepressiva (z. B. Imipramin, Clomipramin). Psycho-reaktive Störungen können dazukommen, solange die Krankheit nicht erkannt ist oder
wenn sie therapeutisch nicht hinreichend beherrscht wird.

C. Psychische Störungen bei chronischen Hirnschädigungen

I. Allgemeines

Die psychischen Folgen einer chronischen Hirnschädigung im Kindesalter und in
der Pubertät sind sehr mannigfaltig. Wenn man hier eine Ordnung einführen will,
so bewährt es sich, die verschiedenen Syndrome je nach der Phase der kindlichen
Entwicklung zu ordnen, in der sie entstanden sind. So kann einmal das früh erworbene infantile Psychosyndrom abgegrenzt werden. Charakteristisch sind Anzeichen einer Beeinträchtigung der Entwicklung noch nicht vorhandener Funktionen. Dies gilt für die Bereiche der Perzeption und der Motorik sowie für deren
funktionelle Verknüpfung. So ist z. B. die Störung der visuomotorischen Funktion typisch. Die sensori-motorischen Verknüpfungen im Sinne von PIAGET (1975)
bilden die Basis für komplexere Funktionen (Subsysteme und Systeme), die zu einem späteren Zeitpunkt aufgebaut werden, wie für die Sprache, das Lesen und
Schreiben. Deshalb sind wohl Dyslexien und Dysorthographien beim frühkindlichen infantilen POS so häufig anzutreffen. Bei früher und schwerer Hirnschädigung kann es zusätzlich zu einer sekundären Oligophrenie kommen als Ausdruck
des Verlustes von Entwicklungspotenzen. Eine im Schulalter erlittene mäßige, diffuse Hirnschädigung bewirkt keinen Verlust von Funktionen, die bereits erworben sind.

Im Allgemeinen wird die obere zeitliche Grenze für die Verursachung eines
frühkindlichen infantilen POS beim 1. Lebensjahr, also am Ende der Säuglingszeit
angesetzt. Auf dieser Entwicklungsstufe ist die sensori-motorische Intelligenz
schon weitgehend entwickelt. Das Kind kann stehen, vielleicht auch schon gehen
und übt sich in den Anfängen der Sprache. Hier eine Grenze zu setzen ist nicht

willkürlich, doch werden spätere Forschungen noch zeigen müssen, ob Kinder, die im 2.–3. Lebensjahr eine schwere Hirnschädigung erlitten haben und im Schulalter eine verbleibende Symptomatologie aufweisen, das klinische Bild einer frühkindlichen Hirnschädigung zeigen oder nicht. Die bisherigen Arbeiten (KLEINPETER 1979; REMSCHMIDT u. STUTTE 1980) lassen keinen eindeutigen Schluß zu.

Es stellt sich die Frage, ob man im Kindesalter die psychopathologischen Folgen einer diffusen Hirnschädigung von denjenigen eines umschriebenen Prozesses unterscheiden kann, im Sinne des *hirnlokalen Psychosyndroms* der Erwachsenen. Scharf umschriebene Schädigungen des Gehirns sind im Kindesalter selten, selbst bei Traumata und Tumoren. In der Regel kommt es bald z. B. infolge des Ödems und des erhöhten Hirndruckes zu einer diffusen Beeinträchtigung der Hirnfunktion. Im Kindesalter führen am ehesten die Tumoren des Zwischenhirnes zu einem „hirnlokalen" POS, da sie eine erhebliche Verzögerung der affektiven Ausreifung bewirken, ohne daß primär die kognitiven Funktionen betroffen wären. Damit befinden wir uns in der Nähe des *endokrinen Psychosyndroms* des Kindes, wie es etwa bei der Hyperthyreose, oder beim adrenogenitalen Syndrom vorkommt. Eine weitere Kategorie bilden die psychopathologischen Folgen der chromosomalen Aberrationen.

In der Pubertät und in der Adoleszenz muß man grundsätzlich zwischen zwei Situationen unterscheiden. Einmal kann eine Restsymptomatologie eines frühkindlichen oder eines infantilen POS weiterbestehen und eine phasenspezifische Färbung bekommen. So kommt es vor, daß eine organisch bedingte schulische Leistungsschwäche durch die puberalen Vorgänge ausgeprägter wird. Gleiches gilt für gewisse Erscheinungen im affektiven Bereich, z. B. für die Reizbarkeit und die Affektlabilität. Es kann aber auch vorkommen, daß ein Jugendlicher erstmals eine zerebrale Schädigung erleidet, deren Psychopathologie derjenigen der Erwachsenen ähnlich ist, aber z. B. auf dem Gebiet der Affektlabilität phasenbedingt besonders ausgeprägt ist.

1. Das früh erworbene infantile psychoorganische Syndrom

a) Ursachen

Das frühe infantile POS kann prä-, peri- oder postnatal bis zum Ende des ersten Lebensjahres entstanden sein. Zu den *pränatalen Ursachen* gehören die pathologischen Störungen der Schwangerschaft, wie z. B. Blutungen, namentlich in den ersten Monaten und die Spätgestose. Von Bedeutung sind ferner mütterliche Infektionskrankheiten, die auf das Kind übergehen können. Bekannt sind z. B. die verheerenden Auswirkungen von Rubeolen. Auch bakterielle Erkrankungen können eine zerebrale Schädigung des Fötus hervorrufen (z. B. Listeriose). Die kongenitale Lues ist sehr selten geworden. Dafür sind alarmierende Meldungen von konnatalen Erkrankungen an AIDS bei Neugeborenen eingetroffen (BRAUN 1986). Das HTLV III, bzw. das HIV scheint eine besondere Affinität für das ZNS zu haben. Dementsprechend steht eine direkt virale Schädigung auch mit einer Langzeitwirkung auf Jahre hinaus im Bereiche des Möglichen.

Eine große Bedeutung kommt den Schädigungen zu, die durch Medikamente und Drogen hervorgerufen werden. Ein Verzicht auf Medikamente ist nicht bei allen Schwangeren möglich. Gewisse Affektionen, wie die Epilepsie, müssen auch während der Gravidität behandelt werden. Bekannt ist z. B. das Hydantoinsyndrom. Was die Drogen betrifft, so werden die Alkohol- und die Nikotinfötopathien bereits routinemäßig diagnostiziert. Auch die modernen Drogen sind in bezug auf eine fötale Schädigung gefährlich. So sind nach SCHINZEL (1986) Heroin und Morphin teratogen und induzieren vor allem Exenzephalien. Weniger stark geschädigte Kinder sind untergewichtig und mikrozephal. Sie zeigen oft Abstinenzerscheinungen post partum. Auch Methadon ist gefährlich, beeinträchtigt das Hirnwachstum und die psychomotorische Entwicklung. Später sollen Verhaltensauffälligkeiten und Schulschwierigkeiten auftreten. Die bisherigen Studien sind in den Ergebnissen jedoch widersprechlich und bedürfen weiterer Abklärungen. Die Neugeborenen von kokainabhängigen Müttern zeigen im Interaktionstest nach BRAZELTON ein gestörtes Verhalten und ein vermindertes Ansprechen auf Umgebungsstimuli. Auch bei Cannabis wurde eine Wachstumsretardierung und eine Verzögerung der psychischen Entwicklung beschrieben. Jedoch ist zu berücksichtigen, daß fast sämtliche erfaßte Mütter polytoxikoman sind und in der Regel, abgesehen von den letztgenannten Drogen auch stark rauchen und Alkohol konsumieren, so daß eine Abgrenzung der Effekte der verschiedenen Substanzen nicht immer leicht ist.

Zuletzt sind die Wirkungen von ionisierenden Strahlen zu erwähnen, die prinzipiell auch eine Beeinträchtigung des Kindes hervorrufen können, die aber bisher in praktischer Hinsicht eine geringere Rolle spielen als Infekte, Medikamente und Drogen. Es ist nicht möglich, hier in aller Vollständigkeit die *perinatalen Schädigungsmöglichkeiten* aufzuführen und wir müssen diesbezüglich auf die Lehrbücher der Neonatologie verweisen. Es sei indessen daran erinnert, daß es einen optimalen Zeitpunkt für die Geburt gibt, und daß sowohl die Frühgeburt als die Übertragung bereits je einen Risikofaktor darstellen. Gleiches gilt für Zwillingsgeburten oder auch protrahierte Geburten, welche auch immer die Ursache sei. Schließlich stellen praktisch alle Formen von pathologischen Geburten einen zerebralen Risikofaktor für das Kind dar. Dies beginnt schon bei der vorzeitigen Plazentalösung, findet seine Fortsetzung bei abnormalen Lagen, z. B. Steißlagen, bei Anomalien der Nabelschnur, namentlich bei straffer Umschlingung oder bei Knotenbildung. Schließlich notiert man häufig abnorme Zustände nach künstlicher Entbindung, wie z. B. nach Vakuumextraktionen, ähnliches gilt für die Sectio, sofern sie während der Geburt beschlossen wird, um rasch einer Notlage des Kindes ein Ende zu bereiten.

Von Bedeutung sind ferner alle Anzeichen einer kindlichen Stoffwechselnotlage, sei es peri- oder unmittelbar postnatal. In den letzten Jahren haben die Geburtshelfer und Neonatologen eine Reihe von Parametern entwickelt, um soweit als möglich den Grad der Schädigung zu messen. Bekannt ist die APGAR-Skala, die über den Zustand des Kindes unmittelbar nach der Geburt und über seine Adaptation Auskunft gibt. Seit 1970 (KUBLI et al.) wird auch das pH des Nabelblutes gemessen. Hier soll ein feiner Indikator für die Stoffwechsellage des Kindes vorliegen. Ähnliches gilt für den Glukosegehalt: Eine Hypoglykämie weist auf eine ernsthafte Stoffwechselstörung beim Kind hin. Dennoch bestehen große prognostische Probleme, da die Korrelationen zwischen den verschiedenen Risikofaktoren und der zukünftigen Entwicklung des Kindes noch unsicher sind, obschon etliche Untersuchungen durchgeführt wurden (z. B. JUNGMANN 1983).

In der *postnatalen Zeit* spielte bis vor kurzem der icterus gravis neonatorum eine wichtige Rolle. Mit großer Regelmäßigkeit war neben neurologischen Störungen ein entsprechendes POS nachzuweisen. Doch sind diese Krankheitsbilder wesentlich seltener geworden, seitdem einerseits eine entsprechende Prophylaxe bei Rhesusinkompatibilität getrieben wird und andererseits die therapeutischen Möglichkeiten mit Ultraviolettbestrahlung eine wesentliche Erweiterung erfahren haben. Sonst spielt im ersten Lebensjahr als Ursache für eine zerebrale Schädigung die Pertussis noch eine Rolle, wie bereits in der Einleitung dargelegt wurde.

b) Symptomatologie

Das inf. POS wird meistens erst im Kindergarten oder im Schulalter diagnostiziert (Tabelle 1 ff.). Eine wesentliche Schwierigkeit hat lange darin bestanden, die Symptomatologie des Schulkindes auf eine Ursache zurückzuführen, die 7–10 Jahre zurücklag. Ohne systematische Befragung der Mutter und oft auch ohne Beizug der Geburtskrankengeschichte blieben Risikofaktoren oft unerkannt. Zudem hat man nicht gewußt, daß die zerebrale Schädigung sich durch *Brückensymptome* bemerkbar macht, die bei einer genauen Befragung der Eltern erfaßt werden können.

Die *Brückensymptome* bestehen zuerst in Störungen des Vegetativums und der primitiven Reflexe. Besonders häufig sind die Schluckstörungen und die daraus entstehenden Trinkschwierigkeiten. Zudem haben POS-Kinder einen unregelmäßigen Appetit, was die Mütter noch mehr verunsichert. Ebenso bestehen ungewöhnliche Schwierigkeiten mit dem Schlaf-/Wachrhythmus. Häufig schlafen die Kinder während des ganzen Tages, liegen aber während der Nacht wach in ihrem Bettchen, wollen unterhalten werden, beginnen sonst zu schreien, wollen dann gefüttert und getragen werden, was die Eltern irritiert und auch überfordert. Da-

Tabelle 1. Symptomatologie des infantilen POS: Biologie

1. *Motorik*
   1.1 Quantitativ: Hyper- bzw. Hypokinese
   1.2 Qualitativ:
      – diskrete Paresen, „Hemi"-Syndrome mit sekundärer Linkshändigkeit
      – Koordinationsstörungen, Tremor, Athetosen
      – Gleichgewichtsstörungen
      – Apraxien
      – Störungen der Sprechmotorik: Entwicklungsrückstand, Dysphasie, Dysarthrie, Dysgrammatismus

2. *Vegetativum* (Biotonus)
   2.1 Fehlsteuerungen
   2.2 Rhythmusstörungen
   2.3 pathologische Ermüdbarkeit
   2.4 gestörte und verzögerte Erholung

durch wird die Fähigkeit der Mütter zur sensiblen Adaptation (WINNICOTT 1965) durch das eigentümliche Verhalten der Säuglinge in Frage gestellt. Erfahrene Mütter können dies genau beschreiben. So beginnen oft POS-Säuglinge, obschon sie nach einem Bad frisch gewickelt sind und ihre Mahlzeit bekommen haben, grundlos und nachhaltig zu schreien, ohne daß von außen her ersichtlich wäre, warum dies geschieht. Kein Wunder, daß sich in solchen Situationen die Mütter auch frustriert vorkommen. So wird schon früh eine harmonische Symbiose zwischen Mutter und Kind durch die vegetativen Fehlsteuerungen mit den affektiven Begleiterscheinungen des Kindes beeinträchtigt. Nicht erstaunlich ist es dann, daß psychoorganisch gestörte Säuglinge besonders Gefahr laufen, mißhandelt zu werden (CORBOZ 1985).

Zu den gestörten Funktionen kann auch die Atmung gehören. Wie PEIPER schon 1949 gezeigt hat, gilt dies vor allem für Frühgeburten und für Kinder, deren zentralnervöse Integration Schaden genommen hat. Das höhere Atemzentrum, welches beim reifen Neugeborenen funktionell führend wird, kann in gewissen Situationen, vor allem im Schlaf, seine Aufgabe nicht erfüllen. Dann treten frühere Formen der Atmung auf, wie die Schnapp- und die Cheyne-Stokes'sche-Atmung. Es stellen sich lange Pausen mit Apnoe ein, die heute apparativ erfaßt werden können, um bei gefährdeten Kindern einen plötzlichen Tod (SIDS) zu verhüten (HAIDMAIER 1986). Jedenfalls ist die Erforschung neurophysiologischer und neuropsychologischer Eigentümlichkeiten des POS-Kindes im Säuglingsalter noch keineswegs abgeschlossen. Auch stellt sich die Frage, ob eine schon im ersten Jahr einsetzende medikamentöse Therapie, z. B. mit Pyritinol, den Stoffwechsel normalisieren und spätere Störungen verhüten kann (BENESOVA et al. 1984).

Auch nach der Säuglingszeit zeigen die POS-Kinder typische Störungen ihrer Entwicklung. Vor allem im Bereich der Motorik und der Sprache ist eine Entwicklungsverzögerung festzustellen, die durch keine äußeren Faktoren zu erklären ist. POS-Kinder, die im ersten Lebensjahr apathisch waren, lernen nur mit Verzögerung im zweiten Lebensjahr stehen und gehen. Sobald es aber soweit ist, findet eine plötzliche Umschaltung statt, indem das bisher so ruhige Kind in einen Zustand von ständiger Bewegung gerät. Dabei ist es äußerst impulsiv und kennt keine Gefahren, auch nach schlimmen Erfahrungen nicht. Eltern berichten von folgeschweren Stürzen gegen Möbelkanten und Heizkörper, die ohne entsprechende Abwehrbewegungen des Armes vor sich gehen, da die Motorik der Kinder nur mangelhaft koordiniert ist. So hat sich die *Hyperkinese* eingestellt, die dem Gesamtsyndrom den Namen gegeben hat und welches bereits im letzten Jahrhundert Ärzten und Eltern aus der Geschichte des „Zappelphilipp" bekannt war.

Auch die Entwicklung der Sprache ist oft verzögert (Dysphasie). Es stellen sich häufig multiple Artikulationsschwierigkeiten und Wortfindungsstörungen ein, die aufmerksamen Müttern und Kindergärtnerinnen nicht entgehen. Die Erlangung eines korrekten Satzbaues ist oft bis zur Einschulung erschwert, so daß die Erscheinung des Dysgrammatismus vorliegt.

Die Funktionsstörungen im *kognitiven Bereich* sind bis zur Einschulung im Alltag nicht so leicht zu erkennen, obschon sie schon vorhanden sind. Die Beeinträchtigung in der Erfassung und Wiedergabe von Gestalten äußert sich z. B. darin, daß die Kinder sehr viel später als ihre Altersgenossen Freude daran finden ein einfaches Puzzle zusammenzusetzen. Häufig ist noch eine feinmotorische Un-

Tabelle 2. Symptomatologie des infantilen POS: Kognitive Funktionen

---

2.1 Elementarfunktionen: Aufmerksamkeit, Konzentrationsfähigkeit, Merkfähigkeit, Frisch-
gedächtnis und langzeitige Speicherung

2.2 Gedankengang: Verlangsamung (Bradyphrenie), Perseveration, Wortfindungsstörungen,
Konfabulation

2.3 Teilfunktionsstörungen: Zentrale Wahrnehmungs- und Verarbeitungsstörung
  – visuell: Erfassung, Strukturierung und Wiedergabe von Gestalten
  – auditiv: Diskriminationsschwäche, beeinträchtigte, seriale Integration, Dekodieren
  – taktil-kinaesthetische Störungen meist in Zusammenhang mit motorischen Störungen
  – komplexe, „intermodale" Störungen:
    Dyslexie und Dysorthographie
    Dyskalkulie
    Autismus infantum

---

geschicklichkeit mitbeteiligt. Für den erzieherisch Erfahrenen sind auch die unbe-
holfenen Zeichnungen auffällig.

Die Störungen im affektiven Bereich sind unverkennbar. Wir haben schon auf
die Beziehungsschwierigkeiten im Säuglingsalter hingewiesen. Diese finden ihre
Fortsetzung in der Erziehung zur Reinlichkeit und zu Beginn des Trotzalters.
POS-Kinder neigen in einem viel stärkeren Ausmaß als ihre gesunden Altersgenossen zu fulminanten und ungesteuerten Affektausbrüchen. Die Trotzphase
nimmt deshalb oft Ausmaße an, die die Eltern mit Recht alarmieren. Hinzu
kommt, daß sie oft über Jahre andauert und den Anschein erweckt, überhaupt
nicht mehr abklingen zu wollen. Eine solche protrahierte Trotzphase eines POS-
Kindes ist nicht selten Anlaß zu einer ersten psychiatrischen Konsultation. Umgekehrt kann auch die Trotzphase vollständig fehlen und das Kind in einem symbiotischen Verhältnis zur Mutter verharren, namentlich wenn dies von der Mutter
begünstigt wird, und der Rest der Familie diese Dyade toleriert.

Die meisten POS-Kinder werden im Schulalter zwischen 7–9 Jahren abgeklärt,
etwas seltener schon vorher. Sie zeigen eine Symptomatologie, die auf den Tabellen 1–4 dargestellt ist. Man würde sich täuschen, wenn man annehmen würde, daß
bei jedem Kind sämtliche Symptome vorhanden sein müssen. Die Polymorphie
des Syndroms ist außerordentlich groß und für bisherige Forscher mitunter
deroutierend, so daß die Existenz des Syndroms selbst deswegen in Frage gestellt
wurde (SCHMIDT et al. 1982).

Eine körperliche Untersuchung ist unerläßlich. Diskrete neurologische
Anomalien, wie z. B. eine symmetrische oder einseitige Hyperreflexie, persistierende Pyramidenzeichen und besonders oft eine Dysdiadochokinese sind nachzuweisen. Positionsversuch, Strichgang vorwärts und rückwärts und Sprung am Ort
sind unerläßlich, um ein Bild der globalen Motorik zu erhalten. Oft ist es ratsam,
eine Therapeutin für Psychomotorik beizuziehen und sie zu veranlassen, eine vollständige Bilanz unter Zuhilfenahme des Trampolins aufzunehmen. Bei der Prüfung der motorischen Funktionen zeigt sich manchmal, daß das Kind eine audio-
motorische Schwäche aufweist, mit anderen Worten nicht imstande ist, einen verbal erteilten Auftrag in einen motorischen Ablauf umzusetzen. Dagegen ist es ihm
durchaus möglich, die gleiche Bewegung auszuführen, wenn sie ihm vorgezeigt
wird.

Vegetative Zeichen sind mitunter direkt nachzuweisen. Sie spielen aber eine größere Rolle bei der Besprechung der Anamnese und der jetzigen Schwierigkeiten in der Familie und in der Schule. Dies gilt vor allem für die rasche Ermüdbarkeit und die gestörte Erholung. Die Registrierung eines *EEG's* ist zu empfehlen. Es können sich in den Kurven Anzeichen von Dysfunktionen zeigen, welche einen Verdacht einer organischen Störung bekräftigen. Meistens liegt eine Diffuse Dysrhythmie vor, mit einem Überwiegen von langsamen Wellen. Seltener sind lokalisierte Abnormitäten im Wellenbild vorhanden, etwa im Sinne von paroxysmalen Wellen, die auf einen Fokus hinweisen. Es können auch Anzeichen einer generalisierten Epilepsie vorhanden sein. Doch darf man dabei nicht vergessen, daß bei 30–40% der POS-Kinder ein völlig normales EEG vorliegt.

Im Bereich der kognitiven Funktionen stehen die Störungen der *Aufmerksamkeit* und der *Konzentrationsfähigkeit* im Vordergrund. Diese Symptome fehlen praktisch nie und haben in den USA zur Bezeichnung ADD (Attention Deficit Disorder) geführt. Die Kinder sind enorm ablenkbar, was sich vor allem in der Schulsituation sehr störend bemerkbar macht. Jedes Geräusch im Klassenzimmer und auf der Straße nebenbei oder in der Luft lenkt sie von der eigentlichen Aufgabe ab. Gleiches gilt von Reizen, die von den Klassenkameraden ausgehen. POS-Kinder sind unfähig, sich gegen unerwünschte Stimuli abzuschirmen, um der Aufgabe der Stunde nachzugehen. Dementsprechend klagen die Lehrer darüber, daß die Kinder keinen roten Faden in ihrer Arbeit haben, daß sie diese immer wieder unterbrechen und demzufolge nicht imstande sind, die gestellte Aufgabe zu erfüllen. Dies wirkt sich sehr nachteilig auf den Lernvorgang aus, der eigentlich voraussetzt, daß der Schüler für einige Zeit aufmerksam zuhören und eine schriftliche Arbeit konzentriert ausführen kann. Dementsprechend ist das Wissen der POS-Schüler lückenhaft, weil sie während des ordentlichen Unterrichtes vieles verpassen und wegen der Wissenslücken die Zusammenhänge nicht erkennen können.

Ferner bestehen bei ihnen Störungen des *Gedächtnisses*, und zwar sowohl des Kurz- oder des Langzeitgedächtnisses. Das Kurzzeitgedächtnis wird in vielen Intelligenzprüfungen mitgeprüft, so z.B. mit der Wiederholung von Zahlen und Sätzen. Die Störungen des Langzeitgedächtnisses lassen sich anamnestisch, namentlich durch Befragung des Lehrers ermitteln. Diese stellen mit großer Regelmäßigkeit fest, daß POS-Kinder den durchgearbeiteten Stoff viel rascher wieder vergessen als die Klassenkameraden.

Aufmerksamkeitsstörungen und die Gedächtnisschwäche erklären in einem wesentlichen Bereich die Lernschwierigkeiten von POS-Kindern. Was den *Gedankengang* anbetrifft, so steht dessen *Verlangsamung* im Vordergrund. POS-Kinder können deshalb meistens das Lerntempo der Klasse nicht einhalten. Hinzu kommt eine Perseverationstendenz, welche bewirkt, daß das Kind an einem Thema haften bleibt, während der Lehrer mit der Klasse sich schon mit anderen Stoffinhalten befaßt. Beim spontanen Sprechen und bei der Beantwortung von Fragen machen sich in einem unterschiedlichen Ausmaß *Wortfindungsstörungen* bemerkbar. Das Kind kennt zwar den Begriff, um den es sich handelt, kann aber dessen Bezeichnung im richtigen Moment nicht ekphorieren. Es braucht dann Umschreibungen, die je nach der Intelligenz mehr oder weniger präzis sein können, wie z.B. für Eisenbahn ein „Fahrzeug mit Schienen". Von diesen Umschreibungen sind

Konfabulationen nicht weit entfernt. Diese kommen vor allem dann vor, wenn das Kind gedanklich oder beim Lesen in Verlegenheit gerät und die Lücke mit einem erfundenen Inhalt füllt, der mehr oder weniger sinngemäß sein kann.

Sehr oft, aber keineswegs immer, lassen sich beim POS-Kind *Teilfunktionsstörungen* nachweisen. Diese beruhen auf zentralen Wahrnehmungs- und Verarbeitungsstörungen, die sich mit den Methoden der modernen Neuropsychologie nachweisen lassen (REMSCHMIDT u. SCHMIDT 1981). Obschon unser Wissen auf diesem Gebiet noch lückenhaft ist, sollen die wichtigsten Teilfunktionsstörungen beschrieben werden. Diese haben ihre Wurzel in einem oder mehreren Sinnesbereichen (Modus).

– *Visueller Modus:* Am häufigsten kommt eine Störung der Erfassung, Strukturierung und Wiedergabe von Gestalten vor. Diese Funktionen sind mit hoher Wahrscheinlichkeit in der nichtdominanten Hemisphäre lokalisiert. Man kann die Störung mit dem visuomotorischen Test nach BENDER und mit der „FIGURE COMPLEXE" nach REY nachweisen.
– *Auditiver Modus:* Grundlegend ist die akustische Diskriminationsschwäche. Das Kind verwechselt ähnlich lautende Phoneme und Wörter. Ferner ist oft die seriale Integrationsfähigkeit beeinträchtigt. Man versteht darunter, die Fähigkeit des Kindes sich Sequenzen richtig einzuprägen, ohne daß deren Elemente durcheinandergeraten. Eine genügende seriale Integrationsfähigkeit ist eine wichtige Grundlage für das Lesen- und Rechnenlernen. Schließlich gibt es noch Schwierigkeiten beim Dekodieren der gesprochenen Sprache. Diese können sich auf besonders schwierige oder ungewöhnliche Laute beschränken. Sie können aber soweit generalisiert sein, daß das Kind die Sprache zwar hört, aber unfähig ist, sie zu verstehen. Es lernt demzufolge nicht sprechen und man hat diese Störung Hörstummheit genannt. Vieles spricht dafür, daß die auditiven Störungen zusammen mit der Sprechmotorik in der dominanten Hemisphäre lokalisiert sind.
– *Taktil-kinästhetischer Modus:* Die Störungen in diesem Bereich sind sehr oft mit Beeinträchtigungen der Motorik verbunden. Das Kind kann den eigenen Körper nicht genügend spüren und lokalisieren. Auch Berührungen werden nicht hinreichend wahrgenommen und interpretiert. Die Rezeptionsstörungen dieses Modus sind oft bei multi- und/oder intermodalen Syndromen anzutreffen.

Störungen in den obengenannten Modi kommen relativ selten isoliert vor. In der Regel werden sie kombiniert vorgefunden, was bei einer diffusen Hirnschädigung keineswegs überrascht. Die meisten Teilfunktionsstörungen sind somit multimodal und intermodal. Darunter versteht man funktionell ungenügende Verknüpfungen zwischen den einzelnen Modi, die selbst mangelhafte Leistungen aufwiesen. Die wichtigsten Teilleistungsstörungen sind die Dyslexie, die Dysorthographie und die Dyskalkulie.

Dyslexie und Dysorthographie kommen praktisch immer miteinander verknüpft vor. Viele Kinder haben früher an sprachlichen Störungen gelitten, die mitunter im Schulalter noch vorhanden sind. In der Regel werden die Lese- und Rechtschreibschwierigkeiten während des 2. Schuljahres erfaßt. Es fällt dem Lehrer auf, daß gewisse Kinder trotz durchschnittlicher Intelligenz nicht rechtzeitig lesen und grammatikalisch richtig schreiben lernen. In den westeuropäischen Ländern und in Nordamerika werden sie meistens rechtzeitig dem Psychologen oder dem Kinderpsychiater vorgestellt. Ganz leichte Formen von Dyslexie und Dysorthographie können spontan unter Einwirkung der Reifungsvorgänge ausheilen, insofern der Lehrer geduldig ist und die Eltern nach einer entsprechenden Information ihren Kindern sinnvoll beistehen. Doch handelt es sich um Ausnahmesituationen. In der Regel ist eine logopädische Behandlung nötig. Die Lesestörungen klingen rascher ab als die Rechtschreibstörungen. Eine genaue Anamnese und eine sorgfältige Untersuchung werden so gut wie immer eine vorbestandene Dyslexie nachweisen.

Die Lese- und Rechtschreibschwäche kann testmäßig durch besondere Verfahren quantifiziert und analysiert werden. Dazu läßt sich die übliche psycho-organische Symptomatologie nachweisen, welche die Lese- und Rechtschreibschwäche in den richtigen nosologischen Rahmen zu setzen erlaubt.

Zuletzt sei auf eine besondere Form von Dyslexie und Dysorthographie hingewiesen, die in fachlichen Kreisen noch wenig bekannt ist. Es handelt sich um eine *okulomotorische Störung*, nämlich der Konvergenzsynkinesie. Das Kind ist nicht oder nur kurzfristig imstande, seine Sehachse auf die richtige Zeile zu richten und mit einer hinreichend koordinierten Bewegung der Bulbi die Zeilen zu verfolgen, damit der Text gelesen werden kann. Die ophthalmologische Erfassung dieser Störung ist aufwendig (OTTO u. HAFEN 1985), lohnt sich aber eindeutig. Diese Kinder bedürfen einer besonderen Behandlung unter augenärztlicher Leitung. Sie sprechen auf die anderen Methoden ungenügend an. Das Prinzip der Behandlung besteht darin, daß ein Auge zunächst abgedeckt wird und das andere Auge, welches das Führende ist oder zum funktionell führenden Auge werden soll, die erforderlichen Bewegungen übt. Erst in einem zweiten Abschnitt der Behandlung lernt das Kind die Achsen beider Augen so zu bewegen, daß Silben und Wörter in der richtigen Reihenfolge gesehen und dekodiert werden können.

Differentialdiagnostisch sei daran erinnert, daß es noch eine familiäre Form der Legasthenie gibt, die ohne POS-Symptomatologie einhergeht. Es sind dagegen die Anzeichen einer wahrscheinlich genetisch bedingten Verzögerung der zerebralen Lateralisation vorhanden. Diesbezüglich sei auf Kap. 8 von M. SCHMIDT in diesem Band verwiesen.

POS-Kinder, die an einer mittelschweren oder schweren Dyslexie und Dysorthographie leiden, bedürfen einer spezialisierten Behandlung durch eine Logopädin oder durch eine besonders geschulte Legastehnietherapeutin. In der Regel muß mit einer Dauer von 1–2 Jahren gerechnet werden.

Dyskalkulie und Rechenschwierigkeiten sind nicht als Synonym zu betrachten. Wenn ein Kind mit durchschnittlicher Intelligenz Probleme beim Rechnen hat, können auch andere Störungen vorliegen als eine spezifische Dyskalkulie. So führen oft die besprochenen kognitiven Störungen des POS-Kindes zu verminderten rechnerischen Leistungen. Die Kinder sind meistens lateralisationsgestört, weisen zudem eine seriale Schwäche auf, was dazu führt, daß sie vielleicht im Kopf richtig rechnen, aber buchstäblich ein verkehrtes Resultat hinschreiben, z. B. 71 anstatt 17. Außerdem führt die Merkfähigkeitsschwäche dazu, daß sie, namentlich beim Kopfrechnen, Zwischenresultate vergessen und dadurch keine Möglichkeit haben, zu einem richtigen Gesamtergebnis zu kommen. Schließlich sind sie bei der

Lösung von eingekleideten Rechnungen durch gleichzeitig bestehende Lese-schwierigkeiten am Verständnis der Aufgabe verhindert. Zudem gibt es neuroti-sche Rechenstörungen, die auch bei POS-Kindern vorkommen, namentlich bei ei-ner Autoritätsproblematik.

Es müssen somit alle genannten Störungen ausgeschlossen sein, um eine echte Dyskalkulie zu diagnostizieren. Diese besteht in der Unfähigkeit, die arithmeti-schen Elementaroperationen zu verstehen und anzuwenden. Die zugrundeliegen-den „neuropsychologischen" Störungen sind wahrscheinlich in der nicht-domi-nanten Hemisphäre anzusiedeln. Sie gehen häufig mit Störungen der Erfassung von Gestalten und solchen der Raumgliederung einher. Echte Dyskalkulien kom-men selten vor. Kinder, die daran leiden, bedürfen einer gezielten pädagogischen Behandlung. Zur Zeit werden verschiedene Methoden verwendet (GRISSEMANN 1986), wobei die Anzahl der hinreichend ausgebildeten Pädagogen nicht genügt.

Es stellt sich noch die Frage eventueller Beziehungen zwischen Perzeptionsstö-rungen einerseits und dem frühkindlichen Autismus nach KANNER andererseits. Im klinischen Bereich kann man feststellen, daß z. B. die Differentialdiagnose zwischen einer kongenitalen organisch bedingten Hörstummheit und einer auti-stischen Entwicklung schwierig ist. Zweifelsohne sind hörstumme Kinder in ihrer Kommunikationsfähigkeit beeinträchtigt und haben deshalb manche Ähnlich-keiten mit autistischen Kindern. Sie weisen eine verzögerte und gestörte Sprach-entwicklung auf. In beiden Syndromen können Artikulationsstörungen, Echola-lie und pronominale Umkehr vorkommen. Außerdem reagieren die Kinder in-konstant auf Geräusche. Deshalb werden autistische Kinder mitunter für taub oder schwerhörig gehalten. Umgekehrt werden hörstumme Kinder wegen der fehlenden oder stark gestörten sprachlichen Kommunikation für autistisch oder schwachbegabt angesehen. Analysiert man jedoch die affektive Kommunikation hörstummer Kinder mit ihrer Umwelt, so stellt man fest, daß sie durchaus imstan-de sind, averbal, vor allem mit Gesten, den Kontakt aufzunehmen. In ihrem Spiel sind die aphasischen Kinder wesentlich einfallsreicher und zeigen keine Verände-rungsangst. Nach dem heutigen Stand unserer Kenntnisse kann man sagen, daß hörstumme Kinder wegen der sprachlichen Kommunikationsstörung mitunter als autistisch anmuten, in Wirklichkeit es aber nicht sind. Der umgekehrte Schluß, daß nämlich autistische Kinder als tiefere Ursache für ihr Verhalten an Wahr-nehmungsstörungen leiden, ist in generalisierter Form nicht zulässig. Zwar gibt es unter den autistischen Kindern ca. 50% die Anzeichen einer Hirnschädigung oder Hirnfunktionsstörung aufweisen. Sind diese sehr ausgeprägt und gehen sie wo-möglich mit Wahrnehmungsstörungen einher, so nimmt man diagnostisch eher ein infantiles POS mit autistischen Zügen als einen echten Autismus infantum an.

Die Tabelle 3 vermittelt eine Übersicht über die *affektiven Störungen*. Die La-bilität und ihre Folgen können mit der Konzentrationsschwäche verglichen wer-den. Das Kind schirmt sich gegen emotionale Reize zu wenig ab. Wenn Affekte anklingen, so tun sie dies mit elementarer Gewalt und lassen sich kaum beherr-schen. Dieses gilt nicht für Zorn und Tränen, sondern ebensosehr für freudige Ausbrüche. POS-Kinder laufen impulsiv auch einmal von zu Hause weg, kehren aber bald zurück. Im Gegensatz dazu verstecken sich neurotische Kinder oft über längere Zeit in der Nähe, um sich am besorgten Verhalten und an den Ängsten der Eltern zu weiden.

Tabelle 3. Symptomatologie des infantilen POS: Affektivität

3.1 Labilität, Reizbarkeit, Reizüberempfindlichkeit, Distanzstörung (Abschirmung)

3.2 Steuerungsschwäche – Affektinkontinenz, aggressive Ausbrüche, Verzweiflung, Davonlaufen

3.3 Verstimmbarkeit: Weinerlich-verdrießliche Verstimmungen bereits im Säuglingsalter. Erschwerte Dyadenbildung

3.4 Dranghaftes Beharren

3.5 Pathologisch gesteigerte oder fehlende Entwicklungskrisen (Trotzphase, Pubertät)

3.6 Infantilismus

Ein wichtiges Symptom ist die Verstimmbarkeit, die sich ohne äußeren Grund bemerkbar macht. Sie besteht schon im Säuglingsalter. Später bedeutet sie auch ein Problem für den Lehrer, der den Wechsel von Tagen mit unterschiedlicher Stimmung wohl feststellt, sich aber zunächst über die Ursachen meist unzutreffende Vorstellungen macht. Zudem gehen Tage, an denen sich das Kind in einer weinerlichen und verdrießlichen oder gereizten Verstimmung befindet, mit einer herabgesetzten schulischen Leistungsfähigkeit einher. Der Vergleich mit besseren Leistungen an heiteren Tagen führt leicht zu einer ungerechten Beurteilung des Kindes unter der unzutreffenden Annahme, daß das Kind gute Leistungen erbringen könnte, wenn es nur wollte.

Das dranghafte Beharren ist schließlich ein Äquivalent der Perseveration. Umschaltungen sind für das POS-Kind auch in affektiven Bereichen oft schwer zu vollziehen und bereiten dem Erzieher zusätzliche Probleme.

Die psychoorganische Störung bleibt nicht ohne Einfluß auf die affektive Entwicklung. Von der Trotzphase war bereits die Rede. Die Pubertät kann sehr pathologisch verlaufen und an eine Borderline-Situation erinnern. Insgesamt ist die ganze affektive Entwicklung im Sinne eines sekundären Infantilismus verlangsamt, dies im Gegensatz zum essentiellen Infantilismus (Corboz 1967). Daraus entstehen Folgen für die Berufswahl und die berufliche Ausbildung.

Die reaktiven Vorgänge (Tabelle 4) sind mit den affektiven Grundstörungen eng verknüpft. So kann die Angst vermindert sein oder ganz fehlen, so daß die Kinder sich durch tollkühne Aktionen gefährden können. Umgekehrt können sie an übertriebenen Ängsten leiden. Ihre Bewährung namentlich in gymnastischen und sportlichen Situationen wird dadurch zusätzlich beeinträchtigt.

Tabelle 4. Infantiles POS: Reaktive Störungen

4.1 Inadäquate Angst (fehlend oder übermäßig)

4.2 Entmutigung, Depression

4.3 Beziehungsstörung, Isolierung

4.4 Neurotische Reaktionen: Regression, auto-erotische Ersatzhandlungen, Aggressionsverschiebungen, Überkompensation etc.

4.5 Dissoziale Erscheinung bei inadäquater Erziehung

Tabelle 5. Diagnostische Kriterien für die Annahme eines infantilen POS

5.1 Adäquate Ursache: Prä-, peri- oder postnatale, zerebrale Schädigung. Genetische Ursache

5.2 Brückensymptome in den ersten Lebensjahren

5.3 Neurologische Symptome: Reflexe, Motorik, Vegetativum, EEG

5.4 Störungen im kognitiven Bereich

5.5 Störungen der Affektivität

POS-Kinder wachsen häufig mit dem Gefühl eines chronischen Versagens auf. Mehr oder weniger rasch kommt es zur Entmutigung und zu depressiven Zuständen und zwar bei etwa 20% der Kinder, die wegen eines infantilen POS eine psychiatrische Sprechstunde aufsuchen.

Weitere Folgen eines POS stammen von einer Beziehungsstörung und führen zu Isolierung. Es leuchtet deshalb ein, daß diese Kinder zu einer sekundären Neurotisierung prädestiniert sind, die LEMPP bereits 1964 dargelegt hat. Werden sie in erzieherischer Hinsicht qualitativ und/oder quantitativ ungenügend betreut, so laufen sie Gefahr, in eine dissoziale Entwicklung zu geraten (CORBOZ 1984).

Der Leser wird vielleicht so ein verwirrendes Bild von der bunten Vielfalt des früh erworbenen POS erhalten haben. Es ist hier zu betonen, daß nicht alle Symptome vorhanden sein müssen. Dies hängt mit der großen Variabilität der prä-, peri- und unmittelbar postnatalen zerebralen Schädigung zusammen. Hinzu kommen prädisponierende und protektive Faktoren beim Kind. Schließlich ist das Milieu, in welchem das Kind aufwächst, für die Mitgestaltung der Symptomatologie von großer Bedeutung. Zudem sind die Übergänge fließend zwischen eindeutig psychoorganisch gestörten Kindern und solchen, die es kaum sind oder mit ihren Ressourcen ihre Schwäche derart kompensieren können, daß sie nicht als krank oder abnorm imponieren.

Auf Tabelle 5 sind die diagnostischen Kriterien angeführt, die an der Zürcher Universitätspoliklinik für Kinder und Jugendliche gelten. 4 davon werden verlangt, um die Diagnose mit Sicherheit zu stellen. Liegen nur in 3 Bereichen deutliche Symptome vor, so wird ein infantiles POS als möglich oder wahrscheinlich betrachtet. Es handelt sich dabei um eine grobe Einteilung. Eine feinere Charakterisierung, die die Symptomatik in den verschiedenen Bereichen, z.B. mit einem Punktsystem adäquat gewichtet, ist eine zukünftige Aufgabe. Vorderhand wird am ätiologischen Prinzip der *zerebralen Funktionsstörung* festgehalten, die auch genetisch oder als Deprivationsfolge bedingt sein kann. Die Arbeit von PECHSTEIN, 1974 bedeutet einen ersten Ansatz in dieser Richtung.

2. Das nach dem Säuglingsalter erworbene infantile POS

Die in Abschn. B erwähnten Hirnschädigungen und Erkrankungen gehen nach einer akuten Initialphase meistens in ein infantiles POS über. Was sie vom früher entstandenen infantilen POS unterscheidet, ist die Tatsache, daß bereits bestehende Funktionen, wie die allgemeine Motorik, die Sprache, das Lesen und Schreiben nicht wieder verloren geht, es sei denn, es sei eine wichtige zentrale Region, z. B. von einem Kontusionsherd zerstört worden. Nach der häufigen *Commotio cerebri* wird häufig ein leichteres bis mittelschweres infantiles POS übersehen und dementsprechend nicht behandelt.

Eine fachärztliche neuro-psychiatrische Betreuung ist jedenfalls bis zur vollständigen Ausheilung unerläßlich. Die Hauptmaßnahme besteht in der Vermeidung einer Überforderung des Kindes mit entsprechenden Folgeerscheinungen. Doch ist auch eine medikamentöse Behandlung mit einem Psychotonikum, z. B. mit Pyritinol (Encephabol), Pirisudanol (Nadex) oder Pyracetam (Nootropil) eine wirksame Hilfe. Mit medikamentöser Unterstützung wird eine normale Leistungsfähigkeit rascher wieder erlangt. Auch wenn die Kinder nach 3–4 Wochen wieder in die Schule geschickt werden, fallen sie durch ihre erhöhte Ermüdbarkeit auf. Außerdem leiden sie an Störungen des Frischgedächtnisses und damit auch der Lernfähigkeit. Diese läßt sich testmäßig nachweisen (DELTOUR u. NICOLAS 1984); bei der Intelligenzprüfung nach WECHSLER zeigen der Zahlensymboltest, das Bilderergänzen, der Mosaiktest und der Wortschatztest eine verminderte Leistungsfähigkeit an. Der Gesamt-IQ kann um 25 Punkte sinken und die Störungen können sich über neun Monate und mehr erstrecken. Hinzu kommen Störungen auf dem Gebiet der Affektivität, wie eine erhöhte Labilität, eine verminderte Belastbarkeit mit depressiven Phasen oder eine Reizbarkeit verbunden mit Jähzornausbrüchen. Die Gefahr zusätzlicher reaktiver Störungen ist bei nicht informierten Erziehern groß.

Der *Contusio cerebri* folgt mit großer Regelmäßigkeit ein mittelschweres bis schweres POS. Neben der allgemeinen Symptomatologie können auch Herdsyndrome zurückbleiben wie Apraxie, Aphasie, Alexie und Akalkulie. Für die Entstehung einer motorischen Aphasie ist z. B. eine umschriebene Läsion in der linken Präfrontalregion nötig (CORBOZ u. GYSLING 1962). Eine Ausheilung ist namentlich beim jungen Schüler möglich, indem sich auf der kontralateralen Seite ein neues motorisches Sprachzentrum bildet. Es darf wohl angenommen werden, daß die Plastizität des kindlichen Hirnes die Heilungsvorgänge begünstigt. Untersuchungen an hemisphärektomierten Kindern haben gezeigt, daß eine funktionelle Steuerung von der verbleibenden gesunden Hirnhälfte bis zum Alter von 9 Jahren übernommen werden kann (HELFENSTEIN 1973). Andere Autoren, wie REMSCHMIDT u. STUTTE (1980) vertreten die Meinung, daß sich die vikarierenden Steuerungszentren bis zur Pubertät entwickeln können.

Dementsprechend wird man mit der Prognose vorsichtig sein und nicht zu früh einen stationären Zustand annehmen. Der Verlauf wird durch das Auftreten von epileptischen Anfällen sowie durch allfällige weitere Verletzungsfolgen getrübt, z. B. mit Amputation eines Gliedes. Dies kommt bei Verkehrsverletzungen relativ häufig vor.

Die Therapie soll umfasst sein und erstreckt sich meistens über Jahre. Wie bei der Commotio cerebri kann eine gezielte medikamentöse Therapie die Konzentrationsschwierigkeiten und die Ermüdbarkeit mildern. Es ist nicht leicht, bei diesen Kindern das richtige Maß zwischen Schonung und Forderung zu finden. Exzesse nach beiden Seiten wirken sich schädlich aus und können die Entstehung einer lebensuntüchtigen Persönlichkeit begünstigen.

Dauerhafte Störungen nach einer Meningitis stellen sich nach NEUHAEUSER (1985) ungefähr in der Hälfte der Fälle ein. Am häufigsten ist das postmeningitische Syndrom nach der Pneumokokkenmeningitis und nach der Meningitis tuberculosa (66% bzw. 62%). Die postvakzinale Enzephalitis weist häufige psychoorganische Folgen auf (55%).

Bei *Hirntumoren* können die Verläufe sehr unterschiedlich sein. Auch bei erfolgreicher operativer Behandlung benigner Tumoren, können während Jahren psychoorganische Symptome zurückbleiben, die einer konsequenten Behandlung bedürftig sind. Wenn es sich um einen malignen Tumor handelt, der nur partiell entfernt werden kann und dessen zytostatische Behandlung und evtl. Röntgenbestrahlung nur zu vorübergehenden Erfolgen führt, kommt es in der Regel unter dem Bild des infantilen POS zu einem Abbau der Persönlichkeit mit einem starken Absinken der schulischen Leistungen. Die Behandlung dieser Kinder ist angesichts der ungünstigen Prognose und des nahenden Todes mit besonders heiklen Problemen verbunden (CORBOZ 1985 a).

3. Besondere Formen des POS

Im Kindesalter beherrschen zahlenmäßig die diffusen Hirnschädigungen mit ihren psychopathologischen Folgen das Feld. Ein hirnlokales Syndrom, etwa im Sinne eines Stammhirnsyndromes (NEUMAERKER 1977) oder eines Frontalhirnsyndromes (REMSCHMIDT 1985), kommt vereinzelt vor. Viel häufiger ist das „hirnlokale Kolorit", das wahrscheinlich durch eine umschriebene stärkere Beeinträchtigung des Hirnes hervorgerufen wird.

Es sind weiter psychopathologische Folgen der hormonalen Erkrankungen im Kindesalter zu erwähnen. Ein *endokrines Psychosyndrom* wird durch eine fehlende kognitive Symptomatologie und isolierte affektive Störung, namentlich im Sinne einer Reifungsverzögerung definiert. Man findet es z. B. bei dienzephalen Störungen, namentlich beim langsam wachsenden Kranio-pharyngeom. Ein ähnliches aber nicht identisches Bild zeigen die Kinder mit einem Turner-Syndrom (CHRISTENSEN u. NIELSEN 1981). Sie sind neben dem Infantilismus in ihrer intellektuellen Entwicklung auf typische Art gestört: Die nicht dominante Hemisphäre ist weniger leistungsfähig als die dominante. Dies zeigt sich als eine elektive Schwäche für Rechenaufgaben sowie für die Raumstrukturierung. Klinefelter-Patienten dagegen weisen Anzeichen einer diffusen zerebralen Störung auf, die sich psychopathologisch (THEILGAARD 1981) und elektro-enzephalographisch nachweisen läßt. Ihre intellektuelle Leistungsfähigkeit befindet sich meist im unteren Bereich der Norm. Eine leichte Debilität kommt auch vor, unterscheidet sich aber für den Erzieher von anderen Schwachsinnsformen psychopathologisch kaum (CORBOZ u. DEJUNG 1964). Besondere Probleme zeigen sich beim *adrenogenitalen Syndrom* (CORBOZ 1966). Unbehandelte und oft unerkannte weibliche Patienten wachsen meistens als Knaben auf. Wird aus irgendwelchen Gründen eine somatische Normalisierung eingeleitet, so stellt sich die Frage der Umwandlung des „psychischen Geschlechts". Die daraus entstehende Identitätsproblematik kann nur mit Hilfe einer längeren Psychotherapie gelöst werden.

Verlauf des infantilen POS bis zum Erwachsenenalter: Die klinische Erfahrung hat bis vor wenigen Jahren angenommen, daß sich die psychoorganischen Störungen im Verlaufe der Pubertät allmählich verlieren. Untersuchungen mit Kontrollgruppen sind erst in den letzten Jahren vorgenommen worden (z. B. Hechtmann 1986). Ehemalige Patienten der psychiatrischen Universitätspoliklinik für Kinder und Jugendliche in Zürich wurden von Lehmann et al. (1986) im Alter von 20 Jahren nachuntersucht und je mit einer männlichen und weiblichen Kontrollgruppe verglichen. N = 125. Die Zwischenanamnese wurde durch eine zweistündige klinische und testpsychologische Untersuchung ergänzt. Die Ergebnisse lauten wie folgt:

- 33% der Probanden sind subjektiv und objektiv symptomfrei und können als geheilt bezeichnet werden.
- 50% der ehemaligen Patienten weisen noch eine diskrete Symptomatologie auf kognitivem und/oder affektivem Gebiet auf. Sie sind aber in ihrer beruflichen und sozialen Bewährung nicht beeinträchtigt.
- 17% der Patienten sind unverändert oder haben sich verschlechtert. Die meisten von ihnen wohnen noch bei ihren Eltern, haben keinen Beruf erlernt und sind sozial auch nicht eingegliedert.

Aufgrund der vorliegenden Untersuchung und anderer Arbeiten zum Thema kann man noch nicht genau sagen, welche Faktoren für eine Heilung maßgeblich sind und welche sie in Frage stellen oder verunmöglichen. Maßgeblich ist wohl der Schweregrad der Schädigung und ihre Auswirkungen in den ersten Schuljahren.

Maßstäbe, die diesen Schweregrad ermitteln, sind heute noch unzulänglich. So haben Shafer et al. (1985) gezeigt, daß die neurologischen "soft signs" prognostisch keine zuverlässigen Prädiktoren sind, eine Epilepsie hingegen die Prognose verdüstert. Von Bedeutung sind wohl die therapeutischen Maßnahmen, die alle Patienten im Rahmen der Züricher Studie erhalten haben. Vergleichsgruppen von unbehandelten POS-Kindern in eine Längsstudie einzubeziehen wäre wissenschaftlich erwünscht, aus ethischen Gründen aber bedenklich. So ist ein günstiger Verlauf selbst nach einer schweren Hirnschädigung möglich, allerdings bei sinnvollem, sukzessivem Einsatz therapeutischer Maßnahmen.

D. Komplexe Krankheitsbilder und progrediente Störungen

I. POS und Neurosen

Diese Kombination kommt im Krankengut kinderpsychiatrischer Institutionen sehr häufig vor. Mitunter beherrscht sogar die neurotische Symptomatologie die Szene, so z. B. bei ängstlich-depressiven Neurosen, die mit zusätzlichen Leistungshemmungen, Lutschen, Bettnässen und dergleichen einhergehen. Die expansive Form der Neurosen, die mit exzessivem und anhaltendem Trotz, Davonlaufen, Stehlen und dergleichen einhergeht, kommt seltener vor. Die Psychotherapie dieser Pfropfneurosen erfordert Erfahrung und Behutsamkeit. Sonst besteht die Gefahr, daß bei raschem Abbau der neurotischen Hemmungen, die Steuerungs-schwäche plötzlich wieder in den Vordergrund tritt, und die soziale Situation des Kindes in der Familie und in der Schule dadurch eine dramatische Verschlechterung erfährt.

II. POS und erzieherische Insuffizienz

Auch dieses Zusammentreffen ist in der Sprechstunde oft zu beobachten. POS-Kinder bedürfen wegen der Unreife und Schwäche der Selbststeuerung einer besonders sorgfältigen Erziehung. Im Forderungsbereich soll sie sowohl auf die Möglichkeiten des Kindes als auch auf seine Behinderung Rücksicht nehmen. Die Maßstäbe müssen oft mehrmals am Tag angepaßt werden, sofern sie der Verfassung des Kindes entsprechen sollen. Unter diesen Umständen ist es verständlich, daß erzieherisch unerfahrene und/oder wenig besorgte Eltern das POS-Kind in einen Zustand der Verwahrlosung abgleiten lassen. Dann können neben anderen Anzeichen der Dissozialität (Davonlaufen, Streunen, Schulschwänzen) Delikte vorkommen (CORBOZ 1984).

III. Progrediente Hirnschädigung

Diese kommen im Kindesalter z. B. bei malignen Hirntumoren, therapieresistenten Epilepsien, subakuten Entzündungen, bei den diffusen Hirnsklerosen und bei degenerativen Erkrankungen des ZNS vor. Es stellt sich ein dementieller Prozeß ein, indem vorhandene Funktionen verloren gehen, wie z. B. die Sprache und die Kontrolle der Sphinkteren. Vorübergehend können anfänglich andere Symptome auftreten, wie Konzentrationsschwäche, Unruhe, Affektlabilität und Stereotypien. Die Hellersche Demenz, die heute noch in bezug auf Ätiologie und Pathogenese rätselhaft bleibt, weist einen solchen Verlauf auf.

E. Therapie

Es bestehen glücklicherweise mehrere Ansätze, die eine wirksame Hilfe für das POS-Kind bedeutet (CORBOZ 1986). Wichtig ist ein vernünftiger Therapieplan. Dieser ist zeitlich so zu staffeln, daß das Kind nicht mit mehreren, gleichzeitigen Therapien überfordert wird. Die Behandlung läßt sich folgendermaßen gliedern:

I. Erziehungsberatung

Hier liegt die Grundlage sämtlicher therapeutischen Maßnahmen. Solange die Eltern und andere Erzieher nichts vom infantilen POS und seiner Symptomatik wissen, können sie ihren Erziehungsstil nicht den Möglichkeiten und Problemen des Kindes anpassen. Dabei müssen die Eltern oft einen längeren Lernprozeß durchmachen, der durch eine Gruppenarbeit gefördert werden kann. So besteht an der psychiatrischen Universitätspoliklinik für Kinder und Jugendliche in Zürich seit 15 Jahren (CORBOZ u. HERZ 1975) eine offene *Elterngruppe*, die wöchentlich einmal abends zusammentritt. In Anwesenheit der leitenden Ärztin werden laufende erzieherische Probleme besprochen, wobei die Eltern in der Gemeinschaft eine gegenseitige Stützung erleben. Die Gruppe kommt auch über das Wochenende zusammen, organisiert Ausflüge und Spielnachmittage. Die Eltern helfen sich gegenseitig in schwierigen Situationen aus, z. B. bei Abwesenheit oder im Krankheitsfall. Viele Eltern sind auch in *Vereinigungen* zusammengeschlossen, die in der Schweiz den Namen „ELPOS" tragen. Diese sind für die Weiterbildung eines weiteren Publikums (Lehrer, Kindergärtnerinnen, Sozialarbeiter) auf dem Gebiet psychoorganischer Störungen besorgt.

II. Sonderpädagogische Maßnahmen

Diese sind sehr breit gefächert, wobei im Einzelfall eine adäquate Wahl getroffen werden muß. Die *psychomotorische Therapie* ist für zahlreiche POS-Kinder außerordentlich nützlich. Sie verhilft ihnen zu sicheren, gezielten Bewegungen und fördert die Perzeption des eigenen Körpers und dessen Lage im Raum. Die *logopädische Behandlung* wird bei isolierten Schwächen der Sprache einzeln verordnet werden. Eine kombinierte Anwendung, zusammen mit einer psychomotorischen Behandlung (BINSWANGER u. SCHREYER 1986) ist auch möglich. Die Ergebnisse sind außerordentlich erfreulich, namentlich wenn die Therapie bereits im Kindergartenalter eingeleitet wird. Auch die Dyskalkulie soll mit einer individuellen sonderpädagogischen Behandlung angegangen werden. Gewisse Kinder brauchen eine umfassendere Hilfe, wie z. B. eine Zuweisung in eine Kleinklasse (Sonderklassen für POS-Kinder gibt es sporadisch) oder eine Sonderschulung in einem Internat (GRISSEMANN 1986).

III. Medikamentöse Therapie

Die medikamentöse Behandlung nimmt einen breiten Raum ein. Medikamente der ersten Wahl sind milde Psychotonica wie das Pyritinol (Encephabol), das Pirisudanol (Nadex) und das Pemolin (Stimul), welche mit Vorteil morgens und mittags eingenommen werden, damit die Lernfähigkeit tagsüber gebessert wird. Es handelt sich um eine Langzeitbehandlung, die von Pausen während der Schulferien unterbrochen wird. Hat das Kind zusätzlich abendliche Umschaltungsschwierigkeiten, so kann man die Behandlung mit abendlichen kleinen Dosen eines Neuroleptikums verbinden, so z. B. von Thioridazin (Melleril) oder von Chlorprothixen (Taractan, Truxal). Auch Benzodiazepine wie Diazepam (Valium) oder Lorazepam (Temesta) kommen als abendliche Anxiolytica und Sedativa in Betracht, allerdings unter Berücksichtigung ihres Suchtpotentials. Auch können sie beim POS-Kind und Jugendlichen paradoxe Reaktionen auslösen (CORBOZ 1962).

Steht das hyperkinetische Verhalten im Vordergrund und ist dieses mit schweren Aufmerksamkeitsstörungen verbunden, so bleiben Stimulantia wie die Amphetamine und Methyl-Phenidat (Ritalin) Medikamente der ersten Wahl. Die Fortschritte der Neurochemie erklären zumindest z. T. ihre Wirkungsweise (CORBOZ u. CUENOD 1984). Diese Substanzen sollen nur morgens und mittags verabreicht werden, da sie das Einschlafen beeinträchtigen. Außerdem ist ihre Dosierung möglichst niedrig zu halten, um Nebenwirkungen auf dem Gebiet der Nahrungsaufnahme (Anorexie), der körperlichen Entwicklung und des Kreislaufes zu vermeiden. Übertriebene Befürchtungen wären allerdings nicht am Platz, da langfristige Studien gezeigt haben, daß hyperkinetische Kinder bei sorgfältiger Überwachung und über längere Zeit mit Stimulantien behandelt werden können (MARTINIUS 1984). Allerdings wirken diese Medikamente nicht eigentlich kurativ, sondern sie setzen günstige Voraussetzungen, damit das Kind besser auf pädagogische Maßnahmen ansprechen kann als ohne Pharmakatherapie. Sind die bisher besprochenen Medikamente nicht oder zu wenig wirksam, so kommt auch eine Behandlung mit trizyklischen Antidepressiva, z. B. Imipramin (Tofranil) oder Clomipramin (Anafranil) in Betracht. Dabei sind bei jeder medikamentösen Behandlung deren allgemeine Grundsätze zu berücksichtigen (CORBOZ 1965).

IV. Psychotherapie

Diese ist indiziert, wenn psycho-reaktive Komplikationen vorliegen, die sich mit der Erziehungsberatung, mit pädagogischen Maßnahmen und mit einer medikamentösen Therapie nicht beheben lassen. Im Mittelpunkt stehen dann die individuelle Spieltherapie für das Kind und die Gesprächstherapie für den Jugendlichen. Eine Gruppenbehandlung kommt ebenfalls in Betracht. Maßnahmen aus dem Gebiet der Verhaltenstherapie, wie Lernen am Modell, Konditionierung durch unmittelbare Verstärkung usw. werden mit Vorteil in der Erziehungsberatung angewendet. In neuerer Zeit wurde auch der systemische Ansatz berücksichtigt. Dabei müssen Konzessionen an die Evidenz gemacht und das Kind muß als echter und nicht bloß als Indexpatient angesehen werden. Es ist klar, daß ein POS-Kind in jeder Familie einen erheblichen Störfaktor darstellen kann und daß es nahezu prädisponiert ist, in gewisse Rollen zu geraten, wie z. B. in diejenige des Sündenbocks oder des symbiotischen Partners. In der Regel ist es von Vorteil, die familientherapeutischen Sitzungen mit einer individuellen Behandlung des Patienten zu verbinden.

F. Epidemiologie und Prävention

In den letzten Jahrzehnten sind zahlreiche Arbeiten erschienen, welche der Häufigkeit des infantilen POS nachgehen und ihre Form in verschiedenen Kulturen untersucht. Was die Prävalenz in Europa anbetrifft, so wird sie durchschnittlich mit 7–8% im Schulalter angegeben. Untersuchungen in Finnland und in der Schweiz (GASSER 1976) haben dies unabhängig voneinander bestätigt. Untersuchungen in außereuropäischen Ländern haben gezeigt, daß das infantile POS ebensosehr in der Karibik als auch in Israel, Uganda und China vorkommt. Die Symptomatologie und die daraus entstehenden Probleme sind überall die gleichen. Das infantile POS manifestiert sich also weitgehend unabhängig vom Kulturkreis.

Die primäre Prävention psychoorganischer Störungen ist ein umfassendes medizinisches, pädagogisches und sozialpolitisches Problem. Geburtshelfer und Neonatologen sind bemüht, prä- und perinatale Geburtsrisiken mit einer zunehmend genaueren Methodik zu erfassen und in bezug auf ihre Spätwirkungen besser zu definieren. Aber auch der Pädiater, der bestrebt ist mit Impfungen Infektionen des ZNS überhaupt nicht aufkommen zu lassen, ist präventiv tätig. Die Vorbeugung von kranio-zerebralen Unfällen bei Kindern ist ein Problem, das nicht nur Eltern, sondern auch Behörden und Automobilistenverbände beschäftigt.

Die Mittel der Kinderpsychiatrie setzen vor allem bei der sekundären Prophylaxe mit großem Effekt ein. Sehr bedeutsam ist die Früherfassung psychoorganischer Schäden und die Einleitung einer baldigen Behandlung. Hier gehört auch ein obligatorischer Unterricht in Kinderpsychiatrie für alle Medizinstudenten, da Ärzte aller Sparten, wenn auch speziell Pädiater und Allgemeinpraktiker an der Frühdiagnose beteiligt sind. Mit der oben erwähnten kombinierten psychomotorischen und logopädischen Behandlung im Kindergartenalter hat sich das spätere Auftreten einer Dyslexie und Dysorthographie meiden lassen. Eine effiziente Behandlung im Kindes- und Jugendlichenalter kann wahrscheinlich bei einem großen Teil der Patienten die Mitnahme der Symptomatik ins Erwachsenenalter verhüten. Doch bedarf diese klinische Beurteilung in mancher Hinsicht noch der wissenschaftlichen Überprüfung.

Literatur

Annell AL (1953) Pertussis in infancy as a cause of behaviour disorders in children. Almqvist & Wiksell, Uppsala

Bellak L (1979) Psychiatric aspects of minimal brain dysfunction in adults. Grune & Stratton, New York

Benesova O, Jitka P, Alfred P (1984) Brain maldevelopment and drugs avicenum. Chechoslovak Medical Press, Prague

Binswanger A, Schreyer M (1986) Die integrative Gruppentherapie. Sonderpädagogik 16: 25–31

Bloomingdale LM (1984) Attention deficit disorder. SP Medical & Scientific Books, New York

Bloomingdale LM (1984) Wither ADD (Attention Deficit Disorder). Psychiatr J Univ Ottawa 9:175–186

Bradley C (1937) The behavior of children receiving benzedrine. Am J Psychiatry 94:577–585

Braun DG (1986) Das körpereigene Abwehrsystem im Visier. Ciba-Geigy Magazin 2:12–17

Christensen AL, Nielsen J (1981) A neuropsychological investigation-S4- of 17 women with Turner's Syndrome. In: Schmid W, Nielsen J (eds) Human behavior and genetics. Elsevier/North-Holland, Amsterdam, pp 151–166

Corboz RJ (1958) Die Psychiatrie der Hirntumoren bei Kindern und Jugendlichen. Springer, Wien

Corboz RJ (1962) Propriétés et indications thérapeutiques du chlordiazépoxyde «Librium» chez l'enfant et l'adolescent. Méd Hyg 20:190–191

Corboz RJ (1965) Klinische Erfahrungen mit Psychopharmaka im Kindesalter. Acta Paedo-psychiatrica [Suppl I] 32:24–39

Corboz RJ (1966) Die Psychopathologie endokriner Erkrankungen im Kindesalter; Gastvorle-sung an der Universität Göttingen 1965. Schweiz Med Wochenschr 96:551–556

Corboz RJ (1967) Spätreife und bleibende Unreife, eine Untersuchung über den psychischen In-fantilismus anhand von 80 Katamnesen. Springer, Berlin Heidelberg New York

Corboz RJ (1971) Depressionen bei psychoorganisch gestörten Kindern. Verh 4. U.E.P. Kongr, Stockholm 1971, S 239–249

Corboz RJ (1981) Psychiatry of minimal early childhood braindamage. Psychiatr J Univ Ottawa V:4, 307–314

Corboz RJ (1983) Kindesmißhandlungen aus kinderpsychiatrischer Sicht. Kolloquium der Schweizerischen Arbeitsgruppe für Kriminologie des schweizerischen Nationalkomitees für geistige Gesundheit. Kongressbericht, Interlaken, 17.3.1983, Haesler WT (Hrsg). Rüegger, Diessenhofen, S 69–85

Corboz RJ (1984) Die Delinquenz im Kindes- und Jugendlichenalter. Genetische, konstitutionel-le und Umweltfaktoren. Referat an der XXII. Tagung der Gesellschaft für die gesamte Kri-minologie, Bern, 13.–15.10.1983. In: Göppinger H, Vossen R (Hrsg) Kriminologische Gegen-wartsfragen, Heft 16. Enke, Stuttgart, S 45–63

Corboz RJ (1985a) Psychische Störungen bei Hirntumoren. In: Remschmidt H, Schmidt MH (Hrsg) Handbuch der Kinder- und Jugendpsychiatrie. Thieme, Stuttgart New York, S 195–201

Corboz RJ (1985b) Störungen des Vegetativums und des Wach-Schlaf-Rhythmus. In: Rem-schmidt H, Schmidt MH (Hrsg) Handbuch der Kinder- und Jugendpsychiatrie. Thieme, Stuttgart New York

Corboz RJ (1986a) Viktimologie aus kinderpsychiatrischer Sicht. In: Haesler WT (Hrsg) Vikti-mologie. Ruegger, Grüsch

Corboz RJ (1986b) Les troubles résiduels associés au déficit d'attention (ADD) durant l'adoles-cence. 11 Congrès IACAP + AP, Paris, Juillet 1986

Corboz RJ, Cuenod M (1984) About biological correlations of ADD. First High Point Hospital Symposion on ADD, White Plains, NY. In: Bloomingdale L (ed) Attention deficit disorder. SP Medical & Scientific Books, New York, pp 11–32

Corboz RJ, Dejung C (1964) Die Psychopathologie des Klinefelter-Syndroms im Kindesalter. Prax Kinderpsychol Kinderpsychiat 13:1–6

Corboz RJ, Gysling F (1962) Zur Pathologie der Hirnschußverletzungen im Kindesalter. Wien Z Nervenheilk Grenzgeb 19:123–134

Corboz RJ, Herz A (1975) Gruppentherapie mit Müttern psychoorganisch gestörten Kindern. Bericht des 5. internationalen Kongresses für Gruppenpsychotherapie. Zürich 1973. Huber, Bern Stuttgart Wien

Deltour JJ, Nicolas S (1984) Difficultés Spécifiques touchant notamment certains aspects du langage, suite à de simples commotions cérébrales chez l'enfant. Neuropsychiatr Enf 32:119–133

Doyle LW, Nahmias C, Firnau G, Kenyion DB, Garnett ES, Sinclair JC (1983) Regional cere-bral glucose metabolism of newborn infants measured by positron emission tomography. Dev Med Child Neurol 25:143–151

Gasser M (1976) Psychiatrische Untersuchungen bei Schülern der zweiten Primarklasse. Med Diss, Zürich

Gittelmann R, Mannuzza S, Shenker R (1985) Hyperactive boys almost grown up. Arch Gen Psychiatry 42:937

Grissemann H (1986) Hyperaktive Kinder. Huber, Bern

Haidmayer R (1985) Pathophysiologie der Atmung in „Unerwarteter Säuglingstod" (SIDS). Bull Bundesamt Gesundheitswesen H 50:496–497

Hechtmann L (1986) Fifteen year comprehensive controlled follow-up of hyperactive children. Abstracts of the 11th International for Child- and Adolescent-psychiatry, Paris, July

Helfenstein S (1973) Psychiatrische Längsschnittbeobachtungen von zehn cerebralgelähmten, hemisphärektomierten Kindern und Jugendlichen. Med Diss, Zürich

Homburger A (1967) Vorlesungen über Psychopathologie des Kindesalters. Wissenschaftliche Buchgesellschaft, Darmstadt

Jungmann J (1983) Prä-, peri- und postnatale Risikofaktoren und neurofunktionale Entwicklungsstörungen. Z Kinder Jugendpsychiatr 11:13–27

Kleinpeter U (1979) Folgezustände nach Schädel-Hirn-Traumen im Kindesalter und deren Begutachtung. VEB Thieme, Leipzig

Koehler K, Sass H (1984) Diagnostisches und statistisches Manual psychischer Störungen (DSM III). Beltz, Weinheim Basel

Kubli F, Ruttgers H, Lorenz V, Berg D (1970) Course and effect of abnormal fetal pH in cord blood. Int J Gynaecol Obstet 8:872–894

Lehmann S, Bischofberger P, Gundelfinger R, Felder W, Corboz RJ (1986) Sind psychoorganisch gestörte Kinder als Erwachsene unauffällig? Eine Verlaufsstudie bei 125 Probanden. Schweiz Arch Neurol Psychiatr 137:61–83

Lempp R (1964) Frühkindliche Hirnschädigung und Neurose, 3. Aufl. 1978. Huber, Bern Stuttgart

Lutz J (1951) Über komplizierten posttraumatischen Verlauf nach Schädelbruch bei 24 Kindern. Z Kinderpsychiatr 18:189–205

Marret S, Hannequin D (1986) Les encéphalites aigues virales. Inform Arzt 7:51–54

Martinius J (1984) Stimulanzien. In: Nissen G, Eggers CH, Martinius J (Hrsg) Kinder- und jugendpsychiatrische Pharmacotherapie. Springer, Berlin Heidelberg New York, S 84–105

Neuhaeuser G (1982) Diagnostik und Therapie von Hirnfunktionsstörungen im Kindesalter. In: Kanowski S (Hrsg) Akute und chronische Hirnfunktionsstörungen. Schattauer, Stuttgart, S 77–89

Neuhaeuser G (1985) Psychische Störungen nach entzündlichen Erkrankungen des Zentralnervensystems. In: Kinder- und Jugendpsychiatrie in Klinik und Praxis. Sonderdruck aus Bd II. Thieme, Stuttgart New York, S 182–188

Neumaerker KJ, Neumaerker M (1977) Der Hirnstamm und seine Erkrankungen im Kindesalter. VEB Thieme, Leipzig

Otto J, Hafen G (1985) Überwiegend oculomotorisch bedingte Legastheniesymptome bei Kindern mit hirnfunktionellen Störungen. Abstr. 11 Jahresversammlung für Neuropädiatrie, Wien

Pechstein J (1974) Umweltabhängigkeit der frühkindlichen zentralnervösen Entwicklung. Thieme, Stuttgart

Peiper A (1949) Die Eigenart der kindlichen Hirntätigkeit. Thieme, Leipzig

Piaget J (1975) L'équilibration des structures cognitives – problème central du développement. Presses universitaires de France, Paris

Remschmidt H (1985) Psychische Störungen nach Schädel-Hirn-Traumen. In: Kinder- und Jugendpsychiatrie in Klinik und Praxis. Sonderdruck aus Bd II. Thieme, Stuttgart New York, S 165

Remschmidt H, Schmidt M (Hrsg) (1981) Neuropsychologie des Kindesalters. Enke, Stuttgart

Remschmidt H, Stutte H (1980) Neuropsychiatrische Folgen nach Schädel-Hirn-Traumen bei Kindern und Jugendlichen. Huber, Bern Stuttgart

Schinzel A (1986) Drogen und Schwangerschaft. Med Genet 16:14–16

Schmidt MH, Esser G, Allehoff WH, Geisel G, Laucht M, Voll R (1982) Bedeutung zerebraler Dysfunktion bei Achtjährigen. Z Kinder Jugendpsychiatr 10:365–377

Shafer SO, Shafer D, O'Connor P, Stokman CJ (1984) "Soft signs". In: Rutter M (ed) Developmental neuropsychiatry. Churchill Livingstone, Edinburgh New York

Theilgaard A (1981) Childhood experiences reported by XYY and XXY men. In: Schmid W, Nielsen J (eds) Human behavior and genetics. Elsevier/North-Holland, Amsterdam, pp 65–74

Winnicott DW (1965) The maturational process and the facilitating environment. Hogart-Press, London

6. Oligophrenien

A. Dupont

INHALTSVERZEICHNIS

A. Einführung

In jeder Gesellschaft, auch in den frühesten Stammes-Gesellschaften, gab es fraglos Mitglieder, die weniger leistungsfähig waren als der Durchschnitt. In vielen Stammes-Gesellschaften wurden Kinder getötet, deren Geburt unter unglücklichen Umständen zu erfolgen schien und die als mißgebildet, krank bzw. als Bastarde angesehen wurden oder deren Mutter bei der Geburt gestorben war. Zumal weibliche Kinder und auffällig mißgebildete wurden häufig vernichtet.

Hippokrates beschrieb bereits die Mikrozephalie und Kraniostenose. Während der Zeit von der Antike bis zum Beginn der Aufklärung im 18. Jahrhundert blieb das Verständnis für geistige Behinderungen begrenzt. Viele geistig behinderte Nachkommen wurden in unterschiedlichen kirchlichen oder staatlichen Findelheimen, Waisenhäusern oder Hospitälern versorgt. Der Dorf-Idiot war eine geläufige Erscheinung, und geistig behinderten Menschen milder Gemütsart wurde in ländlichen Gegenden Freiraum gegeben. Die Expansion des Welthandels und die Industrialisierung brachten mit ihren Härten für viele Männer, Frauen und Kinder auch solche für Behinderte. Bethlem (Bedlam) in London war eine der Institutionen, welche geistig Behinderte und psychisch Kranke auffing. Die Patienten wurden in diesen Gebäuden unter recht unwürdigen Bedingungen zusammengepfercht.

Mit dem wachsenden Verständnis für „Kraniologie" wurde erkannt, daß das Gehirn das Organ der Seele sei und daß auch die intellektuellen Funktionen durch die körperliche Gesundheit und v. v. beeinflußt werden. Die Entfaltung der Pädagogik durch Persönlichkeiten wie Itard und Seguin förderte mit der Entwicklung des medizinischen Wissens das Verständnis für geistige Behinderungen. Einer der Pioniere auf diesem Gebiet war J. Langdon Down. Damit setzte die Beschreibung der klinischen Formen geistiger Behinderung ein: Morbus Recklinghausen (Neurofibromatose), Lawrence Moon-Syndrom, Sturge Weber-Syndrom, Bourneville-Krankheit, Tay-Sachs-Idiotie, Morbus Gaucher usw. Alle diese Syndrome und Erkrankungen wurden in der zweiten Hälfte des 19. Jahrhunderts beschrieben (Scheerenberger 1983). Die Versorgung mit Heimdiensten, sozialer Betreuung und Behandlung sowie Sonderpädagogik war ein Ergebnis des besseren Verständnisses für die Bedürfnisse Behinderter. Das Wissen über diese Erkrankungen, Syndrome sowie ihre peristatischen und genetischen Faktoren nimmt weiter zu, und die wissenschaftlichen Untersuchungen über viele ätiologische Faktoren erbrachten auch ein Anwachsen der Erfahrungen unter manchen medizinischen Aspekten. Dies gilt vor allem für das Feld angeborener metabolischer und chromosomaler Störungen.

B. Allgemeine Aspekte

I. Definitionen und Klassifikationen

Die internationale Klassifikation der Behinderungen (WHO 1980) klassifiziert auch die intellektuellen Beeinträchtigungen. Die krankheitsbezogenen Phänomene lassen sich danach in folgender Sequenz anordnen: Krankheit – Schädigung – Unfähigkeit – Behinderung.

Diese Begriffe werden wie folgt definiert: Schädigung meint jegliches Defizit oder jegliche Abnormität psychologischer, physiologischer oder anatomischer Strukturen bzw. Funktionen. Unfähigkeit meint jegliche Einschränkung oder Verlust der Fähigkeit zu einer als normal angesehenen Leistung. Behinderung meint die Benachteiligung eines gegebenen Individuums in der Konsequenz einer Schädigung oder Unfähigkeit, welche die Erfüllung einer Rolle beeinträchtigt, die für das Individuum nach Alter, Geschlecht und sozio-kultureller Umgebung als normal angesehen wird.

Die begrifflichen Unterscheidungen dieser Phänomene Schädigung, Unfähigkeit und Behinderung entsprechen den definitorischen Komponenten geistiger Retardierung (WHO 1985): Der Begriff der geistigen Retardierung umfaßt zwei wesentliche Komponenten: a) signifikant unterdurchschnittliches intellektuelles Funktionieren, b) markante Beeinträchtigungen der Fähigkeit des Individuums, sich an die Alltagserfordernisse seiner Sozialumgebung anzupassen. Es herrscht jetzt eine weitgehende Übereinstimmung darin, daß sowohl eine Beeinträchtigung des intellektuellen Funktionierens als auch eine solche des Anpassungsverhaltens gegeben sein müssen, wenn eine Person als geistig behindert angesehen wird. Hierzu reichen weder die niedrige Intelligenz noch die Beeinträchtigung des Anpassungsverhaltens allein aus.

Diese Definitionen sind seit dem Beginn der 60er Jahre verwendet worden. Indessen blieb die Nomenklatur sowohl auf der internationalen als auch auf der nationalen Ebene sehr verwirrend. Es hilft da auch nicht weiter, wenn der Begriff „handicap" jetzt sowohl für die ganze Gruppe wie auch als spezifischer Terminus verwandt wird. Übereinstimmend wird heute indessen bei erwachsenen Behinderten dieses Feldes mit einem „Sozialquotienten" an Stelle eines „Intelligenzquotienten" gearbeitet. Das WHO – Expertenkomitee über seelische Gesundheit – schlug 1968 eine Sub-Klassifikation vor, welche auf dem IQ basiert, wobei von einem mittleren IQ von 100 bei einer Standardabweichung von 15 Punkten ausgegangen wurde (s. Tabelle 1).

Aus praktischen Gründen ist es besonders für epidemiologische Untersuchungen zweckmäßig, eine Unterteilung in nur zwei Untergruppen vorzunehmen: über

Tabelle 1. Klassifikation und Verteilung geistiger Behinderungen nach dem Vorschlag des WHO-Experten-Komitees über seelische Gesundheit 1968[a]

Gruppen	IQ	Anteil aller geistig Behinderten %
Sehr schwer	0–20	5
Schwer	20–35 ⎫	
Mäßiggradig	35–50 ⎬	20
Leichtgradig	50–70 ⎭	75
	oder 75	

[a] WHO Technical Report Series, No. 392, 1968.

einem IQ von 50: mäßiggradige geistige Behinderung, unterhalb eines IQ's von 50: schwere geistige Behinderung.

II. Epidemiologie

Epidemiologische Untersuchungen der Oligophrenien sind aus vielen Gründen schwierig:

Die Einschätzung der Fälle kann durch kompliziertere klinische und ätiologische Diagnosen erschwert werden.

Bei den einzelnen Personen kann der Grad der Behinderung im Verlaufe des Lebens wechseln. So variieren z. B. innerhalb der Gruppe des Down-Syndroms die altersbezogenen Funktionen stark, und die Erfassung der Beeinträchtigung hat damit zu rechnen, daß der IQ des Individuums in unterschiedlichen Altersstufen sowohl oberhalb als auch unterhalb von 50 liegen kann.

Die Mortalität insbesondere schwerbehinderter Kinder liegt im frühen Lebensalter hoch, und das wirkt sich auf die Anzahl der Personen aus, welche aus jeder Geburts-Kohorte überleben. FRYERS (1984) betont, daß es eine sehr starke Variation der Prävalenz an unterschiedlichen Orten und zu unterschiedlichen Zeiten gibt. In seiner Auswertung vieler Untersuchungen aus unterschiedlichen Ländern zu verschiedenartigen Zeiten gelangt er zu der Schlußfolgerung: „Es gibt keinen Grund, ähnliche Ergebnisse zu erwarten oder auf ein mystisches wahres Ergebnis zu reflektieren." Er findet zwei Gruppen von Problemen: methodische Inadäquatheiten oder unterschiedliche Untersuchungsansätze und Inadäquatheiten bei der Darstellung veröffentlichter Daten.

Die früheren epidemiologischen Studien über Oligophrenie beschränken sich weitgehend auf Industrieländer. In jüngeren Jahren sind indessen auch Untersuchungen in Entwicklungsländern durchgeführt worden. In vielen Ländern ist die Verwendung von IQ-Tests sinnlos und unpraktisch, und es besteht keine Möglichkeit, behinderte Personen nach den Ergebnissen eines IQ-Tests zu gruppieren.

Innerhalb eines gegebenen Landes sind Wanderungsbewegungen der Population wichtig. WALLIN (1974), der die Ergebnisse seiner Prävalenz-Untersuchungen in einer Industrieregion mit den Ergebnissen der Studien von ÅKESSON (1961) vergleichen konnte, zeigte, daß die Prävalenz in einer ländlichen Gegend erheblich höher lag als in einer Industriegegend, und zwar aufgrund von Migrationen aus den ländlichen Gemeinden in die städtischen Bezirke.

In vielen entwickelten Ländern wurde früher die geistige Behinderung als Primärbehinderung angesehen, während z. B. sensorische Defizite und Hirnschädigung als sekundäre oder zusätzliche Handicaps bewertet wurden. Die Betrachtungsweise hat sich indessen geändert, und mit der wachsenden Integration geistig Behinderter in die Systeme der Schule und Gesundheitsdienste vergrößerten sich die Schwierigkeiten der Klassifikation und damit auch der epidemiologischen Untersuchungen.

1. Prävalenz

Altersspezifische Prävalenz-Untersuchungen an Gesamtbevölkerungen eines entwickelten Landes sind durchgeführt worden, seit es die Einschätzung der geistigen Behinderung als spezielle Gruppe gibt. In Dänemark wurden z. B. die ersten Prävalenzuntersuchungen bereits um 1840 durchgeführt (HÜBERTZ 1853). Altersbezogene Prävalenz-Studien zeigen, daß es leicht ist, die Prävalenz der Altersgruppe 10–14 Jahre zu bestimmen. Viele epidemiologische Untersuchungen konzentrierten sich auf die Schuljahre, da hier vollständigere administrative Daten verfügbar sind, insofern in der westlichen Industriegesellschaft allgemeine Schulpflicht für Kinder besteht.

Die Total-Prävalenz wurde in vielen Ländern bei etwa 4 auf 1 000 (Irland, Schweden, Dänemark) gefunden. Indessen variieren altersspezifische und Total-Prävalenz nach den jeweiligen Einschlußkriterien. Die Gesamt-Prävalenz wird insbesondere dadurch beeinflußt, ob auch leichtgradige geistige Behinderungen miterfaßt werden. Es variiert aber auch die Total-Prävalenz schwerer geistiger Behinderung auf weite Strecken. Zumal in den Altersgruppen 40 + erbringt die Mortalität starke Veränderungen der Total-Prävalenz. Es wurde auch auf die Möglichkeit der Unterschiede zwischen verschiedenartigen ethnischen Gruppen hingewiesen (AKINSOLA u. FRYERS 1986).

Diese Variabilität wird innerhalb der entwickelten Welt festgestellt, und es gibt eine gut gesicherte Variation zwischen unterschiedlichen Gemeinschaften. Werden entwickelte Länder mit Entwicklungsländern verglichen, so wird noch deutlicher, daß unterschiedliche Faktoren die Ergebnisse bestimmen.

Eine großangelegte Untersuchung, die "International Pilot Study of Severe Childhood Disability", wurde in einer Reihe von Entwicklungsländern durchgeführt, um festzustellen, ob schwere geistige Behinderungen mit zwei einfachen Fragebogen zu erfassen seien. Die Ergebnisse wurden 1986 publiziert (BELMONT). Die neun Zentren lagen in asiatischen, afrikanischen und südamerikanischen Ländern. Obwohl die Autoren betonen, daß die in dieser Pilot-Untersuchung gefundenen Prävalenzen lediglich Annäherungs- und wahrscheinlich Minimum-Raten ergeben, erwies sich diese Screening-Technik als brauchbar. Obwohl die Anzahl der gefundenen Kinder klein war, war es möglich, eine Prävalenz-Rate von etwa 5–15 auf 1 000 anzugeben. Das Alter der Untersuchten lag bei 3–9 Jahren.

2. Inzidenz

Inzidenz-Untersuchungen sind rar und heute oft auf gut definierbare Oligophrenie-Gruppen – wie etwa das Down-Syndrom (s. Kapitel über Genopathien in diesem Band) – beschränkt. Die folgenden Beschreibungen beziehen sich auf gewisse ätiologische Gruppen Neugeborener.

3. Geschlechtsverteilung

Seit den ersten Übersichten aus England und Wales (LEWIS 1929) wurde für die Population schwergradig geistig Behinderter ein Überwiegen des männlichen Ge-

schlechts festgestellt. Hierfür bieten sich folgende mögliche Erklärungen an: Es
gibt keinen biologischen Unterschied, aber eine Tendenz, die männliche Bevölkerung häufiger zu erfassen als die weibliche. Oder, es gibt einen biologischen Unterschied, der möglicherweise dadurch erklärt werden kann, daß Hirnschäden
und andere ätiologische Faktoren männliche Neugeborene eher treffen als weibliche. Es wurde angenommen, daß die Vulnerabilität von Jungen höher liegt
(DRILLIEN 1967). In diesem Zusammenhang wurde auch an die Mitwirkung gewisser geschlechtsgebundener Erkrankungen gedacht, etwa an die Störung mit
fragilen X-Chromosomen; auch angeborene metabolische Abweichungen mit geschlechtsgebundener Vererbung sind in diesem Zusammenhang betont worden.
Auf der anderen Seite sind bestimmte Erkrankungen mit Dominanz beim weiblichen Geschlecht geläufig, z. B. Pseudohypoparathyreoidismus und das Rett-
Syndrom, die bei Männern nie beschrieben wurden. Bei Populationen, die auf der
Basis von Fallregistern oder administrativen Daten erfaßt worden sind, ist immer
ein ziemlich deutliches Überwiegen des männlichen Geschlechts festzustellen
(OPITZ 1986). Erklärt wurde dies durch ein früher und deutlicher einsetzendes Bedürfnis nach Hilfen und Betreuung bei Knaben und eine höhere Toleranz für geistige Behinderung bei Mädchen innerhalb der Familie und der Gemeinschaft
(DUPONT 1975). Die altersspezifischen Prävalenzkurven werden durch die Morta-
litätsraten beeinflußt, insbesondere durch einen Mortalitätsanstieg in der Altersgruppe 40 + .

4. Mortalität, Lebenserwartung und Todesursachen

Bereits früh wurde in Untersuchungen an großen Populationen Institutionalisierter gezeigt, daß das Lebensalter beider Geschlechter unter dem mittleren Alter
und unter der Lebenserwartung der Hintergrundpopulation lag, dies insbesondere bei geistig Behinderten schweren Ausprägungsgrades. In der Kindheit wurde
insbesondere ein Mortalitätsanstieg in der Altersgruppe vor dem 10. Lebensjahr
festgestellt (FORSSMAN u. ÅKESSON 1970). RICHARDS u. SIDDIQUE (1980) konnten
indessen zeigen, daß der Prozentsatz der Patienten über 55 Jahren während der
vergangenen 30 Jahren für männliche Patienten von 15,9%–24,7%, bei weiblichen Patienten von 23,4%–40,9% anstieg. Mortalität und Lebenserwartung spezieller Gruppen, z. B. des Down-Syndroms, sind studiert worden (DUPONT et al.
1986). Obwohl nur wenige ein Lebensalter über 60 Jahre erreichen, zeigt sich jetzt
die Notwendigkeit, gemeindebezogene Dienste für ältere Erwachsene mit geistiger Behinderung zu planen (STROUD et al. 1986).

Todesursachen. Es gibt nur wenige Publikationen über Todesursachen bei geistig
Behinderten. FRYERS (1984) untersuchte den Tod von 161 Probanden mit geistiger Behinderung, die im Salford-Register erfaßt worden waren; die Todesursachen von 118 schwerbehinderten Probanden wurden mit Hilfe des National
Health Service-Register erfaßt. Die verbleibenden 43 Todesfälle bezogen sich auf
43 leichtgradig Behinderte. Die Todesursachen wurden mit der Hintergrundpopulation von England und Wales verglichen. Leichtgradig behinderte Probanden
nahmen eine Mittelstellung ein zwischen den Schwerbehinderten und der Hinter-

grundpopulation. Dies ergab sich bei einer Analyse der Todesursachen unter fünf Kategorien: Neoplasmen, zirkulatorische Erkrankungen, respiratorische Erkrankungen, kongenitale Abnormitäten und Traumen. Respiratorische Erkrankungen ragten bei der Gruppe der Schwerbehinderten heraus und umfaßten nahezu 40%. Die Anteile an Gefäßerkrankungen und Neoplasmen lagen niedriger als in der Allgemeinbevölkerung. DUPONT et al. (1987) gelangten im Hinblick auf leichtergradig geistig Behinderte zu sehr ähnlichen Resultaten wie FRYERS.

5. Erfassung

a) Diagnose

Die Diagnose einer geistigen Behinderung wird in unterschiedlichen Lebensaltern gestellt; die Methodik hängt stark vom Alter der jeweiligen Probanden ab. In vielen Ländern mit Amniozenthese und pränataler Diagnostik besteht die Möglichkeit zur Frühdiagnose und zur Schwangerschaftsunterbrechung in besonderen Fällen. In der frühen und späteren Kindheit gibt es zwei Hauptgruppen: in einigen Fällen ist es möglich, die Diagnose unmittelbar nach der Geburt zu machen, etwa beim Down-Syndrom, bei Hydrozephalie und bei Defekten des Spinalkanals usw. Es gibt auch zahlreiche andere sehr früh diagnostizierbare Syndrome mit geistiger Behinderung. Solche multiplen kongenitalen Anomalien mit geistigen Behinderungen (MCA/MR-Syndrom nach HAGBERG u. HAGBERG 1985) sind selten. Diese Kinder zeigen indessen abweichende Physiognomien sowie besondere und manchmal sehr charakteristische kongenitale Anomalien.

Eine andere Gruppe von Fällen wird diagnostiziert, weil sie mit zunehmendem Alter eine Erschwerung der Fähigkeit zeigen, die normalen Entwicklungsetappen zeitgerecht zu nehmen, was dann zunächst zum Verdacht und später zur Diagnose eines körperlichen und geistigen Entwicklungsrückstandes führt. Zur Frühidentifikation ist eine differenzierte Beurteilung der Entwicklung unter neurologischem Gesichtspunkt notwendig. Qualität und Grad des Entwicklungsrückstandes müssen erfaßt und zu einer endgültigen neuropädiatrischen und ätiologischen Diagnose verknüpft werden. Das sind wesentliche diagnostische Schritte beim geistig retardierten Kind. Effektiv organisierte Baby- und Kind-Beratungen mit durchgearbeiteten Programmen zur Erfassung neuro-evolutiver Parameter sind wichtig; in vielen Ländern gibt es derzeit solche Screening-Verfahren. Es hängt weitgehend von der Struktur solcher Dienste im jeweiligen Land ab, wie früh einschlägige Fälle entdeckt und eingeschätzt werden. Wird es versäumt, die relevanten Entwicklungsschritte und abweichenden Befunde der Frühentwicklung zu erfassen, so kommt es zu Verzögerungen bei der Überweisung zu weiteren diagnostischen Maßnahmen. Die Früherfassung einer geistigen Behinderung beim Kind hängt indessen nicht nur von den entsprechenden fachlichen Diensten ab, sondern auch vom Grad der individuellen Behinderung. Bei schwergradig geistig behinderten Kindern sollte die Erfassung vor dem Ende des ersten Lebensjahres erfolgen, bei leichtergradig geistig behinderten Kindern vor dem Ende des zweiten Lebensjahres. Indessen ist die Identifizierung leichtgradiger behinderter Kinder eine schwierige Aufgabe.

b) Neuropädiatrische Aspekte

Die neuropädiatrische Entwicklungsdiagnose basiert auf den Beobachtungen, die von der Mutter (oder anderen Pflegepersonen) gemacht werden, und auf den Beobachtungen bei der Konsultation. Erfaßt werden die spontanen motorischen und andere Aktivitäten; es erfolgt ferner eine Prüfung der neurologischen Funktionen und Reflexe und schließlich eine Überprüfung des Sehens, Hörens, Sprechens und der Wahrnehmungsleistungen. Der Sinn dieser Untersuchungen liegt darin, die neuromotorischen Fähigkeiten aufzulisten und in eine Beziehung zum chronologischen Alter zu setzen. Das Syndrom der geistigen Behinderung liegt selten in reiner Form vor. Es ist daher wichtig, daß bei der Untersuchung zusätzliche neurologische Beeinträchtigungen erfaßt werden, z. B. Hirnschädigungen oder die Entwicklung der motorischen Funktion, Wahrnehmung, Sprache und der intellektuellen Funktionen.

c) Tests

Wenn ein spezieller Test erwünscht ist, erweist sich der MRC-Entwicklungstest für unterschiedliche Altersgruppen und unterschiedliche Ausprägungsgrade geistiger Behinderung als nützlich. Er kann auch dazu eingesetzt werden, das Verhalten und spezifische psychiatrische Abnormitäten zu beschreiben (WING u. GOULD 1979). Zur Messung der Entwicklung in früher Kindheit kann der von BAYLEY (1969) vorgeschlagene Test verwendet werden. Für das Vorschulalter sind verschiedene Entwicklungs-Skalen standardisiert worden: BAYLEYS Skala der infantilen Entwicklung (1969), die Entwicklungs-Sprach-Skala von REYNELL (Revision 1977), die Skala von SHERIDAN (1969) und WECHSLERS Vorschul-Skala der Intelligenz (1967). Besteht ein Bedürfnis nach einem Test für spezielle Leistungen ohne Überprüfung der Sprachentwicklung, so sind nützlich: RAVENS Matrizentest (1960), LEITERS International Performance Scale (1952) oder der Illinois-Test der psycholinguistischen Leistungen von KIRK et al. (1968). Zur Messung der Intelligenz Erwachsener kann der Wechsler-Test verwendet werden (1955). In vielen Fällen ist es indessen bedeutsamer, die soziale Entwicklung und Kompetenz zu messen, etwa mit dem Vineland Instrumentarium (DOLL 1953). Die hochgradig Behinderten können mit der von WOODWARD entworfenen Behaviour Scale (1959) gemessen werden.

Die Auswahl der Tests hängt von den Zielen ab: CARR (1975) zeigte z. B., daß Entwicklungstests Gruppen geistig behinderter Kinder von Gruppen normaler Kinder unterscheiden. Die kurzfristige Prädiktorvalidität für die Probanden innerhalb einer Behindertengruppe ist indessen nicht notwendig. In solchen Fällen kann es nützlich sein, spezielle Beschreibungen und Ratings zu verwenden. Entwicklungsquotienten von Kindern, die vor dem Spracherwerb getestet wurden, zeigen wenig Beziehungen zu den späteren IQ-Scores (MADGE u. TIZARD 1980). Für Kinder des Schulalters hängt der prognostische Wert der IQ-Tests von vielen Faktoren ab: u. a. vom Grad der Retardierung, wobei der IQ-Test um so brauchbarer ist je schwerer die Behinderung. Es besteht aber auch eine Abhängigkeit von zusätzlich behindernden Faktoren wie Lernbehinderungen und kinderpsychiatrischen Komplikationen. Als allgemeine Regel kann indessen gelten: je niedriger

der initiale IQ um so höher die Test/Retest-Korrelation. In einigen Fällen ist es
zweckmäßig, das Kind oder den Jugendlichen mit wiederholten Tests nachzuun-
tersuchen. Hier ist es sehr wichtig, festzustellen, ob es zu Verringerungen gekommen ist, also ob Fertigkeiten verloren gegangen sind. Obwohl formelle Tests nützlich sind, ist es wichtiger, die Fähigkeiten der Probanden hinsichtlich ihrer Alters-
anpassung, ihrer Schulleistungen usw. festzuhalten. Die Einschätzung Jugendlicher ist besonders schwierig. In diesem Alter wird der junge Mensch aus verschiedenen Gründen zum Test und zur Untersuchung gebracht, etwa aufgrund des
Versagens in der Berufsausbildung. In vielen Fällen ist dann nicht bekannt, ob
und wie sehr der Jugendliche rückständig ist. Häufig gelangt er in das Rehabili-
tationssystem, und es wird erst nach manchen fehllaufenden Versuchen deutlich,
daß die Gründe hierfür in einer geistigen Behinderung liegen. Es ist selbst in der
modernen Gemeinschaft durchaus möglich, daß junge Menschen bis zum Alter
der Nachpubertät undiagnostiziert bleiben. Hier ist es besonders wesentlich, daß
die Diagnose nicht nur aufgrund einer psychologischen Untersuchung gemacht
wird, welche niedrige Leistungen in den mehr intellektuellen Bereichen (Lesen,
Rechnen usw.) ausweist. Eine Untersuchung, die das Sozialverhalten einbezieht,
gibt wertvollere Informationen.

Es entspricht einer allgemeinen Regel, daß die Standardisierung von Intelligenztests bedeutsam ist, wenn der Test für differentialdiagnostische Zwecke gebraucht werden soll.

Der Test ermittelt das Seelische- oder Intelligenzalter. Der IQ ist:

$$\frac{\text{Intelligenzalter} \times 100}{\text{chronologisches Alter}}.$$

Lange Zeit waren die Psychologen sehr zurückhaltend, solche Ziffern zu geben. Sie ziehen oft Funktionsprofile, eine Kurve oder eine ausgearbeitete Beschreibung der Ergebnisse vor.

d) Differentialdiagnose

Es ist wesentlich, bei jedem Betroffenen das gesamte Behinderungsmuster zu erfassen. Es geht dabei nicht nur um die intellektuelle Behinderung, sondern auch
um die Untersuchung der Persönlichkeit, z. B. mit dem Rorschach-Test. Bei der
Differentialdiagnose organischer Hirnsyndrome bei geistiger Behinderung geschieht die Untersuchung am besten mit ausgewählten Tests für die speziellen
Kortikalfunktionen. Deren neuropsychologische Untersuchung kann nach den
Leitlinien des Werkes von LURIA (1973) durchgeführt werden (CHRISTENSEN
1974). Perzeptive Dysfunktionen können zu emotionellen Erschwernissen führen
(REISER 1981).

In einigen Fällen ist die Differentialdiagnose sehr schwierig. Die Aufdeckung
diskreter neurologischer Befunde und Defekte unterschiedlicher Hirnnerven bedarf einer sorgfältigen neurologischen Untersuchung des n. olfactorius, des n. opticus, der extraokulären Nerven, insbesondere des verletzlichen n. abducens usw.
Solche Untersuchungen werden besonders wichtig, wenn der Patient unter Schä-

deltraumafolgen leidet. Eine audiologische Untersuchung trägt dazu bei, Hördefizite von Behinderungen zu differenzieren, bei welchen sensorisch-aphasische Beeinträchtigungen und Aufmerksamkeitsdefizite eine Rolle spielen. Diese Untersuchung kann auch bei Syndromen des infantilen Autismus informativ sein. Die „plumpe Gangart" einiger Behinderter kann durch Abnormitäten der Vestibularisfunktion erklärt werden. Bei älteren geistig behinderten Menschen basiert deren soziale und zwischenmenschliche Isolierung häufig auf undiagnostizierten Hördefiziten. Das kann zu Verwechslungen mit Depressivität oder Demenz führen. Spezielle Untersuchungen der Sozialanpassung und Sprachentwicklung können bestimmte Entwicklungsdefizite aufdecken, die häufig mit geistiger Behinderung verknüpft sind, und in manchen Fällen irrtümlich als geistige Behinderung diagnostiziert werden: Aphasien, Dysphasien, Alexien, Akalkulien, Agraphien und konstruktive Apraxien (JAKAB 1982).

6. Sozialer Hintergrund

Die Erfassung der Umgebungsfaktoren hängt beim behinderten Kind eng mit dem diagnostischen Vorgehen zusammen. Wird die Grenzlinie etwa bei einem IQ von 50 gezogen, so werden nach allgemeiner Übereinstimmung die schwereren Formen der Oligophrenie im Gegensatz zu den leichteren Graden in ähnlicher Verteilung in allen Sozialschichten gefunden. Die Epidemiologie der Oligophrenien leichteren Grades zeigt insgesamt eine Zunahme bei Menschen der niedrigen Sozialschicht (BIRCH et al. 1970). In einer Mannheimer Studie beschrieben COOPER u. LACKUS (1984) ein anderes Verteilungsmuster: In einer Übersicht geistig retardierter Kinder des Schulalters in Mannheim zeigten die Familien, sowohl der leichtgradig wie der schwergradig Behinderten, eine relative Häufigkeit der Probanden mit niedrigem Sozialstatus und Wohnungen in den ärmeren Quartieren der Stadt. Ein Vergleich der Familien schwergradig und leichtgradig behinderter Kinder zeigte auch beim Fehlen einer signifikanten Differenz in der Schichtverteilung, daß die erstgenannte Gruppe besser ökonomische und Lebensbedingungen aufwies als die letztgenannte.

III. Ätiologie und Pathogenese

1. Allgemeine Aspekte der Ätiologie und Prävention

Man kann die Klassifikation an einem *chronologischen Modell* orientieren (s. Tabelle 2). Auf der anderen Seite ist es ebenso wesentlich, die Heredität bei der Klassifikation zu berücksichtigen. Mit dem anwachsenden Wissen über Syndrome als klinische Einheiten in Verbindung mit *spezifischen chromosomalen Störungen* eröffnet sich eine neue Klassifikation. Viele dieser Syndrome sind sporadisch und nicht mit einem angehobenen Risiko des Wiederauftretens verknüpft. Eine Verbindung mit elterlichen chromosomalen Abnormitäten, oft i. S. der Translokation, findet sich nur bei einem gewissen Prozentsatz, der oft unter 5–10% der Fälle liegt (s. Kapitel Genopathien in diesem Band). OPITZ (1977) schlug einen neuen

Tabelle 2. Ätiologie und Prävalenz-Raten (approximative Werte) in Prozent

	SMR (IQ ≤ 50)	MMR (IQ ≥ 50)
1. Pränatal	70:	40:
1.1. Erblichkeit:		
1.1.1. Mit chromosomalen Störungen	5	5
1.1.2. Ohne chromosomale Störungen	15	5
1.1.2.1. Monogene Störungen (dominant, autosomal rezessiv, X gebundene		
1.1.2.2. Andere (unbekannter Erbgang)		
1.2. Chromosomal nicht-hereditär	35	15
1.3. Spezielle Syndrome	5	5
1.4. Pränatal erworben	5	5
1.5. Unbekannt (klinisch: pränatal)	5	5
2. Perinatal	8	2
3. Postnatal	2	15
4. Chronologie unbekannt, multifaktoriell, mit/ohne Psychose usw.	20	43

Quellenvermerk: HAGBERG et al. (1981), RASMUSSEN et al. (1982), EVANS u. HAMERTON (1985), GUSTAVSON et al. (1977a, b)

Begriff als Titel für viele dieser Syndrome vor: multiple kongenitale Anomalien/ mentale Retardation [multiple congenital anomalies/mental retardation syndromes (MCA/MR)]. Es gibt mehr als tausend non-chromosomale Mißbildungen, von denen die Mehrzahl mit geistiger Behinderung verknüpft ist. In vielen Untersuchungen wurden auch Fälle mit Epilepsie, mit traumatischen Hirnschäden oder anderen zusätzlichen Behinderungen gruppiert; sehr häufig wurde aus Fällen mit frühen Psychosen eine Sondergruppe gebildet. Es wurde auch vorgeschlagen, in der Epilepsie eine Grundkrankheit für die Kausierung geistiger Behinderung zu sehen. Dasselbe wurde für Psychosen gesagt. Neuere Studien zeigen indessen, daß es möglich ist, geistige Behinderung und Epilepsie, traumatische Hirnschädigung, Psychose usw. auf dieselbe zerebrale Abnormität oder Dysfunktion zurückzuführen, welche bisweilen mit abnormen Entwicklungsmustern oder mit häufigen metabolischen Dysfunktionen und Krankheiten verbunden ist.

Ätiologische Untersuchungen bei Oligophrenien sind schwierig. Eine schwere Oligophrenie gehört zu den erheblichsten Behinderungen, dies sowohl bei Kindern wie bei Erwachsenen, und ihre Beurteilung sollte in der Mehrzahl der Fälle kein Problem sein. Die Ursachenforschung ist unter biomedizinischem Gesichtspunkt ständig spezifischer und befriedigender geworden. Zumal Forschungen über Kinder, welche gut untersucht wurden, sobald die Behinderung diagnostiziert war und wo es möglich war, infektiöse und andere ätiologische Faktoren zurückzuverfolgen, zeigten beinahe zu 90% der Fälle biomedizinische Faktoren. Indessen schwankt das Niveau unseres Wissens über die Ätiologie stark in den unterschiedlichen Gruppen. In vielen Bereichen der Medizin ist es möglich, die Verfassung zu diagnostizieren, Symptome zu beschreiben und in einigen Fällen auch die ätiologischen Faktoren aufzudecken. Eines der Beispiele hierfür ist das Down-Syndrom, wo das exakte diagnostische Muster im Karyotyp gefunden wird, und wo es möglich ist, diesen Befund mit gewissen weiteren Faktoren, z. B. dem Alter der Mutter, zu verknüpfen. Es gibt indessen noch viele offene Fragen: wie wirkt der Mechanismus der Trisomie auf die Hirnfunktion? In anderen Fällen, z. B. infektiös bedingten Embryopathien, liegt die Hirnschädigung klar auf der Hand, und die Verbindung zwischen Virusinfektion und Mißbildung läßt sich leicht erklären. Bei anderen Fällen kann es notwendig werden, eine Rangfolge pathogenetischer Faktoren zu bilden (HAGBERG et al. 1981).

Bei Fällen leichtgradiger Oligophrenie ist es oft schwieriger, zu einer vollständigen Beurteilung zu gelangen. Schon PENROSE (1963) stellte indessen in seiner "The Biology of Mental Defect" fest, daß bei leichtgradigen wie bei schwergradigen Oligophrenien dieselben ätiologischen Faktoren gefunden werden. Bei den erstgenannten geschieht dies allerdings mit größeren Schwierigkeiten, da die biomedizinischen Faktoren weniger auffallend und schwieriger zu diagnostizieren sind. Dies gilt insbesondere für die MCA/MR-Syndrome. Sie bleiben oft undiagnostiziert, wenn nicht Spezialisten für dies Syndrom konsultiert werden (DUPONT 1987). Häufig wird das Kind vor dem Schulalter nicht als geistig behindert eingeordnet. Zu dieser Zeit sind z. B. die pränatale Virusinfektion und die toxische Schädigung während der Frühschwangerschaft oder in späteren Entwicklungsetappen schwierig zu erfassen.

Ältere Lehrbücher beschreiben Oligophrenien häufig als erblich bedingt und sprechen von psycho-sozio-familiären Fällen. Die Forschung der letzten Jahrzehnte hat gezeigt, daß es möglich ist, diese Gruppe unter dem Gesichtspunkt neuerer biomedizinischer Untersuchungstechniken zu reduzieren. So lassen sich viele Fälle durch ein fragiles X- und andere X-gebundene Krankheiten erklären. Frühinterventionsuntersuchungen konnten auch zeigen, daß leichtgradige geistige Behinderung über Generationen hinweg in derselben Familie durch frühe Deprivation bedingt wird (s. Abschn. B.III.2 e).

Das Endziel ätiologischer Untersuchungen ist die *Prävention*. Sobald die Muster ätiologischer Faktoren erkannt sind, besteht die Möglichkeit, die Anzahl geistiger Behinderter zu verringern, dies entweder durch allgemeine Gesundheitsvorsorge, z. B. Vakzination, durch spezifische genetische Beratung exponierter Familien oder durch pränatale Diagnose und Interruptio. In vielen entwickelten Ländern besteht jetzt diese Möglichkeit, und Prävention wird unter den hier erwähnten Gesichtspunkten realisiert. In vielen Entwicklungsländern hängt die Prävention weitgehend vom jeweiligen Wissen über die Ursachen ab und zielt mehr auf allgemeine Gesundheitsprogramme. Die ätiologische Arbeit hört nie auf. In jeder Gemeinschaft können nach Maßgabe der Lebensbedingungen die ätiologischen Faktoren Änderungen erfahren. Sie sollten daher auf dem gesamten biomedizinischen Niveau, aber auch von sozial und edukativ Kompetenten kontrolliert werden.

2. Ätiologie chronologisch gesehen

HAGBERG et al. (1981) haben folgende Einteilung vorgeschlagen: pränatal von der Empfängnis zur 28. Schwangerschaftswoche; perinatal von der 28. Schwangerschaftswoche bis zum ersten Lebensmonat; postnatal vom 1. Lebensmonat bis nach der Pubertät. Kommt es später zum Intelligenzabbau, so ist von Demenz zu sprechen.

a) Hereditäre Störungen

α) Chromosomal vererbte Störungen

Die chromosomalen Störungen mit bekannter Erblichkeit werden im Kapitel über Genopathien in diesem Band beschrieben. Störungen ohne chromosomale Abnormitäten werden häufiger bei schwergradigen Oligophrenen als bei leichtgradigen Fällen gefunden.

β) Monogene Störungen

Die Klassifikation dieser Störungen ist sehr schwierig. Die Vererbung kann *autosomal dominant, autosomal rezessiv* und *X-gebunden rezessiv* verlaufen. Eine andere Klassifikationsmöglichkeit beschreibt die hauptsächlichen ätiologischen Faktoren; so kann z. B. eine Verfassung mit Hypoglykämie entweder mit hereditären Defekten der Glykoneogenese oder der Glykogenolyse, aber auch mit einer anderen Störung der Kohlehydrat-Toleranz verbunden sein; sie kann auch mit einer endokrinen Erkrankung verbunden sein, bisweilen auch mit einem Umweltfaktor, etwa auf dem Boden einer Asphyxie oder Hypothermie.

Bei einigen dieser Krankheiten treten insbesondere die *neurologischen Zeichen* hervor, z. B. Ataxie bei Aminosäureleiden und bei Krankheiten mit Defekten der organischen Säuren, bei Krankheiten mit spezifischen metabolischen Störungen und bei einigen neurodegenerativen Krankheiten oder in Verbindung mit Umgebungsfaktoren (Behandlung mit Antikonvulsiva), schließlich auf dem Boden einer Bleiintoxikation. Genau dasselbe läßt sich von den dystonisch-dyskinetischen Syndromen mit unterschiedlichen neurometabolischen Defekten sagen. Die o. g. Erkrankungen sind hierfür beispielhaft, wie auch lysosomale Krankheiten, der Morbus Krabbe, Morbus Gaucher und einige metachromatische Leukodystrophien.

Andere Erkrankungen verknüpfen sich insbesondere mit *Abnormitäten der Haare und der Haut* bei geistig behinderten Patienten. Das bekannteste Beispiel ist die Phenylketonurie mit trockener Haut, Ekzem und matter Haarfarbe, Homozystinurie mit malar flush (geröteten Wangen) und spärlichem Haar. Für das Menke-Syndrom sind Trichorrhexis nodosa und pili torti charakteristisch.

Einige metabolische Störungen sind mit *abnormen Augenbefunden* verknüpft: z. B. Katarakt beim Lowe-Syndrom, bei Galaktosämie und Pseudohypoparathyreoidismus sowie anderen Krankheiten, z. B. unterschiedlichen Typen der Mukolipidose und verwandten Störungen. Beim M. Wilson mit abnormem Kupfer-Stoffwechsel werden die Kayser-Fleischer-Ringe nach dem 7. Lebensjahr beobachtet. Linsen-Dislokation wird bei Homozystinurie und anderen Schwefel-Oxyd-Abnormitäten gesehen. Beim Louis-Bar-Syndrom zeigen die Konjunktiven Teleangiektasien. Abnormitäten der Retina und des nervus opticus werden bei vielen Lipidosen und bei anderen Syndromen beobachtet, z. B. beim Lawrence-Moon-Biedl-Syndrom.

Die auffälligsten Gruppierungen gibt es indessen bei metabolisch-biochemischen Störungen. Der Begriff *angeborene Stoffwechselstörung* wird verwendet, seit er durch Garrod (1909) eingeführt worden ist. Damit sind metabolische Störungen mit einem genetisch bedingten Defekt eines spezifischen Enzyms gemeint, die zu pathologischen biochemischen und klinischen Erscheinungen führen. So liefert z. B. die Aminosäureabnormität bei der Phenylketonurie eine klare Kausalverbindung zwischen Stoffwechseldefekt und geistigem Rückstand. Bei anderen Erkrankungen ist diese Verbindung weniger klar. Die Erforschung vieler gestörter Stoffwechselprozesse ist in Gang und führt zu wichtigen Ergebnissen. Solche Informationen sind nicht nur für die Behandlung und Prävention der Krankheit wertvoll, sie liefern auch wichtiges neues Wissen über den Stoffwechsel der Neuronen sowie seiner anatomischen und biochemischen Verbindungen, den Synapsen. Das Hirn ist das spezialisierteste aller menschlichen Organe und es zeigt die größte Empfindlichkeit gegenüber Unterbrechungen der Energiezufuhr. Eine solche Unterbrechung kann auf sehr unterschiedlichen Wegen erfolgen (McIlwain u. Bachelard 1985).

Dobbin (1981) beschrieb, auf welche Weise die Periodizität und Schwere der das Wachstum hemmenden Faktoren und insbesondere das jeweilige Stadium der Hirnentwicklung das Defizit bestimmen: während der ersten drei Monate der Schwangerschaft können teratogene und metabolische Krankheiten zu Mißbildungen führen, im mittleren Trimester der Schwangerschaft besteht ein Risiko für Störungen der neuronalen Multiplikation, und die letzte Periode vom letzten Schwangerschaftstrimester bis zum 18. Lebensmonat oder bis zu zwei Jahren nach der Geburt ist eine Periode exzessiven Hirnwachstums, in welcher das Hirn für Unterernährung, endogene und umgebungsabhängige Defizite sowie für Störungen des endogenen Systems vulnerabel ist (s. Abb. 1).

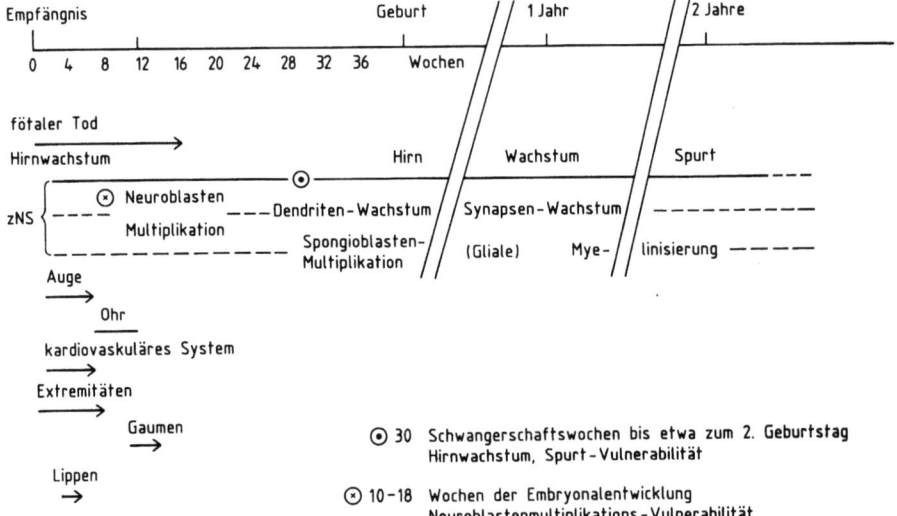

Abb. 1. Vulnerabilität und Entwicklung des menschlichen Hirns und einiger anderer Organe (Quellen: Kühnelt u. Rotter Pool 1955; Dobbing 1985; Purpura 1975)

Nachfolgend werden einige Krankheiten beschrieben. Es ist indessen nicht möglich, hier eine erschöpfende Beschreibung aller Krankheiten und Bedingungen zu geben. Mehr Informationen lassen sich finden bei STANBURY et al. (1983), im Katalog von MCKUSICK (1986) sowie bei VOGEL u. MOTULSKY (1979, 1986).

Biochemische Störungen nach Stoffwechselstörungen geordnet
Aminosäurestörungen sind oft mit Oligophrenie verknüpft. *Phenylketonurie* oder *PKU* oder *Morbus Fölling* ist die am besten bekannte und zuerst beschriebene unter allen Aminosäurestörungen. Die Inzidenz variiert stark, liegt jedoch in den meisten europäischen Ländern zwischen 1 : 5 000 oder 1 : 20 000 Geburten. Sie ist jedoch in Finnland sehr selten, und dasselbe gilt für nichteuropäische Populationen. Die Vererbung ist autosomal rezessiv. Trotz der großen Zahl der Publikationen über die Biochemie dieser Erkrankung ist erstaunlich wenig bekannt über den pathogenetischen Prozeß. Phenylalaninwerte, welche höher als 1,2 mmol/l in früher Kindheit liegen, führen in nahezu allen Fällen zu schwerer geistiger Behinderung (es gibt Ausnahmen). Bei unbehandelten Fällen wird die Myelinisierung gestört. Obwohl diese Patienten mit Diät behandelt wurden und einige dieser Prozesse in vitro analysiert worden sind, blieb das pathogenetische Wissen sehr klein. Der Enzymblock liegt in der Hydroxylierung der essentiellen Aminosäure Phenylalanin zu Tyrosin. Der Enzymkomplex besteht aus Phenylalanin-Hydroxylase, Dihydropteridin-Reduktase mit einem Kofaktor und dem Tetrahydrobiopterin. Die Anhäufung von Phenylalanin in den Körperflüssigkeiten, die durch den Block in diesem Umsetzungsprozeß bewirkt wird, führt, in Abhängigkeit von der Eiweißaufnahme, zu einer Erhöhung des Phenylalaninwertes um das zehnfache gegenüber dem normalen. Es gibt viele Varianten der Hyperphenylalaninämie. Unglücklicherweise ist die Nomenklatur nicht sehr klar.

Die *klassische PKU* wird biochemisch durch einen Phenylalaninwert im Blut oberhalb von 1,2 mmol/l bei freier Diät mit charakteristischen Metaboliten im Urin und einem niedrigen oder normalen Tyrosinspiegel im Blut definiert. Es gibt einige Varianten mit residualer Enzymaktivität. Kranke oder unreife Neugeborene können eine *transitorische PKU* aufweisen, und zwar bedingt durch eine langsame Reifung des Enzymsystems. Einige dieser Fälle wurden als *atypische PKU* oder schlicht als Hyperphenylalaninämie bezeichnet. Manche dieser Fälle sind auch benigne Hyperphenylalaninämie genannt worden. Bei einigen Patienten betrifft die Mutation die Reduktase oder den Kofaktor. Diese Fälle verlaufen schwerer und werden als *maligne PKU* bezeichnet. Bei ihnen bleibt Diät unwirksam. Etwa 2% der Kinder mit gesicherter und überdauernder Hyperphenylalaninämie gehören zu dieser Gruppe. Sie können mit Neurotransmittervorstufen behandelt werden (MOSER 1982). Die Früherfassung (GUTHRIE u. SUSI 1963) und die in den ersten Wochen einsetzende Diät führen zum Normalbild der „klassischen PKU-Fälle". Es wird darüber diskutiert, wie lange die Diät nach dem Alter der Beendigung der Myelinisierung aufrecht erhalten werden soll. Das gilt nicht nur für die Beendigung der Diät, sondern auch für deren Ersatz durch eine weniger strikte Diät mit niedrigem Phenylalaningehalt. SMITH et al. (1978) fanden, daß ein vollständiger Rückzug aus der Diät mit niedrigem Phenylalaningehalt in der Kindheit bei vielen Patienten zu einem Abfall der intellektuellen Entwicklung führt. Bei weiblichen Patienten wird vorgeschlagen, die Diät über die Pubertät hinaus in die frühe Reifezeit fortzusetzen, um die Frauen für den Fall der Heirat und Schwangerschaft auf der Diät zu halten. Es wurde auch vorgeschlagen, alle behandelten PKU-Frauen zu registrieren, um die unterschiedlichen Behandlungsoptionen auszuwerten (O'CONNOR u. MULCAHY 1984).

LENKE u. LEVY (1980) analysierten die Literatur über 524 Schwangerschaften bei 155 PKU-Patientinnen und fanden bei den unbehandelten Schwangerschaften eine Häufigkeitszunahme an geistiger Behinderung, Mikrozephalie und kongenitalen Herzleiden. Diese Häufung korrelierte mit den Phenylalanin-Blutspiegeln bei den Müttern. In ihrer eigenen Untersuchung konnten sie keinen günstigen Einfluß ihrer Behandlung während der Schwangerschaft zeigen, und in einigen Behandlungszentren wird den homozygoten Frauen geraten, Schwangerschaften zu vermeiden und Kinder zu adoptieren. In Ländern mit Massenuntersuchungen bei Neugeborenen sollte erinnert werden, daß viele dieser Programme bis zu den späten 60ern noch nicht landesweit waren. Es ist also möglich, daß einige leichtere PKU-Fälle undiagnostiziert leben und bei Schwangerschaften Kinder mit kongenitalen Mißbildungen hervorbringen. In diesen Ländern könnte es notwendig sein, schwangere Frauen auf PKU zu untersuchen, zumal wenn sie Lernbehinderungen im Schulsystem aufwiesen.

Andere Aminosäurestörungen: Homozystinurie ist keine klinische Einheit, da ein Anstieg von Homozystin im Urin bei mehreren angeborenen metabolischen Aberrationen gefunden wird. Bei einem Typ mit Defekt der Cystathionin-Synthetase zeigen die Patienten das klinische Bild von Skelettanomalien, Linsendislokation und „malar flush" (Rötung der Wangen). Bei etwa 50% der Fälle gibt es eine schwergradige geistige Behinderung. Thromboembolische Insulte können zu weiteren neurologischen Komplikationen führen. Die Häufigkeit ist nicht genau bekannt und dürfte bei etwa 1 pro 200 000 Neugeborenen liegen. Man hat Therapien mit Supplements und biochemischer Substitution versucht (CARSON 1982).

Ahornsirup-Krankheit. Der Name der Krankheit leitet sich aus dem Uringeruch der Kinder ab, welcher dem Ahornsirup ähnelt. Bei schweren Fällen kommt es in den ersten Wochen oder Monaten des Lebens zum Tod. Die milde intermittierende Form der Krankheit wird sehr selten diagnostiziert. Der Patient kann dann im allgemeinen mit einer eiweißarmen Diät überleben, akute metabolische Krisen machen Dialyse erforderlich. Die Diagnose ergibt sich aus dem Leukin-Anstieg, der bereits während der Schwangerschaft in amniotischen Zellkulturen entdeckt werden kann.

Organische Säurestörungen. Organische Azidämien führen zu einer großen Vielfalt der Symptome und Krankheitsbilder (BRANDT 1984). Die oben erwähnte Ahornsirup-Krankheit läßt sich dieser Gruppe zuordnen.

Es sind spezielle Störungen des Pyrovat- und Laktat-Metabolismus beschrieben worden. Sie sind sehr selten. Obwohl Anstrengungen unternommen wurden, gibt es wenig Fortschritte in einer präventiven Behandlung.

Hyperammonämien. Obwohl Ammoniak im Hirn konstant produziert wird, sind höhere Spiegel extrem toxisch, vor allem für das Nervensystem. Man kennt viele

Formen. Es ist besonders wichtig, Phasen mit akuten Episoden zu vermeiden, wie sie etwa durch Störungen der Enzyme des Harnsäure-Zyklus hervorgerufen werden können. Dieser Zustand kann durch Umweltfaktoren verursacht werden, z. B. bei Fällen von Reyescher Enzephalopathie (LINGHAM et al. 1984).

Störungen des Kohlehydratstoffwechsels. Galaktosämie mit einer Häufigkeit von etwa 1 : 50 000 wird durch einen Defekt der Galaktose-1-Phosphat-Uridyl-Transferase bewirkt. Das Leiden kann bei der Geburt diagnostiziert werden (dies geschieht in einigen Ländern, z. B. in Schweden). Bei Frühdiagnose kann ersteren Symptomen vorgebeugt werden. Die Diät muß absolut frei von Milch, Milchprodukten und gewissen Gemüsen sein.

Mukopolysaccharidosen. Hier werden nur die Krankheiten besprochen, welche mit geistiger Behinderung einhergehen.

Die Mukopolysaccharidose I/H, das *Hurler Syndrom*, ist selten; es geht mit einem Defekt des Enzyms α-Iduronidase einher und ist eine fortschreitende schwere Erkrankung mit ausgeprägter geistiger Behinderung, Skelettabnormitäten und mit einem charakteristischen abnormen Erscheinungsbild im Endstadium (Gargoylismus). Das typische Gesicht zeigt eine breite Nase, vorgewölbte Augenbrauen, breite Lippen und eine große Zunge. Man findet auch Makrozephalie und Hepato-Splenomegalie. Ein wichtiges Zeichen ist die frühe Hornhauttrübung und der lumbale Gibbus. Die Symptome beginnen früh, im Alter von sechs bis zehn Monaten, der Verlauf ist schwer mit Störung der geistigen und körperlichen Fähigkeiten, progressiven geistigen und körperlichen Abnormitäten. Der Tod erfolgt gewöhnlich vor dem 10. Lebensjahr. Das Leiden ist autosomal rezessiv.

Die Mukopolysaccharidose II, *Hunter-Syndrom*, hat mit dem oben beschriebenen Hurler-Syndrom viele Symptome gemeinsam. Auch hier sind die Gesichtszüge grob mit den schon beschriebenen Merkmalen, das Hören ist beeinträchtigt und der Zwergwuchs wird nach dem zweiten Lebensjahr offenkundig. Es gibt keine Hornhauttrübung. Man beobachtet Kurzhalsigkeit, Gelenkkontrakturen, häufig Hernien. Die klinischen Symptome treten am Ende des 1. Lebensjahres in Erscheinung. Die biochemische Diagnose kann bereits bei der Geburt und während der Schwangerschaft gestellt werden. Die Häufigkeit liegt bei 1 : 50 000 und ist damit doppelt so hoch wie beim Hurler-Syndrom. Nach dem 4. und 5. Lebensjahr gibt es zwei verschiedene Typen: Typ A mit schnell progressiver physischer und geistiger Gestörtheit sowie Tod vor dem 15. Lebensjahr; Typ B mit langsamerem Verlauf und geringen oder fehlenden geistigen Behinderungen. Einige dieser Patienten überleben das Alter von 50–60. Diese Verfassung ist x-chromosomal rezessiv; pränatale Diagnostik ist möglich. Der Enzymdefekt hängt mit der Iduronsulfatase zusammen.

Andere Mukopolysaccharidosen sind ebenfalls mit geistigen Behinderungen verbunden: die unterschiedlichen Typen von Sanfilippo, genannt *Sanfilippo A und B*. Auch bei diesen Erkrankungen kommt es zu abnormen Speicherungen mit Makrozephalie, Hepatosplenomegalie, vergröberten Gesichtszügen, zumal in der Kindheit, weniger ausgeprägt bei älteren Patienten, Zwergwuchs und schwerer geistiger Behinderung. Die Häufigkeit entspricht derjenigen beim Hunter-Syndrom. Obwohl es dabei einen schnellen Abbau der geistigen und motorischen Fä-

higkeiten mit abnormem Verhalten und Aggressivität gibt, überleben einige der
Patienten. Gewöhnlich kommt es nicht vor dem 2. oder 3. Lebensjahrzehnt zum
Tod. Die Erkrankung ist autosomal rezessiv. Sie betrifft bei der A-Form das En-
zym Heparin-Sulphat-Sulphatase, bei der B-Form die α-N-Azetylglukoseamini-
dase. Diese Störungen sind relativ häufig, allerdings ziemlich schwierig zu diagnostizieren, was indessen für die Prognose, die genetische Beratung sowie die pränatale Diagnose und Beratung wichtig ist. Es gibt weitere seltene Mukopolysaccharidosen, die bisweilen mit leichtgradigen geistigen Behinderungen verknüpft sind.
Bei den *Mukolipidosen* entspricht das klinische Bild auf weite Strecken dem Hurler-Syndrom. Es gibt verschiedenartige Typen bei unterschiedlichen Stoffwechselstörungen (Mannosidose, Fukosidose usw.).

Lipidosen und Leukodystrophien. Neurolipidosen werden auch als Sphingolipido-
sen bezeichnet. Der Enzymdefekt entspricht in vielem den oben erwähnten
Krankheiten. Die pathologische Speicherung erfolgt in denselben Organen, insbesondere im Hirn. Die klinischen Erscheinungsformen und Symptome sind indessen verschiedenartig. Die geläufigen Bezeichnungen, z. B. Tay-Sachs-Syndrom, Niemann-Pick-Syndrom usw., beziehen sich auf unterschiedliche Typen
und Varianten mit verschiedenartigen Enzymdefekten. Hier ist es wesentlich, eine
differenzierte Enzymanalyse zu machen und den Krankheitstypus zu verifizieren.
Beim *Tay-Sachs-Syndrom* beginnt der Funktionsverlust des Kindes vor dem 6.
Lebensmonat. Für diese Krankheit gibt es einen Heterozygoten-Nachweis. Programme sind begonnen worden, um das Leiden bei den Ashkenazi-Juden aufzudecken, bei denen die Häufigkeitsrate sehr hoch liegt. Bei dieser und vielen anderen verwandten Krankheiten besteht die Möglichkeit einer pränatalen Diagnostik. Auch ein Routine-Screening bei Neugeborenen ist möglich, wird jedoch nur
an wenigen Orten durchgeführt.

Metachromatische Leukodystrophie wird klinisch in drei unterschiedlichen
Formen gefunden: infantile, juvenile und adulte mit dem Beginn der Symptomatik jeweils in der früher Kindheit, dem Schulalter (mit langsamerem Fortschreiten) und dem frühen Erwachsenenalter mit ebenfalls relativ langsamem Fortschreiten. Der Enzymdefekt liegt bei allen Fällen bei der Arylsulphatase A. Die
Krankheit ist autosomal rezessiv. Nahverwandt mit diesem Leiden ist die *Adre-
noleukodystrophie*, bei welcher der Enzymdefekt noch nicht völlig aufgeklärt ist,
die aber mit einer ähnlichen Symptomatik verläuft: Anfälle, Ataxie, schizophrene
Züge. Bei diesem Leiden steht die Insuffizienz des adrenalen Systems im Vordergrund. Die Krankheit ist X-gebunden rezessiv.

Krabbes Leukodystrophie tritt ebenfalls in einer infantilen und juvenilen Form
auf. Bei beiden Formen werden insbesondere die peripheren Nerven betroffen.
Der Enzymdefekt betrifft die Galaktozerebrosidase. Weitere seltene Erkrankungen lassen sich erwähnen: *Morbus Sandhoff, Morbus Fabry, Morbus Gaucher* (mit
drei unterschiedlichen Manifestationsformen), *Morbus Niemann-Pick* und *Morbus Dawson-Stein.*

Störungen des Pyrimidin- und Purin-Stoffwechsels. Erkrankungen im Zusammenhang mit dem Pyrimidin-Metabolismus sind sehr selten und haben mehr theoretisches Interesse.

Das *Lesch-Nyhan-Syndrom* wird durch einen Defekt des Enzyms Hypoxan-
thin-Guanin-Phosphoribosyl-Transferase bewirkt, die wiederum den Purin-Spie-
gel der Zellen kontrolliert. Die Patienten sind schwergradig geistig behindert mit
zerebralen Lähmungen, Choreoathetose und Gicht. Sie neigen zu zwanghaften
Selbstbeschädigungen und anderen Symptomen einer Basalganglien-Dysfunkti-
on, und das hat zu unterschiedlichen Typen der Behandlung z. B. mit spezifischen
Metaboliten geführt.

Bei diesem und anderen *mit dem Harnsäurestoffwechsel* verbundenen *Störungen* ist auch das Immunsystem defekt. Das Lesch-Nyhan-Syndrom ist X-gebunden rezessiv.

Störungen im Zusammenhang mit dem Metallstoffwechsel. Das *Menke-Syndrom*
wird durch einen Defekt des Kupfertransports verursacht. Es ist eine seltene X-
gebundene Störung mit folgenden klinischen Zeichen: frühe schwere neurologische Veränderungen, Haarveränderungen, Hypopigmentierung und Hypothermie. Kürzlich wurde bei einem weiblichen Patienten eine XX-autosome Translokation beschrieben (KAPUR et al. 1986). Die Diagnose dieser Krankheit kann vor
der Geburt gestellt werden, und es besteht auch die Möglichkeit eines Heterozy-
goten-Nachweises.

Morbus Wilson. Dieses Leiden wird auch als hepatolentikuläre Degeneration bezeichnet und ist ebenfalls mit einer Abnormität des Kupfertransportes verknüpft
und autosomal rezessiv. Es handelt sich um eine seltene Krankheit. Die klinischen
Symptome sind Ataxie, schwere geistige Behinderung und andere zentral-nervöse
Erscheinungen. Durch die Kupferanreicherung kommt es zu den charakteristischen Kayser-Fleischer-Ringen der Kornea. Eine wirksame Behandlung mit kup-
ferbindenden Agenzien steht zur Verfügung. Die Ergebnisse hängen von der
Frühdiagnose ab. Kürzlich wurde eine Verbindung polymorpher DNA-Marker
und des Chromosoms 13 mit der Wilsonschen Krankheit aufgewiesen (BONNE-
TAMIR et al. 1986).

Erkrankungen im Zusammenhang mit Endokrinopathien. Die bedeutendste
Krankheit dieser Gruppen ist der *kongenitale Hypothyreoidismus.* Die Geburtshäufigkeit liegt bei 1 pro 4–6 Tausend. Es gibt viele Typen und ätiologische Faktoren: angeborene Abweichungen des Stoffwechsels der Schilddrüsenhormone,
Joddefekte, ektopisches Schilddrüsengewebe, ein Drittel der Fälle hat hypoplastische oder aplastische Schilddrüsen. Frühe neonatale Diagnostik und Frühbehandlung mit adäquater Substitutions-Therapie haben den Beitrag dieser Störung zur Prävalenz geistiger Behinderung verringert. Der Behandlungsverlauf
sollte nicht nur anhand der intellektuellen Entwicklung studiert werden, sondern
auch unter Berücksichtigung der neurologischen Entwicklung (HULSE 1984). Ungefähr 800 Millionen Menschen leben in Asien und Afrika in Gegenden mit Jod-
mangel; sie leben in der Gefahr, daß Störungen sich entwickeln, die durch Jod-
mangel bedingt sind. Diese Störungen sind Struma und Kretinismus, aber viel
häufiger kommt die geistige Behinderung vor, die durch eine besondere Empfindlichkeit gegenüber einer niedrigeren Konzentration von Thyroxin im Blut hervorgerufen wird – sowohl im Wachstum als auch bei Erwachsenen. Um das zu verhindern, wird jodisiertes Salz empfohlen (HETZEL 1987).

Störungen im Zusammenhang mit Abnormitäten des Kalziumstoffwechsels. Infantile idiopathische Hyperkalzämie ist eine der wichtigsten Krankheiten im Zusammenhang mit Oligophrenie und nicht sehr selten: Inzidenz etwa 1 : 50 000. In den USA formierte sich speziell für diese Krankheiten eine Eltern-Unterstützungs-Gruppe, welche 500 Fälle kennt. Die verschiedenen Autoren haben sich mit unterschiedlichen Zügen dieses Syndroms beschäftigt, das Fanconi-Typ der IIH genannt worden ist und mit dem klassischen klinischen Bild des Erbrechens, der Irritabilität, Verstopfung und spärlichen Gewichtszunahme in früher Kindheit einhergeht. Zum Bild gehören Hypotonie, Hyperreflexie und Hyperakusis. Die Hyperkalzämie verschwindet gewöhnlich im dritten Lebensjahr. Die biochemische Abnormität beruht auf einer erhöhten intestinalen Absorption des Kalzium. Einige Autoren betonten auch die Hypersensitivität gegen Vitamin D. Die Abnormitäten des kardiovaskulären Systems sind *Williams-Beuren-Syndrom* genannt worden. Das typische abnorme Gesicht wird Faun-Gesicht (Elfin face) genannt und hat dem Syndrom den Namen gegeben. Spezielle entwicklungsmäßige und psychiatrische Abnormitäten wurden beschrieben. Einige Fälle zeigten psychosenahe Züge. Es ist schwierig die Mannigfaltigkeit der Symptome zu erklären, wenn sie nicht als angeborene Stoffwechsel-Aberration mit einem sehr frühen Beginn im pränatalen Leben angesehen werden, mit kongenitalen Mißbildungen und Oligophrenie als Resultat der frühen Schädigung (DUPONT et al. 1970; MARTIN et al. 1984).

Pseudohypoparathyreoidismus. Auch beim Pseudohypoparathyreoidismus (PTH) besteht eine Störung des Kalziumstoffwechsels, indessen mit Hypokalzämie und Hyperphosphatämie. Auch bei diesem Syndrom gibt es Hinweise auf sehr frühe Schädigungen und eine besondere Gesichtsbildung: rund, breiter Mund und Nase, Zwergwuchs, Kurzhalsigkeit, Brachydaktylie. Die schwereren Fälle sind mit mäßiggradigen bis schweren oligophrenen Verfassungen verknüpft. Eines der Hauptsymptome ist der epileptische Anfall. Abnormitäten der Zähne sind sehr typisch (ILLUM et al. 1980). Über Erblichkeit und Häufigkeit ist wenig bekannt.

Störungen, die mit Hauttumoren verbunden sind. Diese Krankheitsgruppe gehört zu den Phakomatosen. Man kennt seit vielen Jahren ihre Verbindung zur Oligophrenie unterschiedlichen Grades.

Neurofibromatose, auch *von Recklinghausen-Syndrom* genannt. Die Häufigkeit liegt bei 1 : 3 000 Geburten. BARKER et al. (1987) haben ein Gen für diese Krankheit perizentrisch am Chromosom 17 lokalisiert. Nur etwa 45% der erwachsenen Patienten haben eine geistige Behinderung mäßigen oder grenzwertigen Grades (SAMUELSSON u. ÅKESSON 1984). Symptomatik: Pigmentanomalien, multiple Fibrome und Neurofibrome sowie andere intra- und subkutane Dysplasien. Die verschiedenen Defekte entstehen durch neurale Kompression (Hördefekte).

Es handelt sich um eine Krankheit mit autosomal dominantem Erbgang bei hoher Penetranz, mit großer Variabilität des klinischen Bildes.

Tuberöse Sklerose (Bourneville-Syndrom). Vor allem bei schwergradig geistig Behinderten ist dies keine seltene Krankheit. Die Geburtshäufigkeit liegt bei 1 pro 30 000. CONNOR et al. (1987) zeigten eine Beziehung zwischen tuberöser Sklerose und einem Locus am Chromosom 9 (9q34). Es bedeutet neue Möglichkeiten der pränatalen Diagnose und genetischen Beratung. Zu den Hauptzeichen gehören schwere Oligophrenie, Epilepsie oft mit großen Anfällen und schwerer Verlaufsform, psychotische Züge und die sehr typischen Tumoren der Haut und anderer Organe. Die ersten Hautveränderungen stellen sich als unterschiedlich große Depigmentierungen dar, als weiße Flecken mit scharf ausgezogener, unregelmäßiger Begrenzung. Später erscheint dann das typische Adenoma sebaceum mit Lokalisation im schmetterlingsförmigen Paranasalbereich, auf den Wangen und am Kinn, aus roten Knötchen bestehend. Die Symptome werden durch tumorartige zerebral-kortikale Knötchen verursacht. Die Prognose ist schlecht mit Progredienz; viele der Patienten sind sehr schwierig zu betreuen. Die Krankheit wird autosomal dominant vererbt und zeigt variable Expressivität.

Sturge-Weber-Syndrom oder Angiomatosis-Syndrom. Dieses Syndrom wird durch fleckförmige Hämangiome insbesondere im Bereich des Gesichtes, des Schädels, oft auch der Mundschleimhaut charakterisiert, welche zumeist unilateral sind und Naevus flammeus genannt werden. Die Symptomatik resultiert aus der Entwicklung tumoröser Hirnveränderungen (Verkalkungen der Gefäße und der Rinde) mit Epilepsie, Oligophrenie, zerebralen Lähmungen, spastischer Hemiparese sowie anderen z. B. ophthalmologischen Symptomen. Die Schwere der Symptome hängt von der Größe der Tumoren und ihrer Lokalisation ab. Die Krankheit ist selten und tritt bei einer von 200 000 Geburten auf. Die Ätiologie ist heterogen; unregelmäßige Dominanz sowie Rezessivität wurden beschrieben.

γ) Andere Syndrome mit weniger bekannter Erblichkeit
Viele andere Syndrome sind mit biochemischen Abnormitäten und Zeichen verknüpft. Recht bekannt ist z. B. das *Rett-Syndrom*, ein merkwürdiges Syndrom, das bis jetzt nur bei weiblichen oligophrenen Patienten beschrieben worden ist. Wie auch bei anderen progredienten neurometabolischen Krankheiten sind die Mädchen bei der Geburt normal und zeigen dann nach dem 6. Lebensmonat den Beginn von Symptomen: Störung der psychomotorischen Entwicklung, autistisch-psychotische Züge, später Ataxie. Die Patientinnen benutzen ihre Hände nicht und bedürfen im Verlaufe des Leidens der Pflege für das alltägliche Leben (OPITZ et al. 1986).

- Das *Sjögren-Larsson-Syndrom* mit kongenitaler Ichtyose, Tetraplegie oder Diplegie und geistiger Behinderung (JAGELL et al. 1984);
- *Chorea Huntington*, recht bekannt als angeborene Stoffwechselstörung mit zentralnervösen Symptomen, wobei der intellektuelle Abbau häufig spät im Leben einsetzt;
- *Lawrence-Moon-Bardet-Biedl-Syndrom* mit Adipositas, Hypogenitalismus und geistiger Behinderung.

Dieses Syndrom ist bisweilen schwierig vom Prader-Willi-Syndrom abzugrenzen. Jedoch gibt es beim Prader-Willi-Syndrom keine Retinitis und keine Polydaktylie. Einige Syndrome sind mit Abnormitäten des oro-fazio-digitalen Systems verbunden. Bei anderen Gruppen von Abnormitäten kommt es zu Dysplasien des ektodermalen Systems und des Gesichts. Schließlich sind viele Syndrome mit Mikrozephalie unterschiedlichen Typs verbunden. Eine gut bekannte erbliche Form wird *Mikrocephalia vera* genannt.

Bei einigen der obenerwähnten Erkrankungen ist der genetische Mechanismus als *multifaktoriell* anzusehen.

Untersuchungen zum biochemischen Screening an institutionalisierten Patienten zeigten vielgestaltige biochemische Abnormitäten. Auch bei den chromosomalen Störungen, z. B. Down-Syndrom, ist es nun möglich, unterschiedliche metabolische Abweichungen zu beschreiben (s. Kapitel Genopathien in diesem Band). Auch bei Fällen, bei welchen eine Verbindung zu Umweltschäden angenommen wird, können biochemische Abweichungen gezeigt werden, z. B. Veränderungen der Zink-Ausscheidung im Urin bei Kindern mit fötalem Alkohol-Syndrom (Assadi u. Ziai 1986). Bei einigen Syndromen ist es wichtiger, Abweichungen des Immunsystems zu analysieren und eine Gewebetypisierung durchzuführen. Dies gilt z. B. für das Louis-Bar-Syndrom und für die Fanconi-Anämie. Seit kurzem ist eine DNA-Analyse möglich, um die Diagnose zu machen (Weatherall 1985). Die laufend fortgesetzte Diagnostik aller geistig Behinderten umfaßt nicht nur eine differenzierte ätiologische Beurteilung, sondern auch eine Beschreibung aller zusätzlichen Handicaps, Symptome und Erkrankungen. Es ist wesentlich, dies schon in früher Kindheit durchzuführen, da einige dieser Erkrankungen progressiv sind und mit einem frühen Tod enden. Für die Familie ist es sehr wichtig, daß alles getan worden ist, um zu einer vollen Diagnose zu gelangen, bevor der Zustand zu ernst geworden ist, um noch weitere Untersuchungen zu erlauben. Bei verbesserter Lebenserwartung, auch für sehr schwere Fälle, sind indessen neue Syndrombeschreibungen und Verlaufsstudien in unterschiedlichen Lebensabschnitten erforderlich. Dies ist nicht nur für die Information der einzelnen Betroffenen und der Familie wichtig, sondern auch zur Etablierung neuen Wissens über die Abnormitäten der verschiedenen Organsysteme. Schließlich hat sich die Behandlung auf diesem Feld ermutigend entwickelt, wenngleich es nur für wenige Krankheiten außer der genetischen Beratung und der Interruptio nach pränataler Diagnostik eine wirkliche Prävention gibt. Die neuere Forschung zeigt jedoch für den Bereich der Vitamine und ihrer Beziehungen zur neurologischen Entwicklung und Funktion vielversprechende Ansätze (Muller et al. 1983). Die Möglichkeiten einer Transplantation, DNA-Analyse des Embryos und Therapie durch Genersatz stehen im Beginn und lassen sich derzeit nur bei wenigen Krankheiten einsetzen. Neuere Untersuchungen haben gezeigt, daß bei einigen Fällen mit Defekten des Spinalkanals Vitaminzufuhr *präventiv* wirkt (Smithells 1986). Das ist nicht nur für die Fälle mit *spina bifida cystica* beachtlich, sondern auch für die damit verbundene Arnold Chiari-Mißbildung und die Entwicklung eines *Hydrozephalus*. In vielen Ländern werden Shunt-Operationen zur Hydrozephalus-Vorbeugung bei Oligophrenen eingesetzt.

b) Spezielle Syndrome

Der Anteil dieser speziellen Syndrome sowohl bei schwergradiger als auch bei leichtgradiger geistiger Behinderung wird auf 5% veranschlagt.

Es ist hier unmöglich, alle Syndrome zu erwähnen, die mehr oder minder häufig mit Oligophrenie kombiniert sind. Mit dem anwachsenden Wissen über chromosomale Störungen, biochemische Krankheiten und mit der kontinuierlichen klinischen Beobachtung vergrößert sich die Zahl neuer Syndrome ständig. Bei einigen Syndromen gibt es nahezu immer eine geistige Behinderung mehr oder minder schweren Grades (z. B. beim Cornelia de Lange-Syndrom). Bei anderen Fällen kommt es nur in 20% zu Oligophrenie und dies stets in einer milden Form (Fanconi-Anämie-Syndrom). Viele Syndrome sind mit Mißbildungen des Schädels verbunden und beeinträchtigen auf diesem Wege die Entwicklung des Zentralnervensystems. Oft betrifft die Abnormität aller Merkmale des Kopfes, z. B. beim Crouzon-Syndrom, wo diese Abnormität des Kopfes so hervorsticht, daß von einem „Turmschädel" gesprochen wird. Eines der Hauptsymptome ist hier die Akrozephalie. Ein allgemeines Zeichen vieler Syndrome mit geistiger Behinderung ist die mikrozephale Kopfform. Daher gehört die Messung des Kopfumfanges im Vergleich zur Kopfhöhe sowie der Höhe und des Umfangs des Kopfes im Vergleich zum Alter zu den wichtigen diagnostischen Prozeduren. Hier ist es auch wesentlich, das Geburtsgewicht des Kindes zu kennen, da die Entwicklung des Kopfes z. B. mit Unreife korreliert (JANSEN 1982).

Eine Gruppierung dieser Syndrome ist auf vielfache Weise möglich, z. B. nach WIEDEMANN et al. (1985):

Syndrome mit den folgenden Symptomen im Vordergrund:

- Anomalien des Schädels und/oder Gesichts;
- Syndrome mit Hochwuchs;
- Wachstumshemmung (premordial und/oder postnatal; proportioniert oder disproportioniert);
- altes Aussehen;
- dünnes und mageres Aussehen;
- Adipositas;
- Abnormitäten des Nackens und/oder der Schulterregionen;
- Anomalien des Abdomens und der Beckenregion;
- Pigmentanomalien;
- Bindegewebsschwäche;
- Abnormitäten des Knochensystems;
- Anomalien der Extremitäten;
- Abnormitäten des Skeletts und der Weichteile;
- Anomalien der Hände oder Füße;
- Symptome innerer Organe, z. B. des kardiovaskulären Systems.

Schließlich besteht die Möglichkeit, nach Grad und Häufigkeit psychomotorischer und geistiger Retardierung zu gruppieren. Einige dieser Syndrome sind sehr selten und schwierig zu diagnostizieren. Bei anderen Symptomen treten spezifische Züge und Zeichen so deutlich hervor, daß sie ziemlich häufig diagnostiziert werden. Die verschiedenen Spezialisten mögen jeweils auf andere Weise einordnen, so z. B. der Dermatologe, der Zahnarzt, der Ophthalmologe, der Ohrenarzt. Ihre Hilfe bei der Diagnostik ist unschätzbar. Beim anwachsenden Wissen über all diese Syndrome ist es eine große Hilfe, einen Syndrom-Atlas zu haben oder

besser noch ein Computerprogramm der Mißbildungssymptome, wie es durch
Baraitser (1987) beschrieben worden ist. Im folgenden können nur wenige dieser
Syndrome erwähnt werden.

Rubinstein-Taybi-Syndrom. Es gehört zu den bekannten MCA/MR-Syndromen
und ist unter schwergradig geistig Behinderten nicht selten (etwa $^1/_{500}$). Es wird
indessen auch bei leichtgradigen Oligophrenien gefunden. Wesentliche Zeichen:
Mikrozephalie unterschiedlichen Schweregrades, antimongoloide Stellung der
palpebralen Fissuren, Epicanthi, schnabelförmige Nase, hoher Gaumen, leicht
zurückfallendes Kinn; abnorme Hände unterschiedlichen Schweregrades, abnorme Stellung der Daumen und/oder großen Zehen sowie – ein sehr bedeutsames
Zeichen – breite distale Phalangen der Daumen und großen Zehen; Zwergwuchs,
gewöhnlich unter 30%, EEG-Abnormitäten und ausgeprägte Oligophrenie.

Genetische Faktoren sind anzunehmen (Konkordanz bei eineiigen Zwillingen). In Fällen mit leichtgradigen geistigen Behinderungen ist dies Syndrom oft
mit psychotischen Zügen oder Verhaltensstörungen verbunden.

Cornelia de Lange-Syndrom. Unter schwergradigen und leichtgradigen geistigen
Behinderungen wird dies Syndrom nicht selten gefunden (etwa $^1/_{1000}$). Das Gesicht ist pathognomonisch, insbesondere die Augen und ihre Umgebung: buschi-
ge Augenbrauen, die über der Nasenwurzel zusammentreffen, Hypertelorismus,
antimongoloider Schiefstand der Augenwinkel. Sehr typisch sind der vergrößerte
nasolabiale Abstand, vorstehendes Philtrum, schmale Lippen, heruntergezogene
Mundwinkel, leicht aufwärtsgekehrte Nasenlöcher. Am Hals liegt die Haargrenze
niedrig; häufig sind Mikrobrachyzephalien. Die Stimme ist oft tief, heiser und
ziemlich ausdruckslos. Es gibt Hirsutismus, Zwergwuchs und Abnormitäten der
Hände und Füße mit proximal displazierten Daumen, kurzem Kleinfinger, Vier-
fingerfurchen. In weniger typischen Fällen kann eines der Zeichen in der Einschränkung der Beweglichkeit für Pronation und Supination der Ellenbogen bestehen. Die Ätiologie ist unbekannt. Für einige Fälle sind chromosomale Abnormitäten beschrieben worden (Beck u. Mikkelsen 1981).

Prader-Willi-Syndrom. Dieses Syndrom tritt zumindest einmal bei 10000 Neugeborenen auf. Es findet sich in Kombination sowohl mit leichtgradiger als auch mit
schwergradiger geistiger Behinderung. Hauptzeichen: sehr typisches Erscheinungsbild nicht nur des Gesichts, sondern des ganzen Menschen, mit schmalem
Gesichtsschädel, mandelförmigen Augen, dreieckigem Mund, ziemlich flachem
Gesicht, breiten Schultern und Oberkörper im Kontrast zu Extremitäten mit
schmalen Händen und Füßen und sehr typischen Valgus-Knien. Mütter berichten
über verringerte Schwangerschaftsbewegung, über Hypotonie und Atonie beim
Säugling mit schwachem Schreien und erschwertem Saugen und Schlucken. Bei
einigen Fällen verminderte Körpergröße. Die kongenitale muskuläre Hypotonie
verringert sich mit dem weiteren Wachstum, es kommt zu einer Verbesserung des
Tonus etwa nach der zweiten Hälfte des ersten Lebensjahres. Die Übergewichtig-
keit ist schwer anzugehen; die Polyphagie läßt sich kaum verringern, da die geistige Retardierung alle Anstrengungen vereitelt. Häufig sieht man eine verspätete
Pubertät, bei männlichen Patienten Hypoplasie des Skrotums und nicht selten
Kryptorchismus. Bei Mädchen fehlen oft die Labia minora, und die Labia majora

bleiben unterentwickelt. Bei beiden Geschlechtern kann es später (im 2. Lebensjahrzehnt) zu einem Diabetes mellitus mit milder Verlaufsform kommen. Kürzlich wurde für viele Fälle eine Verbindung zu Abnormitäten des Chromosoms 15 aufgewiesen (s. Kapitel Genopathien in diesem Band).

Sotos-Syndrom (zerebrales Gigantismus-Syndrom). Dies Syndrom ist nicht sehr selten, indessen ist die Häufigkeit, bezogen auf die Geburten, unbekannt. Hauptzeichen: Akzeleration der Knochenreifung und Zahnung, Makrokranie, abnorm große Hände und Füße. Ungewöhnliches Gesicht mit hoher, prominenter Stirn, zurückgezogener Haargrenze oder frontaler Glatze, Hypertelorismus und leichter Aus- und Abwärtsneigung der Augenlider. Kongenitale zerebrale Schädigung mit retardierter psychomotorischer und geistiger Entwicklung schweren Ausprägungsgrades. Das beschleunigte Wachstum ist nur in den ersten beiden Lebensjahrzehnten deutlich. Die Körperhöhe des Erwachsenen mißt durchschnittlich, bisweilen unter dem Durchschnitt. Die Fälle sind manchmal sporadisch; bisweilen ist ein dominanter Erbgang festgestellt worden.

c) Durch Umgebungseinflüsse pränatal erworbene Schädigungen

α) Embryopathien toxischer Verursachung
Nach der Entdeckung der Viruseffekte auf den Fötus richtete sich die Aufmerksamkeit bald auf andere Umweltfaktoren, welche geistige Behinderung bewirken können. Die früheren Beobachtungen von Abnormitäten bei *Kindern von Alkoholikerinnen* waren mehr oder weniger vergessen, als die Erstbeschreibung des fötalen Alkoholsyndroms (FAS) durch JONES et al. (1973) die Diskussion der Wirkung von Alkohol auf das noch nicht geborene Kind wiederbelebte. Obwohl spätere Untersuchungen gezeigt haben, daß das voll entwickelte Syndrom selten ist, konnte gezeigt werden (HAGBERG et al. 1981), daß die Prävalenz des unvollständigen FAS bei Kindern einer schwedischen Stadt auf 10% der Kinder mit leichtgradigen geistigen Behinderungen einzuschätzen ist. ARONSON untersuchte 1984 die Nachkommen von 30 alkoholkranken Müttern, d. h. eine Population von 103 Kindern. Wenn Grenzfälle zur geistigen Behinderung einbezogen wurden, zeigten etwa ein Drittel dieser Kinder neuropsychologische Symptome. Der Mechanismus dieser toxischen Einwirkung wurde studiert. Es war indessen sehr schwierig, genau zu beschreiben, was passiert, wann die Alkoholaufnahme Wirkung zeigt und welche Konzentration und Dauer des Blutalkohols signifikant sind. Aus vielen Tierexperimenten und Untersuchungen an Nachkommen von Alkoholikerinnen ergaben sich unterschiedliche Mechanismen: Alkoholisierung der Mutter beeinträchtigt die mütterliche und neonatale Glukosebalance (WITEK-JANUSEK 1986); die Obstruktion der oberen Atemwege bei Kindern mit FAS bewirkt viele der Symptome (USOWICZ et al. 1986). Es konnte auch gezeigt werden, daß die Mutter unter einem Mangel wesentlicher Nahrungsproteine und Vitamine leidet, wenn der Alkoholkonsum ein gewisses Ausmaß erreicht. In anderen Fällen wurde betont, daß die ganze Umweltsituation dieser Familien beeinträchtigt ist und daß sich die Einnahme anderer Drogen zusammen mit massivem Zigarettenrauchen ungünstig auswirkt. Offensichtlich haben die geistige Behinderung und andere Symptome, die bei den Nachkommen von Alkoholikerinnen gesehen werden, eine *multifaktorielle Ätiologie*.

Andere ungünstige pränatale toxische Einflüsse. Ohne daß die Wirkungsmechanismen bekannt sind, wird heute allgemein davon ausgegangen, daß *Tabakrauchen* während der Schwangerschaft zu einer Reduktion des Geburtsgewichts führt. Das Ausmaß hängt neben anderem von der Intensität des Rauchens der Mutter ab. Tragfähige Beweise für kongenitale Anomalien mit geistigen Behinderungen, für perinatale Mortalität oder andere schwere Folgen gibt es nicht. Wenn eine Verbindung besteht, so könnte sie über Beeinträchtigungen der perinatalen Respiration laufen. Von anderen Substanzen wie *Kaffee, Tee* usw. mit hohem Koffeingehalt wurde angenommen, daß sie für das ungeborene Kind riskant seien. Es war indessen nicht möglich, dies zu beweisen, es sei denn, der tägliche Gebrauch erreiche ein abnormes Ausmaß. Untersuchungen in diesem Feld toxischer Agentien beim ungeborenen Kind sind sehr schwierig. Wenn der Einfluß einer gewissen *Droge oder eines chemischen Agens* bewiesen werden soll, bedarf es gründlicher longitudinaler *prospektiver* Untersuchungen. Solche Programme sind schon in den 50er Jahren durchgeführt worden; auf dem Hintergrund des heutigen Wissens könnte es nützlich sein, sie zu wiederholen. Zur Zeit kommen viele der Daten aus retrospektiven Falluntersuchungen. Wie die Abb. 1 zeigt, stellt die Entwicklung des menschlichen Gehirns einen sehr langen Prozeß dar. DOBBING et al. (1985) beschrieben die Bedeutung der „Hirnwachstumsspurt" von der 13. Schwangerschaftswoche bis zum 2., vielleicht bis zum 3. Geburtstag. Geistige Behinderung, Verhaltensabnormitäten, Plumpheit, Lernschwierigkeiten, alles das kann Resultat irgendeiner Schädigung während der Entwicklung sein, begleitet von kongenitalen Mißbildungen anderer Organe. Wie die Abb. 1 zeigt, ist dies zumal während des ersten Trimesters der Embryonalentwicklung der Fall. Die wichtige Frage für Entwicklungsländer mit großen Gruppen unterernährter schwangerer Frauen und unterernährter Kinder erhält zusätzlich Licht durch die sehr komplizierte Forschung über das Hirnwachstum bei anderen Säugern. Es ist indessen schwierig, Vergleiche mit dem menschlichen Gehirn in seiner sehr prolongierten Entwicklung zu ziehen. Die erwähnten teratogenen Substanzen beziehen sich nicht nur auf *medizinische Pharmaka* wie Antiepileptika, Psychopharmaka einschließlich Lithium, Antikoagulantien, Abortiva wie Aminapterin, sondern auch auf gewisse Vitamine, wie sie jetzt in Familien mit einer Neigung zu Defekten des Spinalkanals vorbeugend benutzt werden. Auch die Folsäure, die hier Verwendung findet, ist beschuldigt worden; ebenso können Medikamente, welche das endokrine System beeinflussen oder Hormone enthalten, nicht nur teratogen wirken, sondern auch aufgrund der geschädigten Fötus das spätere Leben beeinflussen. Drogenabhängige können den Fötus nicht nur durch den Drogengebrauch schädigen, sondern auch durch die Metadon-Kur.

Metallische Gifte, insbesondere Quecksilber und seine Derivate wirken auf den Fötus stark schädigend. Die toxischen Auswirkungen des *Bleies* beschränken sich nicht nur auf die pränatale Periode, sondern auch auf die frühe oder späte Kindheit. Das konnte an bleihaltigen Kraftstoffen gezeigt werden; in den arabischen Ländern ist eine neue und wesentliche Bleiquelle, nämlich verbleites „Kohl", das von schwangeren Frauen und Frauen aller Altersstufen zur Augenkosmetik verwendet wird (SHALTOUT et al. 1986).

In vielen Industrieländern werden schwangere Frauen zunehmend bewußter vor *Industriechemikalien* des täglichen Arbeitslebens geschützt. Chemikalien, von denen angenommen wird, sie seien kanzerogen, werden auch für das ungeborene Kind als riskant angesehen. Es war indessen bisher nicht möglich, ein Anwachsen geistiger Behinderungen oder kongenitaler Mißbildungen während der letzten Dekaden nachzuweisen, obwohl in dieser Zeit der Prozentsatz zumal jüngerer, in der Industrie tätiger Frauen erheblich anstieg. Indessen besteht der Verdacht, daß hier ein Nachteil für das ungeborene Kind liegt, und die Gewerkschaften unternehmen verstärkt Schritte, schwangere Frauen zu unterstützen, die den Kontakt mit den o. g. Chemikalien während der Schwangerschaft zu vermeiden wünschen. Ebenso verhalten sich viele Frauen, die in Büros mit Screens und zu Hause mit Mikrowellenherden arbeiten.

β) Pränatale physikalische Schädigungen
Pränatale physikalische Schädigungen sind als Ursachen kongenitaler Mißbildungen und geistiger Behinderung gut bekannt. Bestrahlungen während früher Embryonalentwicklungen und schwere Traumen in jeder Schwangerschaftsperiode können entweder zu Aborten und Frühgeburten oder zu Mißbildungen führen.

γ) Pränatale Infektionen
Mit der Beobachtung von GREGG (1941), daß kongenitale Mißbildungen mit Hirnbeteiligung Folge einer *Rubeola-Infektion* der Mutter sein können, begann die Entwicklung der modernen Teratologie. Viele *andere Virusinfektionen* sind als teratogene Risikofaktoren bekannt: z. B. das Herpes-Virus und das Zytomegalie-Virus. *Protozoen-Infektionen* mit Toxoplasmose und der Umgang mit Kartoffeln, welche durch *Fungus* infiziert sind, können teratogen wirken. In vielen Ländern gibt es jetzt die Vakzination zur Vermeidung von Virusinfektionen, insbesondere der Infektion schwangerer Frauen mit Röteln.

δ) Andere Schädigungen
Andere unbekannte und multibaktorielle teratogene Risiken werden vermutet. Vor allem in Entwicklungsländern kommt es zu einer Kombination von Infektionen, Wachstumsstörungen als Folge von *Unterernährung* (sie beruht nicht notwendigerweise auf einem Fehlen von Nahrungsmitteln, sondern auch auf unausgewogener Ernährung), sozialer Deprivation und Lernbehinderungen im späteren Leben. In derart benachteiligten Gemeinschaften kann dieser circulus vitiosus sowohl leichtgradige als auch schwere geistige Behinderungen bewirken.

d) Geistige Behinderung auf dem Boden perinataler Schädigung

Obwohl die perinatale Periode früher als eine sehr kurze Zeitstrecke um die Geburt herum angesehen wurde, hatte sie beträchtlichen Einfluß auf die Epidemiologie der Oligophrenien. Alte Lehrbücher beschreiben einen ziemlich hohen Prozentsatz an geistigen Behinderungen, welche durch perinatale Schäden bewirkt werden. Die Gründe hierfür liegen im folgenden: Diese Gruppe umfaßte sowohl unreife Geburten, die nach dem niedrigen Geburtsgewicht definiert wurden,

Mehrfachgeburten mit einem für das Schwangerschaftsalter zu kleinen Fötus als auch die wirklich geburtstraumatisch geschädigten Fälle, Asphyxie und bei der Geburt erworbene Infektionen (z. B. durch Herpes-Virus in den Genitalorganen der Mutter). Mit der wachsenden Kenntnis der chromosomalen Störungen, der biochemischen Anomalien und Syndrome verringerte sich diese Gruppe und wird nun ätiologisch untergliedert.

Die Intensivversorgung des Neugeborenen wird jetzt intensiv diskutiert. Ist sie ein Erfolg oder ein Fehler (STAHLMAN 1984)? Die Beobachtung von Kindern mit sehr niedrigem Geburtsgewicht hat gezeigt, daß deren Prognose nicht schlecht ist, und zwar sowohl bei einem Geburtsgewicht unter 1 500 g als auch noch bei einem Geburtsgewicht unter 1 000 g. Die Prognose für unreif Geborene hängt sehr vom sozialen und edukativen Niveau der Eltern ab. Es gibt indessen schwere Komplikationen bezüglich der Lungen sowie intrakranieller Blutungen (bei einem Drittel der Neugeborenen mit sehr niedrigem Geburtsgewicht). Ein weiteres bedeutsames Risiko für diese Kinder ist die retrolentale Fibroplasie, welche Blindheit verursacht. Die Beobachtungsperiode für die Vorbeugung und intensive Versorgung aller ernsthaften Komplikationen ist heute noch zu kurz; es wird aber wichtig sein, den Verlauf der Behandlungen und die Möglichkeiten einer Voraussage von Komplikationen und ihren Folgen sorgfältig zu beobachten. Wird in diesem Zusammenhang von Prävention geistiger Behinderung gesprochen, so ist daran zu erinnern, daß das Niveau der geburtshilflichen Beobachtung der schwangeren Frau, die optimale Geburtsdurchführung, die optimale Neugeborenen-Versorgung und die Möglichkeit der Intensivversorgung von Risiko- und unreifen Kindern wichtig sind.

e) Postnatal eintretende Oligophrenien

Heute wird die postnatale Periode oft als die Zeit vom 1. Lebensmonat bis zur Pubertät definiert. In älteren großen Institutionen findet man noch einige Patienten mit Oligophrenie, verursacht durch Meningitis, Enzephalitis und andere zentralnervöse Infektionen, etwa tuberkulösen oder anderen Ursprunges. In entwickelten Ländern kommt es dazu heute sehr selten. Indessen, andere ätiologische Faktoren sind bedeutsam: Mit der wachsenden Zahl verletzter Kinder, insbesondere im Verkehr, verursachen schwere physikalische Traumatisierungen des Kopfes eine zunehmende Zahl von Enzephalopathien. Kindesmißbrauch mit schweren kraniellen Verletzungen des Kleinkindes oder Kindes ist heute häufig Ursache von intellektuellen Verhaltens- und anderen Störungen. Es kann im Einzelfall schwierig sein, die wahre Ursache aufzudecken, da oft eine multifaktorielle Ätiologie vorliegt.

Bei leichtgradigen geistigen Behinderungen verknüpft sich die soziale und edukative Deprivation, z. B. geistige Behinderung der Eltern und/oder Zugehörigkeit zur unteren Sozialschicht. Die ganze Frage ist eng mit der psychologischen Forschung und polygenetischen Theorien der Intelligenz verbunden, insbesondere mit Zwillings- und Adoptionsstudien. Die bekanntesten Experimente, die durchgeführt worden sind, um zu beweisen, daß es durch spezifische frühe Stimulation möglich ist, die intellektuelle Entwicklung von Risikokindern zu ändern, ist das Milwaukee-Projekt (GARBER 1987). Leichtgradige geistige Behinderung ist eine

sehr komplexe Verfassung und die damit verknüpften Beeinträchtigungen sind
stärker auf die Gemeinschaft bezogen als bei schwerer geistiger Behinderung. Prävention und Therapie sind hier sehr komplex. Wiewohl das Milwaukee-Pro-
gramm sehr gut entworfen war und mit langjährigen Longitudinal-Untersuchungen einhergeht, ist es nicht immer leicht, die Resultate aus einer bestimmten Gemeinschaft mit denjenigen einer anderen zu vergleichen. So können z. B. die Fälle,
welche für die Experimental-Gruppe benutzt werden, vielleicht als eine besondere
Gruppe beeinträchtigter Familien aus amerikanischen Slumgebieten angesehen
werden. In anderen Ländern, z. B. den skandinavischen, würde das Sozialsystem
für diese Gruppe sorgen und damit Veränderungen bewirken, die den in der Mil-
waukee-Studie erreichten gleichen. Es kommt hinzu, daß die Zusammenarbeit
zwischen Untersuchern und Familien sehr schwierig ist, da die geistig behinderten
Mütter gegen eine Zusammenarbeit abweisend sind, was dann zu einem beträchtlichen drop-out führt. Nur wenige Forscher, die in diesem Feld gearbeitet haben,
halten es für möglich, durch frühe Stimulation z. B. eine Gruppe von geistig
schwerbehinderten Kindern in eine Gruppe normaler Kinder zu verwandeln. Er-
reichbar ist die Verringerung der Anzahl geistig Schwerbehinderter durch hinreichende Stimulierung und Unterstützung der Familie und des Kindes. Vielleicht
ist es dann möglich, einige Fälle aus der Gruppe leichtgradig geistig Behinderter
in die Randgruppe zur Normalität hinzuführen.

Praktisch können alle Risikofaktoren, teratogene Schäden usw., den Säugling
und das Kind während der Entwicklung treffen und schwere Schäden herbeiführen. Indessen bleiben bei Schäden in späteren Entwicklungsperioden einige insu-
läre Persönlichkeitsanteile und intellektuelle Möglichkeiten erhalten.

IV. Komplikationen mit anderen Behinderungen

1. Psychiatrie und Oligophrenie

Als das Interesse an diesem Gebiet zu Beginn des 19. Jahrhunderts einsetzte, waren die Pioniere häufig Psychiater, und in vielen Ländern sind die ersten Prävalenz-Untersuchungen und Beschreibungen Oligophrener durch die Psychiater geleistet worden. Nach dieser alten Tradition oblag die Behandlung geistiger Behinderung, insbesondere bei Erwachsenen, der Psychiatrie – heute der Sozialpsych-
iatrie. Es überrascht daher die starke Diskrepanz der von unterschiedlichen Autoren berichteten Prävalenzraten für psychiatrische Krankheiten. Überprüft man
diese Untersuchungen, so wird deutlich, daß einige der Diskrepanzen von unterschiedlichen Definitionen und unterschiedlicher Methodik abhängen. Manche
dieser psychiatrischen Komplikationen sind nicht so leicht zu beschreiben, indessen locker verknüpft mit abnormer Anpassungsfähigkeit, Temperament, Persönlichkeit, Verhalten, nicht aber mit einer klar umrissenen psychiatrischen Erkrankung. REID (1982) betonte in dieser und anderen Publikationen die Tendenz zu
einer diagnostischen Vernachlässigung z. B. von schizophrenen und dementiellen
Zuständen bei Oligophrenen. In einer schwedischen Untersuchung von nahezu
15 000 Personen (GÖSTASON u. ÅKESSON 1986) der Altersgruppe 20–60 Jahre, welche am 1. Juli 1977 in einem schwedischen Bezirk wohnten, wurden sowohl Stan-

dard-IQ-Tests verwendet, als auch Vergleiche der seelischen Morbidität mit der Comprehensive Psycho-pathological Rating Scale (CPRS) und DSM III gemacht. Darüber hinaus wurden die leichtgradig geistig Behinderten und die Kontrollgruppe hinsichtlich Neurotizismus und Extraversion-Introversion mit Eysencks Personality Inventory (EPI) verglichen. Einige Ergebnisse sind wichtig: Für die Gruppe der schwergradig geistig Behinderten wurde eine angehobene seelische Morbidität im Vergleich zur Gruppe leichtgradig geistig Behinderter und einer Kontrollgruppe mit höherer Intelligenz gefunden. „Die angehobene seelische Morbidität bestand im wesentlichen in psychiatrischen Erscheinungen, welche ätiologisch auf die Hirnschädigung oder zerebrale Dysfunktion zu beziehen war und häufig chronisch psychoorganische Syndrome bewirkte. Bei den schwergradig geistig Behinderten wurde keine Beziehung zwischen institutioneller Umgebung und der Entwicklung dieser psychiatrischen Morbidität gefunden."

Die Gruppe leichtgradig geistig Behinderter zeigte im Vergleich zu den Kontrollen mit höheren Intelligenz-Werten auf der CPR-Skala lediglich bei einigen Variablen der Skala signifikante Differenzen. Die Untersuchung bestätigte die bekannte Tatsache, daß die Gruppe leichtgradig geistig Behinderter ein höheres Maß an Neurotizismus aufweist als Personen mit höherer Intelligenz. Weitere wichtige skandinavische Untersuchungen wurden von LUND (1985 a–c, 1986) durchgeführt, und zwar auf der Grundlage des Registers des dänischen nationalen Dienstes für geistig Behinderte: 22 982 Personen (DUPONT 1975). Diese Daten wurden auf dem Wege der Computerisierung verknüpft mit denjenigen des dänischen nationalen psychiatrischen Registers (DUPONT 1983) mit einer jährlichen Aufnahmezahl von 47 000 bei etwa 10 000 Betten. Diese Registerstudien wurden durch eine Fragebogen-Untersuchung und eine Analyse von 302 geistig behinderten Erwachsenen ergänzt, aus denen nach epidemiologischen Kriterien eine Stich-

Tabelle 3. Prävalenzraten (%) psychiatrischer Störungen bei geistig behinderten Erwachsenen nach dem Grad der Behinderung. (Nach LUND 1985c) (Total $N = 302$)

	Grad der geistigen Behinderung WHO ICD-8					
	IQ 85–68	IQ 67–52	IQ 51–36	IQ 35–20	IQ 19–0	Unklassifiz.
	310 ($n = 30$)	311 ($n = 77$)	312 ($n = 85$)	313 ($n = 34$)	314 ($n = 25$)	315 ($n = 51$)
Schizophrenie	3,3	2,6	1,2	–	–	–
Affektive Erkrankungen	3,3	2,6	1,2	2,9	–	–
Demenz	–	–	7,1	8,8	4,0	2,0
Frühkindlicher Autismus	–	1,3	5,9	5,9	4,0	3,9
Psychose unsicherer Zuordnung	–	1,3	1,2	11,8	32,0	2,0
Neurose	3,3	3,9	1,2	–	–	2,0
Verhaltensstörungen	10,0	6,5	15,3	11,8	–	15,7
Keine Störungen	80,0	81,8	67,1	58,8	60,0	74,5

probe gezogen worden war, die hinsichtlich Handicaps, Verhalten, Fertigkeiten und Psychopathologie mit der MRC-HBS-Schedule und einer psychiatrischen Item-Liste untersucht wurde. In der schwedischen Untersuchung lag die Prävalenz-Rate für psychiatrische Störungen mit 27,1% niedriger als in anderen Studien. Die Beziehung zwischen unterschiedlichen Schweregraden geistiger Behinderung und psychiatrischen Störungen ergibt sich aus Tabelle 3.

2. Somatische Komplikationen und Behinderungen, Mehrfachbehinderungen

Die geistig Behinderten bilden eine sehr heterogene Gruppe. Der Schweregrad der Behinderung kann sich schnell wandeln. Sehr wenige Fälle sind ohne Komplikationen. Die Gesamtpopulation geistig Behinderter in einem Land unterliegt derselben Morbidität aller Arten bekannter Krankheiten wie die Allgemeinbevölkerung. Es gibt jedoch einige spezielle Komplikationen, die zu der Behinderung hinzu kommen können.

Oligophrene sind oft *mehrfach behindert* (CURTIS u. DONLON 1985). Je schwerer die geistige Behinderung, um so häufiger kommt es zu anderen Handicaps (s. Tabelle 4). Schwergradige geistige Behinderungen ohne Komplikationen sind sehr selten. In der Gruppe der mäßiggradig Behinderten findet sich eine Häufung anderer Handicaps: andere Symptome einer Hirnschädigung (zerebrale Lähmungen, Epilepsie, leichte Hirnschäden), sensorische Behinderungen oder andere Defekte. Bei den leichtgradig geistig behinderten Schulkindern lassen sich dieselben

Tabelle 4. SMR und kombinierte Störungen bei 154 Kindern. (Nach BERNSEN 1981)

	Zerebrale Lähmung (ICD 343)	Epilepsie (ICD 345)	Hör-behin-derung	Visuelle Behin-derung	Total	
MR + einfache Behinderung	6	11	4 (3)	39 (19)	60	39%
MR + zwei Behinderungen zerebrale Lähmung +		9	1	3	13	
Epilepsie +			1 (1)	13 (7)	14	33 = 21%
Hörbehinderung				6 (4)	6	
MR + drei Behinderungen zerebrale Lähmung +			3 (1)	22 (13)	25	26 = 17%
Epilepsie + Hörbe-hinderung				1	1	
MR + vier Behinderungen zerebrale Lähmung + Epilepsie + Hörbe-hinderung				7 (3)	7	= 5%
					126	= 82%
Geistige Behinderung (ohne die o. e. Behinde-rungen)					28	= 18%

In Klammern: etwaige Behinderungen.

Defekte finden wie bei anderen Kindern im Schulalter: kleine orthopädische Abnormitäten, Refraktionsanomalien (zumal Hypermetropie). Deren Häufigkeit
liegt indessen höher als bei den nicht behinderten Schülern.

*Komplikationen, welche durch dieselbe Ätiologie bewirkt werden wie die geistige Be-
hinderung.* Der Defekt, die Schädigung oder Dysfunktion, welche das Hirn und
Zentralnervensystem betrifft, beeinträchtigt auch die übrigen Funktionen. Daraus resultiert: Geistige Behinderung kombiniert sich mit zerebraler Lähmung, mit
Epilepsie, mit kommunikativen oder sensorischen Defekten. Geistige Behinderung ist bisweilen mit Erkrankungen des Muskelsystems, des kardiovaskulären
Systems und des dermatologischen Systems verknüpft. Sie kann auch mit anderen
angeborenen Stoffwechselabweichungen oder kongenitalen Mißbildungen kombiniert sein.

a) Zerebrale Lähmungen

Aus großen Übersichten (HANSEN 1960) wissen wir, daß nahezu die Hälfte aller
Patienten mit zerebralen Lähmungen eine normale intellektuelle Funktion hat.
Eine große Anzahl (etwa 20% der Fälle mit schwerer geistiger Behinderung) leidet unter zerebralen Lähmungen usw. Ein großer Prozentsatz schwerstgradiger
Fälle mit Lähmungen ist zugleich schwergradig geistig behindert. Die Patienten
leiden nicht nur unter schwerer Blindheit und schweren Hördefekten, doch ist es
schwierig, die intellektuelle Funktion solcher Menschen zu bestimmen. So werden
vor allem Personen mit Athetosen im Intelligenztest häufig unterschätzt.

   Viele Personen mit leichtgradiger geistiger Behinderung leiden unter zerebralen Lähmungen oder anderen neurologischen Symptomen leichten Grades, und
hier ist es besonders bedeutsam, alle Handicaps zu berücksichtigen. Eine gründ-
liche neurologische Untersuchung ist daher zur Beurteilung einer geistig behinderten Person wesentlich.

b) Epilepsie

Unter den institutionalisierten geistig Behinderten haben 25% epileptische Zustände unterschiedlichen Typs und Schweregrades. Es kann sich dabei um große
generalisierte Krampfanfälle mit Bewußtlosigkeit, unfreiwilligem Abgang von
Stuhl und Urin sowie tonisch-klonischen Anfällen handeln. Es kann auch zu anderen Typen von Anfällen kommen. Bei Kindern werden spezielle Anfallstypen
gesehen, und es ist wichtig, sie zu diagnostizieren und zu behandeln. Manchmal
werden Patienten als geistig behindert registriert, deren Dysfunktion auf kontinuierlichen kleinen epileptischen Anfällen beruht. Es gibt auch atypische Anfälle
(epileptische Äquivalente). Die Anfälle können Symptome im Bereich der unter-
schiedlichsten Organe hervorrufen und ohne Bewußtseinsverlust einhergehen. Jedes Organ kann betroffen sein. Die Symptomatik kann Erbrechen, abdominelle
Schmerzen, Störungen der Temperaturregulation (sowohl zu hoch als auch zu
niedrig) betreffen, oder es kann zu Störungen der psychischen Funktionen kommen, z. B. zu plötzlichen Angstanfällen oder anfallsartig auftretenden Erregungs-
und Aggressionszuständen. Manchmal bricht die Person ohne zureichenden äu-

ßeren Grund in Tränen oder Gelächter aus. In anderen Fällen, zumal bei Kindern, kommt es zu Anfällen mit muskulären Tonusverlust, wobei dann die Verletzungsgefahr durch plötzlichen Verlust der Körperkontrolle groß ist. LUND (1985 b) untersuchte eine nach epidemiologischen Kriterien gebildete Gruppe geistig retardierter Erwachsener hinsichtlich Epilepsie und psychiatrischen Störungen. Beide Komplikationen waren häufig und mit Grad und Ursache der geistigen Behinderung verknüpft. Bei 55 Fällen (18,2%) wurde Epilepsie im Lebensverlauf festgestellt, bei 25 (8,3%) lag diese Komplikation im letzten Jahr. Die Art der Kombination von Epilepsie und psychiatrischer Störung war komplex und oft auf die zugrundeliegende hirnpathologische Schädigung zu beziehen: ausgedehnte kortikale und subkortikale zerebrale Schäden, welche Epilepsie des generalisierten oder gemischten Typs bewirkten und häufig mit psychiatrischen Störungen im anfallsfreien Intervall einhergingen, welche zeitlich nicht auf die Anfälle zu beziehen waren und vor allem Verhaltensprobleme aufgaben. Zumal bei geistig Behinderten mit schwergradigen Hirnschäden finden wir Epilepsie von verschiedenartigem und atypischem Verlaufstyp, was dann insgesamt zu einem recht schweren Krankheitsbild führt.

Für Diagnose und Behandlung können EEG, CT und andere spezielle neurologische Untersuchungstechniken erforderlich werden.

c) Verringerte Muskelstärke

HAYDEN (1968) konnte zeigen, daß die Muskelstärke bei geistig Behinderten auch vom IQ abhängt. Die allgemeine Erfahrung geht dahin, daß die muskuläre Leistungsfähigkeit geistig behinderter Personen im Vergleich zu Normalen herabgesetzt ist. In einigen Fällen ist eine Kombination von muskeldystrophischen Erkrankungen mit leichtgradigen geistigen Behinderungen festzustellen.

d) Sensorische Defizite

Sie werden bei geistig Behinderten häufig gefunden. *Sehschäden,* einschließlich Erblindung (visuelle Leistung weniger als 6/60), und eingeschränkte Sehfähigkeit (weniger als 6/18, jedoch mehr als 6/60) und/oder ernste Beeinträchtigungen des Gesichtsfeldes (IAPB 1964) werden bei Populationen geistig Behinderter häufiger gefunden als in der Hintergrundpopulation. HYVÄRINEN u. LINDSTEDT (1981) fanden die Prävalenz von Sehschäden von geistig behinderten Kindern 100fach höher als bei normalen Kindern: 11–15% und etwa $^{1}/_{1000}$. WARBURG et al. (1979) fand ähnliches. Die okulären Störungen werden oft nicht beachtet und die reduzierte Aktivität der seelischen Störung zugeschrieben. SCHEIN u. SALVIA (1969) fanden höhere Raten an Farbenblindheit bei geistig Behinderten als in der Allgemeinbevölkerung.

Gehörschäden lassen sich als Hörverlust audiographisch nachweisen. Hörverlust ist häufig kombiniert mit Hypothyreose bei Kindern (VANDERSCHUEREN-LO-DEWEYCKZ et al. 1983), mit Mukopolysaccharidose-Syndromen sowie mit einigen der Geschlechtschromosomen-Abnormitäten, z. B. Frauen mit drei oder vier X-Chromosomen; Hörschäden finden sich in unterschiedlicher Häufigkeit auch bei anderen speziellen Syndromen, z. B. beim Crouzon-Syndrom und Cockayne-Syndrom. Bei einigen Syndromen gibt es kombinierte sensorische Defizite mit Gehörserschwerung und Erblindung. In anderen Fällen verknüpfen sich Probleme des Gehörs mit Autismus oder anderen psychologischen Rückzugsymptomen, wobei dann die Diagnose des sensorischen Defizits schwierig wird. Kombinationen audiometrischer und elektroenzephalographischer Untersuchungen verliefen enttäuschend, da es zu schwierig ist, eine Mitarbeit der Probanden bei der Untersuchung zu erreichen.

e) Kommunikative Defizite

Sie kombinieren sich vielfach mit geistiger Behinderung und werden als die bedeutendsten Symptome angesehen. Es reicht nicht aus, dieses Problem als Funktion des intellektuellen Defizits zu beschreiben. In vielen Fällen sind die Schwierigkeiten der gesprochenen Sprache ausgeprägter als nach den Funktionen auf anderen Gebieten erwartet werden könnte. Bei einigen Chromosomopathien (Deletion des Chromosoms 18p mit spezifischer expressiver Dysphasie) kann die Einschränkung der kommunikativen Entwicklung als eines der spezifischen Symptome und Erschwernisse der sozialen Anpassung angesehen werden. Neuere psychologische Untersuchungen (REISS et al. 1986) benutzten die Sensitivität für Angst als Index, um das Ausmaß dieser Probleme bei erwachsenen Oligophrenen zu erfassen.

f) Kongenitale Mißbildungen

Sie werden insbesondere bei der Gruppe der schwergradig geistig Behinderten gefunden, zumal auch bei chromosomalen Störungen.

Die Prognose der Behinderten hängt nicht nur hinsichtlich der Lebenserwartung, sondern auch hinsichtlich der Entwicklung und Anpassung weitgehend von der Anzahl und dem Ausmaß kongenitaler Mißbildungen, zumal im Bereich des Zentralnervensystems oder des kardiovaskulären Systems, ab. Auch die Funktion des endokrinen Systems ist bedeutsam.

g) Fertilität

Die Fertilität geistig Behinderter ist häufig reduziert. Viele der Menschen mit schweren geistigen Behinderungen sind zu normalem sexuellen Verhalten nicht in der Lage, und ihre Fertilität ist entweder reduziert oder Null. Die Literatur zeigt z. B. daß die Gesamtzahl der Frauen mit Down-Syndrom, die Kinder geboren haben, nur etwa 20 beträgt; männliche Patienten mit Down-Syndrom sind nicht fähig, ein Kind zu zeugen.

V. Geistig Behinderte und spezielle Gemeinschaftsprobleme

1. Kriminalität

Die Kriminalität Oligophrener wurde von GIBBENS u. ROBERTSON (1983) mit derjenigen Geisteskranker verglichen. Probleme machen insbesondere die Grenzfälle aus der Population leichter geistiger Behinderungen. Innerhalb der Gruppe intellektuell behinderter krimineller Personen neigen die Männer häufiger zu Brandstiftung, die Frauen zu Promiskuität. Gehäuft kommen Brandstiftung und Diebstahl vor.

2. Alkoholismus und Drogenmißbrauch

Beide werden bei geistig Behinderten seltener als in der Allgemeinbevölkerung gefunden (EDGERTON 1986). Es ist noch nicht untersucht worden, wie sich diese Problematik im Verlauf der weiteren Desinstitutionalisierung gestalten wird.

3. Allgemeine Gesundheitsprobleme

Allgemeine Gesundheitsprobleme sind von zunehmender Bedeutung, da geistig Behinderte aller Altersstufen in der Gemeinschaft leben, womit die Notwendigkeit für Allgemeinärzte, Notfalldienste, Hospitäler, Schulen usw. entsteht, sich mit den Schwierigkeiten der Arbeit mit behinderten Menschen vertraut zu machen. Die Diagnose ist immer schwierig, da vom Patienten nur spärliche oder keine Informationen zu erlangen sind. Auch unter den leichtgradig geistig Behinderten sind viele Patienten, die nicht in der Lage sind, ihre Symptome zu beschreiben und etwa die Lokalisation ihrer Schmerzen verbal auszudrücken usw. Da diese Gruppen mehr ärztliche Versorgung als andere Gruppen brauchen, ist es erforderlich, die Schwierigkeiten der Behandlung solcher Patienten in der Ausbildung dem gesamten medizinischen Personal nahezubringen (MACFAUL 1986).

Literatur

Åkesson HO (1961) Epidemiology and genetics of mental deficiency in a southern Swedish population. Almqvist & Wiksells, Uppsala

Akinsola HA, Fryers T (1986) A comparison of patterns of disability in severely mentally handicapped children of different ethnic origins. Psychol Med 16:127–133

Aronson M (1984) Children of alcoholic mothers. University of Gothenburg, Sweden

Assadi FK, Ziai M (1986) Zink status of infants with fetal alcohol syndrome. Pediatr Res 20:551–554

Baraitser M (1987) The use of computer in diagnosis of dysmorphic syndromes. In: Niermeijer MF, Hicks EK (eds) The genetics of mental retardation. Reidel, Dordrecht Boston (in press)

Barker D, Wright E, Nguyen K, Cannon I, Fain P, Goldgar D, Bishop DT, Carey J, Baty B, Kivlin J, Willard H, Waye JS, Greig G, Leinwand L, Nakamura Y, O'Connell P, Leppert M, Lalouel J-M, White R, Skolnick M (1987) Gene for von Recklinghausen neurofibromatosis is in the pericentromeric region of chromosome 17. Science 236:1100–1102

Bayley N (1969) Bayley scales of infant development. Psychological Corporation, New York

Beck B, Mikkelsen M (1981) Chromosomes in the Cornelia de Lange syndrome. Hum Genet 59:271

Belmont L (1986) Screening for severe mental retardation in developing countries: The International Pilot Study of Severe Childhood Disability. In: Berg JM (ed) Science and service in mental retardation. Methuen, London New York, pp 389–395

Bernsen A (1981) Severe mental retardation among children in a Danish urban area. Assessment and etiology. In: Mittler P (ed) Frontiers or knowledge in mental retardation, vol II. Biomedical aspects. University Park Press, Baltimore, pp 53–61

Birch HG, Richardson SA, Baird D, Horobin G, Illsley R (1970) Mental subnormality in the community. A clinical and epidemiological study. Williams & Wilkins, Baltimore

Bonne-Tamir B, Bowcock AM, Farrer LA, Hebert JM, Kidd KK, Cavalli-Sforza LL (1986) Linkage of polymorphic DNA markers on chromosome 13 and Wilson's disease. Am J Hum Genet (Suppl 3) 39:A149

Brandt NJ (1984) Symptoms and signs in organic acidurias. J Inher Metab Dis 1:23–27

Carr J (1975) Young children with Down's syndrome. Butterworth, London

Carson NAJ (1982) Homocystinuria: clinical and biochemical heterogeneity. In: Cockburn F, Gitzelmann R (eds) Inborn errors of metabolism in humans. MTP Press, Lancaster, p 53

Christensen A-L (1974) Luria's neuropsychological investigation. Munksgaard, Copenhagen

Connor JM, Pirrit LA, Yates JRW, Fryer AE, Ferguson-Smith MA (1987) Linkage of the tuberous sclerosis locus to a DNA polymorphism detected by v-abl. J Med Genet 24:544–546

Cooper B, Lackus B (1984) The social-class background of mentally retarded children. A study in Mannheim. Soc Psychiatry 19:3–12

Curtis WS, Donlon ET (1985) Observational evaluation of severely multi-handicapped children. Swets & Zeitlinger, Netherlands

Dobbing J (1981) The later development of the brain and its vulnerability. In: Davis JA, Dobbing J (eds) Scientific foundations of paediatrics, 2nd edn. Heinemann Medical, London

Dobbing J, Clarke ADB, Corbett JA, Hogg J, Robinson RO (eds) (1985) Scientific studies in mental retardation. The Royal Society of Medicine, London

Doll EA (1953) The measurement of social competence. A manual for the Vineland social maturity scale. Educational Test Bureau, Washington

Drillien CM (1967) The incidence of mental and physical handicaps in school age children of very low birth weight. II. Paediatrics (Springfield) 39:238–247

Dupont A (1975) Mentally retarded in Denmark. An epidemiological study of 21,000 registered cases. Some results of a census, May 1974. Dan Med Bull 22:243–251

Dupont A (1983) A national psychiatric case register as a tool for mental health planning, research, and administration. The Danish model. In: Laska EM, Gulbinat WH, Regier DA (eds) Information support to mental health programs. Human Sciences Press, New York, pp 257–274

Dupont A (1987) Mentally retarded children admitted to child psychiatric department – diagnostic problems and counselling. In: Niermeijer MF, Hicks EK (eds) The genetics of mental retardation. Reidel, Dordrecht Boston (in press)

Dupont A, Væth M, Videbech P (1986) Mortality and life expectancy of Down's syndrome in Denmark. J Ment Defic Res 30:111–120

Dupont A, Væth M, Videbech P (1987) Mortality, life expectancy and causes of death of mildly mentally retarded in Denmark. Proc 2nd European Symposium on Scientific Studies in Mental Retardation, Uppsala, Sweden, Upsala J Med Sci Suppl 44:76–82

Dupont B, Dupont A, Bliddal J, Holst E, Melchior JC, Ottesen OE (1970) Idiopathic hypercalcaemia of infancy. The elfin face syndrome. Dan Med Bull 17:33–46

Edgerton RB (1986) Alcohol and drug use by mentally retarded adults. Am J Ment Defic 90:602–609

Evans JA, Hamerton JL (1965) Chromosomal anomalies. In: Clarke AM, Clarke ADB, Berg JM (eds) Mental deficiency. The changing outlook, 4th edn. Methuen, London

Forssman H, Åkesson HO (1970) Mortality of the mentally deficient: a study of 12,903 institutionalized subjects. J Ment Defic Res 14:276–294

Fryers T (1984) The epidemiology of severe intellectual impairment. The dynamics of prevalence. Academic Press, London

Garber HL (1987) The Milwaukee project. Preventing mental retardation in children at risk. AAMD, Washington DC

Garrod AE (1909) Inborn errors of metabolism. Oxford University Press, London

Gibbens TCN, Robertson G (1983) A survey of the criminal careers of hospital order patients. Br J Psychiatry 143:362–369

Göstason R, Åkesson HO (1986) Epidemiological and psychiatric aspects of mental retardation: A Swedish population study. In: Berg JM (ed) Science and service in mental retardation. Methuen, London New York, pp 111–123

Gregg N (1941) Congenital cataract following German measles in the mother. Trans Ophthalmol Soc Aust 3:35

Gustavson K-H, Hagberg B, Hagberg G, Sars K (1977a) Severe mental retardation in a Swedish county. II. Etiologic and pathogenetic aspects of children born 1959–1970. Neuropädiatrie 8:293–304

Gustavson K-H, Holmgren G, Jonsell R, Blomquist HK:son (1977b) Severe mental retardation in children in a northern Swedish county. J Ment Defic Res 21:161–181

Guthrie R, Susi A (1963) A simple phenylalanine method for detecting phenylketonuria in large populations of newborn infants. Pediatrics 32:338–343

Hagberg B, Hagberg G (1985) Neuropaediatric aspects of prevalence, aetiology, prevention and diagnosis. In: Clarke AM, Clarke ADB, Berg JM (eds) Mental deficiency. The changing outlook, 4th edn. Methuen, London

Hagberg B, Hagberg G, Lewerth A, Lindberg U (1981) Mild mental retardation in Swedish school children. II. Etiologic and pathogenetic aspects. Acta Paediat Scand 70:445–452

Hansen E (1960) Cerebral palsy in Denmark. A discussion of its occurrence, disease types, etiology and social aspects, based on a material of 2621 patients born in the period 1925–1953. Munksgaard, Copenhagen

Hayden FJ (1968) The nature of physical performance in the trainable retarded. In: Jervis GA (ed) Expanding concepts in mental retardation. C Thomas, Springfield, Ill

Hetzel BS (1987) Progress in the prevention and control of iodine-deficiency disorders. Lancet II:266

Hübertz JR (1853) Statistique des Maladies mentales en Danemark, au 1. Juillet 1847. Imprimerie de L. Martinet, Paris

Hulse JA (1984) Outcome for congenital hypothyroidism. Arch Dis Child 59:23–30

Hyvärinen L, Lindstedt E (1981) Assessment of vision of children. SRF Tal and Punkt, Stockholm

IAPB: International Association of the Prevention of Blindness (1964) Standard classification of causes of blindness for international use. J Soc Ophthalmol 35

Illum F, Dupont E, Dupont A, Jensen SB, Frederiksen PK, Konstantin-Hansen KK, Lassen LB (1980) Pseudohypoparathyreoidisme (pseudohypoparathyroidism). Ugeskr Laeger 142:2606–2610

Jagell S, Gustavson K-H, Holmgren G (1984) Sjögren-Larsson syndrome. Update of a clinical, genetic, and epidemiological study. In: Berg JM (ed) Perspectives and progress in mental retardation, vol II. Biomedical aspects. University Park Press, Baltimore, pp 73–83

Jakab I (1982) Mental retardation. Karger, Basel München Paris London New York Tokyo Sydney

Jansen J (1982) Head circumference in Danish children. Allometric growth. Lægeforeningens Forlag, København

Jones KL, Smith DW, Ulleland CN, Streissguth AP (1973) Pattern of malformation in offspring of chronic alcoholic mothers. Lancet I:1267–1271

Kapur S, Higgins JV, Delp K, Rogers B (1986) Menkes syndrome in a female with X-autosome translocation. Am J Hum Genet (Suppl 3) 39:A67

Kirk SA, McCarthy J, Kirk WD (1968) Illinois test of psycholinguistic abilities (rev. edn). University of Illinois Press, Urbana

Kühnelt H-J, Rotter-Pool P (1955) Die Mißbildungen. Zentralbl Gynäkol 77:893

Leiter RG (1952) Leiter international performance scale. C.H. Stoelting, Chicago

Lenke RR, Levy HL (1980) Maternal phenylketonuria and hyperphenylalaninemia. An international survey of the outcome of untreated and treated pregnancies. N Engl J Med 303:1202–1208

Lewis EO (1929) Report on an investigation into the incidence of mental deficiency in six areas, 1925–1927. Rep ment Defic Committee, Part IV. HMSO, London

Lingham S, Wilson J, Oberholzer VG (1984) Neurological features in children with ornithine carbamoyltransferase deficiency. A rare, preventable cause of mental retardation. In: Berg JM (ed) Perspectives and progress in mental retardation, vol II. Biomedical aspects. University Park Press, Baltimore

Lund J (1985a) Mentally retarded admitted to psychiatric hospitals in Denmark. Acta Psychiat Scand 72:202–205

Lund J (1985b) Epilepsy and psychiatric disorder in the mentally retarded adult. Acta Psychiat Scand 72:557–562

Lund J (1985c) The prevalence of psychiatric morbidity in mentally retarded adults. Acta Psychiat Scand 72:563–570

Lund J (1986) Behavioural symptoms and autistic psychosis in the mentally retarded adult. Acta Psychiat Scand 73:420–428

Luria AR (1973) The working brain. An introduction to neuropsychology. Penguin Books, Harmondsworth

MacFaul R (1986) Medical care in severe mental handicap. Arch Dis Child 61:533–535

Madge N, Tizard J (1980) Intelligence. In: Rutter M (ed) Scientific foundation of developmental psychiatry. Heinemann Medical, London

Martin NDT, Snodgrass GJAI, Cohen RD (1984) Idiopathic infantile hypercalcaemia – a continuing enigma. Arch Dis Child 59:605–613

McIlwain H, Bachelard HS (1985) Biochemistry and the central nervous system, 5th edn. Churchill Livingstone, Edinburgh

McKusick VA (1972) Heritable disorders of connective tissue, 4th edn. Mosby, Saint Louis

McKusick VA (1986) Catalogs of mendelian inheritance in man, 7th edn. Johns Hopkins University Press, Baltimore

Moser HW (1982) Mental retardation due to genetically determined metabolic and endocrine disorders. In: Jakab I (ed) Mental retardation. Karger, Basel München Paris London New York Tokyo Sydney, pp 2–26

Muller DPR, Lloyd JK, Wolff OH (1983) Nutrition: the changing scene. Vitamin E and neurological function. Lancet I:225–228

O'Connor S, Mulcahy M (1984) Maternal phenylketonuria in the Republic of Ireland. In: Berg JM (ed) Perspectives and progress in mental retardation, vol II. Biomedical aspects. University Park Press, Baltimore

Opitz JM (1977) Diagnostic/genetic studies in severe mental retardation. In: Lubs HA, Cruz F de la (eds) Genetic counselling. Raven Press, New York

Opitz JM (ed) (1986) X-linked mental retardation 2. Am J Med Genet 23, spec. issue. Alan R Liss, New York

Opitz MJ, Reynolds JF, Spano LM, Moser HW (1986) The Rett syndrome. Am J Med Genet [Suppl 1] 24:1–389

Penrose LS (1963) The biology of mental defect, 3rd edn. Sidgwick and Jackson, London

Purpura GP (1975) Dendritic differentiation in human cerebral cortex: Normal and aberrant patterns. In: Kreutzberger GW (ed) Advances in neurology, 12. Raven Press, New York, pp 91–116

Rasmussen K, Nielsen J, Dahl G (1982) The prevalence of chromosome abnormalities among mentally retarded persons in a geographically delimited area of Denmark. Clin Genet 22:244–255

Raven JC (1960) Guide to using the coloured progressive matrices. Lewis, London

Reid AH (1982) The psychiatry of mental handicap. Blackwell Scientific Publications, Oxford London Edinburgh Boston Melbourne

Reiser A (1981) Early detection of developing emotional and perceptual dysfunction. Psychiatr Ann 11:39–43

Reiss S, Peterson RA, Gursky DM, McNally RJ (1986) Anxiety sensitivity, anxiety frequency and the prediction of fearfulness. Behav Res Ther 24:1–8

Reynell J (1977) Reynell developmental language scales (revised). National Foundation for Educational Research, Windsor

Richards BW, Siddiqui AQ (1980) Age and mortality trends in residents of an institution for the mentally handicapped. J Ment Defic Res 24:99–105

Samuelsson B, Åkesson HO (1984) Neurofibromatosis. An epidemiological, clinical, and genetic study in Gothenburg, Sweden. In: Berg JM (ed) Perspectives and progress in mental retardation, vol II. Biomedical aspects. University Park Press, Baltimore

Scheerenberger RC (1983) A history of mental retardation. Paul H Brookes, Baltimore London

Schein JD, Salvia JA (1969) Color blindness in mentally retarded children. Except Child 609–612

Shaltout AA, Ghawaby MM, Hunt MCM, Guthrie R (1986) High incidence of lead poisoning detected by free erythrocyte protoporphyrin screening in Arabian children. In: Berg JM (ed) Science and service in mental retardation. Methuen, London New York, pp 429–435

Sheridan MD (1969) Playthings in the development of language. Health Trends 1:7–10

Smith I, Lobascher ME, Stevenson JE, Wolff OH, Schmidt H, Grubel-Kaiser S, Bickel H (1978) Effect of stopping low-phenylalanine diet on intellectual progress of children with phenylketonuria. Br Med J 2:723–726

Smithells RW (1986) Prevention of neural tube defects by vitamin supplements. In: Berg JM (ed) Science and service in mental retardation. Methuen, London New York, pp 277–280

Stahlman MT (1984) Newborn intensive care: success or failure? J Pediatr 105:162–167

Stanbury JE, Wyngaarden JB, Fredrickson DS, Goldstein JL, Brown MS (eds) (1983) The metabolic basis of inherited disease, 5th edn. McGraw-Hill, New York

Stroud M, Roberts R, Murphy MD (1986) Life status of elderly mentally retarded/developmentally disabled persons. In: Berg JM (ed) Science and service in mental retardation. Methuen, London New York, pp 317–326

Usowicz AG, Golabi M, Curry C (1986) Upper airway obstruction in infants with fetal alcohol syndrome. Am J Dis Child 140:1039–1041

Vanderschueren-Lodeweyckz M, Debruyne F, Dooms L, Eggermont E, Eeckels R (1983) Sensorineural hearing loss in sporadic congenital hypothyroidism. Arch Dis Child 58:419–422

Vogel F, Motulsky AG (1979, 2. Aufl. 1986) Human genetics. Problems and approaches. Springer, Berlin Heidelberg New York

Wallin L (1974) Severe mental retardation in a Swedish industrial town. An epidemiological and clinical investigation. Scandinavian University Books, Munksgaard, Copenhagen

Warburg M, Frederiksen P, Rattleff J (1979) Blindness among 7700 mentally retarded children in Denmark. In: Visual handicap in children. Clinics in developmental medicine 73. Heinemann Medical Books, London

Weatherall DJ (1985) The new genetics and clinical practice, 2nd edn. Oxford University Press, Oxford New York Tokyo

Wechsler D (1955) The manual of the Wechsler adult intelligence scale. The Psychological Corporation, New York

Wechsler D (1967) The manual of the Wechsler pre-school and primary scale of intelligence. The Psychological Corporation, New York

WHO (1968) Organization of services for the mentally retarded. Fifteenth Report of the WHO Expert Committee on Mental Health. WHO Techn Rep Ser 392, WHO, Geneva

WHO (1980) International classification of impairments, disabilities, and handicaps. WHO, Geneva

WHO (1985) Mental retardation: meeting the Challenge. WHO, Geneva

Wiedemann HR, Grosse KR, Dibbern H (1985) An atlas of characteristic syndromes, a visual aid to diagnosis for clinicians and practising physicians. Wolfe Medical Publications, London. (Das charakteristische Syndrom, Schattauer, Stuttgart)

Wing L, Gould J (1979) Severe impairments of social interaction and associated abnormalities in children: epidemiology and classification. J Autism Child Schizo 9:11–29

Witek-Janusek L (1986) Maternal ethanol ingestion: effect on maternal and neonatal glucose balance. Am J Psychol 251:178–184

Woodward M (1959) The behaviour of idiots interpreted by Piaget's theory of sensori-motor development. Br J Educ Psychol XXIX, I:60–71

7. Genopathien

A. Dupont und K. Rasmussen

INHALTSVERZEICHNIS

A. Einleitung

Zytogenetik ist das Studium der Chromosomen, ihrer Struktur, ihrer Erscheinungsweise im Zellkern und ihres Verhaltens bei Zellteilungen. Es gibt klinisch geläufige Syndrome, von welchen bekannt ist, daß sie mit abnormen Chromosomen-Mustern verknüpft sind, und neue Techniken entschleiern kontinuierlich Chromosomen-Anomalien als Ursache von Zuständen von psychomotorischer Dysfunktion.

Eine Chromosomen-Anomalie führt zu einer Instabilität der genetischen Information. Da die meisten Anomalien gametischen Ursprung haben, setzen die Folgen dieser Instabilität mit dem Beginn der Embryogenese ein. Ist das Chromosomen-Muster einmal etabliert, so beeinflußt es kontinuierlich und stabil den Phänotyp während des gesamten Lebens. Daher ist die Nachuntersuchung eines bereits bekannten Musters nur dann indiziert, wenn bewährte neue Techniken zu einer genaueren Beschreibung des aktuellen Chromosomen-Arrangements führen können.

B. Allgemeine Cytogenetik

I. Definition und Technik

1. Chromosomen-Nomenklatur

Die Chromosomen sind kleinste intranukleäre Zellstrukturen, welche DNA-genetisches Material enthalten, das in eine Proteinstruktur eingelagert ist. Sie können bei der Zellteilung sichtbar gemacht werden, d. h. bei der MITOSE/MEIOSE als denjenigen Teil des Zell-Zyklus, in welchem die Chromosomen kontrahiert und als leicht reproduzierbare Band-Muster färbbar sind (Abb. 1, 2).

In der Metaphase der Mitose besteht ein Chromosom aus Geschwister-Chromatiden, wobei zwei identische Chromatide durch ein Zentromer zusammengehalten werden (Abb. 3). Das Zentromer teilt das Chromatid in einen kurzen Arm p und einen langen Arm q. Die Lokalisation des Zentromers auf dem Chromatid wird zur Aufklärung der Chromosomen als meta-, submeta- oder akrozentrisch benutzt (Abb. 3).

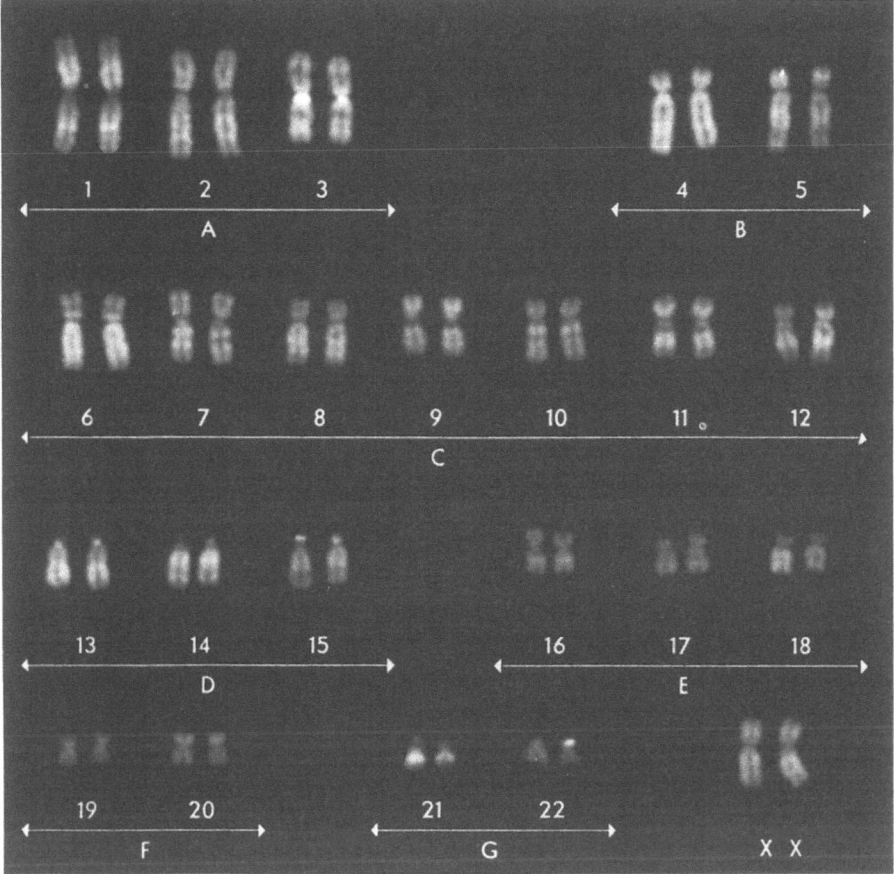

Abb. 1. Normaler weiblicher Karyotyp: 46, XX, Q-Bänderung, Metaphase

2. Der Karyotyp

Alle normalen menschlichen Zellen außer den Gameten haben 46 Chromosome, welche bei beiden Geschlechtern in 22 Autosomen-Paaren angeordnet sind, sowie ein Paar von Gonosomen, zwei X- bei Frauen und ein X- und ein Y-Chromosom bei Männern (Abb. 1, 2).

3. Zell-Zyklus

Alle Zellen mit einem Teilungs-Potential haben einen Zell-Zyklus, der für jeden Zell-Typ eine spezifische Länge aufweist. Der Zell-Zyklus besteht aus zwei Phasen, der längeren Interphase und der kürzeren Teilungsphase, *Mitose* bei Körperzellen der *Meiose* bei Keimzellen (Abb. 4).

In der Mitte der drei Interphasen-Teile verdoppeln sich alle einfach gestreiften Chromosome zu doppelt gestreiften. Damit ist der ganze Chromosomensatz zur

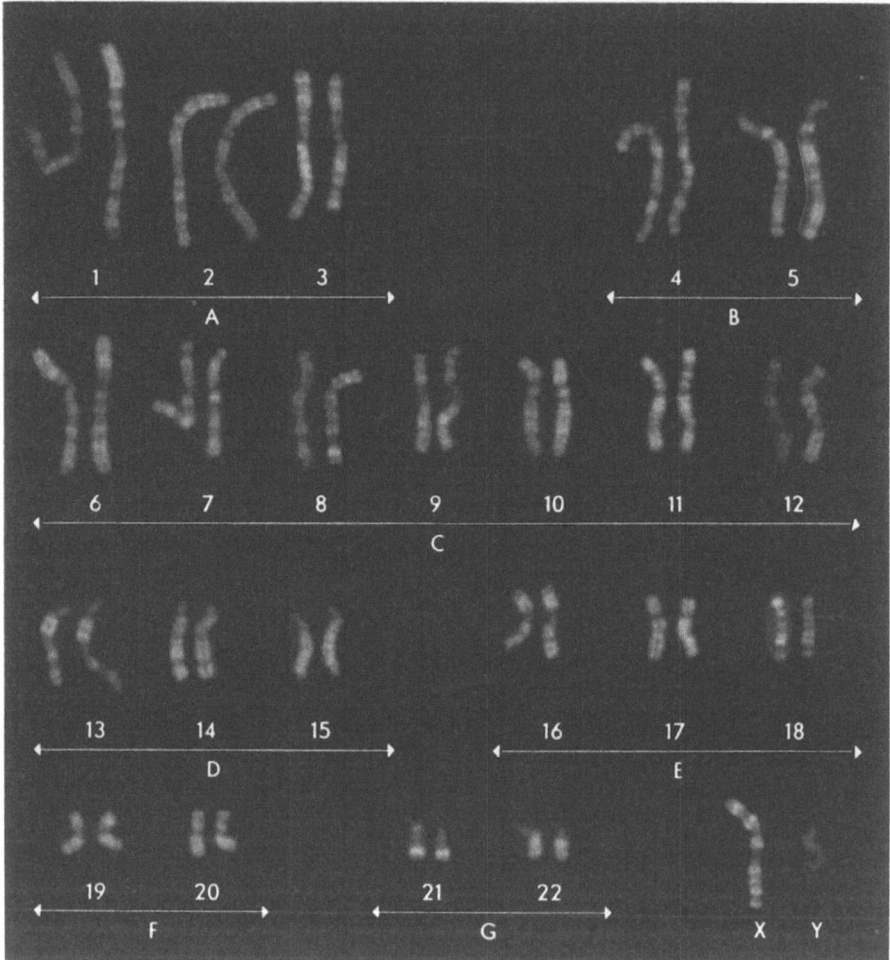

Abb. 2. High-resolution-Karyotyp – normaler Mann, 46, XY R-Bänderung

Auftrennung in die zwei Geschwisterchromatide während der Teilung vorbereitet. Es bilden sich zwei mit dem Original identische Zellen (Abb. 4). Bei der Meiose findet eine zusätzliche Aufteilung der chromologen Chromosome jedes Paares statt, wobei die Anzahl in der individuellen Keimzelle auf 23 reduziert wird.

4. Präparation und Analyse des Chromosoms

Chromosome können durch Wachstumsvorgänge in Zellkulturen sichtbar gemacht werden. Bei allen Techniken wird die Kultur-Zeit an die Dauer des Zyklus des verwendeten Zell-Typs angepaßt. Die Teilungs-Phase wird blockiert, damit das Chromosom mikroskopisch erfaßt und zur Bestimmung des Karyotyps fotografiert werden kann.

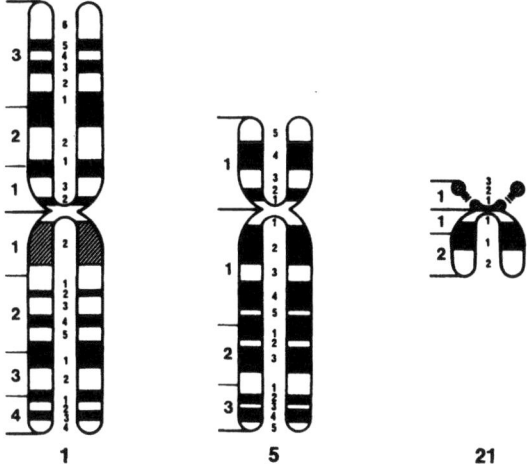

Abb. 3. Diagramm-Darstellung des Chromosoms 1: metazentrisch, Chromosom 5: submetazentrisch, Chromosom 21: akrozentrisch

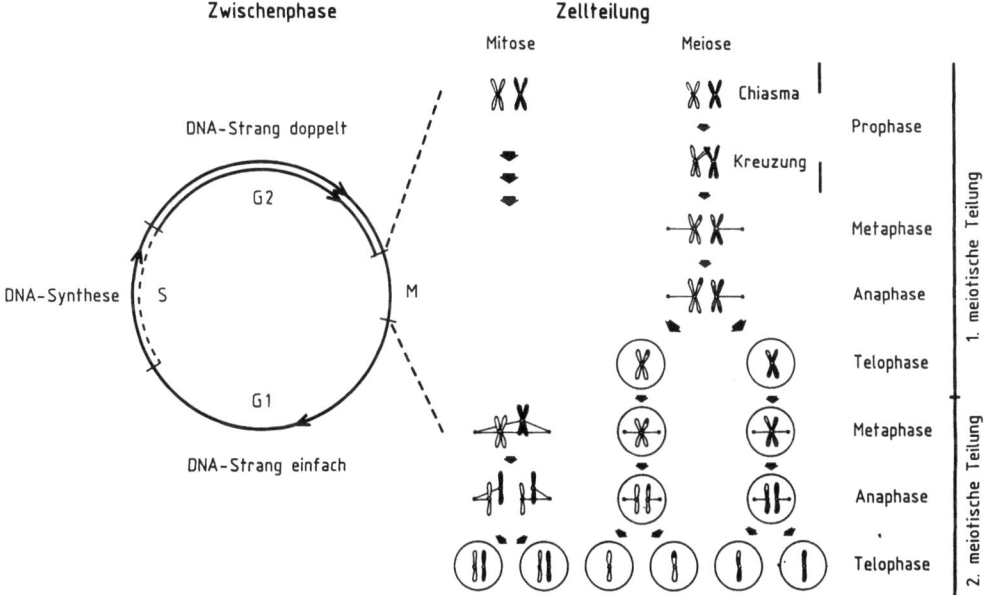

Abb. 4. Zell-Zyklus mit Interphase, Mitose und Meiose-Diagramm

Bei postnatalen Analysen werden routinemäßig weiße Blutkörperchen in Kurz-Zeit-Kulturen benutzt. Fibroblasten aus Haut-Biopsien, amniotische Zellen und Zellen aus Proben von Chorion-Falten werden für Langzeit-Kulturen verwendet. Solche Kulturen können neben der Chromosomen-Analyse für viele biochemische DNA-Untersuchungen genutzt werden.

Durch Blockierung der Kultur-Zellen in der S-Phase des Zell-Zyklus wird das Zell-Wachstum synchronisiert. Wenn dann die Blockierung nach einer spezifischen Zeitstrecke aufgehoben wird, erreichen viele dieser Zellen gleichzeitig die Teilungs-Phase. Es kann dann die Mitose in die Prophase oder Prometaphase verlegt werden, in welcher sich die Chromosomen in einem ausgeprägteren Zustand befinden, wobei dann eine detailliertere Analyse der Chromosomen-Struktur durchgeführt werden kann. Das ist die *High-Resolution* oder *Prophase-Technik* (Abb. 2).

5. Bänderungs-Technik

1971 setzten Caspersson u. a. die erste Bänderungs-Methode ein, das „Q-banding" (Abb. 1). Andere Vorbehandlungen und Färbungen binden den Chromosomensatz in sog. R-, G- oder C-Bänderungs-Mustern. Metaphasen-Präparationen haben insgesamt etwa 200 Bänder, wohingegen Prophasen-Präparationen eine größere, bei 700–1 300 liegende Zahl von Bändern haben.

6. Fragile sites

Spezielle Kultur-Techniken können „fragile sites" in noch wachsender Anzahl von Plätzen auf menschlichen Chromosomen sichtbar machen. Die Lage in der Nähe des Endes des langen Arms des X-Chromosoms wird bei einer geschlechtsgebundenen, erblichen Form der Oligophrenie gefunden und fragiles X-Syndrom genannt. Die klinische Bedeutung anderer fragiler-sites wird z. Z. nur vorläufig verstanden.

II. Chromosomen-Abnormitäten

Chromosomen-Komplemente, die von der Norm abweichen, lassen sich ordnen in solche, welche eine abnorme Zahl normaler Chromosome enthalten, und solche, welche strukturell veränderte Chromosomen enthalten. Solche abnorme Karyotypen sind nur dann balanciert, wenn das Chromosomenmaterial ohne Minderung oder Zunahme der genetisch aktiven Teile im Chromosomensatz angeordnet ist. Unbalancierte Karyotypen bilden abnorme Chromosomen-Komplemente mit zuviel oder zuwenig Chromosomenmaterial.

1. Numerische Anomalien

Fehlerhafte Teilung homologer Chromosomen oder der Geschwister-Chromatide eines individuellen Chromosoms während der Meiose führen zu Gameten mit einer Gesamtzahl von Chromosomen, welche von der Normalzahl 23 abweicht. Man spricht von einer *Non-Disjunktion* bei der ersten oder zweiten meiotischen Teilung (Abb. 5). Eine Anaphasen-Lücke, der Verlust eines einzelnen Chromo-

Nichtdisjunktion bei Meiose

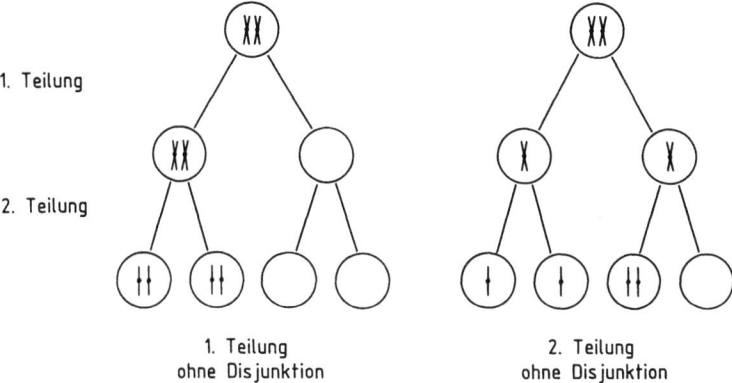

Abb. 5. Non-Disjunktion in der Meiose, welches den resultierenden Chromosomen-Inhalt in den Gameten zeigt

soms während der Teilung in der meiotischen Anaphase führt ebenfalls zu einem Gameten mit dem Defizit eines einzelnen Chromosoms. Die Befruchtung solcher Gameten führt zu einem Fötus mit unausgewogenem Karyotyp: zuviel oder zuwenig Chromosomen. Die häufigste numerische Aberration der Autosomen ist die Trisomie 21 (Down-Syndrom), zweitens die Trisomie 18 (Edwards-Syndrom) und drittens die Trisomie 13 (Patau-Syndrom). Monosomie X (Turner-Syndrom), XXY-Männer (Klinefelter-Syndrom) und XYY-Männer (Doppel-Y-Syndrom) sind die häufigsten gonosomalen Anomalien (Abb. 6).

Kommt es in der Entwicklung der Zellen nach der Befruchtung zu Non-Disjunktion, so haben nur diejenigen Zellen einen unbalancierten Chromosomen-Aufbau, welche direkt aus der defekten Mitose stammen. Sie sind *aneuploid*. Alle anderen Zellen des sich entwickelnden Organismus sind *euploid* und haben einen normalen *diploiden* Chromosomensatz. Ein derartiges Individuum ist ein *Mosaik*, es bestimmt dann die Anzahl abnormer Zellen in den Geweben die Auswirkung auf den Phänotyp des Individuums.

2. Strukturelle Anomalien

Chromosomale Brüche ohne korrekte Wiedervereinigung der gebrochenen Enden führen zu einer großen Vielfalt individuell seltener genetischer Unausgewogenheiten mit zusätzlichen oder fehlenden Chromosomen-Segmenten. Etwa 5% aller Anomalien sind strukturell bedingt, der Rest ist numerisch bedingt. Die Veränderung der Struktur kann nur wenige Basen-Paare betreffen oder ganze Chromosomen-Arme. Die Technik der High-resolution und der Bänderung verbesserten im Vergleich zu den konventionellen Techniken die Möglichkeit, kleinere strukturelle Abweichungen zu entdecken.

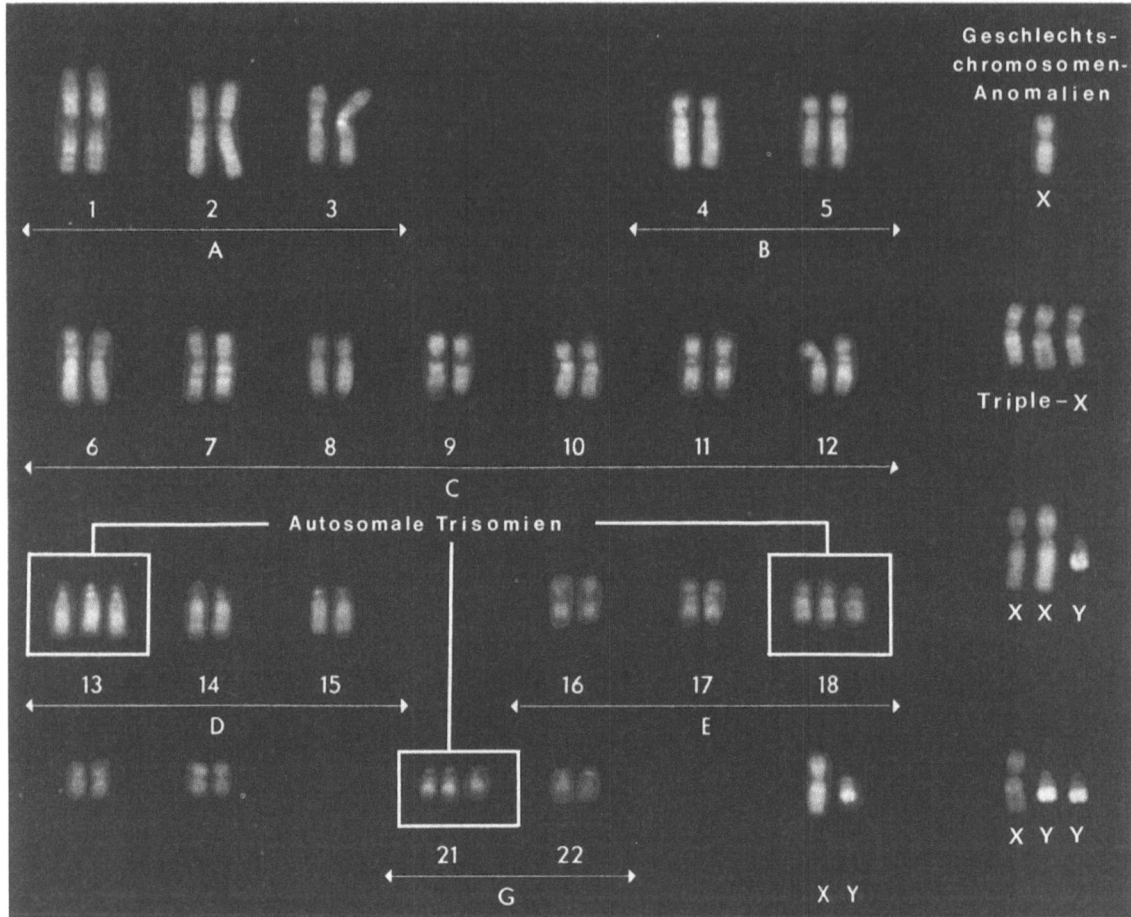

Abb. 6. Numerische Anomalien. Gewöhnliche autosomale Typen werden in den Kästchen gezeigt, Geschlechtschromosomen-Typen in der rechten Säule (Q-Bänderung)

Den Verlust von Chromosomenmaterial bezeichnet man als Deletion. Bricht ein Chromosom, so hat nur das Fragment mit dem Zentromer das Potential, an den nachfolgenden Zellteilungen teilzunehmen. Der azentrische Teil geht verloren. Deletion kann entweder *terminal* oder *interstitial* sein. Das Cri-du-chat-Syndrom und das Wolf-Syndrom sind gut bekannte Deletions-Syndrome mit einem Fehlen von Teilen der kurzen Chromosomen-Arme 5 bzw. 4.

Ein *Ringchromosom* ist ein deletäres Chromosom, wobei es zu einer End-zu-End-Vereinigung mit dem Verlust der beiden terminalen Anteile kommt.

Duplikation eines Segments innerhalb eines Chromosoms ist die Folge eines ungleichen Crossing-over in der meiotischen Prophase. Die Auswirkung einer Duplikation auf den Phänotyp hängt von der Durchschlagskraft der beteiligten Gene ab.

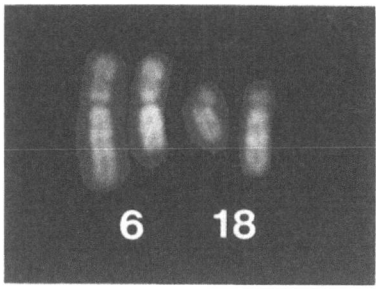

Abb. 7. Reziproke Translokation zwischen Chromosom 6 und 18. Karyotyp t (6;18) (q21; q22)

Eine *Inversion* ist das Resultat zweier Brüche in einem Chromosom, wobei das intermediäre Segment vor der Wiederherstellung der Brüche invertiert wird. Eine Inversion ist *parazentrisch*, wenn das Zentromer nicht betroffen wird, und *perizentrisch*, wenn das Zentromer beteiligt ist. Inversionen führen nur dann zu phänotypischen Abnormitäten, wenn die Wiederherstellung des Chromosoms mit Materialverlust einhergeht. Perizentrische Inversionen der Chromosomen 9 und Y sind normale Varianten in der Population. *Translokationen* treten auf, wenn Chromosome brechen und sich in falschen Kombinationen wieder vereinigen (Abb. 7). *Reziproke* Translokationen sind Wiedervereinigungen zwischen nicht-akrozentrischen Chromosomen, während Translokationen zwischen akrozentrischen Chromosomen *Robertson*-Translokationen genannt werden. Reziproke Wiedervereinigungen, welche den kompletten genetischen Informations-Satz intakt lassen, bleiben ohne Einfluß auf den Phänotyp. Robertson-Translokation meint den Verlust der kurzen Arme beider beteiligten Chromosomen. Da diese Segmente genetisch inaktiv sind, bleibt der Phänotyp normal.

Träger beider Translokations-Typen stehen in dem Risiko, Kinder mit einem unausgewogenen Karyotyp zu erzeugen, und zwar als Resultat einer Segregation der Translokations-Chromosome zu einem unbalancierten Satz (Abb. 8).

Isochromosome werden dann gebildet, wenn die Teilung der Zentromere transversal und nicht longitudinal erfolgt.

III. Karyotyp-Nomenklatur

Nach den international anerkannten Regeln wird ein Karyotyp beschrieben, in dem zunächst die Zahl der Chromosomen angegeben wird, dann die Geschlechts-chromosomen-Konstitution. Bei Aberration werden die Typen jedes zusätzlichen, fehlenden oder abnormen Chromosoms am Ende hinzugefügt:

46, XX – normal weiblich
46, XY – normal männlich
45, X – Turner-Syndrom
47, XX + 21 – weiblich mit Down-Syndrom
45, X/46, XX – Mosaik-Turner-Syndrom

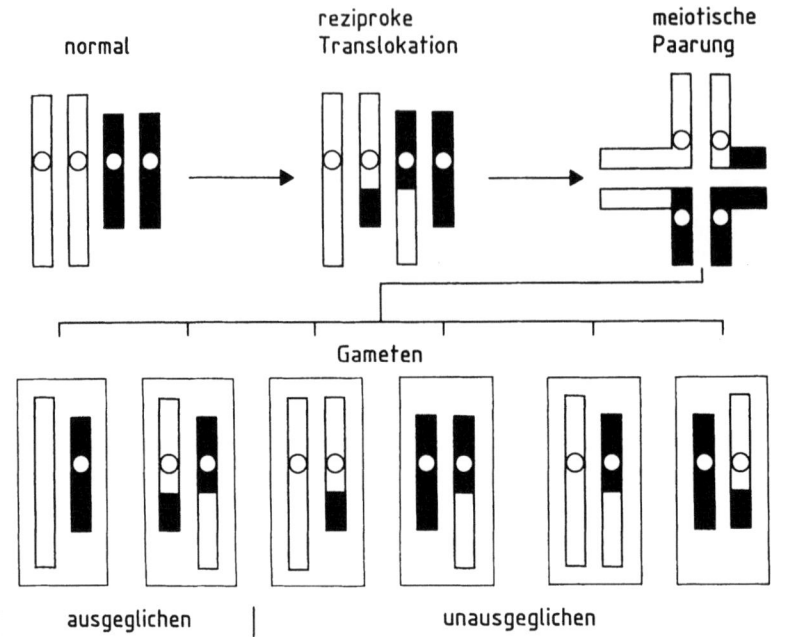

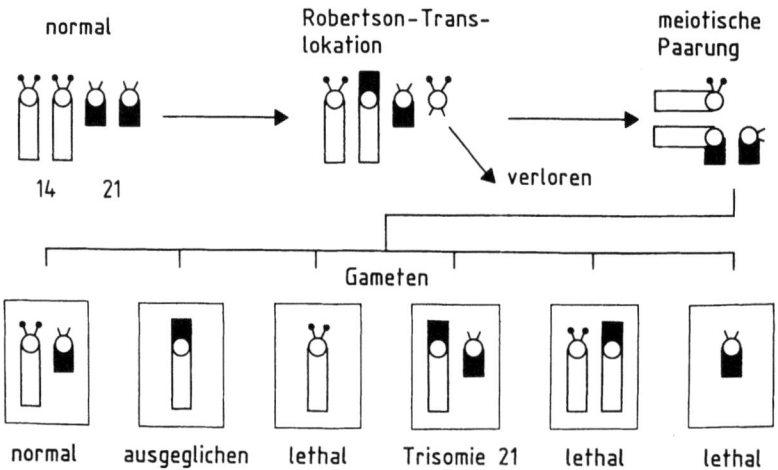

Abb. 8. Gametogenese bei Translokationen. Reziproke und Robertson-Translokation. Nur die betroffenen Chromosomen werden gezeigt

Strukturelle Aberrationen werden beschrieben, indem die Anzahl der abnormen Chromosome in Klammern gesetzt wird; es folgen weitere Klammern, welche das Band (Abb. 3) und die Position des Bruchs angeben. Die Symbole zeigen dann den Typ der Anordnung:

46, XY, del (5) (p14) – Deletion am kurzen Arm 5
46, XX, inv (9) (p11q11) – perizentrische Inversion 9
46, XX, t (3;10) (p13;q22) – reziproke Translokation zwischen dem kurzen Arm 3 und dem langen Arm 10
46, X, i (X) (q) – Isochromosom langer Arm X
46, XX, r (18) – Ringchromosom 18

C. Populations-Zytogenetik

Die Häufigkeit von Chromosomen-Aberrationen nimmt von der Konzeption zum postnatalen Leben ab, als Folge der natürlichen Auslese durch Spontan-Aborte von Föten mit unausgeglichenem Karyotyp und reduzierter Lebensfähigkeit der Lebendgeborenen mit einer Chromosomen-Abnormität. Die Häufigkeit z. Z. der Konzeption kann aus offenkundigen Gründen nicht präzis festgestellt werden; es werden indessen Werte um 10% angenommen (JACOBS 1977). Tabelle 1 zeigt die Häufigkeit von Chromosomenabnormitäten bei Spontan-Aborten, Totgeburten (CARR u. GEDEON 1977), unausgewählten Neugeborenen (JACOBS et al. 1974) und acht Jahre alten Kindern (PATIL et al. 1977). Die Verteilung der einzelnen Typen der Abnormitäten wird auf Tabelle 2 gezeigt (modifiziert nach SMITH 1982).

Tabelle 1. Populations-Zytogenetik, Inzidenz chromosomaler Aberrationen

Spontanaborte	insgesamt	50%
	1. Trimester	60%
	2. Trimester	20%
Totgeburten		5%
Auslesefreie Serien von Neugeborenen		0,56%
8jährige		0,48%

Tabelle 2. Typen chromosomaler Abnormitäten bei Spontanaborten und in auslesefreien Serien von Neugeborenen

	Spontanaborte	Neugeborene
Polyploidie	22%	–
Monosomie X	24%	3%
Trisomien	52%	95%
Strukturelle Anomalien	2%	2%

D. Pränatale Diagnose

Eine Vielzahl von Techniken, die als pränatale Diagnostik bezeichnet werden, ermöglichen Einblicke in die Genetik, den Stoffwechselzustand, die Chromosomen-
konstitution und Anatomie des Föten. Neuere Techniken geben diese Information immer früher während der Schwangerschaft, womit dann ein selektiver Abort
des betroffenen Föten gesetzt möglich wird. Schwangeren Frauen mit „hohem Risiko" für die Entbindung von Kindern mit Geburtsdefekten und anderen genetischen Störungen können diese Tests angeboten werden, damit sie erfahren, ob der
Fötus betroffen oder nicht betroffen ist. Vor Durchführung dieser Technik ist es
unerläßlich, die Eltern über das Vorgehen zu informieren und sie mit den möglichen Ergebnissen und ihren genetischen Risiko-Werten bekannt zu machen. Es
muß betont werden, daß keiner der Tests eine Garantie für ein „normales" Baby
bedeutet, da es noch viele Störungen gibt, für welche Tests nicht zur Verfügung
stehen. *Biopsie der Chorionfalten* (chorion villi sampling, CVS) stellt gegenwärtig
die neueste Sampling-Technik dar. Dabei wird eine kleine Probe der Falten-
Struktur entweder durch transabdominelle Punktur oder transvaginal unter ul-
trasonographischer Kontrolle in der 9.–10. Schwangerschaftswoche entnommen.
Chromosomen-Untersuchung, gewisse biochemische Tests und DNA-Analyse
können an der Probe durchgeführt werden, wobei dann viele Resultate vor dem
Ende des 1. Schwangerschaftsdrittels zur Verfügung stehen.

Die Amniozentese wird in der 15.–17. Schwangerschaftswoche durchgeführt;
dabei wird eine Probe fötaler Zellen aus Amnion-Flüssigkeit durch transabdomi-
nale Punktur gewonnen. Chromosomen-Analyse, biochemische Tests und DNA-
Analyse der fötalen Zellen können hier ähnlich durchgeführt werden wie bei der
CVS. Zusätzlich können biochemische Untersuchungen der Flüssigkeit eine Vielzahl angeborener Stoffwechsel-Aberrationen aufdecken. Zugleich kann durch eine α-föto-Protein-Analyse ein Screening auf Defekte des Spinalkanals vorgenommen werden.

Ultraschall Scanning liefert ein Bild der sich bewegenden Föten und kann größere Mißbildungen nachweisen, welche gewöhnlich im 2. Schwangerschaftsdrittel
sichtbar werden.

Fötoskopie ist eine invasive Technik, die frühestens in der 19. Schwangerschaftswoche eingesetzt werden kann, um den Fötus visuell zu inspizieren und dabei Mißbildungen zu erkennen oder Proben des Blutes oder der Haut des Föten
für spezifische Tests zu entnehmen. Dies Verfahren unterliegt einem Risiko für
Spontanaborte von 6–7% und sollte nur bei Schwangerschaften mit hohem Risiko und bei Unverfügbarkeit anderer Tests durchgeführt werden.

E. Klinische Befunde mit Chromosomen-Aberrationen

I. Autosomale Aberrationen

Ein Verdacht auf eine autosomale Chromosomen-Anomalie ist immer dann berechtigt, wenn folgende Zeichen vorliegen:

– intrauterine und/oder postnatale Wachstumsverzögerung unter Einschluß einer verzögerten oder reduzierten Pubertät;
– dysmorphe Züge, insbesondere des Gesichts, der Genitalien, der Füße und Hände; dabei sollte beachtet werden, daß in erster Linie das Gesamtmuster der Dysmorphie für eine gegebene Anomalie charakteristisch ist und nicht das einzelne Dysmorphie-Zeichen, d. h. eine Abweichung der Augenfalte kann Zeichen einer Trisomie 21 sein, aber nicht alle Personen mit einer abweichenden Augenfalte haben ein Down-Syndrom;
– größere Mißbildungen, zumal an vitalen Organen wie Herz und Niere;
– behinderte geistige Entwicklung als konstantestes Zeichen.

Eine Familienvorgeschichte mit Aborten, prämaturen oder dysmaturen Neugeborenen mit Mißbildungen und reduzierter Fruchtbarkeit, insbesondere bei männlichen Probanden, verweist auf eine familiär-autosomale Störung und sollte Anlaß geben, eine Chromosomen-Analyse der Familienmitglieder durchzuführen.

1. Down-Syndrom (Mongolismus)

Down-Syndrom ist die bedeutendste der autosomalen Aberrationen und als klinische Einheit seit 1866 bekannt, als sie durch LANGDON DOWN als spezielle Oligophrenie-Form beschrieben wurde. Durch die Arbeit von LEJEUNE et al. (1959) belebte sich die Forschung in Richtung Ätiologie, Epidemiologie, anderen biologischen Aspekten, aber auch hinsichtlich edukativer und sozialwissenschaftlicher Fragen.

Etwa 95% der Probanden mit Down-Syndrom haben eine reguläre Trisomie 21 mit dem Karyotyp (47, XY + 21/47 XX + 21). Das Risiko des Wiederauftretens ist gering.

Das überzählige 21-Material wird bei etwa 2,5% der Fälle auf ein anderes akrozentrisches Chromosom, gewöhnlich das Chromosom 14 (Abb. 8), transloziert. Diese Fälle sind sehr oft erblich, wobei eines der Elternteile Translokations-Träger ist. Das Rezidivrisiko liegt bei 7%, wenn die Mutter den rearrangierten Karyotyp aufweist, bei 3%, wenn das beim Vater der Fall ist. In etwa 2,5% wird ein Mosaik-Karyotyp gefunden (46/47 + 21), bei welchem das Rezidiv-Risiko sehr niedrig liegt.

a) Häufigkeit bei Lebendgeburten

Longitudinal-Untersuchungen an mehr als 70 000 lebend geborenen Kindern zeigten eine Häufigkeit, welche mit 0,7 auf 1 000 in den USA am niedrigsten gefunden wurde (LUBS u. RUDDLE 1970), mit 2 auf 1 000 am höchsten in Dänemark (NIELSEN u. SILLESEN 1975). Es ist möglich, die Häufigkeit des Down-Syndroms aufgrund vorgeburtlicher Diagnosen mit den Ergebnissen an Lebendgeborenen zu vergleichen. Die Raten für Down-Syndrom in antenatalen Schwangerschaftsuntersuchungen liegen etwa $^1/_3$ höher, wie sie bei Lebendgeburten zu finden waren (FERGUSON-SMITH 1979). Die Vergleiche sind schwierig. Die Anzahl der Aborte bei Trisomie 21-Fällen, die bei antenatalen Untersuchungen diagnostizierten Fälle, schließlich Todesfälle durch Down-Syndrom bei perinatalen Untersuchungen sollten in solchen Vergleichen zusammengeführt werden. Solange nicht sehr sorgfältige Untersuchungen durchgeführt worden sind, um alle kongenitalen Mißbildungen auch bei früheren Aborten und bei perinatalen Todesfällen zu erfassen, bleibt es schwierig, die Ergebnisse aus den unterschiedlichen Gruppen zu vergleichen. Es ist darauf hingewiesen worden (MIKKELSEN 1981), daß die Häufigkeit bei gewissen Altersgruppen von Müttern ansteigt.

Als Gründe hierfür wurden angegeben: äußere Faktoren wie diagnostisch-therapeutische Röntgenbestrahlungen, andere ionisierende Strahlen, Chemikalien, Nahrungszusätze, hormonelle und chemische Kontrazeptiva. Die Prävalenz liegt unter Berücksichtigung der Altersverteilung bei einer Gesamtrate von 1,03/1 000 Personen in der irischen Bevölkerung 1981 (MULCAHY u. REYNOLDS 1984).

Um zu verläßlichen Inzidenz-Werten des Down-Syndroms (DS) zu gelangen, ist es notwendig, sich über die exakte Interpretation solcher Daten zu verständigen (FRYERS 1984). Der immer wieder genannte Wert von 1,6 : 1 000 Lebendgeburten (ØSTER 1953) ist nicht mehr haltbar, da der Gesamtwert von vielen Faktoren abhängt: von der Altersverteilung der Gebärenden, von der Intensität der Hilfen, Risikokinder die neonatale Belastungszeit überleben zu lassen, von der gesetzlichen Lage hinsichtlich Amniozentese und Interruptio usw. Das höhere Risiko bei älteren Eltern ist zumindest seit einem halben Jahrhundert beachtet worden. Inzidenz-Beurteilungen sollten indessen mit detaillierten Altersstatistiken der Mütter der Bevölkerung korreliert werden. Man kann z. B. aus den Salford-Statistiken folgende Werte herleiten: Mütter unter 25 Jahren sind zu 50% an allen Geburten beteiligt, indessen nur mit etwa 15% an den DS-Geburten; Mütter über 35 waren nur zu 10% an allen Geburten beteiligt, aber zu 47% an den Geburten von DS-Kindern. Einige Autoren, z. B. HOOK u. CROSS (1981), berichteten aus dem Staate New York höhere als die erwarteten Werte und rechnen mit einem Anstieg der Werte für Mütter über 35 Jahren in den jüngst zurückliegenden Jahren. In Ländern mit Amniozentese und gesetzlichen Möglichkeiten zur Interruptio, wie z. B. in Dänemark, hat dies eine wesentliche Wirkung gehabt (MIKKELSEN et al. 1983). Variationen in der Größe reproduktiver Kohorten sowie kulturelle und Verhaltens-Faktoren hatten einen dramatischen Effekt auf die Inzidenz-Werte von DS-Lebendgeburten. Die wachsende Anzahl sehr kleiner Familien und die elektive Minderung der Fertilität bei älteren Frauen erklärt, daß die Werte abhängig von Zeit und Ort fluktuieren.

DS wird in der ganzen Welt und bei allen Rassen beobachtet. Es bildet heute den bekannten häufigsten Fall einer geistigen Behinderung aufgrund eines bestimmten Einzelsyndroms. Die Geschlechtsverteilung ist in vielen Untersuchungen studiert worden, wobei es zu sehr abweichenden Ergebnissen kam. Eine signifikante Häufung des männlichen Geschlechts bei neugeborenen Kindern mit DS und bei Föten mit Trisomie 21 wurde berichtet (LINDSTEN et al. 1981). In einer Untersuchung, wo hormonelle Antikonzeptiva benutzt worden waren (LEJEUNE u. PRIEUR 1979), war die Geschlechtsverteilung jedoch 0,81, während sie bei Müttern ohne hormonelle Antikonzeption 1,16 betrug.

Die Ätiologie der Non-Disjunktion des Chromosom 21 (CS-21) ist im wesentlichen unbekannt. Der Mechanismus, wodurch den ein zusätzlicher Satz normaler Gene auf CS-21 einen ungünstigen Effekt auf die Entwicklung und die Funktion hat, ist bislang nicht geklärt. Nach HAGEMEIJER u. SMIT (1977) ist der distale Anteil des langen Arms von CS-21 – etwa $^1/_3$ des gesamten CS – mit dem DS-Phänotyp verknüpft; dies Segment des Chromosoms umfaßt etwa 1,5% des haploiden Genoms jeder menschlichen Zelle. Neben den Primäreffekten der Gen-Dosis kommt es zu sekundären Effekten. Solche sekundären Effekte lassen sich in zwei Kategorien aufgliedern, nämlich in die direkten Effekte, wo die erhöhten Gen-Produkte den Anstoß zu Veränderungen der Metaboliten geben, und indirekte Effekte, bei welchen Systeme verändert werden, die mit den spezifischen Genprodukten in Beziehung stehen.

b) Phänotypische Zeichen

Das DS-Neugeborene zeigt folgende zehn Kardinalzeichen: fehlender Moro-Reflex, Muskelhypotonie, flaches Gesichtsprofil, schrägstehende Augenfalten, dysplastische Ohren, verdickte Nackenhaut, typische oder atypische Vierfinger-Linie, Hyperflexibilität, dysplastisches Becken, dysplastische Mittel-Phalanx des fünften Fingers (die Zeichen 9 und 10 sind röntgenologische). Andere weniger häufige Zeichen sind folgende: mongoloide Neugeborene sind oft blaß, ruhig, weinen schwach, liegen in charakteristischer Weise mit abduzierten Beinen (HALL 1964). Der Epikanthus ist bei neugeborenen DS leicht betont, während dem inneren Augenwinkel die bei Normalen gegebene distinkte Morphologie fehlt. Der innere Augenwinkel wirkt so, als wäre er mit schmalen Hautfalten angefüllt. Iris-Flecken sind ein wertvolles Zeichen bei neugeborenen DS. Die Patellarreflexe sind oft schwach. Neugeborene mit DS haben kein flaches Hinterhaupt, sondern eine insgesamt rundere Schädelform als Normale. Der Schädelumfang ist unter Berücksichtigung des Geburtsgewichtes geringer als bei Normalen. Der frontookzipitale Durchmesser des Neugeborenen mit DS ist signifikant kürzer als bei Normalen mit demselben Geburtsgewicht. Bei älteren Kindern sowie bei Erwachsenen bleibt die klinische Einschätzung eine schwierige Aufgabe. Patienten mit derselben Trisomie-Standard-Verfassung variieren stark hinsichtlich ihrer Symptome, ihrer Fähigkeiten und Behinderungen sowie ihrer Prognose. Schließlich gibt es zahlreiche Grade der Gen-Mosaikbildung, was zu allen möglichen inkompletten Typen von DS führt. Klinische und zytologische Untersuchungen haben einander zu ergänzen, um zu einer hinreichend genauen Gesamtbeurteilung zu gelangen. Einige charakteristische Züge wie die abnorme Gestaltung des Gesichts sind leicht zu beobachten und hochcharakteristisch, aber sehr schwer zu definieren. Andere Zeichen, wie z. B. auffällige Hautmuster, sind zwar gut bestimmbar, treten allerdings auch bei anderen Verfassungen und bei normalen Personen auf. Einige meßbare Charakteristika wie die Kopfgröße, Wuchsform und das Geburtsgewicht haben überlappende Verteilungen. Eine Gesamtbeschreibung sollte den allgemeinen Eindruck der Person, ihre Statur, ihre intellektuelle Funktion sowie die Abnormitäten der Haut umfassen. SMITH u. BERG (1976) machten Vorschläge für eine Berechnung aufgrund des Vorhandens oder Fehlens bestimmter Züge in unterschiedlichen Populationen. Für die klinische Diagnose ist folgendes wesentlich und sorgfältig zu beschreiben: das Gesicht, die Schädelform, die Augen, insbesondere die Augenspalte, die Flecken der Iris, der Epikanthus, die Nase

mit Abflachung der Nasenwurzel, der Mund mit der oft zwischen den Lippen herausragenden Zunge, die auffällig runde und kleine Gestalt der äußeren Ohren, die
bemerkenswert kurzen und breiten Hände und Füße, der charakteristisch gebogene Kleinfinger mit kurzer zweiter Phalanx, die vereinzelte transversale Palmar
Falte, Vergrößerung des Raums zwischen der ersten und zweiten Zehe, charakteristische dermatoglyphische Muster an Händen und Füßen, typische Gestalt der
Genitalien mit kleinem unreifen Penis und Skrotum bei männlichen Patienten,
mit unterentwickelten Labia Minora und dürftigen Labia Majora bei weiblichen
Patienten, allgemeine muskuläre Hypotonie, Hyperflexibilität, verminderte
Hautelastizität, Akrozyanose der Hände und Füße.

c) Persönlichkeit und Verhalten

Persönlichkeit und Verhalten der Menschen mit DS sind seit der frühen Erkennung dieses Syndroms beschrieben worden. Das neugeborene DS-Baby zeigt keine speziellen Schwierigkeiten, es sei denn, es bestehe eine schwere Anomalie, z. B.
eine kongenitale Herzkrankheit. Bisweilen macht das Füttern Probleme, und der
Säugling gedeiht bisweilen schlecht. Die Mütter sagen jedoch im allgemeinen, daß
ihr betroffenes Baby gut beisammen sei und sehr wenig fordere. Früher wurden
diese Menschen als liebevoll und auf charakteristische Weise fröhlich beschrieben; indessen beruhen diese uniformen Deskriptionen auf institutionalisierten
Fällen. Menschen mit DS haben eine beachtliche Fähigkeit zur Mimikri, und das
läßt sie gescheiter erscheinen, als sie es tatsächlich sind. Ihre intellektuelle Funktion variiert mit dem Alter (s. Abb. 9). Als Gruppe sind sie sehr leicht zu führen.
Sie zeigen gewisse Fähigkeiten zur Musik und einen gut entwickelten Sinn für
Rhythmus. Neuere Beschreibungen von Menschen mit DS, welche ein normales
Leben in der Gemeinschaft mit ihren Eltern oder in beschützenden Werkstätten
und Wohnheimen führen, zeigten vielfältige Persönlichkeitsvarianten, und hierauf sollte die Behandlung Rücksicht nehmen.

Menolascino (1967) berichtete, daß 35% der Gruppe institutionalisierter DS-
Kinder auch seelisch krank seien und daß 56% dieser Kinder Zeichen einer psychischen Krankheit z. Z. ihrer Institutionalisierung an den Tag legten. Unterschiedliche Typen von Psychosen und andere psychiatrische Störungen sind bei
Menschen mit DS beschrieben worden.

d) Wachstumshemmung

Eine Wachstumshemmung liegt bei DS-Patienten im Vergleich zu gesunden Personen in allen Altersgruppen vor. Der Mechanismus dieser Wachstumshemmung
ist unbekannt. Die Ergebnisse der Forschungen hierzu und zu Stoffwechsel- und
endokrinologischen Parametern sind von Anneren (1984) zusammenfassend beschrieben worden. Zumal die Beziehung zwischen Wachstumshormon und Somatomedin wurde untersucht und abnorm gefunden. Es konnte auch gezeigt werden, daß die Spiegel der Superoxyd-Radikale der polymorph-kernigen Neutrophilen bei DS-Patienten niedriger lagen als bei gleichzeitig getesteten Kontrollzellen. Es wurde angenommen, daß dies wahrscheinlich ein Gendosis-Effekt des Superoxyd-Dismutase-1-Gens auf dem Chromosom 21 sei. Dieser Befund kann die

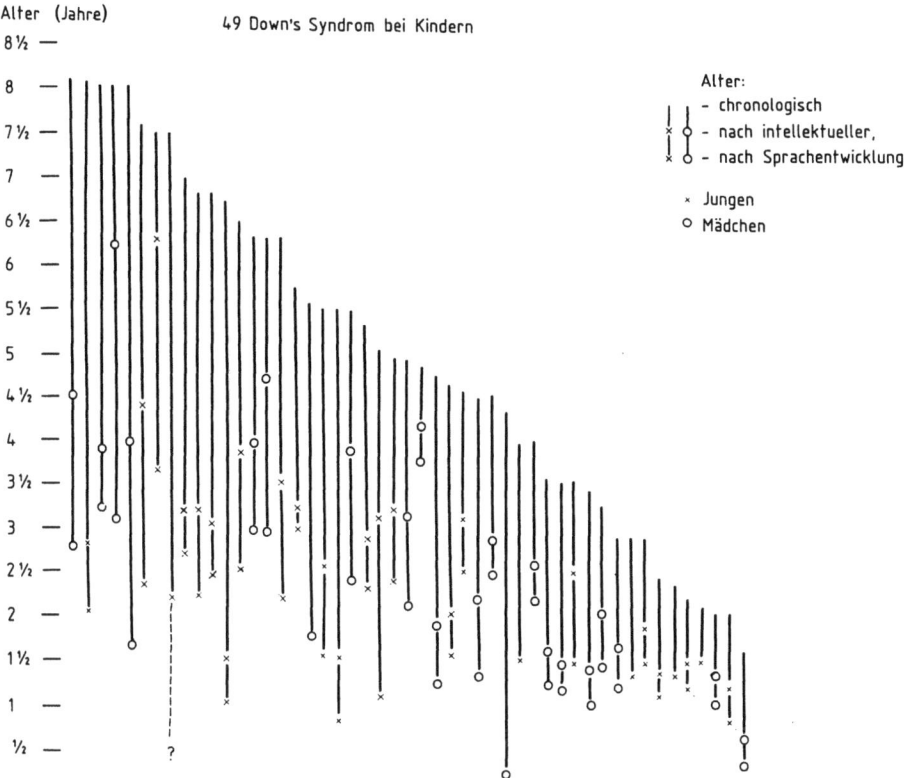

Abb. 9. Intellektuelle Funktion bei Kindern mit Down-Syndrom. Chronologisches Alter im Vergleich zum Intelligenzalter und zum Alter entsprechend der Sprachentwicklung – epidemiologische Studie. [Quelle: K. DUPONT, Psychologist (unveröffentlicht)]

erhöhte Infektanfälligkeit von DS-Patienten gegenüber gewissen Mikroorganismen, z. B. S. Aureus und C. Albicans, erklären.

e) Down-Syndrom und die Molekularstruktur des Chromosoms 21

Die zahlreichen Abnormitäten des biochemischen, endokrinen und immunbiologischen Systems wurden untersucht und zum anwachsenden Wissen über das G-Bänderungs-Muster des Chromosoms 21 und der Lokation der Gene in Beziehung gesetzt.

Zehn Gene konnten bis jetzt dem Chromosom 21 zugeordnet werden (COX u. EPSTEIN 1985). Neuere Untersuchungen zur Molekularstruktur umfassen auch Studien über den Mechanismus und das Phänomen der Non-Disjunktion sowie der Beziehung zwischen Alterungsprozeß und Non-Disjunktion (SMITH 1985).

f) Altern beim Down-Syndrom

Für alle geistig Behinderten stellen sich zunehmend wichtigere Probleme – sowohl psychologische als auch klinische – hinsichtlich der Versorgungsplanung im Ver-

laufe des Alterns. Systematische Untersuchungen hierzu sind gemacht und durch
die angestiegene Lebenserwartung der geistig Behinderten erleichtert worden.
Menschen mit DS sind dabei von speziellem Interesse. Es gibt nämlich Belege für
eine Verknüpfung dieses Syndroms mit präseniler Demenz vom Alzheimer-Typ.

Die ersten neuropathologischen Hinweise auf Senilität beim Down-Syndrom
wurden von STRUWE (1929) gegeben. Ausgedehnte neuropathologische Untersuchungen haben gezeigt, daß nahezu alle Fälle des Down-Syndroms, die jenseits
des Alters von etwa 40 starben, in unterschiedlichem Ausmaß Symptome einer
Alzheimerschen Erkrankung boten. Dies führte zu der Theorie, daß Menschen
mit DS gewissermaßen Human-Modell eines beschleunigten Alterns seien.

Kliniker, welche mit älteren Menschen mit DS arbeiteten, betonten, daß viele
dieser Fälle bis zum Tode keine Zeichen einer Demenz boten, dies trotz entsprechender postmortaler Befunde (ROPPER u. WILLIAMS 1980). HEWITT u. JANCAR
(1986) untersuchten eine Gruppe von 23 über 50jährigen Patienten mit DS und
verglichen sie mit einer Kontrollgruppe von 23 schwergradig geistig Behinderten
ohne Down-Syndrom. Sie fanden ein durchschnittliches Absinken der intellektuellen Leistungen bei Patienten mit DS um das 49. Lebensjahr. Dieser Intelligenzabbau erfolgte unabhängig von Geschlecht, initialem Intelligenzalter oder Hospitalisierungsdauer. Bei den Probanden mit DS verknüpfte sich dies mit abnehmender Sehkraft und Hörbeeinträchtigungen. Die hervorstechenden Symptome, wie
z. B. Beeinträchtigungen des Aktual-Gedächtnisses, waren bei DS-Probanden
schwierig feststellbar. Häufig war das erste Zeichen ein epileptischer Anfall auf
dem Boden einer Hirnverkalkung.

Vor kurzem haben KANG et al. (1987) vorgeschlagen, daß sich die größte Eiweißunterfraktion (A4) der amyloiden Fibrillenverflechtungen und der plattenartigen Kerne, die man bei der Alzheimerschen Erkrankung und bei alten Patienten
mit Down-Syndrom beobachtet, von einer verkehrten Entwicklung aus einem
"Precursor Polypeptid" ableiten läßt. Die DNA Sequenz, die als Kode für diesen
Precursor gilt, wurde auf den langen Arm vom Chromosom Nr. 21 lokalisiert,
und somit haben wir nun einen weiteren Beweis für einen Zusammenhang zwischen der Trisomie 21 und der Alzheimerschen Form der senilen Demenz.

2. Andere numerische Aberrationen

a) Trisomie 18-Syndrom (Edwards-Syndrom)

Nahezu ausnahmslos existiert das überzählige Chromosom unabhängig weiter
und wird nicht auf ein anderes Chromosom transloziert. Die Häufigkeit liegt bei
1 pro 5000 Lebendgeburten. Es gibt eine Prädominanz des männlichen über das
weibliche Geschlecht. Die Prognose ist sehr schlecht. Keiner der Fälle überlebt
das erste Lebensjahr. Klinische Zeichen: charakteristisches Gesicht mit vorstehender Stirn, kurzen, bisweilen aufwärts gerichteten Augenspalte, kurzes Philtrum, Mikrognatie, Mikrostomie, nicht selten Cheilognathopalatoschisis, komplett oder partiell; schmaler mikrozephaler Schädel mit vorgewölbtem Okzipitalbereich, Dysplasie der Ohrmuschel. Es besteht ein ausgeprägtes prä- und postnatales Wachstumdefizit. Starke psychomotorische Unreife, frühe Anfälle, musku-

läre Hypertonie nach einer Frühperiode initialer Hypotonie. Die Hände sind abnorm mit Flexionskontrakturen der Fingergelenke bei Überlappung des zweiten und fünften über den dritten und vierten Finger. Hypoplastische Nägel, insbesondere an den Füßen. Es findet sich partielle Syndaktylie, kurze dorsalflektierte Große Zehen, vorgewölbte Kalkanei und Wiegenkufen-Füßen. Der Stamm ist abnorm mit kurzem Sternum, kleinen, relativ lateral liegenden Brustwarzen und häufig Nabel- und Leisten-Hernien. Weitere zusätzliche Anomalien und Mißbildungen können hinzutreten.

b) Trisomie 13-Syndrom (Patau-Syndrom)

Auch hier kommt es zu einer Verknüpfung mit kogenitalen Mißbildungen des Gesichtes mit charakteristischen Zügen, Hexadaktylie, Wachstumsdefizit, ausgeprägter psychomotorischer Rückständigkeit und charakteristisch lokalisierten Hautdefekten im Okzipitalbereich. Weitere Zeichen: Herzdefekte unterschiedlichen Typs, Abnormitäten und Mißbildungen der Nieren und des Hirns, insbesondere des Kleinhirns. Die Frequenz liegt bei 1 pro 5000 Lebendgeburten. Etwa 85% sterben vor dem 1. Lebensjahr. Häufig wird eine Omphalozele gefunden, wobei die Differentialdiagnose zu einem Meckel-Syndrom entsteht. Die Chromosomen-Analyse sichert indessen die Diagnose.

c) Andere Syndrome

Trisomie 8 zeigt in charakteristischer Weise eine Verdickung der Handflächen und Fußsohlen. Trisomie 9 zeigt Mißbildungen der männlichen Genitalien. Trisomie 22 geht mit Nierenmißbildung und Mikrognatie einher. Für alle diese Trisomien gibt es eine Überlappung hinsichtlich einer mäßiggradigen oder schweren psychomotorischen Behinderung, kongenitaler Herzdefekte, Ohrmißbildungen usw.

In einigen Fällen wird eine Mosaikstruktur der Trisomie gefunden. Dies kommt bei wenigen Prozent aller Fälle vor.

3. Strukturelle Aberrationen

a) Cri-du-chat-Syndrom (5p-Syndrom)

Hier handelt es sich um ein differenziert beschriebenes, charakteristisches Deletions-Syndrom, das bei etwa 1 pro 50000 Neugeborenen gefunden wird. Die Diagnose wird oft bei der Geburt gestellt. Wesentliche Zeichen: rundes und flaches Gesicht mit Hypertelorismus, Epikantus, niedrige breite Nasenwurzel, Mikrognatie, schwere psychomotorische Behinderung und Mikrobrachyzephalie. Das katzenartige Aufschreien im Säuglingsalter hat einen auffallenden, klagenden Ton, in hoher Tonlage, schwach, durch eine charakteristische Anomalie im Bereich des Larynx bedingt. Im Zusammenhang damit wird Stridor von der Geburt ab beobachtet. Kleinere Zeichen: Dysplasie der äußeren Ohren, kurzer Nacken, im späteren Alter Skoliose, gespaltener und hoher Gaumen, geteilte Uvula, par-

tielle Syndaktylie, kurze Metakarpal- und Metatarsal-Knochen, angehobene
Häufigkeit der Vierfingerfurche gegenüber Normalen. Im allgemeinen besteht ge-
senkte Lebenserwartung. Einige dieser Menschen überleben bis zum Alter von
50–60. Das Rezidiv-Risiko ist zu vernachlässigen, es sei denn, daß die Abnormität
das Ergebnis einer korrespondierenden Translokation im Karyotyp eines der Elternteile ist.

b) Andere Syndrome

Andere Deletionen sind bekannt, z. B. das Wolf-Syndrom (Deletion des kurzen
Arms des Chromosoms 4); hier werden gefunden: „Fischmund", gespaltene Lip-
pe und Gaumen, Kolobom, Herzdefekte und bei männlichen Patienten Hypospa-
dien.
    Eine andere gut bekannte Deletion ist diejenige von Chromosom 18p.
    Ein Ring-Chromosom hat dieselben Wirkungen wie eine Deletion; verschie-
denartige Typen der durch Ring-Chromosome bedingten Abnormitäten wurden
beschrieben.

4. Mikrozytogenetik, „neue" chromosomale Syndrome

Bänderung in der Prophase oder Prometaphase (high resolution) (Yunis 1976,
1981) führte zu einer präziseren Definition der Bänderungs-Muster. Einige Miß-
bildungs-Syndrome, welche mit geistiger Behinderung verknüpft sind, waren zuvor ätiologisch unbekannt. Damit wurde für die Störungen mancher Patienten eine zytogenetische Grundlage gefunden. Das Prader-Willi-Syndrom, ein wohlbe-
kanntes klinisches Bild, wird heute mit einer interstitialen Deletion von 15q in
Verbindung gebracht. Die Verknüpfung dieses Syndroms mit Anomalien des
Chromosoms 15 scheint jetzt wohlbegründet. Differenzierte Untersuchungen von
Fällen mit diesem Syndrom, welche genaue phänotypisch-karyotypische Korrelationen aufwiesen, bestätigen die genetische Heterogenität dieser Verfassung.
    Andere Syndrome, von denen angenommen wird, daß sie mit diesen neuen mi-
krozytogenetischen Anomalien verbunden sind: Retinoblastom, Wilms-Tumor,
Lissenzephalie-Syndrom, Langer-Giedion-Syndrom und Cat-eye-Syndrom – ein
sehr variables Syndrom, das in einigen Fällen mit Anomalien des Chromosoms
22 verbunden ist (Evans u. Hamerton 1985).

II. Geschlechtschromosomen-Aberrationen

Normalerweise gehen Geschlechtschromosomen-Aberrationen nicht mit geistiger
Behinderung einher. Es gibt folgende Ausnahmen: Klinefelter-Syndrom mit 48
oder 49 Chromosomen und 2 oder 3 zusätzlichen X-Chromosomen, weiterhin
Fälle mit je einem zusätzlichen X- und Y-Chromosom bei Männern, schließlich
2 oder 3 zusätzlichen X-Chromosomen bei Frauen. Die Häufigkeit in der Bevölkerung ist durch einige Untersuchungen an neugeborenen Kindern bestimmt

worden. Die Rate aller geschlechtschromosomalen Aberrationen liegt bei 4 bis 5 pro 1 000 mit Höchstwerten bei 47, XYY, 47, XXY, 47, XXX. Männer mit zwei YY-Chromosomen, sog. XYY-Syndrome, haben geringe oder keine phänotypische Abweichungen (vielleicht außer Hochwuchs); auch die Syndrome mit weiblichem Phänotyp und 2 oder 3 zusätzlichen X-Chromosomen sind phänotypisch normal, abgesehen vom Hochwuchs. In diesen Fällen gibt es auch eine ziemlich hohe Häufigkeit leichtgradiger oder mäßiggradig geistiger Behinderung.

Infertilität ist das charakteristischste Symptom geschlechtschromosomaler Aberrationen. Das voll ausgeprägte Turner-Syndrom zeigt gonadale Dysgenesie. Die Entwicklung und Funktion der Gonaden scheint davon abzuhängen, welcher Teil des X-Chromosoms fehlt. Verlust des Xq führt zu Nonfunktion und verursacht beeinträchtigtes Höhenwachstum (THERMAN et al. 1980). Männer mit 47, XXY, Klinefelter-Syndrom, sind unfruchtbar, während die Fertilität von Frauen mit 47, XXX Karyotyp nur reduziert ist.

1. Geschlechtschromosomen-Trisomien

a) Klinefelter-Syndrom XXY

Personen mit einem Klinefelter-Syndrom zeigen zumeist den Typ: 47, XXY. In seltenen Fällen kann es 3 oder 4 X-Chromosome und 1 Y-Chromosom geben. Bei Neugeborenen liegt die Häufigkeit bei 1 pro 1 000. Bei der Geburt sehen die Jungen noch normal aus. Sie zeigen während der Entwicklung relativ lange Beine, ihre Knochen sind brüchiger und ihre Pubertät ist verspätet. Postpubertär zeigen sie geringen Bartwuchs und geringe Stammbehaarung. Etwa die Hälfte dieser Männer zeigt eine Gynäkomastie, ein Drittel zeigt eine Tendenz zur weiblichen Fettverteilung, 60% haben eine feine, weiche, feminine Haut. Sie haben alle kleine Hoden (gemessen mit Praders Orchiometer). THEILGAARD (1984) untersuchte ihre Persönlichkeit, wobei sie die Gruppe mit XYY-Syndrom und mit normalen Kontrollen verglich. Die XXY-Männer zeigten ein leichtes allgemeines Defizit in der globalen Intelligenz, indessen ein weites Spektrum der IQ-Scores. Die XXY-Probanden neigten zu einem stärkeren submissiven und abhängigen Verhalten als die Kontrollgruppe. Insgesamt zeigten sie eine unharmonischere Persönlichkeits-Integration als die Kontrollen. Bei Messungen der Arousal-Response zeigte die XXY-Gruppe ein niedrigeres Mobilisierungsmuster als die Kontrollen, was indessen auf ihr Intelligenz-Niveau bezogen werden könnte.

In einer Literaturübersicht betonte THEILGAARD, daß viele frühere Publikationen unter Fehlerquellen durch inkorrektes Sampling und Verallgemeinerungen aus wenigen kasuistischen Erfahrungen leiden.

b) XYY-Syndrom

Männer mit zwei Y-Chromosomen haben die Chromosomenabweichung 47, XYY. Dies kann entweder in allen Zellen der Fall sein oder als Mosaik. Männer mit diesem Syndrom zeigen gewöhnlich eine überdurchschnittliche Körpergröße;

etwa 90% sind größer als 1,80 m. Ihr Phänotyp ist normal, dies gilt auch für die Größe der Hoden, indessen zeigten sich bei Spermauntersuchungen in 80% der Fälle abnorme Zellen. Der o. e. psychologische Vergleich dieser Gruppe und des Klinefelter-Syndroms mit normalen Männern zeigte mehr Ähnlichkeiten zwischen diesen beiden Gruppen als Unterschiede. Beide Gruppen zeigten ein leichtes allgemeines Defizit der Globalintelligenz. Es gab einen leichten Unterschied hinsichtlich der Abwehrmuster: die Männer mit XYY waren in ihrem Denken rigider. Im Vergleich zu den Kontrollen zeigten die neurologischen und projektiven Tests eine verletzlichere Wahrnehmung und Integration von räumlich-zeitlichen Mustern. Schlußfolgerung: Diese Untersuchung unterstützt die Feststellung, daß die Probleme der Patienten mit XYY und XXY-Konstitutionen nicht so ausgeprägt sind, daß seitens der Soziabilität spezielle Vorkehrungen getroffen werden müssen.

c) Triple-X-Syndrom usw.

Frauen mit diesem Syndrom haben 47 Chromosome und 3 X-Chromosome in allen Zellen oder als Mosaik. In wenigen Fällen gibt es 48 Chromosome mit 4 X-Chromosomen und 49 Chromosomen mit 5 X-Chromosomen. Bei all diesen Syndromen gibt es eine mehr oder minder ausgeprägte Tendenz zum Hochwuchs. Je mehr zusätzliche X-Chromosome vorliegen, um so verfrühter tritt die Menopause ein (im Alter zwischen 35–40). Mit mehr X-Chromosomen wächst auch das Risiko für eine geistige Behinderung.

2. Geschlechtschromosomale Monosomien

Turner-Syndrom

Dieses Syndrom gehört nicht in das Gebiet der geistigen Behinderung, da Turner-Frauen im allgemeinen normal intelligent sind.

III. Das fragile X-Syndrom und X-chromosomale geistige Behinderung

Dieses Syndrom erlangte wachsendes und ausgedehntes medizinisches Interesse, seitdem es erstmals 1943 durch Martin u. Bell beschrieben wurde. Sie beschrieben zwei unbetroffene Brüder, welche das Gen für ein fragiles X-Syndrom durch ihre gesunden Töchter auf die nächste Generation übertragen hatten, in welcher 11 geistig behinderte Männer beobachtet werden konnten. Zu jener Zeit wurde indessen die Störung nicht als chromosomales Leiden erfaßt. 1981 untersuchte Richards et al. die von Martin u. Bell beschriebenen Patienten und fanden bei einigen von ihnen diese chromosomale Störung.

Das fragile X-Syndrom wird allgemein als eine der wesentlichen Ursachen geistiger Behinderung bei allen Populationen, ethnischen Gruppen und Rassen angesehen (Venter et al. 1986). Jüngere epidemiologische Untersuchungen (Webb et al. 1986) zeigten, daß die Inzidenz des fragilen X-Syndroms bei Kindern im

Schulalter bei 1 pro 1 360 bis 1 500 für Jungen und bei 1 pro 2 000 für Mädchen liegt. Es wurde betont, daß nach der Trisomie 21 das fragile X-Syndrom der verbreitetste spezifische Grund für geistige Behinderung bei intellektuell zurückgebliebenen Jungen sei. Dadurch erklärt sich vielleicht der Überhang an geistig retardierten männlichen Personen gegenüber Frauen. Es hat sich indessen gezeigt, daß die typische klinische Trias in nicht mehr als 60% der typischen positiven erwachsenen Männer mit fragilem X liegt. Die klinische Trias ist: mäßiggradige geistige Behinderung, langes Gesicht, Makroorchidismus. In 10–15% ist die geistige Behinderung alleiniges Symptom. Bei 25% der Patienten fehlt der Makroorchidismus. Eine bisweilen recht große intrafamiliäre Variabilität des Phänotyps konnte bei diesen Fällen festgestellt werden. Überdies zeigte sich eine wachsende Anzahl sog. „typischer" Fragiles-X-Männer, bei denen das Screening auf fragiles X bei verschiedenen Untersuchungen und unter Benutzung unterschiedlicher Techniken negativ verlief. Makroorchidismus in Verbindung mit fragilem X-Phänotyp ist bisweilen auch bei anderen zerebralen Abnormitäten gefunden worden, z. B. bei Hypothalamus-Tumor (FRYNS 1986).

1. Normale Männer mit fragilem X und ihre Überträgerfunktion

Das Phänomen der Non-Manifesten/Manifesten Überträger, welche das Gen für X-chromosomale geistige Behinderung transmittieren, ist durch unterschiedliche Autoren beobachtet worden (FROSTER-ISKENIUS et al. 1986). FRYNS (1986) beschrieb Stammbäume mit normalen transmittierenden Männern, welche keinen Marker (negatives fragiles X-Screening), aber die Züge auf ihre Töchter übertrugen.

Innerhalb der Gruppe von Männern mit positivem fragilem X-Screening ist das Verhältnis geistig Behinderter zu normalen Männern aufgrund der verfügbaren Daten unterschiedlicher Untersuchungen schwierig zu bestimmen.

2. Der Phänotyp des Mannes mit fragilem X

Beim postpubertären männlichen Patient wird der typische Phänotyp mit der Trias geistige Behinderung, Makroorchidismus und Langgesichtigkeit gefunden. PRIMROSE (1986) konnte zeigen, daß viele männliche Erwachsene mit geistiger Behinderung in Institutionen eine abnorme sexuelle Entwicklung aufwiesen. Er fand abnorm kleine oder fehlende Geschlechtsdrüsen und andere mit abnorm großen Hoden (ohne fragiles X-Syndrom).

Unter männlichen psychiatrischen Patienten im postpubertären Alter sind bislang wenige systematische Screening-Untersuchungen durchgeführt worden, um die Häufigkeit von Patienten mit fragilem X näher zu bestimmen. Unter kinderpsychiatrisch einschlägigen autistischen Jungen fanden GILLBERG u. WAHLSTRÖM (1985) eine starke Häufung, die indessen in jüngsten dänischen Untersuchungen (JØRGENSEN et al. 1984) nicht bestätigt werden konnte.

3. Die Frau und das fragile X

Auch bei der Untersuchung weiblicher Überträger ergaben sich viele ungelöste Probleme. Fryns (1986) fand in einer Untersuchung von 144 weiblichen Heterozygoten bei 32% eine subnormale Intelligenz. 20 hatten einen IQ unterhalb von 70 und waren leichtgradig oder mäßig geistig behindert. Indessen verlief die Untersuchung auf fragiles X bei den Überträgern enttäuschend. Der bedeutendste Faktor ist der Phänotyp mit geistiger Behinderung, auffälligen Gesichtszügen einschließlich breiter Stirn, langem Gesicht und mandibularer Prognatie. Es wurde auch beschrieben, daß in einigen der untersuchten Familien die Mütter der Heterozygoten mit niedriger Intelligenz sowohl ein bei 50% liegendes biologisches Risiko der Transmission des fragilen X auf ihre Nachkommen zeigen, wie auch ein niedrigeres psychosoziales Niveau der Versorgung ihrer Kinder. Das kann zur Erhöhung der Kinder-Mortalität, zu Kindesmißhandlungen und anderen Schwierigkeiten führen.

4. Pränatale Diagnose

Wie schon betont, ist eine pränatale Diagnose des fragilen X beim Mann sehr schwierig. Es gibt technische Probleme, das fragile X in Amnion-Zellen oder Chorion-Zellen zu erfassen. Möglicherweise erweist sich die DNA-Analyse verläßlicher für die pränatale Diagnostik als die chromosomale Untersuchung (Oberle et al. 1987).

F. Genetische Beratung

Genetische Beratung ist ein förderliches Mittel präventiver Medizin (s. z. B. Harper 1984). Die Möglichkeit einer zweckmäßigen genetischen Beratung wuchsen mit dem zunehmenden Wissen in folgenden Bereichen:
    Ätiologie der angeborenen Stoffwechsel-Anomalien, Erbgänge, in einigen Fällen auch Penetranz, strukturelle chromosomale Abnormitäten und zumal Genlokation. Was ist nun für die Beratung im individuellen Fall notwendig?
    1) Die Diagnose nicht nur des einzelnen Patienten, sondern auch mehr oder weniger ähnlicher Fälle innerhalb der Familie. 2) Ein möglichst perfekter Stammbaum. 3) Eine gründliche Kenntnis der Literatur der Erblichkeit der in Frage stehenden Krankheit. Wenn möglich und notwendig, gehört hierzu die Kenntnis der empirischen Risiko-Werte der Krankheit. Weiterhin ist es wichtig zu wissen, in welchem Ausmaß die fragliche Anomalie ein Handicap für mögliche Kinder darstellt. In vielen Fällen ist es erforderlich, Krankenblätter beizuziehen sowie in einigen Fällen den Patienten und Verwandte mit bekannter typischer oder abortiver Symptomatik zu untersuchen.
    Die Genauigkeit der Risikowerte hängt von der Möglichkeit einer korrekten Diagnose ab. Es ist auch zu erinnern, daß es allein durch eine Untersuchung des Patienten nicht möglich ist, zwischen einer Mikrozephalie zu unterscheiden, die

durch Bestrahlung, Röteln oder einer anderen Infektion verursacht wird. Es kann sich hier auch um eine Phänokopie oder einen autosomal-rezessiv vererbten Typ handeln. Hier ist eine gute Fallgeschichte hilfreich.

Wenn eine Familie genetische Beratung sucht, weil in ihr verschiedene unterschiedliche Krankheiten und Anomalien aufgetreten sind, ist es wichtig, die Beziehungen zwischen diesen unterschiedlichen Anomalien und Krankheiten aufzuklären. Können sie nicht miteinander korreliert werden, so sollte jede Krankheit oder Anomalie für sich betrachtet werden. In anderen Fällen ist indessen eine gemeinsame Disposition bekannt (d. h. bei unterschiedlichen Typen atopischer Krankheiten). Wiewohl die Prävention vererbter Anomalien und Krankheiten als primäres Ziel der genetischen Beratung anzusehen ist, dient sie auch anderen wesentlichen Zwecken. Die Beratung kann zur Verminderung von Sorgen beitragen. Möglicherweise ist der Person, welche Rat sucht, oft gesagt worden, daß die Risiken höher liegen, als dies tatsächlich der Fall ist. Auf der anderen Seite kann die genetische Beratung eines Menschen mit hohem Risiko für die Übertragung genetischer Störungen auf Kinder dazu führen, auf weitere Kinder zu verzichten. In jedem Fall überläßt die genetische Beratung die Entscheidung den betroffenen Menschen.

Literatur

Annerén G (1984) Down's syndrome. A metabolic and endocrinological study. Doctoral thesis. Uppsala University

Carr DH, Gedeon M (1977) Population cytogenetics of human abortuses. In: Hook EB, Porter IH (eds) Population cytogenetics studies in humans. Academic Press, New York San Francisco London, pp 1–10

Caspersson T, Lomakka G, Zeech L (1971) The 24 fluorescence patterns of the human metaphase chromosomes – distinguishing characters and variability. Hereditas 67:89–102

Cox DR, Epstein CJ (1985) Comparative gene mapping of human chromosome 21 and mouse chromosome 16. Ann NY Acad Sci 450:169–177

Down LJ (1866) Observations on an ethnic classification of idiots. Clinical Lectures and Reports, London Hospital 3:259

Evans JA, Hamerton JL (1985) Chromosomal anomalies. In: Clarke AM, Clarke ADB, Berg JM (eds) Mental deficiency. The changing outlook, 4th edn. Methuen, London, pp 213–266

Ferguson-Smith MA (1979) Advanced maternal age. In: Murken J-D, Stengel-Rutkowski S, Schwinger E (eds) Prenatal diagnosis. Enke, Stuttgart, pp 1–21

Froster-Iskenius U, Bödeker K, Oepen T et al. (1986) Folic acid treatment in males and females with fragile-(X)-syndrome. Am J Med Genet 23:273–289

Fryers T (1984) The epidemiology of severe intellectual impairment. The dynamics of prevalence. Academic Press, London

Fryns J-P (1986) The female and the fragile X. A study of 144 obligate female carriers. Am J Med Genet 23:157–169

Gillberg C, Wahlström J (1985) Chromosome abnormalities in infantile autism and other childhood psychoses. A population study of 66 cases. Dev Med Child Neurol 27:293–304

Hagemeijer A, Smit EME (1977) Partial trisomy 21. Further evidence that trisomy of band 21q22 is essential for Down's phenotype. Hum Genet 38:15–23

Hall B (1964) Mongolism in newborns. Acta Paediatr [Suppl 154]

Harper PS (1984) Practical genetic counselling, 2nd edn. John Wright & Sons, Bristol

Hewitt KE, Jancar J (1986) Psychological and clinical aspects of ageing in Down's syndrome. In: Berg JM (ed) Science and service in mental retardation. Methuen, London New York, pp 370–379

Hook EB, Cross PK (1981) Temporal increase in the rate of Down's syndrome livebirths to older mothers in New York State. J Med Genet 18:29–30

Jacobs PA (1977) Epidemiology of chromosome abnormalities in man. Am J Epidem 105:180–191

Jacobs PA, Melville M, Ratcliffe S et al. (1974) A cytogenetic survey of 11,680 newborn infants. Ann Hum Genet 37:359–376

Jørgensen OS, Nielsen KB, Isager T, Mouridsen SE (1984) Fragile X-chromosome among child psychiatric patients with disturbances of language and social relationships. A pilot study. Acta Psychiatr Scand 70:510–514

Kang J, Lemaire H-G, Unterbeck A, Salbaum JM, Masters CL, Grzeschik K-H, Multhaup G, Beyreuther K, Müller-Hill B (1987) The precursor of Alzheimer's disease amyloid A4 protein resembles a cell-surface receptor. Nature 325:733–736

Lejeune J, Prieur M (1979) Contraceptifs oraux et trisomie 21. Étude rétrospective de sept cent trente cas. Ann Genet (Paris) 22:61–66

Lejeune J, Gauthier M, Turpin R (1959) Les chromosomes humains en culture de tissus. CR Acad Sci (Paris) 248:602–603

Lindsten J, Marsk L, Berglund K et al. (1981) Incidence of Down's syndrome in Sweden during the years 1968–1977. In: Burgio GR, Fraccaro M, Teipolo L, Wolf U (eds) Trisomy 21. Human Genetics [Suppl 2]. Springer, Berlin Heidelberg New York, pp 195–210

Lubs HA, Ruddle FH (1970) Chromosomal abnormalities in the human population: estimation of rates based on New Haven newborn study. Science 169:495–497

Martin JP, Bell J (1943) A pedigree of mental defect showing sex-linkage. J Neurol Psychiatry 6:154–157

Menolascino FJ (1967) Emotional disturbance in mentally retarded children: diagnostic and treatment aspects. Arch Gen Psychiatry 19:456–464

Mikkelsen M (1981) Epidemiology of trisomy 21: population, peri- and antenatal data. In: Burgio GR, Fraccaro M, Tiepolo L, Wolf U (eds) Trisomy 21. An International Symposium. Springer, Berlin Heidelberg New York, pp 211–226

Mikkelsen M, Fischer G, Hansen J et al. (1983) The impact of legal termination of pregnancy and prenatal diagnosis on the birth prevalence of Down syndrome in Denmark. Ann Hum Genet 47:123–131

Mulcahy M, Reynolds A (1984) Census of mental handicap in the Republic of Ireland 1981. The Medico-Social Research Board, Dublin

Nielsen J, Sillesen I (1975) Incidence of chromosome aberrations among 11,148 newborn children. Humangenetik 30:1–12

Oberle I, Camerino G, Wrogemann K, Arveiler B, Hanauer A, Raimondi E, Mandel JL (1987) Multipoint genetic mapping of the Xq26-q28 region in families with fragile X mental retardation and in normal families reveals tight linkage of markers in q26-q27. Hum Genet 77:60–65

Øster J (1953) Mongolism. A clinicogenealogical investigation comprising 526 mongols living on Seeland and neighbouring islands in Denmark. Danish Science Press, Copenhagen

Patil SR, Lubs HA, Kimberling WJ et al. (1977) Chromosomal abnormalities ascertained in a collaborative survey of 4,342 seven and eight year old children: frequency, phenotype, and epidemiology. In: Hook EB, Porter IH (eds) Population cytogenetics studies in humans. Academic Press, New York San Francisco London, p 103

Primrose DA (1986) Sexual maldevelopment in male mental handicap. In: Berg JM (ed) Science and service in mental retardation. Methuen, London New York, pp 75–86

Richards BW, Sylvester PE, Brooker C (1981) Fragile X-linked mental retardation: the Martin-Bell syndrome. J Ment Defic Res 25:253–256

Ropper AH, Williams RS (1980) Relationship between plaques, tangles and dementia in Down's syndrome. Neurology 30:639–644

Smith DW (1982) Recognizable patterns of human malformation. Genetic, embryologic and clinical aspects, 3rd edn. Saunders, Philadelphia London Toronto Mexico City Rio de Janeiro Sydney Tokyo

Smith GF (ed) (1985) Molecular structure of the number 21 chromosome and Down syndrome. Ann NY Acad Sci 450

Smith GF, Berg JM (1976) Down's anomaly, 2nd edn. Churchill Livingstone, Edinburgh London New York

Struwe F (1929) Histopathologische Untersuchungen über Entstehung und Wesen der senilen Plaques. Z Ges Neurol Psychiatr 122:291–307

Theilgaard A (1984) A psychological study of the personalities of XYY- and XXY-men. Acta Psychiatr Scand [Suppl 315] 69

Therman E, Denniston C, Sarto GE, Ulber M (1980) X chromosome constitution and the human female phenotype. Hum Genet 54:133–143

Venter PA, Op't Hof J, Coetzee DJ (1986) The Martin-Bell syndrome in South Africa. Am J Med Genet 23:597–610

Webb TP, Bundey SE, Thake AI, Todd J (1986) Population incidence and segregation ratios in the Martin-Bell syndrome. Am J Med Genet 23:573–580

Yunis JJ (1976) High resolution of human chromosomes. Science 191:1268–1270

Yunis JJ (1981) Mid-prophase human chromosomes. The attainment of 2000 bands. Hum Genet 56:293–298

8. Teilleistungsstörungen aufgrund von Entwicklungsstörungen

M. H. Schmidt

INHALTSVERZEICHNIS

A. Begriffsbestimmung

Bisher können Teilleistungsschwächen nur als Symptome beschrieben werden, auch wenn einzelnen womöglich Syndromcharakter, vielleicht sogar die Qualität nosologischer Entitäten, zukommt (Aaron et al. 1980; Yule u. Rutter 1976). Beim gemeinsamen Auftreten mit anderen psychiatrischen Erkrankungen handelt es sich in der Regel um Zufallskombinationen, die bei häufigen Symptomen zu erwarten sind, oder um sekundäre psychische Störungen; systematische Verbindungen mit anderen psychiatrischen Störungen sind nicht belegt. Teilleistungsschwächen sind definitionsgemäß umschriebene Leistungsschwächen. Der Zeitpunkt ihrer Entstehung liegt in frühester Lebenszeit, und sie manifestieren sich in einer Behinderung oder Verzögerung der Funktionen, die mit der biologischen Reifung des Zentralnervensystems zusammenhängen. Bei typischen Verlaufsmerkmalen zeigen sie einen stetigen Charakter. Von den erworbenen Werkzeugstörungen, wie Aphasie oder Alexie usw., unterscheiden sie sich dadurch, daß diesen eine Phase normaler Entwicklung der betroffenen Funktionen vorausgeht. Teilleistungsschwächen manifestieren sich also früher als sogenannte Werkzeugstörungen und sind vom erstmöglichen Zeitpunkt, d.h. sobald die betroffene Funktion meßbar ist, diagnostizierbar.

Angesichts dieser Definitionsmerkmale empfiehlt sich ein Abrücken vom synonym gebrauchten Begriff der Teilleistungsstörungen oder von den in der angloamerikanischen Literatur benutzten Bezeichnungen "psychoneurogical impairment/disturbance". Auch früher gebrauchte Begriffe, wie "learning disability", "specific learning disability" oder "learning disorder", begrenzen die Teilleistungsschwächen zu sehr auf den Bereich der Schule. Der Entwurf der ICD-10 subsumiert die Störungen unter die Kategorie "developmental disorders" als "specific developmental disorders" (WHO Document 8312 Z, 1986). Dieser Oberbegriff verleitet zur Annahme einer lediglich verzögerten Entwicklung und zum Übersehen des heutigen Wissens über den stetigen Verlauf solcher Störungen.

Funktionelle oder ätiologische Konzepte zur Umschreibung der Störungen fehlen. Der mehrfache Knabenüberhang und die Häufung gleichsinniger Auffälligkeiten in Familien verweisen zwar auf eine genetische Komponente, die aber keineswegs bei allen Teilleistungsschwächen nachgewiesen werden kann. Die Einbeziehung unter das Konzept der Hirnfunktionsstörungen im Kindesalter, wie sie ESSER u. SCHMIDT (1987) vorschlagen, ist deswegen nicht erklärend, aber konsequenter als die Zuordnung zu dem zweifelhaften Konzept der organischen Psychosyndrome (LEMPP 1980). Konstruktcharakter haben die Beschreibungsversuche von WEINSCHENK (1965) und YULE u. RUTTER (1976). Sie nähern sich GRAICHENs Definition (1973), Teilleistungsschwächen seien *Leistungsminderungen einzelner Faktoren oder Glieder innerhalb eines größeren funktionellen Systems, das zur Bewältigung einer bestimmten komplexen Anpassungsaufgabe erforderlich ist.* GRAICHEN greift mit auf die in der Neuropsychologie von VYGOTSKI (1965) und LURIA (1970) eingeführte Vorstellung halbautonomer Teilfunktionen oder Subsysteme des Zentralnervensystems zurück. Eine empirische Isolierbarkeit von Leistungen, die postulierten Subsystemen zugeordnet werden können, wird mit diesem Vorgehen angenommen. Es führt letztlich zu einer Konstruktvalidierung, die angesichts der lockeren Korrelationen zwischen Zeichen einer morphologischen Hirnschädigung, neurophysiologischen Indikatoren und Teilleistungsschwächen (ESSER u. SCHMIDT 1987; DETZNER et al. 1985) angemessener erscheint als bisherige Versuche der Definition und Validierung von Teilleistungsschwächen als Indikatoren stattgehabter Hirnschädigungen. So validierten BENTON (1972), KIPHARD u. SCHILLING (1974), SCHLANGE et al. (1977) ihre anhand praktischer Erfahrungen konstruierten Tests lediglich an Merkmalen, die als Indikator der angenommenen Hirnschädigung gelten bzw. galten.

B. Epidemiologie

Prävalenzraten von Teilleistungsschwächen hängen von Parametern und Herkunft der Bezugsstichprobe und von der Falldefinition ab. Von daher verbieten sich – außer zu epidemiologischen Zwecken im Rahmen der Risikoforschung – globale Häufigkeitsangaben. Das *Alter* ist insofern von Bedeutung, als bestimmte

Schwächen nicht vor dem Zeitpunkt, zu dem die bezogenen Fähigkeiten funktionsreif sind, diagnostiziert werden können (z. B. eine Legasthenie [vgl. S. 226 f.] nicht vor dem Alter des Lesenlernens), und weil die Intensität einiger Leistungsschwächen mit dem Alter zu schwanken scheint. Das *Geschlecht* ist wegen der höheren Anteile von Jungen gegenüber Mädchen bedeutsam. Das *Intelligenzniveau* der Bezugsstichprobe ist relevant, weil bei den heutigen Falldefinitionskriterien (s. u.) Stichproben mit intelligenteren Kindern eine höhere Rate erwarten lassen als solche mit Kindern von niedrigem Intelligenzniveau. Die Art der *Bezugsstichprobe* ist insofern bedeutsam, als Inanspruchnahmestichproben nicht nur höhere Raten aufweisen (vgl. Tabelle 1), sondern auch mehr Jungen enthalten, was die Raten zusätzlich erhöht. Bei Abhängigkeit von der *Falldefinition* liegen sie um so niedriger, je höher die geforderte Differenz der individuellen Teilleistung zum allgemeinen Intelligenzniveau des Probanden liegt (NIEMEYER 1986; s. u.). Zur Abhängigkeit vom *diagnostischen Vorgehen* konnte NIEMEYER außerdem belegen, daß in einer Klinik bei systematischer Untersuchung relevanter Gruppen die Häufigkeit von Teilleistungsschwächen von 8 auf 36% stieg und damit die Häufigkeit anderer Kliniken mit systematischer Diagnostik (CORBOZ et al. 1983) erreicht wurde.

Tabelle 1 gibt Globalraten und Raten für einzelne Teilleistungsstörungen anhand der Ergebnisse von Feld- und Inanspruchnahmestichproben (Punktprävalenzraten bzw. Jahresinzidenzraten) aus der jüngeren Literatur wieder. NIEMEYER

Tabelle 1. Vorkommen von Teilleistungsschwächen in Feld- und Inanspruchnahmestichproben

Autor	Publikation	Bezugsregion	Alter	Stichprobe	Zielvariable	Rate
Feldstichproben						
RUTTER et al.	1970	Isle of Wight	10	1 142	Nur LRS	3,9%
RUTTER et al.	1970	London	14	1 669	Nur LRS	6,6%
GUBBAY	1975	Australien	12	919	Nur Sensumotorik	6,0%
ESSER	1980	Westfälische	4	246	Alle TLS[b]	7,7%
		Mittelstädte	5	245	Alle TLS[b]	12,6%
SCHMIDT et al.	1985	Mannheim	8	216	Alle TLS[a]	10,6%
SCHMIDT et al.	1985	Mannheim	13	192	Alle TLS[a]	10,7%
Inanspruchnahmestichproben						
CORBOZ et al.	1983	Berlin	4–17	649	Alle TLS	36,0% (LRS 7,0%)
CORBOZ et al.	1983	Zürich	4–17	1 147	Alle TLS	35,0% (LRS 9,0%)
NIEMEYER	1986	Mannheim	8–11	86	Alle TLS[a]	20,0%
ESSER u. SCHMIDT	1987	Mannheim und Umgebung	8	99	Alle TLS[a]	29,2%
ESSER u. SCHMIDT	1987	Mannheim und Umgebung	13	89	Alle TLS[a]	16,5%

[a] Die Rate bezieht sich auf eine 2σ-Differenz zwischen Intelligenz und Teilleistung, bei
[b] auf eine Teilleistung von wenigstens -2σ (Stichproben nicht völlig repräsentativ).
LRS = Lese-Rechtschreibschwäche, TLS = Teilleistungsstörung.

untersuchte dabei bezüglich Sensomotorik, Motorik, Rechenfähigkeit, visueller Merkfähigkeit, Visuomotorik, Lese- und Rechtschreibfertigkeit, Corboz et al. (1983) untersuchten bezüglich Lesen, Rechtschreiben, Rechnen, anderer Lernschwächen sowie Sprache und Motorik, Schmidt et al. (1985) bezüglich Reflexivität/Impulsivität, Konzentration, Visuomotorik, auditiver Seriation, Rechtschreibung und unmittelbarem Behalten. In Inanspruchnahmepopulationen liegen die Häufigkeiten also deutlich höher. Geschätzte Häufigkeiten für Artikulationsstörungen im Schulalter betragen für Jungen 6%, für Mädchen 3%, für expressive Sprachstörungen 0,1%, für rezeptive Sprachstörungen 0,05% und für motorische Störungen im 5.–7. Lebensjahr 5%.

C. Klassifikation

Ansätze zur Klassifikation existieren im wesentlichen auf zwei Ebenen, zwei weitere Vorgehensweisen werden lediglich erwähnt: Verschiedene ältere Versuche gleichen sich darin, daß sie von identifizierbaren Leistungsschwächen bestimmter Kategorien, die entweder frei gewählt werden (Bush u. Waugh 1971, sensorische Orientierung, Behalten, Informationsaufnahme, Integration, Ausdruck) oder von theoretischen Überlegungen (Graichen 1973, in Anlehnung an Luria 1970) ausgehen. Graichen erweitert seinen – im wesentlichen formal bleibenden – Klassifikationsvorschlag um sog. funktionale Teilleistungsschwächen, bezieht also Aufmerksamkeit, Motivation und Affektivität ein (ohne die Funktionsstörungen nach ihrem hierarchischen Organisationsniveau zu unterscheiden), verzichtet aber auf die Zuordnung der Funktionen zu rezeptiven, integrativen und expressiven Prozessen. Vieles spricht dafür, rezeptive und integrative Prozesse wie in Lurias „Inputsystem" zusammenzufassen und Planungs- und Ausführungsprozesse wie in seinem „Outputsystem".

Neben diesen Versuchen, die eine grundsätzlich offene und nur von der empirischen Identifizierung abhängige Zahl von Teilleistungsschwächen berücksichtigen, die Voraussetzung komplexer Leistungen sind, wollen andere Autoren solche komplexen Leistungen direkt zur Klassifikationsbasis machen. Sie folgen damit der Erkenntnis, daß komplexe Leistungen sich nicht additiv aus Einzelleistungen aufbauen, sondern als komplexe Leistungen gelernt werden müssen. Ein derartiges Klassifikationssystem benutzen MAS (Remschmidt u. Schmidt 1986) und DSM-III (Koehler u. Sass 1984); auch die nachstehend beschriebene Klassifikation aus dem Entwurf zur ICD-10, die in die Neubearbeitung der MAS eingehen wird, folgt dem gleichen Prinzip, auf sie baut auch die weitere Gliederung des Kapitels auf. Sie unterscheidet (WHO Document 8312 Z):

– umschriebene Entwicklungsstörungen des Sprechens und der Sprache (Artikulationsstörung, Störung der expressiven Sprache, Störung der rezeptiven Sprache);
– umschriebene Entwicklungsstörungen schulischer Fertigkeiten (Leseschwäche, Rechtschreibschwäche, Rechenschwäche);
– umschriebene Entwicklungsstörungen motorischer Funktionen.

Diese Hauptkategorien sind nicht völlig unabhängig voneinander, denn sie berücksichtigen pathogenetische Zusammenhänge vor allem nicht im Verlauf. So finden sich bei Kindern mit Sprachentwicklungsverzögerung im Vorschulalter später häufig Lese-Rechtschreibschwächen, im späteren Schulalter reine Rechtschreibschwächen. Im Hinblick auf notwendige Intervention scheint die Analyse des Zustandekommens derart generell definierter Teilleistungsschwächen notwendig. Unter anderem ESSER (1980/81, 1987) und VON AHRENSSCHILD (1982), KLICPERA (1984) und GRAICHEN (1986) haben entsprechende Vorschläge gemacht.

Bisher nicht ernsthaft unternommen wurde der Versuch, Teilleistungsschwächen als Defizite lediglich theoretisch ableitbarer und empirisch validierbarer Konstrukte zu verstehen. Vermutlich wird eine künftige Klassifikation in einer Anwendung dieses Ansatzes auf die grob-phänomenologischen Kategorien des Vorgehens von ICD und DSM bestehen. Der lokalisatorische Ansatz von PERREZ (1973) und NEUMÄRKER et al. (1984) verdient nur Beachtung, falls Überlegungen wie die von AARON et al. (1980) sich durchsetzen; das würde bedeuten, daß doch stärkere funktionelle Ähnlichkeiten zwischen von frühester Lebenszeit an bestehenden und durch Läsionen nach normaler Entwicklung der betroffenen Funktionen entstandenen Teilleistungsschwächen gefunden werden. Arbeiten wie die von LEHMKUHL et al. (1981) lassen, trotz der besseren Lokalisierung durch neue bildgebende Verfahren, Fortschritte in dieser Richtung aber eher zweifelhaft erscheinen.

Nicht einmal bezüglich der Hemisphärenzuordnung von Teilleistungsschwächen sind bisher ausreichend befriedigende Ergebnisse erzielt worden. Für das Kindesalter wird die Schwierigkeit dieses Ansatzes durch die noch nicht abgeschlossenen Lateralisationen, die noch in Gang befindliche Lokalisation und die Umorganisation durch Synapsenabbau kompliziert (LEHMKUHL 1986).

D. Generelles diagnostisches und therapeutisches Vorgehen

Das diagnostische Vorgehen ist von der Ätiologie oder Pathogenese nicht abhängig, muß aber Alter und Intelligenzniveau berücksichtigen. Immer sind also allgemeine Entwicklungsverzögerung, generelle Intelligenzminderung oder mangelnde Förderung differentialdiagnostisch auszuschließen. Von den vier diagnostischen Vorgehensweisen sind zwei derzeit wesentlich:

Beim heutigen Kenntnisstand ist eindeutig der Fallidentifikation anhand der Differenz zwischen Intelligenzniveau und umschriebener Teilleistung (beide altersbezogen ermittelt) der Vorzug zu geben (auch wenn eine geringe Kovarianz zwischen beiden Größen besteht). Die Beziehung zwischen ihnen ist nicht immer linear, die Häufigkeit umschriebener Schwächen wird deswegen bei höherem Intelligenzniveau überschätzt, bei niedrigerem eher unterschätzt. Die Messung des intellektuellen Niveaus muß möglichst auf Verfahren zurückgreifen, die von der zu untersuchenden Teilleistungsschwäche nicht berührt werden, in der Regel (und bei den häufigen sprachlichen Teilleistungsschwächen) auf das schlußfolgernde Denken im Sinne des Reasoning-Faktors von THURSTONE oder FRENCH bzw. des

anschauungsgebundenen Denkens sensu JÄGER. Es ist gut meßbar mittels der
Subtests 3 und 4 (außerdem 7 und 8) des PSB von HORN, des CFT 20 oder der
N-Tests (auch der Q-Tests) des KFT 4-13 + (HELLER et al. 1985), im Vorschulalter und in den ersten zwei bis drei Grundschulklassen mittels der Subtests 3–5 des
CFT 1 und des Subtest Ähnlichkeiten aus dem FBIT, außerdem mittels der CMM
(Nachweis von Intelligenztests bei SCHMIDT u. VOLL 1985). Schwierigkeiten
macht die Bestimmung von Teilleistungsschwächen der optischen Wahrnehmung
und Visuomotorik bei jüngeren Kindern, weil schlußfolgerndes Denken bei ihnen
vorzugsweise anhand nichtsprachlicher Analogieschlüsse beurteilt wird, Intelligenztests also an Objekten optischer Wahrnehmung durchgeführt werden. Bil-
deranalogien wie im FBIT können diesem Mangel besser begegnen als Figurena-
nalogien wie in der CMM; im Zweifelsfalle muß man sich mit Annäherung an die
Differenzen durch Extrapolation spezifischer Subtestwerte behelfen. Für die zu
untersuchenden Teilleistungen werden Testverfahren bei der Besprechung der
spezifischen Ausfälle angegeben; günstig sind Verfahren, die Prozentrangwerte
ergeben, weil sich bei gegebenem Intelligenzmaß dann leicht Differenzwerte ermitteln lassen.

Umschriebene neuropsychologische Testverfahren führen häufig zur Bestimmung relativer Leistungsschwächen im Verhältnis zu Gleichaltrigen und im Verhältnis zu eigenen Leistungen in anderen Bereichen, nicht aber in Beziehung zum
eigenen intellektuellen Niveau. Obwohl beim Vergleich mit den eigenen Leistungen, wie bei dem mit der eigenen Intelligenz, Störungen von zerebraler Relevanz
ermittelbar sind, bleibt es häufig bei der Feststellung relativer Schwächen, und je
intensiver eine Teilleistung untersucht wird, um so geringer wird ihr Zusammenhang mit anderen zerebralen Subsystemen, um so höher also die Wahrscheinlichkeit falsch-positiver Befunde.

Die benutzten Tests sind häufig von Befunden bei Kindern mit posttraumatischen Läsionen abgeleitet, für viele Verfahren existieren keine Normen. Die Interpretation von Subtests aus Intelligenztests (ausgenommen Intelligenz-Struktur-
Test, Prüfsystem für Schul- und Bildungsberatung, French-Bilder-Intelligenztest
und kognitiver Fähigkeits-Test 4-13 +) verbietet sich wegen der nichtfaktoriellen
Konzeption der meisten, derentwegen der intendierte Meßbereich in der Regel
nicht spezifisch abgedeckt ist, sondern mit hohen Ladungen auf dem Reasoning-
Faktor einhergeht (wie bei FROSTIG 1974). Im deutschen Sprachraum bestehen
Normen für geeignete Tests nur für den PET (ANGERMEIER 1974) für 3- bis 10jäh-
rige (Verarbeitung akustischer und optischer Reize im Sinne von LURIAS Input-
und Output-System auf drei unterschiedlichen Organisationsebenen), für Jugendliche für die Skala von CHRISTENSEN (aufbauend auf LURIAS Arbeiten; TÜLUC,
HAMSTER et al. 1980), außerdem Erfahrungen mit der Luria-Nebraska-Skala
(LNN B-C, GOLDEN 1981), für Kinder von acht bis zwölf Jahren (NEUMÄRKER et
al. 1984).

Neben diesen beiden Ansätzen wurde auf die Suche nach pathognomonischen
Zeichen (die oft keine therapeutische Relevanz haben) und auf die Suche nach unterschiedlichen Leistungen beider Körperhälften hingewiesen; beide Ansätze blieben aber ohne praktische Bedeutung. Pathognomonische Zeichen sind oft unspezifisch und leiden unter dem oben geschilderten Validierungsdilemma, Seitenver-
gleichen kommt für die Lateralisierung von Störungen angesichts der heutigen
bildgebenden Verfahren kaum noch Bedeutung zu.

Bei Anwendung des Differenzkriteriums von BRACKMANN u. GERLICHER
(1976) werden ähnliche Raten von Teilleistungsschwächen gefunden (nach NIE-
MEYER 1986 36%) wie bei Anwendung einer 1-Sigma-Differenz zwischen schluß-
folgerndem Denken und jeweiliger Teilleistung (35%), bei Anwendung einer 2-
Sigma-Differenz deutlich weniger (20%). Das letztgenannte Kriterium erfaßt
sämtlich Kinder aus der nach dem Differenzkriterium ermittelten Gruppe, während das 1-Sigma-Kriterium z. T. eine andere Population beschreibt und deswegen verworfen werden sollte. Für Forschungszwecke ist mindestens eine 2-Sigma-
Differenz zu fordern (vgl. auch ESSER u. SCHMIDT 1987). Auch ein so striktes Kriterium läßt aber die Möglichkeit von scheinbaren „Neumanifestationen" noch offen [nach ESSER u. SCHMIDT 8% der mit 8 Jahren als nicht teilleistungsschwach
befundeten, die als 13jährige zwei Drittel der Teilleistungsschwachen ausmachten
(ESSER u. SCHMIDT unveröffentlicht)]. Das ist vor allem durch das Ansteigen spezifischer Anforderungen an intelligentere Kinder (deren Schwächen in einem früheren Alter aufgrund der Streuungsverhältnisse noch verdeckt sein können) erklärbar und stellt für die Diagnostik ein ungelöstes Problem dar.

Aus den heutigen Überlegungen zur Pathogenese und Ätiologie von Teilleistungsschwächen ergibt sich, daß die Suche nach Hinweisen auf eine hirnorganische Beeinträchtigung in der Regel nur differentialdiagnostisch hilfreich ist, gelegentlich aber therapeutische Hinweise geben kann. Eine eingehende neurologische Untersuchung empfiehlt sich daher vor allem bei jüngeren Kindern, im Hinblick auf die Beobachtung des Therapieverlaufes auch eine EEG-Kontrolle. Die
Rolle prä- und perinataler Belastungen bei der Diagnostik ist zu vernachlässigen
(ESSER u. SCHMIDT 1987).

Je mehr von der Annahme, komplexe Teilleistungsschwächen seien stets unmittelbare Folge basaler Schwächen, abgerückt werden muß, um so mehr verlieren Trainingsprogramme, die auf solche Basisfunktionen zielen (Behandlung der
Lese-Rechtschreibschwäche durch ein Training der optischen Wahrnehmung), an
Bedeutung. Sie sind nur berechtigt, solange solche Schwächen noch als umschriebene Schwächen bestehen und als solche – ggf. zur Vorbeugung komplexerer
Schwächen – behandelt werden sollen. Die Kontaminierung zahlreicher Identifi-
kationsverfahren mit kognitiven Fähigkeiten läßt für viele auf diesen Identifika-
tionsverfahren aufbauenden Übungsprogramme (GEARHEART 1972) unspezifische Wirkungen annehmen. Spezifische Wirkungen solcher Behandlungspro-
gramme sind praktisch nicht untersucht, viele Programme sind auch von der Behandlung von Patienten mit posttraumatischen Läsionen abgeleitet. Ob die ihnen
zugrundeliegenden Überlegungen (STURM 1982) bei Entwicklungsstörungen auch
anwendbar sind, ist fraglich. Da bei Versagen der entwicklungsspezifischen Behandlungsmaßnahmen häufig auf die kompensatorische Nutzung nichtbeein-
trächtigter Funktionen ausgewichen werden muß, erweist sich die Erfassung des
gesamten Leistungsspektrums in der Diagnostik gegenüber dem alleinigen Nachweis eines Defizits oder Defekts als wesentlich.

E. Ätiologie, Pathogenese und Verlauf

Die mehrfach höhere Belastung von Knaben gegenüber Mädchen, die familiäre
Häufung (bei männlichen Verwandten) und die Bindung an das Entwicklungsal-

ter lassen pathogenetisch an eine Reifungsverzögerung im Zusammenhang mit einer biologischen Dysfunktion, also an eine genetische Determinierung der Teilleistungsschwächen, denken. Nach ESSER u. SCHMIDT (1987) fehlen verwertbare Hinweise auf eine nennenswerte positive Korrelation mit neuropathologischen Befunden oder EEG-Abnormitäten; mit Leistungsschwächen im Sinne des MCD-Konzepts muß eine Korrelation – abgesehen von dessen Fraglichkeit – fehlen, da eine deutliche Differenz zur Intelligenz verlangt wird. Der Rückgriff auf perinatale Schädigungen verbietet sich also in der Regel, sofern nicht eindeutige morphologische oder funktionelle Herdzeichen vorliegen. Neurologische Auffälligkeiten sind nach YULE u. RUTTER (1976) eher ein Hinweis auf unspezifische Entwicklungsverzögerungen, die stärker mit Umwelteinflüssen interagieren; einen Zusammenhang mit widrigen familiären und sozialen Umständen konnten ESSER u. SCHMIDT auch für Teilleistungsschwächen nicht ausschließen. Die Ableitung von Teilleistungsschwächen von frühkindlicher Deprivation (BERGER 1976) verstößt gegen die definitionsgemäß verlangte angemessene Förderung durch die Umwelt. Teilleistungsschwächen ähnelnde psychogene Ausfälle im Sinne einer hysterischen Symptomatik setzen intakte Funktionen voraus, die in erkennbar unphysiologischer Weise blockiert sind (Schreibkrampf, Aphonie). Frühe Stadien dementiver Prozesse sind als Funktionsverlust-Syndrome ebenfalls abzugrenzen.

Die Pathogenese einzelner Teilleistungsschwächen ist schwer zu belegen, die komplexerer Ausfälle leichter. Beim Zusammenwirken von Basisschwächen zu solchen komplexen Leistungsausfällen sind auch Kompensationen solange wahrscheinlich, wie gewisse Leistungsminima nicht unterschritten werden. Unterschiedliche Autoren haben wahrscheinlich deswegen verschiedene basale Störungen als Ursache des gleichen komplexen Vorgangs – etwa des Lesens und Rechtschreibens – beschrieben. WEDELL (1977) hat das damit erklärt, daß einzelne Teilausfälle nur bei gleichzeitigen anderen Defiziten wirksam werden; optische und akustische Wahrnehmungsleistungen sind notwendige, aber nicht ausreichende Voraussetzung für das Erlernen des Lautlesens und Schreibens nach Diktat.

Trotz der Wahrscheinlichkeit genetischer Verursachungen (von WEINSCHENK 1965 stets nachdrücklich verfochten) ist über den eigentlichen ätiologischen oder pathogenetischen Mechanismus noch nichts gesagt. Daß allfällige hirnorganische Beeinträchtigungen genetischen Dispositionen leichter zur Manifestation verhelfen, ist anzunehmen; ähnlich ist der Einfluß einer ungünstigen Lernumwelt zu erklären; die unaufgeklärte Varianz aus Studien an eineiigen Zwillingen legt solche zusätzlichen Einflüsse nahe. Für künftige Studien werden die Frühidentifikation von Merkmalsträgern und die modernen, bildgebenden Verfahren hilfreich sein.

In der bisherigen Diskussion spielt pathogenetisch die mangelnde Lateralisierung bzw. Hemisphärenkonkurrenz beim Kind eine Rolle (KINSBOURNE 1981). Den fehlenden Rechtsohreffekt bei lese-rechtschreibschwachen Kindern hat GUTEZEIT (1978) bestätigt, auch auf die kurvenlineare Beziehung zwischen Leseleistung und Rechtsohreffekt hingewiesen. Bei sensomotorisch gestörten Kindern fand er (1986) gehäuft dissoziierte Lateralität und Rechts-Links-Orientierungsstörungen. YULE u. RUTTER (1976) sahen bei lese-rechtschreibschwachen Kindern mehr Rechts-Links-Störungen, zusätzlich Sprachentwicklungsstörungen in der eigenen – und der Familienanamnese. GUTEZEIT (1986) betont, daß sich die zerebrale Asymmetrie des Kindes im Laufe der Entwicklung nicht ändere, wohl aber seine Kapazität und die Organisationsstruktur seines Gehirns; der Anstieg des Rechten-visuellen-Feld-Effekts für Buchstaben und Wörter sei nicht Folge der Entwicklung neuer Kapazitäten der linken Hemisphäre, sondern der erlernten Zuordnung besonderer Symbole zur Sprache. Linkshändigkeit ist deswegen nach GUTEZEIT keine ausreichende Ursache, sondern ein Risiko bei Sprachleistungsstörungen; nach BRYDEN (1982) gibt es allerdings Hinweise auf Wechsel in der zerebralen Organisation infolge von Hirnstörungen bei Kindern.

Klinische Erfahrungen und Verlaufsstudien legen bei Sprachentwicklungsstörungen und bei Lese(-Rechtschreib)schwächen eine schlechte Prognose nahe (bei letzteren nach HORN et al. 1983 nur 20–25% Remissionen, meist bei leichteren Formen). Ob die Arbeiten von GILLBERG et al. (1983) und SIEBER et al. (1984) eine ähnlich schlechte Remissionsrate sensumotorischer und visuomotorischer Störungen wirklich belegen, bleibt abzuwarten. Eine dissoziierte Entwicklung dieser Störungen gegenüber neuromotorischen Auffälligkeiten scheint sicher. Bei Anwendung des strengen 2-Sigma-Kriteriums an beiden Meßzeitpunkten fanden ESSER u. SCHMIDT (unveröffentlicht) bei 13jährigen in ihrer Feldstichprobe noch bei einem Drittel der mit 8 Jahren Betroffenen die gleichen Auffälligkeiten, bei Mädchen häufiger als bei Jungen. Anhand der Zuordnungen als 8jährige konnten aber insgesamt 85% bezüglich des Merkmals mit 13 Jahren richtig vorausgesagt werden. Studien über bei Erwachsenen fortbestehende Teilleistungsschwächen stehen erst in den Anfängen (BLALOCK 1982), vor allem ist unklar, ob basale Defizite im Rahmen komplexer Funktionen zwar kompensiert werden, aber für sich fortbestehen.

Ein positiver Einfluß höheren Intelligenzniveaus auf den Verlauf scheint auf Kompensation zu beruhen; Studien mit wiederholter Intelligenzmessung zum Nachweis des Einflusses der Teilleistungsschwächen auf die Intelligenzentwicklung fehlen. Generelle Förderung ist mindestens ebenso wichtig wie spezifische Interventionen. Ungünstige Verläufe bei Kombination mit hyperkinetischen Syndromen (die nicht häufiger als erwartet ist) belegen die Rolle von Lernerfahrungen. Behandlungsmotivation variiert wie die intellektuellen Voraussetzungen mit der sozialen Schichtenzugehörigkeit, deshalb ist die Prognose bei Kindern aus den sozialen Grundschichten ungünstiger, ihre Behandlung um so dringlicher.

Die häufige Assoziation mit psychiatrischen Auffälligkeiten wird unterschiedlich interpretiert. Sie besteht (ESSER 1980) bereits im Vorschulalter in Richtung von Teilleistungsschwächen auf Verhaltensauffälligkeiten und wurde für sensumotorische Störungen (HENDERSON u. HALL 1982), für Sprachstörungen stärker als für Sprechstörungen (BAKER et al. 1980) sowie für Lese(-Rechtschreib)schwäche (STURGE 1982) belegt. Teilleistungsstörungen im Grundschulalter (nicht mehr in der Adoleszenz) sind ein Indikator für spätere psychiatrische Auffälligkeiten (SCHMIDT et al. 1985), vor allem in Kombination mit widrigen familiären und sozialen Bedingungen; das gilt für Feldstichproben, nicht für offensichtlich anders zusammengesetzte Inanspruchnahmepopulationen. Berichte über dissoziale Auffälligkeiten und Delinquenz sind häufig (Übersicht bei STEINHAUSEN 1986, erstmals beschrieben von WEINSCHENK u. FOITZIK 1967). Der Zusammenhang kann über das aus den Schwächen resultierende Schulversagen, auf mit den Schwächen verbundene Defizite sozialer Kompetenz oder über eine höhere Rate von Bestra-

fungen erklärt werden; er ist vermutlich in Parallele zu den Befunden von SPREEN
(1981) nicht umkehrbar. Daß die Interaktion mit familiären Variablen im Verlauf
unspezifisch ist, belegen die Ergebnisse von LEHMKUHL (1986) über Verhaltensstörungen bei schädelhirnverletzten Kindern. Aufgegeben werden muß sicher der
Gedanke, die bei Teilleistungsschwachen gesehenen schulischen Lernschwierigkeiten seien Folge vorbestehender psychiatrischer Auffälligkeiten (z. B. GRÜTT-
NER 1980).

F. Umschriebene Entwicklungsstörung des Sprechens und der Sprache

I. Artikulationsstörungen (ohne Sprachstörungen)

Das Weglassen, Verzerren oder Ersetzen von Lauten oder die Unfähigkeit, diese
nicht in allen Verbindungen produzieren zu können, kann als partielles (1 oder
2 Laute), multiples (3 oder mehr) oder universelles Stammeln auftreten; (die umschriebenen Artikulationsstörungen umfassen aber nicht intelligenzbedingte, dys-
arthrische und dysglossische Formen des Stammelns. Es muß außerhalb der Varianz der Norm und auch außerhalb der Dialektgewohnheiten liegen, darf nicht
auf ausgeprägtere Hörfehler oder strukturelle Veränderungen des Sprechappara-
tes zurückzuführen und nicht mit Störungen der Sprachproduktion und des
Sprachverständnisses kombiniert sein. Als Altersgrenzen gelten, daß von 6- bis
7jährigen die meisten Laute produziert werden können, einige Lautkombinationen jedoch noch nicht, daß das Repertoire der Lautbildung jedoch bei 11- bis
12jährigen praktisch vollständig sein muß. Die Lautproduktion zeigt einen systematischen Aufbau analog der Möhringschen Lauttreppe (BÖHME 1974), die mit
den Lauten m, b, h, n beginnt und mit den Lautkombinationen spr, pfl, str und
zw endet.
      Die Häufigkeit reiner Artikulationsstörungen ist strittig. AMOROSA et al. (1986)
neigen zu der Annahme, daß sie zumindest bei ausgeprägterer Beeinträchtigung
der Spontansprache im Vorschul- und Schulalter eher zu den Ausnahmen gehören. Im Umfeld der Artikulationsstörungen wird Störungen der Lautdiskrimination trotz unauffälliger audiologischer Befunde, Beeinträchtigung der Verarbeitung sequentieller Reize – vor allem bei längeren Serien, die die Zuhilfenahme des
Gedächtnisses notwendig machen (analog der Leseschwäche) – sowie in neuerer
Zeit Störungen der feinmotorischen Koordination abgehoben; letztere zeigen sich
beim Einsetzen der Lautbildung und bei deren Modulation und weisen auf eine
fehlende Automatisierung des Stimmgebungsprozesses hin (AMOROSA et al. 1986).
Bekannt ist die Häufung von Linkshändern und Ambidextern unter stammelnden
Kindern, die als Hinweis auf eine generelle Verzögerung der Lateralisierung und
damit der Hirnreifung betrachtet werden.
      Die quantitative Diagnostik auf phänomenologischer Ebene ist wenig entwik-
kelt. Die Anwendung der Lauttreppe nach MÖHRING erlaubt keine diagnostischen Entscheidungen analog dem Differenzmodell, der LBT für Vorschulkinder
von FRIED (1980a) nennt Normen für 4- bis 7jährige. Das Möhringsche Schema
eignet sich aber gut zur Dokumentation des Behandlungserfolges. Interventionen

sollten möglichst vor dem Schulalter abgeschlossen sein. Die Behandlung richtet sich nach der vermuteten Genese der Störung. Sie ist bei den sensorisch-dysgnostischen Formen stärker an der Wahrnehmungsdiskriminierung orientiert, bei den motorisch-dyspraktischen stärker auf die Lautbildung ausgerichtet. Über die an einzelnen Lautbildungsstörungen orientierten Interventionen orientiert BÖHME (1980).

II. Störungen der expressiven Sprache

Die Störung betrifft die Produktion gesprochener Sprache bei intaktem Sprachverständnis. Begleitende Artikulationsstörungen unterschiedlichen Ausmaßes sind häufig. Sie äußert sich in fehlender Wortproduktion im Alter von zwei Jahren, fehlender Satzbildung im Alter von drei Jahren, schmalem Wortschatz im Laufe der weiteren Sprachentwicklung, semantischen Unsicherheiten, kurzen sprachlichen Äußerungen, unentwickelten Satzmustern, syntaktischen Fehlern (vor allem Auslassungen von Endungen oder Vorsilben) und unkorrekter Benutzung von Präpositionen, Pronomen und Artikeln. Die nicht-sprachliche Intelligenz liegt im Normbereich, Verständigung durch Gesten oder Rollenspiele sind möglich, Kommunikationsbedürfnis ist vorhanden. Drei Schweregrade werden unterschieden: Einwortsätze, Telegrammstil, Echolalien, fehlende Satzstruktur; unvollständige Sätze, fehlende oder falsche Konjugationen und Deklinationen; Deklinations- und Konjugationsfehler, unvollständige Grammatik.

Neuropsychologisch werden Schwierigkeiten bei der Verarbeitung und Wiedergabe einfacher und kurzer sowie komplexer akustischer Reize (also Laute bzw. Silben und Wörter bzw. Sätze) beschrieben, außerdem eine Störanfälligkeit des akustischen Kurzzeitgedächtnisses (TALLAL u. PIERCY 1978). Im weiteren Verlauf treten häufig Lese- und später Rechtschreibschwierigkeiten auf, außerdem infolge der Kommunikationsstörung emotionale Schwierigkeiten.

Diagnostisch sind Teile des PET (ANGERMEIER 1974) und der HSET (GRIMM u. SCHÖLER 1978), ersterer für 3- bis 10jährige, letzterer für 4- bis 8jährige, anwendbar. Die Behandlung muß grundsätzlich langfristig angelegt sein, auch dann ist die Prognose nur begrenzt günstig, d. h. die Qualität der Sprache kann verbessert und Sekundärstörungen können vermieden, bei schwereren Formen kann aber das Defizit nicht ausgeglichen werden. Die Behandlung ähnelt der der Aphasien (LEISCHNER 1986), muß aber vor allem bei begleitenden Artikulationsstörungen auf Störungen der Lautdiskrimination und Feinmotorik ausgedehnt werden. Im Hinblick auf das junge Alter der zu Behandelnden sind positive Verstärker notwendig; frühzeitig muß durch Zuhilfenahme der Eltern als Kotherapeuten für eine Generalisierung der Veränderungen ins Alltagsleben gesorgt werden.

III. Störungen der rezeptiven Sprache

Seltener als Störungen der expressiven werden Störungen der rezeptiven Sprache gesehen. Je nach Grad der Einschränkung des Sprachverständnisses sind damit auch weitreichende Störungen der Sprachproduktion und der Artikulation verbunden, da die sog. Wortblindheit den regulären Sprachgebrauch behindert. Frühzeitig zeigt sich, daß die Betroffenen auf bekannte Namen nicht reagieren, im zweiten Lebensjahr vertraute Gegenstände nicht aufgrund von Benennungen identifizieren oder einfache Anweisungen nicht ausführen können. Im weiteren Verlauf fehlt das Verständnis grammatischer Strukturen und subtiler Aspekte der Sprache bis hin zur Modulation und begleitenden Gestik. Dabei ist die nichtverbale Intelligenz unbeeinträchtigt, es bestehen keine allgemeinen Kommunikationsstörungen wie bei autistischen Kindern, emotionale und Verhaltensprobleme aber häufen sich aufgrund der durch die eingeschränkten Verständigungsmöglichkeiten folgenden Isolierung.

Auch für diese schwere Form der Sprachstörung werden Gedächtnisstörungen, und zwar Beeinträchtigungen des Ultrakurzzeitgedächtnisses, also des unmittelbaren Behaltens, verantwortlich gemacht (Tallal et al. 1985). Entsprechend den begleitenden Artikulationsstörungen bestehen häufig motorische Unsicherheiten, die fehlende sprachliche Verständigungsmöglichkeit führt zu motorischer Unruhe, zuweilen auch zu Angstzuständen und Reizbarkeit. Wie bei der expressiven Sprachstörung sind Jungen häufiger betroffen als Mädchen. Hinweise auf eine familiäre Häufung sind die Regel, desgleichen Hinweise auf Beidhändigkeit bzw. mangelhafte Lateralisierung.

Diagnostisch sind Lautdiskriminationstests (LUT, Fried 1980b für 4- bis 7jährige), Teile des HSET (Grimm u. Schöler 1978) sowie der "Peabody Picture Vocabulary Test" von Dunn, enthalten in der TGBB (Bondy et al. 1973), hilfreich. Die Behandlung muß auf die kompensatorischen Möglichkeiten der betroffenen Kinder, die in der Regel gut entwickelte visuelle und räumliche Orientierung, das Gestenverständnis und die Möglichkeit des Ablesens der Sprache vom Mund gestützt werden. Außerdem werden die relativ guten taktil-kinästhetischen Wahrnehmungen benutzt und rhythmische Übungen einbezogen. Auch soweit die Wahrnehmungsstörung behoben werden kann, ist die Prognose für die begleitende expressive Sprach- und die Artikulationsstörung zweifelhaft.

G. Umschriebene Entwicklungsstörungen schulischer Fertigkeiten

I. Umschriebene Entwicklungsstörung des Lesens

Die Diagnose stützt sich auf Auslassungen, Ersetzungen, Verzerrungen oder Hinzufügungen, langsame Lesegeschwindigkeit, Verlieren der Textzeile, falsches Phrasieren, Buchstaben- bzw. Wortvertauschungen in Wörtern bzw. Sätzen und auf potentielle mangelnde Erinnerung bzw. mangelndes Verständnis des Gelesenen; begleitende Rechtschreibschwierigkeiten können bestehen. Seriöse Häufigkeitssetzungen für die Störung reichen im Schulalter bis über 9%. Basale (optische, auditive, taktil-kinästhetische), intermodale Wahrnehmungsstörungen und seriative Störungen beschreibt Esser (1988). Den Zusammenhang mit Artikulationsstörungen belegen vor allem Frith (1981) und Share et al. (1987), letztere verweisen auch auf die generell schwächere sprachliche Intelligenz im Gegensatz zu Kindern mit umschriebenen Rechtschreibschwierigkeiten. Von den Schulleistungen sind neben dem Lesen das Rechtschreiben und das Rechnen betroffen. Die im Vergleich zur umschriebenen Rechtschreibstörung geringe genetische Beteiligung beschreiben STEVENSON et al. (1987). Entsprechend offen ist die Frage, ob die Betroffenen eine Sondergruppe am Rand der Normalverteilung bilden, ohne zu dieser zu gehören (YULE u. RUTTER 1976), oder nur das Extrem dieser Verteilung darstellen. Die pathogenetische Forschung konzentriert sich auf den Leseprozeß (KIRBY u. DAS 1977; SCHEERER-NEUMANN 1977), außerdem auf Probleme der Kurzzeitspeicherung auditiv-verbaler Information (JORM 1979). Ausführliche Literatur findet sich bei EVANS (1982). Teilweise manifestiert sich die Störung erst im Laufe des Grundschulalters, weil die auditiv-visuelle Integration dann erst reift, die artikulatorische Beherrschung der Sprache besser sein kann als die akustische Differenzierung von Gehörtem und bei notwendigem hohem Lesetempo der kompensatorische Einsatz simultan-visuell-spatialer Mechanismen versagt.

Diagnostisch legen abfallende Leistungen in den Subtests $1/2 + 6$ des PSB nach HORN den Verdacht einer Lese-(und Rechtschreib-)störung nahe. Für deutsche Verhältnisse geeichte Lesetests werden überwiegend vom Beltz-Verlag herausgebracht, zusätzliche Tests referieren NAEGELE et al. (1981). Eine linguistische Analyse von Lesefehlern mit Hinweisen auf die Intervention erlaubt die Neubearbeitung des Zürcher-Lesetests (LINDER u. GRISSEMANN 1980). Für die Intervention bei einzelnen Kindern eignen sich die von SCHEERER-NEUMANN (1979) und von GRISSEMANN (1986) vorgeschlagenen Materialien. Sie orientieren sich an Strategien zur Gliederung der zu lesenden Worte in sinnvolle Einheiten und anschließender sukzessiver Kodierung der gewonnenen Phänomene sowie nachfolgender semantischer Identifizierung. Auf die schwierige Prognose wurde hingewiesen, nur 4% der schweren Formen zeigen am Ende der Schulzeit eingehende Remission. Sekundärstörungen sind häufig (s. o.).

II. Umschriebene Entwicklungsstörung des Rechtschreibens

Die Definition schließt frühere oder begleitende Lesestörungen aus. Mündliches Buchstabieren oder korrektes Schreiben sind beeinträchtigt, Ziffern werden nach Diktat richtig geschrieben. Reine Schreibstörungen begründen die Diagnose nicht, können aber begleitend bestehen. Die Rechtschreibfehler entsprechen in der Regel dem phonematischen Sprachgebrauch.

Über Vorläufer, assoziierte Probleme und Verlauf der Rechtschreibschwierigkeit ist weit weniger bekannt als bezüglich der Lese-Rechtschreibschwäche. SHARE et al. (1987) berichten über Aufmerksamkeitsstörungen und schwache Leistungen im rechnerischen Denken und im Zahlen-Symbol-Test des HAWIK-R, aber generell nicht beeinträchtigter verbaler Intelligenz, STEVENSON et al. (1987) ermittelten einen mit 0,75 (bei konstant gehaltener Intelligenz) im Verhältnis zur Lesestörung hohen Heritabilitätskoeffizienten.

Diagnostische Tests werden überwiegend vom Beltz-Verlag herausgegeben, darüber hinausgehende Verfahren beschreiben NAEGELE et al. (1981). Für die individuelle Intervention bieten vor allem GRISSEMANN (1986) und SCHENCK-DANZINGER (1984) hilfreiches Material. Wie bei der Leseschwäche sind psychotherapeutische und pädagogische Interventionen bei sekundären, emotionalen oder dissozialen Störungen indiziert, bessern aber die Grundstörung nicht.

III. Umschriebene Entwicklungsstörung des Rechnens

Die Rechenschwierigkeiten beziehen sich auf die vier Grundrechnungsarten. Die Betreffenden verstehen die Konzepte, die arithmetischen Operationen zugrunde liegen, nicht oder schlecht, desgleichen mathematische Begriffe oder Zeichen, können einen beeinträchtigten Zahlbegriff haben, ordnen Zahlen bestimmten Rechenoperationen nur mit Schwierigkeiten zu, haben eine schlechte räumliche Organisation bei mathematischen Prozessen, Schwierigkeiten beim Erlernen des Einmaleins. Diese Probleme erschweren ihnen die überschlägige Prüfung erhaltener Resultate. Grissemann u. Weber (1982) fügten Schwierigkeiten beim dekadischen Positionssystem hinzu, außerdem Probleme beim Verstehen bildlich dargestellter Operationen, Schwierigkeiten, Ziffern ohne konkrete Anschauungshilfe zu verstehen, mangelnde Zahlenautomatisierung, weiter mangelnde operative Flexibilität, die durch reine Automatisierung ersetzt werde, auditive Kurzzeitspeicherungsschwäche und Richtungsstörung im Umgang mit Ziffern.

Über Verbreitung, Hintergründe und Verlauf ist wenig bekannt. Häufig wird auf intakte sprachliche und auditiv-perzeptive Funktionen, aber beeinträchtigte visuell-perzeptive und visuell-räumliche Prozesse hingewiesen. Die Häufigkeit ist weitaus geringer als die der Lese- und der Rechtschreibschwäche. Sekundäre emotionale Störungen werden häufig beobachtet, deren Frequenz ist unbekannt. Grissemann u. Weber (1982) nennen auch die gängigen Rechentests mit Normen für deutsche Verhältnisse. Differentialdiagnostisch sind insbesondere generelle Intelligenzminderungen, die auch die Transferprobleme bei der Anwendung erworbener mathematischer Funktionen bedingen, auszuschließen. Unklar ist, ob Rechenstörungen nur bei Beeinträchtigung der dominanten Hemisphäre auftreten (Collignon 1977). Linksseitige Läsionen sollen vor allem Lesen und Schreiben, numerische Symbole und die Reproduktion rhythmischer Strukturen beeinträchtigen, rechtsseitige das mündliche Rechnen mit konkreten Operationen, Zahl- und Mengenbegriff und die Seriation, wobei unklar ist, ob das auch für die Störung des Rechnenlernens gilt. Für Interventionsstrategien sind Grissemann u. Weber (1982) der beste Fundort; nicht selten kann das Defizit nicht ausgeglichen, sondern nur kompensiert werden. Sekundäre emotionale Störungen werden häufig beobachtet, ihre Frequenz ist unbekannt.

H. Spezifische Entwicklungsstörungen motorischer Funktionen/ sensumotorische Entwicklungsstörungen

Grob- und/oder feinmotorische Störungen bestimmen das Bild, ihre Phänomenologie variiert mit dem Alter. In der Vorgeschichte finden sich häufig verzögerte Entwicklung der motorischen Funktionen und Sprechstörungen. Die Alltagsschwierigkeiten erstrecken sich auf Haltung, Gang, Treppensteigen, Knöpfen, Schnürsenkelbinden, Ballfangen, Anstoßen oder Fallenlassen von Gegenständen sowie die Handschrift und die Strichführung beim Zeichnen. Unabhängig davon bestehen häufig im Kontext visuell-räumlicher Schwierigkeiten Probleme beim Zeichnen, beim Umgang mit Puzzlen, mit konstruktivem Spielzeug beim Modellbau oder beim Zeichnen und Lesen von Plänen. Das Spektrum besteht damit aus motorischen, taktil-kinästhetischen, visuomotorischen und visuell-räumlichen Schwierigkeiten. Insofern ist der häufig gebrauchte Ausdruck sensumotorische Entwicklungsschwierigkeiten berechtigt, der Begriff Entwicklungsdyspraxie irreführend, weil es sich nicht um eigentliche Störungen der Praxie handelt, sondern um das gleiche Bild (GUBBAY 1975), ausgenommen, daß ihm – fälschlicherweise – noch Rechenstörungen zugeordnet werden. Reine Dyspraxien im Sinne des für posttraumatische Läsionen von LEHMKUHL (1984) beschriebenen Konzepts sind als spezifische Entwicklungsstörungen bisher nicht beobachtet worden, möglicherweise wegen der unzureichenden Isolierbarkeit von anderen Funktionen.

Nicht befriedigend ist die Subsumierung der räumlichen Orientierung unter die umschriebene Entwicklungsstörung der motorischen Funktionen, da es sich um eine neuropsychologische Funktion handelt, räumliche Beziehungen, die zwischen verschiedenen Objekten oder zwischen einzelnen Elementen eines Objekts bestehen, zu erkennen und vorstellungsmäßig zu erfassen (HARTJE u. STURM 1982). Sie können in allen Sinnesmodalitäten vorkommen und sind von daher auch den Agnosien nicht zuzurechnen. Ihre hohe Kontaminierung mit der kognitiven Entwicklung zeigt sich bei der Analyse von Testergebnissen; z. B. werden die Ergebnisse des Subtests V von FROSTIGs Entwicklungstest (s. u.) stark von der Intelligenz mitbestimmt. Da die Stabilität der räumlichen Beziehung sich im Kindesalter erst entwickelt (junge Kinder können auf dem Kopf stehende Bilder besser erkennen als ältere), sind entsprechende Unreifephänomene bis in den Anfang des Schulalters zu beobachten und beeinträchtigen häufig das richtige Schreiben von Buchstaben und Zahlen, erst recht bei zusätzlichen Rechts-Links-Störungen (ein Teil der Linkshänder beginnt in Spiegelschrift zu schreiben). Solche Rechts-Links-Störungen umfassen die Unterscheidung nicht nur am eigenen Körper, sondern auch bei einem Gegenüber und im Raum insgesamt und nicht nur die korrekte Bezeichnung der Seiten rechts und links; (das ergibt sich schon aus den häufigen Schwierigkeiten, auch in anderen räumlichen Dimensionen zu unterscheiden): Sie haben nicht primär mit dem sicheren Gebrauch der rechten oder linken Hand zu tun, werden durch Ambidextrie aber aggraviert. Bei den konstruktiven Apraxien, die nicht eigentlich Apraxien sind, sondern Störungen des Zeichnens, Nachlegens zweidimensionaler bzw. des Nachbauens oder Herstellens dreidimensionaler Gebilde, ist zusätzliche Beteiligung von anderen als räumlichen Wahrnehmungsfunktionen gegeben.

Spezifische Entwicklungsstörungen der optischen Wahrnehmung werden heute verneint. Man geht davon aus, daß neben der beschriebenen sensumotorischen Komponente im wesentlichen die kognitive Voraussetzung, die das Konzept der Formkonstanz, Größenkonstanz, Farbkonstanz und Raumlagestabilität dafür eine Rolle spielen, es sich aber um unspezifische Störungen handelt. Damit in Einklang stünde der weniger stetige Verlauf dieser Störungen, von deren Schwinden im Schulalter aufgrund klinischer Erfahrungen häufig ausgegangen wird, ohne daß dieses systematisch untersucht wurde. Jedenfalls gelingen dem Betroffenen komplizierte supramodale Leistungen, also automatische Verknüpfungen sensorischer und expressiver Funktionen und auch Transformationen von Inhalten von einer Sinnesmodalität in die andere schlecht. Dem entspricht die hohe Korrelation entsprechender Tests (FROSTIG 1974) mit der Intelligenz.

Kinder mit umschriebenen Entwicklungsstörungen der motorischen Funktionen zeigen häufig Zeichen entwicklungsneurologischer Unreife, wie z. B. choreiforme Bewegungen, Spielbewegungen und Mitbewegungen. Diese Wirkung begründet auch die Annahme der Störungen als ein pathognomonisches Zeichen für eine minimale zerebrale Dysfunktion, die aber im Sinne des verbreiteten Konzepts als unbegründet betrachtet werden muß; vielmehr erscheinen umschriebene Teilleistungsschwächen lediglich als Ausdruck beeinträchtigter Hirnfunktionen im Kindesalter, ganz unabhängig von der Ätiologie (ESSER u. SCHMIDT 1987).

Testverfahren zur Messung der genannten Funktionen existieren – zum Teil bestehen Normen für den deutschen Sprachraum. Die LOS-KF 18 (EGGERT 1974) bietet ausreichende Testkennwerte nur für Geistigbehinderte im Alter von 7–13 Jahren, weniger befriedigend für 8- bis 12jährige Lernbehinderte und unzureichende für 12- bis 13jährige Grund- und Hauptschüler. Zur Untersuchung nicht intelligenzgeminderter Kinder genügt lediglich der KTK von SCHILLING und KIPHART, der eindimensional Körperkoordinationen mißt [und nach einem alten Validierungskonzept (s. o.) „Hirnorganiker" von „Nichthirnorganikern" trennt], den Ansprüchen. Die Normen decken nur den Alterszeitraum von 5–10 Jahren ab. Sehr gute Testqualitäten weist der MT 4–6 von ZIMMER u. FOLKAMER (1984) auf, der leider nur bei 4- bis 6jährigen anwendbar ist; die für ihn mitgeteilten Normen an Sprachbehinderten und Verhaltensauffälligkeiten beziehen sich auf zu kleine Stichproben. Ein Verfahren zur Beurteilung der Graphomotorik ist die Graphomotorische Testbatterie von RUDOLF (1986), anwendbar für 4- bis 7jährige. Natürlich bezieht sein Konzept Wahrnehmungsfunktionen ein. Tests für Visuomotorik (wie der GFT von SCHLANGE et al. 1977) mit Normen für 4- bis 15jährige, der FROSTIG-Entwicklungstest (1974) und der Mensch-Zeichen-Test von KOPPITZ (1972) für 4- bis 8jährige sind, wie erwähnt, stark mit kognitiven Funktionen kontaminiert.

Verschiedene Trainingsprogramme werden angeboten, die generell auf eine bessere Integration sensorischer und motorischer Abläufe zielen: GUBBAY (1975), AYRES (1979), GORDON (1980). Die mangelnde Spezifität dieser Verfahren wurde erwähnt, ähnliches gilt für das Förderungsprogramm für die optische Wahrnehmung nach FROSTIG et al. (1979) oder das Wahrnehmungsförderungsprogramm für Körperbehinderte von FRÖHLICH (1977).

Literatur

Aaron PG, Baxter CF, Incenti J (1980) Developmental dyslexia and acquired alexia: two sides of the same coin? Brain Language 11:1–11

Ahrensschild O von (1982) Sprach- und Sprechstörungen. In: Biesalski P (Hrsg) Phoniatrie – Pädaudiologie, Bd 1. Thieme, Stuttgart

Amorosa H, Benda V von, Danner M, Schäferskupper P (1986) Deficits in fine motor coordination in children with unintelligible speech. Eur Arch Neurol Sci 236:26–30

Angermeier M (1974) Psycholinguistischer Entwicklungstest (PET). Beltz, Weinheim

Ayres AJ (1979) Sensorisch-integrative Dysfunktionen. Springer, Berlin Heidelberg New York

Baker L, Cankoell DP, Mattison RE (1980) Behavior problems in children with pure speech disorders and in children with combined speech and language disorders. J Abnorm Child Psychol 8:245–256

Benton AL (1972) Der Beton-Test. Huber, Bern

Berger E (Hrsg) (1976) Teilleistungsschwächen bei Kindern. Huber, Bern
Blalock JW (1982) Persistent auditory language deficits in adults with learning disabilities. J
    Learn Disabil 15:604–609
Böhme G (1974) Stimm-, Sprech- und Sprachstörungen. Fischer, Stuttgart
Böhme G (1980) Therapie der Sprach-, Sprech- und Stimmstörungen. Fischer, Stuttgart
Bondy C, Cohen R, Eggert D, Lüer G (1973) Testbatterie für geistig behinderte Kinder (TBGB),
    3. Aufl. Beltz, Weinheim
Brackmann S, Gerlicher K (1976) Anwendung eines gängigen statistischen Modells zur exakten
    Erfassung der Legasthenie. Z Prax Kinderpsychol 25:18–21
Bryden MP (1982) Laterality, functional asymmetry in the intact brain. Academic Press, New
    York London
Bush WJ, Waugh KW (1971) Diagnosing learning disabilities, 2nd edn. Merrill, Columbia/OH
Collignon R (1977) Symptomatology of dyscalculia in the presence. Acta Neurol Belg 77:257–
    266
Corboz R, Schmidt MH, Remschmidt H, Schieber P, Göbel D (1983) Multiaxiale Klassifikation
    in Berlin, Mannheim und Zürich. Gemeinsamkeiten und Differenzen der Inanspruchnahme-
    populationen dreier Kliniken: Artefakt oder Realität? In: Remschmidt H, Schmidt MH
    (Hrsg) Multiaxiale Diagnostik in der Kinder- und Jugendpsychiatrie. Huber, Bern
Detzner M, Lehmkuhl G, Prehe JH, Kohlmeyer K (1985) Computertomographische, electroen-
    cephalographische und neurologische Befunde bei kinder- und jugendpsychiatrischen Symp-
    tomen. Z Kinder Jugendpsychiatr 13:5–15
Eggert D (1974) LOS KF 18. Lincoln-Oseretzky-Skala, Kurzform zur Messung des motorischen
    Entwicklungsstandes von normalen und behinderten Kindern im Alter von 5 bis 13 Jahren.
    Beltz, Weinheim
Esser G (1980) Über den Zusammenhang zwischen Verhaltens- und Leistungsstörungen im Vor-
    schulalter. Diss Univ Mannheim
Esser G (1980/81) Zwei durch Wahrnehmungsstörungen bedingte Formen der Lese-Recht-
    schreibschwäche. Pädiat Prax 24:607–617
Esser G (1988) Störungen der Wahrnehmung. In: Remschmidt H, Schmidt MH (Hrsg) Kinder-
    und Jugendpsychiatrie in Klinik und Paxis, Bd I. Thieme, Stuttgart, S 373–386
Esser G, Schmidt MH (1987) Minimal cerebrale Dysfunktion – Leerformel oder Syndrom? Enke,
    Stuttgart
Evans MM (1982) Dyslexia. An annoted bibliography. Greenwood Press, Westport/CT
Fried L (1980a) Lautbildungstest für Vorschulkinder (LBT). Beltz, Weinheim
Fried L (1980b) Lautunterscheidungstest für Vorschulkinder (LUT). Beltz, Weinheim
Frith U (1981) Experimental approaches to developmental dyslexia: an introduction. Psychol
    Res 43:97–107
Fröhlich AD (1977) (Hrsg) Wahrnehmungsstörungen und Wahrnehmungtraining bei Körper-
    behinderten. Schindele, Rheinstetten
Frostig M (1974) Frostigs Entwicklungstest der visuellen Wahrnehmung (bearb. von Locko-
    wandt O). Beltz, Weinheim
Frostig M, Horne D, Maslow P (1979) Individuelles Wahrnehmungstraining. Anweisungsheft
    für deutsche Verhältnisse (bearb. und hrsg. von Reinartz A, Reinartz E). Crüwell, Dort-
    mund
Gearheart BR (1972) Learning disabilities. Educational strategies, 2nd edn. Mosby, St. Louis/
    IL
Gillberg IC, Gillberg C, Rasmussen P (1983) Three-year follow-up at age 10 of children with
    minor neurodevelopmental disorders. II. School achievement problems. Dev Med Child
    Neurol 25:566–573
Golden CJ (1981) The Luria-Nebraska children's battery: theory and initial formulation. In:
    Hynd G, Obrzut J (eds) Neuropsychological assessment and the school-age child: issues and
    procedures. Grune & Stratton, New York
Gordon N (ed) (1980) Helping clumsy children. Livingstone, Edinburgh
Graichen J (1973) Teilleistungsschwächen, dargestellt an Beispielen aus dem Bereich der Sprach-
    benutzung. Z Kinder Jugendpsychiatr 1:113–143
Graichen J (1986) Zentrale Bedingungen von Sprachentwicklungsstörungen. Sprachheilarbeit
    13:60–74
Grimm H, Schöler H (1978) Heidelberger Sprachentwicklungstest. Westermann, Braunschweig

Grissemann H (1986) Pädagogische Psychologie des Lesens und Schreibens. Lernprozesse und Lernstörungen: ein Arbeitsbuch. Huber, Bern

Grissemann H, Weber A (1982) Spezielle Rechenstörungen. Ursachen und Therapie. Huber, Bern

Grüttner T (1980) Legasthenie ist ein Notsignal. Rowohlt, Reinbeck

Gubbay SS (1975) The Clumsy Child. Saunders, Philadelphia

Gutezeit G (1978) Neuropsychologische Aspekte zur zentralen Organisation von Leselernprozessen. Prax Kinderpsychol Kinderpsychiatr 27:53–59

Gutezeit G (1986) Beziehung zwischen Lateralität und funktioneller Dominanz. In: Flehring J, Stern L (Hrsg) Kindesentwicklung und Lernverhalten. Fischer, Stuttgart New York, S 343–353

Hamster W, Langner W, Mayer K (1980) TÜLUC-Neuropsychologische Testbatterie (Tübinger-Luria-Christensen Neuropsychologische Untersuchungsreihe). Beltz, Weinheim

Hartje W, Sturm W (1982) Räumliche Orientierungsstörungen und konstruktive Apraxie. In: Poeck K (Hrsg) Klinische Neuropsychologie. Thieme, Stuttgart

Hebbel G, Horn R (1976) French-Bilder-Intelligenztest. Beltz, Weinheim

Heller K, Gaedike AK, Weinländer H (1985) Kognitiver Fähigkeitstest (KFT 4-13j). Beltz, Weinheim

Henderson SE, Hall D (1982) Concomitants of clumsiness in young school children. Dev Med Child Neurol 24:448–460

Horn WF, O'Donnel JP, Vitulano LA (1983) Long-term follow-up studies of learning-disabled persons. J Learn Disabil 16:542–555

Jorm AF (1979) The cognitive and neurological basis of developmental dyslexia: a theoretical framework and review. Cognition 7:19–28

Kinsbourne M (1981) The development of cerebral dominance. In: Filskov SB, Boll TJ (eds) Handbook of clinical neuropsychology. Wiley, New York

Kiphard EJ, Schilling F (1974) Körper-Koordinationstests für Kinder (K-T-K). Beltz, Weinheim

Kirby J, Das JP (1977) Reading achievement, IQ and simultaneous successive processing. J Educ Psychol 69:564–569

Klicpera C (1984) Der neuropsychologische Beitrag zur Legasthenieforschung. Fortschr Neurol Psychiatr 52:91–103

Koehler K, Saß H (1984) Diagnostisches und statistisches Manual psychischer Störungen DSM III. Beltz, Weinheim Basel

Koppitz EM (1972) Die Menschendarstellung in Kinderzeichnungen und ihre psychologische Auswertung. Hippokrates, Stuttgart

Lehmkuhl G (1984) Ideomotorische und ideatorische Apraxie im Kindesalter. Acta Paedopsychiatr 50:3–14

Lehmkuhl G (1986) Kognitive, neuropsychologische und klinische Befunde bei 12–14jährigen Kindern nach unterschiedlich schweren und lang zurückliegenden Schädel-Hirn-Traumen. Hab Schrift Univ Heidelberg

Lehmkuhl G, Kotlarek F, Schieber PM (1981) Neurologische und neuropsychologische Befunde bei Kindern mit angeborenen umschriebenen Hirnläsionen. Z Kinder Jugendpsychiatr 9:126–138

Leischner A (1986) Aphasien und Sprachentwicklungsstörungen, 2. Aufl. Thieme, Stuttgart

Lempp R (1980) Organische Psychosyndrome. In: Harbauer H, Lempp R, Nissen G, Strunk P (Hrsg) Lehrbuch der speziellen Kinder- und Jugendpsychiatrie, 4. Aufl. Springer, Berlin Heidelberg New York

Linder M, Grissemann H (1980) Zürcher Lesetest, 4. Aufl. Huber, Bern

Luria AR (1970) Die höheren kortikalen Funktionen des Menschen und ihre Störungen bei örtlichen Hirnschädigungen. Deutscher Verlag der Wissenschaften, Berlin

Naegele IM, Haarmann D, Rathenow P, Warvel K (Hrsg) (1981) Lese- und Rechtschreibschwierigkeiten. Beltz, Weinheim

Neumärker KJ, Gehstein WE, Kemmerling S (1984) Ein Beitrag zur Diagnostik von Hirnfunktionsstörungen im Kindesalter. Z Kinder Jugendpsychiatr 12:178–188; 391–405

Niemeyer J (1986) Die Häufigkeit von Teilleistungsschwächen und deren Beziehungen zu anderen Merkmalen bei 8–10jährigen in einer Einjahresstichprobe der Inanspruchnahmepopulation der Kinderpsychiatrischen Ambulanz, untersucht mit einem neu zusammengestellten Testprogramm. Diss Univ Heidelberg

Perrez E (1973) Gehirn und Verhalten. Huber, Bern

Remschmidt H, Schmidt MH (1986) Multiaxiales Klassifikationsschema für psychiatrische Erkrankungen im Kindes- und Jugendalter nach Rutter, Shaffer und Sturge, 2. Aufl. Huber, Bern

Rudolf O (1986) Testbatterie zur Erfassung der grapho-motorischen Entwicklung von 4–7jährigen Kindern (TEGE). Beltz, Weinheim

Rutter M, Graham P, Yule W (1970) Neuropsychiatric study in childhood. Heinemann, London

Scheerer-Neumann G (1977) Funktionsanalyse des Lesens. Grundlage für ein spezifisches Lesetraining. Psychol Erzieh Unterr 24:125–142

Scheerer-Neumann G (1979) Intervention bei Lese-Rechtschreibschwäche: Überblick über Theorien, Methoden und Ergebnisse. Kamp, Bochum

Schenk-Danzinger L (1984) Legasthenie – zerebral-funktionale Interpretation, Diagnose und Therapie. Reinhardt, München

Schlange H, Stein B, Boetticher I von, Tanell S (1977) Göttinger-Form-Reproduktions-Test (GFT), 3. Aufl. Hogrefe, Göttingen

Schmidt MH, Voll R (1985) Intelligenzminderungen und andere Varianten der Intelligenz. In: Remschmidt H, Schmidt MH (Hrsg) Kinder- und Jugendpsychiatrie in Klinik und Praxis, Bd II. Thieme, Stuttgart, S 30–140

Schmidt MH, Woerner W, Esser G (1985) Psychiatrische Auffälligkeiten 13jähriger im Spiegel ihres Verhaltens als 8jährige. In: Nissen G (Hrsg) Psychiatrie des Pubertätsalters. Huber, Bern Stuttgart Wien

Share DL, Silva PA, Adler CJ (1987) Factors associated with reading-plus-spelling retardation and specific spelling retardation. Dev Med Child Neurol 29:72–84

Sieber M, Haas J, Hain P, Spirig C, Corboz R (1984) Verschwinden die Beeinträchtigungen leicht hirngeschädigter Kinder bei Schulabschluß? – Eine Nachuntersuchung. Z Entwicklungspsychol Päd 16:12–21

Spreen O (1981) The relationship between learning disability, neurological impairment, and delinquency. Results of a follow-up study. J Nerv Ment Dis 169:791–803

Steinhausen HC (1986) Der langfristige Verlauf von hyperkinetischen Syndromen und Teilleistungsstörungen. In: Schmidt MH, Drömann S (Hrsg) Langzeitverlauf kinder- und jugendpsychiatrischer Erkrankungen. Enke, Stuttgart, S 34–45

Stevenson J, Graham P, Fredman G, McLonghlin V (1987) A twin study of genetic influence on reading and speaking ability and disability. J Child Psychol Psychiatr 28:229–248

Sturge C (1982) Reading retardation and antisocial behaviour. J Child Psychol Psychiatr 23:21–31

Sturm W (1982) Therapie anderer Leistungsstörungen. In: Poeck P (Hrsg) Klinische Neuropsychologie. Thieme, Stuttgart, S 243–256

Tallal P, Piercy N (1978) Defects of auditory perception in children with developmental dyslexia. In: Wyke E (ed) Developmental dyslexia. Academic Press, London, pp 63–84

Tallal P, Stark RE, Kallman C, Mellitis D (1985) Developmental dyslexia: relation between acoustic processing deficits and verbal processing. Neuropsychologia 18:273–284

Vygotski LS (1965) Psychology and location of functions. Neuropsychiatry 3:381

Wedell K (1977) Perceptual deficiency and specific reading retardation. J Child Psychol Psychiatr 18:191–194

Weinschenk C (1965) Die erbliche Lese-Rechtschreibschwäche und ihre sozialpsychiatrischen Auswirkungen, 2. Aufl. Huber, Bern

Weinschenk C, Foitzik N (1967) Über die Häufung der erblichen Lese-Rechtschreibschwäche bei erwachsenen Strafgefangenen. Monatsschr Kriminol Strafrechtsref 50:308–313

WHO-document 8312Z (1986) WHO, Genf

Yule W, Rutter M (1976) Epidemiology and social implications of specific reading retardation. In: Knights RM, Bakker DJ (eds) The neuropsychology of learning disorders. Univ Park Press, Baltimore/MD

Zimmer G, Folkamer N (1984) Motoriktest für 4–6jährige (MT4–6) Test Manual. Beltz, Weinheim

9. Reaktive und neurotische Störungen

P. STRUNK und U. RABENSCHLAG

INHALTSVERZEICHNIS

A. Einleitung

I. Definition und Abgrenzung

Innerhalb des Spektrums psychiatrischer Erkrankungen sind die reaktiven und neurotischen Störungen abzugrenzen, erstens von den seelischen Phänomenen infolge körperlicher Erkrankungen, zweitens von den seelischen Störungen mit weitgehendem Verlust des Realitätsbezuges und deren charakteristischen Verlaufsformen, drittens von den Störungen der Persönlichkeitsentwicklung. Ihr zentrales Merkmal ist letztlich in der Überforderung bei der Notwendigkeit zu sehen, sich in angemessener und befriedigender Form auf die jeweiligen Lebensbedingungen einzustellen. Dabei bleibt offen, mit welchen Inhalten die Begriffe „angemessen" und „befriedigend" zu füllen sind: Individuelle, soziale und zeittypische Momente spielen dabei eine Rolle. Ebensowenig wird definiert, wie aktiv bzw. passiv die „Einstellung" zu bewältigen wäre.

An der Peripherie dieser Syndrome sind die Übergänge in allen drei Dimensionen offen: So bleibt die Bedeutung einer zerebralen Dysfunktion für die Entwicklung von reaktiven und neurotischen Störungen als Risikofaktor unbestritten, auch angesichts der gegenwärtigen Diskussion, ob die Minimale Cerebrale Dysfunktion über ein hirnorganisches Psychosyndrom wirksam wird. In der Psychopathologie des Einzelfalles sind Anteile des hirnorganischen Syndroms und reaktive Phänomene praktisch untrennbar miteinander verbunden. Depersonalisation und Derealisation können vorübergehend zu massivem Verlust des Realitätsbezuges führen, und reaktive Momente reichen tief in den Bereich der sog. endogenen Psychosen hinein. Bei der Abgrenzung von den Störungen der Persönlichkeitsentwicklung bleibt häufig ungeklärt, inwieweit diese als chronifizierte neurotische Fehleinstellung zu betrachten sind oder eine genetisch bedingte Persönlichkeitsvariante darstellen. Zur Zeit besteht eher die Tendenz, kein Kontinuum zwischen einer relativ akut auftretenden Symptomatik und den entsprechenden Persönlichkeitsvarianten anzunehmen.

Bei Kindern kommt der *Entwicklungsaspekt* hinzu. Dieser zentriert sich um die Frage, wie weit das Kind in der Lage ist, altersspezifische Entwicklungsaufgaben zu lösen, ein Gesichtspunkt, der von Shirley (1963) systematisch in die kinderpsychiatrische Diagnostik eingeführt und von Dreher u. Dreher (1985) wiederbelebt wurde. Der Entwicklungsaspekt ist insoweit von besonderer Bedeutung, als das Spektrum der reaktiven und neurotischen Störungen, insbesondere des Kindesalters, sich deutlich von dem des Erwachsenenalters hinsichtlich

- der Art der Symptomatik,
- der Persistenz der Symptomatik und
- des betroffenen Personenkreises

abhebt. Die kindertypische Symptomatik bleibt nur zum Teil bis ins Erwachsenenalter bestehen; die Neurosen des Erwachsenenalters haben nicht regelhaft eine entsprechende Kindersymptomatik anamnestisch aufzuweisen.

Die korrespondierenden Kapitel aus dem Bereich der allgemeinen Psychiatrie finden sich in Band 1 dieser Auflage der Psychiatrie der Gegenwart (1986) unter „Psychoneurosen und Charakterneurosen" (Hoffmann), „Klinik der psychosomatischen Erkrankungen" (Zepf), „Anore-

xia nervosa, Bulimie" (GARFINKEL et al.) und „Borderline-Störungen" (ROHDE-DACHSER). Die
darin beschriebenen allgemeinen klinischen Gesichtspunkte zur Ätiologie, Pathogenese, zum klinischen Bild und Verlauf gelten im wesentlichen auch für die entsprechenden Störungssyndrome,
zumindest in der späteren Kindheit und Adoleszenz.

Die wesentlichen Aufgaben dieses Kapitels werden darin gesehen, den Entwicklungsaspekt in seiner Bedeutung für Syndromgenese und Diagnostik zu betonen und das Spektrum der Störungen, die zu einer Beeinträchtigung der Persönlichkeitsentwicklung führen, aufzuzeigen.

1. Der Entwicklungsaspekt

Neuere Ergebnisse aus dem Bereich der Entwicklungspsychologie und der Erforschung früher Interaktionen haben z. T. zu neuartigen Überlegungen zur Entwicklung und Störbarkeit des Kindes geführt (PAPOUŠEK u. PAPOUŠEK 1974;
STERN 1985). Die frühe Mutter-Kind-Beziehung – um hier nur einen wesentlichen
Gesichtswinkel herauszugreifen – erscheint nach diesen empirischen Untersuchungen als eine äußerst fein aufeinander abgestimmte Interaktion von Individu-
en, die beide diese Beziehung aktiv gestalten. In dieser entwickelt das Kind zunächst einfache, später kompliziertere Konzepte von kausalen Bedingungen, die
ihm eine zunehmende Strukturierung des Alltages und der Beziehungen zu anderen und zu seiner eigenen Person erlauben und es befähigen, Geschehnisabläufe
zu antizipieren. Die durch die Einstellung der Mutter auf die begrenzten Möglichkeiten des Kindes wesentlich geförderten Erfolgserlebnisse bewirken Wohlbefinden und Aufnahmebereitschaft des Kindes für neue Erfahrungen.

Dieser empirischen Sicht kommt der Wandel in der psychodynamischen Betrachtung der Persönlichkeitsentwicklung unter dem Einfluß der Arbeiten von
KERNBERG (1975), KOHOUT (z. B. 1977) und MAHLER (1977) entgegen. Der affektive Austausch zwischen Mutter und Kind führt offensichtlich zu kognitiv-emo-
tionalen Strukturen, die wir hinter den „internalisierten Konflikten" bei der Neurose des Kindes und Erwachsenen als grundlegende Raster der Wahrnehmungs-
verarbeitung und Beziehungsfähigkeit annehmen dürfen. Dem entspricht die besondere Beachtung der Entwicklung der Objektbeziehungen des Kindes und seines Selbsterlebens als wichtigen Parametern für die Entwicklungsdiagnostik und
die therapeutische Indikationsstellung. Zusammenfassende Darstellungen dieser
neueren Perspektiven der Psychoanalyse geben MERTENS (1986) und ZEPF
(1985).

2. Beeinträchtigung der Persönlichkeitsentwicklung

Deren Einschätzung dient als zentraler Maßstab für die Fragen der Therapie-In-
dikation und -Eignung.

Die idealtypisch verstandene kindliche Neurose bildet den Kern. Für Störungen in diesem Bereich gilt, daß sie

– zeitlich überdauernde Verhaltens- oder Erlebnismuster aufweisen, d. h. nicht
   auf die aktuelle Belastungsreaktion beschränkt bleiben,

– eine strukturelle Stabilität in der Weise zeigen, wie Konflikte beantwortet, Angst, Unlust und Depression zu vermeiden getrachtet werden,
– sich weitgehend der spontanen Veränderung auf veränderte Umweltbedingungen entziehen und zu ihrer Beeinflussung spezielle „therapeutische" Bedingungen des Umlernens und der Neuorientierung erfordern.

Das gesamte Spektrum unter diesem strukturellen Gesichtspunkt umfaßt:

a) Reaktive Störungen, die an spezifische äußere Situationen gebunden sind. Eine solche Zuordnung ist bei schwerwiegenden Ereignissen, etwa Katastrophen, einfach. Sie ist meist unproblematisch bei lebensgeschichtlichen Ereignissen, z. B. Tod naher Angehöriger, die für alle Menschen nachvollziehbar eine Belastung darstellen. Diffizil wird die Zuordnung, wenn es um die Reaktion auf ein persönliches „Trauma" geht. Traumatisierend können scheinbar völlig harmlose Situationen oder Verfehlungen sein, die für andere Menschen den Charakter einer Bagatelle haben.

b) Entwicklungskrisen bei ansonsten psychisch gesunden Kindern, für die Anpassungsprobleme zu Beginn der Schulzeit, z. B. in Form von vorübergehender Leistungsverweigerung, Mißgestimmtheit, Unbotmäßigkeit, Episoden mit Tics oder Phobien ein gutes Beispiel darstellen.

c) Entwicklungsstörungen, bei denen nicht altersentsprechende Merkmale auftreten, die in den früheren Entwicklungsstufen als physiologisch bewertet werden. Beispiele hierfür sind die Sprachentwicklungsstörungen, Stammeln, Dysgrammatismus, aber auch das Einnässen.

d) Kindliche Neurosen mit den oben erwähnten strukturellen Merkmalen.

e) Dissoziale Störungen, bei denen das Ausagieren und die damit verbundene Beeinträchtigung der Fähigkeit, die Belange anderer Menschen respektieren zu können, die herausragenden Merkmale sind. Von diesen wird angenommen, daß ihnen ein geringeres strukturelles Niveau der Angstbewältigung und Konfliktverarbeitung zugrunde liegt.

f) Psychosomatische Störungen mit den häufig bei ihnen anzutreffenden Beeinträchtigungen der Selbstwahrnehmung in bezug auf Gefühle und der Unreife ihrer Beziehungsfähigkeit gegenüber anderen Menschen.

g) Borderline-Störungen, wohl auch die dissoziativen Störungen entsprechend DSM III, mit der bei ihnen zu beobachtenden Instabilität des Realitätskonzeptes, der schweren Beeinträchtigung des Selbstkonzeptes und der Beziehungsfähigkeit.

Abschließend wird darauf aufmerksam gemacht, daß dieses Spektrum nicht nur quantitative Abstufungen enthält, sondern auch qualitative Sprünge.

II. Klassifikation

Die Klassifikationsprobleme, die sich gerade im Bereich dieser Störungen stellen, lassen sich gut an der unterschiedlichen Gliederung von Lehrbüchern erkennen (HARBAUER et al. 1980; REMSCHMIDT u. SCHMIDT 1985; RUTTER u. HERSOV 1985). Als ein Parameter dient dabei das Alter: Frühe Kindheit, Schulalter, Adoleszenz mit dem entsprechend spezifisch häufigen Auftreten der Symptomatik und deren Gebundenheit an den allgemeinen Entwicklungsstand des Kindes. Als zweiter Parameter dient offensichtlich die Art der Symptomatik, die Manifestation der Störung als psychische Auffälligkeit oder als körperliches Symptom. Dies wiederum interveniert mit dem dritten Parameter: Dem Ausmaß der strukturellen Störung der Persönlichkeitsentwicklung, so daß Kompromisse zwischen den Variablen unerläßlich sind. Solche Kompromisse müssen eingegangen werden, wo z. B. die Anorexia nervosa und Bulimie zu den psychosomatischen Krankheiten gerechnet werden, oder wo unter dem Begriff „Neurotische Dissozialität und Delinquenz" schwere Störungen der Persönlichkeitsentwicklung behandelt werden. Häufig ist es allerdings auch das spezielle kinderpsychiatrische Erfahrungswissen, das zur gesonderten Besprechung, z. B. von Schulproblemen, Einnässen, Einkoten, Tics, Hyperkinetischem Syndrom, führt.

Wichtig ist in diesem Zusammenhang die aus dem anglo-amerikanischen Sprachraum stammende Unterscheidung zwischen "emotional disorders" und „disorders of conduct", also zwischen Angst- und Affektsyndromen und Verhaltensstörungen. Für letztere wäre „Störungen des Benehmens" die zutreffendere deutsche Bezeichnung. Bereits bei der vorstehenden Darstellung des Spektrums der psychischen Störungen wurde darauf hingewiesen, inwieweit auch unterschiedliche strukturelle Momente der Persönlichkeitsentwicklung erfaßt werden, die prognostisch bedeutsam sind. Diese zeigen sich in der sehr unterschiedlichen Persistenz der Symptomatik bei epidemiologischen Untersuchungen, wie auch in der Nähe zu Verwahrlosungssyndromen. Letztere finden sich am ehesten in der englischen Literatur unter „Delinquenz" wieder – beides nicht psychopathologische, sondern nicht ganz kongruente sozialpsychologische Begriffe.

Im Multiaxialen Klassifikationsschema (MAS), das zur Zeit am weitesten in der Kinder- und Jugendpsychiatrie verbreitet ist, wird auf der Achse 1 das klinisch-psychiatrische Syndrom klassifiziert. Hier werden nur die übergeordneten Gruppen erwähnt („.X" weist auf die Möglichkeit der Untergliederung nach den leitenden Symptomen hin).

- 308.X akute Belastungsreaktionen, auch posttraumatische Belastungsreaktionen genannt.
- 309.X etwas länger anhaltende, leichte und in einigen Monaten rückbildungsfähige Anpassungsreaktionen.
- 300.X neurotische Störungen mit den Leitsymptomen Angst, Phobie, Hysterie, Zwang, Depression, Depersonalisation und Hypochondrie.
- 301.X Persönlichkeitsstörungen, auch als Psychopathien oder Charakterneurosen bezeichnet.

Von dieser Klassifikation abgegrenzt, findet sich ein relativ inhomogenes Spektrum von spezifischen Störungen des Kindes- und Jugendalters.

- 307.X mit einer symptomatisch orientierten Zuordnung: Stottern, Anorexia nervosa, Tics, stereotype Bewegungen, spezifische Schlaf- und Eßstörungen sowie Enuresis und Enkopresis.
- 312.X Störungen des Sozialverhaltens.
- 313.X spezifische emotionale Störungen des Kindes- und Jugendalters mit den Leitsymptomen Angst, Furchtsamkeit, Niedergeschlagenheit, Unglücklichsein, Empfindsamkeit, Scheu und Abkapselung neben anderen Beziehungsproblemen.
- 314.X die Hyperkinetischen Syndrome.
- 316.X die psychosomatischen Erkrankungen mit einer zusätzlichen Benennung auf Achse 4.

Auf der Achse 2 des MAS werden die spezifischen Entwicklungsrückstände klassifiziert, Lese-Rechtschreibe-Schwäche, Rechenschwäche, andere Teilleistungsstörungen, Rückstände in der motorischen und sprachlichen Entwicklung. Auf Achse 3 erfolgt die Klassifizierung des Intelligenzniveaus, auf der Achse 4 der körperlichen Symptomatik und auf der Achse 5 die der abnormen psychosozialen Umstände in der gegenwärtigen Lebenssituation des Kindes.

Im DSM III erfolgt die Klassifikation unter praktisch den gleichen Ziffern, es werden der kindlichen Symptomatik angemessen einige Untergruppen hinzugefügt. Der wesentliche Unterschied zu der Klassifikation im MAS ist darin zu sehen, daß auf den Begriff der Neurosen als nosologische Einheit ganz verzichtet und eine symptomatische bzw. syndromatische Beschreibung bevorzugt wird, die keine enge Beziehung zwischen Ätiologie, Symptomatik und Psychodynamik unterstellt. Eine Reihe von Symptomen bzw. Syndromen findet sich unter „Störungen in Kindheit und Adoleszenz" subsummiert. Hierbei erscheint die Hyperkinese nunmehr unter den Störungen mit „Aufmerksamkeitsdefizit" als übergeordneter Kategorie. Eine Zusammenfassung findet sich bei Shaywitz u. Shaywitz (1984).

Der Versuch einer synoptischen Darstellung der Klassifikation auf der ersten Achse in MAS und DSM III bei der Vorbereitung dieses Kapitels scheiterte an den nicht systematischen Abweichungen.

Im deutschen Sprachraum haben Blanz u. Schmidt (1986) einen Vergleich der Klassifikation nach dem MAS und DMS III an einer unausgelesenen Stichprobe vorgelegt. Hierbei wurden Mängel hinsichtlich der Klassifikation von aggressiven Verhaltensstörungen nach den Kriterien des DSM III aufgezeigt sowie bei der Klassifikation von Störungen des Sozialverhaltens mit emotionalen Störungen. Auch ergaben sich Probleme bei der Einordnung spezifischer emotionaler Störungen des Kindes- und Jugendalters, die im MAS unter der Ziffer 313 klassifizierbar sind.

III. Epidemiologie

Bereits in dem Bericht der Bundesregierung zur Lage der Psychiatrie (Drucksache 7/4200) war eine tabellarische Übersicht über die Häufigkeit von Verhaltensauffälligkeiten und Leistungsbeeinträchtigungen im Schulalter in fünf epidemiologischen Untersuchungen dargestellt worden, die Werte zwischen 19 und 25% bei Kindern bzw. bei Kindern und Jugendlichen ergaben. Hierbei, wie bei den weiteren Angaben, handelt es sich um Prävalenzraten.

In den 70er Jahren wurden 3- bis 4jährige Kinder in London mit einem Behavior-Screening-Questionaire untersucht, dessen Zuverlässigkeit und Empfindlichkeit durch die klinische Nachuntersuchung der Kinder überprüft worden war (RICHMAN et al. 1975). Dabei wurden 7,3% der Kinder als schwer bis mittelschwer verhaltensgestört und weitere 17% als leicht verhaltensgestört klassifiziert, wobei der Fragebogen selbst nur ein Drittel dieser leicht gestörten Kinder identifizieren konnte, während er bei der Kennzeichnung der schwer gestörten Kinder sehr zuverlässig war. Bei einer analogen Untersuchung von 3- bis 4jährigen Kindern in Deutschland (BREUER 1985) fanden sich 4,8% schwer bis mittelschwer gestörte und 11% leicht gestörte Kinder. Die Klassifikation erfolgt durch die Summation von 10 Auffälligkeiten und deren Intensität im Rahmen eines halbstandardisierten Fragebogens mit guter Anleitung zur Auswertung. Die unterschiedlichen Werte bei der Klassifikation der Verhaltensstörung als leicht zeigt wiederum das Problem des Grenzbereiches der Falldefiniton auf. Interessant erscheint die Beobachtung, daß insbesondere das Item „Verstimmbarkeit" scharf zwischen den verhaltensgestörten und nichtverhaltensgestörten Kindern zu diskriminieren in der Lage war, während die meisten Verhaltensauffälligkeiten eine sehr breite Streuung in der Durchschnittspopulation boten.

Frühere Untersuchungen über die Häufigkeit von Verhaltensauffälligkeiten im Schulalter fanden sich in der Mannheimer Längsschnittuntersuchung (ESSER u. SCHMIDT 1985) bestätigt: 16,2% der 8jährigen und 17,8% der 13jährig gewordenen Probanden mußten als mittelgradig bis schwer verhaltensauffällig eingeordnet werden.

B. Diagnostik

I. Überblick

Kernproblem in der Diagnostik reaktiver und neurotischer Störungen bei Kindern und Jugendlichen ist die Notwendigkeit, einzelne Elemente einer multivariablen Beziehung hinsichtlich ihrer möglichen pathogenen Valenz bewerten zu müssen. Bei der Indikationsstellung für die Psychotherapie im Erwachsenenalter ist es in der Tat häufig ausreichend, vom monistisch gesehenen Individuum, d. h. zum Beispiel von dessen Verhalten und Befinden im Hier und Jetzt eines therapeutischen Angebotes auszugehen, um eine Therapie zu beginnen. Beim Kind und Jugendlichen, je jünger, desto ausgeprägter, ist in der Diagnostik zu berücksichtigen, daß

- psychische Funktionen unausgereift sind, so daß sie untereinander und in der Beziehung zur Umwelt ein reifungsbedingt unterschiedliches Funktionsniveau haben;
- die Grenze zwischen dem Individuum und der Umwelt hinsichtlich des psychischen Erlebens und Verhaltens weniger scharf als beim Erwachsenen ist. Vielmehr nimmt die Umwelt wesentliche Funktionen wahr, die vom sog. psychischen Apparat des Erwachsenen autonom geleistet werden, z. B. Reizabschirmung, Entscheidungshilfen, Anforderungen. Der Ausdruck „Umweltabhän-

gigkeit des Kindes" akzentuiert ähnlich wie der Begriff „Unreife" den defizitären Aspekt, offensichtlich unter dem Einfluß einer Leitvorstellung vom autonomen Menschen. Dabei sind wesentliche Elemente dieser Beziehung die Vermittlung von Akzeptanz, Geborgenheit, Entfaltungsspielraum usw.

Beide Aspekte haben dazu geführt, daß seit Jahrzehnten die „Mehrdimensionalität" uneingeschränkt als diagnostische Leitlinie bevorzugt wird. Diese vermittelt allerdings ein eher additives Bild von möglichen pathogenen und protektiven Faktoren. Es eignet sich zwar im Sinne eines Mosaiks für den Unterricht, ist jedoch zu statisch, um das Bedingungsgefüge psychischer Störungen angemessen beschreiben zu können. Hier hat die Entwicklung einer systemischen Sicht gewisse Fortschritte gebracht, da sie die Interdependenz einzelner Bedingungen betont.

Die empirische Forschung hat in der Zwischenzeit eine Fülle von Erkenntnissen darüber gewonnen, welche pathogenen oder protektiven Faktoren die Entwicklung des Kindes oder die Entstehung von psychischen Krankheiten beeinflussen, worüber Schmidt in diesem Handbuch-Band eine sehr instruktive Übersicht darstellt. Es hat sich gezeigt, daß eine Reihe von Entwicklungsbedingungen, die als ausgesprochen pathogen eingeschätzt wurden, einer derartigen empirischen Überprüfung nicht standgehalten haben, während andere in ihrer Bedeutung bestätigt wurden. Für die Anamneseerhebung im Rahmen der Diagnostik psychogener Störungen ergeben sich daraus andere Akzentuierungen und Differenzierungen in der Fragestellung, z. B. hinsichtlich der Berufstätigkeit der Mutter, Bedeutung der Ehescheidung der Eltern usw. Mit Hilfe empirischer Untersuchung konnte aber auch gezeigt werden, daß die einzelnen biographischen Merkmale nicht konkretistisch angenommen werden müssen, vielmehr muß ihr Bedeutungsgehalt in der individuellen Biographie aus der Gesamtkonstellation ermittelt werden.

In diesem Zusammenhang ist auf den Begriff der sequenziellen Traumatisierung (Keilson 1979) hinzuweisen, der das Nachkriegsschicksal von ihren Eltern getrennter jüdischer Kinder und deren Befinden darstellte. Neuere Längsschnittuntersuchungen, z. B. von Parker u. Hadzi-Pavlovica (1984), zeigen den Einfluß bestimmter Gegebenheiten im weiteren Lebensablauf auf die Entwicklung psychischer Zustandsbilder im späteren Erwachsenenalter bei früh depravierten Kindern auf. So konnte z. B. dargestellt werden, daß viele Mädchen, die im Heim erzogen worden waren, die Tendenz hatten, relativ rasch und unüberlegt zu heiraten, so daß es nicht überraschte, daß sie leicht eine unglückliche Ehe mit jungen Männern eingingen, die ähnliche psychosoziale Probleme aufgrund des eigenen beeinträchtigten familiären Hintergrundes hatten. Die Mädchen jedoch, die durch positive Erfahrungen in der Schule gelernt hatten, ihr Leben bewußter zu planen, entwickelten häufiger eine zufriedene Ehe.

Eine einheitliche Theorie, die es erlauben würde, die Gewichtung einzelner Lebensbedingungen bzw. lebensgeschichtlicher Ereignisse in dem Gesamtkontext der Biographie vorzunehmen, gibt es ebensowenig wie eine Darstellung typischer Sequenzen, etwa im Sinne von sequenziellen Syndromen bei biographischen Konstellationen, die über Einzelfalldarstellungen hinausgehen. Deshalb erfolgt hier der Versuch einer diagnostischen Synopsis.

II. Methoden

1. Exploration, Interview

Im Erstinterview geht es um die Herstellung eines Arbeitsbündnisses und um die Anamneseerhebung. Beide Zielsetzungen sind nicht kongruent, verlangen vielmehr eine Gewichtung der diagnostischen und therapeutischen Bedeutung des Erstkontaktes.

a) Arbeitsbündnis. Es wird untersucht, welche Beziehung der Patient aufzunehmen oder zu vermeiden trachtet. Diese Einschätzung trägt entscheidend zur Therapieindikation bei (ARGELANDER 1970; BERGER 1983; STIERLIN et al. 1977; THOMAE 1981).

b) Anamnese. Hierzu gehören die Familienanamnese und die Eigenanamnese des Kindes (Schwangerschaft, Geburt, frühkindliche und spätere Entwicklung, Erkrankungen, Traumatisierungen, Spiel-, Leistungs- und Kontaktverhalten, besondere Wesenszüge) sowie wichtige Merkmale des familiären Hintergrundes (Familienkonstellation, Trennungen, Erziehungsstil, sozioökonomische Bedingungen) und schließlich eine genaue Symptomanamnese. Allgemein gehören zu den relevanten Angaben nicht nur die objektivierbaren Daten, sondern auch die subjektiven Akzentuierungen und Interpretationen der Bezugspersonen des Kindes. Ergänzt werden die Familienangaben durch Berichte von Kindergarten, Schule, voruntersuchenden Ärzten und Psychologen.

2. Körperliche Untersuchung

Es schließt sich an eine pädiatrische, neurologische und neuropsychologische Befunderhebung einschließlich apparativer Zusatzuntersuchungen (Elektroenzephalographie, Röntgenschädelaufnahmen, Computertomographie des Kopfes, biochemische Untersuchungen u. a. m.). Die Untersuchungssituation selbst ist geeignet, die wichtigsten Parameter eines psychopathologischen Befundes zu erheben (Bewußtsein, Orientierung, Wahrnehmung, Denkabläufe, Stimmungslage, Affektivität, Antrieb, Kontaktfähigkeit, Merkfähigkeit u. a. m.).

3. Testpsychologische Untersuchung

Da neurotische und reaktive Störungen häufig mit Leistungsbeeinträchtigungen einhergehen, sind die allgemeinen intellektuellen Funktionen zu überprüfen (Intelligenz- und Leistungstests), ferner spezielle Wahrnehmungsleistungen, deren Ausfälle als „Teilleistungsstörungen" bezeichnet werden. Ein Überblick findet sich bei ESSER (1981). Projektive Verfahren haben sich trotz heftiger Kritik an ihrer Reliabilität als sehr hilfreich erwiesen, erlauben sie doch dem Kind, sich averbal zu äußern und zu kommunizieren. Beispiele hierfür bieten das Schnörkeln (WINNICOTT 1971) und der Sceno-Test (VON STAABS).

III. Diagnostische Einschätzung des Störungssyndroms

Der Anreiz für die hier gewählte Form der Darstellung kindlicher Reaktionen und Neurosen geht von der Erfahrung aus, daß die Beschreibung unter einem Leitsymptom sehr leicht das Vorliegen von „Krankheitsbildern" mit den klassischen Kriterien Ätiologie – Pathogenese – Symptomatik – Therapie – Verlauf – Prognose – vermittelt. Dies verführt zu der Annahme: „bei Bettnässen hilft...". Insbesondere für die Abschätzung der therapeutischen Möglichkeiten kann aber die Symptomatik nur bedingt herangezogen werden. Vielmehr haben allgemeine, für alle derartigen Syndrome heranzuziehende Kriterien aus der Vorgeschichte und derzeitigen Lage der Familie und der individuellen Persönlichkeitsentwicklung des Kindes eine mindest ebenso wichtige Bedeutung.

1. Symptomatik

Hier werden einige Gesichtspunkte referiert, die Folgerungen aus der Art und Zeitigkeit der Symptomatik erlauben. Meist sind die Symptome einer kindlichen reaktiven oder neurotischen Störung identisch mit als normal zu kennzeichnenden Verhaltensweisen. Einen Symptomcharakter bekommen sie erst dadurch, daß sie als altersunangemessen definiert werden, wie z. B. Einnässen.

Alter. Die Wahrscheinlichkeit einer ernsteren Störung ist um so größer, je weiter das Fortbestehen oder Eintreten der Symptomatik vom Altersdurchschnitt abweicht. Da sich die Zahl der einnässenden Kinder mit dem Alter sukzessive vermindert, wird mit zunehmendem Alter wahrscheinlicher, daß eine ernstere Störung vorliegt. Allerdings dienen Leidensdruck bzw. Beeinträchtigung der Umwelt als Indikatoren für therapeutische Maßnahmen, und es wäre sehr genau zu überprüfen, ob eine therapeutische Intervention nicht ein Arrangement zur Dekompensation bringt, mit dem sich alle Beteiligten ganz gut eingerichtet haben. Dies stellt eine ungünstige Voraussetzung für die Wirksamkeit eines Therapieangebotes dar, auch wenn aus diesem oder jenem Grund Kind oder Bezugspersonen vordergründig um Abhilfe fragen. In solchen Fällen ist die Motivation für die Veränderung ausschlaggebender Gesichtspunkt für die zu gebenden Empfehlungen.

Stottern wird, wenn es im Kleinkindalter auftritt, eher als eine vorübergehende Beeinträchtigung der Entwicklung, nicht aber sofort als Ausdruck einer Neurose betrachtet werden können.

Das Auftreten von Einkoten oder von Tics in den ersten Schuljahren entspricht dem Prädilektionsalter und erlaubt zunächst keine Rückschlüsse, ob es sich um eine leichtere oder schwerere Störung handelt. Das uncharakteristische Auftreten von Einkoten in der Pubertät wird allerdings dagegen immer als Hinweis auf eine schwere Störung gewertet werden können.

Geschlecht. Einige Symptome zeigen eine ausgeprägte Knaben- oder Mädchenwendigkeit, werden bei Jungen bzw. Mädchen oft vielfach häufiger angetroffen als beim anderen Geschlecht. Das ungewöhnliche Auftreten der Symptomatik bei Mädchen wird eher als ein Hinweis auf eine schwere Störung bei dem betroffen

Kind zu werten sein als bei einem Jungen. Das Auftreten dissozialer Symptome bei Mädchen ist also eher ein Hinweis auf eine deutliche Beeinträchtigung der Persönlichkeitsentwicklung.

Die Art der Symptomatik. Empirische Untersuchungen haben verläßlich aufgezeigt, daß Symptome dissozialen Charakters (Lügen, Stehlen, Herumvagabundieren, Aggressivität) eine ausgeprägte Tendenz zur Persistenz haben und somit in der Regel eine schwere Beeinträchtigung der Entwicklung des Kindes und die Notwendigkeit entsprechend eingreifender therapeutischer Maßnahmen anzeigen. Im Gegensatz dazu ist die Tendenz zur Spontanremission bei sog. affektiven Störungen (emotional disorders) mit den Symptomen Angst, Depressivität, Kontaktscheu usw. gerade im Kindesalter hoch – sehr bedeutsam für die Abschätzung der Therapiebedürftigkeit. Die relativ hohe Spontanheilungsquote erlaubt aber keineswegs diagnostische Passivität, vielmehr müssen Leistungsbeeinträchtigung und Leidensdruck des Kindes bei der Indikationsstellung für die Therapie beachtet werden. Im Hinblick auf die hohe Persistenzrate ist bei Störungen des Verhaltens gerade unabhängig vom Fehlen des Leidensdruckes und mangelnder Einsicht der Eltern auf angemessene Abhilfe zu achten.

Innerhalb des Symptomenkataloges einzelner Altersstufen gibt es solche, die in der Regel als Ausdruck einer schwereren psychischen Störung gewertet werden als andere, etwa das Einkoten gegenüber dem Einnässen, Zwangsphänomene gegenüber Angstsymptomen. Doch wiederum sind die Bewertungskriterien, die aus familiärem Hintergrund und Stand der Persönlichkeitsentwicklung des Kindes entnommen werden können, wichtiger.

Rasche Entwicklung. Wie bei einer Reihe von anderen psychiatrischen Erkrankungen erweist sich die rasche Entwicklung einer ausgeprägten Symptomatik eher als ein Hinweis auf eine vorübergehende Reaktionsbildung, während der schleichende Beginn der Symptomatik eher auf eine Chronifizierungstendenz und damit auch auf eine schwerere psychische Störung hinweist.

Intensität der Symptomatik. Einen Symptomcharakter erhalten viele Phänomene erst dadurch, daß sie intensiver als in der Normalpopulation auftreten. Hierfür ist aggressives Verhalten ein einleuchtendes Beispiel. Dabei kann die mangelnde Toleranz des Elternhauses dazu führen, daß das Kind zum „Fall" wird, ebenso aber auch die mangelnde Toleranz einer Bezugsperson aus dem weiteren Sozialraum, wie Kindergärtnerin, Lehrer. Andererseits verhindern mangelnde Wahrnehmungsfähigkeit, Gleichgültigkeit oder ausgeprägte erzieherische Permissivität die notwendige Behandlung.

Bekannt ist, daß Kinder mit Verhaltensstörungen, die die Umwelt beeinträchtigen, eher zur Konsultation gebracht werden, als sozial eher unauffällige, ängstlich zurückgezogene Kinder, selbst wenn sie in der Schule versagen. Unterschiedliche Auffassungen zwischen Eltern, Schule, Jugendamt und Arzt verhindern oft rechtzeitige und konsequente Hilfe.

Die Häufung von Symptomen. Diese gilt als sicherer Indikator für die Gewichtung der Beeinträchtigung des Kindes. Unerläßlich ist deshalb die Frage nach weiteren Symptomen.

2. Familiärer Hintergrund

a) Familienvorgeschichte

Die Persönlichkeitsentwicklung fördernde oder beeinträchtigende familiäre Beziehungsstrukturen, letztere identisch mit Risikofaktoren für die Entwicklung psychischer Störungen werden in Anlehnung an MATTEJAT (1985 a, b) skizziert.

Familiäre Belastung. Eine Reihe von Symptomen finden sich überzufällig häufig unter den Vorfahren und Geschwistern, z. B. Bettnässen, Stottern. Zwillingsuntersuchungen zeigen darüber hinaus eine höhere Konkordanzrate bei eineiigen Zwillingen für die meisten Neuroseformen (SCHEPANK 1976). Psychiatrische Auffälligkeiten in der Familie in Form von Alkoholmißbrauch, psychiatrischer Erkrankung oder Delinquenz finden sich ebenfalls gehäuft. Durch sie wird das häusliche Klima geprägt und eine genetische Vermittlung dieser psychischen Auffälligkeiten ist eher fraglich. Begriffe wie „Pseudovererbung" oder „Symptomtradition" deuten dies an.

Die Bedeutung des *Erziehungsstiles* in der Herkunftsfamilie der Eltern ist durch die Probleme besonders bekannt geworden, die infolge einer extrem permissiven erzieherischen Haltung junger Eltern entstanden sind, die ihrerseits eine Reaktion auf die restriktiven Erziehungserfahrungen in der eigenen Kindheit darstellt. Diese jungen Eltern tendierten dazu, die Generationenschranke zu verwischen und scheuten sich, sog. Sekundärtugenden erzieherisch zu vermitteln. Von BOSZORMENYI-NAGY (1981) wurde eine derartige Drei-Generationen-Problematik transparent gemacht.

Voreheliche Zeugung, uneheliche Geburt sind zwar in Inanspruchnahme-Populationen überrepräsentiert, stellen ihrerseits aber wohl nur einen Hinweis für weitergehende psychosoziale Probleme der Eltern, insbesondere der Mütter, dar, die weitere Explorationen über die Bedingungen erfordern. Hier spielt z. B. das Alter der Mutter bei der Geburt eine Rolle (THIELS et al. 1987).

Die *Instabilität der Betreuungs- und Familiensituation.* Die Ergebnisse der Hospitalismusforschung, der Untersuchungen zur frühen Deprivation und Frustration sowie die Arbeiten über Trennungs- und Verlusterlebnisse im Sinne von "broken homes" faßt MATTEJAT (1985 a, S. 65) unter den Begriff „Stabilität und Sicherheit des Beziehungsgefüges" zusammen. Er sieht darin ein komplexes Merkmal, mit dem ein mikrosoziales System beschrieben wird, das Kind und Bezugsperson gleichermaßen umfaßt. In diesem System gibt es objektive Kriterien, die die Struktur bedingen, z. B. „Fehlen des Vaters", „psychische Krankheit der Mutter". Diese Merkmale sind für sich genommen noch wenig bedeutsam, sie erhalten ihre pathogenetische Bedeutung erst durch die Beziehungsdynamik, die mit diesen Gegebenheiten häufig assoziiert ist. Sie stellen zwar die Rahmenbedingungen für derartige Interaktionsprozesse dar, ihre pathogenetische Valenz wird aber durch die Interaktionsprozesse mitbestimmt. Leicht zu veranschaulichen ist dies damit, daß die psychische Erkrankung der Mutter zu einer für die Persönlichkeitsentwicklung des Kindes äußerst destruktiven Beziehungsstruktur führen kann, aber ebenso gut eine protektive Beziehungsstruktur hervorzurufen vermag, in der das Kind zu einem besonders empathiefähigen Verhalten finden kann.

Versucht man einmal zusammenzufassen, unter welchen familiären Aufwuchsbedingungen protektive Faktoren vorherrschen, die für eine eher günstige Prognose der Entwicklung des Kindes bzw. einer Symptomatik sprechen können, dann zeigt sich eindeutig der normative Charakter dieser Vorstellungen:

- Vollständige harmonische Familie mit gesunden Eltern und wenigen Kindern;
- Integration der Kernfamilie in einen nicht zu nahen, aber lebendigen Kontakt mit der erweiterten Familie und dem sozialen Nahraum, Freundeskreis; eigene Freizeitinteressen der Eltern;
- Warmherzige, konsistente Zuwendung zum Kind durch eine führende Bezugsperson mit Anregung zur Kreativität im weitesten Sinne, Gewährung eines Spielraumes für eigene Entfaltung mit klarer Grenzsetzung.

In dem Ausmaß, in dem diese Entwicklungsbedingungen eingeschränkt sind, verengt sich die Grundlage für die Entwicklung der Beziehungsfähigkeit beim Kind und damit steigt die Wahrscheinlichkeit für jede Art von psychischen Störungen (MATTEJAT 1985 a). Umgekehrt kann bei klassenbesten, sozial gut integrierten Kindern aufgezeigt werden (BERGER 1984), welche Bedeutung eine differenzierte emotionale Zuwendung, Förderung kognitiver Prozesse und gleichzeitige Anregung zu aktiven Formen der Lebensbewältigung als protektive Faktoren für die günstige Entwicklung der Kinder in frühen Entwicklungsabschnitten hatten.

b) Aktuelle Lage der Familie

Für wissenschaftliche Untersuchungen lassen sich ungünstige familiäre Lebensbedingungen, die signifikant mit psychischen Auffälligkeiten korrelieren, mit Hilfe des "Family Adversity Index" erfassen (VOLL et al. 1982). Dieser prüft die Merkmale: familiäre Disharmonie, abweichendes Verhalten der Eltern (psychische Störung oder Delinquenz) und soziale Benachteiligung der Familie (große Familie, beengte Wohnverhältnisse). Das häufigere Auftreten von psychischen Störungen in einem städtischen Gebiet korreliert mit der Häufigkeit an belasteten Familien, die mit dem Index identifiziert wurden.

Für die individuelle Diagnostik möglicher pathogener Momente und protektiver Fähigkeiten der Familie sind eine Reihe von Gesichtspunkten zu berücksichtigen.

Die *soziale Schicht*, wobei die Zugehörigkeit zur unteren Schicht offensichtlich weniger bedeutsam ist, als die soziale Unterprivilegiertheit gegenüber dem sozialen Umfeld.

Die *Vollständigkeit der Familie*, insbesondere unter Berücksichtigung der emotionalen Ressourcen und der wirtschaftlichen Belastung der führenden Bezugspersonen, meistens der Mutter, und der mangelnden Möglichkeit des Kindes, am Verhalten erwachsener Bezugspersonen zueinander soziales Verhalten zu erlernen.

Die *Familienkonstellation* hinsichtlich der Familiengröße, der Stellung des Kindes in der Geschwisterreihe, wobei unterschiedliche Ergebnisse hinsichtlich der generellen Bevorzugung oder Gefährdung des Kindes durch seine Position in der Geschwisterreihe oder den Einzelkindstatus vorliegen. Bei neurotischen Kindern fanden sich aber gegenüber Kontrollgruppen älteste Kinder über- und jüngste Kinder unterrepräsentiert. Kinder mit vielen Geschwistern haben offenbar ein höheres Risiko, psychische Störungen zu entwickeln (Ernst u. Angst 1983). Allerdings gibt es dabei mehr um ausagierende, um Verhaltensstörungen. Zu berücksichtigen ist auch, daß kinderreiche Familien häufig sozial unterprivilegiert sind. Wichtiger als die numerische Stellung in der Geschwisterreihe ist das mit der Stellung in der Geschwisterreihe verbundene Beziehungs- und Erziehungsangebot und dessen Veränderung, z. B. durch nachfolgende Geburten von Geschwistern oder durch die Veränderung der Erwartungshaltung der Eltern gegenüber dem Kind hinsichtlich der Befriedigung eigener emotionaler Bedürfnisse.

Die *Persönlichkeitsmerkmale der Eltern,* ähnlich wie in der Vorgeschichte, werden beachtet, nun aber unter besonderer Berücksichtigung der emotionalen Beziehung der Eltern zueinander, des Ausmaßes der Harmonie bzw. Disharmonie, des Dominanz- und Subordinationsverhältnisses und des Kommunikationsverhaltens in der Familie.

Unabhängig davon und als weitere Parameter für die aktuelle Familienlage wird die *Eltern-Kind-Beziehung* (bzw. Mutter-Kind, Vater-Kind) beachtet, wobei das Ausmaß der emotionalen Zuwendung im Sinne von „warmherzig" oder „kalt-zurückweisend" offensichtlich deutlich mit der Gefährdung für die Entwicklung dissozialen Verhaltens bei mangelnder emotionaler Zuwendung verbunden ist. Ebenso wichtig ist aber die Qualität der emotionalen Beziehung hinsichtlich der Wahrnehmungsfähigkeit der Bezugsperson für die kindertümlichen Belange und die Fähigkeit, diese von eigenen Bedürfnissen getrennt wahrnehmen zu können bzw. deren Fehlen bei überprotektivem und symbiotischem Beziehungsangebot. Der zweite wesentliche Faktor für die Kennzeichnung der elterlichen Beziehung ist die *erzieherische Komponente*, die ihrerseits die Konsistenz der erzieherischen Haltung der Eltern betrifft, aber auch das Ausmaß der Kontrolle, worunter sowohl die Intensität der Beaufsichtigung als auch die Enge oder Weite der Grenzsetzung erzieherischer Normen verstanden werden kann. Wichtiger ergänzender, oft leitender Gesichtspunkt läßt sich unter der Frage subsummieren, ob die Haltung der Eltern zum Kind allein von dem Wunsch geprägt ist, ein Kind sozusagen um seiner selbst willen aufziehen zu wollen, oder ob *zusätzliche Rollenzuweisungen* die Beziehung belasten: Hoffnungsträger für die Zukunft, Bekämpfung eigener ängstigender Bedürfnisse, Vorzeigeobjekt im weiteren Sozialraum, Bindeglied einer auseinanderbrechenden Ehe, Partnerersatz, Ersatz für ein verstorbenes Kind usw. Das Ausmaß der psychischen Gefährdung des Kindes scheint um so größer, je intensiver die Bedürfnisse der erwachsenen Bezugspersonen nach derartigen Versatzfunktionen des Kindes sind. Hieraus ergeben sich ganz konkrete Hinweise auf die Notwendigkeit einer vorrangigen Behandlung der Bezugspersonen oder einer Mitbehandlung bei Trennung des Kindes von seiner Familie.

Die aktuelle Lage des Kindes in seiner Familie wird nur unzureichend erfaßt, wenn die Beziehungen des Kindes *außerhalb der Familie* nicht berücksichtigt werden: die Beziehungen zu den Großeltern, die in der Nähe wohnen, im Kindergarten oder Hort, in der Schule, zu Freund oder Freundin und deren Familien, Vereinen mit Freizeitaktivitäten.

3. Persönlichkeit des Kindes

Im klinischen Sprachgebrauch wird häufig eine Störung als leicht oder schwer bezeichnet, womit recht unscharf die Beeinträchtigung sowohl durch die Krankheit als auch durch die Defizite in der Persönlichkeitsentwicklung gemeint sind. Eine Skala zur differenzierteren Einschätzung wurde von SHAFFER et al. (1983) entwickelt, von STEINHAUSEN (1985) leicht modifiziert und auf ihre Zuverlässigkeit sowie Gültigkeit als Forschungsinstrument überprüft. Es handelt sich um eine eindimensionale Skala, mit der das Ausmaß der Fähigkeiten des Kindes bzw. seiner Beeinträchtigung in einer Reihe von Funktionsbereichen: im Elternhaus, auf der klinischen Station, unter Gleichaltrigen, hinsichtlich Leistungsanforderungen erfaßt wird. Das niedrigste Funktionsniveau im letzten Monat wird mit 1 bis 100 Punkten entsprechend den Vorgaben auf der Skala bewertet und gibt so einen globalen Index. An diesem lassen sich auch Verbesserungen im Therapieverlauf erkennen, vor allem aber auch Stillstände objektivieren.

Zur Differenzierung der psychotherapeutischen Behandlungsmöglichkeiten des Kindes und/oder seiner Familie sind eine Reihe von Aspekten relevant. Deren Darstellung wird die Bemerkung vorausgeschickt, daß den Verfassern bewußt ist, wie problematisch die Abgrenzung und Definition auch einfacher psychopathologischer Begriffe ist (PAYK u. LANGENBACH 1986) und erst recht der Versuch, einige psychoanalytische Begriffe zu veranschaulichen. Dies geht gewiß nicht ohne Vereinfachungen und Auslassungen.

a) Ich-Entwicklung. Mit diesem Begriff wird im wesentlichen die Reifung und Entwicklung psychischer Strukturen verstanden, die eine steuernde Funktion, sowohl was das innere Gleichgewicht als auch die Beziehung zur Umwelt anbetrifft, haben.

Die Entwicklung der *geistigen Leistungsfähigkeit* ist ein wichtiger Gesichtspunkt, ein weiterer die *verbale Ausdrucksmöglichkeit.* Wie kompliziert die Zusammenhänge sind, wird mit dem Hinweis deutlich, daß verbale Ausdrucksmöglichkeit ja nicht nur beinhaltet, daß das Kind in der Lage ist, Wörter ordentlich zu artikulieren und grammatikalisch richtige Sätze zu bilden, sondern auch, wie differenziert der Wortschatz ist und was sich an Erlebtem in diesem Wortschatz niederschlägt. Es ist also ganz ausgeschlossen, die verbalen Ausdrucksmöglichkeiten von der Erlebnisfähigkeit des Kindes in der Selbst- und Fremdwahrnehmung abzugrenzen. Eins scheint das andere zu bedingen. Dies gilt sicher nicht immer. Beim Entwicklungsstottern nimmt man zu Recht eine Diskrepanz zwischen verbaler Ausdrucksmöglichkeit und Mitteilungsbedürftigkeit an. Auch die psychopathologischen Auffälligkeiten von den selten zu beobachtenden motorischen Sprachentwicklungsverzögerungen sprechen dafür, daß das Kind unter einer solchen Differenz enorm leidet, so daß es doch wohl richtig ist, die verbale Ausdrucksmöglichkeit als einen Gesichtspunkt für die Abschätzung der Ich-Entwicklung zu beachten, der gelegentlich auch einmal isoliert beeinträchtigt sein kann.

Als Fähigkeit zur *Symbolisierung* wird überprüft, wie weit das Kind über die konkrete Wahrnehmung hinaus die soziale Bedeutung bestimmter Zeichen wahrzunehmen in der Lage ist. Ein einfaches Beispiel dafür stellt der Charakter der Mahnung eines erhobenen Zeigefingers dar, ein sehr kompliziertes Beispiel die Bedeutung der Hostie in den christlichen Religionen.

Zu den grundlegenden Ich-Funktionen gehört die *Körperkontrolle*, womit die Verfügbarkeit über Grob- und Feinmotorik verstanden wird. Sie hat eine große Bedeutung für Versagens- und Bestätigungserlebnisse bei der Übung der Körperbeherrschung und Verselbständigung („laß mich, das kann ich allein"). Mangelnde Körperkontrolle kann Ausdruck der Tendenz sein, auf einem infantilen oder regressiven Funktionsniveau zu beharren. Große Bedeutung hat die *Realitätsprüfung*, wobei hier lediglich auf die unterschiedlichen Stufen des Realitätskonzeptes in der kindlichen Entwicklung hingewiesen werden kann, in denen allmählich magische Beziehungssetzungen aufgegeben werden können und ein mit den Erwachsenen konformes Realitätskonzept entwickelt wird. Dabei ist das Wort „konform" mit der dadurch gegebenen Assoziation „Konformismus" im Hinblick auf die nach diesem Abschnitt zu behandelnden adoleszenten Entwicklungsabschnitte mit Bedacht gewählt worden. Phantasielügen können altersentsprechend durchaus angemessen-magische Beziehungssetzungen beinhalten, aber durchaus altersunangemessen beim Schulkind sein und eine deutliche Störung des Realitätskonzeptes anzeigen. Auf eine solche Störung weisen auch regelmäßig altersunangemessene Angstsymptome hin. Für die Beurteilung des Realitätskonzeptes hat auch die Überprüfung des Selbstkonzeptes als die andere Seite der Erfahrungswelt des Kindes wesentliche Bedeutung (s. u.).

Das Ausmaß der *Angsttoleranz* gibt – wie schon erwähnt – ebenfalls wichtige Hinweise auf die Ich-Entwicklung. Entsprechend der entwicklungspsychologischen Reifung unterscheiden wir die Angst vor

- Überstimulierung als typische Angst des Säuglingsalters;
- die Angst vor Objektverlust als Angst verlassen zu werden oder nicht mehr geliebt zu werden;
- die Kastrationsangst als Angst in den eigenen Aktivitäten beschnitten zu werden;
- die moralische Angst, d. h. die Angst, den eigenen Gewissensansprüchen nicht gewachsen zu sein und
- die Angst vor realer Bedrohung.

Das Wiederauftauchen dieser Angstformen im Zusammenhang mit einer Belastungssituation gibt einen Hinweis auf das Ausmaß der Beeinträchtigung der Ichfunktion.

Eine weitere wichtige Komponente der Beurteilung der Ich-Entwicklung ergibt sich aus der *Abwehrorganisation*. Hierunter wird verstanden, welche Strategie ein Individuum einsetzt, um mit äußerer oder innerer Gefährdung seines seelischen Gleichgewichtes fertig zu werden. Es handelt sich um kognitive Prozesse, die außer von persönlichkeitsspezifischen Verarbeitungsweisen (s. Schepank 1976) vor allem vom Reifegrad der Persönlichkeitsentwicklung abhängig sind. Daher läßt auch das Studium der Abwehrmechanismen Aussagen über die Ich-Stärke zu. Als „unreifste" Formen der Abwehr werden genannt die Verleugnung und die Spaltung, als „reifste" Form die Verdrängung.

b) Über-Ich-Entwicklung. Hier wird gefragt, wie weit die Gewissensentwicklung des Kindes vorangeschritten ist, z. B. ob das Kind schon in der Lage ist, Gebote zu verinnerlichen und stabil einzuhalten, oder ob es noch von der Anwesenheit anderer Menschen abhängig ist, um diese Gebote respektieren zu können. Nicht zu unterschätzen ist aber noch ein weiterer Aspekt der Beziehung des Menschen zu sich selbst, der mit dem psychoanalytischen Begriff „Ich-Ideal" bezeichnet wird. Hier wird geprüft

- welche Idealvorstellungen das Kind von seiner Person hat,
- inwieweit sie es als eigene Anforderungen an sich selbst übernommen hat,
- inwieweit diese Forderungen untereinander im Widerspruch stehen und
- inwieweit sie den Anforderungen der Realität genügen.

c) Aus analytischer Sicht wäre es darüber hinaus wichtig, den Stand der *Libido-entwicklung* zu überprüfen. Hierbei geht es darum, ob der bevorzugte Befriedigungsmodus, der vom Kind angestrebt oder praktiziert wird, dem Alter angemessen ist oder eine Retardation der Entwicklung in diesem Bereich anzeigt. Damit wird der Bedürfnisaspekt im Zuwendungsmodus gegenüber der Umwelt und insbesondere gegenüber anderen Personen besonders hervorgehoben. Dieser kann z. B. oral-einvernehmend, anal-zurückhaltend oder destruktiv, phallisch-bedrängend, rivalisierend sein und schließlich genital – den anderen wahrnehmend und respektierend, „reif" sein.

d) Insgesamt sind aber damit die Modalitäten der *Objektbeziehungen* nicht vollständig gekennzeichnet. Eine wesentliche Ergänzung erfährt deren Überprüfung durch die Beachtung der Entwicklungsstufen, die ERIKSON (1959, dt 1966) für die Vorschulzeit nannte, wobei es um die Entwicklung von Urvertrauen gegen Urmißtrauen, um die Entwicklung von Autonomie gegen Scham und Zweifel und um die Entwicklung von Initiative gegen Schuldgefühle als wesentliche Kriterien für das Verhältnis des Menschen nicht nur zu sich selbst, sondern auch zu anderen geht. Wichtig ist darüber hinaus zu überprüfen, wie weit die Einstellungen des Kindes zu den wichtigsten Bezugspersonen seines Lebens, Eltern, Geschwistern davon bestimmt ist, diese als reine „Lieferanten von Wohlbefinden" (Geborgenheit, warm, satt, sauber) zu empfinden oder wie weit sie als von den eigenen Ansprüchen völlig losgelöste, selbständige Wesen wahrgenommen werden können, denen sowohl freundliche als auch aggressive Regungen gelten können: die *Objektkonstanz*. Schwere Beeinträchtigungen der Persönlichkeitsentwicklung zeigen sich offensichtlich darin, daß es zu defizitären Beziehungsstrukturen kommt, die die Fähigkeit zur Objektkonstanz verhindern. Ein einleuchtendes Beispiel sind sehr enge Mutter-Sohn-Beziehungen, bei denen eine Distanzierung durch die Anwesenheit eines Dritten, den Vater, nicht erfolgte und extreme Angst- und Aggressionsausbrüche beim Kind dadurch entstehen, daß eine Abgrenzung der Mutter in der inneren Vorstellungswelt als eigene Person nicht möglich ist. Eine weitere, für den therapeutischen und pädagogischen Umgang sehr wichtige Beeinträchtigung der Objektbeziehungsfähigkeit besteht darin, daß eine Aufspaltung zwischen sog. „guten" und „bösen" Objekten vorgenommen wird, d. h. eine Bezugsperson aus dem Umfeld des Kindes zum Objekt aller aversiven Regungen und damit Abwertungen wird – z. B. die Heimerzieherin –, während die abwesende Mutter eine Verklärung als Erfüllerin aller Wünsche und Sehnsüchte erfährt.
Zentrales Merkmal aller dieser Objektbeziehungsstörungen ist, daß aufgrund innerer Vorgänge beim Patienten das Realitätskonzept insoweit gestört ist, als die

Beziehung zu anderen Menschen eine grobe Verzeichnung erfährt, die entweder zu krassen Alternativen oder äußerst labilen Beziehungsstrukturen führt, die ihrerseits, im Sinne von „Gegenseitigkeit", das Selbstkonzept des Patienten schwerst beeinträchtigen.

e) Die Stabilität des Selbstkonzeptes. Dieser Parameter der Abschätzung der Persönlichkeitsstruktur hat in der letzten Zeit auch zunehmende Beachtung für die Beurteilung der Entwicklung des Kindes gefunden. Zwar ist das Jugendalter der Lebensabschnitt, dessen zentrale Bedeutung darin zu sehen ist, daß der junge Mensch ein tragfähiges Verhältnis zu sich selbst findet. Sicher ist aber, daß das Selbstkonzept eine wesentliche Bedeutung für die Fähigkeit des Kindes hat, seine altersentsprechenden Entwicklungsaufgaben zu bewältigen. Dabei ist zunächst zu beurteilen, ob und in welcher Weise das Kind Stolz und Zufriedenheit über sich selbst, seinen Körper, sein Verhalten, seine Leistungen entwickeln kann, und ob es sich selbst als liebenswürdig und als „befähigt" im weitesten Sinne empfindet. Dies wird als die narzißtische Komponente des Erlebens bezeichnet. Daran schließen sich die Fragen an, wie das Kind in der Lage ist, sein narzißtisches Gleichgewicht aufrechtzuerhalten: Was vermittelt ihm Freude an sich selbst? Ist es die Zuwendung der Mutter, die Identifizierung z. B. mit dem Vater, hat das Kind magische Größenvorstellungen, aus denen es seine Selbsteinschätzung gewinnt, oder wie weit sind bereits reale Erfahrungen als Quelle für ein positives Selbsterleben erschlossen? Die Fähigkeit des Kindes, in altersgemäßer Form mit anderen, aber auch mit sich alleine konstruktiv und befriedigend spielen zu können, im Schulalter die Freude am Kontakt mit anderen, an der eigenen Leistungsfähigkeit und eine einigermaßen realitätsbezogene Zuversicht geben wichtige Hinweise auf kompensatorische Kräfte, die in einem vorwiegend positiv getönten Selbsterleben vorhanden sind. Umgekehrt sieht man z. B. in der Notwendigkeit des Kindes, stets gute Leistungen zu bringen, um vor sich und seinen Eltern bestehen zu können, einen Hinweis für die Herabgestimmtheit des Selbsterlebens, in der sich das Kind nicht um seiner selbst willen akzeptiert fühlen kann. Der Begriff „falsches Selbst" hat in der psychoanalytischen Beschäftigung mit dem Kind insoweit eine Bedeutung gewonnen, als damit ein Selbstwertgefühl gekennzeichnet wird, das nur durch die Anpassung an die Wünsche der Erwachsenen mit entsprechender Folgsamkeit und Leistungsfähigkeit unterhalten wird, nicht aber die Akzeptanz der eigenen „wahren" Bedürfnisse und des eigenen So-Seins betrifft.

C. Syndrome in ihrer altersentsprechenden Zuordnung

I. Säuglingsalter

1. Reaktive Beziehungsstörung, schwere Form

Die ausgeprägte Symptomatik umfaßt – DSM III 313.89 – eine mangelhafte, dem Entwicklungsstand entsprechende Reaktion auf die Zuwendung einer Bezugsperson: Ausbleiben des visuellen Verfolgens von Augen und Gesicht, Ausbleiben des

Antwortlächelns, von Blickkontakt, alles nach dem Alter von 2 Monaten, Ausbleiben von Vokalisationen nach dem Alter von 5 Monaten, mangelhafte oder fehlende Orientierungsreaktion auf die Wahrnehmung der Stimme der Bezugsperson, d. h. Suchreaktion mit dem Kopf nach dem Alter von 4 Monaten, Ausbleiben altersentsprechenden Armausstreckens nach der Bezugsperson mit 4 Monaten, mangelnde Teilnahme an aktiven Spielen nach dem Alter von 5 Monaten.

Darüber hinaus sind folgende Erscheinungen zu beachten: schwaches Schreien, übermäßiges Schlafen, fehlendes Interesse an der Umgebung, Hypomotilität, geringer Muskeltonus und bleibende Schwäche des Aufrichtens und der Greifreaktion bei dem Versuch, das Kind zu füttern. Gewichtsverlust oder Ausbleiben der altersentsprechenden Gewichtszunahme, ohne erkennbare körperliche Erkrankung bei geringerer Beeinträchtigung des Längenwachstums und normalem Kopfumfang.

Die geschilderte Symptomatik entspricht dem Vollbild des *psychischen Hospitalismus* und ist auf einen Mangel an konsistenter Versorgung und kontinuierlicher affektiver Bindung zurückzuführen, wie er durch den Wechsel der Pflegepersonen in Heimen in krasser Form vorlag. Differentialdiagnostisch sind geistige Behinderung, infantiler Autismus, Sinnesdefekte, Erkrankungen bzw. Schädigungen des zentralen Nervensystems auszuschließen. Die Aufnahme günstigerer Pflegebedingungen führt zu einer Rückbildung der Symptomatik – ein wichtiger diagnostischer Hinweis. Bei massiven Pflegemängeln in der eigenen Familie ist gelegentlich das voll ausgeprägte Syndrom zu beobachten. In der Regel finden sich dann auch Anzeichen für eine schwere Vernachlässigung der Körperpflege am Zustand der Bekleidung und der Haut. Auf Zeichen einer körperlichen Mißhandlung ist in solchen Fällen besonders zu achten, die notwendige Röntgendiagnostik und Dokumentation der Verletzungsfolgen vorzunehmen. Meist findet sich ein Verwahrlosungssyndrom bei der Mutter oder bei den Eltern, aber auch das Vorliegen einer endogenen Psychose ist in Betracht zu ziehen und diagnostisch abzuklären.

2. Leichtere Form reaktiver Beziehungsstörung und psychosomatische Reaktionen

Leichtere Form der reaktiven Beziehungsstörung und psychosomatische Reaktionen beim Säugling erfordern die diagnostische Beachtung dreier Dimensionen:

- die Einstellungs- und Beziehungsfähigkeit der Mutter. Hierzu zählen das Alter, unreife Wesenszüge, Unsicherheit, Ängstlichkeit, Abhängigkeit von der eigenen Mutter, Depressivität sowie soziale Belastung, z. B. durch uneheliche Geburt, Abhängigkeit von Sozialhilfe, vom Elternhaus, Notwendigkeit zur Berufstätigkeit, Übergabe des Kindes in Tagespflegestellen (deren Insuffizienz!), Eheprobleme bei durch die Schwangerschaft bestimmter vorschneller Anbindung.
- Verhaltensparameter beim Kind, die die Pflege erschweren. Hierzu zählen mangelnde Konditionierbarkeit und Rhythmisierung des Tagesablaufes, verstärkte Unruhe mit mangelnder Ansprechbarkeit auf besänftigende Kontakte,

erhöhte Ansprechbarkeit auf Außenreize und Schreckhaftigkeit, gesteigerte
affektive Verstimmbarkeit. Thomas et al. (1963) haben eine Beschreibung derartiger kindlicher Temperamente an einer Reihe von Wesenszügen vorgenommen und auf die unterschiedliche Belastung der Mütter aufmerksam gemacht.
Auch wenn es dabei nicht immer um stabile Wesenszüge geht, ist das Ausmaß
der Belastung, die die alltägliche Pflege des Kindes für die Mutter bedeutet, außerordentlich unterschiedlich, und anamnestisch wissen die Mütter ja auch
sehr gut zu differenzieren, welches Kind leicht oder schwer zu pflegen war.

- Die Differenz zwischen dem erwünschten und realen Kind. Ist diese Differenz
  gering, kommt es zu einer raschen Adaptation nach Überwindung der Enttäuschung, Traurigkeit bei Mutter oder Eltern. Bei erheblicher Abweichung vom
  Wunschkind ist mit einer längeren Adaptationsphase und wohl auch regel-
  rechter Trauerarbeit zu rechnen, mit aggressiven Empfindungen gegenüber
  dem Kind und entsprechenden Schuldgefühlen. In Betracht kommen ent-
  täuschte Erwartungen hinsichtlich der Geschlechtszugehörigkeit, Komplikati-
  onslosigkeit und Schwere des Geburtsverlaufes, der primären Sympathie, die
  das Kind erweckt, der eigenen Freude an der Pflege des Kindes, an der körperlichen Gesundheit und geistigen Leistungsfähigkeit des Kindes.

Grundsätzlich steht vor jeder den individuellen Bedingungen angemessenen
therapeutischen Aktivität die Bemühung, der Mutter oder sonst führenden Bezugsperson zu ermöglichen, sich mit den widersprüchlichen und häufig auch aversiven Empfindungen auseinanderzusetzen und diese gegenüber dem Arzt zu artikulieren, die therapeutische Aktivität nicht nur auf praktische Pflegeanweisungen
oder gar Medikation zu begrenzen. Wenn auch eine direkte Beziehung zwischen
mütterlicher Depressivität und kindlichen Verhaltensauffälligkeiten im Alter von
14 Monaten z. B. von Ghodsia et al. (1984) nicht festgestellt werden konnte, so
ergab sich in der Längsschnittuntersuchung aber doch im Alter von 27 bis 42 Monaten ein gesicherter Hinweis auf eine interaktive Beeinflussung zwischen gegen-
wärtiger und vergangener Depressivität bei der Mutter. Die therapeutische Beeinflussung der frühen Mutter-Kind-Beziehung bedarf noch einer eingehenden wissenschaftlichen Überarbeitung (Emde et al. 1982).

II. Kleinkindesalter

Die geringe Zahl stationärer Aufnahmen wegen psychogener Störungen und die
Häufigkeit, mit der Auffälligkeiten in epidemiologischen Untersuchungen in diesem Altersabschnitt aufgefunden werden, zeigen deutlich, wie richtig auch von
vielen Müttern derartige Auffälligkeiten als Durchgangsstadium und Variante
der Entwicklung gewertet und toleriert werden.

Zur Verdeutlichung wird ein Beispiel aus der Anwendung des BSQ bei 3- bis 4jährigen Kindern (Breuer 1985) angegeben. Das Item „Schlafprobleme" umfaßt in diesem Fragebogen Probleme beim Zubettgehen, Einschlafen, Aufwachen nachts und das Aufsuchen des Schlafzimmers
oder des Bettes der Eltern. Dazu kommt die Frage an die Eltern, wie oft die Mutter das Kind
in ihr Bett nimmt oder im Bett des Kindes schläft, weil es unruhig ist. Diese Probleme wurden
als deutlich gewertet, wenn es dreimal pro Woche oder öfter vorkam, oder wenn es mehr als eine
Stunde dauerte, das Kind ins Bett zu bringen, oder das Kind mehr als einmal pro Nacht aufwach-
te bzw. länger als einige Minuten oder öfter als einmal pro Nacht ins Schlafzimmer oder ins Bett

der Eltern kam. Außerdem wurde das Problem als deutlich charakterisiert, wenn es zweimal pro Woche oder öfter vorkam, daß das Kind die ganze Nacht oder fast die ganze Nacht bei den Eltern oder einer der Eltern bei dem Kind schlief. Tatsächlich fanden sich so deutliche Schlafprobleme bei 34,5% der Jungen und 32,3% der Mädchen.

Theoretisch ausgebildete Mütter oder Mütter erster Kinder sind allerdings häufig durch derartige Auffälligkeiten, die nicht der „Lehrbuch"-Entwicklung des Kindes entsprechen, beunruhigt.

In vielfältigen Formen kreist die behandlungsbedürftige Symptomatik um Trennung von der führenden Bezugsperson, aber auch um Autonomiestreben sowie um die Ausbildung fester Gewohnheiten.

1. *Angstsyndrome* finden sich in Form von vermehrter Anklammerung an die Mutter, z. B. nach aktueller Traumatisierung, die etwa dadurch entstanden sein kann, daß das Kind den Versuch der Mutter, sich von ihm bei Beginn des Kindergartenbesuches zu trennen, als traumatisierend erlebt hat. Ähnliche Probleme können sich durch unvorhergesehene Konfrontation mit angstauslösenden Situationen in Abwesenheit der Mutter ergeben, z. B. durch die Konfrontation mit einem fremden Babysitter bei sonst nicht mehr üblichen abendlichem Wachwerden durch beginnenden fieberhaften Infekt. Generell vermehrtes Anklammerungsverhalten, aber auch panikartige Angstreaktionen nur vor der befürchteten Wiederholung der traumatisierenden Situation treten auf.

2. Die Trennungsproblematik spielt eine offensichtlich bedeutende Rolle bei den *Ein- und Durchschlafstörungen* und der Tendenz des Kindes, Zubettgeh-Rituale auszubauen, die die Mutter einbeziehen. Der *Pavor nocturnus* als stark angstbesetzte Durchschlafstörung, das angstbesetzte nächtliche Aufwachen, Weinen oder das Aufsuchen des Bettes der Eltern zählen zu diesem Symptomkreis. Der *Somnambulismus*, ein gesondertes Phänomen, tritt üblicherweise zwischen dem 5. und 12. Lebensjahr erstmalig auf.

3. *Eßstörungen* finden sich in der Durchschnitts-Population auch sehr häufig. Klinisch behandlungsbedürftig werden sie gelegentlich, da sie Symptom einer schwersten Beziehungsstörung zwischen Mutter und Kind sein können, die eine regelrechte Kampfsituation beinhaltet. Das Kind behält die Speisen im Mund, kaut nicht oder ruminiert, dies kann zu einer allgemeinen körperlichen Gedeihstörung führen. Auch *Pica*, die Neigung, nicht Eßbares zu verzehren, ist zu erwähnen.

4. Ähnlich sind in der Regel gesteigerte *Trotzanfälle*, auch *respiratorische Affektkrämpfe* einzuordnen, stets Anlaß zur Überprüfung der Empathiefähigkeit der Mutter, gesteigerter Durchsetzungsbedürftigkeit des Kindes, wobei zu berücksichtigen ist, daß das Trotzverhalten eine Komponente schmerzlicher Wahrnehmung des Getrenntseins beinhaltet.

5. *Rückzugsverhalten* des Kindes von zwischenmenschlichen Kontakten kann eine autistische Komponente haben, bei der vor allem die emotionale Mitschwingungsfähigkeit des Kindes als beeinträchtigt empfunden wird und wochenlange Einzelinteressen mit ausgeprägtem Ausschließlichkeitscharakter auffallen. Der Rückzug des Kindes kann aber auch ängstlich oder depressiv getönt sein, ohne daß sich regelmäßig ein Zusammenhang zu belastenden Le-

bensbedingungen herstellen läßt, die die Klassifizierung als Anpassungsreakti-
on (MAS 309.X) erlauben würde.

6. Die Valenz als psychogene Störung ist in jedem Fall bei *Jaktationen*, ausgeprägten *Ritualisierungen*, die in Stereotypien überzugehen tendieren, bei Störungen der Artikulation im Sinne des *Stammelns*, bei Störungen des Sprech-
flusses, beginnendem *Stottern* und *Poltern* unter den drei zentralen diagnostischen Aspekten zu überprüfen. Das gleiche gilt für das *Einkoten*, wobei allerdings insbesondere beim Wechsel mit Obstipation organpathologische Befunde in die Differentialdiagnose einzubeziehen sind.

7. Ähnlich wie gegenüber dem *Einnässen* wird man sehr zurückhaltend mit der
Bewertung der Phänomene *Daumenlutschen* und *Nägelbeißen* als Symptom einer psychischen Störung sein, genauso wie *phobische Ängste*, d. h. Ängste vor
bestimmten Situationen, Tieren, Geräuschen sehr zurückhaltend als pathologisch gewertet werden. Gute Kontakte zu den führenden Bezugspersonen, gute
Fähigkeit zu Spielen, ungebrochene Neugier gegenüber dem sich erweiternden
Aktionsfeld, Freude an den wachsenden eigenen Fertigkeiten bei Empathiefähigkeit der Eltern dienen als Hinweise auf günstige Entwicklungstendenzen.

III. Vorschulalter

1. *Enuresis.* Das Persistieren des Einnässens über das 4. Lebensjahr hinaus führt
zur Bewertung als Symptom. Das gesamte Spektrum der differenzierenden Überlegung, ob dem Einnässen überhaupt schon ein Symptomcharakter zukommt,
wie weit dieses Symptom als eine Variante der Entwicklung, als Entwicklungsstörung oder als Kinderneurose zu bewerten ist, läßt sich hier exemplarisch abhan-
deln, angefangen von der Differentialdiagnose einer organischen Verursachung,
oder des Stellenwertes einer diagnostizierten organischen Anomalie bis hin zur
bewußten aggressiven Selbstbehauptung, von der Fehlkonditionierung bei der
Reinlichkeitserziehung bis zur ausgeprägten Neurose, die das sekundäre Einnässen z. B. signalisieren kann. Die Wahl der therapeutischen Maßnahmen ist davon
abhängig, was das Symptom repräsentiert.

2. *Enkopresis.* Diese tritt häufiger zu Beginn des Schulalters sekundär auf, wird
aber hier genannt, da die Zuordnung in allen einschlägigen Lehrbüchern zusammen mit dem Bettnässen als Störung der Reinlichkeitserziehung erfolgt. Da die
Symptomatik in der Regel eine schwere Beeinträchtigung der Persönlichkeitsentwicklung und des familiären Beziehungssystems anzeigt, sind auch verharmlosen-
de Darstellungen über ständiges leichtes Kotschmieren mit entsprechend ver-
schmutzten Hosen, die bei Kindern erwähnt werden, die wegen des Einnässens
vorgestellt werden, sehr zu berücksichtigen. Notwendig ist der einmalige gründ-
liche Ausschluß eines organ-pathologischen Befundes.

3. *Hyperkinetisches Syndrom.* Dieses wird im DSM III als eine Unterform der
psychischen Störung mit Aufmerksamkeitsdefizit behandelt, zu dem die Symptome von Unaufmerksamkeit, Impulsivität neben der Hyperaktivität gehören. Aufmerksamkeitsdefizit wird auch ohne Hyperaktivität beschrieben. Die mangelnde

Spielfähigkeit des Kindes, starke Ablenkbarkeit zeigen sich manchmal schon vor Besuch des Kindergartens und werden durch das vermehrte Reizangebot der Gruppenbetreuung des Kindergartens verstärkt bzw. erstmalig beobachtet. Das Kind stört durch seine Aktivität andere und steht aufgrund der mangelnden Kontinuität der psychischen Abläufe, der Ablenkbarkeit, Ungeduld, Unüberlegtheit seiner Handlungen sich selbst im Wege. Die Symptomatik verschärft sich in Situationen, in denen Einordnung, Aufmerksamkeit und Leistung im weitesten Sinne gefordert werden, also häufig auch erst in der Schule. Ätiologisch ist eine cerebrale Dysfunktion als wichtigstes Moment zu beachten, sowohl mit optischen und akustischen Wahrnehmungsstörungen, als auch im Sinne eines milden hirnorganischen Psychosyndroms mit herabgesetzter Reizschwelle, erhöhter Fremdanregbarkeit und Antriebssteigerung. Ebenso sorgfältig ist zu überprüfen, wie weit das hyperkinetische Verhalten Symptom einer depressiven Entwicklung auf dem Boden einer Selbstwertproblematik durch Zuwendungsdefizite oder permanente Enttäuschungserlebnisse infolge von Wahrnehmungsstörungen darstellt.

4. Symptome der zentralen Neuroseformen finden sich in altersspezifischer Prägung:
- *Depressivität* in Form von Spielunlust, Weinerlichkeit, Rückzug vom Kontakt zu Gleichaltrigen, Einschlafstörungen.
- *Ängstlichkeit* in Form von vermehrter ängstlicher Anspannung, Einschlaf- und Durchschlafstörungen, vermehrter Anklammerung, Vermeidungsverhalten gegenüber bestimmten Situationen, die mehr phobischen Charakter haben: Angst vor Tieren, vor Geräuschen oder Risiken, Ängste hypochondrischen Charakters, die ebenso gut Ausdruck von Depressivität sind.
- *Zwangsphänomene* sind dagegen eher selten. Dagegen kommt es – diesem Formenkreis häufig nahestehend – zu vorübergehenden *Tics.*
- Sehr selten sind *konversionsneurotische Elemente,* die der manchmal in diesem Alter bereits auftretende elektive Mutismus nach einem Schreckerlebnis aufweisen kann, vorübergehende Funktionsstörungen „das linke Händchen geht nicht mehr" im Rahmen einer depressiven Episode oder Schmerzzustände mit entsprechenden Klagen über Kopfweh, Bauchweh und Episoden von Miktionshemmung.

IV. Grundschulalter bis Pubertät

1. Schulverweigerung

Differentialdiagnostisch ist es gerechtfertigt, 3 Formen voneinander zu unterscheiden:

a) Die Schulphobie. Hier liegen die Gründe für die Schulverweigerung nicht in der Schule selbst, auch wenn die Kinder zunächst angeben, Angst vor bestimmten Situationen oder Leistungsanforderungen in der Schule bekommen zu haben. Regelmäßig stellt sich jedoch heraus, daß die tatsächlichen Ängste sich auf das Elternhaus beziehen und in der Regel Trennungsängste von der Mutter darstellen. Das Kind befürchtet, von der Mutter verlassen zu werden, weil diese aus der Ehe flüchten möchte; oder es besteht eine symbiotische Beziehungsstruktur zwischen Mutter und Kind, wobei aggressive Impulse des Kindes durch besondere Anklammerung an die Mutter abgewehrt werden.

b) Schulangst wird bewirkt durch Beeinträchtigungen der Integrationsfähigkeit des Kindes in die Schule. Diese kann zurückgeführt werden auf

- Leistungsangst bei Unreife des Kindes, das den Anforderungen hinsichtlich der Aufmerksamkeitsspanne noch nicht gewachsen ist oder an einer nicht genügend diagnostizierten Lernbehinderung leidet.
- Kontaktängste bei körperlicher Unterlegenheit, Kontaktscheu und Ängstlichkeit, so daß das Kind dem rivalisierenden Charakter der Beziehung unter Gleichaltrigen nicht gewachsen ist, der im Schulalter stärker hervortritt als im Kindergartenalter.
- Autoritätsangst bei mangelnder emotionaler Übereinstimmung zwischen Lehrer und Schulkind oder aufgrund von projizierter Übertragung von Ängsten oder Aggressionen in der Mutter- oder Vater-Kind-Beziehung.

c) Eine Form der Schulverweigerung tritt im Rahmen von *Verwahrlosung* auf. Das Kind läßt sich nicht in einen verpflichtenden Rahmen einordnen und weicht aus in lustbetontere Aktivitäten: „Schulschwänzen".

2. Lernmotivationsstörungen

Bei Schulproblemen älterer Kinder ergibt sich relativ oft der Hinweis, daß Schwierigkeiten hinsichtlich der Einstellung auf die in der Schule geforderte Leistung bereits im 1. Schuljahr beobachtet und von den Eltern vergeblich pädagogisch zu beeinflussen versucht wurden. Außer dem Verwahrlosungssyndrom, das sich in dieser Form ja auch äußert, sind zu beachten:

- überhöhte Erwartungen des Kindes hinsichtlich der Kompensation einer Selbstwertproblematik durch den Schulkindstatus bei Fehlen einer entsprechenden Warnung, daß dies mit Leistungsanforderung verbunden ist. Charakteristisch für diese Konstellation ist das jüngste Kind in einer Geschwisterreihe, das sich von seinen Geschwistern unterdrückt und nicht genügend angenommen fühlt und diese um den Schulkindstatus beneidet hat.
- Einstellungsprobleme auf die Leistungssituation im Rahmen eines Hyperkinetischen Syndroms.
- Neben der allgemeinen Überforderung vor allem die Konfrontation mit partiellen Leistungsdefiziten eines leistungswilligen und zumindest insgesamt durchschnittlich leistungsfähigen Kindes in Form von optischen oder akustischen Wahrnehmungsstörungen. Charakteristisches Beispiel: die Entwicklung einer Rechtschreibe-Leseschwäche.

3. Elektiver Mutismus

Zu differenzieren ist hier zwischen dem elektiven Mutismus, bei dem das Kind mit den nächsten Angehörigen spricht, gegenüber Fremden, also insbesondere in der

Schule die sprachliche Kommunikation nicht aufnimmt und dem elektiven Mutismus gegenüber den nächsten Angehörigen, der stets eine schwerste Beeinträchtigung der Beziehung zu diesen mit erhöhtem Aggressionspotential anzeigt.

4. Tics, deren Prädelektionsalter in dieser Zeit liegt

Es wird differenziert zwischen akuten, vorübergehenden, subakuten und chronischen Verlaufsformen, wobei der Übergang von polyphänen Tics zum Krankheitsbild des Gilles de la Tourette fließend ist. Die Vielzahl der Symptome, das Auftreten von Phonationen, die zusätzlichen Symptome zeigen die zu erwartende Schwere des Krankheitsbildes an. Zwanghafte Wesenszüge werden diagnostisch beachtet.

5. Zwangssyndrome

Die Häufigkeit wird außerordentlich unterschiedlich angegeben, offensichtlich aufgrund differenter Grenzziehung. Die Symptomatik tritt ab dem Alter von 5 Jahren auf, soll sich auch bei einem Drittel bis zur Hälfte der erwachsenen Patienten vor dem Alter von 15 Jahren einstellen. Die Symptome gleichen im Gegensatz zu anderen kindlichen psychogenen Symptomen im wesentlichen denen des Erwachsenen. Zu differenzieren ist zwischen angstinduzierenden Zwangsvorstellungen, Zwangsimpulsen, die quälend empfunden werden, von denen sich das Kind aber zu distanzieren vermag. Die Abgrenzung gegenüber Phobien ist nicht immer möglich, ein Kriterium scheint die Distanzierungsfähigkeit des Kindes zu sein. Die Zwangshandlungen: Zähl-, Ordnungs-, Wasch- und Kontrollzwänge haben einen vorübergehenden angstreduzierenden Charakter. Sie werden unter starker innerer Nötigung vollzogen. Trotzdem werden sie vom Patienten als absonderlich empfunden und er kann sich insoweit von ihnen, z. B. im Gegensatz zum Wahn, deutlich distanzieren. Es besteht ein erheblicher Leidensdruck. Eine massive Tendenz zur Intensivierung und Generalisierung zeigt die Schwere des Krankheitsbildes an.

Die Symptomatik entwickelt sich relativ rasch. Neuerdings wird in Zweifel gezogen, daß die Kinder primär-persönlich anankastische Wesenszüge aufweisen, so daß Zweifel daran geäußert werden müssen, ob es sich bei der Reihung: ichsyntone Ordnungsliebe, Sparsamkeit, Eigensinn, Rigidität und Sauberkeit im Sinne des „Analcharakters" über die anankastische Persönlichkeitsstruktur mit der Fähigkeit zur Aufrechterhaltung der Sozialanpassung und des psychischen Gleichgewichtes, aber mit erheblichen Zweifeln, zwanghaften Ideen und Handlungseinengungen bis zur vollen Ausprägung des zwangsneurotischen Krankheitsbildes um ein Kontinuum handelt. Vielmehr wird vermutet, daß eine solche Beziehungssetzung möglicherweise falsch ist und lediglich auf das einheitlich psychoanalytische Konzept dieser Abwehrstruktur zurückzuführen ist. Eine gesicherte Beziehung zu sehr rigidem Erziehungsstil der Familie wird ebenfalls bezweifelt. Auch das symbiotische Beziehungsangebot seitens der Mütter und strenge Anbindung an Religion in der Familie wird erwähnt (KNÖLKER 1983). Prämorbid wird Introvertiertheit des Kindes häufig angetroffen. Interessant ist die Beobachtung einzelner ausgeprägt zwanghafter Mechanismen bei sonst gut sozial integrierten und psychologisch unauffälligen Kindern (RAPAPORT 1986).

Bei ungefähr 70% der Kinder mit Zwangssymptomen finden sich diese auch im Erwachsenenalter (ZEITLIN 1983).

6. Depressive Syndrome

Diese finden in den letzten Jahren zunehmende Aufmerksamkeit und werden offenkundig häufiger als zuvor diagnostiziert. Die Prävalenzzahlen differieren allerdings ganz erheblich, da die psychopathologische Definition uneinheitlich ist. Dies ist vor allem darauf zurückzuführen,

- daß ein alters- und entwicklungsspezifischer Wandel von psychosomatischen Erscheinungsbildern zu psychoneurotischen verzeichnet wird und daß
- die Skala von psychoneurotischen oder psychosomatischen Symptomen bei „Depressionen" von Kontaktschwäche bis zu Verwahrlosungsphänomenen, von Affektarmut bis zur Enkopresis reicht (NISSEN 1985).

Damit stellt sich die Frage, ob es sich nicht umgekehrt um depressive Symptome bei dem Leitsyndrom „Verwahrlosung" oder „Enkopresis" handelt. Vielfach ergibt sich der Eindruck, als werde der immer zu beachtende Aspekt „Selbsterleben" bei der Diagnostik psychogener Störungen seinerseits zum Leitsymptom erhoben. Wie unter dem Abschnitt Diagnostik ausgeführt, ist die Beachtung des narzißtischen Gleichgewichtes und des Selbstkonzeptes des Kindes ein wichtiger Parameter für die Abschätzung des Ausmaßes der Beeinträchtigung des Kindes, aber doch wohl ein sehr unspezifischer.

Die phänomenologische Definition von Depressivität im DSM III und in einigen anderen Symptomskalen (POZNANSKI et al. 1985) scheint nach den bisherigen Erfahrungen deutlicher zu erlauben, ein depressives Syndrom abzugrenzen und damit den diagnostischen und gegebenenfalls therapeutischen Umgang etwas handlicher werden zu lassen.

Als essentielle Symptome werden verbalisierte und im Verhalten (mimisch) erkennbare Dysphorie, herabgesetztes Selbstwertgefühl und vorherrschende Unlust, Interesse- und Freudlosigkeit an den Vorgängen der Umwelt genannt, die sich in einer Reihe von qualifizierenden Symptomen, wie Schlafstörungen, Ermüdbarkeit, Appetitstörung, sozialem Rückzug, morbiden und suizidalen Vorstellungen u. a. m., äußern können. Hier scheint vor allem die anhaltende Unlust ein spezifisches Symptom zu sein.

Die Prognose anhaltender depressiver Zustandsbilder ist nicht gut. Übereinstimmend wird aufgrund katamnestischer Untersuchungen die Persistenz der Symptomatik erwähnt, als prognostisch ungünstige Merkmale Grübeln, Dysphorie, Tagträumen, Lernhemmung, Suizidversuche und vitale Traurigkeit genannt (NISSEN 1985). Dagegen bilden die depressiven Syndrome des Kindesalters nicht Vorboten für manisch-depressive Psychosen im Erwachsenenalter.

7. Konversionssyndrome

Diese treten selten vor dem Schulalter auf. Der Anteil von Konversionssymptomen in kinder- und jugendpsychiatrischen Inanspruchnahmepopulationen schwankt zwischen 0,5% bis 17% (BLANZ et al. 1987). Dies ist mit Sicherheit auf unterschiedliche Erfassungskriterien zurückzuführen, die zwischen konversionsneurotischem Symptom und hysterischer Struktur bei bestimmten Störungsgruppen schwanken. Der Anteil der Mädchen nimmt mit der Annäherung des Alters an die Pubertät zu. Als traumatisierendes Ereignis wird häufiger die unangemessene sexuelle Stimulation genannt, während die übrigen familiären Belastungsfaktoren nicht wesentlich von anderen psychogenen Symptomen abweichen. Auch hier findet sich in der Familie eine homologe Belastung. Eine relativ hohe Abbruchrate bei klinischer Behandlung wird angegeben. Möglicherweise hängt diese mit der sexuellen Traumatisierung der Mädchen zusammen (VOLKMAR et al. 1984).

Zentrale Symptome sind die psychogenen Anfälle, hinzu kommen Dämmerzustände, am zweithäufigsten sind Gangstörungen, dann folgen Lähmungen, seltener Seh- und Hörstörungen. Von diesen Störungsbildern sind $^2/_3$ der Patienten von BLANZ et al. (1987) betroffen. Beim restlichen Drittel finden sich am häufigsten multiple körperliche Schmerzzustände, dann phobische Symptome, Sprechstörungen, Schlafstörungen, Eßstörungen, Erbrechen, Singultus, Schwindel, psychogener Husten und Miktionsstörungen. Meist haben die Kinder nur ein Symptom. Zunehmend seltener kommen Kombinationen bis zu sechs Symptomen vor. Die unterschiedliche Klassifikation in MAS und DSM III – in letzterem werden somatoforme Störungen mit einem Somatisierungssyndrom, Konversionssyndrom, psychogenem Schmerzsyndrom, Hypochondrie von hysterischen Neurosen dissoziativen Types mit psychogener Amnesie, psychogenem Weglaufen, multipler Persönlichkeit und Depersonalisationssyndrom voneinander getrennt – trägt vielleicht dazu bei, unterschiedliche Krankheitsbilder voneinander trennen zu können, was hinsichtlich der Prognose wichtig ist. Ob allein die Differenzierung nach den Krankheitsphänomenen dazu ausreicht, muß allerdings bezweifelt werden. Derzeit erfolgversprechender erscheint der hier gewählte Weg, der der Kombination symptomatischer mit strukturellen Aspekten der Familie und des Entwicklungsstandes des Kindes entspricht.

8. Verhaltensstörungen

Symptome einer Dissozialität, wie Lügen, Stehlen, Vagabundieren (Streunen), Leistungsverweigerung und Aggressivität sind im Vorschulalter selten. Es finden sich Aggressionen in Form von Wutanfällen, bevorzugt bei Jungen. Sie sind verbunden mit Entwicklungsrückstand, Überaktivität und meistens Anzeichen einer emotionalen Beeinträchtigung, Ängstlichkeit, Kontaktstörung, Depressivität.

Bei den Verhaltensstörungen im Schulalter sollte differenziert werden zwischen der Tendenz, mit Gleichaltrigen Streit zu haben, Wutanfällen und Unfolgsamkeit gegenüber den Eltern sowie destruktiven Handlungen. Verbunden ist die Symptomatik häufig mit verstärktem Antriebsverhalten, Umtriebigkeit und einer recht niedrigen Schwelle in der Reizbeantwortung, d. h. erhöhter Reagibilität und Impulsivität. Die Persistenz der Symptomatik ist, wie bereits erwähnt, größer als bei Neurosen mit vorwiegender Gehemmtheit oder sog. affektiven Störungen. Auch die häuslichen Verhältnisse zeigen schwerere Beeinträchtigungen im familiären Beziehungsgefüge. Die empirischen Untersuchungen haben aber insgesamt noch keine gut definierten Untergruppen aufstellen können. Das Urteil der Lehrer und Eltern über das Ausmaß der Beeinträchtigung ist oft diskrepant. Das Risiko für die Kinder im Jugendalter und im jungen Erwachsenenalter, Delikte zu begehen, ist deutlich erhöht.

Wichtig erscheint bei den Jungen, die in der Schule durch ihre ständigen Auseinandersetzungen mit Gleichaltrigen störendes Verhalten und deutlicher Beeinträchtigung der Lernmotivation auffallen, zu beachten, wie stark das Selbstwerterleben des Kindes beeinträchtigt ist und wie ausgeprägt Angst mit dem Gefühl mangelnder Akzeptanz seitens der Umwelt verbunden ist, die das Kind zu impulsartiger Aggressivität verleiten. Entsprechend negativ sind die Erfahrungen der Kinder in der Familie hinsichtlich Akzeptanz und Konsistenz der elterlichen Zuwendung.

9. Psychosomatische Störung

Die beschriebenen diagnostischen Kriterien für die Diagnostik psychogener Störungen im Kindes- und Jugendalter gelten ebenso für ein breites Spektrum körperlicher Erkrankungen:

- Allgemeine Beeinträchtigung der Befindlichkeit des Kindes in Form von Gedeihstörungen oder Adipositas;
- Hauterkrankung, insbesondere atopisches Ekzem;
- Erkrankungen des Respirationstraktes insbesondere das Asthma bronchiale;
- Erkrankungen des Gastointestinaltraktes, die im Kindesalter sehr selten auftretenden Ulzera, die Colitis ulcerosa und die Crohnsche Erkrankung;
- Schmerzzustände im Bereich des Thorax, Herzschmerzen, chronifizierende Bauchschmerzen.

Die Zusammenarbeit mit dem Pädiater zur Abklärung der sog. organischen Komponente in der Genese des Störungssyndromes, in erster Linie Infektion und Allergie, ist unerläßlich, ebenso wie die Beachtung, welche psychischen Bedingungen zum Ausbruch der Krankheit beigetragen haben, welche zu den Rezidiven führen und welche psychischen Folgen das Krankheitsgeschehen für die Beziehung innerhalb der Familie und die Persönlichkeitsentwicklung des Kindes hat. Hier grenzt der diagnostische Aufgabenbereich an die Beachtung psychischer und sozialer Gegebenheiten bei chronischen Krankheiten, bei denen eine Psychogenese oder psychogenetische Komponente nicht zur Diskussion stehen. Hinsichtlich der möglichen Psychogenese der somatischen Störungssyndrome und psychosomatischen Erkrankungen ist eine allgemein breitere Akzeptanz zu verzeichnen. Gleichzeitig wird die Spezifität bestimmter Entstehungskonstellationen zunehmend angezweifelt. Hier geht die Entwicklung ähnlich wie bei den endogenen Psychosen: weg von der schizophrenogenen Mutter, eher hin zur schizophrenen

Kommunikationsstruktur der Familie, von dieser aber erneute Distanzierung, da die Kommunikationsstruktur nicht spezifisch für das Krankheitsbild gestört ist. Ähnliche Beobachtungen ergeben sich hinsichtlich der psychosomatischen Erkrankungen. Nicht immer findet man eine symbiotische Beziehungsstruktur zwischen Mutter und psychosomatisch krankem Kind, und die Familieneigentümlichkeiten Rigidität, mangelnde Kommunikation über Gefühle, mangelnde Gegenseitigkeit usw. finden sich auch in Familien mit psychoneurotisch gestörten Kindern. Dies unterstreicht erneut die Bedeutung differenzierter Diagnostik im Einzelfall.

Literatur

American Psychiatric Association (1980) dt. Red.: Tinger G (1986) Diagnostische Kriterien und Differentialdiagnosen des „Diagnostischen und statistischen Manuals psychischer Störungen DSM III. Beltz, Weinheim Basel
Argelander H (1970) Das Erstinterview in der Psychotherapie. Wissensch Buchgesellsch, Darmstadt
Berger M (1983) Der psychotherapeutische Erstkontakt. E. Reinhardt, München
Berger M (1984) Klassenbeste – eine Untersuchung bei 10jährigen Schülern. In: Nissen G (Hrsg) Psychiatrie des Schulalters. Huber, Bern Stuttgart Wien
Blanz B, Schmidt MH (1986) Kinder- und Jugendpsychiatrie. Klassifikation in einer unausgelesenen Stichprobe – MAS und DSM III im Vergleich. Z Kinder Jugendpsychiatr 14:296–307
Blanz B, Lehmkuhl G, Lehmkuhl U, Braun-Scharm H (1987) Hysterische Neurosen im Kindes- und Jugendalter. Z Kinder Jugendpsychiatr 15:97–111
Boszormenyi-Nagy J, Spark GM (1981) Unsichtbare Bindungen. Die Dynamik familiärer Systeme. Klett-Cotta, Stuttgart
Breuer H (1985) Verhaltensauffälligkeiten im Vorschulalter. Dissertat Univ Freiburg
Deutscher Bundestag, 7. Wahlperiode, Drucksache 7/4200: Bericht über die Lage der Psychiatrie... Bonner Univ Buchdruckerei, 5300 Bonn 1
Dreher E, Dreher M (1985) Wahrnehmung und Bewältigung von Entwicklungsaufgaben im Jugendalter. In: Knapp A, Rost DH (Hrsg) Ergebnisse der pädagogischen Psychologie. VCH-Verlagsges, Weinheim
Emde RN, Gaensbauer TJ, Harmon RJ (1982) Using our emotions: principles for appraising emotional development and intervention. In: Lewis M, Taft L (eds) Developmental disabilities. S.P. Medical and Scientific Books, New York
Erikson EH (1966) Identität und Lebenszyklus. Suhrkamp, Frankfurt/M
Ernst C, Angst J (1983) Birth order. Springer, Berlin Heidelberg New York
Esser G (1981) Störungen der Wahrnehmung. In: Remschmidt H, Schmidt MH (Hrsg) Neuropsychologie des Kindesalters. Enke, Stuttgart
Esser G, Schmidt MH (1985) Häufigkeit, Bedingungen und Entwicklung psychischer Störungen bei Kindern. Vortrag SFB Abschlußkolloquium Mannheim 10.10.85
Fine S, Moretti M, Haley G, Marnage K (1985) Affective disorders in children and adolescents: the dysthymic disorder dilemma. Can J Psychiatry 30:173–177
Friedrich MH, Leixnering W, Bogyi T (1980) Zur psychopathologischen Frühdiagnostik kindlicher Hirntumoren. Wien Klin Wochenschr 92:851–854
Garfinkel PE, Garner JM, Rodin G (1986) Anorexia nervosa, Bulimie. In: Kisker KP, Lauter H, Meyer JE, Müller C, Strömgren E (Hrsg) Neurosen, Psychosomatische Erkrankungen, Persönlichkeitsstörungen. Springer, Berlin Heidelberg New York Tokyo (Psychiatrie der Gegenwart, 3. Aufl, Bd 1, S 103–124)
Ghodian M, Zajicek E, Wolkind St (1984) A longitudinal study of maternal depression and child behavior problems. J Child Psychol Psychiatr 25:91–109
Harbauer H, Lempp R, Nissen G, Strunk P (1980) Lehrbuch der speziellen Kinder- und Jugendpsychiatrie, 4. Aufl. Springer, Berlin Heidelberg New York

Hoffmann SO (1986) Psychoneurosen und Charakterneurosen. In: Kisker KP, Lauter H, Meyer JE, Müller C, Strömgren E (Hrsg) Neurosen, Psychosomatische Erkrankungen, Persönlichkeitsstörungen. Springer, Berlin Heidelberg New York Tokyo (Psychiatrie der Gegenwart, 3. Aufl, Bd 1, S 29–62)

Keilson H (1979) Sequentielle Traumatisierung. Enke, Stuttgart

Kernberg OF (1975) Borderline – Störungen und phallologischer Narzißmus. Suhrkamp, Frankfurt/M

Knölker U (1983) Zwangssyndrome bei Kindern und Jugendlichen: pathogenetische Aspekte des familiären Hintergrundes. Z Kinder Jugendpsychiatr 11:317–327

Kohut H (1971, dt. 1979) Die Heilung des Selbst. Suhrkamp, Frankfurt/M

Mahler MS (1977) Developmental aspects in the assessment of narcissistic and so-called borderline personalities. In: Hartocollis P (ed) Borderline personality disorders. University Press, New York, pp 71–85

Mattejat F (1983) Symptomfixierung und Widerstand – Zur fokalen Familientherapie bei psychosomatischen Symptomen im Kontext fusionierter Familiensysteme. Z Kinder Jugendpsychiatr 11:208–233

Mattejat F (1985a) Familie und psychische Störungen. Enke, Stuttgart

Mattejat F (1985b) Pathogene Familienmuster. Enke, Stuttgart

Mertens W (1986) Psychoanalyse, 2. Aufl. Kohlhammer, Stuttgart Berlin Köln

Nissen G (1985) Depressive Syndrome. In: Remschmidt H, Schmidt MH (Hrsg) Kinder- und Jugendpsychiatrie in Klinik und Praxis, Bd III. Thieme, Stuttgart New York, pp 119–139

Papoušek H, Papoušek M (1974) Die Mutter-Kind-Beziehung und die kognitive Entwicklung des Kindes. In: Nissen G, Strunk P (Hrsg) Seelische Fehlentwicklung im Kindesalter und Gesellschaftsstruktur. Luchterhand, Neuwied

Parker G, Hadzi-Pavlovica D (1984) Modification of levels of depression in mother-bereaved women by parental and marital relationships. Psychol Med 14:125–135

Payk TR, Langenbach M (1986) Elemente psychopathologischer Diagnostik. Enke, Stuttgart

Poznanski E, Mokros HB, Grossman J, Freeman LN (1985) Diagnostic criteria in childhood depression. Am J Psychiatry 142:1168–1173

Quinton D, Rutter M (1984) Parenting behavior of mothers raised in care. In: Nicol AR (ed) Longitudinal studies in child psychology and psychiatry: practical lessons from research experience. Wiley, Chichester

Rapaport JL (1986) Annotation childhood obsessive compulse disorder. J Child Psychol Psychiatry 27:289–295

Remschmidt H, Schmidt MH (1977) Multiaxiales Klassifikationsschema für psychiatrische Erkrankungen im Kindes- und Jugendalter nach Rutter, Shaffer und Sturge. Huber, Bern Stuttgart Wien

Remschmidt H, Schmidt MH (1983) Multiaxiale Diagnostik in der Kinder- und Jugendpsychiatrie. Huber, Bern Stuttgart Wien

Remschmidt H, Schmidt MH (1985) Kinder- und Jugendpsychiatrie in Klinik und Praxis, Bd III. Thieme, Stuttgart New York

Richman N, Stevenson JE, Graham PJ (1975) Prevalence of behavior in 3-year old children: an epidemiological study in a London Borough. J Child Psychol Psychiatry 16:277–287

Rohde-Dachser CH (1986) Borderline-Störungen. In: Kisker KP, Lauter H, Meyer JE, Müller C, Strömgren E (Hrsg) Neurosen, Psychosomatische Erkrankungen, Persönlichkeitsstörungen. Springer, Berlin Heidelberg New York Tokyo (Psychiatrie der Gegenwart, 3. Aufl, Bd 1, S 125–150)

Rutter M, Hersov L (Hrsg) (1985) Child and adolescent psychiatry, 2nd edn. Blackwell, Oxford London Edinburgh Boston Palo Alto Melbourne

Schepank H (1976) Erb- und Umweltfaktoren bei der Entwicklung psychogener Störungen im Kindes- und Jugendalter. In: Nissen G, Specht F (Hrsg) Psychische Gesundheit und Schule. Luchterhand, Neuwied, S 73–84

Schmidt MH, Woerner W, Esser G (1985) Psychiatrische Auffälligkeiten Dreizehnjähriger im Spiegel ihres Verhaltens als Achtjährige. In: Nissen G (Hrsg) Psychiatrie des Pubertätsalters. Huber, Bern, S 53

Shaffer D, Gould MS, Brasic J (1983) A children's global assessment skale (CGAS). Arch Gen Psychiatry 40:1228–1231

Shaywitz SE, Shaywitz BA (1984) Diagnosis and management of attention deficit disorder: a pediatric perspective. Peditr Clin North Am 31:429–457

Shirley HF (1963) Pediatric psychiatry. Harvard University Press, Cambridge Mass

Steinhausen HChr (1985) Eine Skala zur Beurteilung psychisch gestörter Kinder und Jugendlicher. Z Kinder Jugendpsychiatr 13:230–240

Stern DN (1985) The interpersonal world of the infant. Basic Books, New York

Stierlin H, Rücker-Embden J, Wetzel N, Wirsching M (1977) Das erste Familiengespräch. Klett-Cotta, Stuttgart

Strunk P, Schenck E (1983) Kritische Momente in der neuropsychiatrischen Diagnostik beim Kind und beim Jugendlichen. Hexagon-Roche 11:1–5

Thiels C, Göbel D, Steinhausen H (1987) Alter der Mutter und seelische Gesundheit der Kinder. Z Kinder Jugendpsychiatr 15:123–133

Thomae H (1981) Schriften zur Praxis der Psychoanalyse. Vom spiegelnden zum aktiven Psychoanalytiker. Suhrkamp, Frankfurt/M

Thomas A, Chess S, Birch H, Hertzig M, Korn S (1963) Behavioral individuality in early childhood. University Press, New York

Volkmar FR, Poll J, Lewis M (1984) Conversion reactions in childhood and adolescence. J Am Acad Child Psychiatry 23:424–430

Voll R, Allehoff WH, Esser G, Poustka F, Schmidt MH (1982) Widrige familiäre und soziale Bedingungen und psychiatrische Auffälligkeit bei Achtjährigen. Z Kinder Jugendpsychiatr 10:100–109

Winnicott DW (1971) Die therapeutische Arbeit mit Kindern. Kindler, München

Zeitlin H (1983) The natural history of psychiatric disorder in childhood. MD Thesis, London, University of London

Zepf S (1985) Narzißmus, Trieb und die Produktion von Subjektivität. Springer, Berlin Heidelberg New York Tokyo

Zepf S (1986) Klinik der psychosomatischen Erkrankungen. In: Kisker KP, Lauter H, Meyer JE, Müller C, Strömgren E (Hrsg) Neurosen, Psychosomatische Erkrankungen, Persönlichkeitsstörungen. Springer, Berlin Heidelberg New York Tokyo (Psychiatrie der Gegenwart, 3. Aufl, Bd 1, S 63–102)

10. Psychologische und nsychopathologische Probleme des chronisch kranken Kindes

H.-Ch. Steinhausen

INHALTSVERZEICHNIS

A. Bedingungsfaktoren psychischer Störungen bei chronischen Krankheiten

Etwa jedes zehnte Kind leidet gegenwärtig in den fortgeschrittenen Industriegesellschaften unter den Bedingungen einer chronischen Krankheit oder Behinderung. Die klinischen Erfahrungen, die im Rahmen von Aktivitäten der Liaison-Psychiatrie und klinischen Psychologie in der Pädiatrie sowie anderen Fächern gesammelt wurden, haben ein zunehmendes Bewußtsein für die spezifischen Probleme der betroffenen Kinder geschaffen. Ergänzend haben epidemiologische Studien zur Psychopathologie das erhöhte Risiko für die Entwicklung psychischer Störungen bei einer chronischen körperlichen Krankheit belegt. So konnte in der britischen Isle of White-Studie (vgl. Rutter et al. 1970) nachgewiesen werden, daß die Rate psychischer Störungen gegenüber gesunden Kindern um das Zwei- bis Dreifache erhöht ist und besonders hoch ist, wenn hirnorganische Funktionen beteiligt sind.

Die *Ursachen* psychischer Störungen bei chronischen körperlichen Krankheiten und Behinderungen sind – wie an anderer Stelle ausführlich dargelegt (vgl. Steinhausen 1977, 1984, 1985, 1987) – in ein mehrdimensionales Bedingungsgefüge eingebettet, das von *Krankheitsbedingungen, Entwicklungsdimensionen, familiären Reaktionen* sowie *Reaktionen der sozialen Umwelt* gebildet wird.

Zu den *Krankheitsbedingungen* zählen Aspekte der *Krankenrolle*, der *Abhängigkeit* von Behandlungsnotwendigkeiten, der *Bedrohung* durch die Krankheit sowie jeweils *krankheitsspezifische Merkmale* wie der Manifestationszeitpunkt, der Verlauf, der Schweregrad und der Grad der äußerlich sichtbaren Stigmatisierung.

Die Beziehung zwischen den für das Kindes- und Jugendalter bedeutsamen emotionalen, sozialen und kognitiven *Entwicklungsdimensionen* ist im Prinzip wechselseitig angelegt. Hier muß besonders der Prozeßcharakter und die Altersabhängigkeit berücksichtigt werden. So verfügt das junge Kind einerseits weder über die emotionalen noch kognitiven Voraussetzungen, um beispielsweise sein Krank- und Behindertsein angemessen verarbeiten zu können. Andererseits kann die Entwicklung durch die jeweils erreichte psychosoziale Adaptation an die Krankheitsbedingungen geprägt werden, indem z. B. als Folge der krankheitsbestimmten Abhängigkeit die Ablösung in der Adoleszenz und die Identitätsfindung ebenso wie eine normale psychosexuelle Entwicklung behindert werden.

Da die Familie die wichtigste Beziehungsumwelt des Kindes und Jugendlichen darstellt, kommt den *familiären Reaktionen* eine besondere Bedeutung für die psychosoziale Adaptation zu. In diesem Prozeß wird der *elterlichen Adaptation* eine zentrale Bedeutung zugemessen. Eltern erleben angesichts der Konfrontation mit persistierender Krankheit und Behinderung am Anfang häufig eine seelische Krise im Sinne eines emotionalen Schocks, der ihre Bearbeitungsmöglichkeiten und ihre Handlungsfähigkeit einschränkt. Die sich anschließende Adaptation kann von vielfältigen Gefühlen der Trauer und Schuld, der Angst, der Verärgerung und aggressiven Ablehnung, der Verleugnung und Verdrängung sowie der Rationalisierung und Intellektualisierung bestimmt sein. Andererseits können die wiedergewonnene elterliche Tatkraft, Handlungsfähigkeit und psychische Stabilität eine positive psychosoziale Adaptation für das kranke Kind und die übrigen Familienmitglieder ermöglichen.

Mißlingt den Eltern die Entwicklung einer möglichst konfliktarmen Adaptation, so sind damit bedeutsame Bedingungselemente für psychische Störungen bei kranken Kind gegeben. So schaffen die Eltern über ein unangemessenes Erziehungsverhalten (z. B. Überprotektivität oder Vernachlässigung) Bedingungen, die über das kranke Kind hinaus zugleich auch ungünstige Auswirkungen auf Verhalten und Befindlichkeit der gesunden Geschwister haben. Die Vernachlässigung des Kindes hinsichtlich der notwendigen Versorgungsmaßnahmen kann den Verlauf der Krankheit in ungünstiger Weise beeinflussen und damit sowohl die Adaptation des Kindes wie auch der Eltern beeinträchtigen. Dieser Prozeß von Wechselwirkungen zwischen der familiären und individuellen Adaptation des Kindes kann sporadisch bzw. dauerhaft krisenhaft sein oder aber in relative Stabilität münden.

Schließlich sind die von Integration bis Isolation reichenden *Reaktionen der sozialen Umwelt* für die Adaptation des Kindes bedeutsam. Häufig wird das kranke und behinderte Kind zum Opfer von sozialen Zuschreibungen und insbesondere dann, wenn es äußerlich sichtbar stigmatisiert ist, von sozialer Ausgrenzung bedroht. Von dieser Entwicklung kann die gesamte Familie betroffen werden.

B. Spezifische Krankheitsaspekte

Im folgenden werden die psychologischen und psychopathologischen Probleme verschiedener chronischer Krankheiten und Behinderungen dargestellt. Dabei darf nicht unerwähnt bleiben, daß eine Reihe sogenannter psychosomatischer Störungen wie das Asthma bronchiale, das Ulcus pepticum, die Colitis ulcerosa sowie die Neurodermitis und neuropsychiatrische Störungen wie die Epilepsie, geistige Behinderung, der frühkindliche Autismus, die Psychosen und die chronischen organischen Psychosyndrome ebenfalls einen chronischen Verlauf nehmen. An dieser Stelle können lediglich die Probleme der wichtigsten chronischen Krankheiten, bei denen Organe oder Funktionssysteme betroffen sind, sowie die Sinnesbehinderungen erörtert werden.

I. Kongenitale Herzfehler

Die verschiedenen Formen kongenitaler Herzfehler können unter Berücksichtigung physiologischer Kriterien nach dem Blutfluß in den Lungengefäßen und klinisch nach dem Vorliegen oder Fehlen einer Zyanose eingeteilt werden. Kinder mit einer erhöhten Lungendurchblutung ohne Zyanose, wie z. B. beim Vorhofseptumdefekt, Ventrikelseptumdefekt und persistierendem Ductus arteriosus, können unter kongestivem Herzversagen und Pneumonie leiden, während Kinder mit herabgesetzter Lungendurchblutung und Zyanose durch rasche Ermüdbarkeit, Verzögerung der motorischen und geistigen Entwicklung und eine stärkere körperliche Behinderung gekennzeichnet sind. Die bei allen Kindern mit angeborenen Herzfehlern verzögerte Größen- und vor allem Gewichtszunahme ist bei zyanotischen Vitien besonders ausgeprägt und führt auch zu einer Verzögerung der Pubertät.

Von einer Beeinträchtigung der *Intelligenzentwicklung* kann auch bei Kindern mit zyanotischen Vitien nicht durchgängig ausgegangen werden. Die Retardierung fällt besonders in den ersten drei Lebensjahren auf, wobei die in diesem Altersbereich eingesetzten Testverfahren angesichts der starken Betonung grobmotorischer Fertigkeiten möglicherweise Artefakte liefern, die auf die körperliche Einschränkung zurückzuführen sind. Bei älteren Kindern ist die Gesamtverteilung lediglich etwas in den Bereich geringer Intelligenz verschoben. Dabei dürften andere Einflußfaktoren wie die soziale Umgebung, die Einschränkung sozialer Kontakte, die wiederholten Krankenhausaufenthalte und der unterbrochene Schulbesuch ebenfalls bedeutsam sein. Subklinische Beeinträchtigungen des ZNS können jedoch nicht ausgeschlossen werden. Insbesondere die früh im Säuglings- und Kleinkindalter durchgeführten korrigierenden Operationen erhöhen die Chance für eine normale Intelligenzentwicklung. Die Verbesserung der Operationstechniken hat die Risiken für die Entwicklung einer Hirnschädigung durch Hypothermie und extrakorporalen Kreislauf in jüngster Zeit deutlich gemindert (LINDE 1982; MEYENDORF et al. 1980; O'DOUGHERT et al. 1983; STEINHAUSEN u. BRUHN 1980).

Angeborene Herzfehler haben sehr häufig auch langanhaltende Auswirkungen auf die *emotionale Entwicklung*. Im Zusammenhang mit der Krankheit wie auch den Reaktionen und Verhaltensweisen der Eltern kommt es vielfach zu ängstlich-depressiven Verarbeitungen oder aggressivem Verhalten. Hiervon sind erneut besonders die Kinder mit körperlichen Leistungseinschränkungen betroffen (STEINHAUSEN u. BRUHN 1980). Mehrheitlich wird die Verarbeitung der Krankheit mit zunehmender kognitiver Entwicklung im Jugendlichenalter besser (LINDE 1982). Unmittelbar postoperativ zeigen Kinder im Gegensatz zu Erwachsenen, die Zeichen organischer Psychosen entwickeln können, eher verschiedene emotionale Reaktionen mit apathischen, depressiven und mutistischen oder aggressiven Verhaltensweisen (MEYENDORF et al. 1980).

Die emotionale Entwicklung wird sehr wesentlich auch von der Qualität der *Eltern-Kind-Beziehung* sowie den Einstellungen der Familie gegenüber dem herzkranken Kinde beeinflußt. Elterliche Angst- und Schuldgefühle bestimmen ebenso wie Ablehnung, Verleugnung und Vernachlässigung die Krankheitsverarbeitung beim Kinde. Diese Bedingungen können gewichtiger als die organischen Krankheitsfaktoren werden (LINDE 1982). Häufig resultiert aus der Besorgnis der Eltern eine übertriebene, nicht mehr krankheitsangemessene Einschränkung. Elterngruppen insbesondere mit professioneller Begleitung haben sich als eine hilfreiche Methode zur Bearbeitung der elterlichen Gefühle von Trauer, Schuld, Hilflosigkeit, verdrängten Todesängsten oder Verletzungen des Selbstwertgefühls erwiesen.

Psychologische Hilfen müssen sich darüber hinaus besonders auf die mit der Krankenhausbehandlung bzw. -diagnostik und Operation einhergehenden Belastungen erstrecken. Bei Kleinkindern drohen Trennungsängste und Deprivationsschäden, sofern nicht präventive Maßnahmen, wie z.B. die Mitaufnahme der Mutter (sog. rooming-in), ergriffen werden. Ebenso muß der Gefährdung der seelischen Entwicklung durch angstprovozierende diagnostische Maßnahmen bei allen Altersgruppen vorgebeugt werden. Altersangemessene Vorbereitung, Aufklärung und Information vor der Durchführung von Herzkatheteruntersuchungen oder Operationen sind daher unverzichtbar. In Ergänzung zu diesen präventiven Funktionen bestehen weitere psychiatrische und psychologische Aufgaben in der postoperativen Betreuung bei der psychischen Verarbeitung des Eingriffs und Readaptation sowie in der Therapie von psychischen Störungen des herzkranken Kindes.

II. Zystische Fibrose

Die Krankheit wird autosomal rezessiv vererbt und tritt ca. einmal unter 1 500–2 000 Geburten auf. Charakteristisch ist eine fortschreitende Gewebezerstörung und Atrophie in allen Organen mit mukoider Sekretion, von der hauptsächlich die Bauchspeicheldrüse und die Lunge betroffen sind. Die Lebensperspektive der betroffenen Patienten reicht selten über das junge Erwachsenenalter hinaus. Symptome und Folgen des Grundprozesses sind Minderwuchs, Dystrophie, pulmonale Symptome sowie Zeichen einer Malabsorption.

Diese schwere und prognostisch ungünstige Krankheit mit oft sehr aufwendigen therapeutischen Bemühungen stellt erhebliche Anforderungen an die *psychosoziale Adaptation* des Kindes und seiner Familie. Sie wird überlagert durch die zusätzlichen Probleme, die aus dem Minderwuchs und der eingeschränkten Lebenserwartung resultieren. Ständige physikalische Therapiemaßnahmen (sog. Bronchialtoilette mit Abklopfen des Brustkorbs), die Notwendigkeit einer Diät wegen der Malabsorption, die Stigmatisierung durch das Erscheinungsbild und die Angst vor Krankheitsverschlechterung und Tod bilden ein Bündel extremer Belastungsfaktoren, die für psychische Störungen prädestinieren.

Als Folge können ängstlich-regressive Entwicklungen, aber auch Krankheitsverleugnung und aggressives Ausagieren beobachtet werden. Neuere Untersuchungen belegen die erhöhte Wahrscheinlichkeit einer psychosozialen Fehladaptation mit Ausbildung vornehmlich emotionaler Störungen (BYWATER 1981; CORBOZ et al. 1980; DROTAR u. DOERSHUG 1981; STEINHAUSEN 1984; STEINHAUSEN et al. 1983). Die Entwicklung diskreter Hinweise auf Hirnfunktionsschwächen kann im Zusammenhang der chronifizierten pulmonalen Symptome mit einer verminderten Sauerstoffsättigung und dementsprechender Minderversorgung des Hirns gesehen werden. Es liegen ferner Hinweise dafür vor, daß Schweregrad und Progredienz der Krankheit mit dem Ausmaß psychischer Auffälligkeiten korrelieren.

Ebenso ist der Zustand *familiärer Reaktionen und Funktionen* für die Psychopathologie des Kindes bedeutsam. Die Eltern sind in ihrer Funktionstüchtigkeit durch Schuldgefühle angesichts des Vererbungsmusters, bei dem zwei heterozygote Anlagenträger für die Krankheitsmanifestation verantwortlich sind, antizipatorische Trauerreaktionen sowie Ängste und Verstimmungen dauerhaft oder wiederholt krisenhaft bedroht. Partnerbeziehungsstörungen der Eltern oder psychische Störungen bei den sich meist stärker in der Verantwortung fühlenden Müttern können gehäuft beobachtet werden.

III. Chronische Niereninsuffizienz

Die terminale Niereninsuffizienz ist vor der Entwicklung von Hämodialyse und Organtransplantation eine infauste Diagnose gewesen. Mit der Einführung dieser Behandlungsmöglichkeiten sind jedoch neue psychologische Probleme entstanden, die zuvor nicht bekannt waren. Sie sind in der Phase der Hämodialyse, die möglicherweise eine sehr lange Phase des Wartens auf eine geeignete Organspende darstellt, durch das Phänomen der Abhängigkeit von maschineller Behandlung und gleichzeitig durch erhebliche Einschränkungen normaler alltäglicher Lebensvollzüge gekennzeichnet. Auch nach erfolgreicher Nierentransplantation ist eine Reorientierung und erneute Adaptation erforderlich.

Die Abhängigkeit von der *Hämodialyse* ist eine Extremsituation menschlicher Existenz, in der die Verfügbarkeit von Technologien über das Überleben entscheidet. Zugleich werden die sozialen Beziehungen innerhalb und außerhalb der Familie durch die mehrmalig wöchentlichen, über Stunden reichenden Behandlungen in entsprechenden Therapiezentren unterbrochen bzw. belastet. Diese extreme Abhängigkeitssituation drückt auch der psychischen Adaptation des chronisch nierenkranken Kindes ihren Stempel auf; entsprechend sind nahezu regelhaft psychische Störungen zu beobachten (STEINHAUSEN 1977). Emotionale Störungen mit sozialem Rückzug, depressiven Reaktionen und regressiven Verhaltensmustern stehen im Vordergrund. Sie können von Selbstwertkrisen und Suizidgedanken begleitet sein. Vereinzelt kommt es auch zu phobischen Reaktionen gegenüber der Dialysemaschine. Trotz der erheblich beeinträchtigten Stoffwechselverhältnisse bei der terminalen Niereninsuffizienz sind Symptome hirnorganischer Psychosyndrome bisher nicht beschrieben worden. Die bei Erwachsenen beobachtbaren Leistungseinbußen finden bei Kindern mit dialysepflichtiger Niereninsuffizienz keine Entsprechung in bedeutsamen Störungen der Aufmerksamkeit und des Lernens (RASBURY et al. 1979). Auch das Risiko für die Entwicklung einer Psychose ist bei Kindern mit terminaler Niereninsuffizienz nicht erhöht.

Einige Adaptationsprobleme sind alters- und entwicklungsabhängig. Früh erkrankte Kinder können angesichts mangelnder kognitiver Verarbeitungsmöglichkeiten, welche sie die medizinischen Maßnahmen möglicherweise als Strafe erleben lassen, nur begrenzt kooperieren und leiden vermehrt unter der Hospitalisierung. Später entstehen besondere Belastungen aus der äußeren Stigmatisierung infolge der krankheitsbedingten bzw. aus der Behandlung resultierenden Symptome, die sich als Minderwuchs, Adipositas und kosmetische Entstellungen aufgrund der Kortikoid-Medikation manifestieren. Hier liegt die Wurzel für schwere Selbstwert- und Identitätsstörungen, von denen besonders Mädchen in der Adoleszenz betroffen sein können. Das Suizidrisiko ist allerdings im Gegensatz zu Erwachsenen nicht erhöht. Andererseits dekompensieren Eltern angesichts der chronischen Belastung häufiger in Form von Störungen der affektiven Beziehungen untereinander (WOLTERS et al. 1980).

Die erfolgreiche *Nierentransplantation* bedingt für das Kind insofern eine Readaptation, als in der Regel eine Phase der Abhängigkeit von der Hämodialyse und permanente Krankheitskonfrontation vorausgegangen ist. Auch die Eltern müssen sich in ihrem Erziehungsverhalten neu orientieren. Am Anfang kann diese Phase der Reorientierung noch durch Ängste vor einer Organabstoßung überlagert sein. Sollte dieses Ereignis tatsächlich eintreffen, so hat es ausgeprägt depressive Reaktionen mit erhöhter Suizidgefahr zur Folge, so daß eine sehr intensive psychologische Betreuung des Patienten und seiner Familie erforderlich ist. Andererseits kann die permanente Sorge um eine mögliche Organabstoßung die Entwicklung überschatten und ein Verharren in der Krankenrolle bedingen, wobei im Kindesalter vor allem elterliche Fehlhaltungen das Kind in seinem Verhalten bestärken.

Zusätzlich schafft die erforderliche medizinische Betreuung und Durchführung einer immunsuppressiven Therapie weiterhin Probleme der Abhängigkeit und stellt die fehlende Kooperation der Familie bzw. des Patienten eine Gefährdung dar, welche zur Organabstoßung beitragen kann. Schließlich können mit der Nierenspende durch ein gesundes Familienmitglied insofern Probleme und Belastungen verbunden sein, als später auftretende Ambivalenzgefühle und konflikthafte Verarbeitungen beim Organspender vom Kind bzw. Jugendlichen wahrgenommen und mit Schuldgefühlen verarbeitet werden können. Trotz dieser Risiken bedeutet die Transplantation in der Regel für die betroffenen Kinder und Jugendlichen einen Weg zurück in ein aktives Leben mit wiedergewonnener positiver psychosozialer Entwicklung (FINE et al. 1981; KORSCH et al. 1978).

IV. Körperbehinderung

Den unterschiedlichen Formen der Körperbehinderung ist eine Fehlform oder Fehlfunktion des körperlichen Stütz- und Bewegungsapparates gemeinsam, die das Kind in der Ausübung altersgemäßer Bewegungsabläufe und motorischer Funktionen behindern. Psychiatrisch wichtig ist die Unterscheidung von Körperbehinderungen mit oder ohne begleitende Hirnschädigung. Bedeutsam ist ferner die Tatsache, daß Körperbehinderungen Teil einer Mehrfachbehinderung mit zusätzlicher Sinnesbehinderung oder geistigen Behinderung sein können. Für die kinderpsychiatrische Betrachtung der Körperbehinderung sind einige Themenbereiche von besonderer Bedeutung, nämlich die Intelligenzentwicklung, die Persönlichkeitsentwicklung und Psychopathologie, die Bedeutung der Eltern-Kind-Beziehung und schließlich der Stellenwert der sozialen Reaktionen auf die äußerliche Stigmatisierung.

Aussagen zur *Intelligenz* und Entwicklung bei körperbehinderten Kindern (COBB u. HANCOCK 1984; STEINHAUSEN u. WEFERS 1977; WASSERMAN 1984) müssen berücksichtigen, daß Ergebnisse herkömmlicher Tests insbesondere im frühen Kindesalter durch die Betonung feinmotorischer Fertigkeiten oder für das körperbehinderte Kind inadäquater Zeitvorgaben Verzerrungen unterworfen sind. Unter Berücksichtigung dieser Eigentümlichkeiten bleibt dennoch festzustellen, daß *Zerebralparetiker* nur zu jeweils 20–30% entweder normal intelligent oder lernbehindert sind, während 30–60% geistig behindert sind. Hier sind der Schweregrad der Zerebralparese und die Intelligenzbeeinträchtigung sehr eng korreliert. Minderungen der Intelligenz können auch bei Kindern mit *Dysmelie* – hier wohl eher im Bereich perzeptiv-motorischer Fähigkeiten und bei schwerer Behinderung – mit operiertem *Hydrozephalus* und mit *Mißbildungen* bzw. *Spaltbildungen des Gesichts* beobachtet werden. Als Folge der meist durch die über organische Schäden gesetzten Intelligenzminderungen sind auch die *Schulleistungen* bei einigen Kindern mit einer Körperbehinderung beeinträchtigt. Auch Auffälligkeiten der *sprachlichen Artikulation bzw. verbalen Expression* können stärker ausgeprägt als das allgemeine kognitive Defizit sein.

Die *Persönlichkeit* des körperbehinderten Kindes weist unabhängig von Genese und Form der Behinderung einige Gemeinsamkeiten auf. Es sind vornehmlich ängstlich-gehemmte, scheue, zurückgezogene und passive Kinder mit wenig Selbstvertrauen, Problemen in der Anbahnung heterosexueller Kontakte im Jugendalter und beträchtlichen Schwierigkeiten hinsichtlich der sozialen Integration (STEINHAUSEN u. WEFERS 1977; WASSERMAN 1984). Die generelle Feststellung, daß Kinder mit hirnorganischen Störungen ein besonders hohes Risiko für die Entwicklung psychischer Störungen haben, hat auch für die Körperbehinderung Gültigkeit (SEIDEL et al. 1975). Auch hier wirken allerdings gestörte familiäre Faktoren erst bahnend für die Ausbildung emotionaler und seltener dissozialer Störungen.

Der Widerspruch zwischen Zielen, Ansprüchen und realisierbaren Möglichkeiten der Erziehung läßt viele Eltern körperbehinderter Kinder scheitern. Neben den eingangs referierten emotionalen Schockreaktionen kommt es zu Enttäuschungsreaktionen, Überbeschützung oder Zurückweisung des Kindes, wobei wiederum die Mütter stärker emotional beteiligt sind und Väter die Realität stärker leugnen. Als Folge und im Kontext entstehen häufig Partnerbeziehungsstörungen und möglicherweise auch Scheidungen. Oft sind die Familien in ähnlicher Weise wie das Kind sozial isoliert (STEINHAUSEN u. WEFERS 1977). Für den Entwicklungsprozeß des Kindes ist nicht nur dieses Zusammentreffen von allgemeiner sozialer Isolation bedeutsam, sondern auch die wiederholt dokumentierte Beobachtung bei verschiedenen Formen von Körperbehinderungen, daß sich die Mütter noch sehr junger Säuglinge angesichts der fehlenden Verstärkung durch das Kind in dessen Entwicklungsprozeß zunehmend affektiv zurücknehmen (WASSERMAN 1984).

Schließlich wird die Entwicklung des körperbehinderten Kindes in beträchtlichem Ausmaß von den Reaktionen der *sozialen Umwelt* mitbestimmt. Hier wirken Rückzugsbereitschaft und fehlende soziale Kompetenz des Kindes mit Enttäuschungsreaktionen und Rückzug der Eltern sowie schließlich soziale Vorurteile gegenüber dem Stigmatisierten in oft verhängnisvoller Interaktion zusammen. Die über die Zeit in beängstigender Weise stabilen gesellschaftlichen Negativstereotype stellen somit einen gewichtigen behindernden Faktor für die Entwicklung des körperbehinderten Kindes dar.

V. Hämophilie

Die Hämophilie ist eine rezessiv vererbte, in der Manifestation an das männliche Geschlecht gebundene Störung der Blutgerinnung, welche von den nicht erkrankenden Frauen als Konduktorinnen vererbt wird. Die schwere Form der Erkrankung mit nur 0–1% Gerinnungsfaktoraktivität und die mittelschwere Form führen nahezu regelhaft über die für die Hämophilie typischen Gelenkblutungen zu bleibenden Körperbehinderungen. Diese Beeinträchtigung entwickeln sich im Verlauf des Lebens als Folge von Verletzungs- und Spontanblutungen.

Nach dem betroffenen Ausfall des Gerinnungsfaktors VIII bzw. IX werden eine Hämophilie A und B unterschieden. Die klinischen Symptome sind weitgehend ähnlich. Etwa 70–80% der betroffenen Jungen haben eine positive Familienanamnese; der Rest der Manifestationen kommt durch Neumutationen zustande. In der BRD leben ca. 6000 Hämophile, wobei wegen der erst seit ca. 2 Jahrzehnten verfügbaren Behandlung mit Gerinnungsfaktorpräparaten Jugendliche und junge Erwachsene überrepräsentiert sind. Die früher dominierende stationäre Therapie ist einer prophylaktischen ambulanten Behandlung und Heimselbstbehandlung unter ärztlicher Überwachung gewichen.

Verblieben ist aber der *Kernkonflikt* zwischen dem Wunsch nach ungehemmter körperlicher Aktivität und Expansivität einerseits und der erhöhten Gefahr von Blutungsereignissen. Diesen Konflikt erlebt vor allem der junge Hämophile anhand von Verletzungen, und zwar sowohl schmerzlich im Wortsinn wie mit zunehmendem Alter auch auf der Bewußtseinsebene. Die pathologische Lösung dieses Konfliktes vollzieht sich in Form *psychischer Störungen*, die sich schwerpunktmäßig in der klassischen Dichotomie kinderpsychiatrischer Störungen, d. h. entweder in einer ängstlich-gehemmten Symptomatik oder aber in aggressiv-negativistischem Verhalten äußern (STEINHAUSEN 1976; MATTSON u. KIM 1982). Für den Krankheitsverlauf ist der zweite Verarbeitungstyp insofern bedrohlich, weil da-

mit ein betont risikosuchendes Verhalten mit Vernachlässigung aller Vorsichts-
maßnahmen zur Vermeidung von Verletzungen und damit Blutungen verbunden
ist. Möglicherweise wirken sich darüber hinaus emotionale Belastungsereignisse
direkt über einen psychophysiologischen Mechanismus als Spontanblutung aus.
Trotz dieser psychiatrischen Risikokonstellation liegen keine gesicherten Erkenntnisse über die Häufigkeit psychiatrischer Störungen bei diesen Patienten
vor.

Je häufiger Blutungsereignisse zu einer zumindest vorübergehenden Immobilisierung – oder später zu einer frühzeitigen Invalidisierung – führen, desto mehr
sind *Schul- und Berufspläne* und darüber hinaus die Teilnahme am normalen *sozialen Leben* beeinträchtigt. Eine weitere Quelle der Belastung rührt aus den *elterlichen Reaktionen,* unter denen die mütterlichen Schuldgefühle angesichts des spezifischen Erbgangs einen besonderen Rang einnehmen. Entsprechend besteht für
die Mutter die Gefahr der Entwicklung unangemessener Adaptationen mit ängstlich-depressiven oder ablehnend-verdrängenden Reaktionen. Übermäßig enge
Bindungen und Einschränkungen des kranken Sohns stellen eine Gefahr für die
Entwicklung einer autonomen Entwicklung des Hämophilen dar (MADDEN et al.
1982; STEINHAUSEN 1976). Sie sind gleichwohl nicht regelhaft oder gehäuft zu beobachten.

Trotz der deutlich gebesserten Lebenssituation Hämophiler sind sie ständig
von Verletzungen und Immobilisierungen bedroht, so daß sie sich an einen krisenhaften Krankheitsverlauf adaptieren müssen. In jüngster Zeit ist vor allem für jugendliche und erwachsene Patienten ein bedrückendes Problem hinzugekommen.
Wegen der Abhängigkeit von Gerinnungsfaktorpräparaten sind die überwiegen-
de Zahl von Patienten aufgrund von Verunreinigungen durch Blutspender HIV-
positiv geworden. Sie sind damit Träger des AIDS-Virus und können den Virus
über sexuelle Kontakte weitergeben. Diese für nahezu alle Patienten gleiche Situation schafft große Gefahren der sozialen Isolation, der in Analogie zur Erfahrung der stützenden Funktion von Elterngruppen in Selbsthilfegruppen mit eventueller professioneller Beteiligung begegnet werden könnte.

VI. Leukämie und maligne Tumoren

Die früher nur auf wenige Monate begrenzte Überlebenswahrscheinlichkeit bei
der häufigsten Form des kindlichen Krebs, der akuten lymphozytären Leukämie
(ALL), hat sich angesichts neuer Therapiemöglichkeiten in geradezu dramatischer Form verbessert. Gegenwärtig haben 60% und mehr der betroffenen Kinder eine Überlebenschance von mindestens fünf Jahren. Damit hat die ALL zunehmend den Charakter einer chronischen Krankheit bekommen. Zugleich
schafft die mit erheblichen Schmerzen, Nebenwirkungen und auch Entstellungen
verbundene Therapie erhebliche Probleme, zumal neben der Leukämie die im
Kindesalter vornehmlich auftretenden embryonalen Tumore und Sarkome chirurgische Maßnahmen in Ergänzung zu Chemotherapie und Bestrahlung erforderlich machen.

Der psychosoziale Adaptationsprozeß läßt sich wie bei vielen anderen chronischen Krankheiten in verschiedene Phasen einteilen: Nach der Diagnosestellung

setzt die Behandlung ein, welche zur Remission und Stabilisierung des Krankheitsgeschehens führen kann. Bei einem Teil der Patienten kann die Behandlung erfolgreich abgeschlossen werden, während es bei einem anderen zu einem Rückfall mit Verschlechterung und schließlich terminaler Krankheit und Tod kommt. Für Eltern und Angehörige schließt sich eine Phase der Trauer mit der Notwendigkeit einer Readaptation an. Jede dieser Phasen hat charakteristische psychologische Belastungsmomente und Aufgaben der Verarbeitung (KATZ u. JAY 1984; KOOCHER u. SALLAN 1978; STEINHAUSEN 1976).

Die *Phase der Diagnosestellung* am Anfang der Erkrankung stellt in der Regel die größte Belastung für Eltern und Patient dar, welche mit Schock, Verleugnung, Trauer, Ärger oder Depression reagieren können. Dabei hängen die beim Kind evozierten Todesvorstellungen wesentlich von dessen Entwicklungsstand ab. Im Kleinkindalter manifestieren sich diese als Trennungsängste und die Irreversibilität des Todes ist noch weitgehend unbekannt. Eine Vorstellung von der Irreversibilität des Todes entwickelt sich vielmehr erst im Grundschulalter, wobei gleichzeitig angesichts des Krankheitsprozesses und der therapeutischen Maßnahmen beträchtliche Mutilationsängste vorliegen können. Erst ab der Pubertät entsprechen die Todesvorstellungen von Kindern weitgehend denen Erwachsener und werden nun als Ängste erlebt, abgewehrt oder verschlüsselt dargestellt. Sie verbinden sich mit Realängsten, die aus der Behandlung (z. B. Amputation bei einem Gliedmaßentumor) oder den Nebenwirkungen der Chemotherapie (z. B. Haarverlust bei Zytostatika) resultieren.

Der mit dem *Behandlungsbeginn* einsetzende Handlungsdruck einschließlich der erforderlichen Kooperation von Patient und Familie führt zu einer relativen Entlastung nach der schweren initialen Krise. Besondere Probleme rühren nun aus der körperlichen Entstellung (z. B. Haarverlust). Vor allem Jugendliche leiden erheblich unter dem Verlust der Vitalität und der Abhängigkeit von hochspezifischen Therapieschemata, so daß die Kooperation gefährdet sein kann. Mehrheitlich geht der Krankheitsprozeß sodann in eine *Remission* über, die sich allerdings nach ganz unterschiedlich langen, von Tagen bis zu Jahren reichenden Zeiträumen einstellt. Anhaltende Ängste und Befürchtungen können auftreten und bedürfen der Beratung. Am *Ende der Behandlung* ist eine Reorientierung und Aufgabe der Krankenrolle erforderlich. Emotionale Probleme können überdauern. Schwere kognitive Beeinträchtigungen als Folge z. B. der kombinierten ZNS-Bestrahlung und Zytostatikatherapie sind nicht zu erwarten, wenngleich diskrete psychomotorische Verlangsamungen und leichte perzeptorische Schwächen die Ursache von Lernschwächen sein können (HARTEN et al. 1984).

Mit dem *Rückfall* oder der *Verschlechterung* verbindet sich erneut wie am Anfang des Krankheitsgeschehens eine emotionale Krise, die angesichts in der Zwischenzeit gewachsener Hoffnungen besonders schwer wiegt. Schließlich sind *terminale Krankheit und Tod* weiterhin die Realität für viele krebskranke Kinder. Nunmehr muß sehr sensibel auf Hinweise geachtet werden, ob und mit wem die Kinder und ihre Familien über den drohenden Tod sprechen wollen. In der Regel ist die Verdrängung dieser Thematik wenig hilfreich und sind auch die betroffenen Kinder und Jugendlichen eher gewillt, über ihren drohenden Tod zu sprechen. Zugleich bedürfen die sowohl bei den Eltern und Geschwistern wie auch beim medizinischen Personal entstehenden Todesängste einer Bearbeitung.

Schließlich kann die auf den Tod folgende *Trauerphase* psychosoziale Maßnahmen erforderlich machen. Die starke Zentrierung auf das kranke Kind haben das Familienleben und die emotionalen Resourcen der Eltern möglicherweise so stark absorbiert, daß schwere Krisen die Folge sein können. Die vollständige Handlungsfähigkeit kann sich möglicherweise erst verzögert wieder einstellen und die Reorientierung durch die Erinnerung an das verstorbene Kind beeinträchtigt bleiben.

Der beschriebene Phasenverlauf bösartiger Krankheiten im Kindes- und Jugendalter einschließlich der begleitenden psychosozialen Prozesse macht eine kontinuierliche Integration *psychologischer Beratungs- und Behandlungsmaßnahmen* erforderlich. Hierzu zählen in der Therapiephase angesichts sehr aggressiver medizinischer Therapiemaßnahmen und der Folge von Schmerzen und Ängsten, die sich auch als Schlafstörungen und Alpträume äußern können, psychologische Maßnahmen wie Entspannungstechniken und Hypnose. Auch die Darstellung anderer Kinder im Sinne positiver Modelle im Film, die sich schmerzhaften medizinischen Maßnahmen unterziehen mußten, sowie die Vorbereitung im Rollenspiel bzw. mit Techniken der emotionalen Vorstellung kann hilfreich sein. Wesentlich ist, daß Kinder verständlich und einfühlsam auf jeden Schritt des Behandlungsprogramms bzw. der Diagnostik vorbereitet werden müssen.

Für das *Gespräch mit dem Kind* über seine Todesängste lassen sich einige Grundregeln formulieren. Grundsätzlich sollten Eltern und Therapeuten in die Lage versetzt werden, offen und ehrlich mit dem krebskranken Kind bzw. Jugendlichen zu sprechen. Nur so kann die Vorbereitung auf das Unvermeidliche positiv erfolgen. Voraussetzung sind die Kenntnis der altersabhängigen Todesvorstellungen bei Kindern, der Lebensphilosophie und Todesvorstellungen der Familie, der Erfahrungen mit dem Tod in der Familie, der bisherigen Adaptation der Familie auf Krisen und das Wissen darum, daß die Art der Mitteilung für das Kind meist wichtiger als der Inhalt ist. Dem Kind sollte vermittelt werden, daß es selbst entscheiden kann, ob, wann und mit wem es über seine Todesängste sprechen will, daß es dafür immer einen Gesprächspartner gibt, daß es im Tod nicht alleingelassen wird und daß der Tod nicht schmerzhaft ist. Das Gespräch mit dem Kind muß sich also an dessen Bedürfnissen orientieren. Mit zunehmendem Alter ist seine Beteiligung an therapierelevanten Entscheidungen gemeinsam mit der Familie denkbar.

Im Rahmen der in den *Familien* ablaufenden Belastungen und Krisen besteht ein erhöhtes Risiko für die Entwicklung emotionaler Störungen bei den *Geschwistern* der Patienten. Dieses Risiko ist möglicherweise noch höher als für das erkrankte Kind selbst und stellt teilweise eine Folge der übermäßigen Konzentration der Eltern auf das kranke Kind dar. Insofern kommen in der sozialen Isolation, den Ängsten und auch den aggressiven Akten der Geschwister die ungenügend beachteten Bedürfnisse nach Zuwendung zum Ausdruck. Therapeutisch müssen diffuse Konzepte über die Verursachung der Krankheit, für die sich ein Geschwister schuldhaft verantwortlich fühlen mag, die Verarbeitung der sichtbaren Krankheitszeichen, eigene Todesängste, Beziehungsstörungen zu den Eltern, Beeinträchtigungen der Schulleistungen und Somatisierungen bearbeitet werden.

Den *Eltern* müssen Stützen in den emotionalen Krisenphasen, bei der antizipatorischen Trauer im Vorfeld des Todes, angesichts von Schuldgefühlen und Hilflosigkeit und beim Umgang mit dem bedrohten Kind sowie der übrigen Familie mitsamt ihren Bedürfnissen gegeben werden. Dabei kann die Einbettung in weitere soziale Netze, d. h. Verwandtschaft, Freunde und Bekannte, Stützung und Entlastung bedeuten. Ebenso vermögen Eltern Kraft aus religiösen oder weltanschaulichen Überzeugungen zu beziehen. Schließlich sind in Ergänzung zu professionellen Hilfen Elterngruppen eine Möglichkeit, aus der Erfahrung gleicher Betroffenheit bei anderen Eltern Hilfen für die eigene Verarbeitung und das eigene Handeln zu gewinnen.

Schließlich stellt neben der Familie die *Schule* einen wichtigen Bestandteil des sozialen Lebens der kranken Kinder dar. Die Unterbrechung des Schulbesuchs und die krankheitsbedingte Stigmatisierung innerhalb der Klassengemeinschaft stellen zunächst Belastungen für das Selbstwertgefühl des Kindes dar. Darüber hinaus kann es nötig sein, Lehrer und Schüler angesichts von Ängsten, die durch das Zusammensein mit einem kranken Kind hervorgerufen werden, zu informieren. Hierzu zählt z. B. die Aufklärung über die krankheitsbedingte eingeschränkte Leistungsfähigkeit, um einen dem aktuellen Leistungsniveau angemessenen Unterricht sicherzustellen. Über die Familie und die Schule hinaus ist ein letztes Betätigungsfeld für Psychiater und Psychologen mit der Notwendigkeit gegeben, Ärzten, Krankenschwestern und anderen in der Versorgung krebskranker Kinder tätigen Therapeuten Hilfen bei der ständigen Konfrontation mit schwerkranken und sterbenden Kindern zu geben.

VII. Endokrine Störungen

Unter den zahlreichen endokrinen Störungen sind vornehmlich vier Themenbereiche von kinderpsychiatrischer Bedeutung, nämlich die verschiedenen Formen des Minderwuchs, die Hypothyreose, das adrenogenitale Syndrom und die Störungen der Pubertätsentwicklung, wobei diese Phänomene teilweise miteinander verknüpft sind.

Für Kinder und Jugendliche mit *Minderwuchs* gelten unabhängig von der jeweiligen Genese der Störung drei Grunderfahrungen: (1) Sie können nicht an der allgemeinen, kulturell vermittelten Gleichsetzung von Körpergröße mit Status sowie positiven sozialen Attributen teilhaben, (2) sie sind durch den Minderwuchs und besonders bei zusätzlichen Mißbildungen stigmatisiert und (3) die Umwelt ist nicht für ihre Körpergröße konstruiert, so daß sie z. B. bei der Benutzung öffentlicher Einrichtungen und Transportsysteme oder des ihrer Körpergröße nicht angemessenen Standardmobiliars regelmäßig erhebliche Probleme haben (MEYER-BAHLBURG 1985). Darüber hinaus gehört es zu der zentralen Erfahrung minderwüchsiger Kinder und Jugendlicher, nicht ihrem Alter, sondern ihrem Erscheinungsbild gemäß behandelt zu werden. Die soziale Umwelt einschließlich der Familie tendiert dazu, die Minderwüchsigen zu infantilisieren und damit die Entwicklung der betroffenen Kinder und Jugendlichen zu hemmen.

Aus diesen Entwicklungsbedingungen, von denen die Intelligenz nicht ungünstig beeinflußt wird, resultieren ungewöhnlich häufig pathologische Persönlichkeiten, wobei mit unterschiedlicher Häufigkeit drei verschiedenen Reaktionstypen beobachtet werden können (STEINHAUSEN 1977; MEYER-BAHLBURG 1985). Am häufigsten kommt es zur Ausbildung gehemmt-zurückgezogenen und emotional-regressiven Verhaltens bei Sensibilität, Gefühlsbetontheit und weitreichender sozialer Kontaktschwäche. Entsprechend bestehen in der Adoleszenz erhebliche Probleme einer altersangemessenen psychosexuellen Entwicklung mit heterosexueller Orientierung. Die enthaltenden Selbstwertkrisen können den Schulverlauf beeinträchtigen.

Sehr viel seltener ist die Übernahme der kulturell tradierten Rolle des Maskottchens und Clowns in der jeweiligen sozialen Bezugsgruppe, die als ein Abwehrmechanismus gegenüber der Entwertung der eigenen Persönlichkeit verstanden werden kann. Schließlich ist am seltensten ein aggressiv-negativistisches Verhalten zu beobachten. Sämtliche beschriebenen Psychosyndrome sind wiederum unabhängig von der jeweiligen Genese des Minderwuchs. Spezifisch ist lediglich ein beim hypophysären Minderwuchs vorliegendes endokrines Psychosyndrom mit Störungen des Antriebs und einzelner Triebe wie Appetit, Durst, Temperaturempfindlichkeit und Sexualität, das bei Kindern möglicherweise diskreter ausgeprägt ist als im Erwachsenenalter (STEINHAUSEN 1977).

Die vulnerable Persönlichkeitsentwicklung des minderwüchsigen Kindes und Jugendlichen läßt psychologische Beratung und Therapie in vielen Fällen erforderlich werden. Die wichtigsten Ziele sind eine altersgemäße Behandlung durch die Familie und erweiterte soziale Umwelt sowie die Entwicklung eines sozial kompetenten Verhaltens beim minderwüchsigen Kind und Jugendlichen. Neben Assertivitätstraining, Rollenspielen für die Entwicklung von selbstbehauptendem Verhalten in der Öffentlichkeit und im Freundeskreis muß die Elternberatung auch zu sehr praktischen Fragen Stellung nehmen, z. B. wie ein eher altersgemäßes Aussehen durch Vermeidung kindlicher Kleidung oder durch Kosmetik bei adoleszenten Mädchen mit Minderwuchs erzielt oder die Förderung der sozialen Integration gestärkt werden kann.

Die *Hypothyreose* ist heute angesichts weitgehend realisierter Screening-Programme im Säuglingsalter eine Rarität geworden. Bei fehlender Hormonsubstitution resultiert eine Beeinträchtigung der geistigen Entwicklung bis zur Behinderung. Darüber hinaus sind Antriebsminderungen und Sprachstörungen psychopathologische Leitsymptome. Das Vollbild eines Kretinismus wird praktisch nicht mehr beobachtet, während weniger extreme Beeinträchtigungen der motorischen und kognitiven Entwicklung als Folge einer zu spät entdeckten Hypothyreose im Säuglings- und Kleinkindalter auftreten können. Damit können auch Störungen des Sozialverhaltens verknüpft sein (GLUCK et al. 1978; STEINHAUSEN et al. 1978 a).

Beim *adrenogenitalen Syndrom* (AGS) kommt es als Folge eines genetisch vermittelten pränatalen Androgenüberschusses zu einer Virilisierung mit Klitorishypertrophie beim Mädchen und einer Penisvergrößerung und frühzeitigen Schambehaarung beim Jungen. Die Klitorishypertrophie kann Probleme der Geschlechtsrollenidentifikation im Kleinkindalter mit anhaltenden Identitätsproblemen schaffen. Als Folge des Androgenüberschusses kommt es zunächst im Kindesalter zu einem beschleunigten Wachstum, so daß die Kinder meist überschätzt und auch überfordert werden. Aufgrund eines verfrühten, androgenbedingten Epiphysenschlusses ist das Wachstum jedoch frühzeitig beendet, so daß schließlich ein bleibender Minderwuchs am Ende der Kindheit mitsamt den bereits diskutierten psychologischen Adaptationsproblemen resultiert. Bei Mädchen kann als Effekt der Hormonstörung ein betont jungenhaftes Verhalten beobachtet werden, das jedoch mit der Entwicklung einer normalen weiblichen Geschlechtsidentität vereinbar ist. Die Annahme, daß der Androgenüberschuß auch zu überdurchschnittlicher Intelligenzentwicklung beitrage, mußte relativiert werden (EHRHARDT u. MEYER-BAHLBURG 1981; STEINHAUSEN et al. 1978 b).

Die verschiedenen *Störungen der Pubertätsentwicklung* (EHRHARDT 1985) lassen sich im wesentlichen in drei Formen einteilen, nämlich verfrühte, verzögerte und fehlende Pubertät, wobei das typische Muster der Entwicklung der sekundären Geschlechtsmerkmale aufgrund der hormonalen Umstellung des Organismus die Pubertät als eine biologische Reifungsphase im menschlichen Lebenszyklus definiert. Die *Pubertas praecox* (verfrühte Pubertät) kann als sekundäre Folge von Störungen des Hirns bzw. endokriner Drüsen auftreten, ist jedoch in der Regel eher idiopathisch, wobei eine hypothalamische Störung vermutet wird. Mädchen sind doppelt so häufig betroffen wie Jungen. Die Störung führt typischerweise zu einem vorzeitigen Wachstumsspurt, so daß die Kinder älter wirken. Bei Mädchen kommt es zur verfrühten Brust- und Schamhaarbildung, bei Jungen zum vorzeitigen Peniswachstum und Schambehaarung. Die psychosexuelle Entwicklung kann angesichts dieser verfrühten Reifung etwas vorverlegt sein.

Eine präventive psychologische Beratung bei der Pubertas praecox muß den Eltern Verständnis für die Störung und die Notwendigkeit einer frühen Sexualaufklärung vermitteln, die auch im Beratungsprozeß direkt aufgenommen werden kann. Psychotherapie ist nur bei den seltenen Manifestationen einer emotionalen Störung mit Rückzug von den Gleichaltrigen und Ablehnung des eigenen Körpers sowie Stimmungslabilität erforderlich. Eine Pharmakotherapie (z. B. mit Medoxyprogesteronacetat oder Hemmern der die Gonadotropine freisetzenden Hormone) ist nur bei sehr jungen Kindern indiziert, wo z. B. die Menstruation eine ernste psychische Belastung darstellen kann.

Von einer *Pubertas tarda* (verzögerte Pubertät) muß gesprochen werden, wenn der Pubertätsbeginn 2–3 Jahre nach der mittleren Norm erfolgt. Kinder und Jugendliche mit einer verzögerten Pubertätsentwicklung haben zugleich auch eine verzögerte Adoleszenz. In der Regel liegt diesem Prozeß eine Verzögerung der Reifung hypothalamischer Strukturen im Sinne einer konstitutionellen Variante zugrunde. Jungen erleben sich von diesem Phänomen stärker belastet als Mädchen und leiden besonders unter den bereits skizzierten Problemen des Minderwuchses. Die Psychopathologie ist unspezifisch; sie kann jedoch Anlaß zu der Überlegung geben, ab dem Alter von 15 Jahren bei Jungen mit verzögerter Pubertät eine Androgenbehandlung einzuleiten.

Das *Ausbleiben der Pubertät* kann beim Mädchen durch genetische Störungen der Geschlechtschromosome, wie z. B. beim Turner-Syndrom oder bei der Androgeninsensivität (testikulären Feminisierung), bedingt sein, so daß die Mädchen mit normalen äußeren Genitalien aufwachsen und eventuell erst durch den fehlenden Pubertätsbeginn auffallen. Bei Jungen sind fehlende oder funktionsuntüchtige Hoden die Ursache. Eine angemessene Pubertätsentwicklung kann nur durch eine Substitutionsbehandlung mit Geschlechtshormonen erfolgen, wobei eine psychologische Beratung begleitend erforderlich ist. Die am besten untersuchte Störung in diesem Zusammenhang ist das *Turner-Syndrom*, welches durch das Fehlen des zweiten X-Chromosoms oder die sog. Mosaike bzw. strukturelle Defekte des X-Chromosomens bedingt ist. Die Störung kommt etwa einmal unter 2000 weiblichen Neugeborenen vor, wobei die Mehrzahl der Feten mit einer entsprechenden Konstellation bereits intrauterin absterben. Die klinische Symptomatik äußert sich in Minderwuchs, fehlender Pubertätsentwicklung und in der Regel in Unfruchtbarkeit aufgrund fehlender Ovarien. Zusätzlich können Organmißbildungen und Stigmata einschließlich einer Hautfalte am Hals (sog. Flügelfell) auftreten.

Probleme der psychologischen Entwicklung ergeben sich aus dem Minderwuchs und der ausbleibenden Pubertätsentwicklung. Insofern sind Mädchen mit Turner-Syndrom in der Regel unauffällige Kinder und werden erst im Jugendlichenalter zu einer psychiatrischen Risikogruppe. Eventuell auftauchende psychische Probleme können aus dem Minderwuchs sowie der fehlenden Pubertätsentwicklung mit sekundärer Verstimmung sowie aus Beziehungsstörungen innerhalb der Familie bestehen, so daß psychotherapeutische Hilfen gegeben werden müssen. Die Geschlechtsrollenidentität ist von der Grundstörung nicht berührt. Hingegen zeigt die kognitive Entwicklung einige Besonderheiten (STEINHAUSEN u. SMITH 1986). Ältere Anschauungen über eine Verknüpfung mit Intelligenzminderungen vom Grad einer geistigen Behinderung sind widerlegt worden, wenngleich der Anteil von Patienten mit einem Turner-Syndrom in Institutionen für geistig Behinderte über der Erwartung liegt. In der Regel kann jedoch mit einer normalen geistigen Entwicklung gerechnet werden. Auffällig sind jedoch die spezifischen Defizite in einzelnen Intelligenzfunktionen wie visuo-motorische Koordination, motorisches Lernen, räumliches Vorstellungsvermögen und Richtungssinn. Dieses Defizit visuo-spatialer Fähigkeiten könnte auf den genetischen Defekt, den Mangel an Östrogen für die Hirndifferenzierung oder beide Faktoren zurückgehen.

Jugendliche mit einem Turner-Syndrom brauchen eine Substitutionsbehandlung mit Hormonen, wobei zunächst ein Androgen und dann kontinuierlich Östrogene gegeben werden. Die Gabe von Androgenen soll zunächst das Wachstum positiv beeinflussen, während Östrogene die Brust-Entwicklung, monatliche Menstruationsblutungen und die vaginale Lubrikation induzieren. Ein Bestandteil der Beratung im Rahmen der Kooperation mit dem Endokrinologen muß auch die psychologische Betreuung sein. Hier müssen schon früh elterliche Befürchtungen und Fehlverhaltensweisen beeinflußt und korrigiert werden. Aus der Fehlinformation, daß ein Turner-Syndrom zu geistiger Behinderung führe, können erhebliche Beeinträchtigungen der Entwicklung bis zur Pseudodebilität resultieren. Die spezifischen kognitiven Defizite müssen erklärt und Hilfsmaßnahmen angesichts schlechter Mathematik-Leistungen (insbesondere in Geometrie) oder Orientierungsproblemen eingeleitet werden. Im Alter von 10–11 Jahren sollte das Mädchen über seine Störung aufgeklärt sein und in der psychosexuellen Entwicklung gestützt werden, um heterosexuelle Kontakte im Jugendalter zu ermöglichen. Dabei muß sie die Infertilität akzeptieren lernen und bei Kinderwunsch die Alternative der Adoption als Möglichkeit in Betracht ziehen.

VIII. Diabetes mellitus

Der im Kindes- und Jugendalter immer insulinpflichtige Diabetis mellitus stellt an die betroffenen Patienten, ihre Eltern und Geschwister, aber auch die erweiterte soziale Umwelt mit Lehrern und schließlich Ärzten hohe Anforderungen im Rahmen der Betreuung. Die Patienten müssen ständig mit Insulin-Injektionen, einer Diät und körperlicher Aktivität leben, um Komplikationen wie auch Spätentwicklungen in Form von Nephropathie, Retinopathie und Neuropathie zu vermeiden bzw. zu verzögern. Parallel zur Sicherung der Stoffwechsellage soll zugleich eine emotionale Balance gehalten werden. Beide Ebenen können zusätzlich einander beeinflussen, wobei Einwirkungen der sozialen Umwelt in stützender oder belastender Weise hinzukommen.

Die Güte der Adaptation des Kindes bzw. Jugendlichen an die Erfordernisse der Krankheitsversorgung wird neben anderen Bedingungen sehr wesentlich von ihm selbst bestimmt. Hierzu gehört zunächst einmal, daß der Patient über hinreichende *Kenntnisse und Informationen* über seine Krankheit in einer altersgemäßen Weise verfügt. Dieser Prozeß ist natürlich von dem *kognitiven Niveau* des jeweiligen Kindes abhängig. Dieses nimmt mit dem Alter entwicklungsbedingt zu und läßt zwar nach der Einschulung schon die eigenständige Versorgung des Kindes mit Insulin-Injektionen, jedoch noch nicht die volle Verantwortlichkeit zu. So kann man z. B. die Übernahme der Urin-Kontrollen erst in der Präadoleszenz erwarten. Ab diesem Zeitpunkt sollte die zunehmende kognitive Reife zu einer Betonung der eigenen Versorgung und Kontrolle Anlaß geben. Zugleich gibt es keinen Hinweis daruf, daß umgekehrt die Intelligenzentwicklung durch die Erkrankung an Diabetes Schaden nimmt oder etwa Hirnfunktionsstörungen als Folge der veränderten Stoffwechsellage resultieren müssen (STEINHAUSEN u. BÖRNER 1978).

Weiter stehen Krankheitsadaptationen und die *Persönlichkeit* in einer Wechselbeziehung. Sicher gibt es keine diabetische Persönlichkeit; andererseits besteht angesichts der vielfältigen Anforderungen im Rahmen der Behandlung und der Interferenz von normalen Abläufen des Alltagslebens mit der Entwicklung ein erhöhtes Risiko für die Anbahnung und Ausformung psychischer Fehlentwicklungen (STEINHAUSEN u. BÖRNER 1978; JOHNSON 1980, 1982). Ein langer Krankheitsverlauf und die sich verändernden Entwicklungsziele mit Beginn der Adoleszenz schaffen offensichtlich relativ stärker für Mädchen als für Jungen die Gefahr einer emotionalen Fehlanpassung. Bedeutsam für die Krankheitskontrolle sind ferner die *Einstellungen* des Kindes bzw. Jugendlichen zu seiner Krankheit. Probleme können aus dem Gefühl der Stigmatisierung oder einem manipulativen Umgang mit der Krankenrolle resultieren, wenn z. B. eine Somatisierung zur Vermeidung von Pflichten eingesetzt wird.

Umgekehrt wirken sich emotionale Faktoren vor allem im Rahmen von Belastungen auf die körperlichen Stoffwechselprozesse aus. Derartige Zusammenhänge sind über neuroendokrine Mechanismen möglich, in denen Emotionen Steroide und Katecholamine freisetzen, welche gegen Insulin gerichtet sind und hyperglykämische Krisen verursachen können. Insofern können sich Belastungen aus dem Alltag und der Familie direkt in die klinische Symptomatik und Stoffwechsellage umsetzen. Hierfür liegen sowohl klinische Beobachtungen wie auch experimentelle Belege vor, so daß *psychosomatische Interdependenz-Modelle* für den Krankheitsverlauf des Diabetes mellitus zumindest bei einigen Patienten angemessen erscheinen. Wiederholte Krankenhausaufnahmen wegen ketoazidotischer Stoffwechselkrisen sollten daher Anlaß auch zur Suche nach Belastungsfaktoren im familiären und sozialen Umfeld geben. Gleiches gilt für die vermeintlich erforderliche Erhöhung der Insulindosis, welche wiederum über hypoglykämische Krisen die Befindlichkeit beeinträchtigen und damit erneut Spannungen in den Beziehungen hervorrufen bzw. steigern kann.

Es liegt im Wesen der chronischen Krankheit, daß auch für die Familie ein erhöhtes Risiko für die Entwicklung von Fehlanpassungen, Beziehungsstörungen und persönlichen Krisen besteht. Angesichts tradierter Rollenverteilungen werden Mütter eher Opfer derartiger Entwicklungen. Erneut stehen Krankheitsverlauf und Störungen der familiären Umwelt in einem Wechselverhältnis. Problematisch sind im wesentlichen überprotektive, überpermissive, perfektionistisch-kontrollierende und indifferent-ablehnende Einstellungen und Erziehungsstile, die ebenso wie eine mangelnde Rollendifferenzierung in den Familien die Entwicklung des Kindes zu Autonomie und Verantwortlichkeit behindern. Schließlich kann die Entwicklung des Kindes und Jugendlichen mit Diabetes auch Begrenzungen aus den Reaktionen der weiteren *sozialen Umwelt* erfahren. Die genetische Komponente der Krankheit und die Spätkomplikationen können die Zukunftspläne hinsichtlich Ausbildung und Beruf sowie Parnterschaft und Ehe begrenzen. Derartige Erfahrungen können vor allem Jugendliche und junge Erwachsene in ihrem Bemühen um psychische Stabilität und eine aktiv-zuversichtliche Lebensgestaltung zurückwerfen.

IX. Sinnesbehinderungen

Blinde und taube Kinder sind in besonderer Weise für problematische Entwicklungen prädisponiert, wobei erschwerend hinzukommt, daß viele sinnesbehinderte Kinder zugleich mehrfachbehindert sind, d. h. unter einer zusätzlichen Körperbehinderung und/oder einer geistigen Behinderung leiden. So liegt bei ein bis zwei Dritteln der Kinder mit *Blindheit* eine Mehrfachbehinderung vor, wobei geistige Behinderung, Zerebralparese, Epilepsie und Hörverlust im Vordergrund stehen. Sowohl im Zusammenhang mit der Blindheit wie aber auch einem organischen Hirnschaden ist das psychopathologische Leitsymptom der Stereotypien zu sehen. Es erfährt vielfältige Ausprägungen als Körperschaukeln, Kopfwerfen, Händewedeln und auch als sog. digito-okuläres Phänomen (Fingerbohren im Auge). Derartige Stereotypien sind wie beim geistig Behinderten wahrscheinlich Versuche der zentralen Aktivation bei sensorischer Deprivation. Sie können beim Übergang in autoaggressive Symptome jedoch zur Gefährdung des Kindes führen. Da sie gleichzeitig andere Lernprozesse beeinträchtigen, soziale Interaktionen unterbinden und das Stigma verfestigen, sind Behandlungsmaßnahmen gerechtfertigt. Hier sind Ansätze der Verhaltensmodifikation (van Hasselt 1983) mit Verstärkung erwünschten Verhaltens und Überkorrektur hilfreich. Weiterhin sollten sich verhaltenstherapeutische Maßnahmen auf die Entwicklung der bei blinden Kindern defizitären Sozialfertigkeiten erstrecken.

Dabei können Methoden des Rollenspiels für angemessene Gesten und Mimik sowie Körperhaltung unter Einschluß direkt am Körper arbeitender Konditionierungstechniken eingesetzt werden. Ferner machen die Entwicklungsverzögerungen blinder Kinder mit Eßstörungen, verzögerter Motorik und Antriebsschwäche eine generelle Entwicklungsförderung notwendig. Hierzu gehören bei gleichzeitiger Intelligenzbeeinträchtigung auch spezifische Techniken, um das eigenständige Essen zu erlernen, sowie ein verhaltensmodifikatorisch strukturiertes Sauberkeitstraining.

Die erhöhte Rate an auffälligen Verhaltensweisen und psychischen Störungen des blinden Kindes kann jedoch nicht ausschließlich aus den Bedingungen der Behinderung abgeleitet werden. Belastende häusliche Verhältnisse und psychische Fehladaptationen der Eltern tragen ebenfalls bedeutsam bei. Erneut gilt die allgemeine Regel, daß eine organische Hirnschädigung das Risiko für psychische Störungen beträchtlich erhöht. Ängstlichkeit und soziale Isolation sind die am häufigsten zu beobachtenden Bilder, die vor allem mit Ablehnung und emotionaler Deprivation, weniger jedoch mit der sensorischen Deprivation in Verbindung gebracht werden müssen.

Angesichts der Tatsache, daß die Sprache das wichtigste menschliche Kommunikationsinstrument ist, sind Kinder mit *Taubheit und Hörminderung* in besonderer Weise behindert, zumal sie nach einem verzögerten Spracherwerb möglicherweise in ihrer sprachlichen Kompetenz eingeschränkt bleiben bzw. auf andere weniger komplexe Kommunikationssysteme (z. B. Zeichensprache) angewiesen sind, die nicht zum allgemeinen Kommunikationsrepertoire gehören. Die damit einhergehende erhöhte Vulnerabilität für psychische Störungen findet ihren Niederschlag in den tatsächlich erhöhten Prävalenzraten, die sowohl aus klinischen Beobachtungen wie auch aus epidemiologischen Studien abgeleitet werden können (FREEMAN 1977, 1979; MEADOW u. TRYBUS 1979). Dabei ist das Risiko für psychische Störungen bei tauben Kindern etwa 3- bis 6mal höher als bei nicht hörgeschädigten Kindern. Hingegen zeigen Kinder mit mittelgradigen Hörminderungen keine entsprechend erhöhte psychische Vulnerabilität und ist auch die Rate psychiatrischer Störungen bei Erwachsenen mit Taubheit nicht erhöht. Bei Kindern lassen sich die psychopathologischen Auffälligkeiten auf die Begriffe von Unreife, Egozentrizität und Impulsivität bringen. Ein besonderes kinderpsychiatrisches Interesse haben taube Kinder mit Rötelnexposition in der Schwangerschaft gefunden, bei denen parallel zur Intelligenzminderung ein hirnorganisches Psychosyndrom mit Impulsivität, Hyperaktivität, Ablenkbarkeit, Perseveration, Rigidität und Unreife dominiert. Ferner können autistische Phänomene bei dieser Störung vorliegen (CHESS et al. 1980).

Unter den vielfältigen Bedingungsfaktoren, die teilweise miteinander in Wechselwirkung stehen, sind Fehladaptationen der Eltern, die beeinträchtigte Kommunikation zwischen Eltern und Kind, das Geschlecht (Dominanz von Jungen), die Genese der Taubheit (erhöhtes Risiko bei ursächlich bedeutsamem Hirnschaden) und Mehrfachbehinderung (als Faktor der Risikoerhöhung) bedeutsam. Für die Behandlung der psychischen Probleme bei tauben und hörgeschädigten Kindern stehen nicht zuletzt wegen der begrenzten bzw. erschwerten Kommunikationsmöglichkeiten noch zu wenig erfahrene Therapeuten zur Verfügung. Vor allem bedürfen die Eltern einer kontinuierlichen Beratung und Anleitung zur Förderung der Entwicklung und sozialen Kompetenz ihrer Kinder sowie zur Bearbeitung und Reflexion ihrer eigenen Einstellungen und Gefühle (STEINHAUSEN 1979). Auch hier können Elterngruppen eine wertvolle Stütze darstellen.

C. Grundsätze der psychologischen Rehabilitation

Die Realisierung eines Rehabilitationsprogramms bei chronischen Krankheiten macht neben den erforderlichen Resourcen vor allem die Bereitschaft und Fähigkeit zur *polyprofessionellen Kooperation* unabdingbar. Im Interesse einer möglichst ganzheitlichen Betreuung des Kindes und seiner Familie ist die Zusammenarbeit von somatisch orientierten Ärzten sowie Mitarbeitern einerseits mit dem Kinder- und Jugendpsychiater und Psychologen andererseits Voraussetzung für eine erfolgreiche Betreuung und Rehabilitation. Wenngleich die Geschichte dieser Zusammenarbeit noch relativ jung ist, liegen genügend Hinweise aus der klinischen Erfahrung für die Effizienz einer derartigen polyprofessionellen Kooperation zum Wohle der Patienten vor. Dabei sollte sich der Kinder- und Jugendpsychiater bzw. Psychologe als Helfer in allen Fragen der Kommunikation zwischen Patient, Familie und Arzt sowie medizinischen Mitarbeitern verstehen und darüber hinaus sein klinisches Erfahrungs- und Fachwissen zur Korrektur von ungünstigen Adaptationsprozessen einbringen.

Damit ergeben sich für die am Rehabilitationsprozeß Beteiligten unterschiedliche *Rollen und Zielschwerpunkte*. Die *Eltern* sollen eine weitestmöglich normale Erziehung gleichermaßen fern von übermäßiger Einschränkung wie von Nachlässigkeit und Indifferenz realisieren. Hier gilt die aus der Erziehungspsychologie ableitbare Maxime, daß ein mittleres Ausmaß an Lenkung und Kontrolle bei hoher emotionaler Zuwendung die besten Voraussetzungen für eine positive psychische Entwicklung beim Kind schaffen. Für chronisch kranke und behinderte Kinder kommt hinzu, daß Eltern der Gefahr sozialer Isolation und Immobilisierung durch Fixierung an die Krankenrolle aktiv begegnen müssen.

Der *Arzt* kann seinen Aufgaben nur dann gerecht werden, wenn er zunächst einmal das Prinzip der persönlichen Kontinuität in der Betreuung realisiert: Er muß darüber hinaus in der Lage sein, bei Wahrung seiner sachlichen Kompetenz und Zuständigkeit kooperativ und frei von Rivalitäten zusammen zu arbeiten und sich als lernbereit zu erweisen. Von der Übereinstimmung der Ziele und Handlungen wird das Vertrauen des Patienten und seiner Familie wesentlich bestimmt. Diese erwarten vom Arzt angemessene, verständliche und kompetente Information, wobei sich die Erwartungen häufig über die unmittelbaren Aspekte der Krankheit auf allgemeinere Fragen ausdehnen.

Schließlich ist bei der Bestimmung des ärztlichen Handelns nicht nur die Frage, was zu tun ist, von Bedeutung, sondern vor allem, wie es getan wird. Einfühlungsvermögen, Verständnis und Anteilnahme sind mindestens genauso wichtig wie die Inhalte der Information. Die besondere psychische Vulnerabilität des kranken Kindes machen es von daher auch unabdingbar, daß der Arzt bei jeder seiner Maßnahmen eine angemessene, für das Kind jeweils verständliche Aufklärung vornimmt und damit psychischen Traumatisierungen vorbeugt.

Die spezifischen Aufgaben des *Kinder- und Jugendpsychiaters* sowie *Psychologen* liegen in Ergänzung zu den bereits geschilderten Funktionen in der Durchführung von Psychotherapien, die sich auf das Kind bzw. den Jugendlichen, die Eltern und die Familie erstrecken können. Ziel ist immer eine Stützung und Wiederherstellung adaptativer Funktionen. Darüber hinaus sind die Erfahrung und Kompetenz des Arztes bzw. Psychologen, die sich professionell mit psychischen Störungen befassen, oft eine wertvolle Hilfe in der Gruppenarbeit. Viele Gesprächsgruppen von Eltern und betroffenen Jugendlichen, die nicht notwendigerweise gruppentherapeutischen Charakter haben müssen, können von der Mitarbeit von klinisch erfahrenen Ärzten, Psychologen und Psychotherapeuten in ihrer Arbeit profitieren.

Dieses umfangreiche Aufgabenfeld, die gesammelten Erfahrungen und Erkenntnisse und die nicht unbeträchtliche Klientel haben dazu geführt, daß sich innerhalb der Kinder- und Jugendpsychiatrie wie auch der klinischen Psychologie Spezialisierungen und neue Tätigkeitsfelder entwickelt haben. Dies sind einerseits die sog. *Liaison-Psychiatrie* und andererseits die *verhaltenswissenschaftlich orientierte psychologische Pädiatrie* (behavioral pediatrics). Beide konvergieren in dem Bemühen um eine gleichermaßen kompetente wie hilfreiche psychosoziale Betreuung chronisch-kranker und behinderter Kinder und Jugendlicher in deren Versuch, trotz vielfältiger Belastungen ein aktives und persönlich befriedigendes Leben zu realisieren.

Anmerkung: Dieser Beitrag stellt eine gekürzte und überarbeitete Fassung eines an anderer Stelle veröffentlichten Kapitels dar (STEINHAUSEN 1988).

Literatur

Bywater EM (1981) Adolescents with cystic fibrosis. Psychosocial adjustment. Arch Dis Child 56:538–543

Chess S, Fernandez P, Korn S (1980) The handicapped child and his family: consonance and dissonance. With special reference to deaf children. J Am Acad Child Psychiatry 19:56–67

Cobb LS, Hancock KA (1984) Development of the child with a physical disability. In: Wolraich M (ed) Advances in developmental and behavioral pediatrics. JAI-Press, Greenwich

Corboz R, Schenker R, Bachmann P (1980) Psychologie, Psychopathologie und soziale Probleme bei Kindern mit zystischer Fibrose. Helv Paediat Acta 35:477–488

Drotar D, Doershug CF (1981) Psychosocial functioning of children with cystic fibrosis. Pediatrics 67:338–343

Ehrhardt AA (1985) Abnormal puberty: psychological implications and treatment issues. In: Schaffer D, Ehrhardt AA, Greenhill L (eds) The guide to clinical psychiatry. Free-Press, New York

Ehrhardt AA, Meyer-Bahlburg HFL (1981) Effects of prenatal sex hormones on Gender-related behavior. Science 211:1312–1318

Fine RN, Pennisi AJ, Malekzadeh MH, Uittenbogart CH, Negrete VF, Korsch BM (1981) Long-term results of renal transplantation in children. Pediatrics 61:641–650

Freeman R (1977) Psychiatric aspects of sensory disorder and intervention. In: Graham PJ (ed) Epidemiological approaches in child psychiatry. Academic Press, London

Freeman RD (1979) Psychosocial problems associated with childhood hearing impairment. In: Bradford LJ, Hardy WG (eds) Hearing and hearing impairment. Grune & Stratton, New York, pp 405–415

Gluck M, Steinhausen H-C, Wiebel J (1978) Die psychische Entwicklung von Kindern mit Hypothyreose. II. Motorik und psychopathologische Symptome. Monatsschr Kinderheilkd 126:96–99

Harten G, Hanefeld F, Stephani K, Richen HJ, Steinhausen HC (1984) Kinder mit bösartigen Krankheiten: Neuropsychologische Folgen der Behandlung. In: Steinhausen H-C (Hrsg) Risikokinder. Kohlhammer, Stuttgart

Johnson SB (1980) Psychosocial factors in juvenile diabetes: a review. J Behav Med 3:95–116

Johnson SB (1982) Behavioral aspects of diabetes mellitus in childhood and adolescence. Psychiat Clin N Am 5:357–369

Katz ER, Jay SM (1984) Psychological aspects of cancer in children, and their families. Clin Psychol Rev 4:525–542

Koocher GP, Sallan SE (1978) Pediatric oncology. In: Magrab PR (ed) Psychological management of pediatric problems. Park Press, Baltimore

Korsch BM, Fine RN, Negrete VF (1978) Noncompliance in children with renal transplants. Pediatrics 61:872–876

Linde LM (1982) Psychiatric aspects of congenital heart disease. Psychiat Clin N Am 5:399–406

Madden NA, Terrizzi J, Friedman SB (1982) Psychological issues in mothers of children with hemophilia. Journal of developmental and behavioral Pediatrics 3:136–142

Matheis M, Förster Ch (1980) Zur psychosexuellen Entwicklung von Mädchen mit androgenitalem Syndrom. Z Kinder Jugendpsychiatr 8:5–17

Matson JL, Helsel WJ (1986) Psychopathology of sensory-impaired children. In. Lahey BB, Kazdin AE (eds) Advances in clinical child psychology. Plenum Press, New York

Mattson A, Kim SP (1982) Blood disorders. Psychiat Clin N Am 5:345–356

Meadow KP, Trybus RJ (1979) Behavioral and emotional problems of deaf children – overview. In: Bradford LJ, Hardy WG (eds) Hearing and hearing impairment. Grune & Stratton, New York, pp 395–403

Meyendorf R, Jänsch G, Tröndle C, Takke E, Bühlmeyer K, Sebening F (1980) Psychische Auffälligkeiten bei herzoperierten Kindern. Prä- und postoperativer Vergleich bei 4–13jährigen. Z Kinder Jugendpsychiatr 8:395–406

Meyer-Bahlburg HFL (1985) Psychosocial management of short stature. In: Shaffer D, Ehrhardt AA, Greenhill LL (eds) The clinical guide to child psychiatry. Macmillan-Free Press, New York

O'Dougherty M, Wright FS, Garmezy N, Loewenson RB, Torres F (1983) Later competence and adaption in infants who survive severe heart defects. Child Dev 54:1129–1142

Rasburg WC, Fennell RS, Morris MK (1983) Cognitive functioning of children with end-stage renal disease before and after successful transplantation. J Pediat 102:589–592

Rasbury WC, Fennell RS, Eastman BG, Garing EH, Richards G (1979) Cognitive performance of children with renal disease. Psychol Rep 45:231–239

Rutter M, Tizard J, Whitmore K (1970) Education, health and behaviour. Longman, London

Seidel UP, Chadwick OFD, Rutter M (1975) Psychological disorders in crippled children. A comparative study of children with and without brain damage. Dev Med Child Neurol 17:563–573

Stein LK (1979) Counseling parents of hearing-impaired children – psychotherapeutic model. In: Bradford LJ, Hardy WG (eds) Hearing and hearing impairment. Grune & Stratton, New York, pp 443–450

Steinhausen H-C (1976) Die Hämophilie: Sozialmedizin und Psychologie einer chronischen Krankheit. Thieme, Stuttgart

Steinhausen H-C (1976) Psychologische Probleme und Aufgaben bei bösartigen Krankheiten im Kindesalter. Klin Pädiatr 188:485–498

Steinhausen H-C (1977) Probleme und Aufgaben der Psychologie bei terminaler Niereninsuffizienz im Kindesalter. Fortschr Med 95:137–142

Steinhausen H-C (1977) Psychoendokrinologie des Minderwuchs im Kindes- und Jugendalter. Z Kinder Jugendpsychiatr 5:346–359

Steinhausen H-C (1977) Psychologische und sozialmedizinische Aspekte chronischer Krankheiten bei Kindern und Jugendlichen. Dtsch Ärztebl 74:2953

Steinhausen H-C (1979) Aufgaben der Kinder- und Jugendpsychiatrie bei chronischen Krankheiten und Behinderungen. Neurol Psychiat 5:246–248

Steinhausen H-C (1984) Chronisch kranke Kinder. In: Steinhausen H-C (Hrsg) Risikokinder. Kohlhammer, Stuttgart

Steinhausen H-C (1985) Psychische Störungen bei Behinderung und chronischer Krankheit. In: Remschmidt H, Schmidt MH (Hrsg) Kinder- und Jugendpsychiatrie in Klinik und Praxis. Thieme, Stuttgart

Steinhausen H-C (1988) Psychische Störungen bei Kindern und Jugendlichen, Lehrbuch der Kinder- und Jugendpsychiatrie. Urban und Schwarzenberg, München

Steinhausen H-C, Börner S (1978) Kinder und Jugendliche mit Diabetes. Verlag für med. Psychologie, Göttingen

Steinhausen H-C, Bruhn W (1980) Klinisch-psychologische Untersuchungen bei Kindern mit kongenitalen Herzvitien. Klin Pädiatr 192:533–538

Steinhausen H-C, Smith J (1986) Cognitive development in Turner's syndrome. In: Stabler B, Underwood L (eds) Growing up short. Psychosocial aspects of growth delay. Lawrence Earlbaum, New Jersey

Steinhausen H-C, Wefers D (1977) Körperbehinderte Kinder und Jugendliche. Beltz, Weinheim

Steinhausen H-C, Stephan H, Schindler-Lembenz H-P (1983) Vergleichende Studien zur Psychopathologie bei Asthma bronchiale und cystischer Fibrose. Monatsschr Kinderheilkd 131:145–155

Steinhausen H-C, Gluck M, Wiebel J (1978 a) Die psychische Entwicklung von Kindern mit Hypothyreose. I. Psychometrische Ergebnisse in ihrer Beziehung zu klinischen Faktoren. Monatsschr Kinderheilkd 126:90–95

Steinhausen H-C, Ehrhardt AA, Grisanti G (1978 b) Die Beziehung von fötalen Geschlechtshormonen und kognitiver Entwicklung. Med Psychol 4:153–163

Van Hasselt VB (1983) Visual impairment. In: Hersen M (ed) Behavior therapy for the developmentally and physically disabled. Academic Press, Orlando

Wasserman G (1984) Körperbehinderte Kinder. In: Steinhausen H-C (Hrsg) Risikokinder. Kohlhammer, Stuttgart

Wolters WHG, Daniels-Wegdam RA, Donckerwolcke MG (1980) Family reactions to the hemodialysis of a child. Acta Paedopsychiat 45:345–352

II. Adoleszenz

1. Die Entwicklung und ihre Varianten in der Adoleszenz

H. REMSCHMIDT

INHALTSVERZEICHNIS

A. Einleitung, Definiton und Nomenklatur

Obwohl die Probleme der Adoleszenz für verschiedene klinische Disziplinen (u. a. Pädiatrie, Innere Medizin, Kinder- und Jugendpsychiatrie, Erwachsenenpsychiatrie, Dermatologie, Gynäkologie) von großer Bedeutung sind, muß diese Entwicklungsphase auch heute noch als klinisch vernachlässigtes Gebiet angesehen werden. Dies wird schon daraus erkennbar, daß es nur wenige ambulante und stationäre Behandlungseinrichtungen gibt, die den spezifischen Problemen der Adoleszenten ausreichend Rechnung tragen. Überdies stellt sich in vielen Bereichen die Frage nach der Zuständigkeit neu. Für das Gebiet der Psychiatrie ist dies durch die Einführung einer eigenen Gebietsbezeichnung für Kinder- und Jugendpsychiatrie zwar formell geregelt, jedoch besteht hinsichtlich der institutionellen Realisierung noch ein erheblicher Nachholbedarf.

Als *Adoleszenz* wird die Lebensphase bezeichnet, die den Übergang von der Kindheit zum Erwachsenenalter markiert. Diese bewußt sehr weit gefaßte Umschreibung zeigt, daß nur eine mehrdimensionale Betrachtung den vielfältigen Problemen der Adoleszenz gerecht werden kann. Denn der Übergang zum Erwachsenenalter geht mit einer Reihe tiefgreifender *körperlicher Veränderungen* einher, er bringt aber zugleich auch zahlreiche *psychische Wandlungen* mit sich, führt oft zu heftigen *Auseinandersetzungen* mit der Gesellschaft und ihren Institutionen (Elternhaus, Schule, Berufswelt etc.) und weist schließlich bei einheitlichem biologischem Tatbestand zahlreiche *soziokulturelle Differenzen* auf.

Die Berechtigung einer solchen mehrdimensionalen Betrachtung, die wir auch dieser Darstellung zugrundelegen, läßt sich durch eine Fülle empirischer Daten stützen. So sind die somatischen Veränderungen Ausdruck endogen-biologischer Reifungsabläufe und gewiß nicht soziokulturell erklärbar; hingegen lassen sich viele psychische und psychosoziale Probleme (z. B. die Wandlungen der Vorstellung vom eigenen Körper, die Suche nach Identität, die Entwicklung eines Wertsystems, die Übernahme der Geschlechtsrolle), alles Faktoren, deren Bedeutsamkeit für die Adoleszenz in unserem Kulturkreis als bewiesen angesehen werden kann, sicher nicht auf biologische Faktoren reduzieren. Ebenso bleibt das in manchen Kulturen geläufige, in anderen jedoch unbekannte Phänomen einer stürmischen, mit heftigen Aggressionen einhergehenden krisenhaften Pubertätsphase nicht ausschließlich biologisch erklärbar. Unter Berücksichtigung dieser Gesichtspunkte, die alle zugleich als relativierende Faktoren zu betrachten sind, läßt sich zur Definition der Pubertät folgendes ausführen:

Pubertät umschreibt die biologischen und physiologischen Veränderungen, die mit der körperlichen und sexuellen Reifung verbunden sind. Sie wird markiert durch das Auftreten der Menarche und der ersten Ejakulation, Merkmale, die allerdings in letzter Zeit wieder als Grenzmarken für das Einsetzen der Pubertät umstritten sind.

Adoleszenz umfaßt mehr die psychologische Bewältigung der körperlichen und sexuellen Reifung oder „die Anpassung der Persönlichkeit des Kindes an die Pubertät" (Bernfeld 1938). Pubertät umfaßt also den körperlichen Reifungsaspekt, Adoleszenz den psychischen Entwicklungsaspekt. Da die körperlichen Reifungsvorgänge gewissermaßen den Anstoß für alle folgenden Wandlungen geben, läßt sich die Pubertät als Beginn der Adoleszenz auffassen. Die Begriffe *Adoleszenz* und *Jugend* werden vielfach synonym gebraucht, wobei hervorgehoben werden muß, daß die Bezeichnung „Jugendalter" gesetzlich definiert ist (14–18 Jahre), was für den Begriff „Adoleszenz" nicht gilt. Die Altersstufe der 18- bis

21jährigen wurde bis zum 31.12.1974 als „Heranwachsendenalter" bezeichnet. Durch das am 1.1.1975 in Kraft getretene Gesetz zur Herabsetzung des Volljährigkeitsalters entfällt diese Altersklasse im rechtlichen Sinne. Sie wird aber vielfach noch gebraucht, manchmal auch im Sinne von Adoleszenz, was nicht korrekt ist, da die Adoleszenz einen weitaus größeren Zeitraum umfaßt.

In der gesetzlichen Terminologie ist die Bezeichnung „Heranwachsender" im § 105 JGG noch verankert und spielt in der Beurteilung von Straftaten dieser Altersgruppe eine Rolle.

Eingedenk der skizzierten Vielschichtigkeit der körperlichen und psychischen Veränderungen läßt sich der Begriff der Adoleszenz in folgender Weise präzisieren und differenzieren:

1. *Biologisch* gesehen, umfaßt Adoleszenz die Gesamtheit der somatischen Veränderungen, die sich am augenfälligsten in der körperlichen Entwicklung und der sexuellen Reifung zeigen.

2. *Psychologisch* gesehen, umfaßt sie die Gesamtheit der individuellen Vorgänge, die mit dem Erleben, der Auseinandersetzung und der Bewältigung der somatischen Wandlungen sowie der sozialen Reaktion auf diese verbunden sind. Dabei kommen insofern auch psychosoziale Faktoren ins Spiel, als in der jeweiligen Gesellschaft eine mehr oder weniger präzise Definition dessen besteht, was als Kindheit oder als Erwachsenenstatus zu bezeichnen ist.

3. *Soziologisch* betrachtet, läßt sich Adoleszenz als ein Zwischenstadium definieren, in welchem die Jugendlichen mit der Pubertät die biologische Geschlechtsreife zwar erreicht haben, ohne jedoch verantwortlich an den wesentlichen Grundprozessen der Gesellschaft teilnehmen zu können.

4. In *zeitlicher* Hinsicht umfaßt Adoleszenz die Altersphase vom 12. bzw. 13. bis 20./24. Lebensjahr. Die zeitlichen Grenzen sind sowohl nach unten als auch nach oben unscharf. Während die untere Grenze mit dem Eintritt der Menarche und der ersten Ejakulation sowie durch die augenfälligen körperlichen Veränderungen noch einigermaßen präzise zu bestimmen ist, ist die obere Grenze sehr variabel und unterliegt zudem weitaus stärkeren gesellschaftlichen Einflüssen. Angesichts der außerordentlichen Variabilität der oberen Grenze der Adoleszenzphase (man denke nur an die starke Streuung des Berufseintritts und des Heiratsalters) kommt man immer mehr davon ab, feste Altersmarken anzugeben. Vielmehr geht man in zunehmendem Maße dazu über, die obere Grenze der Adoleszenzphase nach Maßgabe sozialer Kriterien zu definieren (vgl. VON FRIEDEBURG 1965).

I. Untergliederung der Adoleszenzphase

Weitgehende Anerkennung gefunden hat eine gewisse Unterteilung der Adoleszenzphase in mehrere Stadien. Fast alle Theorien unterscheiden zumindest zwei Stadien (AUSUBEL 1974), manche drei Phasen (frühe, mittlere und späte Adoleszenz) (BUXBAUM 1958), manche sogar fünf Phasen (Präadoleszenz, frühe Adoleszenz, eigentliche Adoleszenz, Spätadoleszenz und Postadoleszenz) (BLOS 1983).

Es können kaum Zweifel darüber bestehen, daß zumindest eine Zweiteilung der Adoleszenz sinnvoll ist. Die *erste Phase* ist durch eine Fülle von Veränderun-

gen im körperlichen, psychischen und psychosozialen Bereich gekennzeichnet.
Hier kommt es zu einem mehr oder weniger plötzlichen Verlust des Status der
Kindheit, es existieren noch unrealistische Vorstellungen von den Statusprivilegi-
en der Jugendlichen, ebenso wie vom Erwachsenenstatus. Die „Jugendlichen"
nehmen eine eigenartige Zwitterstellung ein; sie sind nicht mehr Kind und noch
nicht Jugendlicher und haben in der Subkultur der Gleichaltrigen noch nicht Fuß
gefaßt (AUSUBEL 1974).

Das *zweite Stadium* der Adoleszenz ist charakterisiert durch eine Phase der Reorganisation. Die im ersten Stadium im Vordergrund stehende Beunruhigung
und Verunsicherung nimmt ab, die Jugendlichen haben an Orientierung gewonnen. Sie sind realistischer geworden, haben Kontakt zu Gleichaltrigen gefunden
und den Status der Kindheit weitgehend abgestreift. Gleichwohl ist aber die
Übernahme des Erwachsenenstatus noch nicht gelungen, es entstehen Probleme
der Identitätsfindung, und es kommt zu Auseinandersetzungen mit den herkömmlichen Strukturen der Gesellschaft.

Die hier gegebene allgemeine Beschreibung wird von verschiedenen Theorien,
je nach Ausgangspunkt, abgewandelt. In psychoanalytischer Sicht dominieren
entweder die Probleme der Sexualreifung oder der Identitätsfindung, in der Feld-
theorie Fragen der psychosozialen Adaptation, in den kognitiven Theorien die
Auseinandersetzungen mit dem in der Adoleszenz erfahrenen Zuwachs an geistigen Fähigkeiten.

II. Adoleszenz als eigenständige oder als Übergangsphase

Die Entwicklungsphase der Adoleszenz wird vielfach als „Übergangsphase" definiert, in der die schwierige Aufgabe des Übergangs vom Kindesalter ins Erwachsenenalter zu bewältigen ist. Die umfangreiche und kontroverse Diskussion zu
dieser Thematik wurde im wesentlichen von SCHELSKYs Buch „Die skeptische Generation" (1957) ausgelöst. SCHELSKY vertritt dort die Auffassung, daß die soziale
Rolle der Jugend lediglich als Übergangsphase zwischen Eigenständigkeit der
Kindheit und fest umschriebenem Rollenverhalten des Erwachsenenstatus zu betrachten sei. In dieser Auffassung kommt zum Ausdruck, daß es adoleszenzspe-
zifische Verhaltensweisen nicht gibt bzw. daß solche durch epochale Entwicklungen verlorengegangen sind.

Demgegenüber hat sich in den letzten Jahren die Meinung durchgesetzt, daß
die Adoleszenz als eine eigenständige Phase zu betrachten sei. In dieser Sicht haben junge Menschen in einer Altersphase, die gemäß unserer Definition vom zeitlichen Umfange her derjenigen der Kindheit entspricht, ein Recht darauf, nicht
nur unter dem Blickwinkel des noch nicht realisierten Erwachsenenstatus, sondern als eigene Gruppe mit spezifischen Bedürfnissen, Problemen und Sorgen
betrachtet zu werden.

Der in unserem Kulturkreis immer länger werdende Zeitraum zwischen Kindheit und Erwachsenenstatus bringt für Staat und Gesellschaft die Verpflichtung
mit sich, die Vorgänge, die sich in dieser Lebensphase abspielen, in ihrer ganzen
Tragweite zu erfassen und Hilfestellungen bei Problemen und Schwierigkeiten an-
zubieten. Eine solche Auffassung der Adoleszenz als eigenständige Entwicklungs-

phase setzt sich immer mehr durch. Dies wird auch in legislativen Maßnahmen recht deutlich (Jugendarbeitsschutzgesetz, Jugendwohlfahrtsgesetz, Jugendgerichtsgesetz). In vielen Bereichen ist diese Auffassung jedoch noch nicht in die Praxis umgesetzt. Dies trifft auch auf die Medizin zu, in der die Adoleszenz vielfach noch als reines Durchgangsstadium angesehen wird. Die einzige Facharztdisziplin, die die Bezeichnung „Jugend" führt, ist die Kinder- und Jugendpsychiatrie. Man hat aber auch in der Pädiatrie diese Notwendigkeit erkannt und zieht nunmehr ebenfalls das Jugendalter in die Facharztbezeichnung mit ein.

B. Biologische Aspekte der Adoleszenz

Die biologischen Veränderungen der Pubertät stehen am Anfang der Adoleszenzphase und stellen wichtige Voraussetzungen für alle folgenden Entwicklungsprozesse dar. Am augenfälligsten sind das Wachstum und damit im Zusammenhang die Veränderungen der körperlichen Proportionen. Diese werden hormonell gesteuert. Im Zusammenhang mit den endokrinen Regulationen erfolgt einerseits die Entwicklung zur Geschlechtsreife, zum anderen sind damit z. T. erhebliche funktionelle und morphologische Veränderungen in verschiedenen Organsystemen verbunden.

I. Wachstum und Veränderung körperlicher Proportionen

Das Wachstum ist von einer Reihe von Faktoren abhängig, die hier nicht im einzelnen behandelt werden können. Der Beginn der Pubertät ist durch einen Wachstumsschub gekennzeichnet, der in Abb. 1 dargestellt ist.

Der linke Teil der Abbildung zeigt die Veränderung der Körpergröße in absoluten Maßen, der rechte die Veränderung der Wachstumsgeschwindigkeit in Abhängigkeit vom Lebensalter. Das rapide Wachstum in den ersten beiden Lebensjahren (etwa 25 cm im ersten Lebensjahr) entspricht der auslaufenden Phase des fetalen Wachstums (BIERICH 1975). Es folgt eine längere Phase relativ langsamen Wachstums bis zum 9. Lebensjahr mit einem Tiefpunkt von etwa 5 cm pro Jahr unmittelbar vor der Pubertät, die dann in den Pubertätswachstumsschub mit einer maximalen Wachstumsgeschwindigkeit von 9,5 cm pro Jahr bei Jungen und 8 cm pro Jahr bei Mädchen übergeht.

Anschließend fällt die Kurve rasch ab und erreicht allmählich den Wachstumsabschluß. Vor dem Wachstumsschub ist die Wachstumsgeschwindigkeit bei Jungen und Mädchen etwa gleich. Der Pubertätswachstumsschub erfolgt bei Mädchen in der Regel 2 Jahre früher als bei Jungen und erreicht nicht die gleiche Höhe. Dies erklärt auch den durchschnittlichen Größenunterschied von 12–13 cm zwischen Mann und Frau.

Im Zusammenhang mit dem Pubertätswachstumsschub kommt es auch zu erheblichen Veränderungen der Körperproportionen, für die es feste Gesetzmäßigkeiten gibt (TANNER 1962).

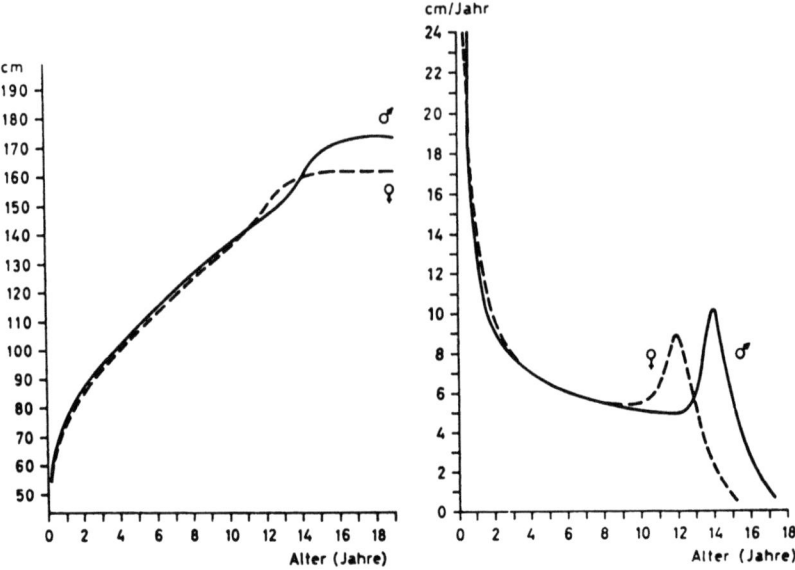

Abb. 1. Körpergröße (*links*) und Wachstumsgeschwindigkeit (*rechts*) bei Jungen und Mädchen. (Aus Bierich 1975)

Tabelle 1. Zeittafel der Pubertätsentwicklung bei Jungen. (Nach Bierich 1975)

Alter (Jahre)	Körperliche Merkmale
vor 10	Infantile Verhältnisse
10–12	Testes beginnen zu wachsen
12–13	Erste Pubes = Pubarche (P 2) Beginnende Vergrößerung des Penis Zunahme des Längenwachstums
13–14	Starkes Wachstum von Testes und Penis Leichte Brustdrüsenschwellung Erstes Daumensesambein
14	Stärkstes Längenwachstum
14–15	Beginnende Behaarung Oberlippe Pubesstadium 4 Axillarbehaarung Stärkere Brustdrüsenschwellung
15–16	Stimmbruch Pubesstadium 5 Hoden und Penis erwachsen, reife Spermien Rückgang der Brustdrüsenschwellung
17–19	Zunahme Gesichts- und Körperbehaarung Pubesstadium 6 Männliche Stirn-Haar-Grenze Epiphysenschluß und Wachstumsstillstand

Tabelle 2. Zeittafel der Pubertätsentwicklung bei Mädchen. (Nach BIERICH 1975)

Alter (Jahre)	Körperliche Merkmale
vor 8	Infantile Verhältnisse
10–11	Brustknospen = Thelarche (B 2)
	Zunahme des Längenwachstums
	Reifung der Vaginalschleimhaut
11	Erstes Pubes = Pubarche (P 2)
	Erstes Daumensesambein
11–12	Starkes Wachstum der äußeren und inneren Genitale
12–13	Pubes- und Bruststadium 3
	Stärkstes Längenwachstum
13	Menarche, unregelmäßige anovulatorische Menses
	Axillarbehaarung
	Pubes- und Bruststadium 4
14–15	Regelmäßige ovulatorische Menses
	Möglichkeit einer Gravidität
	Pubes- und Bruststadium 5
16–17	Epiphysenschluß und Wachstumsstillstand

In Tabelle 1 und 2 ist die zeitliche Zuordnung der in der Pubertät und Adoleszenz zu beobachtenden körperlichen Veränderungen zum chronologischen Alter wiedergegeben.

Die Tabellen zeigen die Gesetzmäßigkeiten des Reifungsablaufes der pubertären Veränderungen, für die es auch eine „phylogenetische Konstanz" gibt (AUSUBEL 1974).

II. Hormonelle Regulation und Geschlechtsreife

Hormonelle Regulationen in der Pubertät können auf verschiedenen Ebenen betrachtet werden: auf der Ebene der sezernierenden Drüsen, auf der Ebene der Koordination durch die Hypophyse und auf der Ebene der zerebralen Auslösungs- und Steuerungsmechanismen. Generell muß betont werden, daß das endokrine System bereits im pränatalen Entwicklungsstadium wirksam ist, daß es aber in der Pubertät einerseits zu erheblichen quantitativen Veränderungen kommt und zum anderen auch ein neuer Regulationsmechanismus auf den Plan tritt. Zunächst soll auf die Hormone, die vorwiegend das Wachstum, und dann auf diejenigen, die vorwiegend die Geschlechtsreife beeinflussen, eingegangen werden. Die Bezeichnung „vorwiegend" ist insofern angemessen, als die Geschlechtshormone direkt und indirekt auch Wachstumsvorgänge beeinflussen. Dieser Sachverhalt ist in Tabelle 3 dargestellt.

Sie zeigt die Auswirkungen der 4 für die Pubertätsvorgänge entscheidenden Hormone auf Längenwachstum, Knochenentwicklung und Epiphysenschluß. Es wird deutlich, daß das Längenwachstum am meisten durch das Wachstumshormon, der Epiphysenschluß am meisten durch die Sexualhormone stimuliert wird, welche auch die Beendigung des Wachstums herbeiführen. Die Sexualhormone

Tabelle 3. Hormonelle Wirkungen auf das Wachstum in der Pubertät. (Nach BIERICH 1975)

Hormon	Längen-wachstum	Knochenkern-entwicklung	Epiphysen-fugenschluß
Wachstumshormon	+ +	+	0
Schilddrüsenhormone	+	+ +	0
Androgene	+	+ +	+ +
Östrogene	0	+ +	+ +

beeinflussen auch am stärksten die Knochenentwicklung und damit das Skelett-alter, das für die Beurteilung einiger Reifungsabläufe wichtiger ist als das chrono-logische Alter. Aus diesen Regulationsmechanismen ergibt sich auch die zeitliche Sequenz der hormonellen Veränderungen: Zuerst erfolgt das vorwiegend durch Wachstumshormon und Schilddrüsenhormone gesteuerte Körperwachstum (Pu-bertätswachstumsschub) und im zweiten Schritt dessen Abschluß durch die Wirk-samkeit der Sexualhormone.

Störungen der hormonalen Entwicklungsvorgänge können sich auf alle ge-nannten Hormone und ihre Regulationsmechanismen erstrecken. Eine globale *Hypophyseninsuffizienz* (Panhypopituitarismus) macht sich als hypophysärer Zwergwuchs bemerkbar und kann aus idiopathischen Gründen und als Tumor-folge (meist durch ein Kraniopharyngiom verursacht) auftreten. Ein *isolierter* Wachstumshormonmangel beruht meist auf einem autosomal-rezessiven Erblei-den.

Störungen des Reifungsablaufes, bei denen es zu einer Dysregulation im Be-reich der Sexualhormone kommt, sind die Pubertas tarda sowie die Pubertas praecox.

Die *Pubertas tarda* wird am häufigsten durch die sog. konstitutionelle Ent-wicklungsverzögerung hervorgerufen, die familiär auftritt und sich in einer Retar-dierung der Entwicklungsabläufe um 2–3 Jahre zeigt. Im Endergebnis erreichen die Kinder jedoch eine normale Größe und volle sexuelle Entwicklung, nur ge-schieht diese verzögert.

Die *Pubertas praecox* äußert sich in einer generellen Verfrühung sämtlicher Reifungsmerkmale. Sie kommt im wesentlichen in drei Formen vor (BIERICH 1975): (1) im Rahmen von Hamartomen des Tuber cinereums im Hypothalamus und wird durch eine vermehrte Produktion von LH-RH ausgelöst, (2) im Rah-men verschiedener zerebraler Erkrankungen (z. B. Hydrozephalus, Pinealomen) und (3) als sog. idiopathische Pubertas praecox, die überwiegend Mädchen be-trifft. Hier ist auf eine rasche Behandlung zu dringen, da bei nicht behandelten frühreifen Kindern das Wachstum vorzeitig zum Abschluß kommt.

III. Strukturelle und funktionelle Veränderungen in verschiedenen Organsystemen

Wie in der Kindheit, so wachsen auch in der Pubertät und Adoleszenz die einzel-nen Organsysteme mit unterschiedlicher Geschwindigkeit. Das Wachstum der

Atem-, Kreislauf-, Verdauungs- und Ausscheidungsorgane zeigt einen parallelen Verlauf zum allgemeinen Körperwachstum. Dagegen nimmt das lymphatische Gewebe mit der Pubertät rasch ab, während das allgemeine Körperwachstum sowie das Wachstum der Fortpflanzungsorgane in bemerkenswerter Weise zunehmen. Das Zentralnervensystem erfährt in den ersten Lebensjahren die größten Zuwachsraten und zeigt von der Pubertät bis zum Erwachsenenalter nur eine geringe Wachstumstendenz. Verschiedene Gewebe- und Organsysteme folgen den 4 angegebenen Wachstumstypen. Dem lymphoiden Wachstumstyp unterliegen Thymus und die Lymphknoten, dem Wachstumstyp von Kopf und Gehirn das Gehirn und seine Teile, Dura, Rückenmark, optisches System und Schädelknochen, dem Typus des allgemeinen Wachstums die meisten inneren Organe, Aorten- und Pulmonalbogen, die Muskulatur und das Blutvolumen, dem Wachstumstyp der Fortpflanzungsorgane Ovar, Tuben, Hoden und Nebenhoden, Prostata und Samenbläschen.

Von besonderer Bedeutung für den Bereich der Psychiatrie ist die Hirnreifung und die um die Pubertät sich manifestierende funktionelle Hemisphärenasymmetrie. Zum Zeitpunkt der Geburt sind die beiden Hirnhemisphären funktionell gleichwertig; mit zunehmender Entwicklung vollzieht sich jedoch eine Arbeitsteilung, wobei die linke Hemisphäre sich immer stärker auf die Sprache spezialisiert, die rechte dagegen auf nichtsprachliche Funktionen wie geometrisch-räumliche Fähigkeiten, ganzheitliches Bilddenken, zeitliche Integration sowie Bild- und Mustererfassung. Mit zunehmendem Lebensalter wird diese Arbeitsteilung immer stabiler und zugleich immer weniger umkehrbar (REMSCHMIDT u. NIEBERGALL 1981).

IV. Äußere Merkmale der sexuellen Reifung

Ein Großteil der bislang beschriebenen körperlichen Veränderungen in der Pubertät zeigt sich auch in äußerlich sichtbaren Merkmalen, die für die Diagnose des Reifungsstatus außerordentlich wichtig sind.

Die in der Praxis wichtigsten Gesetzmäßigkeiten sind in den Tabellen 1 und 2 bereits dargestellt, die zugleich die einzelnen Reifestadien vom Beginn der Pubertät bis zu ihrem Ende (Epiphysenschluß und Wachstumsstillstand) wiedergeben.

Die Brustentwicklung ist für Mädchen von großer psychologischer Bedeutung. Viele Mädchen beobachten sie sehr genau und machen sich z. T. große Sorgen wegen möglicher Verzögerungen oder Anomalien. Häufig entstehen erhebliche Beeinträchtigungen des Selbstwertgefühls durch die Befürchtung, die Brust entwickele sich nicht richtig, wozu Verzögerungen im Vergleich zu anderen Mädchen oder auch Asymmetrien der Brustentwicklung Anlaß geben. Dies geschieht um so mehr, als den Mädchen der physiologische Entwicklungsablauf nicht bekannt ist, an dessen Ende Asymmetrien oder ein unregelmäßiger Ablauf der Brustentwicklung wieder ausgeglichen sind. Auch ein übermäßig starkes Wachstum der Brust kann zu psychischen Beeinträchtigungen führen. Dies tritt jedoch wesentlich seltener auf. Die intensive Beobachtung der Brustentwicklung ebenso wie anderer körperlicher Veränderungen in der Pubertät wird einmal begünstigt durch den generellen körperlichen Wandel, der für nicht wenige Jugendliche eine

Quelle der Beunruhigung darstellt. Zum anderen hängt gerade die Sexualentwicklung sehr eng mit der Ausbildung des Selbstwertgefühles und der persönlichen Identität zusammen.

Ähnliche Sorgen und Befürchtungen existieren auch bei Jungen, die sowohl die Entwicklung ihrer Sexualorgane aufmerksam beobachten als auch andere körperliche Veränderungen (z. B. Gesichtskonturen, Muskulatur, Behaarung). Auch hier ist der Vergleich mit anderen Jugendlichen an der Tagesordnung. Abweichungen, die die eigene körperliche Entwicklung betreffen, führen oft zu erheblichen Beunruhigungen. Diese können sich entweder in akuten Konfliktsituationen mit aggressivem oder depressivem Verhalten äußern oder aber auch zu chronifizierten neurotischen Entwicklungen führen. Alle diese Symptome lassen sich unter dem Begriff des Thersites-Komplexes (STUTTE 1957, 1974) zusammenfassen, worunter man psychopathologische Auffälligkeiten, insbesondere Selbstwertverletzungen, aufgrund wirklicher oder vermeintlicher körperlicher Entstellungen versteht (vgl. S. 313).

V. Varianten und Störungen biologischer Reifungsabläufe

In allen bislang genannten Bereichen können Entwicklungsvarianten, die noch in den Normbereich gerechnet werden können, oder auch Störungen auftreten, die bereits als krankhaft anzusehen sind.

Die psychopathologische Bedeutung der Varianten oder Entwicklungsstörungen ergibt sich nicht nur aus deren morphologisch oder funktionell erfaßbaren Erscheinungsformen, sondern sehr häufig erst sekundär durch die psychologische Verarbeitung.

Zu erwähnen sind verschiedene Formen des Minderwuchses mit oder ohne Veränderung der Körperproportionen, verschiedene Formen des Hochwuchses, die Pubertas praecox und die Pubertas tarda, die somatische Akzeleration und verschiedene seltenere Störungen.

C. Psychologische Aspekte der Adoleszenz

I. Psychologische Auswirkungen körperlicher Veränderungen

Mit den im vorherigen Abschnitt beschriebenen körperlichen Veränderungen gehen auch tiefgreifende psychische Wandlungen einher. Diese sind jedoch nicht kausal durch die körperlichen Veränderungen verursacht, sie unterliegen vielmehr in erheblichem Ausmaße psychischen und psychosozialen Einflüssen. Dennoch stellen die körperlichen Veränderungen die Voraussetzungen für die psychischen und psychosozialen Entwicklungsprozesse dar. Die Bedeutung des eigenen Körpers und seiner Veränderungen wird für die Adoleszenten durch folgende Gesichtspunkte verständlich: (1) Zunächst kommt es zu einer im Vergleich zum Kindesalter stärkeren Hinwendung zum Körper und seinen Funktionen. Dies ist nicht nur durch die physiologischen Veränderungen bedingt, sondern auch durch die soziale Rolle des Adoleszenten. Es wird in dieser Altersstufe erwartet, daß ein Jugendlicher bestimmten körperlichen Aufgaben oder sportlichen Betätigungen dank seiner Körperkraft gewachsen ist. (2) Gleichzeitig werden die Jugendlichen mit der Endgültigkeit der körperlichen Entwicklung konfrontiert, die in wenigen Jahren abgeschlossen ist. Diese begrenzte Zeitperspektive der Adoleszenten und ihr Bestreben, sich stets mit Gleichaltrigen zu vergleichen, führt sowohl zur verstärkten Beobachtung des eigenen Körpers als auch sehr leicht zu Sorgen und Befürchtungen, ihre Entwicklung könne nicht normal verlaufen. Damit steht (3) im Zusammenhang, daß die Jugendlichen nur unzureichende Vorstellungen von der Variabilität der körperlichen Entwicklung haben, so daß auch geringfügige, an sich selbst beobachtete vermeintliche Normabweichungen übertriebenen Anlaß zur Besorgnis geben. Im Mittelpunkt der Aufmerksamkeit stehen Körperwachstum, Größe und Gewicht, das Körperschema, die sekundären Geschlechtsmerkmale und eine Reihe wirklicher oder vermeintlicher Normabweichungen. Solche sind besonders dann von traumatischen Folgen, wenn sie im Gesichtsbereich lokalisiert sind und damit jederzeit gesehen werden können. So ist ein sehr häufiger Anlaß für Beeinträchtigungen des Selbstwertgefühles die in der Adoleszenz überaus häufige Akne vulgaris.

Hinzu kommt aber noch etwas anderes. Durch die Wahrnehmung und psychische Verarbeitung der verschiedenen Wandlungen im somatischen Bereich wird auch die Vorstellung vom eigenen Körper verändert. Im Zusammenhang damit wird aber auch von der sozialen Umwelt eine Einstellungsänderung zu dem nunmehr aufgrund seiner körperlichen Veränderungen geschlechtsreifen Individuum vollzogen. Die Adoleszenten registrieren deutlich die sozialen Reaktionen seitens der Umwelt und integrieren diese in ihr Selbstbild. In der inadäquaten, ungeschickten oder verletzenden Reaktion erwachsener Bezugspersonen haben nicht wenige Pubertäts- und Adoleszentenkrisen ihren Ursprung, die als Störungen der Sexualentwicklung, als Identitäts- und Autoritätskrisen an späterer Stelle noch beschrieben werden.

II. Kognitive Entwicklung

Von entscheidender Bedeutung für das Verständnis vieler Verhaltensweisen in der Adoleszenz ist die kognitive Entwicklung in dieser Lebensphase. Die umfassendsten Untersuchungen hierzu verdanken wir dem Werk von J. PIAGET (PIAGET u. INHELDER 1973), der fünf Stadien der kognitiven Entwicklung unterscheidet, die sich auch bestimmten Altersstufen (allerdings mit großer Variabilität) zuordnen lassen (vgl. Tabelle 4).

Die Kenntnis der Abfolge dieser Stadien ist sowohl für das Verständnis normaler wie pathologischer Verhaltensweisen als auch für die Gestaltung von pädagogischen Maßnahmen von größter Bedeutung. Jede Stufe baut auf der vorherigen auf und führt sie zugleich weiter. Dabei spielen nach PIAGET die Vorgänge der Assimilation und der Akkomodation eine große Rolle.

Unter *Assimilation* versteht man die Einordnung äußerer Eindrücke und Gegebenheiten in subjektive Bezugssysteme, unter *Akkomodation* die Umbildung und Veränderung subjektiver Ordnungsschemata durch äußere Gegebenheiten.

Tabelle 4. Phasen der kognitiven Entwicklung. (Nach PIAGET; PIAGET u. INHELDER 1973)

Alter	Entwicklungsstadium	Charakteristika
0–18 Monate	Sensomotorische Intelligenz	Entwicklung sensomotorischer Gegenstandsschemata, Bildung von Wahrnehmungskonstanten
Bis ca. 4 Jahre	Symbolisch-vorbegriffliche Intelligenz	Entwicklung der Vorstellungsfähigkeit: Nachahmung/symbolisches Spiel/Sprache, Bildung von Vorbegriffen, Egozentrismus
Bis ca. 7 Jahre	Stadium des intuitiv-anschaulichen Denkens	Entdeckung physikalischer Invarianzen: Zahl, Substanz, Masse, Volumen…, Entwicklung der logischen Invarianzen: Klassen, Relationen…
Bis ca. 11 Jahre	Stadium der konkreten Operationen	Entwicklung der Reversibilität durch Überwindung des Egozentrismus
Ab ca. 12 Jahre	Stadium der formalen Operationen	Operationen 2. Ordnung unabhängig von der konkreten Basis

Nach PIAGET erfolgt die kognitive Entwicklung durch eine permanente Wechselwirkung dieser beiden Prozesse, wobei es zu einer kontinuierlichen Verbesserung der kognitiven Denk- und Ordnungsstrukturen kommt. In der Adoleszenz werden nun die kognitiven Möglichkeiten in bemerkenswerter Weise erweitert. Diese Erweiterung führt zu einer verstärkten und umfassenden Möglichkeit der Introspektion und erweitert dadurch auch das Spektrum emotionaler Verhaltensweisen, was sich mit der Bezeichnung der *affektiven Transformation* umschreiben läßt. Die neuen kognitiven Strukturen der Adoleszenz, die sich im Alter zwischen 12 und 15 Jahren entwickeln, sind gekennzeichnet durch den Übergang von den konkreten Operationen zum abstrakten und formalen Denken. In ihnen findet eine Entwicklungslinie ihren Abschluß, die im Säuglingsalter mit den sensomotorischen Strukturen beginnt, im mittleren Kindesalter über die konkreten Operationen führt und in der Präadoleszenz im Übergang zum formalen Denken endet. In der Frühphase der Adoleszenz läßt sich dieser Prozeß durch drei Vorgänge charakterisieren: (1) die Entwicklung der Kombinatorik, (2) die Entwicklung der Aussageoperationen und (3) das Auftreten des hypothetisch-deduktiven Denkens. Alle Vorgänge führen aus dem konkreten Denken heraus.

Sie sind gekennzeichnet durch ein systematisches Vorgehen (bei der Kombinatorik werden alle möglichen Permutationen gefunden), durch die Fähigkeit der Abstraktion und Hypothesenbildung und durch die Möglichkeit, Sachverhalte in Form von hypothetischen Annahmen logisch durchzuspielen. Die Konstruktion von Hypothesen ist dabei nicht weit entfernt von der Bildung von Idealvorstellungen, die sich vielfach gar nicht überprüfen lassen oder mit den Gegebenheiten der Realität kollidieren können. Auf diese Weise lassen sich auch manche Konflikte der Adoleszenten aus der Veränderung ihrer kognitiven Struktur ableiten (ELKIND 1967).

III. Emotionale Entwicklung und Entwicklung der Persönlichkeit

Mit ALLPORT (1959) können wir Persönlichkeit definieren als „die dynamische Ordnung derjenigen psychophysischen Systeme im Individuum, die seine einzige Anpassung an die Umwelt bestimmen".

Der Schwerpunkt des Persönlichkeitsbegriffes liegt auf solchen Abläufen, die wir subjektiv als Kräfte erleben. Dies sind jene Phänomene, die in der modernen Psychologie unter dem Begriff der Motivation vereinigt werden, also Bedürfnisse, Triebe und Antriebe, Interessen und Willenserlebnisse. Auch in diesem Bereich kommt es in der Adoleszenz zu einer Reihe von Veränderungen. Auf die wichtigsten soll im folgenden eingegangen werden.

1. Grundbedürfnisse in der Adoleszenz

Viele Bedürfnisse entstehen in der Adoleszenz zum ersten Male oder in verwandelter Form. Voraussetzungen hierfür sind die bereits beschriebenen biologischen oder kognitiven Veränderungen. Nach GARRISON u. GARRISON (1975) unterscheiden wir folgende Grundbedürfnisse:

(1) physiologische Bedürfnisse, von denen das Verlangen nach körperlicher und sexueller Betätigung die wichtigsten sind; (2) Sicherheitsbedürfnisse, die nicht mehr von der Familie, sondern eher von der Gruppe Gleichaltriger befriedigt werden können; (3) Unabhängigkeitsbedürfnisse, die in der Adoleszenz sehr ausgeprägt sind. Sie werden verstärkt durch den Zuwachs an kognitiven Möglichkeiten; und (4) das Bedürfnis nach Zugehörigkeit (Liebebedürftigkeit), das eine gewisse Reaktion auf das in der Adoleszenz weitverbreitete Gefühl der Einsamkeit und des Nichtverstandenwerdens darstellt; (5) Leistungsbedürfnis (Leistungsmotivation). Dieses hat verschiedene Wurzeln: Erprobung der neuen kognitiven Fähigkeiten, Erlangung von Achtung und Wertschätzung durch Leistung, Versuch, das andere Geschlecht durch Leistung zu beeindrucken usw. Es gibt Anhaltspunkte dafür, daß die Leistungsmotivation auf Erfahrungen in der frühen Kindheit beruht. Danach ist die Leistungsmotivation in der Adoleszenz bei denjenigen Jugendlichen hoch, die in der frühen Kindheit und zum Zeitpunkt der Einschulung systematisch an Leistung gewöhnt wurden. (6) Bedürfnis nach Selbstverwirklichung und Ich-Entwicklung. Die Motivation zur Entwicklung der eigenen Persönlichkeit und des eigenen Ichs findet man in der Adoleszenz in allen Kulturen. Sie ist oft verknüpft oder gar identisch mit der Leistungsmotivation und korrespondiert mit dem Bedürfnis, anerkannt und akzeptiert zu werden. In unserem Kulturkreis hat dieses Bedürfnis einen starken kognitiven Akzent. Selbstverwirklichung und Ich-Entwicklung bedeutet, die eigenen Fähigkeiten zu realisieren und fortlaufend weiterzuentwickeln. Diese Motivation korreliert in hohem Maße mit der Entwicklung eines günstigen Selbstkonzeptes.

2. Typische Reaktionsweisen

Da die interindividuelle Variabilität des emotionalen Verhaltens in der Adoleszenz sehr groß ist, lassen sich nur schwer gesetzmäßige und typische Reaktionsweisen herausstellen. Es sollen im folgenden nur drei Reaktionsmuster herausgegriffen werden, die in unseren Breiten für die emotionale Situation der Adoleszenten typisch sind.

a) Emotionale Instabilität

Wie im kognitiven Bereich, so zeigt sich auch in der emotionalen Sphäre noch eine erhebliche Unsicherheit hinsichtlich des Verhaltens. Die neuen Gefühle werden registriert, haben aber noch keine adäquaten Ausdrucksformen und Bezugspunkte gefunden. Die Motivationssituation ist gekennzeichnet durch Selbständigkeitsdrang und Eigenwertstreben auf der einen Seite und durch die Konfrontation mit Reglementierungen auf der anderen Seite. Dieser Widerspruch hinterläßt die Adoleszenten in einem ambivalenten Zwischenland, das zu sehr variablen, impulsiven oder schwer vorhersehbaren Verhaltensweisen führt.

b) Angriff oder Rückzug

Die beschriebene Situation kann sowohl Angriffsverhalten als auch Rückzugstendenzen begünstigen. Angriffsverhalten zeigt sich vielfach in der Infragestellung der gültigen Ordnung sowie in der Übertretung von Gesetzen und Regeln im sozialen Umgang. Rückzugstendenzen können oppositionellen Charakter haben, wenn die Intention verfolgt wird, mit der Erwachsenenwelt nichts mehr zu tun zu haben. Es kann sich aber auch um ein resigniertes Zurückziehen aus dem Gefühl heraus handeln, nicht verstanden zu werden. Diese Empfindungen sind in unserem Kulturkreis weit verbreitet.

c) Idealistische Tendenzen

Bereits im Abschnitt über die kognitive Entwicklung wird darauf hingewiesen, daß Veränderungen im gedanklichen Bereich die Konstruktion idealer Vorstellungen begünstigen. Idealistische Vorstellungen, die manchmal auch ideologischen Charakter haben, sind vielfach Kennzeichen für die Adoleszenz. Diese Haltung wurde von manchen Autoren auch für den sogenannten „Generationenkonflikt" verantwortlich gemacht. Für die heutige Adoleszentengeneration ist charakteristisch, daß ein gewisser Realitätsbezug ihrer idealistischen Vorstellungen gegeben ist; sie sind relativ gut über die jeweiligen Zeitprobleme orientiert, haben jedoch andererseits nur einen unzureichenden Erfahrungsbezug zu den Lösungsmöglichkeiten und verfolgen deshalb häufig solche, die utopisch sind.

IV. Entwicklungsaufgaben und Selbstkonzept

1. Entwicklungsaufgaben

In der neueren Entwicklungspsychologie hat sich die Betrachtung durchgesetzt, Entwicklungen auf allen Altersstufen als Bewältigung von Entwicklungsaufgaben anzusehen. Diese Konzeption hat die Phasen- und Stufenlehren abgelöst. Die Betrachtungsweise ist jedoch nicht neu (SPRANGER 1926). In dieser Sicht sind die biologischen, psychologischen und psychosozialen Voraussetzungen jeder Altersstufe auf die für eben diese Altersstufe typischen und notwendigen Entwicklungsaufgaben konzentriert. Acht solcher Entwicklungsaufgaben wurden für das Jugendalter definiert (HAVIGHURST 1951, 1972):

1. Neue und reifere Beziehungen mit Altersgenossen beider Geschlechter erreichen,
2. eine männliche bzw. weibliche Rolle entwickeln,
3. den eigenen Körper akzeptieren und sinnvoll gebrauchen,
4. gefühlsmäßige Unabhängigkeit von Eltern und anderen Erwachsenen erreichen,
5. sich auf Ehe und Familie vorbereiten,
6. sich auf eine wirtschaftliche Laufbahn vorbereiten,
7. eine Reihe von Werten und Überzeugungen als Richtschnur für das eigene Verhalten erwerben – eine „Ideologie" entwickeln,
8. ein sozial verantwortliches Verhalten anstreben und übernehmen.

Diese Betrachtungsweise hängt eng mit der Rollentheorie zusammen, die trotz immer wieder geäußerter Kritik zu einem tieferen Verständnis der Probleme in der Adoleszenz führt und daher auch heute noch praktische Bedeutung hat.

2. Selbstkonzept

Gemeinhin wird Selbstkonzept definiert als „Theorie über sich selbst" oder „Einstellung gegenüber der eigenen Person" (NEUBAUER 1976). Beim Selbstkonzept handelt es sich um eine dynamische psychologische Größe, die von jeder Änderung der sozialen Umwelt und den sozialen Beziehungen beeinflußt wird. Die Entwicklung des Selbstkonzeptes geschieht unter dem Einfluß primärer Sozialisationserfahrungen in der Familie, mit zunehmendem Lebensalter werden aber außerfamiliäre Einflüsse bedeutungsvoll. Es ist die Resultante einer Interaktion biologischer, psychologischer und psychosozialer Einflüsse im Verlauf der individuellen Entwicklung. Das Selbstkonzept ist die Grundlage für das Selbstwertgefühl, das wiederum für das gesamte Verhalten eines Menschen und seine von ihm selbst erlebte Stellung in der Gemeinschaft von größter Bedeutung ist. Es liegen zahlreiche Anhaltspunkte dafür vor, daß die Aufrechterhaltung des Selbstwertgefühls nach dem Modell eines Regelkreises erfolgt.

Die Feststellung des Selbstkonzeptes von Jugendlichen erfolgt meist mit Hilfe entsprechender Befragungsinstrumente. Dabei werden häufig Jugendliche aus ungünstigen Sozialisationsbedingungen solchen mit günstigen gegenübergestellt. Empirisch nachgewiesen sind folgende Zusammenhänge:

1. Ein ungünstiges Selbstkonzept führt zu geringer Selbstachtung und als Folge häufig zu sozialem Rückzug, Aggressivität und Delinquenz.
2. Ein ungünstiges Selbstkonzept fördert konforme Reaktionen in belastenden Situationen. Die betreffenden Jugendlichen unterliegen leicht Gruppendruck und damit auch delinquentem Verhalten, das in Gruppen begangen wird.

3. Ein ungünstiges Selbstkonzept kann sogar die Wahrnehmung tiefgreifend verändern. Jugendlichen mit einem solchen können z. B. selbsterbrachte gute Leistungen kaum akzeptieren, weil sie diese nicht für möglich halten.

Auch das Selbstkonzept unterliegt einer Entwicklung. Diese ist dadurch gekennzeichnet, daß mit zunehmender Reife eine realistischere Einschätzung der eigenen Person erfolgt, wobei eine immer stärkere Unabhängigkeit von der Beurteilung durch Eltern, Lehrer und andere erwachsene Bezugspersonen eintritt.

V. Bewältigungsstrategien (Coping-Verhalten)

1. Grundprinzipien von Bewältigungsstrategien

Ausgehend von der sehr stark kognitiv orientierten Entwicklungspsychologie PIAGETS können Bewältigungsstrategien unter dem Aspekt der *Assimilation und Akkomodation* betrachtet werden. Auf diese beiden Vorgänge wurde schon auf S. 301 f. eingegangen. Der eigentliche Motor der Entwicklung wird in jeweiligen Auslenkungen des normalerweise bestehenden Gleichgewichtes zwischen Akkomodation und Assimilation gesehen. Neue Anforderungen, Probleme und Krisen führen stets zu einer Veränderung des Äquilibriums zwischen beiden Prozessen. Je nach kognitiver und emotionaler Entwicklungsstufe geraten die Prozesse der Assimilation und Akkomodation in ein Disäquilibrium, welches durch den Einsatz entsprechender Bewältigungsstrategien wieder ausgeglichen wird.

Besondere Formen der Bewältigungsstrategien im Jugendalter wurden von THOMAE (1951, 1968) unter dem Begriff der *Daseinstechniken* beschrieben. Bei den Daseinstechniken handelt es sich nicht um rein kognitive Prozesse. Sie umfassen auch unbewußte Vorgänge, kurzum alles, was sich für den einzelnen bewährt hat und in der Folge als relativ stabile Strategie zur Problemlösung eingesetzt wird. Im einzelnen unterscheidet THOMAE (1984) folgende Daseinstechniken:

1. Leistungstechniken: Sie werden eingesetzt, um ein Problem auf der sachlichen Ebene durch nachweisbare Leistung zu lösen.

2. Anpassungstechniken: Ihr Charakteristikum ist die Veränderung eigenen Erlebens oder Verhaltens mit dem Ziel, eine Übereinstimmung mit den Umweltanforderungen herbeizuführen. Da Anpassung im wesentlichen aus der Modifikation des eigenen Verhaltens besteht, erfordern sie weniger Aufwand als Leistungstechniken.

3. Defensive Techniken. Sie beziehen sich als vorläufige Reaktionsformen zunächst auf die Abwehr oder den Aufschub einer drängenden Problemsituation, die zunächst nicht bewältigt werden kann. Es handelt sich dabei aber nicht um eine pathologische Daseinstechnik, sondern um ein Vorgehen, das normalpsychologisch verständlich und angemessen ist.

4. Evasive und exgressive Techniken. Sie umschreiben ein zeitweiliges Verlassen des Konflikt- oder Spannungsfeldes.

5. *Aggressive Daseinstechniken.* Diese sind auf die Schädigung anderer ausgerichtet, wobei das aggressive Verhalten verschiedene Formen annehmen kann: Unterdrückung anderer, Unterwerfung anderer, direkte Aggression, um andere in die Flucht zu schlagen usw.

Die Untersuchungen THOMAEs haben ergeben, daß die meisten Menschen eine oder mehrere Daseinstechniken einsetzen, um ihre Alltags- und Entwicklungsprobleme zu lösen.

2. Förderung von Bewältigungsstrategien

Wenn die Entwicklung erfolgreicher Bewältigungsstrategien von so großer Bedeutung für die Lösung von Entwicklungsaufgaben in der Adoleszenz ist, so ergibt sich zwangsläufig die Frage, ob sie gefördert werden können. Da sie stark von den kognitiven Möglichkeiten der Adoleszenten abhängen, wurde versucht, sie über Ansätze aus der kognitiven Verhaltenstherapie zu fördern. Autoren, die diesen Ansatz propagieren, stützen sich dabei meist auf MEICHENBAUM (1977), der die gemeinsamen Prinzipien der verschiedenen kognitiven Verhaltenstherapien zusammengestellt hat, deren Wirksamkeit nachgewiesen ist. Mit OLBRICH u. TODT (1984) kann man annehmen, daß diese Prinzipien ebenso für die Entwicklung von Coping-Strategien in der Adoleszenz wirksam sind. Danach können folgende Prinzipien MEICHENBAUMS (1977) als Hilfestellung für die Entwicklung wirksamer Bewältigungsstrategien im Jugendalter angewandt werden:

1. Es hat sich bewährt, darüber zu informieren, welche Rolle Kognitionen beim Entstehen und bei der Lösung von Entwicklungsproblemen spielen. Gleichzeitig muß dargelegt werden, daß selbstabwertende Gedanken und unkritische Übernahme der Meinung anderer sowie das Abwerten von Strategien Anpassungsprobleme mit sich bringen können.
2. Das selbständige Überwachen negativer Aussagen über sich selbst und über das eigene Verhalten kann Quellen der Insuffizienz eigener Bewältigung aufzeigen. Diese Insuffizienz muß durch geeignete Strategien überwunden werden.
3. Grundlegende Strategien zur Problemlösung (z. B. Problemdefinitionen, Antizipation von Konsequenzen, Bewerten der Rückmeldungen) sollten vermittelt werden. Schon die genaue Analyse einer Problemsituation zeigt Wege für deren Lösung auf.
4. Verhaltensmodelle sollten genutzt werden, und Aussagen sollten eingeübt werden, welche die eigene Effizienz prüfen und bestätigen. In diesem Sinne sollen Aufmerksamkeitszentrierung und positive Selbstbewertung verstärkt werden.
5. Ein einfaches Training spezifischer Bewältigungsstrategien ist hilfreich.
6. Eine stufenweise Steigerung des Schwierigkeitsgrades der Aufgaben erleichtert das Erreichen immer höher gesteckter Ziele.

Diese Gesichtspunkte, die ja aus dem klinischen Bereich der kognitiven Verhaltenstherapie stammen, dürften sowohl für die Entwicklung von Bewältigungsstrategien gesunder wie psychisch kranker Jugendlicher von Bedeutung sein. Sie werden ja auch therapeutisch genutzt.

D. Prävalenz und Verlaufsformen psychiatrischer Erkrankungen in der Adoleszenz

I. Prävalenz psychiatrischer Erkrankungen in der Adoleszenz

Es gibt wenige epidemiologische Untersuchungen zur Prävalenz psychiatrischer Störungen in der Adoleszenz, die von unausgelesenen Stichproben ausgehen. Wir müssen streng unterscheiden zwischen derartigen Erhebungen an „Gesamtpopulationen" und im selegierten Krankengut klinischer Einrichtungen. Beide Arten von Erhebungen sind jedoch wichtig. Wenn die zuerst genannten uns ein Bild von der Häufigkeit psychiatrischer Störungen, unabhängig von etwaiger Diagnostik und Therapie, vermitteln, erfassen wir in den letzteren in der Regel die schwerer wiegenden behandlungsbedürftigen Störungen und erhalten auch einen Überblick über die „Inanspruchnahme" jugendpsychiatrischer Einrichtungen.

In Tabelle 5 ist die Prävalenz psychiatrischer Störungen aufgrund zweier Untersuchungen wiedergegeben, die sich jeweils auf unausgelesene Stichproben (Gesamtpopulationen) aus der Isle-of-Wight-Studie stützen. Nach den Ergebnissen dieser Untersuchungen beläuft sich die Prävalenz psychiatrischer Störungen bei Adoleszenten zwischen 13 und 16%. Die Unterschiede zwischen den einzelnen Untersuchungen sind auf ein etwas divergentes methodisches Vorgehen zurückzuführen. Die Quoten wurden in allen Untersuchungen durch ein standardisiertes jugendpsychiatrisches Interview ermittelt. Während die in Tabelle 5 ermittelten Prävalenzquoten sich auf jugendpsychiatrische Erkrankungen eines gewissen Schweregrades stützen, zeigten sich in der gleichen Untersuchung (es handelt sich um die Isle-of-Wight-Studie von RUTTER et al. 1970) eine Reihe von anderen Auffälligkeiten, die sich jedoch nicht auf eindeutige psychiatrische Krankheitsbilder beziehen, aber durchaus im Rahmen solcher Störungen vorkommen können. Die Quoten sind nicht gering: Immerhin zeigten zwischen 41 und 47% der Adoleszenten ein Gefühl des Unglücklichseins, zwischen 20 und 23% hatten erhebliche Selbstwertkrisen, rund 7% hatten Suizidgedanken, rund 29% Beziehungsideen, 20–28% klagten über Angstgefühle und 13% über ein Gefühl der Traurigkeit. Interessant ist, daß sich in dieser Studie das landläufige Urteil von der übermäßigen Entfremdung Jugendlicher von ihren Eltern nicht bestätigen ließ. Es konnte vielmehr nachgewiesen werden, daß der Prozeß der Entfremdung nur bei rund einem Drittel der Adoleszenten zu finden ist und daß sich die Auseinandersetzungen mit den Eltern keineswegs auf alle Bereiche beziehen, sondern häufig auf Bereiche, die

Tabelle 5. Prävalenz psychiatrischer Störungen in der Adoleszenz (alle Erhebungen stützen sich auf die Untersuchung von unausgelesenen Stichproben). (Nach REMSCHMIDT 1979)

Studie	Kinder		Jugendliche	Erwachsene
KRUPINSKI u. STOLLER (1971)	10%		16%	24%
RUTTER et al. (1976)	Jungen:	12,7%	13,2%	7,6% (Eltern)
	Mädchen:	10,9%	12,5%	11,9%

mit Haartracht, Kleidung, gewissen Gefährdungsformen und den damit verbundenen Verhaltensweisen zu tun haben. Sie bezogen sich in der Regel nicht auf tiefergreifende und früh vermittelte Wertvorstellungen.

Zum gleichen Ergebnis kommen auch zwei jüngste deutsche Untersuchungen, die Shell-Studie (FUCHS 1986) und eine von der VW-Stiftung unterstützte Studie zum Wertewandel der Jugend (ALLERBECK 1986).

II. Verlaufsformen psychiatrischer Erkrankungen in der Adoleszenz

Der Verlauf psychischer Störungen und Erkrankungen in der Adoleszenz hängt von verschiedenen Faktoren ab: von der psychischen Auffälligkeit oder Unauffälligkeit in der Kindheit, von der Art der psychischen Störung in Kindheit und Adoleszenz, von der Persönlichkeit, von der Art der Behandlung, vom familiären, beruflichen und persönlichen Schicksal, vom Ausgang der Auseinandersetzung mit den Entwicklungsaufgaben usw.

Im Rahmen einer Längsschnittbetrachtung psychiatrischer Störungen vom Kindesalter bis zur Adoleszenz lassen sich jedoch etwas vereinfacht drei Verlaufstypen herausstellen (RUTTER et al. 1970, 1976; REMSCHMIDT 1975a, b):

1. Ein kontinuierlicher bzw. zweigipfliger Verlauf (Typ A), der sich auf psychische Störungen bezieht, die bereits in der frühen Kindheit auftraten und sich entweder kontinuierlich in die Adoleszenz fortsetzten oder aber nach einer mehr oder weniger stummen Phase in der Adoleszenz wieder aktualisiert werden. Dies gilt z. B. für die Schulphobie, die ein Häufigkeitsmaximum zum Zeitpunkt der Einschulung und ein zweites im 14. Lebensjahr aufweist. Diese Störungen setzen sich auch häufig ins Erwachsenenalter fort und lassen sich einem Kontinuitätsmodell psychiatrischer Erkrankungen über weite Lebensphasen zuordnen.
   Zu diesem Typus gehören u. a. dissoziale Verhaltensweisen, Persönlichkeitsstörungen, bestimmte Formen von Neurosen und, wie bereits erwähnt, die Schulphobie. Störungen mit diesem Verlauf können wir auch als *persistierende* psychiatrische Erkrankungen bezeichnen.

2. Ein zweiter Verlaufstyp (Typ B) ist gekennzeichnet durch einen deutlichen *Häufigkeitsabfall* bestimmter Störungsmuster in der Adoleszenz, die in der Kindheit als behandlungsbedürftig angesehen wurden, sich aber im Jugendalter zurückbilden. Hierzu gehören vor allem die in der Kindheit geläufigen Verhaltensstörungen (Enuresis, Enkopresis, Hyperaktivität, Tics, minimale zerebrale Dysfunktion, aggressive Verhaltensstörungen), manche neurotische Reaktionen (insbesondere Angstzustände) und Tierphobien. Diese Störungen finden häufig in der Adoleszenz ihren Abschluß und setzen sich nicht ins Erwachsenenalter fort. Sie können daher auch als *nicht persistierende* Störungen bezeichnet werden.

3. Der dritte Verlaufstyp (Typ C) ist durch einen deutlichen *Häufigkeitsanstieg* in der Adoleszenz charakterisiert, bei weitgehender psychischer Unauffälligkeit im Kindesalter. Hier sind Störungen zu erwähnen, deren erste Manifestation in der Adoleszenz liegt, entweder weil in dieser Phase erstmalig die typischen psychischen Ausdrucksmittel zur Verfügung stehen oder aber weil sich

zu diesem Zeitpunkt (u. U. begünstigt durch exogene Einflüsse) genetische Dispositionen manifestieren. Dies ist der Fall bei depressiven Syndromen verschiedener Genese, Zwangssyndromen, bei Anorexia nervosa sowie bei schizophrenen Psychosen und manisch-depressiven Erkrankungen. Die unter dem Verlaufstyp C zusammengefaßten Störungen werden auch als *neuauftretende* Erkrankungen bezeichnet.

Die neuauftretenden Erkrankungen unterscheiden sich von den persistierenden durch folgende Merkmale: Sie sind weniger häufig mit einer pathologischen Familienkonstellation assoziiert, sie treten bei Mädchen häufiger auf als bei Jungen, und sie sind signifikant seltener mit Lese-Rechtschreib-Schwächen assoziiert (RUTTER et al. 1976). Die persistierenden Erkrankungen hingegen sind durchweg stärker durch psychosoziale Risiken gekennzeichnet. Diese Ergebnisse lassen die Vermutung zu, daß die in der Adoleszenz neuauftretenden Erkrankungen in stärkerem Maße genetisch determiniert sind.

E. Die sogenannten Adoleszentenkrisen

Der Terminus Adoleszentenkrise ist eine ungenaue Bezeichnung für eine ganze Reihe sehr unterschiedlicher Auffälligkeiten des Erlebens und Verhaltens in der kritischen Entwicklungsphase der Adoleszenz. Die Bezeichnung ist, wenn man sie überhaupt als Diagnose auffaßt, eine Querschnittsdiagnose, die zunächst nichts über eine nosologische Einheit und auch nichts über den Verlauf zu sagen vermag. Insofern ist sie allenfalls eine pragmatische Bezeichnung für sehr heterogene Störungsmuster, deren gemeinsame Merkmale der *Zeitpunkt* ihres Auftretens und ein in der Regel stürmischer und symptomreicher Verlauf sind. Letzteres bringt auch mit sich, daß Adoleszentenkrisen jederzeit zum Notfall werden können, wenn sie in Erlebnisse und Handlungen einmünden, die zu Veränderungen der Realitätsbeziehung und zur Selbst- oder Fremdgefährdung führen (REMSCHMIDT 1978).

In Tabelle 6 ist eine Übersicht über die häufigsten psychischen Störungen und Erkrankungen in der Adoleszenz wiedergegeben. Einige der in der Tabelle angeführten Störungen (z. B. 1–4 und 8) werden immer wieder unter der Bezeichnung „Adoleszentenkrisen" zusammengefaßt. Aber auch alle anderen Störungen können *zunächst* als Adoleszentenkrise imponieren, sich aber im weiteren Verlauf z. B. als Zwangsneurose, Drogenabhängigkeit oder Psychose erweisen.

Im folgenden wird auf die häufigsten Syndrome eingegangen, die landläufig als Adoleszentenkrisen in Klinik und Praxis angesehen werden.

I. Störungen der Sexualentwicklung

Von Bedeutung sind die exzessive Onanie, homosexuelle Neigungen bei Jungen, sexuelle Verwahrlosung bei Mädchen sowie Formen sexueller Verhaltensabweichungen. Zu erwähnen ist ferner die Pubertätsaskese, die sich in einer Unterdrückung und Ablehnung sexueller Impulse äußert und sehr eng mit entsprechenden

Tabelle 6. Die häufigsten psychischen Störungen und Erkrankungen in der Adoleszenz. (Aus: REMSCHMIDT 1979)

1. Störungen der Sexualentwicklung und des Sexualverhaltens
   (Exzessive Onanie, Homosexualität bei Jungen, sexuelle Verwahrlosung bei Mädchen, Fetischismus, Transvestitismus, Transsexualität, Pubertätsaskese und psychosexueller Infantilismus)

2. Identitätskrisen
   (Insuffizienzgefühle, Thersites-Komplex, depressive Verstimmungen und Suizidtendenzen, Automutilationen, Depersonalisationserlebnisse, hypochondrische Befürchtungen)

3. Autoritätskrisen
   (Universelle Protesthaltung, familiärer Protest, Vaterprotest, Weglaufen)

4. Depersonalisationssyndrome
   (Depersonalisations- und Derealisationserlebnisse, mehrdeutiges Syndrom: neurotisch, psychotisch, erlebnisreaktiv)

5. Pubertätshypochondrie
   (Vermehrte Zuwendung zum eigenen Körper, übertriebene Beobachtung körperlicher bzw. sexueller Funktionen, Krankheitsbefürchtungen, Onanieskrupel)

6. Konversionssyndrome
   (Psychogene Lähmungen, psychogene Anfälle, psychogene Blindheit)

7. Zwangssyndrome
   (Zwangsdenken, Zwangsvorstellungen und -befürchtungen, Zwangshandlungen, Stabilisierungsfunktion der Zwänge, Mehrdeutigkeit der Syndrome)

8. Narzißtische Krisen und Suizidversuche
   (Sensitive Reaktionen auf kränkende Erlebnisse bis zum Suizid, Insuffizienzgefühle, Panikreaktionen)

9. Anorexia nervosa und Pubertätsfettsucht
   (Anorexie: Veränderungen des Körperschemas, Identifikationsstörungen, regressive Tendenzen, unvollständige Verdrängung der Sexual- und Rollenproblematik; Pubertätsfettsucht: typische familiäre und individuelle Mechanismen)

10. Neurotische Dissozialität und Delinquenz
    (Spezielle Konfliktsituation, massive Abwehrmechanismen, Projektion der Konflikte in die Außenwelt, Therapie sehr erschwert)

11. Persönlichkeitsstörungen (Psychopathien)
    (Meist bereits in der Kindheit vorhanden, manifestieren sich als Störungen im Sozialverhalten; Genese unterschiedlich)

12. Drogenabhängigkeit
    (Verschiedene Typen der Abhängigkeit, für die Genese ist ausschlaggebend: Droge, Persönlichkeit, soziale Umwelt, besondere frühe familiäre Einflüsse)

13. Psychosen
    (Schizophrenien, endogen-phasische Psychosen)

restriktiven Formen hinsichtlich sexuellen Verhaltens zusammenhängt. Unsicherheit und Skrupel über sexuelles Verhalten führen in der Adoleszenz sehr häufig zu schweren Krisen, die nicht selten in Suizidversuche einmünden. Die meisten Störungen der Sexualentwicklung in der Adoleszenz sind von vorübergehender Natur. Andererseits werden in dieser Phase auch die Grundlagen für im Erwachsenenalter persistierende Störungen gelegt.

II. Identitätskrisen

Sie können unter sehr vielschichtigen Symptomen auftreten. Charakteristisch sind Insuffizienzgefühle, häufig auch depressive Verstimmungen und Suizidtendenzen, nicht selten sind sie mit Depersonalisationserlebnissen und hypochondrischen Befürchtungen (Pubertätshypochondrie) verbunden. Sie lassen sich erklären als Reaktion auf den Verlust des Kindheitsstatus, auf erhebliche Diskrepanzen zwischen biologischen und gesellschaftlichen Möglichkeiten, auf die Verunsicherung hinsichtlich des späteren Status und auf den massiven biologischen Umbruch. Die Jugendlichen haben häufig Angst, ihre körperliche und seelische Einheit zu verlieren und entwickeln entsprechende Möglichkeiten, sich ihrer selbst immer wieder zu vergewissern (z. B. durch Betasten des Körpers oder Betrachten im Spiegel, durch schriftliche Formulierungen ihrer Gedanken, durch Zwangsmechanismen).

Hier zeigt sich, wie die verschiedenen Störungen in der Adoleszenz zusammenhängen bzw. sich in ihrer Symptomatik überschneiden (Identitätskrisen, Depersonalisationssyndrome und Zwangssyndrome).

III. Autoritätskrisen

Die in der Phase der Adoleszenz häufig zu beobachtende Protesthaltung zeigt sich nicht selten als universeller Protest, als familiärer Protest, als Vaterprotest oder als Weglaufen. Die zuerst genannten Möglichkeiten haben eine Auseinandersetzung mit Autorität, Ordnung und Normengefüge zum Inhalt, die zuletzt genannte beschreibt den Rückzug aus dieser Auseinandersetzung durch Flucht. Autoritätskrisen zeigen sich im offenen oder versteckten Widerstand gegen die gültige Ordnung. Sie gehen nicht selten mit Reifungsanomalien (Asynchronien) einher. Sie können auch zum psychiatrischen Notfall werden, wenn es zu delinquenten Handlungen (Gruppendelikte) oder zu Suizidalität kommt.

IV. Depersonalisationssyndrome

Körperliche Entfremdungserlebnisse kommen in der Adoleszenz nicht selten vor. Sie werden sehr plastisch, z. T. in Tagebüchern, beschrieben. Sie treten häufig attackenweise auf und werden von den Jugendlichen weniger als Ausnahmezustände erlebt, sondern als „Steigerungen oder krisenhafte Höhepunkte der Selbstreflexion" (J. E. MEYER 1972).

Die Depersonalisationserlebnisse sind eng verknüpft mit Identitätsproblemen und haben auch Beziehungen zur Pubertätshypochondrie. Die Notwendigkeit einer Umorientierung der Vorstellungen vom eigenen Körper in der Adoleszenz liefert die Grundlage für ihr Auftreten. Das Syndrom ist mehrdeutig und kann im Vorfeld der Schizophrenien, der Zyklothymien, aber auch im Rahmen von Neurosen sowie erlebnisreaktiv auftreten. Depersonalisationserlebnisse werden nicht selten zum Notfall, wenn sie mit einer Erschütterung der gesamten Persönlichkeit und ihrer Beziehungen verbunden sind. Nicht selten kommt es zu Zuständen schwerster Verzweiflung, die mit panischer Angst vor der Auflösung der körperlichen und personalen Integrität einhergeht. Ein Zugang zu dem Patienten ist in solchen Situationen vielfach überhaupt nicht möglich, es treten häufig dranghafte Suizidimpulse auf. Derartig schwerwiegende Zustände müssen wie Psychosen (d. h. medikamentös) behandelt werden, erweisen sich jedoch prognostisch keineswegs immer als Schizophrenien. Für sie gilt im übrigen auch die Regel, die für den Verlauf von Psychosen in der Adoleszenz zugrundegelegt wird: je akuter das Bild, desto besser die Prognose. Schleichende und symptomarme Verläufe sind als prognostisch ungünstiger zu betrachten.

V. Körperliche Selbstwertkonflikte

Durch die Wahrnehmung der verschiedenen Wandlungen im somatischen Bereich wird die Vorstellung vom eigenen Körper erheblich verändert. Im Zusammenhang damit wird auch von der sozialen Umwelt eine Einstellungsänderung vollzogen zu dem nunmehr in seiner körperlichen Wandlung zur Geschlechtsreife befindlichen Individuum. Die vermehrte Beobachtung der eigenen Körperlichkeit und der Vergleich mit anderen führt auch häufig dazu, daß vorhandene oder vermeintliche körperliche Mängel überbewertet werden und zu schweren krisenhaften Entwicklungen (Selbstwertkrisen, Suizidversuchen) oder gar zu kriminellen Handlungen führen. Derartige Entwicklungen hat STUTTE (1957, 1974) unter der Bezeichnung Thersites-Komplex beschrieben. Darunter versteht man Selbstwertkonflikte aufgrund wirklicher oder vermeintlicher körperlicher Entstellungen (vgl. S. 300). Die Realisation derartiger körperlicher Veränderungen disponiert aber auch zum Auftreten von Derealisations- und Depersonalisationserlebnissen, auf die bereits eingegangen wurde.

VI. Narzißtische Krisen und Suizidversuche

Narzißtische Krisen und Suizidversuche sind häufig Ausdruck von Selbstwertkonflikten, die in der Adoleszenz ubiquitär sind. Dies zeigt sich z. B. auch darin, daß rund 20% der männlichen und 23% der weiblichen Jugendlichen einer unausgelesenen Adoleszentenpopulation über erhebliche Selbstwertskrupel klagen.

Von einem gesunden Narzißmus spricht man, wenn das Selbstwertgefühl mit der Realität weitgehend übereinstimmt. Zu narzißtischen Krisen kann es kommen, wenn entweder übertriebene Minderwertigkeitsgefühle oder eine überhöhte Selbsteinschätzung mit den Anforderungen der Realität zusammenprallen (HENSELER 1974). In der Adoleszenz ist ersteres häufig. Es kommt zu sensitiven Reaktionen auf Erlebnisse, die als Beeinträchtigung empfunden werden, wobei verschiedene Reaktionsmöglichkeiten bestehen: Rückzug und Flucht, autoaggressive Akte und Suizidversuche. Wenn auch das Häufigkeitsmaximum von Suizidversuchen nicht in der Adoleszenz liegt, so zeigen sie doch in dieser Entwicklungsphase einen bemerkenswerten Anstieg. Suizide und Unfälle nehmen die führende Stelle in der Todesursachenstatistik bei Adoleszenten ein.

F. Prognose der Adoleszentenkrisen

Die Prognose der Adoleszentenkrise ist im akuten Stadium schwer abzuschätzen. Sie hängt letztlich davon ab, welche Grundstörung sich hinter der vielfach sehr dramatischen Symptomatik verbirgt. Adoleszentenkrisen, die im Verlaufe persistierender Störungen (Typ A) auftreten, sind häufiger als andere mit ungünstigen familiären und individuellen Faktoren verknüpft. Aufgrund der Durchgängigkeit der Störung entwickeln sich häufig sehr ausgeprägte Abwehrmechanismen. Sie münden vielfach in neurotische Entwicklungen ein und haben, insbesondere bei früher Manifestation, eine ungünstigere Prognose als bei späterer Manifestation der Störung. Nach CAPES et al. (1971) ist die Prognose günstiger, wenn die ersten 5 Lebensjahre keine auffälligen Belastungen boten. Psychiatrische Erkrankungen, die in der Adoleszenz neu auftreten (Typ C), sind vielfach Ausdruck autochthoner, vielfach auch biologisch geprägter Krisen, die sich häufig zurückbilden oder aber in Persönlichkeitsstörungen bzw. Psychosen einmünden.

Insgesamt haben die neurotischen Störungen sowohl in der Kurzzeit- als auch in der Langzeitprognose die relativ besten Heilungschancen. Es folgen Persönlichkeitsstörungen, während Psychosen die ungünstigste Prognose aufweisen.

Der mögliche Verlauf der unter der Bezeichnung Adoleszentenkrisen zusammengefaßten Störungen ist in Abb. 2 wiedergegeben.

Die Abbildung soll folgendes verdeutlichen: Die auf der linken Seite angegebenen Störungen treten in der Adoleszenz häufig auf. Sie werden unter der Bezeichnung Adoleszentenkrisen zusammengefaßt und können sich in verschiedener Weise weiterentwickeln: als Rückbildung (Heilung); sie können aber auch in eine neurotische Entwicklung, eine Persönlichkeitsstörung oder eine (manisch-depressive oder schizophrene) Psychose einmünden.

Die Prognose von Adoleszentenkrisen kann aber auch noch unter einem anderen Aspekt gesehen werden: dem der Stabilität der Diagnose. LANGEN u. JAEGER (1964) stellten bei einer Untersuchung an 108 Patienten, die bei der Erstbehandlung als Pubertätskrise diagnostiziert worden waren, in rund einem Drittel der Fälle einen Übergang in eine Psychose, in einem weiteren Drittel in eine Charakterstörung fest. Nur ein Drittel der Fälle erwies sich retrospektiv als sog. „karikierte Pubertätsentwicklung". Dies bedeutet, daß man strenggenommen nur bei

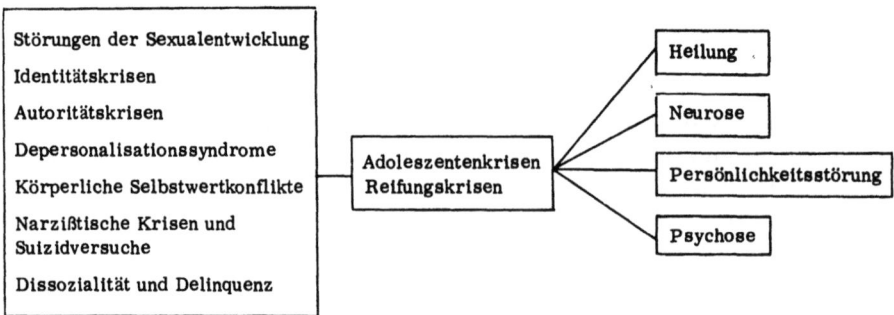

Abb. 2. Die sogenannten Adoleszentenkrisen und ihr möglicher Ausgang. (Aus REMSCHMIDT 1979)

einem Drittel der Patienten von einer Stabilität der Diagnose sprechen kann. In einer Untersuchung an 42 Patienten mit endogen-phasischen bzw. reaktiven Depressionen in der Pubertät bzw. beginnenden Adoleszenz ließ sich in 7 Fällen (20%) ein Übergang in eine schizophrene Psychose feststellen (REMSCHMIDT et al. 1973). Diese Beispiele zeigen, daß es in vielen Fällen, die als Adoleszentenkrisen imponieren, zunächst nicht möglich ist, eine sichere Diagnose zu stellen, die einer Überprüfung nach mehreren Jahren standhält. Bei rund der Hälfte derjenigen Störungen, die unter der Bezeichnung Adoleszentenkrise zusammengefaßt werden, fällt dem Kinder- und Jugendpsychiater jedoch die Rolle zu, Krisenintervention zu betreiben, in akuten Situationen rasch einzugreifen und nach Abklingen der akuten Situation den Patienten nicht aus den Augen zu verlieren. Er sollte vielmehr den Jugendlichen in dieser kritischen Phase seines Lebens begleiten und ihn im Akutfall jeweils so behandeln, wie es die aktuelle Symptomatik erfordert.

Literatur

Allerbeck K (1986) Jugend und Wertorientierung. In: Remschmidt H (Hrsg) Jugend und Gesellschaft. Wiss. Verlagsgesellschaft, Stuttgart

Allport GW (1959) Persönlichkeit, 2. Aufl. Hain, Meisenheim

Ausubel DP (1974) Das Jugendalter, 4. Aufl. Juventa, München

Bernfeld S (1938) Types of adolescence. Psychoanal Q 7:243–253

Bierich JR (1975) Physiologische und pathologische Aspekte der Adoleszenz. Z Kinder Jugendpsychiatr 3:300–311

Blos P (1983) Adoleszenz: Eine psychoanalytische Interpretation, 3. Aufl. Klett, Stuttgart

Buxbaum E (1958) The psychology of adolescence. J Am Psychoanal Ass 6:111–120

Capes M, Gould E, Townsend M (1971) Stress in youth. Oxford University Press, London

Elkind D (1967) Egocentrism in adolescence. Child Dev 38:1025–1034

Friedeburg L von (Hrsg) (1965) Jugend in der modernen Gesellschaft. Kiepenheuer & Witsch, Köln Berlin

Fuchs W (1986) Jugend der 50er und Jugend der 80er Jahre – Vergleich und Verhältnis. In: Remschmidt H (Hrsg) Jugend und Gesellschaft. Wiss. Verlagsgesellschaft, Stuttgart

Garrison KC, Garrison KC Jr (1975) Psychology of adolescence. Prentice Hall, Englewood Cliffs New Jersey

Havighurst RJ (1951, 1972) Developmental tasks and education. Longmans & Green, New York; McKay, New York

Henderson AS, Krupinski J, Stoller A (1971) Epidemiological aspects of adolescent psychiatry. In: Howells JG (ed) Modern perspectives in adolescent psychiatry. Oliver and Boyd, Edinburgh

Henseler H (1974) Narzißtische Krisen. Rowohlt, Hamburg

Krupinski J, Stoller A (1971) The health of a metropolis. Heinemann Educational, Melbourne

Langen D, Jaeger A (1964) Die Pubertätskrisen und ihre Weiterentwicklungen. Arch Psychiatr Nervenkr 205:19–36

Meichenbaum H (1977) Cognitive behavior modification. Plenum Press, New York London

Meyer J-E (1972) Psychopathologie und Klinik des Jugendalters. In: Kisker KP, Meyer J E, Müller M, Strömgren E (Hrsg) Klinische Psychiatrie 1. Springer, Berlin Heidelberg New York (Psychiatrie der Gegenwart, 2. Aufl, Bd II/1, S 823–858)

Neubauer WF (1976) Selbstkonzept und Identität im Kindes- und Jugendalter. Reinhardt, München Basel

Olbrich E, Todt E (Hrsg) (1984) Probleme des Jugendalters. Neuere Sichtweisen. Springer, Berlin Heidelberg New York Tokyo

Piaget J, Inhelder B (1973) Die Entwicklung der elementaren logischen Strukturen, Teil I und II. Schwann, Düsseldorf

Remschmidt H (1975a) Neuere Ergebnisse zur Psychologie und Psychiatrie der Adoleszenz. Z Kinder Jugendpsychiatr 3:67–101

Remschmidt H (1975b) Psychologie und Psychopathologie der Adoleszenz. Monatsschr Kinderheilkd 123:316–323

Remschmidt H (1978) Notfälle der Jugendpsychiatrie – die Adoleszentenkrisen. Dtsch Ärztebl 75:893–898

Remschmidt H (1979) Adoleszentenkrisen und ihre Behandlung. In: Specht F, Gerlicher K, Schütt K (Hrsg) Beratungsarbeit mit Jugendlichen. Vandenhoeck & Ruprecht, Göttingen

Remschmidt H, Niebergall G (1981) Sprachentwicklung im Kindesalter und cerebrale Lateralisation. Z Kinder Jugendpsychiatr 9:170–184

Remschmidt H, Brechtel B, Mewe F (1973) Zum Krankheitsverlauf und zur Persönlichkeitsstruktur von Kindern und Jugendlichen mit endogen-phasischen Psychosen und reaktiven Depressionen. Acta Paedopsychiatr 40:2–17

Rutter M, Tizard J, Whitmore K (1970) Education, health, and behaviour. Longman, London

Rutter M, Graham P, Chadwick OFD, Yule W (1976) Adolescent turmoil: fact or fiction? J Child Psychol Psychiatry 17:35–56

Schelsky H (1957) Die skeptische Generation. Eine Soziologie der deutschen Jugend. Diederichs, Düsseldorf Köln

Spranger E (1926) Psychologie des Jugendalters. Quelle und Meyer, Heidelberg

Stutte H (1957) Körperliche Selbstwertkonflikte als Verbrechensursache bei Jugendlichen. Monatsschr Kriminol 40:71–86

Stutte H (1962/63) Der Thersites-Komplex, ein phasenspezifischer Konfliktfaktor in der Adoleszenz. A Crianca Portug. (Lissabon) 21:451–460

Stutte H (1974) Neurotische Dissozialität auf dem Boden eines Thersiteskomplexes. Prax Kinderpsychol Kinderpsychiatr 23:161–166

Tanner JM (1962) Growth at adolescence, 2nd edn. Blackwell, Oxford

Thomae H (1951) Persönlichkeit, eine dynamische Interpretation. Bouvier, Bonn

Thomae H (1968) Das Individuum und seine Welt. Hogrefe, Göttingen

Thomae H (1984) Formen der Auseinandersetzung mit Konflikt und Belastung im Jugendalter. In: Olbrich E, Todt E (Hrsg) Probleme des Jugendalters. Neuere Sichtweisen. Springer, Berlin Heidelberg New York

2. Krisen und Neurosen in der Adoleszenz

Ch. Eggers und A. Esch

A. Adoleszentenkrisen

I. Einleitung

Die Adoleszenz wird verstanden als Phase der psychischen Anpassung an die körperliche und sexuelle Reifung und der Suche nach der persönlichen Erwachsenen-
rolle in der Gesellschaft. Während diese Vorgänge in geschlossenen Gesellschaften in Form von Initiationsriten festgelegt und zeitlich umschrieben sind, zeigt
sich in offenen Gesellschaften, in denen die Rolle des Erwachsenen einem forcier-
ten sozialen Wandel unterworfen ist, die Tendenz, die Adoleszenz bis über das 25.
Lebensjahr hinauszudehnen. Hier entfaltet sie aufgrund eines Antagonismus zwischen Familie und Kultur (ERDHEIM 1984) eine eigene Dynamik.

BLOSS (1978) beschreibt die Adoleszenz als eine zweite Individuationsphase, in
der die Auseinandersetzung mit Identifikationen und Lernprozessen früherer
Phasen erfolgt und in der die ödipalen Konflikte erneut aufbrechen. ERDHEIM
(1984) sieht die Adoleszenz als zweite Chance: Indem die bereits in früheren Entwicklungsphasen erworbenen Strukturen durch den Triebdruck der Pubertät
noch einmal aufweichen, entsteht die Möglichkeit, daß unvermeidbare Schäden
der frühen Kindheit teilweise korrigiert werden können und eine Neustrukturie-
rung der Persönlichkeit eingeleitet werden kann.

Während psychoanalytische Autoren die Adoleszenz als normalerweise besonders spannungsgeladene Phase mit Turbulenzen beschreiben, wird in der neueren
psychologischen Literatur eine größere Konsistenz der Entwicklungsprozesse
hervorgehoben. Dafür bietet COLEMAN (1984) mit seiner Fokaltheorie eine Erklärung: Er folgerte aufgrund seiner Befragung normaler Jugendlicher, daß diese in
der Regel die Entwicklungsaufgaben der Reihe nach „fokussieren" und damit eine Überforderung vermeiden.

Genaue Angaben über die Häufigkeit von Adoleszentenkrisen liegen nicht
vor. Gelegentlich können im Beginn von Krankheiten wie Depression, Zwangsneurose, Anorexia nervosa, schizophrene Psychosen und manisch-depressive Erkrankungen differentialdiagnostische Schwierigkeiten entstehen. Insgesamt ist
die Prävalenz psychiatrischer Erkrankungen in dieser Altersstufe nicht erhöht.
Bei psychiatrisch auffälligen Jugendlichen werden häufiger Reifungsanomalien
(Asynchronie), geringere Leistungen im kognitiven Bereich und Auffälligkeiten
der Familie (anhaltende Ehekrisen der Eltern, Trennungen, zeitweise außerfamiliäre Pflege, innerfamiliäre Kommunikationsstörungen) gefunden. Die determi-
nierende Rolle der Eltern bei schweren Trennungskonflikten von Jugendlichen
wurde eindrucksvoll von STIERLIN u. RAVENSCROFT (1984) beschrieben. ERIKSON
(1968) hat die Krisen der Adoleszenz als Ausdruck akuter Identitätsverwirrung

interpretiert, die besonders dann auftritt, wenn sich junge Menschen vor eine Häufung von Erlebnissen gestellt sehen, die gleichzeitig verschiedene komplexe Leistungen erfordern, wie körperliche Intimität, Berufswahl, Einsatz in Rivalitätskämpfen und eine psychosoziale Selbstdefinition.

Die Behandlung von Adoleszenten in einer Krise stellt an den Therapeuten besondere Anforderungen; besonders wichtig erscheint es, daß er sich reflektierend mit der kulturellen Tradition auseinandersetzt.

II. Symptomatik

Die Symptomatik von Adoleszentenkrisen ist außerordentlich vielfältig. Sie soll hier der Übersicht halber nach Schwerpunkten geordnet werden:

1. Störungen der Sexualentwicklung

Während Onanie in der Pubertät als Ausdruck der rasch sich entfaltenden Sexualität als physiologisch zu bezeichnen ist, spielen exzessive Onanie und Onanieskrupel in der jugendpsychiatrischen Praxis eine Rolle. Bei Homosexualität wird nach BRÄUTIGAM (1979) unterschieden zwischen Entwicklungshomosexualität, wenn es in der physiologischen homo- oder bisexuellen Phase zum Ausagieren homosexueller Kontakte kommt (18% der männlichen Adoleszenten), und echter Neigungshomosexualität. Bei Jungen ist dann noch Pseudohomosexualität abzugrenzen; es handelt sich zum größten Teil um verwahrloste Jugendliche, die als Strichjungen eine Möglichkeit gefunden haben, auf mehr oder weniger bequeme Weise Geld zu verdienen. Der sexuellen Verwahrlosung von Mädchen, die häufig mit Kriminalität und Drogenmißbrauch verbunden ist, liegt in der Regel eine schwere Störung zugrunde.

Zu erwähnen ist auch die Pubertätsaskese, die sich in einer Unterdrückung und Ablehnung sexueller Impulse äußert. Unsicherheit und Skrupel in bezug auf sexuelles Verhalten können in der Adoleszenz zu schweren Krisen bis hin zu Suizidversuchen führen. Es kommen praktisch alle Formen sexueller Devianz vor, in den meisten Fällen sind sie in der Adoleszenz vorübergehender Natur. Geschlechtsrollenstörungen beginnen in der Regel schon in der Kindheit. Als eigenes Krankheitsbild soll hier nur die Transsexualität erwähnt werden. Sorgfältige Diagnostik ist in diesem Fall besonders wichtig, weil bei Jugendlichen unter entsprechender Psychotherapie noch eine Reorientierung möglich ist, während bei erwachsenen Transsexuellen nur noch rehabilitative Maßnahmen in Frage kommen.

Eine besondere Bedeutung kommt auch dem realen Inzest zu, der ein komplexes familiendynamisches Geschehen darstellt und der die Entwicklung der betreffenden Mädchen in hohem Maße gefährdet.

2. Körperbezogene Selbstwertkonflikte

Im Zusammenhang mit der Wahrnehmung der körperlichen Veränderungen und tung des eigenen Körpers, die hypochondrische Formen annehmen kann. In diesem Zusammenhang kommen auch Entfremdungserlebnisse vor. In seltenen Fällen können vorhandene oder vermeintliche körperliche Mängel überbewertet werden, was zu schweren narzißtischen Krisen oder auch zu dissozialen Handlungen führen kann.

3. Autoritätskrisen

Der häufig vorkommende jugendliche Protest ist hier verstärkt und äußert sich in offenem oder verstecktem Widerstand gegen Normen und Wertvorstellungen der Familie; es kann zu universellen Protesthandlungen kommen: Weglaufen, Verweigerung von Leistungen zu Hause oder in der Schule, Verachtung des eigenen Milieus. Die Auseinandersetzungen können sich auf den schulischen Bereich konzentrieren, besonders dann, wenn dieser Bereich schon früher problembelastet war. Im Rahmen solcher Autoritätskrisen kann auch die Wahl einer negativen Identität gesehen werden. Sie findet Ausdruck in der Ablehnung gerade der Rollen, die von der Familie und der Umgebung des Jugendlichen für wünschenswert gehalten werden. Vorher sind solche Jugendliche bei ihren Versuchen, zu einem positiven Selbstkonzept zu gelangen, in der Regel wiederholt enttäuscht worden.

4. Identitätskrisen

Die eigentlichen Identitätskrisen finden Ausdruck in sehr vielschichtigen und z. T. mehrdeutigen Symptomen. Besonders charakteristisch sind depressive Verstimmungen, Insuffizienzgefühle, Stimmungslabilität, Einsamkeitsgefühle und Suizidtendenzen. Nicht selten sind auch Entfremdungserlebnisse, hypochondrische Befürchtungen, Mißtrauen gegen Erwachsene und übertriebene, z. T. skurril erscheinende Selbstabgrenzungsversuche. Störungen der Leistungs- und Konzentrationsfähigkeit werden beobachtet, wie auch exzessive Beschäftigungen mit einseitigen Tätigkeiten wie Lesen oder Musikhören. In ihrer Unsicherheit versuchen einige Jugendliche durch verstärkte Beobachtung ihres eigenen Körpers, durch intensives Tagebuchschreiben oder auch durch Zwangsmechanismen sich ihrer selbst zu vergewissern. Alle diese Symptome haben ihren Ursprung in der Angst des Jugendlichen, seine Identität zu verlieren. Wesentliche Aspekte der Identität sind dabei das Gewahrsein von körperlicher und seelischer Einheit, die Erfahrung von Kontinuität der Persönlichkeit in der Zeit und das Erleben der Zugehörigkeit zu einer Gruppe.

5. Drogenmißbrauch, Suizidalität sowie Dissozialität und Delinquenz

Diese Symptome, die Ausdruck einer Adoleszentenkrise sein können, werden hier nur der Vollständigkeit halber erwähnt. Ihnen sind eigene Kapitel gewidmet.

III. Klassifikation

Nach der ICD (9. Rev.) besteht die Möglichkeit, die Adoleszentenkrise entweder als „spezifische emotionale Störung des Jugendalters" unter Nr. 313 oder als „Anpassungsstörung" unter Nr. 308 oder ggf. auch unter Nr. 312 als „Störung des Sozialverhaltens" zu verschlüsseln. In das DSM III wurde unter Punkt 312.82 auch die „Identitätsstörung" als eigene Diagnose mitaufgenommen. Das Hauptmerkmal der Identitätsstörung wird als Leiden an der Unfähigkeit, die verschiedenen Aspekte des Selbst in einem relativ kohärenten und akzeptablen Selbstbild zu integrieren, gesehen. Kriterien für die Identitätsstörung sind erhebliche subjektive Beschwerden durch Unsicherheit über verschiedene Aspekte der Identität, vor allem da, wo es um das Finden langfristiger Ziele, die Berufswahl, die Form von Freundschaften, die sexuelle Orientierung und sexuelles Verhalten sowie religiöse Identifikationen und moralische Wertsysteme und Gruppenloyalitäten geht. Die Symptome müssen mindestens drei Monate lang bestehen und zu einer Beeinträchtigung im sozialen und schulischen bzw. beruflichen Bereich geführt haben. Wichtige Differentialdiagnosen sind affektive Störungen, Krankheiten aus dem schizophrenen Formenkreis und Persönlichkeitsstörungen, vor allem vom Borderline-Typ.

IV. Prognose

Bei Adoleszentenkrisen im eigentlichen Sinne, bei denen keine gravierende Störung in der Persönlichkeitsentwicklung vorliegt, kann die Prognose als gut angesehen werden, sofern die Umweltbedingungen hinsichtlich Wachstum und Entfaltung der Persönlichkeit des Jugendlichen nicht zu ungünstig sind. Unsicherheiten entstehen, weil die Diagnose in der akuten Krise auch für den erfahrenen Jugendpsychiater sehr schwierig sein kann. So fanden LANGEN u. JAEGER (1964) bei ihrer katamnestischen Untersuchung von 110 Patienten mit Pubertätskrisen durchschnittlich acht Jahre nach der Behandlung, daß nur ein Drittel der Fälle als karikierte Pubertätsentwicklung anzusehen war. Bei einem Drittel bestand eine Persönlichkeitsstörung und bei einem weiteren Drittel hatte sich eine Schizophrenie entwickelt.

B. Drogenproblematik im Jugendalter

I. Soziologische und entwicklungstheoretische Aspekte

Drogenmißbrauch von Jugendlichen kann nicht gesehen werden ohne den weitverbreiteten Gebrauch von Drogen in unserer Konsumgesellschaft. Er entspricht dem Bedürfnis nach Veränderung von Stimmung und Antrieb sowie nach Steigerung der Erlebnisfähigkeit bis hin zum Rausch. Alkohol und Tabak (im weitesten Sinne auch Kaffee) gelten als legale Drogen. Die Lebenszeitprävalenz für Tabakkonsum wird mit rund 70%, die für Alkoholkonsum mit über 90% angegeben.

Nur 5% der erwachsenen Bevölkerung leben abstinent. Eine nicht zu unterschätzende Bedeutung kommt auch der ärztlichen Verschreibung von psychoaktiven Substanzen (Stimulantien, Barbiturate, Sedativa sowie Tranquilizer und Opiate) zu. Darüber hinaus ist eine Selbstmedikation relativ leicht möglich. Schon Kinder lernen, daß es gegen jede Unpäßlichkeit Medikamente gibt, zum Teil werden auch Schulprobleme medikamentös behandelt.

Zu den illegalen Drogen zählen Cannabis (Haschisch und das wirkungsschwächere Marihuana), LSD und andere psychedelische Drogen, Kokain und Heroin. Von einer Gruppe von jüngeren Jugendlichen werden auch Lösungsmittel und Leimpräparate (Pattex) zum Schnüffeln genommen.

Als Risikogruppe gelten Jugendliche aus zerrütteten Familien, aus sozialen Randgruppen, Jugendliche ohne Schulabschluß und mit fehlender oder abgebrochener Lehre. Das Einstiegsalter liegt nur selten vor dem 14. Lebensjahr.

Die Adoleszenz gilt als Experimentierphase; zum einen muß auch der Umgang mit den weitverbreiteten Drogen gelernt werden, andererseits beinhaltet das Experimentieren damit gerade für problembelastete Jugendliche die Gefahr bleibender Abhängigkeit mit ihren gesundheitlichen und sozialen Folgen.

Da statistisch der Höhepunkt des Drogengebrauchs an das Jugendalter (Maximum 18 bis 21 Jahre) gebunden ist, setzten SILBEREISEN et al. (1985) Drogengebrauch und -mißbrauch Jugendlicher in Beziehung zur Bewältigung von Entwicklungsaufgaben. Sie sprachen dem Drogengebrauch einen zielgerichteten und funktionellen Wert zu. In Interviews mit heroinabhängigen Jugendlichen hatte die Projektgruppe TUdrop gefunden, daß die Inteviewten retrospektiv Entwicklungsanforderungen zwar benennen konnten, aber keine Möglichkeit gefunden hatten, konkretisierbare Handlungen zur Lösung der Probleme zu planen. Anstelle einer Handlungsumsetzung war es zu erheblichem Drogenkonsum als stellvertretende Lösung gekommen.

SILBEREISEN et al. (1985) beschrieben sechs Wege, die zum Drogenkonsum führen können: Die Droge kann zum Ersatzziel werden, wo Autonomiewünsche nicht durchgesetzt werden können. Der Drogengebrauch kann eine gewollte Normverletzung und Ausdruck von Nonkonformismus sein. Drogengebrauch kann als Bewältigungsstrategie gelten und eine (kurzfristige) Entlastung in einer als Überforderung erlebten Situation bewirken. Drogengebrauch kann einen Zugang zu einer Peergroup herstellen, wobei die Vorbildwirkung des Freundeskreises von besonderer Bedeutung ist.

Drogengebrauch kann einen persönlichen Stil darstellen und mit erhöhter Selbstachtung verbunden sein.

Und Drogen können zur Demonstration des Erwachsenseins gebraucht werden.

Der Drogenkonsum kann aufgegeben werden, beispielsweise bei biographischen Einschnitten wie Berufseintritt und Heirat oder beim Gewahrwerden der abnehmenden Leistungsfähigkeit oder bei Milieuveränderungen wie der Rückkehr amerikanischer Soldaten aus Vietnam (selbst bei schwerster Heroinabhängigkeit sind Spontanremissionen beobachtet worden).

Der Drogenmißbrauch kann aber auch aufrecht erhalten werden. Die Ausstiegschancen sind schlecht, wenn bereits eine Kriminalisierung eingetreten ist und wenn die Familie nicht als emotionaler Rückhalt erlebt werden kann. Bei solchen Menschen finden sich schwere narzißtische Schädigungen und Entwicklungsdefizite. SILBEREISEN et al. (1985) machen deutlich, daß die Bedingungen für den Einstieg und die Aufrechterhaltung des Drogenkonsums verschieden sind.

II. Medizinische Aspekte

Das DSM III unterscheidet beim pathologischen Gebrauch psychotroper Substanzen zwischen Mißbrauch und Abhängigkeit. Der Drogenmißbrauch umfaßt nach dieser Definition vor allem die psychischen Aspekte wie Intoxikationen (Rauschzustände), die Unfähigkeit, aufhören zu können, und die Fortsetzung des Substanzgebrauchs trotz des Wissens um eine Schädigung der Gesundheit. In der Folge kommt es zu einer Einschränkung der sozialen und beruflichen Leistungsfähigkeit. Als Merkmale der Substanzabhängigkeit werden die physischen Auswirkungen wie Toleranzentwicklung und das Auftreten von Entzugserscheinungen angegeben. Bei der Einnahme jeder Droge treten bei einer bestimmten individuellen Dosis charakteristische Intoxikationserscheinungen auf; bei einigen kommt es zu den typischen Abstinenzphänomenen.

In Anlehnung an LADEWIG u. WEIDMANN (1980) kann man grob differenzieren zwischen der Drogenabhängigkeit vom Morphintyp, vom Barbiturattyp, vom Amphetamin-, Kokain- und Khattyp und vom Cannabis- und Halluzinogentyp.

Hinzuzufügen ist das Leim- und Lösungsmittel Schnüffeln, das seit den 50er Jahren vor allem unter Jugendlichen aus ärmeren sozialen Schichten, deren Situation durch eine gewisse Perspektivlosigkeit gekennzeichnet zu sein scheint, verbreitet ist. Die Jugendlichen entwickeln Techniken, um die erste Phase der Intoxikation, die mit z. T. erheblichen Störungen des Allgemeinbefindens wie Übelkeit und Kopfdruck einhergeht, rasch zu durchlaufen. Danach kommt es zu einem rauschartigen Zustand, der oft als Wohlbefinden und „Schweben" beschrieben wird, es kommen auch Halluzinationen vor. Die Jugendlichen fallen ihrer Umgebung durch Taumeln und einer dysarthrischen Sprache auf. Nach 3 Monate langem Gebrauch steigt die Toleranzgrenze an. Vereinzelt sind bei Schnüfflern Todesfälle durch Atemstillstand oder Herz-Kreislaufversagen berichtet worden. Bei länger anhaltendem Mißbrauch treten Leberschäden, Störungen der Nierenfunktion, Knochenmarksschädigungen, Polyneuropathien sowie Störungen von Gedächtnis und Antrieb auf.

III. Therapie

Die Behandlung von Drogenabhängigen ist zu einem großen Teil ein Motivationsproblem, da die Bereitschaft den Drogenkonsum aufzugeben wegen der physischen und psychischen Abhängigkeit nicht sehr groß ist. Am Beginn einer Therapie steht daher in der Regel eine Entgiftungsbehandlung in einer darauf spezialisierten klinischen Abteilung. Bei einem großen Teil der Patienten sind weitere rehabilitative Maßnahmen (½–2 Jahre) erforderlich und bei einem kleineren Teil längerfristige Betreuung in schützenden Einrichtungen. Therapeutische Einrichtungen sollten den Drogenabhängigen einen strukturierten Rahmen bieten, in

dem sie Geborgenheit, aber auch Konfrontation (in Gesprächen mit Therapeuten
und ebenfalls betroffenen Gruppenmitgliedern) erfahren können. Wegen der Ent-
wicklungs- und Sozialisationsdefizite benötigen die jugendlichen Drogenabhängigen einen Freiraum, in dem ein „Nachreifen" stattfinden kann. Wegen der meist
unzureichenden Selbstkontrolle sind aber auch Außenkontrollen notwendig (z. B.
Urinkontrollen). Diese sollten so in das Therapieprogramm eingebaut werden,
daß sie zur Stärkung der Selbstkontrolle führen. Ziel der Behandlung ist es, daß
die Drogenabhängigen lernen, ihre eigenen Autonomiebedürfnisse und die Anforderungen der Realität auszubalancieren, und mit der Begrenztheit verfügbarer
Ressourcen zurecht zu kommen, sowie Drogenfreiheit einzuhalten. Liegt dem
Drogenkonsum eine depressive Erkrankung zugrunde (bei 10% aller Drogen-,
Medikamenten- und Alkoholabhängigen), ist der Einsatz von Antidepressiva
vom Amitriptylintyp indiziert. Die Prognose dieser Patienten wird als günstig angesehen.

Für weitergehende Fragen sei auf Band 3 „Abhängigkeit und Sucht" dieses
Werkes verwiesen.

C. Suizidalität

I. Definition, Häufigkeit, Geschlechtsverteilung

Der Begriff „kindlicher Suizid" bezeichnet den selbst herbeigeführten Tod bei einem Kind vor dem 15. Geburtstag. Beim Jugendlichen-Selbstmord handelt es sich
um die Altersspanne zwischen 15 und 19 Jahren. Diese Definitionen werden von
der WHO benutzt und liegen ihren Erhebungen zugrunde.

Im Jahre 1978 haben 117 Knaben und 34 Mädchen zwischen 10 und 15 Jahren in den USA
Selbstmord begangen (SHAFFER u. FISHER 1981). Nur zwei Kinder waren unter 10 Jahre alt. Dies
entspricht einer Häufigkeit von 0,8 zu 100 000. Bezogen auf die Gesamtrate an Selbstmorden sind
es 0,55%. Unter den Adoleszenten im Alter zwischen 15 und 19 Jahren waren es 1 367 Knaben
und 319 Mädchen, die im Jahre 1978 Selbstmord begangen haben! Das entspricht einer Häufigkeit von 7,6 zu 100 000 bzw. einer Häufigkeit von 7,95% unter allen Todesursachen in dieser Altersgruppe. Die Häufigkeitsrate der kindlichen Suizide in Ost- und West-Deutschland, Frankreich, Schweden, der Schweiz, Japan und den USA ist praktisch gleich. Innerhalb der Periode
zwischen 1964 und 1977 blieb die Rate der kindlichen Selbstmorde im Alter zwischen 10 und 14
Jahren in etwa unverändert, bei den Jugendlichen stieg sie jedoch erheblich an, bei den Jungen
um 125%, bei den Mädchen um 70%. In der BRD haben sich im Jahre 1978 724 Kinder und
Jugendliche erfolgreich suizidiert. Im Kindesalter stellt der Suizid die zehnthäufigste, im Jugendalter die zweithäufigste Todesursache (nach dem Unfalltod) dar (CHABROL 1982; EGGERS 1982).

Die Statistiken zeigen also, daß Selbstmorde in der Präpubertät selten sind und
häufiger bei Jungen als bei Mädchen vorkommen, obwohl die Geschlechtsdiffe-
renz mit zunehmendem Alter abnimmt. Bei jüngeren Kindern bleibt die Zahl der
Suizidhandlungen relativ konstant, während es in der Adoleszenz und im jungen
Erwachsenenalter zu einer deutlichen Zunahme der Selbstmordhandlungen
kommt.

Eine exakte Angabe über die Häufigkeit von Suizidversuchen im Kindes- und
Jugendalter ist nicht möglich, da die Dunkelziffer hier recht hoch ist. Registriert
werden in westeuropäischen Ländern ~14 000 Suizidversuche jährlich bei dieser

Altersgruppe. Auch hier ist eine Zunahme in den letzten Jahrzehnten zu verzeichnen. Im Gegensatz zu den vollendeten Selbstmordhandlungen werden Suizidversuche zwei- bis dreimal so häufig von Mädchen als von Jungen unternommen.

Bei einer Fragebogenerhebung an 2668 unausgewählten Jugendlichen und Heranwachsenden, die Gymnasien, Real- oder Gewerbeschulen besuchten, gaben 38% Suizidphantasien an, 6% hatten Vorbereitungen zu einer Suizidhandlung getroffen und 4% Suizidversuche unternommen. Das weibliche Geschlecht war auch hier überrepräsentiert (FAUST u. WOLF 1983). RUTTER et al. (1976) haben in einer Feldstudie bei 7,3 bzw. 7,9% der 14- und 15jährigen Knaben und Mädchen Suizidgedanken exploriert.

II. Methoden

Die Intoxikation stellt die häufigste Methode suizidaler Handlungen bei Kindern und Jugendlichen dar. 80–90% aller Suizidhandlungen dieser Altersgruppe sind intoxikationsbedingt. Die Einnahme von Schmerzmitteln steht dabei an erster Stelle ($\sim 40\%$), gefolgt von der Ingestion von Tranquilizern ($\sim 25\%$), Barbituraten ($\sim 15\%$), Neuroleptika ($\sim 6\%$) und giftigen Lösungsmitteln ($\sim 4\%$). Die Zahlenangaben beziehen sich auf eine Untersuchung von GARFINKEL et al. an über 500 Kindern und Jugendlichen. *Mädchen wählen häufiger weiche Methoden als Jungen*, bei denen dagegen harte Methoden überrepräsentiert sind. Letzteres gilt auch für Suizidhandlungen kindlicher und jugendlicher Schizophrener (EGGERS 1983). Unter den harten Methoden ist das Öffnen von Pulsadern im Kindes- und Jugendalter die häufigste (8%), gefolgt von Strangulationen (1,8%), Sprung aus großer Höhe und Sich-Überfahren-Lassen (je 1,5%) (GARFINKEL et al. 1982).

III. Auslöser

Suizidhandlungen bei Kindern und Jugendlichen stehen sehr häufig in unmittelbarem zeitlichen Zusammenhang mit *Eltern-Kind-Konflikten*, Auseinandersetzungen mit engen Freunden und Freundinnen oder mit Schulproblemen. Im frühen Lebensalter sind es häufig nichtige, dem Kind jedoch als gravierend erscheinende Anlässe wie eine schlechte Schulnote, Zurücksetzung durch ein Elternteil, eine Freundschafts- oder Liebesenttäuschung oder eine Beleidigung durch Alterskameraden, die eine Selbstmordhandlung auslösen können. Konflikte mit einem Elternteil stellen in etwa 45–50% auslösende Faktoren dar.

IV. Ursachen

Die Ursachen der Suizidneigungen bei Kindern und Jugendlichen sind sehr vielfältig, und es ist stets eine differenzierende Bewertung notwendig. Suizidhandlungen bei Kindern unter zehn Jahren sind selten geplant, sie können in dieser Altersphase plötzlichen Impulsen des Weglaufens oder Fortgehens entspringen. Vor allem im Kleinkindesalter und frühen Schulalter sind sich die Kinder der Endgültigkeit des Todes noch nicht bewußt. Todesangst wird in der Regel erst ab dem 8. Lebensjahr beobachtet.

Im Jugendalter stellen Identitätsfindungen, Autonomiebestrebungen, die Auseinandersetzung mit soziokulturellen Normen, Ablösungskonflikte und die Integration sexueller Triebimpulse Anforderungen dar, die Ausgangspunkte für schwere Selbstwertkrisen und suizidale Entwicklungen sein können.

Es sind jedoch nicht nur entwicklungsphasische Ursachen, sondern sehr viel häufiger tiefgreifendere Störungen der Familiendynamik, die die eigentlichen Bedingungsfaktoren für Suizidhandlungen darstellen. Familiäre Kommunikations- und Interaktionsstörungen, werden in etwa 70 bis 80% bei suizidalen Jugendlichen beobachtet.

In etwa je einem Drittel der Fälle werden Entwicklungskrisen, abnorme Persönlichkeitszüge und neurotische Entwicklungen diagnostiziert; der Anteil endogener Psychosen liegt übereinstimmend bei 10–12% des Gesamtkollektives suizidaler Kinder und Jugendlicher (Eggers 1974, 1983). Automutilationen im Vorfeld jugendlicher Suizidanten sind selten. Dagegen haben 20–50% mehr als einen Suizidversuch unternommen. Ein besonderes Problem stellt die Suizidalität drogenabhängiger Jugendlicher dar. Hier zeigt sich eine deutliche Abhängigkeit von Suizidimpulsen und -versuchen von Dauer und Progredienz des Drogenabusus mit Überstieg zu harten Drogen.

Folgende persönlichkeitstypische Risikofaktoren für eine Suizidalität können herausgearbeitet werden:

1. schnelle Verunsicherung des Selbstwerterlebens,
2. strenges und rigides Über-Ich (Gewissen),
3. hohes Ich-Ideal,
4. ambivalente, leicht störbare zwischenmenschliche Beziehungen,
5. Fehlen eines realitätsgerechten Umganges mit Aggressionen,
6. Neigung zur Aggressionsumkehr (Wendung gegen das eigene Ich),
7. Angst vor totaler Verlassenheit und Hilflosigkeit,
8. Verleugnung der Realität und Idealisierung der eigenen Person und der Umgebung,
9. Todesphantasien im Sinne von Harmonie, Ruhe und Geborgenheit,
10. Diskrepanz zwischen Todesphantasien und der Wirklichkeit des Todes.

V. Suizidhandlungen schizophrener Kinder und Jugendlicher

Bei im Kindes- und Jugendalter erkrankten schizophrenen Patienten beträgt das Suizidrisiko etwa 25%, d. h. 25% der Patienten unternehmen wiederholt ernsthafte Suizidversuche, die Rate an geglückten Suiziden liegt zwischen 4 und 5%. Diese Zahlen sind identisch für verschiedene Altersgruppen, d. h. das Suizidrisiko und der Anteil an Suizidhandlungen unterscheiden sich bei schizophrenen Patienten in den verschiedenen Altersgruppen nicht, wie verschiedene Langzeituntersuchungen bei Früherkrankten (Kindheit, Präpubertät, Jugendalter) und später Erkrankten (frühes, mittleres und spätes Erwachsenenalter) ergeben haben (Bleuler 1972; Ciompi u. Müller 1976; Eggers 1973; Huber et al. 1979). Die aufgrund von Querschnittsbeobachtungen gewonnene Ansicht, daß Suizidhandlungen vorwiegend zu Erkrankungsbeginn unternommen werden, muß aufgrund von Langzeituntersuchungen relativiert werden.

VI. Prognose

Die Kurzzeitprognose der meisten Suizidversuche durch Intoxikation scheint im Jugendalter relativ am günstigsten zu sein, vor allem dann, wenn es sich um sog. parasuizidale Gesten mit Appellfunktion handelt – sie machen etwa 50–60% der Suizidversuche bei Jugendlichen aus. Die Rezidivgefahr ist jedoch hoch; innerhalb eines Jahres kommt es bei etwa $^1/_{10}$ stationär behandelter suizidaler Jugendlicher zu einer erneuten Intoxikation. Verglichen mit solchen, die nicht wiederholen, sind Jugendliche mit rezidivierenden Suizidhandlungen psychisch stärker gestört und größeren seelischen Belastungen ausgesetzt; sie leben häufiger in gespannten Beziehungen zu Familienangehörigen und Altersgenossen, haben öfter einen Elternteil verloren und neigen stärker zu Alkohol- und Drogenmißbrauch.

Nach den Untersuchungen von DAVIDSON u. CHOQUET (1981) äußerten 17% suizidaler Jugendlicher den Wunsch nach Wiederholung ihrer Suizidhandlungen, während 31% sich glücklich priesen, daß ihr Suizidversuch erfolglos blieb; 52 äußerten sich nicht prononciert hierzu. Nachuntersuchungen nach 10–20 Jahren haben ergeben, daß 10% der männlichen und 3% der weiblichen jugendlichen Suizidanten später erfolgreich Selbstmord begangen haben, das höchste Selbstmordrisiko lag in einem Zeitraum von 2 Jahren nach einem durchgeführten Suizidversuch.

Zur Einschätzung des Wiederholungsrisikos sind Schätzskalen entwickelt worden, die sich besonders auf die Items „Hoffnungslosigkeit", „soziale Erwünschtheit", Isolation bzw. soziale Integration, Aktivität und Zielgerichtetheit der Planung suizidaler Handlungen etc. beziehen.

Wichtig ist auch die Beurteilung der Kommunikationsfähigkeit des Patienten, die Bewertung der psychopathologischen Disposition und Anamnese hinsichtlich vorausgegangener Suizidversuche. Außerdem wurden signifikant erhöhte Suizidraten nach Fernsehberichten über Selbstmordhandlungen bei Jugendlichen gefunden.

VII. Therapie

Die Therapie muß auf die basalen Konflikte der Kinder und Jugendlichen ausgerichtet sein und hat evtl. vorliegende Grund- und Begleiterkrankungen (z. B. Psychosen) mitzuberücksichtigen. Psychotherapeutische Maßnahmen müssen auf die individuellen Persönlichkeitszüge, Abwehrkräfte und Bewältigungsstrategien sowie auf die situativen und sozialen Bedingungen des betroffenen Kindes und Jugendlichen abgestimmt werden. Gerade im Kindes- und Jugendalter ist eine Einbeziehung der ganzen Familie, zumindest aber der Eltern, anzustreben, u. U. ist eine Kontaktaufnahme mit Lehrern und Ausbildern sinnvoll. So lange eine Suizidgefährdung gegeben ist, ist eine stationäre Unterbringung notwendig, die im Rahmen einer Krisenintervention während der Akutphase eine entscheidende Weichenstellung für die weitere Therapie und für die Verhütung von Rezidiven darstellt. Die Zeit unmittelbar nach einem Suizidversuch ist häufig besonders geeignet, mit dem Patienten erste wesentliche emotionale Beziehungen aufzunehmen, die für sein weiteres Schicksal von entscheidender Bedeutung sein können.

Der Patient empfindet Schutz und Sicherheit eines stationären „settings" nicht selten als wohltuend und entlastend und ist dann für Bemühungen, die der Herstellung einer vertrauensvollen Beziehung dienen, durchaus empfänglich.

VIII. Prävention

Die wichtigste Prävention im Hinblick auf eine mögliche Wiederholung suizidaler Handlungen stellt einerseits die adäquate Therapie dar; andererseits sind suizidale Äußerungen von Kindern und Jugendlichen stets ernst zu nehmen und in ihrer Wertigkeit auch im Verlaufe einer Therapie kritisch und verantwortungsvoll zu reflektieren und gegebenenfalls mit den Mitgliedern des therapeutischen und pädagogischen Teams zu besprechen. Eine Langzeitbegleitung des Suizidanten ist sicher die beste Prophylaxe für ein Rezidiv. Wichtig ist die Beachtung präsuizidaler Symptome wie sie von RINGEL (1965) beschrieben worden sind; insbesondere sind Verhaltensänderungen und Abweichungen vom bisherigen Lebensstil wie Kontaktabbrüche, depressive Verstimmungen, Bekundungen des Lebensüberdrusses, Selbstwertkrisen, Fortlaufen, Streunen, abnormes Tagträumen oder gar Alkohol- oder Drogenmißbrauch zu registrieren.

D. Hysterie, Konversionsneurose

I. Klassifikationsprobleme

Die Klassifikation konversionsneurotischer Störungen ist problematisch, da die Begriffe Hysterie, hysterische Persönlichkeit, Konversionshysterie, Konversionsreaktion in unterschiedlicher Weise, häufig aber synonym gebraucht werden. Im Klassifikationsschema von RUTTER et al. (1977) werden konversionsneurotische Symptome unter dem Oberbegriff „Hysterie" in der ersten Achse unter der Ziffer 300.0 und die „hysterische Persönlichkeitsstörung" unter Ziffer 301.5 rubriziert.

Im DSM III werden vier verschiedene Unterformen konversionshysterischer Symptome beschrieben: 1. die klassische Hysterie (somatization disorder, Briquet-Syndrom), 2. die Konversionshysterie im eigentlichen Sinn (conversion disorder), 3. der dissoziative Typ (dissoziative disorder) und 4. die hysterische Persönlichkeit (histrionic personality). Unter dem dissoziativen Typ werden hysterische Bewußtseinsstörungen, Dämmerzustände und das Ganser-Syndrom subsumiert (s. Abschn. D.IV.; vgl. auch HOFFMANN 1986; MARSDEN 1986). Diese Einteilung ist rein deskriptiv wie alle Klassifizierungen und läßt psychodynamische Gesichtspunkte völlig außer acht. Aus psychogenetischer Sicht wird der Sinn solcher Einteilungen fraglich, es soll damit wohl der Kalamität begegnet werden, daß in der Tat hysterische Persönlichkeitsstörungen und konversionsneurotische Symptome nicht immer gemeinsam auftreten.

Für das Kindesalter hat ROCK (1971) folgende Kriterien für die Klassifikation von Konversionsreaktionen aufgestellt, die auch im DSM III-Schema enthalten sind: 1. relativ prominentes somatisches Symptom ohne faßbare anatomische oder physiologische Grundlage; 2. Einsetzen oder Exazerbation der Symptomatik im Zusammenhang mit emotional bedeutsamen Ereignissen und 3. Bezogenheit der Symptomatologie auf einen unbewußten seelischen Konflikt.

FRIEDMAN (1973) hat die von ROCK (1971) herausgearbeiteten Kriterien für die diagnostische Zuordnung von Konversionssymptomen auf folgende Punkte erweitert: 1. symbolische Bedeutung des Symptoms; 2. häufiges Auftreten bei hysterischen Persönlichkeitsstrukturen; 3. kennzeichnender Darstellungsstil der Symptome; 4. häufig überprotektive Eltern; 5. die Familienkommunikation läuft häufig über Gesundheitsprobleme ab; 6. offensichtlicher Mangel an bewußter Wahrnehmung der Symptome; 7. angstreduzierender Charakter der Symptomatik („primärer Krankheitsgewinn"); 8. Erleichterung der Auseinandersetzung mit der Umwelt („sekundärer Krankheitsgewinn"); 9. Manifestation der Symptomatik in Streßzeiten; 10. die Symptomatik orientiert sich häufig an Modellsymptomen der Bezugspersonen; 11. zahlreiche ungeklärte Krankheitserscheinungen in der Anamnese; 12. keine anatomischen oder physiologischen Ursachen.

II. Epidemiologie

Die Häufigkeitsangaben über das Vorkommen konversionsneurotischer Störungen im Kindes- und Jugendalter variieren stark. Bezogen auf die Alterspopulation fand LJUNGBERG (1957) eine Häufigkeit von 0,5%. In einem pädiatrischen oder kinderpsychiatrischen Krankengut liegen die Zahlen entsprechend höher, zwischen 1,6 und 16%.

Die Variationsbreite der Häufigkeitsangaben ist bedingt durch die Heterogenität der untersuchten Populationen und die Unterschiedlichkeit der zugrunde gelegten diagnostischen Kriterien.

III. Symptomatologie

Die konversionsneurotischen Symptome lassen sich grob in motorische, sensible, sensorische und somato-viszerale Störungen gliedern (Tabelle 1).

Neben den genannten Störungen sind zu den konversionsneurotischen Störungen noch die *hysterischen Dämmerzustände* zu rechnen, die heute selten sind. Es handelt sich dabei um mehr oder weniger ausgeprägte Bewußtseinseinengungen

Tabelle 1. Klinische Manifestationsformen konversionsneurotischer Symptome

Motorisch	Viszeral
– Lähmungen	– Atembeschwerden, Asthmaanfälle
– Abasie, Astasie	– Hyperventilation
– Tortikollis	– Sprachstörungen, Aphonie
– abnorme Bewegungsabläufe	– Verdauungsstörungen
– hysterische Anfälle	– Dysphagien, Singultus, Erbrechen
	– Harnentleerungsstörungen
Sensibel	
– Hypästhesien, Anästhesien	Hysterische Bewußtseinsänderungen
– Hyperästhesien	– hysterische Dämmerzustände
– Schmerz	– somnambule, oneiroid-ekstatische Zustände
	– Ganser-Syndrom
Sensorisch	
– Schwerhörigkeit, Taubheit	
– Hyperakusis	
– Sehstörungen, partielle oder totale Blindheit	
– Makropsien, Mikropsien	

mit Schwerbesinnlichkeit und schlafwandlerischem Verhalten. Das Erinnerungs-
vermögen kann beeinträchtigt sein, gelegentlich kommt es zu psychotiformen
oder ekstatischen Verhaltensweisen.

Selten äußert sich eine Konversionsneurose im Kindes- und Jugendalter unter
dem Bild eines Ganser-Syndroms, dessen Hauptmerkmale Bewußtseinseinen-
gung, Pseudodemenz und regressiv-puerilistisch-infantiles Gebaren sind. Hinzu
kommen jeweils einige der zuvor erwähnten motorischen, sensiblen, sensorischen
oder somato-viszeralen konversionsneurotischen Symptome.

IV. Konfliktdynamik und Therapie

Die Konversion stellt einen aktiven intrapsychischen Vorgang dar, bei welchem
ein primär seelischer Konflikt durch Umwandlung in ein körperliches Symptom
abgewehrt wird, der für die Konversionsneurose kennzeichnende Abwehrmechanismus ist die *Verdrängung*. Das Ich löst somit den Konflikt dadurch, indem er
vom Bewußtsein verdrängt und in die Körpersprache übersetzt wird. Die anstö-
ßigen und vom Bewußtsein nicht tolerierten inzestuösen Phantasien werden dem
Sekundärprozeß und damit der Realitätsprüfung entzogen, stattdessen werden
sie dem sogenannten Primärprozeß unterworfen und durch typische Abwehrmechanismen wie Verschiebung, Verdichtung und Symbolisierung in Beziehung zu
Körperstellen gebracht, die keine genitale Funktion haben. Der geschilderte Vorgang ist schematisch in Tabelle 2 dargestellt.

Nach der auf S. FREUD basierenden klassischen Lehrmeinung erhält derjenige
Körperteil, auf den die genitale Phantasie übertragen worden ist, unbewußt die
symbolische Bedeutung des Genitalorgans und bringt den verdrängten Konflikt
in verdichteter Form zur Darstellung.

Ödipale Konflikte mit Kastrationsängsten und rivalisierenden Auseinandersetzungen mit dem jeweils gleichgeschlechtlichen Elternteil spielen bei der Mehrzahl
der Patienten eine mehr oder weniger dominierende Rolle (EGGERS 1985). Ödipale
Phantasien sind jedoch nicht ausschließlich Konfliktträger von Konversionsneurosen im Kindes- und Jugendalter. Konversionssymptome können auch der *Ab-*

Tabelle 2. Ablauf der Konversionsbildung

Primär seelischer Konflikt

↓

Abwehr durch Verdrängung

↓

Rückkehr (Regression) zu primärprozeßhaftem, magisch-animistischem Denken unter
Umgehung der Realitätsprüfung

↓

Verschiebung, Verdichtung, Symbolisierung, Umsetzung in Körpersprache

↓

Körperliches Symptom

---

wehr aggressiver Impulse dienen, die nicht zugelassen und deshalb aus dem Bewußtsein verdrängt und in der verzerrten Form der Körpersprache ausgedrückt
werden. Hinweise für verdrängte Aggressivität sind selbstdestruktive, *autoaggressive Handlungen* – nicht selten in Form von Bagatell-Traumen und kleinen Unfällen verbrämt –. Hier werden heteroaggressive Impulse, die meist einem frustrierenden Elternteil gelten, in Form einer Aggressionsumkehr konvertiert und gegen
den eigenen Körper gerichtet und dadurch abgewehrt. Solche Selbstzerstörungen,
teils in Kombination mit Suizidversuchen, kamen bei knapp der Hälfte unserer
konversionsneurotischen Patienten vor (EGGERS 1987). Stuporöse Starre im hysterischen Anfall und Bewegungsunfähigkeit können ebenfalls im Dienst der Ag-
gressionsabwehr verstanden werden: heteroaggressive Tendenzen werden auf diese Weise neutralisiert und unschädlich gemacht (EGGERS 1983). Konversionsneurotische Symptome in Form von sogenannten *hysterischen Anfällen* können aber
auch der Abwehr ödipaler Konflikte dienen. Sie wurden von FENICHEL (1931) als
„ins Motorische konvertierte Tagträume" und als „Abkömmlinge infantiler Ödi-
pusphantasien" interpretiert. Dies mag auch für manche Formen der Bewußtseinsstörungen und Haltungsanomalien („arc de cercle") gelten, die bei fünf unserer Patienten zu beobachten waren. Die bei unseren Patienten häufig vorkommenden *Gangstörungen* meist in Form einer *Abasie und Astasie* standen ebenfalls
mit einer Ausnahme im Zusammenhang mit ödipalen Konflikten oder Konflikt-
anteilen; bei zwei Jungen im Alter von 10 und 13 Jahren bestand eine deutliche
Relation zwischen Abasie, Astasie und Ataxie und ausgeprägten ödipal bedingten
Kastrationsängsten und einer *Identifikation mit dem Aggressor* (überstrenger,
strafender, in einem Fall sogar mißhandelnder Vater).

Bei weiblichen Adoleszenten sind nach unseren Beobachtungen zusätzlich *Ab-
hängigkeits- und Ablösungskonflikte* bei dominierend-einengenden, überprotekti-
ven Müttern an der Konfliktdynamik beteiligt. In diesen Fällen sind symbiotisch
enge und ambivalente Mutter-Kind-Beziehungen mit starken Trennungsängsten
zu beobachten; Verselbständigungstendenzen bei den Töchtern wird jeweils von
den Müttern entgegengearbeitet. Autonomiebestrebungen sind infolgedessen bei
den Töchtern hochgradig angstbesetzt und führen zu entsprechenden Schuldgefühlen mit latenten Aggressionen, die teilweise wiederum gegen den eigenen Körper gerichtet werden.

Auch andere Autoren haben auf Zusammenhänge zwischen oralen Fixierun-
gen mit oraler Verwöhnung und überprotektiv-symbiotischen Einengungen
durch die Mütter in der Kindheit und dem späteren Entstehen einer Konversionsneurose hingewiesen. Die daraus resultierenden Trennungsängste sind gleichzusetzen mit *Ängsten, die Liebe der Mutter zu verlieren.* Die natürlichen Verselbstän-
digungsbestrebungen des Kindes können von den Müttern meistens deshalb nicht
zugelassen werden, da sie selbst sehr unsicher sind und nicht aus sich selbst heraus
leben können, häufig aus dem Grund, weil sie selbst noch eng an die eigene Mutter gebunden sind und ihre eigene Verselbständigung dadurch behindert worden
ist. Das Streben der Jugendlichen nach Loslösung und Autonomie wird, weil es
den Wünschen dieser Mütter entgegensteht, als schuldhaft erlebt, was wiederum
eine wesentliche Quelle des schlechten Selbstwertgefühls und der erhöhten narzißtischen Kränkbarkeit ist, die bei diesen Patienten regelmäßig anzutreffen sind. So
kann sich ein *Teufelskreis* entwickeln: verstärkte orale Bedürfnisse nach Anleh-

Tabelle 3. Familiäre Konstellationen bei Konversionssyndromen

- Übermäßige gegenseitige Besorgtheit um die Gesundheit
- Überprotektive, dominierend-einengende Mütter
- Divergierende Erziehungshaltung der Eltern, insbesondere Kombination von Verwöhnung und Überstrenge
- Unklare intrafamiliäre Grenzen
- Durchlässigkeit der Generationsschranken
- Kind hat Rolle des (Pseudo-)Stabilisators bei gestörter zwischenelterlicher Beziehung

nung, Zuwendung und Bewunderung, welche durch die geringe Selbstachtung und die fragile narzißtische Verwundbarkeit oft ins Unermeßliche gesteigert werden und nie voll befriedigt werden können. Das konversionsneurotische Symptom dient dabei, je dramatischer es ist, um so mehr als "appel sans cri" als Appell nach mehr Zuwendung, die aber in paradoxer Weise häufig infolge der geringen Selbstachtung, wiederum unbewußt, zurückgewiesen wird.

Es läßt sich also feststellen, daß konversionsneurotische Syndrome *nicht der Bewältigung eines spezifischen Konflikts* dienen. Es lassen sich drei Hauptkonflikte herausarbeiten: 1. ödipale, 2. Abhängigkeits- und Selbständigkeits- und 3. narzißtische Selbstwertkonflikte. Häufig sind Anteile aller drei Konfliktarten beteiligt. Die *Familiendynamik* bei Konversionsneurosen weist typische Konstellationen auf (s. Tabelle 3).

Nach unseren Beobachtungen entspricht die Unklarheit der intrafamiliären Grenzziehungen der Durchlässigkeit der Generationsschranken bei Eltern, die ihr Kind eng an sich binden und es in überprotektiver Weise dominieren und unselbständig halten, die selbst in der Regel noch eng an ihre eigene Herkunftsfamilie gebunden sind. Die Bindung des Vaters einer unserer Patientinnen an seine eigene Mutter war so stark, daß er nach deren Tod wiederholt Suizidversuche unternahm.

Entsprechend der Tendenz zur Konfliktvermeidung und zum Verdecken latenter Aggressionen und unterschwelliger Ängste ist in diesen Familien häufig ein ausgeprägtes Harmoniestreben festzustellen, das gleichzeitig eine Intoleranz gegenüber abweichenden Wahrnehmungen und Meinungen der einzelnen Familienmitglieder mit einschließt.

E. Zwangssyndrome

Zwangssyndrome gelten als seltene Erkrankungen, man geht davon aus, daß die Morbidität der Gesamtbevölkerung unter 0,05% liegt. Nach verschiedenen Übersichten, die HOFFMANN (1980) zusammengetragen hat, liegt der Anteil der Patienten mit Zwangssymptomen in psychotherapeutischen Ambulanzen regelmäßig unter 5%. Der Beginn der Erkrankung, der meist schleichend ist, liegt früh, häufig in der Kindheit, nach DELKESKAMP (1965) und HOFFMANN (1980) bei rund 50% aller Erkrankten vor dem 20. Lebensjahr. Die höchste Inzidenzrate liegt in der Altersstufe zwischen 10 und 15 Jahren.

Unter Zwangssymptomen versteht man psychische Vorgänge wie rezidivierende Vorstellungen und Impulse, die als ungewollt ins Bewußtsein eindringend erlebt werden. Sie werden von Erwachsenen und postpubertären Jugendlichen als ich-fremd, unsinnig oder störend empfunden. Sie können das Denken verändern, das es durch ständiges Grübeln, Zweifeln, durch Beschäftigungen mit Details unter Vernachlässigung des Wesentlichen, durch Bevorzugung abstrakter Sachverhalte sowie durch Fixierung auf ein Thema bestimmt wird. Es findet sich eine magische Einstellung: den Gedanken wird Allmacht zugesprochen. Deshalb muß die negative Wirkung falscher oder schlimmer Gedanken neutralisiert werden. Die Impulse haben oft aggressiven oder sexuellen Charakter (Angreifen, Verletzen, Töten, Schädigen, Zündeln, Beschmutzen, Beleidigen, sexuell Belästigen oder Mißbrauchen, Vergewaltigen); sie werden in der Regel aber nicht in die Tat umgesetzt. Hinzu kommen Zwangshandlungen, die den Charakter von Ritualen haben und die in der Regel eine Folge der Zwangsgedanken oder -impulse sind. Sie können sich auch auf einzelne Denkvorgänge erstrecken. Häufig sind Kontrollzwänge, Waschzwänge, Zählzwänge, Wiederholungszwänge beim An- und Auskleiden sowie (phobische) Berührungsängste. Bei dem Versuch, die Rituale zu unterdrücken, entsteht Unruhe bis hin zu panischer Angst. Für das Verständnis der Zwangsneurose sind von Psychoanalytikern wesentliche Beiträge geleistet worden, die über die phänomenologische Betrachtungsweise hinausgehen und sich auch mit Trieben, Triebkonflikten und deren Abwehr, sowie Ich-Funktionen erstrecken. Für die Zwangsneurotiker bleibt die anale Dynamik (mit Wünschen sich zu beschmutzen und mit antisozialen und aggressiven Wünschen) bestimmend. Es kann sich dabei um ein regressives Ausweichen vor ödipalen Konflikten (A. Freud 1966) handeln oder um eine Entwicklungsstörung, in der diese Stufe nicht erreicht wurde (Fenichel 1931; Quint 1971). Die Zwangssymptome bei der Zwangsneurose können verstanden werden als Kompromißbildung zwischen andrängenden Impulsen (die sich vor allem in einer bewußten Zwangsvorstellung ausdrücken) und der abwehrenden Gegeneinstellung (in Form von Zwangshandlungen). In der Literatur wird immer wieder auf die besondere Strenge und Rigidität der Über-Ich-Struktur des Zwangsneurotikers hingewiesen; die Zwangshandlungen können in diesem Zusammenhang als Beschwichtigungsversuche verstanden werden. Bevorzugte Abwehrmechanismen des Zwangsneurotikers sind Regression, Isolierung (der Inhalte von den Affekten), Reaktionsbildung, Ungeschehen-Machen und Intellektualisierung, wie sie vor allem von A. Freud (1936) beschrieben worden sind.

In der Genese von Zwangsneurotikern findet man häufig, daß diese in der prägenden Lebensphase (2. und 3. Lebensjahr) in ihrer motorischen Entfaltung und in der Entwicklung von selbständigem Denken und autonomen Wollen behindert wurden. In den Familien von Patienten mit Zwangssymptomen ist immer wieder eine Häufung von zwanghaften und zwangsneurotischen Personen beobachtet worden. Schepank (1973) hat einen hohen konstitutionellen Anteil in der Genese von Zwangsneurotikern nachgewiesen. Von Lerntheoretikern wird Zwangsverhalten als gelernte Vermeidereaktion verstanden, mit der sehr unangenehme Situationen umgangen werden können; die angstreduzierende Wirkung dabei wird als positiver Verstärker gesehen.

Zwangssymptome kommen nicht nur bei der Zwangsneurose – und bei den Phobien – vor, vielmehr handelt es sich um ein ubiquitäres Phänomen. Zwangssymptome werden als vorübergehende Erscheinungen in der normalen Entwicklung bei kleinen Kindern beobachtet. Bei Jugendlichen können sie eine Art stummen Protest oder einen Versuch, sich gegen ihre Eltern durchzusetzen, darstellen; in solchen Fällen leiden die Jugendlichen weniger unter der Unsinnigkeit ihrer Symptome. Zwangssymptome können aber auch in den Turbulenzen der Adoleszenz eine stabilisierende Funktion gegen die Gefahr der Identitätsdiffusion ausüben. Außerdem kommen Zwangssymptome bei Erkrankungen vor, bei denen keine kohärente Ich-Selbst-Struktur besteht, wie bei Borderline-Störungen, Schizophrenien (EGGERS 1968, 1969) und bei psychotischen Depressionen sowie hirnorganischen Störungen.

Bei den beginnenden Schizophrenien und Depressionen scheint dem Zwang eine selbststabilisierende bzw. selbstreparative Funktion zuzukommen (EGGERS 1969; LANG 1985; QUINT 1987). Hinsichtlich der Familienstruktur und der -dynamik sind Ähnlichkeiten der Herkunftsfamilie von Patienten mit Tics und solchen mit Zwangssymptomen gefunden worden, wobei für die Tic-Erkrankungen angenommen wird, daß eine hirnorganische Komponente an der Verursachung mitbeteiligt ist (EGGERS 1986).

Die Beziehung zwischen Zwang und psychosomatischen Erkrankungen ist immer wieder diskutiert worden, Übersichten finden sich bei HOFFMANN (1980) und LANG (1985). Hier soll nur kurz auf die Beziehung zwischen Anorexia nervosa und Zwang eingegangen werden.

Es werden Ähnlichkeiten in der Struktur der Herkunftsfamilien beobachtet. Sehr häufig findet man bei Anorexiepatientinnen ausgeprägte zwanghafte Strukturanteile, darüber hinaus wurde über gleichzeitiges Vorkommen und auch ein Alternieren der Zwangssymptome und der anorektischen Symptomatik berichtet.

F. Angstsyndrome

I. Einleitung

Angst ist ein ubiquitäres Phänomen. Eine klare Abgrenzung der Begriffe Angst und Furcht hat sich nicht durchgesetzt. BOWLBY (1976) hebt die adaptative Bedeutung der Furcht hervor, wenn er von einer „Tendenz zur Furcht" als einer „natürlichen Disposition des Menschen" spricht und in ihr eine „instinktive Reaktion auf einen natürlich vorkommenden Schlüssel zu gesteigertem Gefahrenrisiko" sieht (S. 113). Als pathologisch bewertet er nur ein Zuviel oder Zuwenig an Angst.

Während im psychiatrisch-psychotherapeutischen Bereich Angst und unzureichende Angstbewältigung häufig vorkommende Probleme sind, kann man – gleichsam am anderen Ende des Spektrums – Menschen beobachten, deren psychische Reaktion auf beispielsweise atomare Bedrohung oder Umweltkatastrophen vermuten läßt, daß sie nicht im Stande sind, diese großen Ängste auszuhalten, konstruktiv und verantwortungsvoll damit umzugehen.

Wenn man die Adoleszenz als eine zweite Loslösungs- und Individuationsphase versteht, überrascht es nicht, daß das klinische Bild einer großen Zahl erkrankter Jugendlicher durch manifeste oder unzureichend abgewehrte Trennungs- oder
Verlustängste geprägt ist.

II. Krankheitsbilder

Im Kindes- und Jugendalter werden nach dem DSM III unterschieden: 1. das
Angstsyndrom mit Trennungsangst, das häufig mit körperlichen Beschwerden
verbunden ist und dem auch die in der Adoleszenz vorkommende Schulphobie
zugerechnet wird; 2. das seltene Angstsyndrom mit Vermeideverhalten, das mit
einer Behinderung der sozialen Anpassung u. a. an Gleichaltrige einhergeht und
3. das relativ häufige Angstsyndrom mit Überängstlichkeit.
  In der Adoleszenz entsprechen die Angstsyndrome in der Regel denen des Erwachsenenalters. Hier unterscheidet man die phobischen Störungen mit gerichteten Ängsten und die Angstzustände mit frei flottierenden Ängsten.
  Zu den Phobien zählen die Tierphobien, die ihren Höhepunkt bereits in der
Kindheit (etwa im 5. Lebensjahr) haben, die Akrophobie (Angst vor großen Hö-
hen), die Klaustrophobie (Angst vor geschlossenen Räumen) und die Dunkelangst. Subklinische Formen dieser Phobien kommen relativ häufig vor, führen
aber nicht in ärztliche Behandlung, solange sie ohne deutliche Behinderung einhergehen. Der Agoraphobie (Angst vor Menschenmengen, Tunnels, Brücken, öffentlichen Verkehrsmitteln etc.) wird in Amerika derzeit die Sonderrolle einge-
räumt. Bei dieser Störung kommt es infolge der Vermeidungen von angstbesetz-
ten Situationen zu besonders ausgeprägten Einschränkungen im Alltagsleben. Im
DSM III wird die soziale Phobie (anhaltende irrationale Angst vor Situationen, in
denen eine kritische Prüfung erwartet wird) als eigenes Krankheitsbild aufgeführt.
  Schwierigkeiten mit der Zuordnung entstehen bei Phobien, die auf den eigenen
Körper bezogen sind, wie bei der Dysmorphophobie, die mit der quälenden Befürchtung einhergeht, mißgebildet zu sein, und der Karzinophobie. Diese Ängste
können durch Vermeidung nur unvollständig begrenzt werden und sind deshalb
besonders belastend. Bei der Dysmorphophobie bestehen Übergänge zur Para-
noia.
  Den Krankheitsbildern, die mit frei flottierenden Ängsten einhergehen, liegt
in der Regel eine schwerere Störung zugrunde als bei den Phobien. Der Leidensdruck der Betroffenen ist deutlich größer. Die Symptomatik der Angstneurose
wurde bereits von FREUD umfassend beschrieben: allgemeine Reizbarkeit, ängstliche Erwartung, Angstanfälle, nächtliches Aufschrecken, vegetative Äquivalente
des Angstanteils (z. B. Tachykardien, Dyspnoe, Schweißausbrüche, Zittern,
Heißhunger, Übelkeit, anfallsartige Diarrhö), Schwindelphänomene, den Angst-
anfall begleitende Parästhesien, phobische Phänomene, eine Tendenz zur Chroni-
fizierung. Diese Störung wird heute häufiger als Paniksyndrom bezeichnet.
  Beim generalisierten Angstsyndrom findet man eine allgemeine persistierende
Ängstlichkeit ohne spezifische Symptome, aber mit Zeichen von motorischer Anspannung, vegetativer Hyperaktivität, ängstlicher Erwartung, Überwachheit und
ständigem Überprüfen der Umgebung.

III. Vorkommen und Häufigkeit

In der von ANGST u. DOBLER-MIKOLA (1985) publizierten Züricher Studie an jungen Erwachsenen im Alter zwischen 22 und 23 Jahren wurde gefunden, daß Angst- und Paniksyndrome nicht immer sicher voneinander abgrenzbar waren. Es wurden Prävalenzraten von 2,9% für Angst- und/oder Panikzustände und von 4,3% für phobische Störungen (zusammen 7,2%) gefunden. Die Prävalenzrate bezogen auf 1 Jahr für alle Angstsyndrome lag bei 8,9%. Frauen waren doppelt so häufig von Angstkrankheiten betroffen wie Männer.

HÖNMANN u. SCHEPANK (1984) fanden in ihrer Mannheimer Untersuchung ein Vorkommen von 3,9% Angstneurosen in der Bevölkerung. Eine klinisch relevante „Ängstlichkeit" zeigten 8,5% der untersuchten Patienten, Hypochrondrien 10% und Phobien 7,1%. Dabei wurde keine alters-, geschlechts- oder schichtspezifische Verteilung gefunden.

IV. Therapeutische Konzepte

Von ätiologischer und lerntheoretischer Seite wird Angst als gelerntes Reaktionsmuster im Gegensatz zur Furcht als eine apriori biologisch sinnvollen Primäremotion verstanden, wobei die körperlichen Reaktionen bei beiden Fällen gleich sind. Die verhaltenstherapeutischen Konzepte wurden zum Verständnis diffuser Ängste auf kognitive Größen (z. B. semantische Bedeutung von Stimuli, Erwartung und subjektive Bewertung von Stimuli) eingeführt. Gerade im Bereich der Angstsyndrome lassen sich Verbindungen zwischen verschiedenen psychotherapeutischen Richtungen finden.

Nach psychoanalytischen Konzepten bildet ein reifes Ich Signalangst, die Abwehrprozesse zum Schutz des Ichs vor traumatischer Angst einleitet. Bei den Angstneurosen findet sich eine Situation, so daß sich diese Abwehr- und Anpassungsfunktion nur unzureichend entwickelt hat. ERMANN (1984) gibt folgende Erklärung: Die Betroffenen konnten als Kinder in Identifikation mit den Wahrnehmungsfunktionen und Angstbewältigungsstrategien der Mutter zu wenig differenzieren lernen zwischen den verschiedenen Arten von Triebqualitäten und Außenreizen, so daß es immer wieder zu einem sich Aufstauen von Spannungen kommt, die als nichtgebundene Angst erlebt werden. Diese Angst wirkt sich wiederum entwicklungshemmend aus. Nur bei adäquater Frustration und Befriedigung können sich im Kind stabile Strukturen entwickeln, die es befähigen Angst zu ertragen, sich Konflikten zu stellen und Eigenständigkeit zu entwickeln. KÖNIG (1981) fand bei Patienten mit Phobien, daß bei ihnen die Steuerungsfunktion der verinnerlichten Objekte unzureichend ausgebildet ist. Dieser steuernde Anteil der Ich-Struktur entsteht in der Interaktion zwischen Mutter und Kind im Zusammenhang mit der Lokomotion ab etwa dem 8. Lebensmonat. Kinder, die in ihrer motorischen Expansivität zu sehr eingeschränkt werden, können nur unzureichende Kompetenz im Umgang mit ihrer Umwelt entwickeln.

Die Folge davon ist, daß sie ein Leben lang in der Außenwelt Objekte suchen, die diese steuernden und vor Willkürimpulsen schützenden Funktionen für sie übernehmen.

Gerade bei den Phobien findet man häufig, daß die Patienten im Klinikrahmen angstfrei sind. Dadurch wird die psychotherapeutische Bearbeitung der Ängste schwierig. Trotz schwerer Beeinträchtigungen findet man bei Angstpatienten manchmal nur eine sehr geringe Therapiemotivation. Bei den therapeutischen Bemühungen erscheint es wichtig, die Wahrnehmungsfunktion der Patienten zu fördern. Die Differenzierung der Gefühle und die Verknüpfung mit Wortvorstellungen ermöglicht eine Strukturierung. Bei den Phobikern spielen auch korrigierende emotionale Erfahrungen eine Rolle, wenn der Therapeut zu Trennungen ermutigt und Vertrauen in die Fähigkeit des Patienten äußert. In der großen Mehrzahl der Fälle ist ein Angstexpositionstraining erforderlich, weil die Patienten von sich aus zu Ich-Einschränkungen und Vermeidungen neigen. Ein solches Training sollte immer in Form eines abgestuften Programms erfolgen.

G. Borderline-Störungen

I. Einleitung

Unter Borderline-Störung versteht man heute ein Krankheitsbild im Grenzbereich zwischen Psychose, Neurose und Charakterstörung, das mit einer spezifischen Ich-Störung einhergeht und sich durch eine gewisse stabile Instabilität bei einer vielfältigen und wechselhaften Symptomatik auszeichnet.

Es ist immer wieder diskutiert worden, ob die Diagnose Borderline-Störung in der Adoleszenz überhaupt zu stellen ist. In der Tat erscheint es problematisch in dieser Zeit von Persönlichkeitsstörungen im Sinne des DSM III (Borderline-Persönlichkeitsstörung und schizotypischen Persönlichkeitsstörung) zu sprechen, da die Adoleszenz als eine Zeit des Persönlichkeitswandels verstanden werden kann.

MASTERSON (1972) und WIESSE (1983) haben beschrieben, was die Anwendung der Borderline-Konzepte bei einer Gruppe von Jugendlichen zu leisten vermag, deren klinisches Bild früher hinsichtlich der diagnostischen Einordnung, Psychodynamik, therapeutischen Maßnahme und Prognose Anlaß zu Ratlosigkeit gegeben hatte.

II. Symptomatik

Die Symptomatik ist außerordentlich wechselhaft. Borderline-Störungen scheinen sich in unterschiedlicher Weise zu manifestieren. ROHDE-DACHSER (1982) spricht von „borderline-verdächtigen Symptomen", die als solche nicht pathognomonisch sind. Sie empfiehlt mindestens 3 Gespräche mit den Patienten im Abstand von wenigstens 1 Woche, bevor die Diagnose Borderline-Störung sicher gestellt werden kann. Mindestens 2 der folgenden Symptome sollten gleichzeitig auftreten:

1. chronische, frei flottierende Angst, oft in Kombination mit anderen Symptomen, die offenbar nicht ausreichen, die Angst zu binden;

2. multiple Phobien, ausgeprägte hypochrondrische Befürchtungen;

3. Zwangssymptome, die sekundär Ich-synton geworden sind, und die Qualität überwertiger Ideen und Verhaltensweisen angenommen haben;

4. multiple, ausdifferenzierte oder bizarre Konversionssymptome;

5. dissoziative Reaktionen (z. B. hysterische Dämmerzustände oder Amnesien mit Bewußtseinsstörungen);

6. chronische Depersonalisation oder häufig schwere Depersonalisationserlebnisse;

7. Depression ohne Schuldgefühle, verbunden mit immenser Wut, die sich gegen die eigene Person oder andere richten kann;

8. polymorph-perverse Sexualität;

9. episodischer Verlust der Impulskontrolle. Selbstschädigende Handlungen ohne suizidale Absicht;

10. auf den Konfliktbereich beschränkte Störungen der Denk- und Wahrnehmungsvorgänge, ausgestanzte Wahnbildungen.

Zur Diagnostik können auch das „Symptom Schedule for Diagnosis of Borderline-Schizophrenia" (SSDBS) nach KHOURI (1980) oder das „Diagnostische Interview für Borderline-Patienten" von GUNDERSON u. KOLB (1978) herangezogen werden. (Weitere Literatur s. ROHDE-DACHSER, Bd. 1 dieses Handbuches.)

III. Dynamik

MASTERSON (1980) verstand die Vielzahl der möglichen Symptome als Ausdruck eines Versuchs, eine verzweifelte Verlassenheit, die mit Depression und Leeregefühlen verbunden ist, abzuwehren. Es scheint hilfreich, sich zu vergegenwärtigen, daß die Patienten in ihrer frühen Entwicklung (8.–22. Lebensmonat) durch ihre Beziehungspersonen auf dem Weg zur Autonomie keine Unterstützung erfahren haben. Vielmehr reagierten die Mütter auf die Versuche ihrer Kinder, autonom zu werden, mit emotionalem Rückzug, weil sie selbst in unreifer Form auf das Kind angewiesen waren. Auch die Väter konnten aufgrund von Abwesenheit, Krankheit oder starkem beruflichem Engagement ihren Kindern bei ihren Loslösungsbestrebungen nicht helfen. Als Folge davon sind die Patienten ständig, vor allem im Zusammenhang mit Autonomiebestrebungen, von tiefen Verlassenheitsgefühlen bedroht. Reifere Abwehrmechanismen, vor allem die Verdrängung, stehen diesen Patienten nur in unvollkommener Weise zur Verfügung, stattdessen versuchen sie mittels Ich-Spaltung, Verleugnung, Projektion, projektiver Identifizierung und durch Ausagieren mit ihrer Angst vor Verlassenheit und Verzweiflung über Trennung bei ihrer mangelnden Fähigkeit zur Autonomie, fertigzuwerden. Reifen diese Abwehrvorgänge nicht aus, so stellen Symptome einen Hilferuf dar, der aber häufig von den Familien als solcher nicht verstanden wird.

Dieser Hilferuf beinhaltet auch den Versuch, sich Individuation zu ersparen. Die auslösenden Situationen sind meistens durch Trennungskonflikte charakterisiert.

IV. Prognose

Es gibt 2 katamnestische Untersuchungen von jugendlichen Borderline-Patienten, die mit analytischer Therapie behandelt worden sind: WIESSE (1983) hat bei 10 von 14 Patienten (71%) nach 3–5 Jahren nach Beendigung der Therapie eine anhaltende Besserung gefunden. Bei MASTERSON (1980) waren 18 von 31 Patienten (58%) 1–7 Jahre nach der stationären Behandlung frei von größeren Beeinträchtigungen. Allgemein wird davon ausgegangen, daß die Prognose von psychogenen Erkrankungen um so ungünstiger ist, je früher sie beginnen. Im Gegensatz fand WIESSE (1983) bei seinen Patienten eine Verschlechterung der Prognose des Borderline-Symptoms bei einem Krankheitsbeginn um und nach dem 18. Lebensjahr.

H. Anorexie, Bulimie

I. Definition, Klassifikation

Infolge der mehr oder minder stark ausgeprägten klinisch-phänomenologischen, verlaufstypologischen und ätiologischen Uneinheitlichkeit ist auch die *Anorexia nervosa* eine durch ein Symptomcluster gekennzeichnete klinische Entität. Sie wird im allgemeinen durch die drei Kardinalsymptome Anorexie, Gewichtsverlust und Amenorrhö definiert.

Entsprechend dem DSM III-Schema ist die Anorexia nervosa durch die in Tabelle 4 aufgeführten Kriterien gekennzeichnet.

Abzugrenzen ist die Anorexia nervosa von der *Bulimie*, die als mehr oder weniger eigenständiges Krankheitsbild eine Sonderstellung innerhalb der Eßstörungen einnimmt und auch im DSM III-Schema von der klassischen Anorexia nervosa abgegrenzt wird. Es handelt sich um Patienten, die unter Freßattacken leiden mit anschließendem selbstinduzierten Erbrechen und Laxantienabusus. Durch das selbstinduzierte Erbrechen und dem Abusus von Laxantien und/oder Diuretika versuchen sie ihr Gewicht trotz der Freßanfälle aufrechtzuerhalten (s. Tabelle 5).

Die Abgrenzung zwischen Anorexia nervosa und Bulimie ist nicht so eindeutig, wie dies nach der DSM III-Klassifizierung erscheinen mag; es gibt zahlreiche Überschneidungen und Übereinstimmungen. GARNER et al. (1985) konnten beim Vergleich zwischen normalgewichtigen bulimischen Patienten und anorektischen Patienten mit und ohne bulimischen Episoden starke Ähn-

Tabelle 4. Klassifikation der Anorexia nervosa entsprechend dem DSM III-Schema

1. Intensive Angst, zu dick zu werden, die auch durch zunehmende Gewichtsabnahme nicht nachläßt
2. Verändertes Körperschema, auch bei hochgradiger Gewichtsabnahme fühlen sich die Patienten „zu dick"
3. Gewichtsverlust von mindestens 25% des Originalgewichts – bei Patienten unter 18 Jahren muß der wachstumsentsprechende Sollzuwachs berücksichtigt werden
4. Weigerung, ein Minimalgewicht, bezogen auf Alter und Körperlänge, aufrechtzuerhalten
5. Keine organische Ursache, die für den Gewichtsverlust verantwortlich wäre

Tabelle 5. Klassifikation der Bulimie entsprechend dem DSM III-Schema

A. Wiederkehrende Freßattacken (rasches Verschlingen riesiger Nahrungsmengen in kürzester Zeit)

B. Mindestens 3 der folgenden Merkmale:
   1. Aufnahme hochkalorischer Speisen in großer Menge
   2. Unauffälliges Essen während einer Heißhungerattacke
   3. Beendigung der Freßattacke durch Bauchschmerzen, Schlaf, Unterbrechung durch die Umgebung oder selbstinduziertes Erbrechen
   4. Wiederholte Versuche der Gewichtsabnahme durch strenge Diät oder selbstinduziertes Erbrechen oder durch Einnahme von Abführmitteln oder Diuretika
   5. Häufige Gewichtsschwankungen von mehr als 10 Pfund infolge alternierender Freß- und Fastenperioden

C. Bewußtsein, daß diese Eßgewohnheiten abnorm sind und Furcht, das Essen nicht willentlich beenden zu können

D. Depressive Stimmung und Selbstvorwürfe nach den Freßattacken

E. Die bulimischen Episoden sind nicht auf eine Anorexia nervosa oder irgend eine bekannte körperliche Störung zurückzuführen

lichkeiten beobachten. Allerdings wiesen die Bulimie-Patienten und die Anorexie-Patienten mit bulimischen Episoden mehr Gemeinsamkeiten auf und unterschieden sich stärker von den reinen Anorektikern ohne bulimische Episoden; die beiden bulimischen Patientengruppen zeigten deutlich mehr impulsive Verhaltensweisen wie Stehlen, Alkohol- und Drogenmißbrauch, Suizidversuche, Automutilationen und extreme Stimmungsschwankungen als die Anorektikergruppe ohne bulimische Symptome. Letztere neigte eher zur Überidealisierung und Konfliktverleugnung ihrer Familien, während in den beiden Bulimiegruppen familiäre Konflikte offener und dramatischer zutage traten und Störungen der Impulskontrolle familiär gehäuft vorkommen. Aus diesen Gründen wäre es sinnvoll, dem Vorschlag von HALMI (1985) zu folgen und beide Diagnosen, Anorexie und Bulimie dann zu stellen, wenn Patienten beide Diagnosekriterien aufweisen, und je nach Vorhandensein oder Fehlen bulimischer Episoden 2 Formen unterscheiden: den bulimischen Typ und den restriktiven Typ der Anorexia nervosa.

II. Epidemiologie

Epidemiologische Studien aus verschiedenen Ländern haben gezeigt, daß die Anorexia nervosa eine schwere psychische Erkrankung darstellt, die keineswegs selten ist. Die Krankheitshäufigkeit wird eher unterschätzt. Nach neuesten Untersuchungen muß mit einer Häufigkeit von 0,7 bis 1% bezogen auf das Jugendalter gerechnet werden; bezogen auf 100 000 Einwohner ist etwa eine jährliche Inzidenz von 0,5 bis 1,6 zu erwarten. Verschiedene Studien belegen eine Häufigkeitszunahme der Anorexia nervosa in den letzten Jahrzehnten (HENDREN et al. 1986; JONES et al. 1980; MEADOWS et al. 1986). Es besteht eine Prädisposition in der Mittel- und Oberschicht. Lediglich 4–5% der Anorexien sind männlich.

Als Ursachen für die Häufigkeitszunahmen der Anorexia nervosa können die in den letzten zwei bis drei Jahrzehnten in zunehmendem Maße deutlich werdenden sozio- und familiendynamischen Veränderungen und Umschichtungen vermutet werden. In diesem Zusammenhang ist auf die in manchen Anorexie-Familien anzutreffende Inkongruenz von familieninternen starren, leistungsbetonten Askesehaltungen auf der einen Seite und der veränderten Einstellung der Gesellschaft zu Sexualität und Konsum auf der anderen Seite hinzuweisen. Konfrontiert mit der verstärkten Triebbejahung und der zunehmenden Tendenz zu frühem Ausleben der Sexualität in immer jüngerem Alter, geraten immer mehr Kinder und Jugendliche unter einen verschärften Leistungsdruck, dem sie dann nicht mehr gewachsen sind und dem sie durch Ausweichen in extreme Askese und Leibfeindlichkeit zu begegnen suchen (EGGERS 1986).

Die Bulimie wurde bisher als seltene Krankheit angesehen, aber auch hier ist eine Häufigkeitszunahme zu konstatieren, wozu auch die zunehmende Publizität beiträgt. Das Vorkommen wird etwa auf 1–5% für die Risikogruppe junger Mädchen und Frauen geschätzt.

Fragebogenerhebungen an College-Studentinnen ergaben Zahlen zwischen 3 und 4%, wobei die DSM III Kriterien zugrundegelegt wurden. Bei strengerer Anwendung dieser Kriterien sinken die Zahlen allerdings auf 0,6% der befragten Population (PYLE et al. 1983). Bulimische Verhaltensweisen sind dagegen sehr viel häufiger, die Zahlen liegen hier bei 10–20% der befragten College-Studentinnen (GRAY u. FORD 1985; SCHWARTZ et al. 1985). Der Prozentsatz der männlichen Bulimie liegt bei 5–10% aller Bulimiker (MUUSS 1986).

III. Symptomatologie

Das klinisch-somatische Bild der Anorexia nervosa ist durch die Symptomentrias Kachexie, Amenorrhö und Obstipation gekennzeichnet. Die wichtigsten klinischen Symptome und Befunde sind in den Tabellen 6 und 7 zusammengefaßt.

Bei extremer Abmagerung kann es zu vorwiegend reversiblen, computertomographisch nachweisbaren Hirnatrophien kommen. Die überwiegend kortikalen Atrophien gehen mit neurologischen Dysfunktionen wie Konzentrationsstörun-

Tabelle 6. Wichtigste Symptome bei Anorexia nervosa

Obligatorische Symptome	Fakultative Symptome
Gewichtsverlust	Leibschmerzen
Gestörtes Verhältnis zum Essen	Völlegefühl
zur Nahrungsaufnahme und	Erbrechen
zum Körpergewicht	Bulimie
	Laxantienabusus
Amenorrhoe	Hyperaktivität
Obstipation	Schlafstörungen

Tabelle 7. Zusätzliche klinische Befunde bei Anorexia nervosa

Bradykardie
Hypotonie
Trockene Haut
Akrozyanose
Lanugobehaarung
Hypothermie
Ödeme (selten)
Vitaminmangelerscheinungen (selten)

gen, Beeinträchtigungen der Reaktions- und Auffassungsfähigkeit, Störung der
Gestaltwahrnehmung und der visuomotorischen Koordination einher. Während
diese Befunde in der Regel reversibel sind und sich nach Gewichtszunahme wieder
normalisieren, sind auch bleibende Hirnatrophien infolge nur partieller Rückbildung beschrieben (NUSSBAUM et al. 1980; SAUER et al. 1985). Bei der Bulimie sind
solche Veränderungen nicht beschrieben worden, aber auch nicht zu erwarten.
Dasselbe gilt für neuroendokrinologische Störungen, hier hat sich gezeigt, daß
bulimische Patienten sich in neuroendokrinologischer Hinsicht im Gegensatz zu
Anorektikern nicht von gesunden Patienten unterscheiden (NORRIS et al. 1985).

IV. Psychodynamik

Im Gegensatz zur Anorexia nervosa sind Untersuchungen zur Psychodynamik
der Bulimie selten. Aus Raumgründen kann auf die einzelnen Forschungsarbei-
ten nicht näher eingegangen werden; einen Überblick über die Literatur zur Psychodynamik der Anorexie befindet sich u. a. bei EGGERS (1980, S. 588 ff.) und EG-
GERS (1986, S. 117–118); weiterführende Literatur zum gleichen Thema der Bulimie bei FICHTER (1985), KOG et al. (1985), ORDMAN u. KIRSCHENBAUM (1986),
ROBERTO (1986), SCHWARTZ (1985) und WILLIAMSON et al. (1985). Die Bulimie ist,
zumindest in ihrer schweren Ausprägung, in psychodynamischer Hinsicht onto-
genetisch früher anzusiedeln als die Anorexie. Störungen in der oralen, analen
und präödipalen Phase sind regelhaft nachweisbar. Entsprechend bestehen symp-
tomatologische Gemeinsamkeiten mit depressiven Störungen, Süchten und Bor-
derline-Strukturen.
    LACEY (1985) differenziert die Bulimie in 3 Unterformen: Bulimische Patienten
mit neurotischer Störung, bulimische Patienten mit einer multiplen Impulsneuro-
se mit traumatischen, hysterischen Verhaltensweisen, sexueller Impulsivität,
Sucht und Suizidalität und 3. selten, sekundäre Bulimie als Reaktion auf körperliche Erkrankungen, die die Selbstkontrolle beeinträchtigen wie z. B. Epilepsie.
    Die Mütter bulimischer Patienten werden häufig als dominierend, kontrollie-
rend, perfektionistisch und einengend beschrieben mit Omnipotenzphantasien
gegenüber ihrem Kind. Diese Haltungen führen zwangsläufig zu Störungen der
Separation und Individuation beim Kind bis hin zu intensiven und destruktiven
Mutter-Kind-Interaktionen. Das Kind ist hin- und hergerissen zwischen aggressiver Auflehnung (Nahrungsverweigerung, Erbrechen) und symbiotischen Ab-
hängigkeits- und Verschmelzungsphantasien (orale Inkorporationen in Form
von Freßattacken). Beides macht Angst und löst Vernichtungsgefühle aus, die
den Teufelskreis aus „binge und purge", Ingestion und Ausstoßung unterhalten.
Beides bietet weder Befriedigung noch Befreiung von der quälenden Verschmel-
zungs- und Vernichtungsfurcht. Spätestens mit dem Einsetzen der Adoleszenzphase und deren spezifischen Anforderungen an das heranwachsende Individuum
wird die Abhängigkeit von der Mutter unerträglich. Es kommt zu einer Akzen-
tuierung des Konfliktes zwischen Loslösungs- und Bindungsbestrebungen gegenüber der Mutter, die ihr Kind häufig durch dominierende und überprotektive
Fürsorglichkeit eng an sich bindet. Sowohl die Trennung von der Mutter als auch
die enge Bindung an die Mutter erscheinen dem Magersüchtigen und dem Buli-

miker gleichermaßen unerträglich und gefährlich. Resultat dieses Konfliktes sind Ambivalenz, Aggressivität und die Unterdrückung triebhafter Erregungen sowie Lebensunlust. Es wird also eine Lösung durch die Regression in die Oralität und Analität gesucht.

V. Differentialdiagnose, Prognose

In differentialdiagnostischer Hinsicht müssen in erster Linie organische, chronisch-konsumierende Erkrankungen ausgeschlossen werden wie entzündliche und tumoröse Prozesse, hypothalamische und endokrinologische Störungen (Hypophysenvorderlappeninsuffizienz, M. Addison, Hyperthyreose, Diabetes mellitus). Besonders enge Beziehungen bestehen zur Konversionshysterie, zur Zwangs-Neurose und zu depressiven und schizophrenen Erkrankungen.

Der Verlauf der Anorexia nervosa ist sehr variabel, die Variabilität der Verlaufsmöglichkeiten ist ebenso groß wie etwa bei einer jugendlichen Schizophrenie (EGGERS 1973). Ein Überblick über die bisher vorliegenden Verlaufsstudien zeigt, daß weniger als die Hälfte der Anorexie-Patienten eine befriedigende Remission erreichen.

In etwa 50% sind noch Appetit- und Menstruationsstörungen, starke Gewichtsschwankungen und neurotische Symptome, Depression, psychosomatische Beschwerden, Zwänge, Angstzustände, hypochondrische Klagen, Kontakt- und Arbeitsstörungen vorhanden. Als ungünstig haben sich folgende Faktoren herausgestellt: lange Krankheitsdauer, häufige Krankenhausaufenthalte, hohes Erkrankungsalter, bulimische Episoden, Neigung zu starkem Erbrechen und Laxantienabusus, sehr niedriges Gewicht vor der Behandlung, prämorbide Fettsucht, auffallende prämorbide Persönlichkeitszüge, Zwangssymptome und schwierige intrafamiliäre Beziehungen.

Prognostisch günstig ist ein früher Krankheitsbeginn, bei 85% der Patienten mit Erkrankungsbeginn vor dem 16. Lebensjahr wurde eine gute Prognose festgestellt (GARFINKEL et al. 1986). Die *Mortalität* der Anorexia nervosa liegt zwischen 3 und 15%, sie erhöht sich mit zunehmender Krankheitsdauer; die Selbstmordrate liegt bei 3–5%.

Verlaufsstudien bei Bulimie sind selten. Die Langzeitprognose scheint weniger günstig zu sein als bei der Anorexia nervosa. MITCHELL et al. (1986) berichten nur bei einem Drittel ihrer 75 bulimischen Patienten nach 12–15 Monaten eine völlige Aufgabe ihres bulimischen Verhaltens; 13% hatten sich stark gebessert, 17% wurden als gebessert und 35 als kaum gebessert oder unverändert eingestuft.

Eine 1-Jahres-Verlaufsstudie an 37 weiblichen Bulimikern mit einer mittleren Erkrankungsdauer von 6,8 Jahren ergab zwar bessere Resultate in bezug auf das Eßverhalten (Eating Attitudes Test); aber es bestanden noch Auffälligkeiten in psychopathologischer Hinsicht (Hopkins Symptom Checklist, Social Adjustment Scale). Soziale Unangepaßtheit, zwischenmenschliches Mißtrauen und Angst- und Zwangssymptome hatten nicht signifikant abgenommen (NORMAN et al. 1986).

VI. Therapie

Entsprechend der Komplexität des Krankheitsbildes und der Vielfalt ätiologischer Faktoren sind zahlreiche Therapiekonzepte zur Behandlung der Anorexie und der Bulimie entwickelt worden. Einen größeren Überblick über diese Problematik geben u. a. BAXTER (1985), EGGERS (1980), FAIRBURN (1985), MEERMANN (1981), STEINHAUSEN (1979), STERN (1986) u. YAGER (1985). Am sinnvollsten ist eine nicht-ideologische, ganzheitlich-integrativ ausgerichtete Behandlung. Vor allem unter stationären Bedingungen sollten an dem Behandlungskonzept mehrere Berufsgruppen (Schwestern, Erzieher, Heilpädagogen, Musik-, Beschäftigungs- und Gruppentherapeuten, individuelle Psychotherapeuten und/oder Familientherapeuten) beteiligt sein.

Für die Anorexia nervosa und die Bulimie werden individual-therapeutische, psychodynamische und/oder kognitiv-verhaltenstherapeutische und gruppentherapeutische Verfahren empfohlen. Einen besonderen Stellenwert bei beiden Krankheitsgruppen hat die Familientherapie erworben. Als verantwortungslos ist eine ausschließlich medikamentöse Therapie anzusehen. Antidepressiva sollten nur, wenn überhaupt, intermittierend und bei vorliegend schwerer depressiver Symptome angewandt werden. Wichtig ist stattdessen die Arbeit an der Ablösung des Patienten von seinen Bezugspersonen, sei es in Form einer Einzeltherapie oder in Form einer Familientherapie oder einer Kombination von beidem.

Literatur

Angst J, Dobler-Mikola A (1985) The Zurich study. Anxiety and phobia in young adults. Eur Arch Psychiat Neurol Sci 235:171–178

Baxter PM (1985) Psychotherapeutic approaches to anorexia nervosa and bulimia: a selected bibliography. Psychol Rep 57:343–353

Bleuler M (1972) Die Schizophrenien im Lichte langfristiger Katamnesen. Thieme, Stuttgart

Bloss P (1978) Adoleszenz: Eine psychoanalytische Interpretation. Konzepte der Humanwissenschaften, 2. Aufl. Klett-Cotta, Stuttgart

Bowlby J (1976) Trennung. Kindler, München

Bräutigam W (1979) Sexualmedizin im Grundriß, 2. Aufl. Thieme, Stuttgart, S 94–116

Chabrol H (1982) Le suicide de l'adolescent. Neuropsychiat Enf 30:579–588

Ciompi L, Müller C (1976) Lebensweg und Alter der Schizophrenen. Monographien aus dem Gesamtgebiet der Psychiatrie. Psychiatry Series, Bd 12. Springer, Berlin Heidelberg New York

Coleman JC (1984) Eine neue Theorie der Adoleszenz. In: Olbrich E, Todt E (Hrsg) Probleme des Jugendalters – Neuere Sichtweisen. Springer, Berlin Heidelberg New York Tokyo, S 49–67

Davidson F, Choquet M (1981) Le suicide de l'adolescent: étude épidémiologique. Editions scientifiques françaises, Paris

Delkeskamp H (1965) Langstrecken – Katamnesen von Zwangsneurosen. Acta Psychiat Scand 41:564–581

Eggers Ch (1968) Zwangszustände und Schizophrenie. Fortschr Neurol Psychiatr 36:576–589

Eggers Ch (1969) Zwang und jugendliche Psychosen. Prax Kinderpsychol 18:202–208

Eggers Ch (1973) Verlaufsweisen kindlicher und präpuberaler Schizophrenien. Monographien aus dem Gesamtgebiet der Psychiatrie. Psychiatry Series, Bd 9. Springer, Berlin Heidelberg New York

Eggers Ch (1974) Todesgedanken, Suicide und Suicidversuche im Verlauf kindlicher Schizophrenien. Nervenarzt 45:36–42

Eggers Ch (1980) Anorexia nervosa und Adipositas. In: Psychologie des 20. Jahrhunderts, Bd XII. Kindler, Zürich, S 576–622

Eggers Ch (1982) Aggressivität und Autoaggressivität im Kindes- und Jugendalter. Kassenarzt 22:4935–4944

Eggers Ch (1983) Psychogene Anfälle, ihre Ursachen und Differentialdiagnosen. Z Kinder Jugendpsychiatr 11:340–348

Eggers Ch (1983) Suicidhandlungen bei schizophrenen Kindern und Jugendlichen. In: Jochmus I, Förster E (Hrsg) Suicid bei Kindern und Jugendlichen. Enke, Stuttgart

Eggers Ch (1985) Hysterie im Kindesalter. Münch Med Wochenschr 127:422–427

Eggers Ch (1986) Anorexia nervosa. Epidemiologie, Differentialdiagnose, Therapie und Prognose. Münch Med Wochenschr 128:113–118

Eggers Ch (1987) Konversionssymptome und -syndrome im Kindes- und Jugendalter. In: Jahrbuch der Psychoanalyse, Bd 21, S 159–176

Erdheim M (1984) Die gesellschaftliche Produktion von Unbewußtheit. Suhrkamp, Frankfurt, S 271–368

Erikson EH (1968) Jugend und Krise. Klett-Cotta, Frankfurt, S 131–203

Ermann M (1984) Die Entwicklung der psychoanalytischen Angst-Konzepte und ihre therapeutischen Folgerungen. In: Rüger U (Hrsg) Neurotische und reale Angst. Verlag f. med. Psychologie, Göttingen, S 25–35

Fairburn ChG (1985) The management of bulimia nervosa. J Psychiatr Res 19:465–472

Faust V, Wolf M (1983) Suicidale Impulse und Suicidversuche bei Schülern. In: Jochmus I, Förster E (Hrsg) Suicid bei Kindern und Jugendlichen. Enke, Stuttgart

Fenichel O (1931) Hysterien und Zwangsneurosen. Int Psychoanalytischer Verlag, Wien

Fichter MM (1985) Magersucht und Bulimie. Springer, Berlin Heidelberg New York Tokyo

Freud A (1936) Das Ich und die Abwehrmechanismen. In: Die Schriften der Anna Freud, Bd I. Kindler, München 1980, S 233–353

Freud A (1966) Psychoanalytische Theorien über Zwangsneurose. In: Die Schriften der Anna Freud, Bd VI. Kindler, München 1980, S 1839–1857

Friedman SB (1973) Conversion symptoms in adolescents. Pediat Clin North Am 20:873–883

Garfinkel BD, Froese A, Hood J (1982) Suicide attempts in children and adolescents. Am J Psychiatry 139:1257–1261

Garfinkel PE, Garner DM, Rodin G (1986) Anorexia nervosa, Bulimie. In: Kisker KP, Lauter H, Meyer JE, Müller C, Strömgren E (Hrsg) Neurosen, Psychosomatische Erkrankungen, Persönlichkeitsstörungen. Springer, Berlin Heidelberg New York Tokyo (Psychiatrie der Gegenwart, 3. völlig neu gestaltete Aufl, Bd 1, S 103–124)

Garner DM, Garfinkel PE, S'Shaughnessy M (1985) The validity of the distinction between bulimia with and without anorexia nervosa. Am J Psychiatry 142(5):581–587

Gray JJ, Ford K (1985) The incidence of bulimia in a college sample. Int J Eating Dis 4:201–210

Gunderson JG, Kolb JE (1978) Discriminating features of borderline patients. Am J Psychiatry 135:792–796

Halmi KA (1985) Classification of the eating disorders. J Psychiatr Res 19:113–119

Hendren RL, Barber JK, Sigafoos A (1986) Eating-disorders symptoms in a nonclinical population: a study of female adolescents in two private schools. J Am Acad Child Psychiatry 25:836–840

Hönmann H, Schepank H (1984) Angst und Phobie als Krankheit und Symptom in der Allgemeinbevölkerung. In: Rüger U (Hrsg) Neurotische und reale Angst. Verlag f. med. Psychologie, Göttingen, S 111–123

Hoffmann SO (1980) Die Zwangsneurose. In: Psychologie des 20. Jahrhunderts, Bd X. Kindler, Zürich, S 791–805

Hoffmann SO (1986) Psychoneurosen und Charakterneurosen. In: Kisker KP, Lauter H, Meyer JE, Müller C, Strömgren E (Hrsg) Neurosen, psychosomatische Erkrankungen, Persönlichkeitsstörungen. Springer, Berlin Heidelberg New York Tokyo (Psychiatrie der Gegenwart, 3. völlig neu gestaltete Aufl, Bd 1, S 29–62)

Huber G, Gross G, Schüttler R (1979) Schizophrenie. Verlaufs- und sozialpsychiatrische Langzeituntersuchungen an den 1945–1959 in Bonn hospitalisierten schizophrenen Kranken. Monographien aus dem Gesamtgebiet der Psychiatrie, Psychiatry Series, Bd 21. Springer, Berlin Heidelberg New York

Jones DJ, Fox MM, Babigian HM, Hutton HE (1980) Epidemiology of anorexia nervosa in Monroe County, New York 1960–1976. Psychosom Med 42:551–558

Khouri JP, Haier RJ, Rieder RO, Rosenthal D (1980) A symptom schedule for the diagnosis of borderline-schizophrenia. Br J Psychiatry 137:140–167

König K (1981) Angst und Persönlichkeit. Das Konzept vom steuernden Objekt und seine Anwendungen. Vandenhoeck u. Ruprecht, Göttingen

Kog E, Vandereycken W, Vertommen H (1985) Towards a verification of the psychosomatic family model: a pilot study of ten families with anorexia/bulimia nervosa patients. Int J Eating Dis 4:525–538

Lacey JH (1985) Time-limited individual and group-treatment for bulimia. In: Garner DM, Garfinkel PE (eds) Handbook of psychotherapy for anorexia nervosa and bulimia. Guilford Press, New York, pp 431–457

Ladewig D, Weidmann M (1980) Drogenabhängigkeit von Jugendlichen und Heranwachsenden. In: Peters (Hrsg) Die Psychologie des 20. Jahrhunderts, Bd X. Ergebnisse für die Medizin (2). Kindler, Zürich, S 869–883

Lang H (1985) Zwang in Neurose, Psychose und psychosomatischer Erkrankung. Z Klin Psychol Psychopathol Psychother 33:65–76

Langen D, Jaeger A (1964) Die Pubertätskrisen und ihre Weiterentwicklungen. Arch Psychiatr Z Ges Neurol 205:19–36

Ljungberg L (1957) Hysteria. A clinical, prognostic and genetic study. Acta Psychiatr Scand 32: Suppl 112

Mahler MS, Pine F, Bergman A (1978) Die psychische Geburt des Menschen. Symbiose und Individuation. Fischer, Frankfurt/M

Marsden CD (1986) Hysteria – a neurologist's view. Psychol Med 16:277–288

Masterson JF (1972) Treatment of the borderline-adolescent: a developmental approach. John Wiley & Sons, New York

Masterson JF (1980) From borderline adolescent to functioning adult: the test of time. Brunner/ Mazel, New York, pp 6–18

Meadows GN, Palmer RL, Newball RUM, Kenrick JMT (1986) Eating attitudes and disorder in young women: a general practice based survey. Psychol Med 16:351–357

Meermann R (1981) Anorexia nervosa – Ursachen und Behandlung. Enke, Stuttgart

Mitchell JE, Davis L, Goff G, Pyle R (1986) A follow-up study of patients with bulimia. Int J Eating Dis 5:441–450

Muuss RE (1986) Adolescents eating disorder: bulimia. Adolescence, XIII, 82:257–267

Norman DK, Herzog DB, Chauncey S (1986) A one-year outsome study of bulimia: psychological and eating symptom changes in a treatment and non-treatment group. Int J Eating Disorders 5:47–57

Norris PD, O'Malley BP, Palmer RL (1985) The TRH test in bulimia and anorexia nervosa: a controlled study. J Psychiatr Res 19:215–219

Nussbaum M, Shenker IR, Marc J, Klein M (1980) Cerebral atrophy in anorexia nervosa. J Pediatr 96:867–869

Ordmann AM, Kirschenbaum DS (1986) Bulimia: assessment of eating, psychological adjustment, and familial characteristics. Int J Eating Dis 5:865–878

Pyle RL, Mitchell JE, Eckert EE, Halvorson PA, Newmann PA, Goff GM (1983) The incidence of bulimia in freshmen college students. Int J Eating Dis 2(3):75–86

Quint H (1971) Über die Zwangsneurose. Verlag f. med. Psychologie, Göttingen

Quint H (1987) Die kontradepressive Funktion des Zwanges. Forum Psychoanal 3:40–50

Ringel E (1965) Über Selbstmordversuche von Jugendlichen. In: Zwingmann Ch (Hrsg) Selbstvernichtung. Akademische Verlagsgesellschaft, Frankfurt/M

Roberto LG (1986) Bulimia: the transgenerational view. J Marital Family Ther 12:231–240

Rock N (1971) Conversion reactions in childhood: a clinical study in childhood neuroses. J Am Acad Child Psychiatry 10:65–93

Rohde-Dachser Ch (1982) Das Borderline-Syndrom, 2. Aufl. Huber, Bern Stuttgart Wien

Rohde-Dachser Ch (1986) Borderline-Störungen. In: Kisker KP, Lauter H, Meyer JE, Müller C, Strömgren E (Hrsg) Neurosen, Psychosomatische Erkrankungen, Persönlichkeitsstörungen. Springer, Berlin Heidelberg New York Tokyo (Psychiatrie der Gegenwart, 3. völlig neu gestaltete Aufl, Bd 1, S 125–150)

Rutter M, Shaffer D, Sturge C (1977) Multiaxiales Klassifikationsschema für psychiatrische Erkrankungen im Kindes- und Jugendalter, Remschmidt H, Schmidt M, Klicpera C (Hrsg). Huber, Bern Stuttgart Wien

Rutter MP, Graham OF, Chadwick FD, Yule W (1976) Adolescent turmoil: fact or fiction? J Child Psychol 17:35

Sauer H, Hornstein Ch, Kessler Ch (1985) Irreversible Hirnatrophie bei Anorexia nervosa. Nervenarzt 56:691–695

Schepank H (1973) Erb- und Umweltfaktoren bei Neurosen. Nervenarzt 44:449–459

Schwartz DM, Thompson MG, Johnson CL (1985) Anorexia nervosa and bulimia: the sociocultural contest. In: Emmett SW (ed) Theory and treatment of anorexia nervosa and bulimia. Brunner/Mazel, New York

Schwartz HJ (1985) Bulimia: psychoanalytic perspectives. J Am Psychoanal Ass 34:439–462

Shaffer D, Fisher P (1981) The epidemiology of suicide in children and young adolescents. J Am Acad Child Psychiatry 20:545–565

Silbereisen RK, Kastner P (1985) Jugend und Drogen: Entwicklung von Drogengebrauch – Drogengebrauch als Entwicklung? In: Oerter R (Hrsg) Lebensbewältigung im Jugendalter. VCH Verlagsgesellschaft, Weinheim, S 192–219

Steinhausen HC (1979) Anorexia nervosa – eine aktuelle Literaturübersicht. Teil 2: Therapie und Verlauf. Z Kinder Jugendpsychiatr 7:249–271

Stern S (1986) The dynamics of clinical management in the treatment of anorexia nervosa and bulimia: an organizing theory. Int J Eating Dis 5:233–254

Stierlin H, Ravenscroft K (1974) Trennungskonflikte bei Jugendlichen. Psyche (Stuttg) 28:719–746

Wiesse J (1983) Borderline-Störungen in der Adoleszenz. In: Kind und Umwelt, Heft 39 (April). Bonz, Fellbach, S 3–22

Williamson DA, Kelley ML, Davis CJ, Ruggiero L, Veitia MC (1985) The psychophysiology of bulimia. Adv Behav Res Ther 7:163–172

Yager J (1985) The outpatient treatment of bulimia. Bull Menninger Clin 49:203–226

Weitere Literatur beim Verfasser. – Auf Anfrage erhältlich.

3. Jugenddissozialität und -delinquenz

R. LEMPP

INHALTSVERZEICHNIS

A. Begriff

I. Einleitung

Dissozialität und Delinquenz umschreiben einen großen Bereich normabweichenden Verhaltens, wobei es fast ausschließlich um störendes Verhalten geht. Bemerkenswerterweise wird der viel gebrauchte Begriff der Verhaltensstörung eigentlich nur gegenüber Kindern und Jugendlichen gebraucht, nicht gegenüber Erwachsenen. Dieser große Bereich reicht vom anhaltenden Nichteinhalten der Sitte und der Regeln, über die fehlende Anerkennung gemeinsamer Wertmaßstäbe, bis hin zu einem Vergehen gegen geschriebene Gesetze.

Grundsätzlich kann von allen verschiedenen Formen von Verhaltensstörungen, Anpassungsproblemen, Dissozialität und Delinquenz gesagt werden, daß diese Verhaltensformen nie allein vom Kind oder Jugendlichen abhängig sind, sondern stets auch in wechselnden Graden von der Qualität des Umfeldes und seiner Reaktion auf das Kind oder den Jugendlichen. Eine Definition ist im Einzelfall daher nicht ohne sorgfältige Situationsanalyse möglich und nicht ohne die ständige Wechselwirkung zwischen dem Kind und dem Jugendlichen mit seinen inneren Bedingungen einerseits und den Bedingungen, welche die das Kind oder Jugendlichen begleitenden Erwachsenen setzen, also die sozialen Bedingungen, die Gesetze und Reaktionsformen andererseits zu berücksichtigen.

II. Die einzelnen Begriffe

1. Verhaltensstörung (LEMPP 1984a) ist als Definition relativ weit von Dissozialität und Delinquenz entfernt, beschreibt gewissermaßen die ersten Vorstufen dazu, ist aber keine kinderpsychiatrische Diagnose, sondern ein begrifflicher Sammeltopf für alle Arten von Unangepaßtheit, Auffälligkeit und Normabweichung bei Kindern und Jugendlichen.

2. Erziehungsschwierigkeit ist ein wenig objektiver Begriff, weil er im großen ganzen mehr die Probleme beschreibt, die das Kind oder der Jugendliche im privaten, insbesondere im familiären Rahmen verursacht. Dabei stehen aber viel mehr als bei der Verhaltensstörung gegen die Intensionen der Erzieher gerichtete Tendenzen im Vordergrund und die Resistenz gegenüber den erzieherischen Bemühungen.

3. *Fehlentwicklung* wird von SZEWCZYK (1982) als dauerhafte, schwerwiegende, schwer korrigierbare Störung im Verhalten und Erleben bezeichnet, die zu mehr oder weniger umfassenden Veränderungen der Persönlichkeit führen. Dieser Begriff stellt den Entwicklungsgedanken in den Vordergrund.

4. *Verwahrlosung* ist ein alter, wegen der mit ihm verbundenen Abwertung verlassener Begriff, der jedoch auch in der Kinder- und Jugendpsychiatrie und Jugendhilfe bis in die Zeit des Zweiten Weltkriegs eine häufige kinder- und jugendpsychiatrische Diagnose darstellte.

5. *Dissozialität* beschreibt SPECHT (1985, 1987) als abweichende Verhaltensweisen, die als sozialschädlich beurteilt werden. Er sieht sie gewissermaßen als Vorstufe der Delinquenz.

6. *Delinquenz* kann gleichgesetzt werden mit *Kriminalität* als ein Verhalten, das gegen gesetzliche Normen verstößt, wobei beide Begriffe dazu tendieren, wiederholtes Vergehen gegen Gesetze vorauszusetzen. Als Kriminalität kann nur bezeichnet werden, was bekannt wird und den Tatbestandsbeschreibungen des Gesetzes widerspricht.
  In der Abgrenzung zwischen Delinquenz und Dissozialität ist festzustellen, daß eine Dissozialität ohne Delinquenz durchaus vorstellbar ist, nur schwerlich dagegen eine Delinquenz ohne Dissozialität.

7. *Schädliche Neigung* ist ein Begriff des Jugendgerichtsgesetzes (JGG), der ursprünglich innerhalb der Jugendkriminalität eine prognostische Aussage beinhalten soll, tatsächlich wird er in der gerichtlichen Praxis eher retrospektiv bestimmt. Er ist nach § 17 JGG, Absatz 2 eine Voraussetzung zur Verurteilung eines Jugendlichen zur Jugendstrafe.

III. Dissozialität, Delinquenz und Krankheit

In der Kinder- und Jugendpsychiatrie ist man regelmäßig mit der Beziehung von Dissozialität und Delinquenz mit Krankheit, insbesondere psychischer Krankheit, konfrontiert. Die Frage, ob einem Verhalten oder einer Tat eine Krankheit zugrunde liegt, hat für ihre Beurteilung, ihre juristische und gesellschaftliche Bewertung, aber insbesondere auch für die Therapie in weiterem Sinne große Bedeutung. Bei der Beurteilung der Schuldfähigkeit spielt Krankheit und Krankhaftigkeit eine zentrale Rolle. Es gibt aber in der Psychiatrie keinen allgemein akzeptierten Krankheitsbegriff (RASCH 1986). Im Grunde kann einer Definition des Krankhaften den Kinder- und Jugendpsychiater gerade in seinen pädagogischen und therapeutischen Intensionen nicht befriedigen. Er sollte sich daher darauf beschränken, seine Zuständigkeit und seine Initiative am Leidenszustand des betreffenden Kindes oder Jugendlichen oder seiner Umgebung an ihm zu orientieren (LEMPP 1985).

B. Epidemiologie

I. Verhaltensstörung und Dissozialität

Da Verhaltensstörung nur sehr unscharf zu definieren ist und es am objektiven Maßstab und damit an der Operationalisierbarkeit fehlt, läßt sich auch die Verbreitung von Verhaltensstörung kaum hinreichend genau feststellen. Auslesefreie Untersuchungen liegen wenige vor. BETTSCHART u. HENNY legten 1978 eine Untersuchung über eine auslesefreie Gruppe von 300 Kindern aus dem Kanton Waadt in der Schweiz vor. Unter den 11 registrierten diagnostischen Gruppen könnte die Gruppe „Troubles de la personnalité et du caractère" unter dem Begriff der Verhaltensstörung und Dissozialität erfassen. Die Häufigkeit betrug bei Jungen 2,5%, bei den Mädchen 1,4%. Die Untersuchung beschränkte sich auf 9jährige Kinder. Auf ähnliche Prävalenzraten kommen ESSER u. SCHMIDT in der Untersuchung einer auslesefreien 8jährigen Gruppe Mannheimer Kinder, die dann im Alter von 13 Jahren nachuntersucht wurden. Unter der zusammenfassenden Diagnose „dissoziale Störungen" (ICD 312) fanden sich bei den 8jährigen 1,8% und bei der Nachuntersuchung im Alter von 13 Jahren 8,4%. Während bei den psychiatrischen Auffälligkeiten insgesamt etwa die Hälfte der mit 8 Jahren auffälligen Kinder mit 13 Jahren unauffällig war und wiederum etwa die Hälfte der mit 13 Jahren unauffälligen neu auffällig geworden sind, läßt die Dissozialität einen eindeutigen Anstieg in dieser Altersphase erkennen.

Eine epidemiologische Studie von COOPER u. GATH aus London stieß anhand der Einweisungen in Beratungsstellen (child guidance clinic) im Jahre 1962 bis 1966, hochgerechnet auf die Gesamtbevölkerung, auf 0,8%, oder auf 3,3 aller Kinder unter 16 Jahren. Für die delinquenten Jugendlichen betrugen die Häufigkeiten etwa 1,6% auf die Gesamtbevölkerung und 6,5% auf Kinder unter 17 Jahre.

Alle diese Zahlen wird man wegen eingeschränkter Definierbarkeit nur als grobe Annäherungswerte ansehen dürfen.

II. Die Epidemiologie der Delinquenz

Die Delinquenz und Kriminalität der Kinder und Jugendlichen läßt sich sehr viel genauer angeben, weil Delinquenz und Kriminalität durch die Gesetze eindeutig definiert sind und durch die statistischen Ämter darüber genaue Erhebungen durchgeführt und Feststellungen getroffen werden.

1. Die Delinquenz der Kinder

Nach der polizeilichen Kriminalstatistik von 1985 waren unter 1,29 Millionen Tatverdächtigen 4,6% Kinder, davon die Mehrzahl von 3,6% zwischen 10 und 14 Jahren, wobei die Verteilung zwischen Knaben und Mädchen im Verhältnis 3:1 demjenigen aller Tatverdächtigen entspricht.

Nach TRAULSEN (1984) hat die absolute Zahl der Kinderdelikte seit der Mitte der 50er Jahre stark zugenommen. Der Anteil der Kinder an allen Tatverdächtigen hat sich bis 1978 mehr als verdoppelt, geht aber seither merklich zurück. TRAULSEN weist aber nachdrücklich darauf hin, daß nach den Ergebnissen der empirischen Kriminologie die Delikte von Kindern in den meisten Fällen nicht den Beginn einer kriminellen Karriere darstellen.

Die besondere Schwierigkeit bei der Beurteilung der Kinderkriminalität wird durch eine hohe Dunkelziffer verursacht. Eine Untersuchung von WALTER, REM-SCHMIDT u. HÖHNER zeigte, daß es eine „Null-Belastung", d. h. ein völliges Fehlen delinquenten Verhaltens praktisch nicht gibt, dabei gaben allerdings die Jungen mehr als doppelt so viele Delikte zu wie die Mädchen. Damit kommt nur ein Bruchteil der Straftaten zur Anzeige, wobei die kindlichen Delikte alle Schweregrade umfassen.

2. Jugendkriminalität

Der Anteil der Jugendlichen, d. h. der 14- bis 18jährigen, betrug nach der polizeilichen Kriminalstatistik 1985 an den Tatverdächtigen 11,4% oder 147 173 mit einem Übergewicht der 16- bis 18jährigen. Bei den Heranwachsenden, d. h. den 18- bis 21jährigen, betrug der Anteil an den Tatverdächtigen 11,8%, was 151 880 Heranwachsenden entspricht.

Von diesen insgesamt 299 053 Tatverdächtigen steht im Jahre 1985 eine Zahl von 183 051 vor Jugendgerichten abgeurteilten Straftaten gegenüber. Von diesen wurden jedoch 119 126, d. h. ziemlich genau $^2/_3$ der Fälle, auch nach Jugendrecht verurteilt (Strafverfolgungsstatistik 1985).

Die immer wieder behauptete und beklagte ständige Zunahme gerade der Jugendkriminalität wurde von ALBRECHT u. LAMNEK (1979) einer differenzierten Kritik unterzogen. Die Kriminalbelastungsziffer (KBZ), d. h. die Zahl aller Tatverdächtigen, bezogen auf 100 000 der untersuchten Altersgruppe, zeigte für alle unter 21jährigen Tatverdächtigen von 1971 bis 1977 eine Steigerungsrate von 22%. Diese Zahl bedarf insofern der Bereinigung, als die Zahl der Täter wesentlich kleiner ist als der Tatverdächtigen, da mehrere Taten von derselben Person begangen werden können. Es ergibt sich jedoch, daß sich die Steigerungsrate der KBZ zwischen Erwachsenen und Nichterwachsenen insgesamt nur unwesentlich unterscheidet. In der Verurteilungsstatistik der Gerichte sank dagegen im Vergleichszeitraum die Zahl der verurteilten Jugendlichen und Heranwachsenden.

3. Die Delinquenz der Ausländerkinder und -jugendlichen

Nach der polizeilichen Kriminalstatistik 1985 ist die Verteilung der ausländischen Tatverdächtigen unter den verschiedenen Altersgruppen weitgehend gleich wie in der Verteilung unter den deutschen Tatverdächtigen.

Ein Vergleich der Kriminalitätsbelastung nach ALBRECHT u. PFEIFFER (1979) ergibt, daß in einigen Deliktgruppen die Deutschen, in anderen die Ausländer überwiegen, so bei den Delikten gegen die sexuelle Selbstbestimmung, sowie den Roheitsdelikten und beim Diebstahl ohne erschwerende Umstände. Die deutschen Kinder und Jugendlichen zeigen dagegen bei Diebstahl mit erschwerten Umständen, bei Vermögens- und Fälschungsdelikten, sowie bei Erpressung, Widerstand, Beleidigung und Sachbeschädigung eine höhere Kriminalitätsbelastung. Insgesamt ist die Kriminalitätsbelastung bei den unter 21jährigen Deutschen höher als bei den Ausländern.

4. Geschlechtsverteilung

In allen Altersgruppen der unter 21jährigen ist nach der polizeilichen Kriminalstatistik 1985 der Anteil der männlichen Tatverdächtigen dreimal so hoch wie derjenigen der weiblichen. Dies bleibt übrigens auch bei den Erwachsenen bis etwa zum 50. Lebensjahr so.

III. Die Epidemiologie der einzelnen Straftaten bei Kindern, Jugendlichen und Heranwachsenden im Jahre 1985 (s. Tabelle 1)

Diese Zahlen entsprechen tendentiell auch der Verteilung der Verurteilungen nach Jugendrecht, wobei hier noch 23,6% Straftaten im Straßenverkehr kommen, bei Jungen 25,3, bei Mädchen 10,7%, (Pol.Krim. 1985 und Strafverfolgungsstatistik 1985).

Tabelle 1

	Männlich	Weiblich
Kinder bis zum 14. Lebensjahr		
Insgesamt	3,4%	1,1%
Davon		
Einfache Diebstähle	62,5%	82,4%
Schwere Diebstähle	18,0%	5,2%
Sachbeschädigung	15,7%	4,8%
Brandstiftung	3,0%	1,4%
Jugendliche		
Insgesamt	8,7%	2,7%
Davon		
Einfache Diebstähle	46,0%	68,5%
Schwere Diebstähle	26,4%	5,2%
Sachbeschädigung	14,0%	3,2%
Körperverletzung	5,9%	3,1%
Gefährliche Körperverletzung	6,2%	2,5%
Betrug	7,0%	9,4%
Widerstand gegen die Staatsgewalt und Straftaten gegen die Öffentliche Ordnung	4,3%	2,8%
Heranwachsende		
Insgesamt	9,6%	2,2%
Davon		
Einfache Diebstähle	26,7%	44,0%
Schwere Diebstähle	22,5%	5,3%
Betrug	13,5%	21,7%
Sachbeschädigung	11,8%	3,1%
Widerstand gegen die Staatsgewalt und Straftaten gegen die Öffentliche Ordnung	7,5%	4,4%
Rauschgiftdelikte	7,7%	7,4%

C. Erscheinungsformen von Dissozialität und Delinquenz

I. Dissozialität

Von dissozialen Erscheinungsformen spricht man in der Regel nur bei störenden und destruktiven Verhaltensweisen, soweit sie außerhalb der Familie beobachtet werden. Sie umfassen allerdings auch Verhaltensweisen, die, ohne jemanden in seinen eigenen Interessen und Belangen zu berühren oder gar zu schädigen, einfach gegen allgemein anerkannte Werthaltungen und Ordnungen verstoßen. Dazu gehören

1. Die Dissozialität des Verweigerns

Die häufigste und auch banalste Form des Verweigerns stellt das *kindliche Weglaufen* dar. Rund 40 000 Kinder und Jugendliche laufen von zu Hause bzw. von dem Heim, in dem sie untergebracht sind, weg (HORNSTEIN et al. 1982). Dabei sind nur die Fälle erfaßt, die nicht innerhalb des Bereiches des für sie zuständigen Polizeipräsidiums aufgefunden werden.

Jede freie Gesellschaft hat ihre „Aussteiger", die sich aus unterschiedlichen Gründen gegen die geltenden Werte und Ziele, aber auch gegen die übliche Lebensweise der Gesellschaft, der sie angehören, wenden. Dieses „Aussteigen" nimmt deswegen immer wieder zeitbedingt andere Formen an. Waren es in den 60er und den Anfängen der 70er Jahre die Hippie-Kulturen, so findet sich jetzt vermehrt das Bild der Stadtstreicher, der Nichtseßhaften. Auch unter dieser Aussteiger-Gruppe nimmt die Zahl der älteren Jugendlichen und Heranwachsenden offenbar zu. Nicht selten sind soziale Schicksalsschläge wie Arbeitslosigkeit, Verlust der Beziehung der ohnehin kleiner werdenden Familie, auch schwere psychische Störungen, wie leichtere Formen autistischer und schizophrener Psychosen, aber auch unbehandelte Zwangsneurosen ursächlich. Eine besondere spezifisch jugendliche Form des Aussteigens und der Auflehnungen stellen die Punker dar mit ihrer provozierenden auffallenden Kleidung. Hinter dieser provozierenden „Uniform", die bei den Bürgern Schrecken und Furcht hervorrufen soll, steht in der Regel ein verzweifelter Hilferuf isolierter und in ihrem puberalen Selbständigkeitsstreben sich überfordernder, eher infantiler Jugendlicher, die nur in der Gruppe stark sind. Dieser Form entsprechen mit zum Teil ideologischen Varianten die Skinheads, die sich als politische Außenseiter fühlen und bis zu einem gewissen Grad von den Rockern anfangs der 70er Jahre abstammen.

Eine besondere Form des Aussteigens bedeuteten auch die vor allem Anfang der 80er Jahre eine starke Anziehungskraft ausübenden sog. Jugendreligionen, die zwar weniger Jugendliche als ältere Heranwachsende und junge Erwachsene zwischen 20 und 30 Jahren ansprachen. Der Grund für diese Zuwendung zu den Religionen ist vielfältig und entsprang in der Regel individuellen Reifungs- und Ablösungsproblemen (KLOSINSKI 1985a).

2. Dissozialität durch Schulverweigerung

Die Schulverweigerung muß gegen die Schulphobie, einer echten Angstneurose, abgegrenzt werden. Die Schulverweigerung oder das Schuleschwänzen bedeutet eine soziale Gefährdung des Kindes oder Jugendlichen, da diese dabei den Schutzkreis der Familie verlassen, aber den Schutzkreis der Schule nicht akzeptieren können, meist aus Gründen chronischer Überforderung. Wegen der damit verbundenen Außenseiterstellung und Isolation kann sie in Einzelfällen zur weiterführenden Dissozialität Anlaß sein (LEMPP u. SCHIEFELE 1987).

3. Destruktive Gruppendissozialität

Wie schon bei Erwähnung des Rockertums angesprochen, entstehen aus der Gruppen- oder Bandenbildung charakteristische destruktive Verhaltensweisen, die meist nur vorübergehend, aus bestimmten Anlässen oder mehr wie zufällige kollektive Durchbrüche in Erscheinung treten. Hierzu gehört der Vandalismus gegen öffentliche Einrichtungen, Telefonzellen, öffentliche Verkehrsmittel, aber auch sog. Fußball-Fanclubs, die mit etwa 100 000 Mitgliedern im ganzen Bundesgebiet (HORNSTEIN et al. 1982) Woche für Woche im Zusammenhang mit Bundesligaspielen zu gewalttätigen Regelverletzungen, Zerstörungen und Aggressionen neigen.

Diese Erscheinungen des Gruppen-Vandalismus und der destruktiven und aggressiven Verhaltensweise sind eine internationale Erscheinung, die mit gewissen Intensitätsunterschieden in westlichen wie östlichen Gesellschaftsformen auftreten. Entscheidend ist hierbei offenbar die Gruppenbildung, in deren anonymisierendem Schutz angestaute aggressive Tendenzen gegen Sachen und Menschen aufgeheizt und abreagiert werden.

4. Alkohol- und Drogenabusus, Spielsucht

Die in den 60er Jahren Europa und die Bundesrepublik überspülende Drogenwelle, die Jugendliche aller Altersklassen und sozialer Schichtungen erfaßte, aber bei den meisten offenbar nur einen vorübergehenden Kontakt verursachten, hinterließ einen kleinen, aber offenbar harten Kern drogenabhängiger Jugendlicher. Schon Mitte der 70er Jahre kam es zu einer deutlichen Distanzierung der Jugendlichen von Rauschdrogengenuß und Ende der 70er Jahre waren es etwa 4% der Jugendlichen, die als Drogenkonsumenten bezeichnet werden müssen, wobei der Gipfel bei den 18- bis 20jährigen lag (HORNSTEIN et al. 1982). Ein weiterer Anstieg ist in der letzten Zeit nicht mehr beobachtet worden. Echter Alkoholismus betrifft aber noch im Wesentlichen ältere Heranwachsende und Erwachsene.

Eine zunehmende Beachtung erfährt der suchtartige Umgang mit Spielautomaten, der eigentlich für Jugendliche unter 18 Jahren verboten ist. Dieses Verbot wird jedoch praktisch nicht eingehalten und die Zahl der Jugendlichen, welche sich zur Beschaffung ihrer Geldmittel zur Befriedigung ihrer Spielleidenschaft krimineller Handlungen bedienen müssen, ist offenbar im Steigen (LEMPP 1987).

II. Delinquenz

Zeigten schon die dissozialen Verhaltensweisen durch destruktives Verhalten, wie der Vandalismus, deutliches Überschneiden zwischen Dissozialität und Delinquenz, so zeigen die folgenden Formen eine eindeutige Einordnung unter den Begriff der Delinquenz und Kriminalität.

1. Delikte gegen das Eigentum

Der Diebstahl ist in seiner einfachen wie auch erschwerten Form die häufigste Deliktform von Kindern, Jugendlichen und Heranwachsenden, wobei gerade beim Kind sich ein außerordentlich großes Dunkelfeld ergibt, da auch die Abgrenzung delinquenten Handelns gegenüber kindlichen Entwendungen und Unterschlagungen nicht möglich ist. Mit der Zunahme des Konsumverhaltens mit den starken Anreizen durch die Werbung und dem Prestigewerts des Besitzes steigt auch die Versuchung und der innere Zwang für Kinder und Jugendliche, sich diese begehrten Dinge zu verschaffen.

Beim *Laden- und Warenhausdiebstahl* erliegt der Jugendliche der bewußten Versuchung des Käufers durch ungeschützte Warenhauslage. Ladendiebstähle werden aber keineswegs vorwiegend von Kindern und Jugendlichen begangen, sondern ebenso von Erwachsenen, ja auch vom Kaufhauspersonal selbst.

Für Jugendliche ist der *Fahrrad-, Moped- und Kraftfahrzeugdiebstahl* eine typische Deliktform. Sie hängt offenbar mit dem hohen Prestigegrad zusammen, den der Besitz eines solchen Fahrzeugs gegenüber den Altersgenossen zu vermitteln vermag. Dabei kann sich in Einzelfällen geradezu ein suchtartiges Verhalten herausbilden. In diesen Fällen richten die Jugendlichen schließlich ihre ganze Zeit und Energie nur noch darauf, ein Kraftfahrzeug zu finden, mit dem sie wegfahren, nicht um es für sich zu behalten, sondern nur damit so lange als möglich zu fahren.

Eine mit einer gewissen Aggressivität verbundene Form des Diebstahls ist der *Raub*, bei Jugendlichen vorwiegend in der Form des Handtaschenraubes, teilweise in Gruppen, wobei der Jugendliche seine körperliche Überlegenheit und seine Gewandtheit zur Wirkung bringt.

Eine spezielle, kindliche Form des Vergehens gegen das Eigentum bzw. der Sachbeschädigung ist die *Brandstiftung* (DAUNER 1980). Es handelt sich dabei in aller Regel um fahrlässige Brandstiftung durch Zündeln. Hier handelt es sich um ein delinquentes aber nicht dissoziales Verhalten. Die Kinder sind psychisch unauffällig und sozial gut integriert.

2. Delikte gegen die sexuelle Selbstbestimmung

Die Delikte gegen die sexuelle Selbstbestimmung reichen von störenden Verhaltensweisen, die zwar als Straftatbestand im Gesetzbuch verankert sind, denen aber im Grunde eine soziale Schädlichkeit kaum zugemessen werden kann, wie dem Exhibitionismus, bis zur Vergewaltigung und der sexuellen Nötigung. Dazwischen steht noch die Pädophilie und die Homosexualität, soweit sie zwischen Männern über 18 Jahren und Männern unter 18 Jahren ausgeübt wird.

Für Jugendliche sind exhibitionistische Delikte in der überwiegenden Zahl der Fälle Ausdruck eines puberalen sexuellen Suchverhaltens und in aller Regel noch nicht eine fixierte Fehlhaltung, nur in seltenen Fällen kann der Exhibitionismus Ausgangspunkt sexual-aggressiver Delikte werden.

Die Pädophilie von Jugendlichen und Heranwachsenden entspricht ebenfalls häufig ersten sexuellen Kontaktversuchen, wobei der Übergag zum „Doktorspiel" fließend sein kann. In der Regel handelt es sich um unsichere und kontaktgestörte Jugendliche, welche bei altersentsprechenden Kontakten beschämende Niederlagen fürchten müßten.

Die Homosexualität spielt für Jugendliche bis 18 Jahren nur insofern als Delinquenz eine Rolle, als sie dabei Opfer sein können, Heranwachsende sind dagegen dann Täter, wenn sie homosexuelle Handlungen an unter 18jährigen vornehmen.

Eine wesentlich größere Bedeutung hat dagegen die Notzucht, wobei sie bei Jugendlichen wie Heranwachsenden nicht selten Ausdruck einer sexuellen Entwicklungs- und Kontaktstörung sein kann, die dann unter einem, von Gerede unter den Jugendlichen, von Reklame und Medien verbreiteten verfälschten Vorstellungsbild von der Frau bestimmt wird.

Davon abzugrenzen ist das jugendtypische Delikt der *Gruppennotzucht* (Rasch 1968). Hier leben Jugendliche wiederum unter dem anonymisierenden Schutz der Gruppe und in einem durch die Gruppe geförderten Zwang, ihre Männlichkeit und Rücksichtslosigkeit unter Beweis zu stellen, ihre sexuellen Wünsche aus und lassen sich zu Taten hinreißen, die ihnen als Einzelpersönlichkeit völlig fremd wären.

3. Delikte gegen Leib und Leben

Hier reicht der Spielraum delinquenten Verhaltens von der einfachen vorsätzlichen Körperverletzung bis zum Mord.

Während Körperverletzungen in aller Regel aus jugendtümlichen Streitereien erwachsen und in der Regel nur bei mehrfacher Wiederholung prognostische Bedenken hervorrufen brauchen, zeigen versuchte und vollendete Tötungsdelikte auch schon bei Jugendlichen und Heranwachsenden ein breites Spektrum von Motiven und typischen Situationen (Lempp 1977). Fast durchweg sind die Tötungsdelikte Jugendlicher keine vorbereiteten Handlungen. Sind sie vorbereitet, bleiben sie überzufällig häufig im Stadium des Versuchs stecken (Kahlert u. Lamparter 1979).

D. Psychodynamik der Dissozialität und der Delinquenz

Handlungen jeder Art, auch dissoziale und delinquente, sind aber abhängig einerseits von ihrem Motiv, andererseits von der Gelegenheit und Möglichkeit, also von der Situation, in der sie geschehen.

I. Das Motiv dissozialer und delinquenter Handlungen

Bei menschlichen Handlungen wirken mehrere Motive wie ein Bündel zusammen, auch dann, wenn äußerlich ein bestimmtes Motiv ganz im Vordergrund steht, etwa beim Stehlen das „haben wollen", die Bereicherungsabsicht.

Wir können unter den Motiven solche unterscheiden, die dem Handelnden bewußt sind, und solche, die für ihn unbewußt bleiben. Bewußte und unbewußte Motive können nebeneinander gemeinsam wirksam werden.

1. Die Erfahrbarkeit von Motiven (LEMPP 1983)

Die Aufklärung des Motivs kann auf dreierlei Weise versucht werden:

1. durch die Befragung des Täters,
2. durch Analogieschluß von sich selbst auf den Täter und
3. durch Interpretation der Handlung des Täters aufgrund psychologischer und tiefenpsychologischer Erfahrungen und Kenntnis.

a) Die Befragung des Täters

Die Befragung des Täters setzt allerdings voraus, daß der Täter sich

- seines Motivs überhaupt bewußt war, daß er
- sich an seine damaligen Überlegungen erinnern kann und daß er
- das, was er damals wußte und woran er sich erinnern kann, auch zu formulieren und verbalisieren vermag.

Alle drei Voraussetzungen sind häufig nicht gegeben.

Fragt man den Täter, insbesondere Jugendliche und Heranwachsende, was er sich „dabei gedacht habe", dann gibt er in der Regel nur das wieder, was er *jetzt* denkt, was er damals, zur Zeit der Tat, vielleicht oder vernünftigerweise hätte denken sollen. Das Wissen über die Tat ist im allgemeinen nur in ihrer kausalen Beziehung oberflächlich klar, wogegen eine Klarheit in finaler Hinsicht nur dann gegeben ist, wenn eine Vorstellungsfähigkeit über die Folgen der Tat gegeben war und auch eine solche Vorstellung tatsächlich vor der Tat stattgefunden hat.

Vielfach kann der jugendliche Täter die Tat nachträglich vor sich selbst gar nicht mehr wahrhaben und es setzt ein Verdrängungsprozeß ein. Jugendliche in bestimmten Entwicklungsphasen und in der Persönlichkeitsstruktur des Borderline können eigene, im Motiv sich äußernde Persönlichkeitsanteile völlig abspalten und sehen die Tat selbst als völlig fremd an. Dann ist ihm ein Zugang zum

Tatmotiv kaum mehr möglich. Die Erinnerungsfähigkeit ist vor allem bei Affekthandlungen von vornherein stark beeinträchtigt und wird durch Verdrängungsund Abspaltungsprozesse ebenfalls negativ beeinflußt. Die Verbalisationsfähigkeit ist abhängig von Intelligenz- und Bildungsgrad. Hieraus entstehen nicht nur informatorische Mißverständnisse, sondern auch solche der Bewertung.

b) Der Rückschluß von sich selbst auf andere

Der Rückschluß von sich selbst auf andere dient bei allen befragenden, beurteilenden und bewertenden Instanzen zunächst regelmäßig der Klärung der Motivation, führt aber auch am häufigsten zu Fehlbeurteilungen.

c) Die Beurteilung des Tatmotivs

Die Beurteilung des Tatmotivs aus tiefenpsychologischer Kenntnis erfordert eine allgemeine Kenntnis tiefenpsychologischer Beziehungsstrukturen und der Dynamik ambitendendeter Handlungen. Bei Kindern, Jugendlichen und Heranwachsenden geht es hier ganz vorwiegend um die Dynamik von Eltern-Kind-Konflikten, Autoritätskonflikten und gruppendynamischer Beziehungen.

2. Die bewußten Motive

Die bewußten Motive stimmen am ehesten mit dem überein, was man aus den Rückschlüssen von sich selbst erfahren kann und was vom Täter selbst auch formuliert wird. Häufig allerdings genügen diese naheliegenden, bewußten Motive zur Erklärung der Handlung nicht. Sie werden auch häufig vom Täter bereitwillig und hartnäckig angeboten, um andere nicht akzeptable oder auch unbewußte Motive zu verdecken.

Nicht selten werden solche „verständliche" Motive vom Täter auch gerne übernommen, wenn sie etwa von der vernehmenden Kriminalpolizei angeboten werden, wenn er für sich selbst kein eigenes Motiv finden kann. So können gerade jugendlichen Tätern oft Motive unterschoben werden, die der psychischen Situation während der Tat aber in keiner Weise entsprechen.

3. Unbewußte Motive

Hier spielt die Übertragung von Beziehungsstörungen, von Wünschen und Vorstellungen auf eine andere Situation oder Person eine große Rolle. Ein hartnäkkiger Protest gegen den Vater kann das eigentliche Motiv einer Aggression gegen einen anderen erwachsenen Menschen sein. Eine momentane Enttäuschung oder Kränkung kann zum Anlaß werden, eine chronische Wut, ein Leiden an einer Außenseiterstellung zur Manifestation zu verhelfen.

Manche Handlungen erfolgen aus Gruppenzwang und Bindungssuche mit der inneren Bereitschaft, fremde, und von der eigenen Persönlichkeit her abgelehnte Normen und Werte dennoch zu übernehmen.

Nicht selten können Diebstähle symbolischen Charakter tragen und manche Tat, die in ihrer Ausführung als besonders ungeschickt beeindruckt, dient tatsächlich einer unbewußt gewollten Selbstbestrafung.

Eine bemerkenswerte Verbindung besteht hinsichtlich der unbewußten Motivation zwischen jugendlichen *Brandstiftern* und *Sexualdelinquenten*. Dabei handelt es sich nicht, wie bei den kindlichen Brandstiftern, um fahrlässige Zündler, sondern um vorsätzliche Brandstifter. Der Vergleich zeigt, daß es sich in beiden Fällen um familiäre Außenseiter oder Außenseiter ihrer Altersgruppe handelt. Während bei den Sexualdelinquenten in der Regel der Vater fehlt, stehen die Brandstifter eher unter dem Druck einer Vater-Sohn-Problematik (KLOSINSKI 1985).

Beim Tötungsdelikt an Homosexuellen handelt es sich oft, ähnlich wie bei Tötungen nach anderen Sexualdelikten, um einen Versuch die durch den Kontakt mit dem Homosexuellen offenbar gewordene verdrängte eigene Homosexualität durch die Tötung des Zeugen unkenntlich und durch die „Bestrafung" des Versuchers ungeschehen zu machen.

Bei Jugendlichen während und nach der Pubertät begegnet man immer wieder schweren Gewalttaten und Tötungsdelikten, für die weder in tiefenpsychologischer Exploration noch vom Täter selbst ein einsehbares Motiv gefunden werden kann. Die Taten sind in der Regel bei sozial und sonst sehr gut angepaßten Jugendlichen völlig persönlichkeitsfremd. Es handelt sich offenbar um die Realisierung sonst nur in der Phantasie am Opfer oder an andern phantasierten Gestalten vorgenommenen Handlungen, wobei für eine relativ kurze Frist für den Täter der Realitätsbezug verloren geht. Sie kommen offenbar bevorzugt in dieser Altersphase bei einer Borderline-Persönlichkeitsstruktur zum Durchbruch.

4. Charakteristische Reaktionsmuster

Kriminelle Handlungsweisen zeigen vor allem im Tatablauf charakteristische Reaktionsweisen, die deutlich den Charakter von Panikreaktionen erhalten können. So entstehen Handlungsketten dadurch, daß der Täter jeweils auf eine von ihm selbst geschaffene, aber nicht erwartete neue Situation nur reagiert und durch die Reaktion wiederum eine neue Situation schafft, die zur nächsten Reaktion Veranlassung gibt. Eine Folge von solchen Reaktionshandlungen kann retrospektiv häufig den Eindruck einer scheinbar sinnvollen, vorgeplanten Handlungskette hervorrufen und eine gezielte, bewußte Handlung vortäuschen. Charakteristisch ist in diesem Zusammenhang auch die Reaktionsweise leichtgradig frühkindlicher Hirngeschädigter, für welche typisch ist, daß sie „erst handeln, dann denken" (LEMPP 1977).

Bei schweren Aggressions- und Tötungsdelikten ergibt die sorgfältige Tatanalyse, daß oft zwischen einer Vortat und einer nachfolgenden Tat unterschieden werden kann (KAHLERT u. LAMPARTER 1979). Durch die Vortat wird der jugendliche oder heranwachsende Täter mit Folgen seiner Handlungen konfrontiert, die er von seinen eigenen Wertvorstellungen her um keinen Preis zu akzeptieren vermag, was ihn zu einer „Flucht nach vorne" (LEMPP 1977) veranlaßt, die dann erst zum tödlichen Angriff auf das Opfer führt. Solche Reaktionen sind charakteristisch für sexuelle Angriffe, auch bei Überraschungen nach schwerem Diebstahl und dergleichen.

5. Fehlende Motive bei Borderline-Persönlichkeitsstrukturen

Besonders unter älteren Jugendlichen und Heranwachsenden lassen sich gelegentlich Täter finden, die ihren eigenen Handlungen völlig verständnislos gegenüberstehen. Die Tat steht auch in auffallendem Gegensatz zum bisherigen Lebensstil, Verhalten und Wertvorstellungen des betreffenden Jugendlichen. Auch eine sublime tiefenpsychologische Analyse vermag oft keine befriedigenden motivationalen Begründungen zu liefern. Gelegentlich läßt sich lediglich herausarbeiten, daß der Täter in seiner Phantasie, aber in gänzlich anderem Zusammenhang intensiv mit solchen, der Tatsituation ähnlichen Situationen umgegangen ist und offenbar für eine nur kurze Zeitspanne die Unterscheidungsmöglichkeit zwischen vorgestellter Welt und realer Welt verloren hatte.

II. Die Gelegenheit zur Tat und die Tatsituation

Spezielle Situationen sind dabei

1. Die Gruppensituation

Sie kann auf den einzelnen Jugendlichen einen starken Zwang ausüben und ihn veranlassen, sich an Taten zu beteiligen oder sie als ausgesprochenen oder vermeintlichen Befehl der Gruppe zu vollziehen, die ihm persönlich fremd sind und die er von seinen eigenen Wertvorstellungen her ablehnt, aber während der Zeit, welche der Jugendliche in der Gruppe verbringt, widerspruchsfrei übernimmt. Jugendliche, die in der Familie kaum mehr eingebunden sind oder sonst isoliert und kontaktgestört sind, unterliegen in besonderem Maße dem Gruppenzwang.

2. Die Versuchungssituation

Sie spielt besonders im Laden- und Kaufhausdiebstahl eine große Rolle (QUENSEL 1978). Dort werden die Käufer, gerade auch Jugendliche, ganz bewußt in Versuchung geführt. Daneben kann der Kaufhausdiebstahl Ausdruck einer Mutprobe gegenüber der Gruppe von Bedeutung sein. Schließlich ist auch das Fehlen eines identifizierbaren Geschädigten von Bedeutung, weil die Hemmschwelle, einen großen Konzern zu schädigen, dem keine konkrete Persönlichkeit entspricht, sehr herabgesetzt sein kann. Dies gilt auch für viele Formen des Versicherungsbetrugs und Leistungserschleichung.

3. Die aktuelle Notsituation und die sozialen Bedingungen

Die aktuelle Notsituation und die sozialen Bedingungen können durchaus für die Vermögensdelikte auslösend und bestimmend sein.

4. Die Zufallsgelegenheit

Bei manchen Sexualdelikten Jugendlicher ist von entscheidender Bedeutung, daß der Jugendliche sich plötzlich, etwa nachts in der dunklen Straße, einer Frau gegenübersieht und er plötzlich von der angebotenen scheinbaren Möglichkeit, lang gehegte Phantasien zu realisieren, gewissermaßen überwältigt wird.

E. Ursächliche Faktoren von Dissozialität und Delinquenz

I. Allgemeine Vorbemerkung

Die jahrhundertealte Suche nach einer umschriebenen und spezifischen Ursache für dissoziales und kriminelles Verhalten gehört wohl endgültig der Vergangenheit an. Es hat sich die Erkenntnis durchgesetzt, daß, wie auch bei jedem anderen menschlichen Verhalten und Handeln, eine Vielzahl, wahrscheinlich eine grundsätzlich nicht erfaßbare Zahl von Komponenten zusammenwirken.

Alles kann zu dissozialem und delinquentem Verhalten beitragen, was vorübergehend oder anhaltend die Orientierung des betreffenden Menschen, also auch des betreffenden Kindes oder Jugendlichen an den gemeinsamen Wertmaßstäben verhindert, beeinträchtigt oder unmöglich macht. Dazu gehören Faktoren, die der Persönlichkeit und ihren Eigenschaften zuzurechnen sind, ebenso, wie solche der Umwelt, die auf den Betreffenden einwirken.

Die Einhaltung sozialer Regeln und Werte kann aus Überzeugung erfolgen, aber auch aus Angst vor Strafe oder Verlust des Ansehens in der Gemeinschaft bei Jugendlichen oder auch umgekehrt die Zugehörigkeit zu einer außerhalb der Gemeinschaft stehenden Gruppe mit ihren abweichenden Wertvorstellungen.

Soziales und gesetzeskonformes Verhalten setzt zunächst die soziale Eingebundenheit voraus, als deren Vorbedingungen eine einigermaßen normale Individuation und Persönlichkeitsentwicklung mit der Fähigkeit zum positiven Beziehungsaufbau zur Umgebung steht. Das Kind muß die Möglichkeit haben zu lernen, den anderen zuliebe auf die ungehemmte Erfüllung eigener Wünsche zu verzichten. Das Kind muß eine hinreichende Steuerungsfähigkeit erwerben, um impulsiven Wünschen nach Befriedigung seiner Triebe und Wünsche auf Kosten anderer Widerstand entgegensetzen zu können. Es muß die Möglichkeit haben in einer Gemeinschaft aufzuwachsen, welche ihm einigermaßen widerspruchsfreie Wertmaßstäbe als Vorbild zu übermitteln in der Lage ist.

Eine besondere Beachtung hat in letzter Zeit die Theorie von KOHLBERG (1964) über verschiedene Stadien der moralischen Entwicklung erfahren. Aus psychoanalytischer Sicht wird die Gewissenentwicklung als Entwicklung des Über-Ich

aus einem Zusammenwachsen des Ich-Ideals als einer Instanz der Wunscherfüllung und einer solchen des Über-Ichs als verbietende Instanz verstanden, was zu
Konflikten führen kann (Lampl-De Groot, zit. nach Rauchfleisch 1981). Bei
Dissozialen kommt es zur Spaltung zwischen dem hypertrophierten Ich-Ideal und
einer negativen Selbstrepräsentanz (Rauchfleisch 1981), d. h. zu einer unüber-
brückbaren Kluft zwischen den Vorstellungen, die der Dissoziale von sich selbst
hat und dem, was er davon verwirklichen kann.

Die Entwicklung zur Übernahme und Akzeptierung gemeinsamer Wertvorstellungen und der Fähigkeit, sein Handeln danach auszurichten, kann von viel-
facher Seite her gestört sein, auch innerhalb und außerhalb krankhafter Vorgänge. Alle Faktoren, welche die nachfolgenden Bereiche stören und beeinträchtigen,
können ursächlich wirksam werden:

1. Störungen der Lernfähigkeit zur Aufnahme der gemeinsamen Wertvorstellungen (z. B. Schwachsinn).
2. Störungen der emotionalen Entwicklung zum Aufbau positiver sozialer Beziehungen (frühkindliche Fehlentwicklung, Hospitalismus, Neurosen).
3. Störungen der Steuerungsfähigkeit zur Durchsetzung der Wertvorstellungen
   gegenüber antisozialer Wünsche und Bedürfnisse (frühkindlich exogenes Psychosyndrom, organische Wesensänderung),
4. Störungen der Sozialerfahrung zum Angebot gemeinsamer Wertmaßstäbe und
   Möglichkeit der Integration der eigenen Persönlichkeit in die Gemeinschaft
   (dissoziale familiäre Situation, Zugehörigkeit zu dissozialen Gruppen, Außenseitertum, Mißerfolgserfahrung).

In jedem Einzelfall kommt es zu einem Zusammentreffen von individueller
Struktur der Persönlichkeit des Kindes oder Jugendlichen einerseits und der Umwelt andererseits. Zu letzterer gehört die Familie, die Eltern, ihre soziale Schicht,
die Gemeinde, der Staat mit seinen Medien.

II. Die einzelnen Ursachenfaktoren

1. Die äußeren Umweltbedingungen

Die äußeren Umweltbedingungen lassen sich statistisch und epidemiologisch relativ leicht erfassen, haben aber im Wesentlichen nur kriminalpolitische Bedeutung.

So ist ein Zusammenhang zwischen niedrigem sozialen Status und Zunahme
der Delinquenz in vielen Untersuchungen bestätigt worden (s. auch Cooper u.
Gath 1977). Ähnliche Zusammenhänge ergeben sich aus dem Vergleich zwischen
Großstadt- und Landbevölkerung, wenngleich sich diese Unterschiede mit zunehmender Besiedlungsdichte und Ausbreitung der Industrialisierung verringern.

Aus der Tübinger Jungtäter-Vergleichsuntersuchung (Göppinger 1980) ergibt
sich, daß bei der sozialen Schichtzugehörigkeit vor allem auch die Möglichkeit
zum sozialen Aufstieg bzw. eine fehlende Möglichkeit dazu in der statistischen Erhebung eine Beziehung zur Kriminalität erkennen läßt. Demgegenüber haben äußerlich erfaßbare Veränderungen der Familienstruktur wie Nichtehelichkeit oder

Verwaisung keine erkennbaren Einflüsse auf dissoziales und delinquentes Verhalten, wohl aber die Tatsache einer Ehescheidung der Eltern. Hier bestätigt sich die negative Auswirkung anhaltender innerfamiliärer Auseinandersetzungen, die auch bei der Prognose kindlicher Eigentumsdelikte bestätigt werden konnte (LEMPP 1972).

2. Die inneren Umweltbedingungen

Die inneren Umweltbedingungen, zu denen letztlich auch die Bedingungen zu rechnen sind, wie sie durch alleinerziehende Eltern, durch Ehescheidung, durch die Stellung in der Geschwisterreihe und die emotionale Beziehung zu Eltern und Geschwistern gegeben sind, lassen sich kaum in einer verwertbaren Weise so erfassen und operationalisieren, daß verwertbare Aussagen für die Gesamtheit gemacht werden können, schon gar nicht für den Einzelfall.

Daß die Familie für die soziale Entwicklung des darin aufwachsenden Kindes von Bedeutung ist, ist ohne Zweifel, allerdings kann die Familie keineswegs als geschlossenes System von der Umwelt losgelöst betrachtet werden. Hier ist vor allem auch die Änderung der Familienstruktur in den letzten Jahrzehnten mit der Verringerung des Beziehungsnetzes für das einzelne Kind und der zunehmenden Dissoziation zwischen Erwachsenenwelt und der Welt der Jugendlichen zu berücksichtigen (LEMPP 1986 a).

Die emotionale Beziehung des Kindes oder Jugendlichen zu seinen Eltern wirkt sich besonders in der Reifeentwicklung aus (LEMPP 1975, 1977; KLOSINSKI 1985 b; KLOSINSKI 1986). Diese während der Reifeentwicklung manifest werdenden Beziehungsprobleme wirken entscheidend an der Psychodynamik mit, welche dissoziales und delinquentes Handeln bestimmen.

3. Intellektuelle und kognitive Faktoren

Während der Schwachsinn, gleichgültig welcher Ursache, für dissoziales und delinquentes Verhalten eine relativ geringe Rolle spielt, ist die Bedeutung relativer Unterbegabung um so größer. Die negative soziale Auswirkung anhaltend mangelnder Schulerfolge und Mißerfolgserfahrungen in den Schuljahren scheint auf dem Umwege über kompensatorisches Verhalten, über den Zusammenschluß mit Jugendlichen mit gleichen negativen Erfahrungen dissoziales Verhalten ebenso wie Kriminalität zu begünstigen. Hierbei führen Teilleistungsstörungen (LEMPP 1979) durch die dadurch bedingte minimale Änderung der kognitiven Umwelterfassung und die ebenfalls damit regelmäßig verbundene Unkenntnis der Eltern über die Ursachen umschriebenen Leistungsversagens zu Außenseitertum und Mißerfolgserlebnissen wie zu emotionalen Beziehungsstörungen.

4. Körperliche Faktoren

Unter den körperlichen Faktoren steht die Bedeutung der leichtgradigen frühkindlichen Hirnschädigung (minimale zerebrale Dysfunktion) ganz im Vorder-

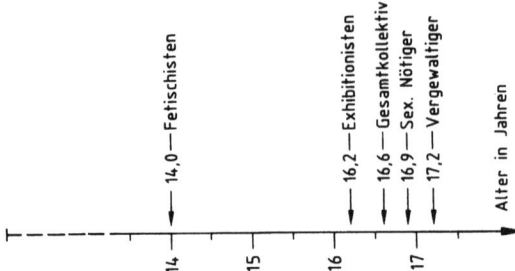

Abb. 1. Durchschnittliches Alter beim ersten einschlägigen Sexualdelikt. (Nach GASS u. KLOSINSKI 1987)

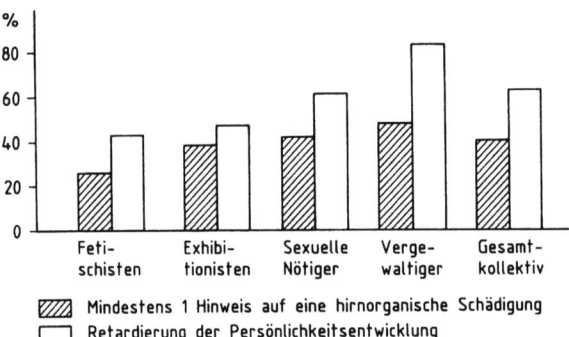

Abb. 2. Hirnorganische Schädigungen und Retardierungen der Persönlichkeitsentwicklung bei Sexualdelinquenten. (Nach GASS u. KLOSINSKI 1987)

grund (LEMPP 1978; SZEWCZYK 1984). Das frühkindlich exogene Psychosyndrom als Folge leichtgradiger frühkindlicher Hirnschädigung hat zwar für die Schwerkriminalität im Einzelfall nur eine geringe Rolle, bei allgemein dissozialem Verhalten und der Kleinkriminalität, die aus der Verhaltensstörung wächst, steht sie aber als mitwirkende Ursache ganz im Vordergrund (LEMPP 1984b). Dies gilt, im Zusammenhang mit Reifungsstörungen, besonders auch für sexuelle Delikte (GASS u. KLOSINSKI 1987) (Abb. 1 und 2), sowie für jugendliche Tierquäler (WOCHNER u. KLOSINSKI 1987). Charakteristisch für diese Jugendlichen ist die Neigung zu kurzschlüssigem, impulsgesteuertem Verhalten („erst handeln, dann denken") und die mangelhafte kognitive Erfassung situativer Bedingungen.

Andere somatische Normabweichungen spielen ebenso wie schwere psychische Erkrankungen in Form von Geisteskrankheiten bei der Delinquenz Jugendlicher praktisch keine Rolle. Dissoziales Verhalten kann gelegentlich, wenn es als persönlichkeitsfremd imponierendes Handeln erstmalig auftritt, Symptom einer beginnenden Psychose sein. Borderline-Persönlichkeitsstrukturen scheinen dem gegenüber für charakteristische Handlungsdurchbrüche in der Spätpubertät gerade bei Aggressionshandlungen und Tötungsdelikten eine gewisse spezifische Bedeutung zu haben.

5. Erblichkeit

Wo früher eine Erblichkeit einer Kriminalität angenommen wurde, erwies sich diese durchweg soziogen bedingt. Bei einer Studie an 2000 adoptierten Kindern konnte BOHMAN (1978) nachweisen, daß zwar eine positive Korrelation zwischen den adoptierten Kindern und ihren biologischen Eltern hinsichtlich des Alkoholismus bestand, nicht jedoch hinsichtlich der Kriminalität. HUTCHINGS u. MEDNICK (1974) konnten allerdings bei einer Untersuchung an 1145 adoptierten Kindern in Dänemark diese Ergebnisse nicht bestätigen. Sie wiesen auf die methodischen Probleme solcher Untersuchungen hin.

Ein eindeutiger genetisch determinierter Zusammenhang darf allerdings nicht außer acht gelassen werden: die durchgehende und generelle Erhöhung dissozialen und delinquenten Verhaltens bei Jungen im Vergleich zu Mädchen. Dies kann nicht allein durch unterschiedliche Rollenzuweisung und unterschiedliche Erziehung erklärt werden, sondern bedarf auch der Berücksichtigung unterschiedlicher Aggressionsneigungen zwischen den Geschlechtern.

6. Alkohol- und Drogengenuß

Nach GERCHOW (1979) ist der Alkohol in der Regel nicht Ursache, sondern Symptom sozialer Desintegration. Er sei Auslöser und Schrittmacher und beeinflusse auch die Deliktgestaltung. Es unterliegt aber keinem Zweifel, daß relativ geringer Alkoholgenuß als zusätzlicher Faktor gerade bei Schwerkriminalität und Tötungsdelikte Jugendlicher offenbar geeignet ist über die letzte Hemmschwelle hinwegzuhelfen, die den Jugendlichen ohne diese alkoholische Beeinflussung von der Tat abgehalten hätte.

Im Gegensatz zur Alkoholdelinquenz, bei welcher die akute Wirkung des Alkohols dominiert, steht bei der Drogendelinquenz die chronische Wirkung im Vordergrund (WANKE u. TÄSCHNER 1979). Meist handelt es sich dabei jedoch um Beschaffungskriminalität beim Vorliegen körperlicher Abhängigkeit. Dabei wird zwischen direkter Beschaffungskriminalität mit unmittelbarem Zugriff der Süchtigen von indirekter unterschieden, bei welcher es um den Handel mit Drogen geht. Für die sonstige Kriminalität hat der Genuß von Rauschdrogen nur eine ganz untergeordnete Bedeutung.

F. Prognose

Über die Prognose von dissozialen Verhaltensauffälligkeiten bei Kindern und Jugendlichen gibt REMSCHMIDT (1986) einen Überblick.

Unter Bezug auf eigene wie auch auf andere Längsschnittstudien faßt er die Ergebnisse dahingehend zusammen, daß

- dissoziale Verhaltensweisen, die sich frühzeitig zeigen, eine hohe Persistenz aufweisen. Die Hälfte der im Kindesalter als antisozial diagnostizierten Patienten komme später mit dem Gericht in Kontakt, 5% werden Alkoholiker und über 20% leiden später an neurotischen Störungen.

– bei persistierendem antisozialem Verhalten bis ins Erwachsenenalter eine Reihe anderer Störungen, wie soziale Fehlanpassung, Eheprobleme usw. hinzukommen,

– ein Zusammenhang zwischen persistierendem dissozialem Verhalten und Persönlichkeitsstruktur bestehe. Diese Kinder und Jugendlichen seien durch die Merkmale Aggressivität, Dominanzstreben und Extraversion charakterisiert. Das primär Auffällige dieser Jugendlichen sei ihre soziale Inkompetenz und ihr Versagen im Umgang mit erwarteten Fähigkeiten;

– die Nachuntersuchung an hyperkinetischen Kindern ergeben habe, daß bis zu 40% in der frühen Adoleszenz durch Konzentrationsstörungen und motorische Unruhe auffällig bleiben und es in 27% zu dissozialem Verhalten komme.

Die weitere Entwicklung von verhaltensauffälligen, dissozialen Jugendlichen wurde von Esser u. Schmidt (1987) untersucht, wonach die Prävalenz von Disziplinschwierigkeiten und Schulschwänzen sowie Lügen, Stehlen und Zerstören fremden Eigentums sich zwischen 8 und 13 Jahren insgesamt wenig ändert, daß aber ein Teil der mit 8 Jahren auffälligen Kinder mit 13 Jahren nicht mehr auffällig ist, wogegen vorher unauffällige Kinder mit 13 Jahren durch dissoziale Störungen in Erscheinung treten.

Bei der Nachuntersuchung nach kindlichen Diebstählen (Lempp 1972) ergaben sich als prognostisch ungünstige Faktoren: mehrfache Straftaten vor der Erstverurteilung, schlechte soziale Situation, gestörte Familienverhältnisse und schlechte familiäre Atmosphäre, leichte Unterbegabung, schlechter Schul- und Berufserfolg mit Schuleschwänzen, Arbeitsplatzwechsel und dergleichen. Jungen sind von vornherein rückfallverdächtiger als Mädchen. Kommt es nach der Erstverurteilung sehr rasch zum ersten Rückfall, ist die Prognose sehr viel schlechter.

Zur Prognose delinquenten Verhaltens sind viele Untersuchungen durchgeführt worden. Letztlich wird man sich darüber im klaren sein müssen, daß eine noch so differenziert durchgeführte retrospektive oder prospektive Untersuchung für den konkreten Einzelfall keine zuverlässigen Hilfsmittel zur Feststellung der Individualprognose abgeben kann. Hier bleibt man auf die Erfahrung, den persönlichen Eindruck unter Berücksichtigung der sozialen Faktoren und Persönlichkeitsbefunde angewiesen und muß sich der Unzuverlässigkeit jeder Prognose bewußt bleiben.

G. Die öffentlichen Reaktionsmöglichkeiten

I. Die Jugendhilfe

Für Kinder und Jugendliche bis zum 18. Lebensjahr bzw. deren Eltern und Erziehungsberechtigten, stehen nach dem Jugendwohlfahrtsgesetz (JWG) verschiedene Formen der Hilfen zur Verfügung.

Nach dem statistischen Bundesamt standen 1984 über 7 000 Minderjährige unter Erziehungsbeistandschaft und über 340 000 unter formloser erzieherischer Betreuung. Hilfe zur Erziehung außerhalb des Elternhauses erfuhren 82 400 Minderjährige und freiwillige Erziehungshilfe über 13 000, davon über 9 000 männliche. In Fürsorgeerziehung befanden sich 1 500 Minderjährige. Ein Vergleich der Zahlen zwischen 1970 und 1984 ergibt insgesamt eher eine abnehmende Tendenz.

II. Das Jugendgerichtsgesetz (JGG)

Das Jugendgerichtsgesetz, das am 16.2.1923 erlassen wurde, wollte den Erziehungsgedanken in den Vordergrund stellen und ein Tatstrafrecht durch ein Täterstrafrecht ersetzen. Die Erfüllung dieser Absicht ist das Gesetz trotz vieler Reformbemühungen schuldig geblieben (EISENBERG 1985) und hat viele Reformbemühungen aktiviert. Die Diskussion über Strafe und Erziehung ist nie abgebrochen (SCHÜLER-SPRINGORUM 1982). In den letzten 10 Jahren besteht vielmehr der Eindruck, daß diesen Reformbestrebungen zunehmend Widerstand von den Gerichten entgegengebracht wird, zumindest werden die am Erziehungs- und Rehabilitationsgedanken orientierten Möglichkeiten des Jugendgerichtsgesetzes weniger denn je ausgeschöpft. Der von SCHAFFSTEIN (1981) geforderte neue Richtertypus im Deutschen Jugendstrafrecht hat sich nicht in der erwarteten Form entwickelt (LEMPP 1983).

H. Prophylaxe und Therapie

I. Die Prophylaxe und Therapie der Dissozialität

Die Prophylaxe und Therapie der Dissozialität im Kindes- und Jugendalter umfaßt den ganzen Aufgabenkatalog der Kinder- und Jugendpsychiatrie wie der Sozialpädagogik überhaupt und kann hier nicht im Einzelnen abgehandelt werden. Besonders sind in diesem Zusammenhang die in der Kinder- und Jugendpsychiatrie schon immer mitbeachteten Beziehungen des Probanden zu seiner Familie und über die Familie hinaus zu seinem nächsten sozialen Umfeld von Bedeutung, insbesondere ihre Einbeziehung in Beratung und Therapie.

II. Prophylaxe und Therapie der Delinquenz

Die Prophylaxe der Delinquenz ist zunächst identisch mit der Prophylaxe dissozialen Verhaltens. Auch hier sind alle Institutionen, in welchen Kinder und Jugendliche aufwachsen und Betreuung finden, angesprochen.

Positive Ansätze ergeben sich aus der mobilen Jugendarbeit (W. SPECHT 1978). Überhaupt erscheint eine Aktivierung und Intensivierung der Jugendsozialarbeit im Hinblick auf besondere kriminogene Problemlagen erforderlich, wie Jugendarbeitslosigkeit, Unfähigkeit zur sinnvollen Nutzung vermehrter Freizeit und einer Ausgrenzung der Jugendlichen aus der Erwachsenenwelt (LEMPP 1986a).

Therapeutischen Bemühungen im Rahmen des Strafvollzugs sind dagegen von vornherein sehr enge Grenzen gesetzt, da auch die Institutionen des Jugendstrafvollzugs noch zu sehr an die Strukturen klassischer Strafvollzugsmaßnahmen gebunden sind.

Hier bieten sich neue Wege der Betreuung und Resozialisierung dissozialer und delinquenter Jugendlicher in kleinen, sozialpädagogisch betreuter Jugendwohngruppen an. Besondere Probleme stellt die Resozialisierung von drogenabhängigen Jugendlichen, für welche teilweise eigene Institutionen eingerichtet wurden, wobei deren Erfolg noch nicht gesichert erscheint.

Unter kinder- und jugendpsychiatrischen und sozialpädagogischen Gesichtspunkten jedenfalls erscheinen die Möglichkeiten verbesserter Prophylaxe und wirksamerer Therapie für dissoziale Jugendliche und jugendliche Delinquenten noch keineswegs ausgeschöpft. Wirksamere Formen scheitern noch immer an einer im Grunde immer noch vorherrschenden repressiven Einstellung der Erwachsenen gegenüber Jugendlichen, welche versuchen, das Versprechen an der Teilhabe an der großen Welt unter Umgehung juristischer Sperren einzulösen (Lempp 1986 b) und an der mangelnden Bereitschaft notwendige und mögliche personelle Investitionen im Rahmen der Jugendhilfe im weitesten Sinne vorzunehmen.

Literatur

Albrecht PA, Lamnek S (1979) Jugendkriminalität im Zerrbild der Statistik. Juventa, München

Albrecht PA, Pfeiffer Ch (1979) Die Kriminalisierung junger Ausländer. Juventa, München

Bettschart W, Henny R (1978) L'enfant de 9 ans. Series Paedopsychiatrica Fast. 5. Schwabe, Basel

Bohman M (1978) Some genetic aspects of alcoholism and criminality. Arch Gen Psychiatry 35:269–276

Cooper B, Gath D (1977) Psychiatric illness, maladjustment and juvenile delinquency: an ecological study in a London Borough. Psychol Med 7:465–474

Dauner I (1980) Brandstiftung durch Kinder. Huber, Bern Stuttgart Wien

Eisenberg U (1985) JGG, Jugendgerichtsgesetz mit Erläuterungen, 2. Aufl. Beck, München

Esser G, Schmidt MH (1987) Epidemiologie und Verlauf kinderpsychiatrischer Störungen im Schulalter – Ergebnisse einer Längsschnittstudie. Nervenheilkunde 6:27–35

Gass U, Klosinski G (1989) Jugendliche Fetischisten, Exhibitionisten, sexuelle Nötiger und Vergewaltiger. Forensia (im Druck)

Gerchow J (1979) Jugendkriminalität und Alkohol unter Berücksichtigung entwicklungspsychologischer und soziokultureller Zusammenhänge. Suchtgefahren 25(1):1–11

Göppinger H (1980) Kriminologie, 4. Aufl. Beck, München

Hornstein W et al. (1982) Situation und Perspektiven der Jugend – Fünfter Jugendbericht der Bundesregierung. Beltz, Weinheim Basel

Hutchings B, Mednick SA (1974) Registered criminality in the adoptive and biological parents of registered male adoptees. In: Mednick SA, Schulsinger F et al. (eds) Early detection and prevention of behaviour disorders. North-Holland/American Elsevier Amsterdam Oxford New York, pp 215–227

Kahlert Th, Lamparter U (1979) Tötungsdelikte bei Jugendlichen und Heranwachsenden. Monatsschr Krim 62:206–217

Klosinski G (1985a) Warum Bhagwan? Kösel, München

Klosinski G (1985b) Jugendliche Brandstifter und Sexualdelinquenten: Ein Vergleich der Psychopathologie, Familiensituation und Familiendynamik. Forensia 5:149–156

Klosinski G (1986) Die Bedeutung des Vaters für die Entwicklung delinquenten Verhaltens. Prax Kinderpsychol Kinderpsychiatr 35:123–129

Kohlberg L (1964) The development of moral character. In: Hoffmann ML et al. (eds) Child development, vol 1. Russel-Sage Foundation, New York

Lempp R (1972) Die prognostische Bedeutung von Eigentumsdelikten bei Kindern und Jugendlichen. In: Hofman W, Katein W (Hrsg) Jugend-Dissozialität. Neckar, Villingen, S 44–50
Lempp R (1975) Reifungskriminalität. Nervenarzt 46:297–301
Lempp R (1977) Jugendliche Mörder. Huber, Bern Stuttgart Wien
Lempp R (1978) Frühkindliche Hirnschädigung und Neurose, 3. Aufl. Huber, Bern Stuttgart Wien
Lempp R (Hrsg) (1979) Teilleistungsstörungen im Kindesalter. Huber, Bern Stuttgart Wien
Lempp R (1983) Gerichtliche Kinder- und Jugendpsychiatrie. Huber, Bern Stuttgart Wien
Lempp R (1984a) Verhaltensstörungen. In: Eyferth H et al. (Hrsg) Handbuch zur Sozialarbeit/Sozialpädagogik. Luchterhand, Neuwied Darmstadt, S 1208–1223
Lempp R (1984b) Stellungnahme zu dem Aufsatz von H. Szewczyk: Frühkindlicher Hirnschaden und Entwicklung zum kriminellen Verhalten. Forensia 5:123–126
Lempp R (1985) Kinder- und Jugendpsychiatrie – Gegenwart und Entwicklung. In: Lempp R, Veltin A (Hrsg) Kinder- und Jugendpsychiatrie – Eine Bestandsaufnahme. Rheinland, Köln, S 11–24
Lempp R (1986a) Familie im Umbruch. Kösel, München
Lempp R (1986b) Jugendliche Straftäter zwischen Prävention und Sanktion. Monatsschr Krim 69:237–243
Lempp R (1987) Spielsucht, Lust, Zwang und schlechtes Gewissen. Neue Praxis, S 289–298
Lempp R, Schiefele H (Hrsg) (1987) Ärzte sehen die Schule. Beltz, Weinheim Basel
Pol. Krim. (1985) Bundesrepublik Deutschland Bundeskriminalamt
Quensel St (1978) Gutachten über die Arbeit des Kuratoriums zur Bekämpfung der Wohlstandskriminalität. In: Arbeitsgemeinschaft für Jugendhilfe (Hrsg) Kinder- und Jugendkriminalität und Öffentlichkeit. AGJ, Bonn, S 35–63
Rasch W (1968) Gruppennotzuchtdelikte Jugendlicher und Heranwachsender. In: Giese H (Hrsg) Zur Strafrechtsreform. Beiträge zur Sexualforschung, 43. Heft. Enke, Stuttgart, S 65–112
Rasch W (1986) Forensische Psychiatrie. Kohlhammer, Stuttgart Berlin Köln Mainz
Rauchfleisch U (1981) Zur Entwicklung und Struktur des Über-Ich bei dissozialen Persönlichkeiten. In: Battegay R (Hrsg) Herausforderung und Begegnung in der Psychiatrie. Huber, Bern Stuttgart Wien, S 210–228
Remschmidt H (1986) Prognose der Dissozialität heute. Z Kinder Jugendpsychiatr 14:358–359
Schaffstein F (1981) Zur Situation des Jugendrichters. NStZ 8:286–293
Schüler-Springorum H (1982) Zur aktuellen Diskussion über Strafe und Erziehung in der deutschen Jugendgerichtsbarkeit. In: Hanack EW et al. (Hrsg) Festschrift für Hanns Dünnebier zum 75. Geburtstag am 12. Juni 1982. de Gruyter, Berlin New York, S 649–659
Specht F (1987) Zur Weiterentwicklung delinquenter Kinder und Jugendlicher. In: Nissen G (Hrsg) Prognose psychischer Erkrankung im Kindes- und Jugendalter. Huber, Bern Stuttgart Toronto S 112–121
Specht F (1985) Dissozialität, Delinquenz, Verwahrlosung. In: Remschmidt H, Schmidt MH (Hrsg) Kinder- und Jugendpsychiatrie in Klinik und Praxis, Bd 3. Thieme, Stuttgart New York, S 275–297
Specht W (1978) Jugendkriminalität und mobile Jugendarbeit. Diss. Tübingen
Statistisches Bundesamt (1984) Erzieherische Hilfen und Aufwand für die Jugendhilfe
Statistisches Bundesamt (1985) Strafverfolgung 1985. Rechtspflege 10, Reihe 3, Wiesbaden
Szewczyk H (1982) Der fehlentwickelte Jugendliche und seine Kriminalität. VEB Fischer, Jena
Szewczyk H (1984) Frühkindlicher Hirnschaden und Entwicklung zum kriminellen Verhalten – Versuch einer dynamischen Betrachtung. Forensia 5:117–122
Traulsen M (1984) Bedeutung und Entwicklung der Kinderdelinquenz in der Bundesrepublik Deutschland. In: Göppinger H, Vossen R (Hrsg) Humangenetik und Kriminologie Kinderdelinquenz und Frühkriminalität. Enke, Stuttgart, S 107–119
Walter R et al. (1979) Untersuchungen zur Delinquenz Strafunmündiger. In: Remschmidt H, Schüler-Springorum H (Hrsg) Jugendpsychiatrie und Recht. Festschrift für Hermann Stutte zum 70. Geburtstag am 1. August 1979. Heymanns, Köln Berlin Bonn München, S 127–145
Wanke K, Täschner KL (1979) Straftaten unter Einfluß von Drogen. Z Rechtsmed 83:209–220
Wochner M, Klosinski G (1987) Kinder- und jugendpsychiatrisch auffällige Tierquäler. Schweiz Arch Neurol Psychiatr (im Druck)

III. Prävention und Therapie

1. Risikofaktoren, protektive Faktoren und Prävention

H. Remschmidt

INHALTSVERZEICHNIS

A. Bedingungsfaktoren psychischer Störungen und Erkrankungen bei Kindern und Jugendlichen

Psychische Störungen und Erkrankungen im Kindes- und Jugendalter können durch vielfältige Faktoren verursacht, ausgelöst oder unterhalten werden. Bei einer Reihe von Störungsmustern (z. B. bei manchen organisch bedingten Erkrankungen) ist der ursächliche Zusammenhang eindeutig zu klären, bei einer Vielzahl von Erkrankungen jedoch nicht. In diesen Fällen müssen oft mehrere Ursachen angenommen werden.

Eine systematische Einteilung solcher Ursachen ist nach verschiedenen Gesichtspunkten möglich, z. B. nach dem Zeitpunkt der Schädigung, nach der Art der einwirkenden Schädigung, ihrer Herkunft, ihrer Intensität, ihrer Auswirkung und nach den dadurch beeinträchtigten Funktionen bzw. Interaktionen. Stets zu berücksichtigen ist auch die *Wechselwirkung* bzw. gegenseitige Beeinflussung verschiedener Bedingungsfaktoren, sowie der jedem Einteilungsprinzip zugrundeliegende Normbegriff.

In Tabelle 1 ist ein derartiger Einteilungsversuch wiedergegeben.

Auf alle in der Tabelle angeführten Einflußfaktoren soll im folgenden kurz eingegangen werden:

I. Zeitpunkt der Schädigung

Der Zeitpunkt einer Schädigung der Hirnfunktionen kann für die Diagnostik und die Therapie von großer Bedeutung sein. Gewöhnlich werden Schädigungsmöglichkeiten vom Zeitpunkt der Geburt ausgehend datiert in: pränatale, perinatale und postnatale Schädigung. Die postnatale Etappe wiederum wird aufgegliedert in: Säuglingsalter, Vorschulalter (Spiel-, Kindergartenalter), Schulalter sowie Pubertät und Adoleszenz.

In der *pränatalen* Phase manifestieren sich vor allem genetische, konstitutionelle und toxische Einflüsse. Unter ihnen sind die Chromosomenanomalien (z. B. Down-Syndrom, Klinefelter-Syndrom) hervorzuheben.

Toxische Schädigungen durch Medikamente, Strahlenschädigungen, Alkohol (embryo-fetales Alkoholsyndrom) oder Erkrankungen der Mutter während der Schwangerschaft führen vielfach zur Mißbildung von Organen und werden in der Phase der Organbildung wirksam, die bis zum 6. Schwangerschaftsmonat abgeschlossen ist. Die bekanntesten dieser Störungen sind die Röteln-Embryopathie und das Dysmelie-Syndrom nach Thalidomid („Contergan-Kinder").

Im Zusammenhang mit pränatalen Schädigungsmöglichkeiten ist auch immer wieder die Frage diskutiert worden, ob seelische Belastungen der Mutter während der Schwangerschaft Auswirkungen auf das Kind haben können. Der derzeitige Wissensstand kann wie folgt wiedergegeben werden: weder leichtere organische Erkrankungen der Mutter noch starke Arbeitsbelastungen erwiesen sich als schädlich. Auch seelische Belastungen der Mütter bei ungestörten interpersonellen Beziehungen haben keinen Einfluß auf die kindliche Gesundheit. Jedoch ergaben sich enge Zusammenhänge zwischen ernsthaften und anhaltenden persönli-

Tabelle 1. Übersicht zur Verursachung kinder- und jugendpsychiatrischer Störungen und Erkrankungen. (Aus REMSCHMIDT 1987)

1. Zeitpunkt der Schädigung	Pränatal	Fetopathien, Embryopathien, Chromosomenstörungen, auch psychische Einflüsse usw.
	Perinatal	Sauerstoffmangel, Verletzungen usw.
	Postnatal	Entzündungen, Verletzungen, psychische, psychosoziale, pädagogische und soziokulturelle Faktoren
2. Art der Schädigung	Somatisch	Zum Beispiel Entzündungen, Hypoxämien, Verletzungen, Tumoren, Mißbildungen
	Psychisch	Psychische Traumen, Konflikte
	Psychosozial	Sozioökonomische Benachteiligung, Diskriminierung, familiäre (pädagogische) Einflüsse
	Soziokulturell	Subkultur, Normen, kulturspezifische Sitten und Gebräuche, epochale Einflüsse
3. Herkunft der schädigenden Einwirkung	Endogen	Genetische und konstitutionelle Einflüsse
	Exogen	Umweltfaktoren (somatische, psychische, pädagogische, psychosoziale und soziokulturelle)
4. Art der Auswirkung	Läsion	Organisches Substrat nachweisbar
	Reifungsverzögerung	Organisches Substrat nicht immer nachweisbar
	Funktionsstörung	Organisches Substrat meist nicht nachweisbar, aber funktionelle Ausfälle (z. B. pathologische EEG-Befunde)
	Interaktionsstörung	Keine
5. Intensität der Auswirkung	Normvariante	Noch in den Normbereich zu rechnen
	Grenzfall	Bereits pathologische Anzeichen[a]
	Patholog. Fall	Eindeutig pathologische Zeichen[a]
6. Beeinträchtigte Funktionen oder Interaktionen	Hirnfunktion	Hirnorganisches Psychosyndrom, neuropsychologische Syndrome
	Entwicklung	Entwicklungs- und Reifungsverzögerungen
	Intelligenz	Oligophrenien und Demenzprozesse
	Sprache	Sprach- und Sprachentwicklungsstörungen
	Affektivität	Störungen der Affektivität (z. B. Depression, Antriebsarmut)
	Psychomotorik	Universelle und umschriebene Störungen der Psychomotorik
	Sexualität	Sexuelle Verhaltensabweichungen
	Sozialverhalten	Soziale Anpassungsstörungen, Delinquenz
7. Wechselwirkungs- und Normproblem	Dynamische Betrachtung	Keine Noxe trifft auf ein statisches Gebilde, sondern auf zahlreiche dynamische Prozesse und ein Individuum, das sich mit vielen von ihnen *erlebend* auseinandersetzt. Betrachtungsweise von Störungen ist normabhängig

[a] Alle diese Bezeichnungen und vor allem die Grenzziehung sind wiederum abhängig vom zugrundeliegenden Normbegriff; dieser wiederum von theoretischen Vorstellungen und soziokulturellen Faktoren.

Tabelle 2. Überblick über die Kindesentwicklung. (Nach ACHENBACH 1982)

Ungefähres Alter	Kognitives Stadium	Psychosexuelle Phase	Psychosozialer Konflikt	Normale Leistungen	Verbreitete Verhaltensprobleme[a]	Klinische Störungen
0–2	Sensomotorisch	Oral	Urvertrauen vs. Urmißtrauen	Essen, Verdauung, Schlaf, soziale Reagibilität, Bindungsverhalten, Motilität, sensomotorische Koordination	Störrisch, Wutanfälle, Sauberkeitsprobleme	Organisch bedingte Dysfunktionen, anaklitische Depression, Wachstumsstörungen
2–5	Präoperational	Anal	Autonomie vs. Scham/Zweifel	Sprache, Sauberkeit, Selbstversorgungsfertigkeiten, Sicherheitsregeln, Selbstkontrolle, Beziehungen zu Gleichaltrigen	Widerspricht, streitet, prahlt, verlangt Aufmerksamkeit, ungehorsam, eifersüchtig, Ängste[c], zieht ältere Kinder vor, überaktiv, will nicht ins Bett, gibt an, schüchtern[c], eigensinnig, redet zu viel, wütend, jammert	Sprach- und Hörprobleme, Phobien, unsozialisiertes Verhalten
6–11	Konkret operational	Latenz	Fleiß vs. Minderwertigkeit	Schulische Leistungen, Disziplin, Regelspiele, Hobbies, Umgang mit Geld, einfache Aufgaben/Pflichten	Widerspricht, streitet, prahlt[b], unkonzentriert[b], gehemmt, gibt an, redet zu viel[c]	Hyperaktivität, Lernschwierigkeiten, Schulphobie, Aggression, Rückzug
12–20	Formal operational	Genital	Identität vs. Rollendiffusion	Heterosexuelle Beziehungen, Berufsvorbereitung/Schulabschluß, persönliche Identität, Trennung von der Familie, Pflichten/Verantwortung wie Erwachsene	Verbale Auseinandersetzungen, Prahlerei[b]	Anorexie, Delinquenz, Suizidversuche, Drogen-, Alkoholmißbrauch, Schizophrenie, Depression

[a] Berichtete Probleme bei wenigstens 45% der Kinder nicht-klinischer Stichproben.
[b] Berichtete Probleme nur für 45% der Jungen.
[c] Berichtete Probleme nur für 45% der Mädchen.

chen Spannungen (insbesondere ehelichen Konflikten) und neurologischen bzw. psychischen Störungen der Kinder.

Unter den *perinatalen* Einflüssen spielen neben erblichen und konstitutionellen Faktoren vor allem Ereignisse während der Geburt (Sauerstoffmangel, Verletzungen sowie entzündliche Erkrankungen) eine entscheidende Rolle.

Durch derartige Schädigungen entstehen vielfach zerebrale Lähmungen, erworbene Intelligenzminderungen, Epilepsien sowie verschiedene Hirnfunktionsstörungen. Allerdings werden anamnestische Hinweise zu prä- und perinatalen Einflüssen vielfach überschätzt. Das bloße Vorkommen eines prä- oder perinatalen Risikoereignisses genügt nicht, um bereits eine Schädigung anzunehmen (ESSER u. SCHMIDT 1987). Selbst bei sorgfältiger Erhebung pränataler Risikofaktoren erwiesen sich Kinder mit der Diagnose minimale zerebrale Dysfunktion nicht als stärker belastet als solche mit anderen Störungsmustern (GRÜNEBERG u. REMSCHMIDT 1984).

Die *postnatale* Phase umfaßt einen sehr langen Zeitraum, in dem sich eine Vielzahl unterschiedlicher Störungsmuster auf den einzelnen Altersstufen manifestieren kann. In Tabelle 2 ist eine Übersicht über die Kindesentwicklung unter verschiedenen theoretischen Gesichtspunkten wiedergegeben. In der rechten Hälfte der Tabelle sind jeweils normale Leistungen, verbreitete Verhaltensprobleme und klinische Störungsmuster auf die einzelnen Altersstufen bezogen.

In den *ersten beiden Lebensjahren* manifestieren sich vorwiegend Stoffwechselstörungen, Schwachsinnsformen, manche degenerative Erkrankungen, Wachstumsstörungen, Epilepsien und Hirnschädigungen sowie gelegentlich die sog. anaklitische Depression.

Im *Vorschulalter* dominieren Sprachentwicklungsstörungen, motorische Entwicklungsstörungen, entzündliche Erkrankungen, Epilepsien, Einkoten, Einnässen sowie verschiedene neurotische Störungen (insbesondere Phobien) und einzelne psychosomatische Erkrankungen (z. B. Asthma bronchiale).

In der *Grundschulzeit* machen sich Lernschwierigkeiten, Hirnfunktionsstörungen, Hyperaktivität, Teilleistungsstörungen (z. B. Legasthenie, Rechenstörung), aggressive Reaktionen, die Schulphobie und Störungen des Sozialverhaltens bemerkbar.

In der *Pubertät und Adoleszenz* steigt die Häufigkeit psychotischer Störungen an, es kommt zu Individuationskrisen (Identitäts-, Sexualitäts-, Autoritätskrisen) sowie zu bestimmten neurotischen Störungen (Zwangssyndromen, Konversionssyndromen, phobischen Syndromen), zu psychosomatischen Erkrankungen, Suizidversuchen, dissozialen Verhaltensweisen, Drogenmißbrauch und Sucht.

Die Ursachen und Bedingungsfaktoren dieser Störungen sind sehr unterschiedlich, meist sind mehrere beteiligt, die in Wechselwirkung miteinander stehen.

II. Art der Schädigung

Wie aus Tabelle 1 hervorgeht, kann man hinsichtlich der Art der Schädigung somatische, psychische, psychosoziale und soziokulturelle Einflußfaktoren unterscheiden. Hierfür sind jeweils einige Beispiele angegeben. Es ist nicht möglich, die verschiedenen Ursachenfaktoren vollständig abzuhandeln. Hervorgehoben werden soll jedoch, daß in den seltensten Fällen nur eine Schädigungsmöglichkeit vorliegt. Vielfach sind es mehrere. Aber auch im Falle des Vorhandenseins einer einheitlichen Schädigung (z. B. einer körperlich bedingten oder psychisch bedingten Störung) kommt es im Verlauf derselben zu vielfältigen sekundären Überlagerungen. So ist z. B. nachgewiesen, daß eine leichte Hirnfunktionsstörung das Auftreten sekundärer psychischer Störungen (insbesondere dissozialer Verhaltensweisen) begünstigt (REMSCHMIDT et al. 1988 b).

III. Herkunft der Schädigung

Die Herkunft einer Schädigungsmöglichkeit hat man lange Zeit unter der Berücksichtigung des Gegensatzpaares „endogen-exogen" klassifiziert. Unter der Bezeichnung *endogen* werden im wesentlichen genetische und konstitutionelle Einflüsse zusammengefaßt, während *exogene* Faktoren Umweltfaktoren im weitesten Sinne (körperlich wirksame, seelische, psychosoziale und soziokulturelle) umfassen.

Die heftigen Diskussionen über den Gegensatz zwischen endogenen und exogenen Faktoren sind inzwischen abgeflaut. Derartige Diskussionen sind in der Regel unfruchtbar, da sich der prozentuale Anteil endogener und exogener Faktoren im Einzelfall kaum bestimmen läßt. An der Wirksamkeit von Einflüssen aus beiden Bereichen kann jedoch kein Zweifel sein. Die Zwillingsforschung hat ausführliche Begründungen für Einflüsse und Schädigungsmöglichkeiten aus beiden Bereichen erbracht.

IV. Auswirkung von Schädigungen

In manchen Fällen von psychiatrischen Erkrankungen lassen sich organische Ursachen in Form einer *Läsion* (strukturelle Schädigung des Gehirns) oder einer *Funktionsstörung* (keine strukturelle Schädigung, aber Störung funktioneller Vorgänge) nachweisen. Auch *Reifungsverzögerungen* im psychischen sowie im physischen Bereich sind als Ursache für psychiatrische Erkrankungen im Kindes- und Jugendalter häufig.

Derartige Reifungsverzögerungen sind z. B. bei Teilleistungsschwächen anzunehmen (REMSCHMIDT et al. 1988 b). In vielen Fällen gelingt es aber nicht, Störungen der Hirnfunktionen für kinder- und jugendpsychiatrische Erkrankungen und Auffälligkeiten verantwortlich zu machen. In diesen Fällen sind häufig Konflikte, ungünstige soziale Bedingungen oder auch eine besondere Verletzlichkeit eines Kindes für die Störung verantwortlich. Derartige Störungen (von denen die emotionalen Störungen und neurotischen Störungen am häufigsten sind) manifestieren sich vielfach in Form von *Interaktionsstörungen*, die besonders im Sozialbereich auffallen. Die davon betroffenen Kinder sind oft nicht in der Lage, mit Gleichaltrigen angemessen Kontakt aufzunehmen, können sich nicht in eine Gruppe eingliedern, ziehen sich häufig zurück oder reagieren überschießend aggressiv.

V. Intensität der Auswirkungen

In der Kinder- und Jugendpsychiatrie ist immer wieder versucht worden, graduelle Abstufungen für verschiedene Störungen vorzunehmen. Dabei stößt man unweigerlich auf den Normbegriff. Dieser kann sehr unterschiedlich definiert sein und wird dazu benutzt, Krankheiten und Störungen von normalem Verhalten und dessen Normvarianten zu unterscheiden. Diese Unterscheidung erfolgt in der Regel nach Maßgabe bestimmter Symptome, die man noch in den Normbereich rechnet oder aber bereits als Zeichen krankhafter seelischer Auffälligkeit klassifiziert.

Bei einer Reihe von Störungen wird ein dimensionales Modell zugrundegelegt, das sich nur graduell vom Normbereich unterscheidet. Dies gilt z. B. für Angstzustände und emotionale Störungen. Davon unterschieden wird ein *kategoriales Modell*, das eine deutliche Trennungslinie zwischen normalpsychologischen Funktionen und psychopathologischen Symptomen zieht. Das kategoriale Modell wird z. B. auf schizophrene und affektive Psychosen angewandt. Denn eine Wahnsymptomatik, Sinnestäuschung oder Denkstörung kann, sofern nicht toxische oder andere Einflüsse vorliegen, nicht als quantitative Überzeichnungen normaler seelischer Vorgänge angesehen werden.

Gleichgültig, ob eine psychische Erkrankung mehr dem dimensionalen Modell (Kontinuitätsmodell) oder dem kategorialen Modell (Diskontinuitätsmodell) entspricht, in beiden Fällen wird das Verhalten des Kindes dann als pathologisch angesehen, wenn die altersadäquaten Entwicklungs- und Verhaltensmöglichkeiten entscheidend beeinträchtigt sind.

VI. Beeinträchtigte Funktionen und Interaktionen

Eine weitere, in der klinischen Praxis brauchbare Form der Einteilung geht von den Funktionen aus, die bei verschiedenen psychiatrischen Erkrankungen gestört sein können. Danach unterscheidet man Störungen der Hirnfunktionen, der allgemeinen psychischen Entwicklung, der Intelligenz, des Sprechens und der Sprache, der Affektivität, der Motorik, der Sexualität und des Sozialverhaltens. Diese Betrachtungsweise ist im Hinblick auf die *Ursache* der psychiatrischen Erkrankung relativ neutral. Sie geht zunächst von der Beschreibung der Störungen in bestimmten Funktionsbereichen aus, ohne voreilig Schlüsse auf die Ursachen zu ziehen. Natürlich muß es das Bestreben der Wissenschaft bleiben, stets die Ursachen von kinder- und jugendpsychiatrischen Erkrankungen aufzudecken. Da diese jedoch in vielen Fällen nicht bekannt sind, ist eine Kennzeichnung der Erkrankungen nach ihren Symptomen durchaus legitim.

Es ist interessant, daß die meisten modernen Klassifikationssysteme diesen deskriptiven Ansatz übernommen haben. Dies gilt sowohl für das Multiaxiale Klassifikationsschema für psychiatrische Erkrankungen im Kindes- und Jugendalter (MAS) nach RUTTER, SHAFFER und STURGE (REMSCHMIDT u. SCHMIDT 1986) wie auch für das ebenfalls multiaxiale amerikanische System DSM-III (APA 1980).

Im folgenden wird für die klassifikatorischen Erörterungen das Multiaxiale Klassifikationsschema (MAS) zugrundegelegt.

VII. Das Problem der Wechselwirkung

Alle bislang angeführten Faktoren, die hier aus didaktischen Gründen voneinander getrennt dargestellt wurden, wirken natürlich zusammen. Deshalb wird der Realität auch nur eine *dynamische Betrachtung* gerecht, die davon ausgeht, daß keine der angeführten Schädigungsmöglichkeiten auf ein statisches Gebilde, sondern auf zahlreiche dynamische Prozesse und ein Individuum in einem Sozialraum stößt, das sich mit den meisten Schädigungen auch „erlebend" auseinandersetzt. Insofern kommen Eigendynamik und Selbstregulation des Individuums eine große Bedeutung zu. Wir können mit Hinde (1980) von folgenden Postulaten ausgehen.

1. Kinder sind von Geburt an verschieden, genetisch und aus Gründen der pränatalen Entwicklung.
2. Alle Verhaltensweisen unterliegen *multiplen* Einflüssen.
3. Die multiplen Einflüsse stehen in gegenseitiger *Wechselwirkung*.
4. Viele der bedeutsamen Einflußfaktoren beziehen sich auf *familiäre Einflüsse*.
5. Alle Individuen und ihre Beziehungen *ändern* sich mit der Zeit, sowohl hinsichtlich ihrer Eigenarten als auch hinsichtlich ihrer Empfänglichkeit für „Einwirkungen".
6. Alle Individuen und ihre Beziehungen unterliegen *externen* Einflüssen.
7. Einflüsse auf die Entwicklung können sehr unterschiedliche „Auswirkungen" haben, und zwar aus verschiedenen Gründen:
   a) Ihr Effekt kann mit anderen Faktoren kovariieren.
   b) Individuen reagieren nicht passiv, sondern selegieren Einflüsse oft aktiv.
   c) Viele Einflüsse haben keinen kontinuierlichen Effekt, sondern wirken „altersspezifisch".
   d) Beziehungen haben z. T. selbstregulierende Eigenschaften.

Aus dieser Übersicht wird deutlich, daß *Eigendynamik* und *Selbstregulation* konstituierende Bestandteile der Entwicklung sind. Sie zeigen sich sowohl in der aktiven Auswahl von Einflüssen, im Beziehungsgefüge mit anderen Menschen und im Bereich der Motivation, in dem es zur Verselbständigung i. S. autonomer Motive kommen kann. Diese zeigen sich vielfach in Persönlichkeitsentwicklungen, die kraft eigener Motivation in eine individuelle Verwirklichung einmünden, die sich weder durch genetische noch durch Umwelteinflüsse erklären, sondern als „Überrundung" dieser Einflüsse durch die freie Entscheidung einer Person begreifen läßt.

Derartige Entscheidungsprozesse sind aber bestimmt durch die individuellen Erfahrungen, die ein Kind im Laufe seiner Entwicklung gemacht hat. Gottlieb (1976) hat drei verschiedene Funktionen der *Erfahrung* im Hinblick auf die Entwicklung des Verhaltens definiert:

1. Erfahrung kann Erlebnisse und Verhaltensweisen aufrechterhalten und stabilisieren.
2. Sie kann die Entwicklung erleichtern und stimulieren, indem sie die Auftretensrate von Erlebnissen und Verhaltensweisen verändert.
3. Sie kann neue Formen des Erlebens und Verhaltens etablieren, die dann mehr oder weniger Reflexionen von Umweltereignissen sind. Wenn dies zutrifft, so hat die Erfahrung auch eine induktive Rolle.

Nach einer Sichtung der vorliegenden Literatur kommt GOTTLIEB jedoch zu dem Ergebnis, daß die die Entwicklung aufrechterhaltende und beschleunigende Rolle der Erfahrung als gesichert angesehen werden kann, nicht jedoch ihre induktive Wirkung. Im Hinblick auf psychische Störungen und Erkrankungen bei Kindern und Jugendlichen spielen Erlebnisse und Erfahrungen eine herausragende Rolle. Es konnte vielfach gezeigt werden, daß z.B. Erlebnisse in der eigenen Kindheit das spätere Erziehungsverhalten deutlich beeinflussen.

B. Risikofaktoren und Risikopopulationen

Ein Blick in die mittlere und rechte Spalte von Tabelle 1 zeigt, daß eine Vielzahl von Risikofaktoren existiert, die unter sehr unterschiedlichen Bedingungen auftreten und wirksam werden können. Nach ihrer Art kann man sie in biologische, psychologische, psychosoziale und soziokulturelle einteilen.

I. Biologische Risikofaktoren

Sie können durch die Kinder oder durch die Eltern verkörpert werden. Bei letzteren spielt wegen der Vorgänge von Schwangerschaft und Geburt die Mutter eine größere Rolle als der Vater.

Einige von ihnen sind in Tabelle 5 ohne Anspruch auf Vollständigkeit wiedergegeben. Biologische Risikofaktoren spielen zweifellos eine wichtige Rolle für die Manifestation kinder- und jugendpsychiatrischer Krankheitsbilder. Auf die Vielzahl der möglichen und auch praktisch bedeutsamen biologischen Risikofaktoren kann hier nicht eingegangen werden. Wegen der großen Bedeutung soll aber die Frage der Auswirkung von *Hirnschädigungen* bzw. *Hirnfunktionsstörungen* näher analysiert werden.

Sie stellen zweifellos wichtige Risikofaktoren für die Manifestation psychischer Störungen und Erkrankungen im Kindes- und Jugendalter dar. Wenn man von den *lokalisierten* Hirnschädigungen absieht, so ist der Zusammenhang jedoch weniger direkt als indirekt. Dabei stellen sich folgende Fragen:

1. Sind Kinder mit Hirnschädigungen bzw. Hirnfunktionsstörungen psychiatrisch häufiger auffällig?
Diese Frage läßt sich recht eindeutig mit „ja" beantworten. Dabei ist zu berücksichtigen, daß die Quote der psychiatrischen Auffälligkeiten um so höher liegt, je schwerwiegender die zerebrale Schädigung ist. Sehr sorgfältige Untersuchungen von RUTTER et al. (1970) im Rahmen der Isle-of-Wight-Studie, in der die gesamte Kinderpopulation der Insel kinder- und jugendpsychiatrisch untersucht wurde, haben gezeigt, daß in einer unausgelesenen Population die Rate kinderpsychiatrischer Auffälligkeiten bei rund 7% liegt, bei Kindern mit organischen Erkrankungen, die nicht das ZNS betreffen, steigt sie auf 12%, und mit zunehmender Schwere der Hirnfunktionsstörung bzw. Hirnschädigung steigt sie weiter an. Dieser Sachverhalt ist in Tabelle 3 wiedergegeben.

Tabelle 3. Zusammenhang zwischen Hirnfunktionsstörung bzw. Hirnschädigung und der Häufigkeit psychopathologischer Auffälligkeiten. (Nach RUTTER 1977a; SHAFFER et al. 1975)

Gesunde Kinder	7%
Kinder mit körperlichen Erkrankungen ohne Beteiligung des Gehirns	12%
Kinder mit Epilepsie oder einer strukturellen Hirnschädigung	35%
Kinder mit gesicherten lokalisierten Hirnverletzungen	62%
Kinder mit lokalisierten Hirnverletzungen und Frühepilepsie	67%
Kinder mit lokalisierten Hirnverletzungen und Spätepilepsie	83%

Dieses Ergebnis wird durch zahlreiche andere Untersuchungen gestützt. In Untersuchungen aus unserem eigenen Arbeitskreis konnten wir nachweisen, daß verschiedene Gruppen von Kindern mit hirnorganischen Schädigungen vermehrt psychisch auffällig waren. Dabei war bemerkenswert, daß bei Kindern und Jugendlichen mit Zustand nach Schädel-Hirn-Traumen nicht nur verschiedene kognitive Störungen (Wahrnehmungs-, Konzentrations- und Leistungsstörungen) und emotionale Störungen auftraten, sondern auch eine eingeschränkte Fähigkeit zur Adaptation und Habituation feststellbar war, die sich bis in den Bereich der vegetativen Funktionen nachweisen ließ (REMSCHMIDT u. STUTTE 1980).

In einer weiteren Untersuchung (SCHNEIDER u. REMSCHMIDT 1977) konnten wir zeigen, daß Kinder mit einer sorgfältig diagnostizierten „minimalen zerebralen Dysfunktion", verglichen mit gleich intelligenten gesunden Kindern, die nach sozialer Schichtzugehörigkeit parallelisiert waren, Einschränkungen hinsichtlich sozialer Wahrnehmung sowie ihres Sozialverhaltens generell aufwiesen. Dabei wurde deutlich, daß diese Kinder nur sehr insuffizient in der Lage waren, Kategorisierungen unbestimmter Sachverhalte vorzunehmen. In psychologischer Terminologie heißt dies, sie waren nicht in der Lage, stabile Invarianzen zu bilden. Wenn dies einem Kind mit fortschreitender Entwicklung nicht gelingt, so wird es unsicher in der Wahrnehmung und Einordnung seiner Umwelt, und zwar insbesondere in komplexen Situationen. Derartige komplexe Situationen sind aber stets soziale Situationen. Insofern führt hier eine direkte Linie von der Hirnfunktionsstörung zum gestörten Sozialverhalten (SCHNEIDER u. REMSCHMIDT 1977). Dieser Zusammenhang konnte in einer anderen Arbeit sehr klar nachgewiesen werden. Kinder, die in einer unausgelesenen vollständigen kinder- und jugendpsychiatrischen Inanspruchnahmepopulation die Diagnose „minimale zerebrale Dysfunktion" (MCD) erhielten, erwiesen sich massiv in ihrem Sozialverhalten gestört und zeigten auch eine hochsignifikante Assoziation mit einem hyperkinetischen Syndrom, während sich der häufig behauptete Zusammenhang zwischen neurotischen und emotionalen Störungen nicht nachweisen ließ (REMSCHMIDT et al. 1988 b).

2. Lassen sich bei Kindern mit psychiatrischen Erkrankungen
gehäuft Hirnschädigungen bzw. Hirnfunktionsstörungen feststellen?
Diese Frage ist die Umkehrung der zuerst genannten Problematik. Auch diese Frage läßt sich positiv beantworten, d. h., wir finden bei kinderpsychiatrischen Erkrankungen durchaus häufiger als in einer unselektierten Population Hirn-

funktionsstörungen. Allerdings variiert die Quote an Hirnfunktionsstörungen sehr stark mit der Art der Erkrankung. So findet man beim frühkindlichen Autismus Raten von 50–60% (WEBER 1985), während die Prozentsätze bei der kindlichen Schizophrenie und bei neurotischen Störungen wesentlich geringer sind (s. Kapitel zur Schizophrenie des Kindesalters in diesem Band).

3. Gibt es einen Zusammenhang zwischen speziellen psychischen Störungen und Schädigungen bzw. Funktionsstörungen umschriebener Hirnregionen?
Diese Frage läßt sich mit „ja und nein" beantworten. Mit „ja" insofern, als *umschriebene* Hirnschädigungen zu recht eindeutigen psychischen Funktionsausfällen führen können, die wir als neuropsychologische Syndrome bezeichnen (z. B. Aphasien, Agnosien oder Apraxien). Handelt es sich hingegen um *diffuse* Hirnfunktionsstörungen, so lassen sich klare Zuordnungen zwischen der Lokalisation der Störung und der Art der psychopathologischen Ausfälle nicht herstellen. Vielmehr scheint es so zu sein, daß eine diffuse Hirnschädigung (z. B. Sauerstoffmangel während der Geburt) ein Kind vulnerabler macht für schädigende Umwelteinflüsse jeder Art. Dies führt zur Beantwortung der vierten Frage:

4. Ist ein Zusammenhang zwischen Hirnschädigung und psychischer Erkrankung direkt oder indirekt erklärbar?
Wenn man von den neuropsychologischen Syndromen absieht, so spricht unser derzeitiges Wissen dafür, daß der Zusammenhang zwischen diffuser Hirnschädigung und psychiatrischer Auffälligkeit eher *indirekt* ist. Gehen wir von sorgfältig untersuchten Patienten aus, so steht der Hirnschädigung bzw. Hirnfunktionsstörung auf der einen Seite ein definiertes psychiatrisches Krankheitsbild auf der anderen Seite gegenüber. Zwischen beiden fehlt jedoch ein direktes Vermittlungsglied. Wenn dies so ist, so müssen wir aber nach den Mechanismen fragen, die geeignet sind, eine Verbindung zwischen beiden Phänomenen herzustellen. Dies führt zum fünften Fragenkomplex:

5. Welche Mechanismen sind i. S. eines direkten Zusammenhanges zwischen Hirnschädigung und kinderpsychiatrischen Erkrankungen denkbar?
Diese Frage wurde mehrfach untersucht. Nach CANTWELL u. TARJAN (1979) müssen dabei eine Reihe von Faktoren berücksichtigt werden. Es sind dies: Ätiologie, Lokalisation der Läsion, Ausmaß der Hirnschädigung, Alter bei Schädigungseintritt, Vorhandensein einer prämorbiden Intelligenzminderung, Vorhandensein neurophysiologischer Veränderungen und Geschlecht.
    Auf alle diese Faktoren kann hier nicht in extenso eingegangen werden. Es läßt sich jedoch folgendes sagen: eine strikte Zuordnung zwischen der Ätiologie einer Hirnschädigung und ihren psychopathologischen Auswirkungen hat sich im großen und ganzen nicht als zutreffend erwiesen. Davon gibt es gewisse Ausnahmen. Hinzuweisen wäre auf die heute kaum mehr vorkommende epidemische Enzephalitis und ihre psychopathologischen Auswirkungen. Generell kann die These der pathoklinischen Spezifität vorerst nicht positiv beantwortet werden. Der *Sitz* der Schädigung spielt natürlich eine Rolle, vor allem, wenn es sich um einseitige oder ausgeprägte Hirnläsionen handelt. In diesem Zusammenhang ist auf die funktionelle *Hemisphärenasymmetrie* hinzuweisen. Natürlich spielt auch das Ausmaß der

Schädigung eine Rolle, was bei Kindern mit hirntraumatischen Läsionen sehr gut beobachtbar ist.

Der Zusammenhang zwischen Hirnfunktionsstörung und intellektueller Beeinträchtigung ist vielfach nachgewiesen, so daß auf ihn nicht näher eingegangen werden muß. Aber auch *Vorschädigungen* des Gehirns sind nicht selten wesentliche Voraussetzungen für die gravierenden Auswirkungen einer zweiten Schädigung. So muß man bei Kindern, die ein Schädel-Hirn-Trauma erleiden, damit rechnen, daß bis zu 33% dieser Kinder bereits vor dem Trauma eine zerebrale Vorschädigung aufwiesen, die wiederum mitverursachend für die zweite Hirnschädigung, nämlich das Hirntrauma, war (REMSCHMIDT u. STUTTE 1980).

Während allgemein feststeht, daß Jungen vor der Pubertät häufiger an psychischen Auffälligkeiten leiden als Mädchen (Relation etwa 3:1), die Zugehörigkeit zum weiblichen Geschlecht also ein protektiver Faktor ist, trifft dies für Hirnschädigungen nicht zu, d.h., diffuse und ausgeprägte Hirnschädigungen führen bei Jungen und Mädchen in einem gleichen Prozentsatz zu psychiatrischen Auffälligkeiten.

Was die *generellen* Auswirkungen biologischer Risikofaktoren betrifft, so ist ihr pathogener Einfluß in zweifacher Richtung zu sehen: einerseits führen sie zu einer erhöhten Vulnerabilität des Kindes, zum anderen wird aber auch durch eine irgendwie geartete biologische Vorschädigung des Kindes die Reaktion seiner Umgebung (z. B. der Eltern) verändert. Dies ist sehr deutlich für hirntraumatisch geschädigte Kinder (REMSCHMIDT 1979) und für mißhandelte Kinder gezeigt worden (s. REMSCHMIDT 1985).

II. Psychologische und psychosoziale Risikofaktoren

Unter *psychologischen* Risikofaktoren verstehen wir Eigenschaften, Ereignisse oder Verhaltensweisen eines Kindes oder seiner unmittelbaren Bezugspersonen (z. B. Familie), die nachweislich das Risiko für das Auftreten psychiatrischer Erkrankungen und Störungen erhöhen. *Psychosoziale* Risikofaktoren entsprechen der gleichen Definition, gehen jedoch über die Person und den individuellen Nahraum eines Kindes hinaus.

Es existieren zahlreiche Versuche, psychologische und psychosoziale Risikofaktoren zusammenzufassen und auf ihre Auswirkungen zu untersuchen. Viele dieser Risikofaktoren werden unter dem Begriff der "life events" zusammengefaßt.

Tabelle 4. Family Adversity Index als Indikator psychopathologischer Gefährdung des Kindes. (Nach RUTTER u. QUINTON 1977)

- Vater ungelernter oder angelernter Arbeiter
- Beengte Wohnverhältnisse (wenigstens vier Kinder oder mehr als eine Person pro Raum)
- Andauernde Ehezwistigkeiten oder eine unvollständige Familie
- Depression oder Neurose der Mutter
- Kriminalität des Vaters
- Heimaufenthalt des Kindes für mindestens eine Woche

Tabelle 5. Risikofaktoren des Kindesalters für eine spätere psychosoziale Entwicklungs-störung. (Nach DÜHRSSEN 1984)

1. Geburtsstatus des Patienten:
   - uneheliches Kind (nicht dazugehörig: voreheliche Kinder)

2. Gesundheit der Eltern:
   - schwere körperliche Erkrankung des Vaters und der Mutter
   - Deutlich faßbare neurotische Symptomatik beim Vater und bei der Mutter
   - Suizidalität des Vaters und der Mutter
   - Suchtzüge und Verwahrlosung des Vaters und der Mutter

3. Stellung des Patienten in der Geschwisterreihe:
   - Altersabstand unter 1,6 Jahre zu nächstjüngerem Geschwister
   - Altersabstand unter 1,6 Jahre zu nächstälterem Geschwister

4. Verlusterlebnisse des Kindes mit Ausfall von wichtigen Beziehungspersonen (Vater, Mutter oder andere):
   - Vaterverlust
   - Mutterverlust
   - Verlust anderer Beziehungspersonen
   - häufig wechselnde frühe Beziehungen

5. Belastungen und Beeinträchtigungen, die sich aus der sozio-ökonomischen Situation der Familie ergeben:
   - die Wohnverhältnisse im Lebensabschnitt bis zum 6. Lebensjahr wie bis zum 15. Lebensjahr beengt
   - das finanzielle Niveau sowohl bis zum 6. wie bis zum 15. Lebensjahr kärglich
   - die finanzielle Stabilität sowohl bis zum 6. wie bis zum 15. Lebensjahr wechselnd
   - Vater ohne erlernten Beruf
   - Vater und Mutter mit Volksschulabschluß
   - Mütter, die keine Berufsausbildung begonnen haben und ungelernt sind

6. Besondere Faktoren, die zu einer erhöhten Konflikthaftigkeit in der Familie führen können:
   - Mütter, die in ihrer Kindheit ihre Mutter verloren
   - Mütter, die deutliche Unterschiede im sozialen Status zu ihren eigenen Eltern oder zu den Schwiegereltern haben
   - Väter, die deutliche Unterschiede im sozialen Status zu ihren Schwiegereltern haben

In Tabelle 4 ist ein sehr einfaches Verfahren, der "Family Adversity Index" von RUTTER u. QUINTON (1977), wiedergegeben. Er enthält 6 Merkmale, die mit jeweils einem Punkt bewertet werden. In einer Reihe von epidemiologischen Untersuchungen hat sich gezeigt, daß die Rate der psychischen Störungen von Kindern und Jugendlichen mit erhöhter Punktzahl im "Family Adversity Index" ansteigt. Dies gilt allerdings nicht für klinische Populationen (ESSER u. SCHMIDT 1987). Dies ist auch einleuchtend, denn in klinischen Populationen kommen die angeführten Merkmale so häufig vor, daß rasch ein „Deckeneffekt" erreicht wird und eine Steigerung nicht mehr möglich ist.

In Tabelle 5 sind eine Reihe von psychischen und psychosozialen Entwicklungsfaktoren wiedergegeben, die sich aufgrund langjähriger empirischer Erfahrungen als Risikofaktoren für die Entstehung neurotischer Störungen als sehr bedeutsam erwiesen haben (DÜHRSSEN 1984).

Der Einfluß psychischer und psychosozialer Belastungsfaktoren ist für eine Reihe von kinderpsychiatrischen Störungen nachgewiesen, wie Dissozialität und

Delinquenz, Persönlichkeitsstörungen, emotionale Störungen (insbesondere Depressionen, Deprivation, Lern- und Leistungsstörungen, neurotische Störungen). Auch bei Psychosen spielen sie eine nicht geringe Rolle.

Der Einfluß psychosozialer und biographischer Faktoren kann an zwei Beispielen aufgezeigt werden: am Beispiel der Entwicklung delinquenten und dissozialen Verhaltens und am Beispiel der Manifestation von Depressionen.

Nachgewiesene Risikofaktoren für die *Entwicklung delinquenten Verhaltens* bei Kindern und Jugendlichen sind: ungünstige Sozialisationsbedingungen, Streit und Auseinandersetzungen zwischen den Eltern, psychische Erkrankungen bei einem oder beiden Elternteilen, Alkoholismus oder Delinquenz eines Elternteils, frühzeitige Institutionalisierung, Rückstellung von der Einschulung, bemerkenswerte Schulschwierigkeiten, inkomplette Familie (REMSCHMIDT et al. 1983).

Unter den belastenden Ereignissen (life events) ist die Bedeutung von Verlust- und Trennungserlebnissen näher untersucht worden. Solche sind vor allem Tod eines Elternteils (durch Unfall, körperliche Erkrankung, Suizid, Mord), Trennung von einem Elternteil (z. B. durch Scheidung, Krankheit, Heimunterbringung), persönlichkeitsverändernde Erkrankungen eines Elternteils (z. B. im Rahmen einer schizophrenen Psychose oder eines schweren hirnorganischen Psychosyndroms) sowie Deprivation und Vernachlässigung.

Diese Faktoren haben vor allem für die *Manifestation depressiver Erkrankungen* eine große Bedeutung. Dabei ist nicht das Trennungserlebnis allein maßgebend, sondern zugleich auch jene Einflüsse, die im Gefolge des Verlust- und Trennungserlebnisses von Bedeutung waren.

BROWN u. HARRIS (1978) haben den Einfluß dieser Faktoren für die Manifestation von Depressionen im Erwachsenenalter näher untersucht. Sie kamen zum Ergebnis, daß auch die Qualität der Verlust- und Trennungserlebnisse von Bedeutung ist. Wenn man den Ergebnissen glauben darf (sie wurden unseres Wissens noch nicht reproduziert), so spielen Verlusterlebnisse durch Tod eher bei psychotischen Depressionen des Erwachsenenalters eine Rolle, während andere Verlust- und Trennungserlebnisse (nicht durch Tod verursacht) eher bei den neurotischen Depressionen bedeutsam sind.

Es ist sicher von großer Bedeutung, die Wechselwirkungen zwischen biologischen, psychischen und psychosozialen Risikofaktoren zu betrachten und in diese Wechselwirkungen auch die Reaktion des jeweiligen Individuums und sein aktives Eingreifen in seine Entwicklung einzubeziehen. Die Untersuchung derartiger Wechselwirkungen ist außerordentlich schwer. Im Kindesalter kommt noch die Dimension der Entwicklung hinzu, was die Betrachtung abermals erschwert.

In den letzten Jahren hat sich eine Betrachtung durchgesetzt, die von einem „Defizit-Modell" kinder- und jugendpsychiatrischer Störungen Abstand genommen hat und den Risikofaktoren protektive Einflüsse und ihre Auswirkungen gegenüberstellt. Von ihnen soll im nächsten Abschnitt die Rede sein.

C. Protektive Faktoren und ihre Auswirkungen

Seit langem ist bekannt, daß bei unterschiedlichen Individuen gleiche Einflüsse zu unterschiedlichen Folgen führen können. Dies bedeutet natürlich, daß es Faktoren geben muß, die das Auftreten psychischer Störungen partiell oder gänzlich verhindern können. Erstaunlich ist allerdings, daß diesen Einflüssen bislang wenig Aufmerksamkeit gewidmet wurde, obwohl aus ihrer detaillierten Kenntnis die besten Präventionsmaßnahmen abgeleitet werden könnten. Diese Faktoren bezeichnen wir als protektive Faktoren. Sie lassen sich definieren als günstige Einflüsse, die die Manifestation einer Erkrankung verhindern, verzögern oder abmildern können.

Protektive Faktoren sind nicht unbedingt gleichzusetzen mit positiven oder erfreulichen Erfahrungen (RUTTER 1985): (1) So können z.B. belastende Erfahrungen die Widerstandskraft eines Menschen gegen weitere Belastungen stärken. In diesen Zusammenhang gehört die Beobachtung BLEULERs (1972), wonach manche Kinder, die einen psychotischen Elternteil haben, an dieser Belastung „wachsen" können, und, wenn sie die akute Phase bewältigt haben, auch kompensatorische Aufgaben für die Familie übernehmen. (2) Protektive Faktoren wirken sich häufig in Interaktionsprozessen aus, ihr Vorhandensein wird häufig erst zeitlich viel später sichtbar, wenn eine entsprechende Belastungssituation auftritt. Insofern könnte man eine Analogie zu „Immunisierungsvorgängen" herstellen. So zeigen Kinder, die auf eine Krankenhausbehandlung vorbereitet wurden, weniger Angstreaktionen. Tritt ein Krankenhausaufenthalt nicht ein, so kann dieser Effekt natürlich nicht überprüft werden (WOLKIND u. RUTTER 1985). Andererseits sind z.B. Säuglinge vor der schädigenden Einwirkung bestimmter Ereignisse dadurch geschützt, daß sie noch nicht die kognitiven und emotionalen Voraussetzungen haben, um ein schädigendes Ereignis als bedrohlich zu empfinden. (3) Schließlich gibt es protektive Faktoren, die gar nichts mit Erfahrungen und Erlebnissen zu tun haben. Ein gutes Beispiel hierfür ist die Zugehörigkeit zum weiblichen Geschlecht, ein Merkmal, das sich (zumindest bis zur Pubertät) als Schutzfaktor gegenüber den meisten psychischen Störungen und Erkrankungen erweist.

Was die Wirkung protektiver Faktoren betrifft, so lassen sich nach RUTTER (1985) folgende Mechanismen unterscheiden:
1. Sie wirken nicht punktuell, sondern entlang der Zeitachse. Dies bedeutet, daß sie auch mit noch so ausgeklügelten multivariaten Untersuchungsplänen, die auf Querschnittserhebungen hinauslaufen, nicht erfaßt werden können.
2. Viele protektive Faktoren wirken indirekt über Interaktionsprozesse des jeweiligen Individuums mit seiner Umgebung.
3. Individuelle Unterschiede und Temperamentseigenschaften sind insofern von entscheidender Bedeutung, als sie die sozialen Beziehungen eines Individuums mitbestimmen und auf diese Weise auch die Qualität dieser Beziehungen beeinflussen.

Aufgrund dieser Erkenntnisse muß man von der These, wonach der Mensch in den ersten Lebensjahren weitgehend geprägt wird, Abstand nehmen. Die sog. frühen Erfahrungen sind nicht unbedeutend, aber sie determinieren keineswegs alleine die spätere Entwicklung oder das Risiko für psychiatrische Erkrankungen.

Sie müssen vielmehr als einer unter vielen bedeutsamen Faktoren gesehen werden, unter denen kognitive Prozesse, Temperamentseigenschaften, Qualität von Beziehungen, Erfolgserlebnisse, günstiges oder ungünstiges Selbstkonzept, Erfahrungen auf verschiedenen Altersstufen usw. eine wichtige Rolle spielen.

Freilich ist unser Wissen um die Wirksamkeit protektiver Faktoren noch sehr lückenhaft. Nachdem sich die Ätiologieforschung jedoch jahrzehntelang fast ausschließlich mit den Risikofaktoren für psychiatrische Erkrankungen befaßt hat, ist es an der Zeit, sich intensiver mit der Bedeutung protektiver Faktoren zu beschäftigen. Hierzu lassen sich nach derzeitigem Kenntnisstand folgende Ausführungen machen.

I. Geschlecht und Geschlechterunterschiede im Laufe der Entwicklung

Dem klinisch tätigen Kinder- und Jugendpsychiater ist bekannt, daß bis zur Pubertät in seinem Krankengut die Jungen überwiegen. Das Verhältnis von psychischer Störung und Erkrankung zwischen Jungen und Mädchen variiert in allen klinischen Institutionen über die ganze Welt zwischen 3 : 1 und 3 : 2. Geschlechterunterschiede finden sich aber bereits wesentlich früher. So ist bekannt, daß bereits zum Zeitpunkt der Geburt neugeborene Mädchen im Skelettalter den Jungen 4–6 Wochen voraus sind. Gleiches gilt für ihre motorische und sprachliche Entwicklung und ihre allgemeine körperliche Reifung in der frühen Kindheit.

Derartige Unterschiede lassen sich auch bis in die histologische Struktur des Kortex und die Ausdehnung bestimmter Hirnregionen nachweisen. Die ausführlichen Untersuchungen von Conel (1939–1960) haben gezeigt, daß verschiedene Regionen des Kortex bei Mädchen im Zeitraum von der Geburt bis zum 2. Lebensjahr reifer sind. Witelson u. Pallie (1973) konnten zeigen, daß bereits zum Zeitpunkt der Geburt das linke Planum temporale bei Mädchen im Durchschnitt größer ist als bei Jungen. Dieser Befund wird mit der Sprachentwicklung in Verbindung gebracht, und er korrespondiert auch mit der Beobachtung, wonach Mädchen im Durchschnitt früher und differenzierter sprechen lernen als Jungen.

Einen großen Raum nimmt heute die Diskussion über die funktionelle Hemisphärenasymmetrie ein. Sie hängt mit Reifungsvorgängen im Zentralnervensystem zusammen und wurde insbesondere im Hinblick auf die Sprachentwicklung sowie auf Störungen des Sprechens und der Sprache näher untersucht (Übersicht bei Remschmidt u. Niebergall 1981).

Es gibt verschiedene Anhaltspunkte dafür, wonach die Hemisphärenausreifung bei Jungen und Mädchen unterschiedlich erfolgt. Dabei sind die Verhältnisse jedoch nicht konstant und in gleicher Richtung, sondern ändern sich mit dem Lebensalter. So sind Mädchen bis zur Pubertät den Jungen in sprachlicher Hinsicht, aber auch in manuellen Fertigkeiten überlegen, wobei die Unterschiede am größten im Alter von 6–8 Jahren sind und zur Pubertät hin geringer werden (Wolff 1981). Hierfür wird eine Überlegenheit der linken Hemisphäre angenommen.

Im Gegensatz dazu entwickelt sich die Überlegenheit der Jungen im räumlichen Auffassen und Denken zum Zeitpunkt der Pubertät und wird vorwiegend von der rechten Hemisphäre gesteuert.

Die hier referierten Unterschiede zwischen Jungen und Mädchen haben auch die Frage aufgebracht, ob es sich wirklich um echte Unterschiede zwischen Jungen und Mädchen handelt oder ob diese Differenzen lediglich durch das raschere Reifungstempo der Mädchen zustandekommen (WABER 1976, 1977). WABER konnte nachweisen, daß früh reifende Kinder sich von spät reifenden in ihren psychologischen Leistungsprofilen unterscheiden. In diesem Sinne wäre es denkbar, daß auf frühzeitig erworbene Leistungsstrukturen möglicherweise andere Leistungen aufbauen können, so daß das Reifungstempo auch eine andere Qualität der Leistungsstruktur mitbedingt.

Schließlich konnte in endokrinologischen Untersuchungen gezeigt werden, daß im Hinblick auf Früh- und Spätreifung auch die Androgene eine wichtige Rolle spielen, daß sie nicht nur die körperliche Ausreifung, sondern auch die neuropsychologische Entwicklung mit beeinflussen. Dies führt dazu, daß sich z. B. frühreife Jungen von spät reifenden auch hinsichtlich der Qualität ihrer Leistungsprofile in neuropsychologischen Aufgaben unterscheiden (BROVERMAN et al. 1968).

Im Hinblick auf klinische Fragestellungen sind Geschlechterunterschiede zwischen Jungen und Mädchen in folgenden Bereichen zu finden:

- Jungen sind schon in den ersten Lebensjahren aggressiver als Mädchen, und zwar sowohl, was die verbale, als auch, was die physische Aggressivität betrifft.
- Jungen sind jenseits der Pubertät den Mädchen in räumlichen und mathematischen Aufgaben überlegen.
- Mädchen sind den Jungen bis zur Pubertät im allgemeinen Entwicklungstempo überlegen, in der Ausreifung der Sprachfunktionen und im motorischen Bereich.
- Jungen sind, zumindest bis zur Pubertät, biologisch vulnerabler als Mädchen und neigen daher auch in diesem Zeitraum häufiger zu psychischen und körperlichen Erkrankungen.

Über die Herkunft dieser Geschlechterunterschiede existiert eine heftige Diskussion. Biologische und soziale Erklärungsansätze stehen einander fast unversöhnlich gegenüber. Nach heutigem Kenntnisstand kann kein Zweifel darüber bestehen, daß psychologische und soziale Aspekte diese Differenz mit beeinflussen, die führenden sind sie jedoch nicht.

Nach RUTTER (1977 b) sprechen fünf Argumente für eine vorwiegend biologische Natur dieser Unterschiede:

1. Die erhöhte Aggressivität bei Jungen wird in allen Kulturen gefunden und tritt sehr frühzeitig auf. Von daher ist es nicht denkbar, daß sie sich primär aus sozialen Gegebenheiten ableiten läßt.
2. Die Geschlechterdifferenzen finden sich auch bei zahlreichen Tierspezies.
3. Ein Teil der Geschlechterdifferenzen ist bereits im frühen Säuglingsalter feststellbar.
4. Das Ausmaß aggressiven Verhaltens wird von den Geschlechtshormonen, hauptsächlich den Androgenen, gesteuert, und
5. es gibt auch Anhaltspunkte dafür, wonach ein zusätzliches y-Chromosom zu gesteigertem aggressiven Verhalten führen kann.

Für den hier zu diskutierenden Zusammenhang ist bedeutsam und eindeutig nachgewiesen, daß die Anfälligkeit für psychiatrische Erkrankungen bei Mädchen vor der Pubertät wesentlich geringer ist als bei Jungen.

II. Temperament und Persönlichkeit

Kinder, die frühzeitig adaptives Verhalten zeigen, sind eher gefeit gegenüber ungünstigen und schädigenden Einflüssen. Die Temperamentseigenschaften sind vorwiegend konstitutionell verankert. Das Auftreten bestimmter Verhaltensstörungen läßt sich durch manche Temperamentseigenschaften voraussagen (Rutter et al. 1964).

So zeigen Säuglinge und Kleinkinder mit sehr irregulären frühen Verhaltensweisen (Schlafstörungen, übermäßig leichte Irritation, unausgeglichene Stimmung und Unzufriedenheit) später häufiger Verhaltensauffälligkeiten.

Bei über $2/3$ der Kinder mit diesen Merkmalen ist dies der Fall. In einer weiteren Studie haben Rutter u. Quinton (1977) einen Temperamentsindex mit ungünstigen Eigenschaften zusammengestellt, mit dessen Hilfe später auftretende Verhaltensstörungen vorausgesagt werden konnten.

III. Fähigkeit zur Konfliktbewältigung (Coping-Verhalten)

Es gibt Hinweise dafür, daß die Mechanismen der Auseinandersetzung mit Belastungssituationen bei verschiedenen Kindern unterschiedlich ausgebildet sind; z. B. konnte festgestellt werden, daß Kinder, die (allerdings unter sonst günstigen Bedingungen aufgewachsen) kurzen, jedoch unbelastenden Trennungserlebnissen ausgesetzt wurden, auch besser mit später eingetretenen (ungünstigen) Trennungserlebnissen fertigwerden. Daraus läßt sich u. U. ableiten, daß man Kindern dazu verhelfen kann, Möglichkeiten der Auseinandersetzung auszubilden, die sie dann in die Lage versetzen, mit Belastungssituationen im Ernstfall besser fertigzuwerden.

In der psychologischen Forschung ist diese Art der Konfliktbewältigung unter der Bezeichnung „Coping-Strategien" bekannt. Im Hinblick auf die Bewältigung belastender Situationen stellt sich die Frage, ob derartige Bewältigungsstrategien systematisch gefördert werden können. Es gibt Anhaltspunkte dafür, daß dies möglich ist. Jedoch wurde von dieser Möglichkeit bislang wenig Gebrauch gemacht. Im Kapitel „Die Entwicklung und ihre Varianten in der Adoleszenz" wird auf diesen Aspekt näher eingegangen.

IV. Gute Beziehungen zu mindestens einem Elternteil

Ergebnisse verschiedener Studien weisen darauf hin, daß ungünstige, spannungsreiche und belastende Familienverhältnisse das Risiko für das Auftreten seelischer Störungen und Belastungen erheblich erhöhen; umgekehrt konnte gezeigt werden, daß eine tragfähige und vertrauensvolle Beziehung zu einem Elternteil einen erheblichen protektiven Einfluß ausüben kann. Dies gilt wahrscheinlich auch für Beziehungen ähnlicher Art zu Personen, die nicht der engeren Familie angehören. Was den zugrundeliegenden Mechanismus betrifft, so kann angenommen werden, daß das hohe Maß an Vertrauen und Sicherheit, das eine derartige Beziehung „bereitstellt", einem Kind zu mehr Selbstvertrauen und zu einem positiveren Selbstkonzept verhilft, das es in die Lage versetzt, auch mit widrigen Umständen besser fertigzuwerden. Insofern stellen gute familiäre Beziehungen für ein Kind eine wichtige Basis zur Bewältigung späterer Belastungen dar.

V. Erfolge und günstige Erfahrungen außerhalb des familiären Kreises

Erfolge im Kindergarten, in der Schule oder später am Arbeitsplatz wirken sich sowohl begünstigend auf Selbstkonzept und Selbstvertrauen als auch auf die soziale Stellung unter den Gleichaltrigen aus und erhöhen insofern die psychische Stabilität des Kindes oder Jugendlichen.

Interessen außerhalb des Hauses und die Integration in eine Gruppensituation erweitern zugleich den Lebensraum des Kindes in erfolgreicher Weise und sind in manchen Fällen sogar geeignet, ungünstige häusliche Einflüsse zu neutralisieren. Die Verfolgung derartiger Interessen außerhalb der Familie wird durch entsprechende Persönlichkeits- und Temperamentseigenschaften begünstigt. Daraus wird ersichtlich, daß bei manchen Kindern protektive Faktoren in gleicher Richtung wirksam werden können.

VI. Verbesserung einer zuvor defizitären familiären Situation

Wenngleich das Risiko für das Auftreten einer psychischen Erkrankung im Kindesalter in gestörten Familien außerordentlich hoch ist, so läßt es sich andererseits rasch reduzieren, sofern es gelingt, die Familiensituation relativ schnell und grundlegend zu verändern.

Diese Erfahrung spricht gegen die These, wonach alles, was in den ersten Lebensjahren entsteht, irreversibel festgelegt ist.

Es muß darauf hingewiesen werden, daß die Forschung auf dem Gebiete der protektiven Faktoren noch in den Anfängen steckt. Im Sinne dieser Überlegungen sind vor allem jene Kinder interessant, die, trotz maximaler Belastung und ungünstiger Umstände, nicht psychisch erkranken, sondern eine positive Entwicklung nehmen. In verschiedenen Studien hat sich hierzu folgendes gezeigt:

- Solche Kinder verfügen über günstige Temperamentseigenschaften (Ausgeglichenheit, geringe Irritierbarkeit, gute Kommunikationsfähigkeit und Selbstkontrolle, positives Selbstkonzept).
- Sie bringen es aufgrund dieser Eigenschaften auch fertig, ihre Umwelt aktiver zu gestalten (auf Freunde zuzugehen, sich Zuwendung zu holen und ihre Interessen zu verwirklichen).
- Bei ihnen wirkt sich auch das Erreichen äußerer Ziele eher als positiv aus (z. B. Schulabschluß, berufliche Entwicklung).

In einer Untersuchung an straffällig gewordenen Kindern konnte die Bedeutung dieser Faktoren eindrucksvoll aufgezeigt werden. Die Stichprobe wurde nach verschiedenen Gesichtspunkten unterteilt, und für die hier erwähnte Frage war diejenige Gruppe von Kindern am interessantesten, die eine hohe Delinquenzbelastung im Kindesalter (d. h. vor dem 14. Lebensjahr) aufwies, bis zum 21. Lebensjahr (Katamnesezeitpunkt) jedoch nicht mehr straffällig geworden war. Vergleicht man nun diese Gruppe mit jener von delinquenten Kindern, die bis ins Erwachsenenalter ihre Delinquenz fortgesetzt hatten, so zeigten sich Unterschiede in folgenden Bereichen: die Gruppe der gut Angepaßten hatte trotz ähnlicher Ausgangslage die soziale Integration geschafft (Freunde, Partnerschaft), eine Berufstätigkeit aufgenommen und ihren Alltag selbst bewältigt, die andere Gruppe nicht (REMSCHMIDT et al. 1984).

VII. Wechselwirkung zwischen Risikofaktoren und protektiven Faktoren

In Abb. 1 ist ein Modell zur Wirkung und Wechselwirkung von Risikofaktoren und protektiven Faktoren wiedergegeben, das sich aus der Kauai-Studie (WERNER 1985) ableitet. In diesem Modell werden *Risikofaktoren* zum Zeitpunkt der Geburt von *Belastungsfaktoren* und *protektiven Faktoren* (mit späterem Einwirkungszeitpunkt) unterschieden. Als Risikofaktoren zum Zeitpunkt der Geburt wurden angesehen: chronische Armut, geringer Bildungsgrad der Mutter, perina-

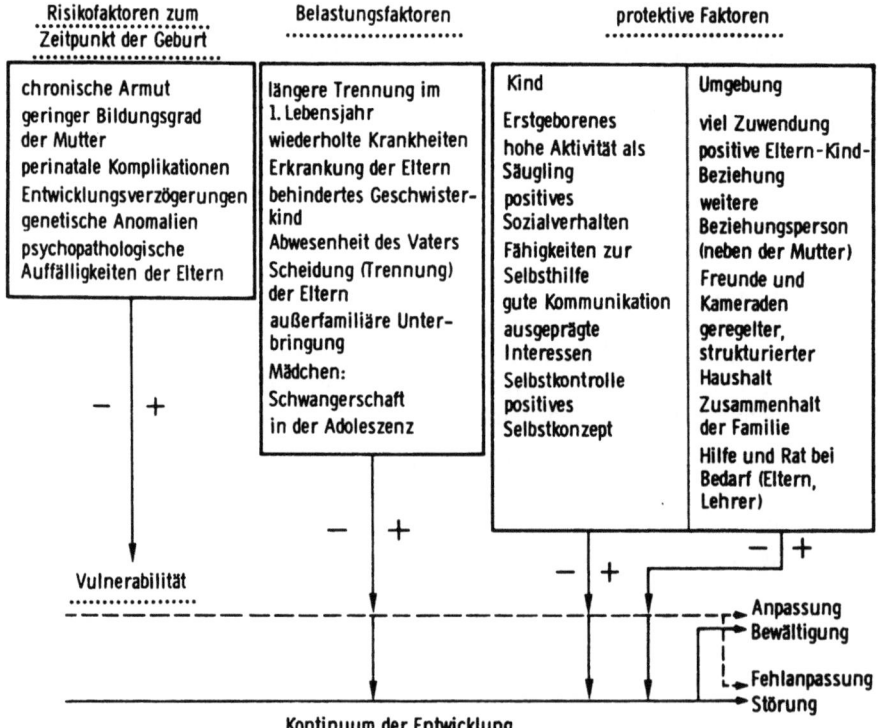

Abb. 1. Modell zur Wirkung und Wechselwirkung von Risiko-, Belastungs- und protektiven Faktoren. (Modifiziert nach der Kauai-Studie, WERNER 1985)

tale Komplikationen, Entwicklungsverzögerung, genetische Anomalien und psychopathologische Auffälligkeiten der Eltern.

Das Vorhandensein mehrerer dieser Faktoren stellt einen Risikoindikator für weitere belastende Ereignisse dar und macht auf diese Weise ein Kind *vulnerabel*, wodurch die Wahrscheinlichkeit für das Auftreten psychiatrischer Erkrankungen erhöht ist.

Nun können im Sinne der Manifestation einer kinderpsychiatrischen Erkrankung viele Belastungsfaktoren eine Rolle spielen (z. B. längere Trennung im ersten Lebensjahr, Erkrankungen der Eltern, Ehescheidung). Diese Belastungsfaktoren stehen aber im Wechselspiel mit protektiven Faktoren, die wiederum als „Persönlichkeitseigenschaften" des Kindes oder als schützende Umgebungsfaktoren angesehen werden können.

Die wichtigsten sind in Abb. 1 wiedergegeben. Durch das Zusammenspiel zwischen Risiko- und Belastungsfaktoren einerseits und protektiven Faktoren andererseits entsteht als Resultante letztlich entweder eine Fehlanpassung oder psychiatrische Erkrankung oder auch eine Anpassung bzw. Bewältigung des Risikos, psychisch krank zu werden.

Diese Erkenntnisse und Überlegungen sollten dazu führen, das „Defizit-Modell" kinder- und jugendpsychiatrischer Erkrankungen fallenzulassen, die protektiven Faktoren stärker zu erkennen und zu erforschen und vor allem präventive Maßnahmen abzuleiten, die i. S. einer primären Prävention dazu beitragen können, die Erstmanifestation psychischer Erkrankungen im Kindes- und Jugendalter zu verhindern.

D. Möglichkeiten der Prävention

Die Aufgaben der Prävention liegen in der Verhinderung des Auftretens von psychischen Störungen, Erkrankungen und Behinderungen bei Kindern und Jugendlichen. Wenn sie diesem Anspruch gerecht werden will, so muß sie auf diejenigen Bedingungen abzielen, die psychische Störungen verursachen, auslösen oder aufrechterhalten.

Wiewohl im Hinblick auf den Ausbau präventiver Maßnahmen noch viel Forschungsarbeit geleistet werden muß, ist festzustellen, daß die bislang bekannten, z. T. recht detaillierten Erkenntnisse der Kinder- und Jugendpsychiatrie, der Entwicklungspsychologie und der Pädiatrie noch keineswegs in präventive Maßnahmen umgesetzt sind.

Dies ist nicht zuletzt deshalb zu beklagen, weil ein hinreichender Ausbau kinder- und jugendpsychiatrischer Institutionen, die sich in erster Linie mit der Prävention und Therapie psychischer Störungen im Kindes- und Jugendalter beschäftigen, folgende langfristig zu einer erheblichen Kostenreduzierung beitragende Vorteile hätte (Enquete-Kommission 1975).

Denn Prävention kann
- geistig-seelische Entwicklungsstörungen rechtzeitig beeinflussen,
- das Risiko psychischer Dekompensation im Erwachsenenalter herabsetzen,
- die Verfestigung von Verhaltensauffälligkeiten verhindern,
- die Auswirkungen von Behinderungen verringern.

Tabelle 6. Einteilung der verschiedenen Präventionsmaßnahmen

Zeitliche Staffelung	Prävention auf verschiedenen Alters- u. Entwicklungsstufen	Praktische Vorgehensweisen bei der Prävention	Bevölkerungs- orientierte Prävention
Primäre Prävention	Prävention in der Perinatalperiode	Prävention im Einzelfall	Prävention in der Allgemein- bevölkerung
Sekundäre Präven- tion	Prävention im Vor- schulalter	Administrative Prä- vention	Prävention bei Risikogruppen
Tertiäre Prävention	Prävention im Schul- alter Prävention in der Adoleszenz	Prävention durch Auf- klärung und Ge- sundheitserziehung	

Präventive Maßnahmen auf dem Gebiete der seelischen Gesundheit von Kindern und Jugendlichen lassen sich nach verschiedenen Gesichtspunkten klassifizieren. In Tabelle 6 ist ein solcher Einteilungsversuch wiedergegeben.

Wie die Tabelle zeigt, ist es möglich, Präventionsmaßnahmen nach folgenden Gesichtspunkten einzuteilen: nach den klassischen Formen präventiver Maßnahmen (primäre Prävention, sekundäre Prävention, tertiäre Prävention), nach praktischen Vorgehensweisen, nach den Alters- und Entwicklungsstufen, auf denen sie eingesetzt werden, nach der Population, auf die sie sich beziehen und schließlich nach den Einrichtungen und Institutionen, die sie ausführen.

Es besteht ein dringender Bedarf, alle in Tabelle 6 angegebenen Präventivmaßnahmen in rascher zeitlicher Folge zu realisieren und auf diesem Gebiet die Forschung in weitaus stärkerem Maße, als bislang geschehen, zu fördern.

I. Primäre Prävention

Aufgabe der primären Prävention ist es, die Erstmanifestation von psychischen Erkrankungen und Behinderungen zu verhindern. Hierzu sind eine Reihe von Maßnahmen durchführbar, deren wichtigste im folgenden abgehandelt werden.

1. Genetische Familienberatung

Die *genetische Prävention* verfolgt zwei Schwerpunkte (MURKEN 1986):

- die genetische Familienberatung einschließlich der pränatalen Diagnostik, die im ersten und zweiten Schwangerschaftsdrittel durchgeführt wird, und
- die individuelle genetische Vorsorge, die eine Früherkennung genetischer Risikofaktoren ermöglicht, die oft von therapeutischer Bedeutung sind.

Die Indikationen für die genetische Familienberatung sind in Abb. 2 wiedergegeben. Im Falle einer Schwangerschaft wird zu einer pränatalen Chromosomen-

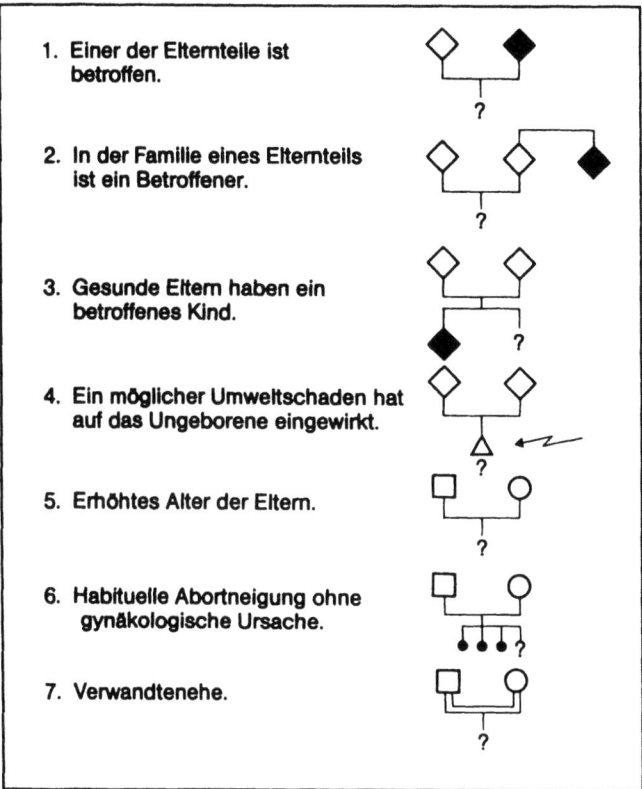

1. Einer der Elternteile ist
   betroffen.

2. In der Familie eines Elternteils
   ist ein Betroffener.

3. Gesunde Eltern haben ein
   betroffenes Kind.

4. Ein möglicher Umweltschaden hat
   auf das Ungeborene eingewirkt.

5. Erhöhtes Alter der Eltern.

6. Habituelle Abortneigung ohne
   gynäkologische Ursache.

7. Verwandtenehe.

Abb. 2. Praxis der genetischen Beratung. (Aus HARTUNG u. WENDT 1986)

diagnostik aus Amnion- und Chorionzellkulturen bei folgenden Indikationen geraten:

– bei erhöhtem Alter der Eltern (Alter der Mutter über 34, Alter des Vaters über
  44 Jahre),
– bei Vorliegen einer Chromosomenaberration eines vorangegangenen Kindes,
  und
– wenn ein Elternteil Träger einer balancierten Chromosomentranslokation
  ist.

Die pränatale Stoffwechseldiagnostik erlaubt heute die Entdeckung einer Reihe von genetischen Erkrankungen in der Frühschwangerschaft (Erkrankung des
Kohlehydratstoffwechsels, Mukopolysaccharidosen und Mukolipidosen, Lipidosen und Erkrankungen des Aminosäure-Stoffwechsels) (HARTUNG u. WENDT
1986).

Ziel der *pränatalen Diagnostik* ist es, in den ersten Schwangerschaftsmonaten
eine möglicherweise vorliegende genetische Erkrankung oder Stoffwechselstörung zu diagnostizieren und im positiven Falle eine Interruptio durchzuführen.
Die Bilanz der pränatalen Diagnostik der letzten Jahre in der Bundesrepublik

Deutschland zeigt allerdings, daß nicht die Interruptio im Vordergrund steht, sondern die Planung und Aufrechterhaltung von Schwangerschaften.

Anlässe für die genetische Beratung sind in absteigender Reihenfolge: eigene Erkrankung bei dem Ratsuchenden (31%), Erkrankung eines Kindes (25%), allgemeine Sorge (24%) und Erkrankung eines Verwandten (20%) (DROHM 1986). Unter den beratungsrelevanten Krankheitsgruppen stehen neurologische, psychiatrische und Muskelerkrankungen an erster Stelle mit 17,1%, gefolgt von allgemeinen Fragestellungen (16,7%) und Chromosomenkrankheiten mit 10,8% (DROHM 1986).

Trotz erheblicher Fortschritte in der genetischen Familienberatung und der pränatalen Diagnostik ist die Versorgung noch nicht in allen Regionen optimal. Die Einrichtung weiterer genetischer Beratungsstellen bzw. humangenetischer Polikliniken muß gefordert werden. Dringend erforderlich ist eine enge Zusammenarbeit dieser Einrichtungen mit kinder- und jugendpsychiatrischen Institutionen.

2. Identifikation und spezielle Betreuung von Risikogruppen

Während die genetische Diagnostik und Familienberatung sich auf erbliche Leiden erstreckt, kommt es bei der Identifikation von Risikogruppen darauf an, vorgeschädigte oder von einer psychischen Störung bzw. Behinderung in starkem Maße bedrohte Kinder frühzeitig zu erfassen und speziell zu betreuen. Es existiert eine ganze Reihe derartiger Gruppen von Kindern, deren Risiko, an einer psychischen Störung oder Behinderung zu erkranken, erhöht ist. Bei manchen dieser Gruppen spielen auch genetische Einflüsse bzw. eine Kombination von genetischen und exogenen Einflüssen eine Rolle.

Es handelt sich im einzelnen um folgende Gruppen:

Kinder mit zerebralen Funktionsstörungen: Kinder mit einer Hirnfunktionsstörung unterliegen einem höheren Risiko, zusätzlich psychische Störungen zu entwickeln. Das Risiko steigt mit der Intensität der Hirnfunktionsstörung, ohne daß eine strikte Relation zwischen zerebraler Funktionsstörung und psychopathologischen Ausfällen besteht (s. Abschn. B.1).

Was die Art der psychischen Störungen betrifft, so sind mit Hirnfunktionsstörungen insbesondere dissoziale Verhaltensweisen mit oder ohne aggressive Note, hyperkinetisches Verhalten sowie Lern- und Leistungsstörungen verknüpft.

Die Verhinderung zerebraler Funktionsstörungen, z. B. durch Schwangerschaftsberatung, die Wahrnehmung von Vorsorgeuntersuchungen, genetische Beratung und vor allem ein gesundheitsbewußtes Verhalten während der Schwangerschaft verringert zugleich das Risiko für das Auftreten späterer psychiatrischer Erkrankungen bei Kindern.

Kinder mit Behinderungen verschiedenster Art: Alle Formen der Behinderung von Kindern erhöhen das Risiko für die Entstehung psychischer Störungen. Die Behinderungen müssen also nicht das Zentralnervensystem betreffen. Liegt bei einer Durchschnittspopulation von Schulkindern die Quote psychischer Störungen bei

7%, so weisen körperbehinderte Kinder ohne Beeinträchtigung des ZNS bereits eine Rate von 12% auf. Zwar ist es keineswegs so, daß körperbehinderte Kinder an psychischen Störungen leiden müssen oder in ihrer Persönlichkeit zwangsläufig auffällig sind. Dennoch muß ein besonderes Augenmerk und spezielle erzieherische und schulische Zuwendung dieser Gruppe gelten.

Die Rate chronisch kranker und behinderter Kinder, bezogen auf die Gesamtzahl der Kinder, beträgt in entwickelten Industrieländern rund 10%. Unter den chronischen Erkrankungen kommt das Asthma bronchiale am häufigsten vor (2–5%), gefolgt von Körperbehinderungen (bis zu 3%) und Epilepsie (etwa 0,6%).

Chronisch kranke und behinderte Kinder sind hinsichtlich der Entwicklung zusätzlicher psychischer Störungen aus folgenden Gründen besonders gefährdet: sie müssen sich mit ihrer langfristig anhaltenden Erkrankung auseinandersetzen und unterliegen zahlreichen krankheitsbedingten Einschränkungen, die sie von der Teilnahme an altersentsprechenden Aktivitäten gesunder Kinder ausschließen. Sie müssen immer wieder Krankenhausaufenthalte und diätetische Einschränkungen in Kauf nehmen und sind den oft sehr wenig einfühlsamen Reaktionen ihrer Umgebung mehr oder weniger hilflos ausgesetzt.

Kinder kranker Eltern: Jede ernstere chronische Erkrankung eines Elternteils kann zu einer erheblichen Beeinträchtigung des Familienmilieus führen und sich begünstigend im Hinblick auf das Auftreten psychischer Störungen bei Kindern auswirken. Bei Vorliegen psychiatrischer Erkrankungen ist dieses Risiko besonders hoch. RUTTER (1966) stellte fest, daß eines von fünf Kindern, die mit psychiatrischen Erkrankungen im Maudsley-Hospital in London vorgestellt wurden, einen psychiatrisch kranken Elternteil hatte. Diese Rate erwies sich als dreimal höher als bei einer vergleichbaren Gruppe von Kindern, die in einer Kinderklinik oder in einer Zahnklinik vorgestellt wurden. Es liegen zahlreiche Untersuchungen über Kinder psychisch kranker Eltern vor. Besondere Risikogruppen sind die Kinder schizophrener Eltern, die Kinder von Eltern mit endogen-phasischen Psychosen, die Kinder von Eltern, die an Alkoholismus oder schweren Persönlichkeitsstörungen leiden sowie die Kinder delinquenter Eltern. Das Risiko von Kindern aus Familien, in denen ein Elternteil an einer schizophrenen oder endogenphasischen Psychose leidet, gleichsinnig zu erkranken, liegt zwischen 10 und 15%.

Dieser Prozentsatz ist auf die genetische Disposition zurückzuführen. Zusätzlich sind die Kinder aber auch sekundär i. S. neurotischer oder dissozialer Fehlentwicklungen erheblich gefährdet.

Von entscheidender Bedeutung ist, ob der nicht erkrankte Elternteil kompensatorisch einen Teil der Funktionen des erkrankten Elternteils übernehmen kann.

Im Hinblick auf den Mechanismus der Auswirkung einer psychiatrischen Erkrankung von Eltern auf ihre Kinder lassen sich drei Möglichkeiten unterscheiden:

1. Die Wirksamkeit von Erbfaktoren, 2. Auswirkungen sozialer Einflüsse im weitesten Sinne und 3. Wechselwirkungen zwischen beiden Komponenten.

Die meisten Beobachtungen sprechen für die Wechselwirkungshypothese (REMSCHMIDT et al. 1973).

In den letzten Jahren ist es gelungen, aufgrund gewisser Prädiktoren vorauszusagen, welche Kinder psychiatrisch kranker Eltern einschlägig erkranken werden
und welche nicht. In dieser Hinsicht besonders bekannt geworden sind die Untersuchungen von MEDNICK u. Mitarbeitern an Kindern schizophrener Eltern. Diese
Autoren konnten u. a. zeigen, daß aus einem bestimmten Verhalten des Hautwi-
derstandes auf verschiedene Reize die Anfälligkeit für eine später manifest werdende Erkrankung viele Jahre vor dem Ausbruch derselben vorausgesagt werden
konnte (MEDNICK et al. 1974).

Auf die Kinder psychisch kranker Eltern sollte in der Zukunft besonderes Augenmerk gerichtet werden. Es bietet sich an, hier spezielle Interventionsmodelle
unter Schaffung besonders günstiger Entwicklungsbedingungen zu erarbeiten.
Die Ergebnisse ließen sich vermutlich auch auf andere Bereiche anwenden.

Kinder von Angehörigen sozialer Randgruppen: Die Zugehörigkeit zu einer Gruppe mit niedrigem Sozialstatus bei ungünstigen ökonomischen Bedingungen stellt
ebenfalls ein Risiko für die Manifestation psychischer Störungen und Erkrankungen dar. Es sind aber nicht die sozioökonomischen Bedingungen an sich, die für
die Entwicklung der Störung verantwortlich sind, sondern die damit häufig asso-
ziierten Bedingungen der Diskriminierung, der sozialen Desorganisation der Familie und vielfach auch der Entwurzelung. In diesem Sinne sind besonders die
Kinder Obdachloser und diskriminierter Minoritäten gefährdet.

Kinder aus desorganisierten Familien: Familiäre Desorganisation ist nicht unbedingt an niedrigen sozioökonomischen Status und soziale Diskriminierung gebunden. Auch in den sog. gehobenen Schichten sind familiäre Konflikte sowie
schwere Störungen des familiären Zusammenlebens keine Seltenheit. Im Zusammenhang mit der familiären Desorganisation taucht immer wieder der Begriff der
sog. broken-home-Faktoren auf.

Zu ihnen werden gezählt: nicht-eheliche Gebürtigkeit, getrennt lebende Eltern,
Verlust eines oder beider Elternteile durch Tod oder Krankheit vor Vollendung
des 15. Lebensjahres, mehrjähriges Getrenntleben von den Eltern, Belastung der
Kindheit durch ernsthafte Konflikte oder ausgesprochene Belastungssituationen
einschließlich psychiatrischer Erkrankungen, Alkoholismus und dissozialer Verhaltensweisen der Eltern.

Es steht außer Frage, daß derartige Bedingungen die psychische Entwicklung
zutiefst beeinflussen und das Risiko für die Manifestation psychiatrischer Störungen erheblich erhöhen. Allerdings sind diesbezüglich keine spezifischen Zusammenhänge auf der Ebene einzelner Krankheitsbilder gesichert worden. Der Prozentsatz familiär desorganisierter Familien ist in großstädtischen Lebensräumen
größer als auf dem Lande. Darin wird die Ursache dafür gesehen, daß auch die
Rate psychisch gestörter Kinder in Großstädten rund doppelt so hoch liegt wie
in einer ländlichen Umgebung.

Obwohl der Mechanismus der Auswirkungen noch nicht klar erkannt ist, läßt
sich festhalten, daß disharmonische und gestörte personale Beziehungen innerhalb der Familie (insbesondere zwischen den Eltern) in hohem Maße mit psychischen Störungen und Delinquenz der Kinder assoziiert sind.

Dies gilt auch in transkultureller Betrachtung, so daß die Vermutung einer
kausalen Beziehung naheliegt (WHO 1977).

Dieser Sachverhalt legt nahe, präventive Maßnahmen in erster Linie auf den familiären Bereich anzuwenden.

Kinder in Institutionen: Spätestens seit den Untersuchungen von R. SPITZ ist bekannt, daß Kinder in Institutionen ungünstigen Entwicklungsbedingungen unterliegen können.

Die Gefährdungsfaktoren liegen aber nicht nur in der institutionellen Umgebung, sondern auch in der Tatsache, daß häufig Kinder mit Vorschädigungen oder auch sehr ungünstigen familiären Bedingungen in Heimen oder anderen Institutionen untergebracht werden. Andererseits läßt sich zeigen, daß die Sprach- und kognitive Entwicklung von Kindern in Institutionen sich erheblich verbessern läßt, wenn man ihnen entsprechend breite und reiche Anregungen bietet (TIZARD u. REESE 1975).

3. Eltern- und Familienbildung

Die bisherigen Ausführungen dürften gezeigt haben, daß die Familie derjenige Ort ist, an dem präventive Maßnahmen am effektivsten wirksam werden können. Entsprechende Angebote, z.B. von Elternschulen, Elterntrainings und Elterngruppen, sollten daher bereits vor der Familiengründung genutzt werden können. Die Inhalte derartiger „Familienbildungsmaßnahmen" sind vielfältig. Sie beziehen sich sowohl auf das eigene Gesundheitsverhalten und seine risikobelasteten Auswirkungen auf Kinder als auch auf Erziehungsmaßnahmen und die Bedürfnisse, die Kinder auf den verschiedenen Altersstufen haben.

Entscheidend ist dabei nicht nur die Informationsvermittlung, sondern die Einübung entsprechender Verhaltensweisen (s. auch Abschn. D.V.3).

II. Sekundäre Prävention

Maßnahmen der sekundären Prävention sind weitgehend identisch mit Therapiemaßnahmen. Auf diese kann hier nicht eingegangen werden. Dies geschieht in einem anderen Kapitel. Im Bereich der sekundären Prävention liegen aber auch Beratungen und Interventionen, die über die Behandlungsaufgaben im engeren Sinne hinausgehen.

Hierzu erscheinen folgende Maßnahmen sinnvoll und notwendig (Enquête-Kommission 1975):

– Institutionsberatung von Einrichtungen, die Kinder im Vorschulalter betreuen,
– obligatorische Beratung von allen Personen, die nicht-professionell Kinder in besonderen Situationen zu betreuen haben (z. B. Pflegeeltern, Tagesmütter),
– Beratungsangebote (telefonische Beratung, Einzelberatung, Gruppenberatung für Kindergärtnerinnen, Erzieher und Lehrer, die mit Verhaltensproblemen konfrontiert sind),
– Nachuntersuchung aller risikobelasteten Kinder und aller Kinder, die bei Vorsorgeuntersuchungen aufgefallen sind,

- Früherkennung von geistig-seelischen Entwicklungsstörungen, die zu sofortiger multidisziplinär koordinierter Frühbehandlung zu führen hat,
- obligatorische Beratung vor und bei einschneidenden Veränderungen der äußeren Entwicklungsbedingungen (z. B. Adoption, Scheidung),
- obligatorische psychohygienische Betreuung bei allen langdauernden Krankenhausaufenthalten von Kindern (Besuchsmöglichkeiten, Zuwendung, Anregung, Unterrichtung),
- sofortiges Angebot von Klärung und Beratung und ggf. soziale Hilfen bei Krisensituationen (Verlust von Bezugspersonen, innerfamiliäre Konflikte, akutes dissoziales Verhalten, Schulkatastrophen, einschneidende körperliche Erkrankungen).

Was die Durchführung dieser Maßnahmen betrifft, so muß auf den Ausbau kinder- und jugendpsychiatrischer Einrichtungen mit Nachdruck hingewiesen werden. Vielfach sind entsprechende Einrichtungen vorhanden, aber die Koordination hat nicht die wünschenswerte Form erreicht. Diese Frage gehört in den Bereich der Prävention.

III. Tertiäre Prävention (Rehabilitation)

Unter Rehabilitation versteht man den zusammengefaßten Einsatz aller Maßnahmen, die bei chronifizierten Störungen oder Defektsyndromen die Anpassung an die Anforderungen des schulischen, beruflichen und gesellschaftlichen Lebens erleichtern.

Bei psychisch kranken und behinderten Kindern und Jugendlichen hat die Rehabilitation ein weites Aufgabenfeld. Neben der medizinischen Rehabilitation steht bei Kindern die *schulische* Rehabilitation unter Einsatz heil- und sonderpädagogischer Maßnahmen im Vordergrund.

Bei *Jugendlichen* kommt die soziale und berufliche Rehabilitation hinzu. Erstere erstreckt sich auf Herstellung und Festigung sozialer Kontakte innerhalb und außerhalb der Familie sowie auf eine optimale Gestaltung der wirtschaftlichen Bedingungen, letztere auf Ausbildungs- und Umschulungsmaßnahmen, Berufsfindung und Berufsberatung.

IV. Prävention auf verschiedenen Alters- und Entwicklungsstufen

Präventive Maßnahmen unterscheiden sich je nach Alters- und Entwicklungsstufe des Kindes, dem sie zu einer gesunden Entwicklung verhelfen sollen. Dabei muß das Kind stets im Kontext seiner Familie und seiner sonstigen Umgebung gesehen werden. Darüber hinaus ist es nie passives Objekt, sondern aktiver Teilnehmer an seiner eigenen Entwicklung. In den letzten Jahren hat sich diese Sicht durchgesetzt, die von der vielfach belegten Beobachtung ausgeht, daß Kinder bis zu einem gewissen Grade dazu imstande sind, sich diejenigen Entwicklungsbedingungen, die sie benötigen, mitzugestalten. Etwas vereinfacht, lassen sich Präventivmaßnahmen auf allen Altersstufen unter zwei Gesichtspunkten sehen:

- der Reduktion von Risikofaktoren (beim Kind, in der Familie und in der Umgebung), und
- der Förderung von Bewältigungsstrategien (beim Kind, seinen Eltern und seiner weiteren Umgebung).

1. Prävention in der Perinatalperiode

In Tabelle 7 sind einige wichtige Maßnahmen wiedergegeben, die in der Prä- und Perinatalperiode von Bedeutung sind. Viele der in der Tabelle angeführten Maßnahmen dienen sowohl der Reduktion von Risiken als auch der Förderung von Bewältigungsstrategien. Während alle Maßnahmen, die auf Vermeidung körperlicher Erkrankungen der Mütter während der Schwangerschaft abzielen, geeignet sind, Risikofaktoren zu reduzieren, ist die Elternberatung und die kontinuierliche Nachbetreuung der Kinder ebenso geeignet, der Förderung von Bewältigungsstrategien zu dienen. Freilich gehört zur Förderung letzterer mehr als eine Beratung; es ist erforderlich, regelrechte Programme mit Trainings- und Einübungsphasen durchzuführen, wenn die Maßnahmen wirklich erfolgreich sein sollen. Eine ausführliche Übersicht hierzu findet sich bei MAGRAB et al. (1984).

Tabelle 7. Präventionsmaßnahmen in der Prä- und Perinatalperiode

---

- Angemessene Ernährung der Mutter während der Schwangerschaft (Ernährungsberatung, Ernährungskontrolle)
- Vermeidung von toxischen Stoffen, Medikamenten und Teratogenen (Alkohol, Nikotin, Drogen, Medikamente)
- Vermeidung und frühzeitige Behandlung von Infektionen der Mutter während der Schwangerschaft (z. B. Diabetes mellitus, Epilepsie)
- Regelmäßige Betreuung von Risikoschwangerschaften und ggf. Durchführung einer pränatalen Diagnostik auf angeborene Stoffwechselstörungen und Mißbildungen, genetische Beratung bei entsprechender Indikation
- Flächendeckende Sicherstellung einer optimalen geburtshilflichen Betreuung
- Elternberatung und kontinuierliche Nachbetreuung der Kinder bei Vorliegen von Risikofaktoren oder Entwicklungsanomalien (Untergewicht, Anfälle, Mißbildungen, Stoffwechselstörungen, Entwicklungsverzögerungen, Entwicklungsabweichungen)

---

2. Prävention im Vorschulalter

Störungen im Vorschulalter machen rund 20 bis 25% aller Patienten in kinder- und jugendpsychiatrischen Inanspruchnahmepopulationen aus (REMSCHMIDT et al. 1988a). Relativ häufige Störungen sind Entwicklungsrückstände verschiedenster Art, Störungen nach Hirnschädigungen, spezifische emotionale Störungen des Kindesalters, hyperkinetische Syndrome und der frühkindliche Autismus. Auch Störungen des Sozialverhaltens kommen bereits in dieser Altersstufe vor.

Es existieren eine Reihe von Präventions- und Interventionsprogrammen, die sowohl auf die Reduktion von Risikofaktoren als auch auf die Förderung von Bewältigungsstrategien hinauslaufen. Unter ihnen sind zu erwähnen: Elterntrainingsprogramme, Verhaltenstrainingsprogramme für Kinder in Kindergärten

und spezielle Trainingsprogramme für Kinder mit bestimmten Störungsmustern
(z. B. frühkindlicher Autismus, hyperkinetisches Syndrom).

Als am wirkungsvollsten haben sich Eltern-Kinder-Trainingsprogramme erwiesen, insbesondere bei Vorliegen aggressiver und dissozialer Verhaltensweisen
(PETERMANN u. PETERMANN 1984; RICKEL et al. 1984).

Präventionsprogramme im Vorschulalter dürfen sich nicht nur auf Eltern und
ihre Kinder beschränken, sondern müssen ebenso in Kindergärten, Tagesstätten
und anderen Einrichtungen durchgeführt werden, die Vorschulkinder betreuen.
Wie in anderen Bereichen hat auch hier die Prävention noch nicht einen angemessenen Standard erreicht.

3. Prävention im Schulalter

Kinder im Schulalter (6–14 Jahre) machen über 50% der Population kinder- und
jugendpsychiatrischer Einrichtungen aus. In dieser Altersgruppe dominieren neben den umschriebenen Entwicklungsrückständen (Legasthenie, Rechenstörungen, umschriebene Rückstände der Sprachentwicklung, der motorischen Entwicklung) die mit dem Lebensalter zunehmenden Störungen des Sozialverhaltens,
die spezifischen emotionalen Störungen, eine Reihe monosymptomatischer Störungen, neurotische Störungen und das mit zunehmendem Lebensalter seltener
werdende hyperkinetische Syndrom (REMSCHMIDT et al. 1988 a).

Der Schwerpunkt präventiver Maßnahmen im Schulalter liegt bei der Vermeidung oder Reduzierung von Lern- und Leistungsstörungen, der Vermeidung und
Beeinflussung von Störungen des Sozialverhaltens und der besonderen Betreuung
von Risikokindern, wobei Risikobelastungen beim Kind selbst (chronische Erkrankungen, Mißbildungen, intellektuelle Minderbegabung) oder auch in der familiären Umgebung liegen können (psychisch kranker Elternteil, Delinquenz in
der Familie, soziale Randständigkeit).

Der Schwerpunkt präventiver Maßnahmen liegt in dieser Altersstufe auf der
sekundären Prävention. Maßnahmen der primären Prävention stecken noch in
den Anfängen. Eine gute Übersicht über entsprechende Maßnahmen geben DUR-
LAK u. JASON (1984). Während Präventivmaßnahmen im Vorschulalter stärker
auf die Eltern konzentriert sind, verteilen sie sich im Schulalter gleichermaßen auf
die Familie der Kinder und auf den schulischen Bereich. Es ist nachgewiesen, daß
auch die schulischen Bedingungen in erheblichem Maße das Verhalten und den
Erfolg über die individuellen Voraussetzungen des einzelnen Schülers hinaus bestimmen. Zu den Einflüssen mit eindeutig positiver Tendenz gehören die Förderung des Leistungswillens der Schüler, regelmäßige Hausaufgaben, klar formu-
lierte Lernziele, Vertrauen in die Leistungsfähigkeit der Schüler, Einbeziehung
der Schüler in die Verantwortlichkeit für die Schule, konstante Schulklassen,
sorgfältige Vorbereitung des Unterrichts und Übereinstimmung der Lehrerschaft
hinsichtlich Bildungsauftrag und Engagement (RUTTER et al. 1979).

Diese Ergebnisse legen dringend nahe, den Schwerpunkt präventiver Maßnahmen im Schulalter nicht nur auf die Reduktion von Risikofaktoren innerhalb der
Familie und auf die Förderung von Bewältigungsstrategien bei den Kindern zu
legen, sondern ebenso die schulischen Bedingungen einzubeziehen.

4. Präventivmaßnahmen in der Adoleszenz

In dieser Entwicklungsphase liegt der Schwerpunkt präventiver Maßnahmen wiederum stärker bei den Jugendlichen, während die familiäre Umgebung eher in den Hintergrund tritt. Allerdings gewinnen die gleichaltrigen Beziehungspersonen (peer group) große Bedeutung, so daß die Präventivmaßnahmen auch jugendliche Gesellungsformen und Gruppenarbeit einbeziehen müssen. In der Adoleszenz sind die Bewältigungsstrategien (Coping-Mechanismen) von besonderer Bedeutung. Hierauf wurde im Kapitel „Die Entwicklung und ihre Varianten in der Adoleszenz", in diesem Band näher eingegangen.

V. Praktische Vorgehensweisen in der Prävention

Unabhängig von den verschiedenen Arten der Prävention (primäre, sekundäre und tertiäre Prävention) läßt sich Prävention im Einzelfall betreiben als administrative Prävention und als Prävention durch Aufklärung und Erziehung.

1. Prävention im Einzelfall

Hier geht es um die ganz individuelle Betreuung von gefährdeten Kindern und ihrer Familie (Einzelfallhilfe, Beratung, Rezidivprävention, Hausbesuche etc.). Entscheidend ist, daß gefährdete Kinder und deren Familien auch dann weiterbetreut werden, wenn die Krankheitssituation nicht besonders kritisch ist. In den Bereich der Prävention im Einzelfall gehören auch Jugendhilfemaßnahmen (Erziehungsbeistandschaft, freiwillige Erziehungshilfe sowie der Einsatz von Familienhelfern). Der Einsatz derartiger Maßnahmen wird regional sehr unterschiedlich praktiziert und hat noch nicht den notwendigen Standard erreicht.

2. Administrative Prävention

Sie befaßt sich mit der Einflußnahme auf Vorschriften, Gesetze und Planungen und versucht einerseits, schädigende Einflüsse auf die psychische Gesundheit der betroffenen Kinder und ihre Familien abzubauen, zum anderen aber auch im Rahmen gesetzlicher Bestimmungen diejenigen Bedingungen zu schaffen, die für eine bessere Versorgung psychisch kranker Kinder und Jugendlicher notwendig sind. Eine Reihe derartiger Maßnahmen kann nicht gesetzlich verordnet werden, sondern wird freiwillig zur Verfügung gestellt. Hierzu gehören z. B. zahlreiche Impfangebote sowie das Angebot der von den Krankenkassen finanzierten Vorsorgeuntersuchungen. Diese werden jedoch schon jenseits des dritten Lebensjahres von den meisten Eltern kaum mehr wahrgenommen. Eine Ausdehnung dieser Untersuchungen auf höhere Altersstufen und eine stärkere Motivation der Eltern durch gesundheitliche Aufklärung scheint dringend erforderlich.

In den Bereich der administrativen Prävention gehört auch die Mitwirkung von Kinder- und Jugendpsychiatern und Pädiatern bei der Einführung neuer gesetzlicher Bestimmungen. Als Beispiel kann das Gesetz zur Neuregelung des Rechtes der elterlichen Sorge (in Kraft getreten am 1.1.1980) gelten und derzeit ein Gesetzentwurf über die nicht-ärztlichen Psychotherapeuten.

3. Prävention durch Aufklärung und Gesundheitserziehung

Diese Art der Prävention soll in erster Linie mehr Wissen über psychische Erkrankungen verbreiten, denn es hat sich gezeigt, daß Vorurteile dort am besten gedeihen, wo das Wissen am geringsten ist. Ziel der Aufklärung ist es ferner, anzustreben, daß psychische Störungen und Erkrankungen wertneutral betrachtet werden, wie dies z. B. bei internen und chirurgischen Erkrankungen der Fall ist. Schließlich muß sie sich auch gegen die Barriere des Mißtrauens gegenüber denjenigen Institutionen wenden, die sich mit psychiatrischen Erkrankungen beschäftigen. Eine breite Aufklärung ist aber nur dann möglich, wenn entsprechende Mittel und Organisationen zur Verfügung stehen. Daran mangelt es erheblich, was nicht zuletzt damit zusammenhängt, daß die für diesen Zweck verwandten Mittel keine sichtbare Investition darstellen, da ihre Auswirkungen erst nach Jahren spürbar werden. Daß breit angelegte Aufklärungsaktionen erfolgreich sein können, zeigen die Erfahrungen in den USA im Zusammenhang mit der Epilepsie. Dort wurden regelmäßig Informations- und Aufklärungsaktionen durchgeführt, die zu einem nachweisbaren Absinken der Vorurteile gegenüber dieser Erkrankung in der Allgemeinbevölkerung geführt haben (CAVENESS 1949, CAVENESS u. MERRITT 1965).

Aufklärung und Gesundheitserziehung müssen, wenn sie erfolgreich sein wollen, folgende Grundsätze berücksichtigen:

1. Anwendung des derzeitigen Wissens
Viele neue wissenschaftliche Erkenntnisse haben noch keinen Eingang in die Präventionsmaßnahmen gefunden. Bei der „Umsetzung" dieser Erkenntnisse müssen Wissenschaftler und Praktiker eng zusammenarbeiten. Naturgemäß dauert es fast ein Jahrzehnt, bis neuere Ergebnisse der Forschung in die Praxis umgesetzt werden.

2. Frühzeitiger Beginn der Gesundheitserziehung
Vielfältige Erfahrungen auf anderen Gebieten haben gezeigt, daß früh begonnene Lernvorgänge langfristig am wirksamsten sind. Dies bedeutet, daß ein praktisches Einüben von Verhaltensweisen bereits im Kindergartenalter und in der Grundschule beginnen muß, wobei das Prinzip der „handlungsbezogenen Vermittlung" in einer Situation, die Identifikationsmöglichkeiten erlaubt, am günstigsten ist.

3. Einbeziehung der Vorbildwirkung
Es ist bekannt, daß besonders bei jüngeren Kindern Verhaltensänderungen am wirksamsten durch Vorbilder inauguriert und aufrechterhalten werden können. Sehr einleuchtend wird dies, wenn man an den Alkoholkonsum oder an das Rauchen denkt. Wenn Eltern intensiven Alkoholkonsum betreiben und häufig rau-

chen, so müssen sie sich nicht wundern, wenn ihre Kinder derartige Verhaltensweisen ebenfalls übernehmen.

4. Rückbesinnung auf akzeptierte Werte, Ziele und Ideale

Dies ist sicherlich der schwierigste Punkt. Aber er muß auch im Kontext von Gesundheitserziehung gesehen werden. Wertvorstellungen, die von Kindern und Jugendlichen akzeptiert werden, sind geeignet, präventiv wirksam zu sein. Hier gibt
es freilich keine Patentrezepte, aber die Besinnung auf Wertvorstellungen und ihre Verkörperung durch ein Vorbild kann in hohem Maße zur Entwicklung von
akzeptierten Normen und Handlungsbereitschaften beitragen, und diese sind für
Verhaltensänderungen Voraussetzung.

Im Hinblick auf Präventionsmaßnahmen liegt vieles auf der Hand, ist aber
schwer umsetzbar. Die Bundesrepublik Deutschland gehört zu jenen Ländern mit
der höchsten Kinder-Unfallquote. Ihre drastische Reduktion (z. B. durch Ge-
schwindigkeitsbeschränkungen) bedeutete zugleich eine Verringerung zahlreicher
neurologischer und psychiatrischer Störungen. Die ernsthafte Bekämpfung des
Alkoholismus würde die Quote der psychischen Störungen bei Kindern drastisch
reduzieren und die Rate der Kindesmißhandlungen halbieren. Eine frühzeitige
Diagnostik der Legasthenie und ihre Behandlung wäre von hoher Präventivbe-
deutung für sekundäre dissoziale Fehlentwicklungen, und eine Frühadoption
würde das Schicksal zahlreicher Kinder, die von Deprivation bedroht sind, zum
besseren wenden.

Zu all diesen Beispielen liegen gesicherte wissenschaftliche Erkenntnisse vor;
die Umsetzung in die Praxis läßt aber erheblich zu wünschen übrig. Bei dieser
Aufgabe hat auch die Gesundheitserziehung einen nicht unerheblichen Stellenwert.

VI. Prävention in der Allgemeinbevölkerung und in Risikogruppen

1. Prävention in der Allgemeinbevölkerung

Bereits im letzten Abschnitt, in dem von Prävention durch Aufklärung und Gesundheitserziehung die Rede war, ist eine breite Zielgruppe angepeilt. Einer der
Pioniere der kinder- und jugendpsychiatrischen Prävention, Gerald CAPLAN
(1964), hat von Anfang an in den von ihm propagierten Maßnahmen den präventiven Auftrag gegenüber der Allgemeinbevölkerung befürwortet. Präventionsmaßnahmen, die sich an die Allgemeinbevölkerung richten, können sowohl der
primären, sekundären als auch tertiären Prävention angehören. Es ergibt sich jedoch eine wichtige Chance, die noch ganz in den Anfängen steckende primäre
Prävention auf diesem Wege zu betreiben. Nach COWEN (1982) bestehen hierbei
drei Erfordernisse.

1. Sie muß stärker gruppen- oder massenorientiert als individuell orientiert sein,
   obwohl einige Aktivitäten individuelle Kontakte erfordern.
2. Sie muß sich auf Maßnahmen vor dem eingetretenen Ereignis erstrecken, d. h.
   an die Allgemeinbevölkerung und an Gruppen wenden, die das in Frage stehende Ereignis (Krankheit oder Fehlanpassung) noch nicht erlebt haben.

3. Sie muß intentional sein, d. h. auf einem soliden Wissen beruhen, das bei der Bevölkerung die Überzeugung wachsen läßt, durch entsprechendes Verhalten psychisch gesund zu bleiben und Gesundheitsbeeinträchtigungen zu vermeiden. Allgemeinbevölkerungsbezogene Präventionsmaßnahmen richten sich vorerst hauptsächlich auf die Vermeidung körperlicher Erkrankungen (z. B. Diabetes, Adipositas, Bluthochdruck); für den Bereich psychiatrischer Erkrankungen stecken sie noch in den Anfängen.

2. Prävention in Risikogruppen

Ausführungen über Risikogruppen wurden bereits an früherer Stelle gemacht. Es ist eine wichtige Aufgabe aller Arten von Prävention, sich mit hoher Intensität den verschiedenen Risikogruppen zuzuwenden. Im Hinblick auf den Zugang zu vielen dieser Gruppen ergeben sich eine Reihe von Schwierigkeiten. Zur effektiven Durchführung von Präventionsaufgaben an Risikogruppen muß vom herkömmlichen Stil der Interventions- und Präventionsmaßnahmen abgesehen werden. D. h., an die Stelle „wartender Dienste" müssen „aufsuchende Dienste" treten.

Mit einem mobilen kinder- und jugendpsychiatrischen Dienst wurden hierbei sehr gute Erfahrungen gemacht (REMSCHMIDT et al. 1986).

Literatur

Achenbach T (1982) Developmental psychopathology, 2nd edn. Wiley, New York
American Psychiatric Association (APA) (1980) Diagnostic and statistical manual of mental disorders, 3rd ed. (DSM-III). APA, Washington, DC
Bleuler M (1972) Die schizophrenen Geistesstörungen. Thieme, Stuttgart
Broverman DM, Klaiber EL, Kobayashi Y, Vogel W (1968) Roles of activation and inhibition in sex differences in cognitive abilities. Psychol Rev 75:23–50
Brown G, Harris T (1978) Social origins of depression: a study of psychiatric disorders in women. Tavistock, London
Cantwell DP, Tarjan G (1979) Constitutional-organic factors in etiology. In: Noshpitz JD (ed) Basic handbook of child psychiatry. Basic Books, New York
Caplan G (1964) Principles of preventive psychiatry. Basic Books, New York
Caveness WF (1949) A survey of public attitudes toward epilepsy. Epilepsia 2:19
Caveness WF, Merritt HH (1965) A survey of public attitudes toward epilepsy in 1964. Epilepsia 6:75
Conel J (1939–1960) The postnatal development of the human cortex, vol I–VI. Harvard University Press, Cambridge/Mass
Cowen EL (1982) Primary prevention research: barriers, needs, and opportunities. J Primary Prev 2:131–137
Drohm D (1986) Genetische Beratung: Eine Bilanz. In: Hartung K, Wendt GG (Hrsg) Praxis der genetischen Beratung. Umwelt und Medizin Verlagsgesellschaft, Frankfurt
Dührssen A (1984) Risikofaktoren für die neurotische Krankheitsentwicklung. Ein Beitrag zur psychoanalytischen Geneseforschung. Z Psychosom Med 30:18
Durlak JA, Jason JASLA (1984) Preventive programs for school-aged children and adolescents. In: Roberts MC, Peterson L (eds) Prevention of problems in childhood. Wiley, New York
Enquête-Kommission (1975) Bericht über die Lage der Psychiatrie in der Bundesrepublik Deutschland. Bundestagsdrucksache 7/4200

Esser G, Schmidt M (1987) Minimale cerebrale Dysfunktion – Leerformel oder Syndrom? Enke, Stuttgart

Gottlieb G (1976) The roles of experience in the development of behavior and the nervous system. In: Gottlieb G (ed) Studies in the development of behavior and the nervous system, vol 3: development and neural and behavioral specifity. Academic Press, New York

Grüneberg B, Remschmidt H (1984) Störungen der sozialen Wahrnehmung bei Kindern mit minimaler cerebraler Dysfunktion (MCD). Z Kinder Jugendpsychiatr 12:33–52

Hartung H, Wendt GG (1986) Praxis der genetischen Beratung. Möglichkeiten und Ergebnisse. Umwelt und Medizin Verlagsgesellschaft, Frankfurt

Hinde RA (1980) Family influences. In: Rutter M (ed) Developmental psychiatry. Heinemann, London

Magrab PR, Sostek AM, Powell BA (1984) Prevention in the perinatal period. In: Roberts MC, Peterson L (eds) Prevention of problems in childhood. Wiley, New York

Mednick SA, Schulsinger F (1980) Kinder schizophrener Eltern. In: Remschmidt H (Hrsg) Psychopathologie der Familie und kinderpsychiatrische Erkrankungen. Huber, Bern Stuttgart Wien

Mednick SA, Schulsinger F, Higgins J, Bell B (1974) (eds) Genetics, environment and psychopathology. North-Holland, Amsterdam Oxford

Murken J (1986) Genetische Prävention. In: Hartung K, Wendt GG (Hrsg) Praxis der genetischen Beratung. Umwelt und Medizin Verlagsgesellschaft, Frankfurt

Petermann U, Petermann F (1984) Training mit aggressiven Kindern. Urban & Schwarzenberg, München

Remschmidt H (1979) Psychosoziale Folgen nach Schädel-Hirn-Traumen im Kindesalter. Monatsschr Kinderheilkd 127:436–440

Remschmidt H (1984) Psychische Erkrankungen im Kindesalter – Risikofaktoren und protektive Faktoren. In: Rudolf GAE, Tölle R (Hrsg) Prävention in der Psychiatrie. Springer, Berlin Heidelberg New York Tokyo

Remschmidt H (1985) Kindesmißhandlung und -vernachlässigung. In: Remschmidt H, Schmidt MH (Hrsg) Kinder- und Jugendpsychiatrie in Klinik und Praxis, Bd III. Thieme, Stuttgart New York

Remschmidt H (1985, 1987) Ursachen und Bedingungen psychischer Störungen und Erkrankungen bei Kindern und Jugendlichen. In: Remschmidt H (Hrsg) Kinder- und Jugendpsychiatrie. Eine praktische Einführung. Thieme, Stuttgart New York

Remschmidt H, Niebergall G (1981) Sprachentwicklung im Kindesalter und cerebrale Lateralisation. Z Kinder Jugendpsychiatr 9:170–184

Remschmidt H, Schmidt M (1986) Multiaxiales Klassifikationsschema für psychiatrische Erkrankungen im Kindes- und Jugendalter nach Rutter, Shaffer und Sturge, 2. Aufl. Huber, Bern Stuttgart Wien

Remschmidt H, Stutte H (1980) Neuropsychiatrische Folgen nach Schädel-Hirn-Traumen bei Kindern und Jugendlichen. Huber, Bern Stuttgart Wien

Remschmidt H, Strunk P, Methner Ch, Tegeler E (1973) Kinder endogen-depressiver Eltern. Untersuchungen zur Häufigkeit von Verhaltensstörungen und zur Persönlichkeitsstruktur. Fortschr Neurol Psychiatr 41:326–340

Remschmidt H, Höhner G, Walter R (1983) The later development of delinquent children. In: Schmidt MH, Remschmidt H (eds) Epidemiological approaches in child psychiatry. II. Thieme, Stuttgart New York

Remschmidt H, Höhner G, Walter R (1984) Kinderdelinquenz und Frühkriminalität. In: Göppinger H, Vossen R (Hrsg) Kriminologische Gegenwartsfragen, Heft 19. Enke, Stuttgart

Remschmidt H, Walter R, Kampert K (1986) Der mobile kinder- und jugendpsychiatrische Dienst: Ein wirksames Versorgungsmodell für ländliche Regionen. Z Kinder Jugendpsychiatr 14:63–80

Remschmidt H, Walter R, Kampert K (1988a) Eine vollständige kinder- und jugendpsychiatrische Inanspruchnahmepopulation. (Manuskript)

Remschmidt H, Walter R, Kampert K, Hennighausen K (1988b) Minimal cerebrale Dysfunktion – Zur Revision eines Konzeptes. Erhebungen an einer vollständigen kinder- und jugendpsychiatrischen Inanspruchnahmepopulation. Fortschr Neurol u. Psychiat (im Druck)

Rickel AU, Dyhdalo LL, Smith RL (1984) Prevention with preschoolers. In: Roberts MC, Peterson L (eds) Prevention of problems in childhood. Wiley, New York

Rutter M (1966) Children of sick parents. Oxford University Press, London

Rutter M (1977a) Brain damage syndromes in childhood: concepts and findings. J Child Psychol Psychiatr 18:1–21

Rutter M (1977b) Individual differences. In: Rutter M, Hersov L (eds) Child psychiatry. Modern approaches. Blackwell, Oxford

Rutter M (1985) Resilience in the face of adversity. Protective factors and resistence to psychiatric disorder. Br J Psychiatry 147:598–611

Rutter M, Quinton D (1977) Psychiatric disorder – ecological factors and concepts of causation. In: McGurk M (ed) Ecological factors in human development. North-Holland, Amsterdam

Rutter M, Birch H, Thomas A, Chess S (1964) Temperamental characteristics in infancy and the later development of behaviour disorders. Br J Psychiatry 110:651–661

Rutter M, Tizard H, Whitmore K (1970) Education, health, and behavior. Longman, London

Rutter M, Maughan B, Mortimore P, Ouston J, Smith A (1979) Fifteen thousand hours. Secondary schools and their effects on children. Open Books, London

Schneider R, Remschmidt H (1977) Der Einfluß des Schädigungszeitpunktes auf Wahrnehmung, kognitive und soziale Entwicklung hirngeschädigter Kinder. Z Kinder Jugendpsychiatr 5:317–354

Shaffer D, Chadwick O, Rutter M (1975) Psychiatric outcome of localized head injury in children. Ciba Foundation Symposium 34. Elsevier, Amsterdam, pp 191–213

Tizard B, Reese J (1975) The effect of early institutional rearing on behaviour problems and affectional relationships of four-year-old children. J Child Psychol Psychiatry 16:61–74

Waber DP (1976) Sex differences in cognition: a function of maturational rate? Science 192:572–574

Waber DP (1977) Sex differences in mental abilities, hemispherical lateralization and rate of physical growth at adolescence. Dev Psychol 13:29–38

Weber D (1985) Autistische Syndrome. In: Remschmidt H, Schmidt MH (Hrsg) Kinder- und Jugendpsychiatrie in Klinik und Praxis, Bd II. Thieme, Stuttgart New York

Werner EE (1985) Stress and protective factors in children's lives. In: Nicol AR (ed) Longitudinal studies in child psychology and psychiatry. Wiley, New York

Witelson SF, Pallie W (1973) Left hemisphere specialization for language in the newborn: neuroanatomical evidence of asymmetry. Brain 96:641–646

Wolff PH (1981) Normal variation in human development. In: Connolly KJ, Prechtl HFR (eds) Maturation and development. Biological and psychological perspectives. Heinemann, London

Wolkind S, Rutter M (1985) Separation, loss, and the family relationships. In: Rutter M, Hersov L (eds) Child and adolescent psychiatry: modern approaches. Blackwell, Oxford

World Health Organization (WHO) (1977) Child mental health and psychosocial development. WHO, Geneva

2. Medikamentöse Therapie

J. Martinius

A. Einleitung

Eine spezifisch kinderpsychiatrische Pharmakotherapie gibt es, seit BRADLEY 1937 die therapeutische Wirkung von Stimulanzien bei verhaltensauffälligen Kindern beschrieb. Seither hat sich eine umfangreiche wissenschaftliche Literatur zu psychopharmakologischen Behandlungsmöglichkeiten im Entwicklungsalter angesammelt, in erster Linie zu theoretischen und praktischen Aspekten der Behandlung mit Stimulanzien. Sie legt neben der Beschreibung von Wirkungen und dem Nachweis von Wirksamkeiten ein beredtes Zeugnis ab von den erheblichen

Schwierigkeiten, Wirkungen pharmakologisch aufzuklären und Übereinstimmungen über Behandlungsindikationen zu erzielen. Dennoch ist die Pharmakotherapie zum festen Bestandteil der Therapie in der Kinder- und Jugendpsychiatrie geworden. In den vergangenen 10 Jahren sind mehrere umfassende Darstellungen erschienen (Werry 1978; Nissen et al. 1984).

Der von der Sache her begründbare Wunsch, zu einem Einverständnis über die Anwendung psychoaktiv wirksamer Substanzen und deren Berechtigung zu gelangen, stößt auf Widerstände, die vor allem irrationaler Natur sind. Psychiatrie wird in weiten Bereichen der Öffentlichkeit mit Pharmakotherapie gleichgesetzt und letztere wiederum mit „Dämpfung" oder auch „Suchterzeugung". Die Existenz somatisch verursachter oder mitverursachter psychischer Krankheiten wird besonders beim Kind geleugnet, mit der Konsequenz, nur psycho- und soziotherapeutische Interventionen für begründet, sinnvoll und wirksam zu halten. Ein erwünschter Effekt der heute zu beobachtenden antipharmakologischen Bewegung sind Zurückhaltung beim Verschreiben von Psychopharmaka und strengere Indikationsvorstellungen. Ideologien wirken sich jedoch fatal dort aus, wo kranke Kinder und Jugendliche auf die pharmakologische Behandlung angewiesen sind und ihnen diese vorenthalten wird. Als kinderfreundlich gedachte Diagnosen und Konzepte werden dann unter Umständen durch einen vollendeten Suizid zu spät als Fehldiagnosen entlarvt. Wenn es in der Psychiatrie etwas wirklich neues gibt, dann doch die Erkenntnis, daß ein verstehendes Konzept psychisch Kranken und Gestörten am ehesten gerecht wird, das biologische Grundlagen und Prozesse, psychische Reaktionen und Bezüge integrativ zusammenbindet und die Behandlung gewichtend danach ausrichtet. Unter dieser Leitlinie schließen Pharmako- und Psychotherapie einander nicht aus.

Entgegen landläufiger Auffassung ist die psychopharmakologische Behandlung von Kindern und Jugendlichen kein unkompliziertes Unternehmen, welches mit dem Verordnen eines bestimmten Medikamentes und dem Eintreten einer vorhersagbaren Wirkung adäquat beschrieben ist. Unsere Kenntnisse von seelischen und sozialen Entwicklungsstörungen, psychosomatischen und psychischen Erkrankungen auf der einen und von pharmakologischen Wirkungen auf der anderen Seite sind noch zu lückenhaft, um für ein bestimmtes Kind bei Gabe eines bestimmten Medikamentes kurz- und langfristige Wirkungen mit wünschenswerter Zuverlässigkeit vorherzusagen. Der behandelnde Arzt muß Gefahren der Pharmakotherapie gegenüber Risiken abwägen, die ohne diese Behandlung zu erwarten wären. Außerdem ist die psychiatrische Pharmakotherapie nach allem, was über sie bekannt ist, keine kausale Behandlung, sondern ein Eingriff, der auf Symptome zielt und neben seiner direkten Wirkung indirekte Wirkungen auf verschiedene Wahrnehmungs- und Verhaltensbereiche haben kann. Man muß diese indirekten Wirkungen kennen, um die Wirkung auf das Zielsymptom richtig zu planen. Die Hauptwirkung soll in einer gegebenen Situation die größtmögliche Besserung erwarten lassen, für die geringere Nebenwirkungen in Kauf genommen werden können, vor allem dann, wenn durch die Pharmakotherapie andere therapeutische Wege eröffnet werden.

Im folgenden sollen nur jene Substanzgruppen behandelt werden, deren Wirkungen im Entwicklungsalter wissenschaftlich ausreichend untersucht sind.

B. Substanzen

Für die Psychopharmakologie hat sich diejenige Klassifikation als die brauchbarste erwieen, die eine Einteilung von Substanzen nach ihren psychotropen Wirkungen vorsieht. Dies hat sich als sinnvoll erwiesen, weil sich die Wirkungen chemisch ähnlicher Stoffe deutlich unterscheiden können, z. B. innerhalb der Substanzklasse der Benzodiazepine, die vorwiegend anxiolytische Wirkung des Bromazepam von der überwiegend antikonvulsiven Wirkung des Clonazepam. Umgekehrt können sich die psychotropen Wirkungen chemisch unterschiedlicher Substanzen ähneln oder überschneiden (z. B. Tranquilizer und β-Rezeptorenblocker). Jede Einteilung bleibt deshalb in gewissen Grenzen arbiträr. Angesichts des Tempos, mit denen das pharmakologische Wissen wächst, sind Akzentverschiebungen gegenüber dem Status quo zu erwarten.

Psychotrope Substanzen sind primär wegen therapeutischer Wirkungen interessant. Neben diesem klinischen Aspekt darf jedoch nicht vergessen werden, daß psychotrope Wirkungen bestimmter Substanzen beim Kranken spezifische Aussagen über den Krankheitsprozeß zulassen können. KRAEPELIN hat, als er 1892 den Begriff „Psychopharmakologie" prägte, dies schon so gesehen, indem er schrieb: „…daß wir in die Lage kommen werden, aus der besonderen Wirkung, die ein schon genauer bekanntes Mittel auf einen bestimmten psychischen Vorgang ausübt, die wahre Natur dieses letzteren besser zu erkennen."

I. Stimulanzien

Psychostimulanzien sind die im Kindesalter mit Abstand am besten untersuchte psychotrope Substanzgruppe. Die gebräuchlichsten Substanzen sind d-Amphetamin, Metylphenidat (Ritalin) und Pemolin (Tradon), sämtlich Derivate des Phenylaethylamins („Amphetamine"). Amphetamin ist als oral einzunehmendes Monopräparat in der Bundesrepublik Deutschland nicht im Handel, kann im Bedarfsfalle jedoch rezeptiert werden. Stimulanzien bewirken eine psychische und motorische Antriebssteigerung; sie hemmen den Appetit und lösen in höherer Dosierung Verhaltensstereotypien aus. Dies geschieht über die Aktivierung zentraler katecholaminerger (noradrenerger und dopaminerger) Systeme. Wiederholte Gabe führt dosisabhängig zu Toleranzentwicklung, z. B. auch der Appetithemmung. Amphetamine sind toxisch; beim Menschen ist die Auslösung paranoider Psychosen ein nicht ganz seltenes Ereignis, das auch beim Kind beschrieben wurde (NEY 1967). Amphetamine sind ebenfalls suchterzeugend und spielen in der Drogenszene eine neuerdings an Bedeutung zunehmende Rolle, da sie synthetisch leicht herstellbar sind.

Bei Kindern erzeugen Stimulanzien dosisabhängig Wirkungen, die ursprünglich als *paradox* bezeichnet wurden, weil sie teils von den an Erwachsenen beobachteten und vom Tierexperiment her bekannten Wirkungen abweichen. Es kommt zu einer Abnahme motorischer Aktivität, einer Verbesserung von Ausdauer und Konzentration und einer Abnahme der emotionalen Erregbarkeit. Diese Wirkung wurde ursprünglich an verhaltensauffälligen, motorisch unruhigen und leistungsgestörten Kindern beobachtet, konnte aber inzwischen auch an gesunden Kindern und Erwachsenen verifiziert werden (RAPOPORT et al. 1980), so daß sich aus dieser pharmakologischen Wirkung schwerlich Aussagen über die bei hyperkinetischen Kindern gestörten zentralen Funktionen ableiten lassen, wie WENDER (1971) es in unzulässiger Vereinfachung versucht hat.

Amphetamine werden nach oraler Einnahme rasch resorbiert und innerhalb von Stunden weitgehend wieder ausgeschieden. WERRY u. SPRAGUE (1974) fanden differentielle, dosisabhängige Wirkungen. Niedrige Dosen verbesserten die Aufmerksamkeit, höhere ließen die Aufmerksamkeit wieder schlechter werden, während sich impulsiv-unruhiges Verhalten weiter verbesserte. Die Stimulanzienwirkung bei hyperaktiven Kindern ist vielfältig untersucht und wurde wiederholt zusammenfassend referiert (BARKLEY 1977; MARTINIUS 1984). Die Wirkung auf gestörtes, hyperkinetisches Verhalten ist bei etwa einem Drittel der Kinder dramatisch positiv (sog. Responder), bei einem weiteren Drittel weniger deutlich und bei den übrigen nicht vorhanden oder sogar negativ i. S. einer Verschlechterung des Verhaltens. Responder sind in erster Linie Kinder, bei denen die Störung der Aufmerksamkeit das am stärksten ausgeprägte Symptom ist. In dieser Gegensätzlichkeit des Behandlungserfolges dokumentiert sich die Heterogenität der beschreibenden Diagnose „Hyperkinetisches Syndrom" (ICD 314), zugleich aber auch ein Dilemma der klinischen Forschung, die experimentelle Gruppen bis auf den heutigen Tag nach dieser Klassifizierung auswählt, obwohl längst klar ist, daß zusätzliche Kriterien erforderlich sind. Durch den Einsatz von Skalen wurde es möglich, zu halbquantitativen Bewertungen zu gelangen (CONNERS 1973) und innerhalb der Gesamtänderung des Verhaltens Faktoren nach Faktorengruppen zu bestimmen. Am deutlichsten ist die immer wieder durch Reaktionszeittests festgestellte Verbesserung der Aufmerksamkeitsleistung, die sich nutzen läßt, um nach einer einzelnen Testdosis Vorhersagen über den Behandlungserfolg zu machen (MARTINIUS 1984).

Zu den unerwünschten Stimulanzienwirkungen zählen Einschlafstörungen, Inappetenz, Kopf- und Leibschmerzen. Sie sind dosisabhängig und unterliegen einer Toleranzentwicklung. Depressive Verstimmungen werden gelegentlich beobachtet, ebenfalls Beschleunigung der Herzfrequenz und Blutdruckanstieg. Ernsthafte Komplikationen stellen die Aktivierung motorischer Tics und die allerdings bei Kindern sehr seltene Auslösung einer paranoiden Psychose dar. Eine Suchtentwicklung hingegen scheint auch nach mehrjähriger Einnahme therapeutischer Mengen bei Kindern ausgeschlossen zu sein (WEISS u. HECHTMAN 1986). Eine Wachstumsverzögerung durch Stimulanzieneinnahme wurde berichtet (SAFER et al. 1972); der Effetkt wurde jedoch langfristig nicht bestätigt.

II. Neuroleptika

In der Substanzgruppe der Neuroleptika werden chemisch unterschiedliche Substanzen zusammengefaßt, die sich auch in ihren Wirkungen voneinander unterscheiden, allerdings mit den prinzipiell gemeinsamen Qualitäten der antipsychotischen, psychomotorisch hemmenden oder antriebssteigernden Wirkung. In Pädiatrie und Kinderpsychiatrie sind Neuroleptika seit ihrer Entdeckung in den

50er Jahren in Gebrauch, bei jüngeren Kindern vor allem Phenothiazine wegen ihrer dämpfenden, spasmolytischen und antiallergischen Wirkung. Mit differenzierterer psychiatrischer Indikation werden im Entwicklungsalter alle bekannten Neuroleptika eingesetzt (Butyrophenone, Benzamide), obwohl klinische Prüfungen in dieser Altersgruppe nicht in wünschenswertem Umfang stattgefunden haben. Die Übereinstimmungen in den klinischen Wirkungen zwischen Kind, Jugendlichen und Erwachsenen sind jedoch so groß, daß die zentralen Wirkmechanismen (Blockade der mesolimbischen dopaminergen D 2 Rezeptoren) als prinzipiell die gleichen anzunehmen sind. Neuroleptika werden in der Kinder- und Jugendpsychiatrie zur Behandlung psychotischer und psychoseähnlicher Verhaltens- und Wahrnehmungsänderungen, endogener Psychosen, Erregungs-, Unruhe- und Angstzustände und mit spezifischer Indikation zur Behandlung von Tics verwendet. In niedrigen Mengen beeinflussen sie die Wahrnehmung kaum. Gesteigerter Antrieb läßt sich mindern, verminderter Antrieb steigern, psychotische Symptome lassen sich reduzieren. Die unerwünschten Nebenwirkungen unterscheiden sich nicht von denen, die beim Erwachsenen bekannt wurden, mit Ausnahme der Spätdyskinesien, die offenbar seltener beobachtet werden (POLITZOS u. ENGELHARDT 1978). Bei Kombination mit anderen Medikamenten, z. B. Antiepileptika, muß mit Interferenzen gerechnet werden. Intoxikationen können aufgrund zentraler anticholinerger Wirkungen zu Delir und Krampfanfällen führen.

III. Antidepressiva

Vor allem die trizyklischen Antidepressiva haben in der Pharmakotherapie des Entwicklungsalters Anwendung und Verbreitung gefunden, letzteres weniger wegen ihrer antidepressiven, als wegen anticholinerger Nebenwirkungen auf die vegetative Regulation der Harnausscheidung. *Imipramin* ist nach wie vor zur Behandlung der Enuresis nocturna in Gebrauch. Gelegentlich läßt sich mit der gleichen Substanz bei hyperkinetischen Kindern ein beruhigender Effekt erzielen, wie er sonst mit Stimulanzien zu erreichen ist. Die psychiatrischen Indikationen beinhalten in der Adoleszenz die gleichen Behandlungsschwerpunkte wie beim Erwachsenen, da die gleichen depressiven Krankheitsbilder ab etwa dem 12. Lebensjahr zu beobachten sind und in den nachfolgenden Jahren an Häufigkeit zunehmen. Der Gebrauch beschränkt sich im wesentlichen auf trizyklische Antidepressiva. Die Auswahl einiger Substanzen orientiert sich am Zielsymptom, je nach dem ob im Rahmen einer depressiven Erkrankung eine psychomotorische Aktivierung, Stimmungsaufhellung, Angstlösung oder Antriebsminderung erreicht werden soll. Vorstellungen zum Wirkungsmechanismus der Antidepressiva gehen von der Hypothese aus, daß bei einer endogenen Depression der Anteil an biogenen Aminen am Rezeptor vermindert ist. Die Konzentration am Rezeptor soll sich erhöhen, wenn z. B. die Wiederaufnahme (re-uptake) durch ein Antidepressivum gehemmt wird.

   Die bekannten Nebenwirkungen trizyklischer Antidepressiva treten auch im Entwicklungsalter auf. Zu nennen sind kardiodepressive Wirkungen (Repolarisations- und Rhythmusstörungen), Blutbildveränderungen, anticholinerg ausgelö-

ste Symptome wie Mundtrockenheit, Magen-Darm-Beschwerden u. a. Durch geeignete Auswahl des Präparates, einschleichend steigernde Dosierung sowie er-
klärende Gespräche mit dem Jugendlichen werden leichtere Nebenwirkungen
vermieden oder doch wenigstens toleriert.

IV. Tranquilizer (Benzodiazepine)

Die Behandlung von Kindern mit Benzodiazepinen ist zurecht ins Gerede gekommen, weil Präparate aus dieser Substanzgruppe in der Praxis zu häufig und ohne
klare Indikation verordnet wurden. Die Verlockung zu breitgefächerter Anwendung ist auch beim Kind groß, weil die Wirkungen von Benzodiazepinen beim
Kind denen beim Erwachsenen gleichen. Benzodiazepine wirken psycho-vegeta-
tiv sedierend, anxiolytisch, muskelrelaxierend, schlafanstoßend und antikonvul-
siv. Die Palette vorhandener Präparate erlaubt eine Auswahl nach dem Wirkpro-
fil, das von den genannten Wirkungen jeweils eine als Hauptwirkung zeigt. Die
zentralen Wirkmechanismen basieren auf einer spezifischen Bindung an Benzo-
diazepinrezeptoren, die sich im Gehirn vor allem in Kortex, limbischen System,
Hypothalamus, Medulla oblongata und Rückenmark finden.
    Die wichtigsten klinischen Studien an Kindern hat DENBER (1986) referiert.
Hervorzuheben ist die Tatsache, daß Abhängigkeiten bei Jugendlichen zwar vor-
gekommen sind (NISSEN 1985), jedoch sehr selten zu sein scheinen. Bei Kindern
werden Benzodiazepine als Antikonvulsiva auch langfristig verordnet. Psychiatrische Behandlungsindikationen liegen in Spannungs- und Angstzuständen, z. B. in
Zusammenhang mit Schulphobie und Schulangst. Ihre Behandlung mit Benzodiazepinen soll auf kurzfristige Interventionen beschränkt bleiben. Auch bei Kindern können nach Beendigung der Behandlung Schlafstörungen auftreten; Nebenwirkungen und Toxizität sing gering.
    Ebenfalls anxiolytisch wirken β-Rezeptorenblocker. Über ihren erfolgreichen
Einsatz in der Kinder- und Jugendpsychiatrie wurde mehrfach berichtet (NISSEN
1976; EGGERS 1984).

C. Allgemeine Voraussetzung für die Behandlung von Kindern und Jugendlichen mit Psychopharmaka

I. Vorbedingung für die Indikationsstellung

Psychopharmaka wirken über das zentrale Nervensystem auf Verhalten und Erleben. Ihre Wirkungen sind tiefgreifend, weshalb ihre Anwendung auf Störungen
beschränkt bleiben soll, die eindeutig eine psychopharmakologische Behandlung
erfordern und bei denen eine Alternative nicht verfügbar ist. Diese Regel gilt insbesondere für die Behandlung von Kindern, da nur spärliche Informationen über
mögliche nachteilige Wirkungen auf die Reifung des Gehirns oder auf die Entwicklung der Persönlichkeit vorliegen. Die Einnahme von Psychopharmaka
könnte Kinder glauben machen, sie seien „nicht normal" und Drogen seien gene-

rell imstande, Probleme zu lösen. Immerhin hat es in jüngerer Vergangenheit Versuche gegeben, die subjektive Wahrnehmung der Pharmakotherapie durch betroffene Kinder zu erfahren. Die Ergebnisse bestätigen solche Befürchtungen nur teilweise (SLEATOR et al. 1982; WEISS u. HECHTMAN 1986). Allgemein ist jedoch ein Mangel an Forschungsaktivität im psychopharmakologischen Bereich bei Kindern und Jugendlichen zu beklagen, desgleichen Mängel in der Ausbildung von Ärzten, die später eigenverantwortlich Kinder zu behandeln haben. Sinnvoll wäre die Verbesserung der ambulanten kinder- und jugendpsychiatrischen Versorgung, so daß schwierige Fragen der Psychopharmakotherapie in Zusammenarbeit und gegebenenfalls unter Supervision angegangen und gelöst werden können.

1. Allgemeine Vorbedingungen

Die Entscheidung, ob psychopharmakologisch behandelt werden soll, ist in der Kinder- und Jugendpsychiatrie selten zwingend (absolute Indikation). Häufig hängt die Indikationsstellung von mancherlei Gegebenheiten ab, die individuell in jeweils anderer Kombination anzutreffen sind. Sie gruppieren sich um den Kern des vorliegenden psychiatrischen Störungs- und Krankheitsbildes als allgemeine Voraussetzungen, die gleichwohl die spezifische Entscheidung mitbestimmen. Zu nennen sind: Die Einstellung der Eltern zum Kind, zu seinem Problem und zur Psychopharmakotherapie, die Beziehung zwischen Arzt, Eltern und Kind, die Dringlichkeit der Situation, die Verfügbarkeit anderer therapeutischer Möglichkeiten und die Ergebnisse vorausgegangener Behandlungen.

Die *Einstellung der Eltern* oder anderer Sorgeberechtigter ist von kritischer Bedeutung. Für manche ist psychiatrische Pharmakotherapie gleichbedeutend mit der Annahme, daß bei ihrem Kind „am Gehirn etwas nicht stimmt" und andere Interventionen sinnlos sind. Die begründbare Aussage, im Kind liegende Faktoren trügen zur Störung bei, entlastet Eltern zwar, sie soll ihnen die verantwortliche Beteiligung jedoch nicht abnehmen. Nicht zu unterschätzen ist auch die Einstellung von Lehrern zur Pharmakotherapie. Wohl nicht von ungefähr stößt sie bei Lehrern häufig auf Ablehnung, weil die pharmakologische Beeinflussung gestörten Verhaltens als Infragestellung pädagogischen Könnens wahrgenommen wird, ein Paradigma, das analog auch für Psychotherapeuten gilt. Die Folge einer deutlichen pharmakologisch erzielten Besserung kann ebenso willkommene Erleichterung und Anlaß für verstärkte Zuwendung wie Anlaß dazu sein, sich nicht mehr verantwortlich zu fühlen und ein Kind zu vernachlässigen. Auf Mitschüler wirkt Tabletteneinnahme nicht selten als Stigma.

Die *Beziehung zwischen Arzt, Eltern und Kind* ist die Grundlage für die Behandlung überhaupt, speziell aber für das, was heute als „Compliance" bezeichnet wird. Eltern und Kind müssen wissen, was im Rahmen einer Pharmakotherapie des Kindes auf sie zukommt, über Wirkungen und Nebenwirkungen aufgeklärt sein und den Behandlungsplan kennen, damit zuverlässige Rückmeldungen erfolgen und Rückschläge nicht Anlaß sind, die Behandlung abzubrechen und etwas Neues zu probieren. Kinder und Jugendliche nehmen Medikamente grundsätzlich ungern. Wenn sie sich dennoch dazu bereitfinden, so teils, weil sie sich passiv in ihr Schicksal fügen. Vorzuziehen sind Überzeugung und Vertrauen, die nur durch Verstehen, Beteiligtsein und Gespräche zu vermitteln sind. Die kinderpsychiatrische Pharmakotherapie ist immer auch Familienarbeit; sie fordert viel Zeit und ist insgesamt nicht weniger aufwendig als eine Psychotherapie. Die *Dringlichkeit der Situation* ist ein subjektives Kriterium, das sich leicht mißbrauchen läßt. Es kann aber sehr wohl den Fall geben, daß z. B. ein geistesschwaches Kind ohne pharmakologische Intervention wegen seiner Unruhe aus der Familie herausgenommen werden muß, die Krise aber mit einer neuroleptischen Medikation beherrschbar bleibt. Analoges gilt für die umgekehrte Situation der notwendigen stationären Aufnahme, in der für einen Übergang eine medikamentöse Hilfe notwendig sein kann. Ebenso „weiche" Kriterien sind die Verfügbarkeit anderer Hilfen und das Ergebnis vorausgegangener Behandlungen. Eine optimale Versorgung macht den Einsatz von Psychopharmaka als Alternative zu anderen möglichen Hilfen überflüssig. Von diesem Idealzustand ist unsere Versorgungssituation jedoch weit entfernt. Denn es gibt noch unversorgte Regionen und nicht alles, was z. B. in dicht versorgten Städten als Psychotherapie angeboten wird, verdient diesen Namen. Vorbedingung für eine Indikationsstellung kann schließlich auch die Erkenntnis sein, daß andere therapeutische oder pädagogische Ansätze gescheitert sind oder eine vorausgegangene Pharmakotherapie insuffizient war.

2. Spezielle Vorbedingungen

Hauptkriterium für die Indikationsstellung ist die *spezielle kinder- und jugendpsychiatrische Diagnose*. Sie entscheidet darüber, ob eine absolute oder relative Behandlungsindikation besteht (s. Abschn. D). Psychosen gelten als absolute Indikation für die Behandlung mit Psychopharmaka. Neben der Art einer Störung bestimmt aber auch ihre Schwere die Entscheidung. So wird die Schwere eines psychotischen Bildes dafür bestimmend sein, zu welchem Zeitpunkt, in welcher Applikationsform und für wie lange welches Medikament eingesetzt werden soll.

Zu den speziellen Voraussetzungen gehört ebenso die Einschätzung von Wirkungen der Pharmakotherapie auf andere, gleichzeitig unternommene Behandlungen und umgekehrt die Wirkung anderer Behandlungen auf die Pharmakotherapie. Beides ist noch wenig untersucht, obwohl sich die Frage häufig stellt. Eine pharmakologisch erzielte symptomatische Besserung kann vorher nicht zugängliche Kinder und Jugendliche und deren Familien für die Psychotherapie zugänglich machen; die Besserung kann vornehmlich kommunikationsvermittelnde kognitive Funktionen, basale Ich-Funktionen wie Aufmerksamkeit, Sprache und Gedächtnis betreffen, deren Darniederliegen z. B. bei psychotischen Erkrankungen andere therapeutische Zugänge zunächst verschließt. Eine Psychotherapie kann ihrerseits positiv auf die Psychopharmakotherapie wirken, indem sie dem Patienten gleichzeitig die Möglichkeit zu einer tiefgreifenden Beziehung bietet und damit ein Vertrauen schafft, das sich auch auf die Compliance auswirkt. Eine negative Wechselwirkung mag in der Vorstellung münden, aus eigener Kraft nicht gesunden zu können, abhängig vom Arzt und Pharmakon zu sein oder, im umgekehrten Sinn, die Gefährdung eines pharmakologisch hergestellten Gleichgewichtes durch psychotherapeutisch reaktivierte Ängste bewirken.

Da entsprechende wissenschaftliche Untersuchungen für das Entwicklungsalter weitgehend fehlen, ist die Indikationsstellung zur Behandlung mit Psychopharmaka mit Unsicherheiten der *Wirkungsvorhersage* belastet. Gewünscht wird eine spezifische, etwa anxiolytische oder antipsychotische Wirkung bei möglichst geringen Nebenwirkungen. Sie kann eintreten, jedoch nur schwach ausgeprägt sein oder von Nebenwirkungen so beeinträchtigt werden, daß ein neuer Ansatz notwendig wird. Die Spezifität der Wirkung hängt von der Spezifität der Diagnose ab. Es leuchtet ein, daß da, wo die Diagnose auf einer beschreibenden Ebene verharrt, die Wirkungsvorhersage unsicher bleiben muß und damit auch die Indikationsstellung solchen Unsicherheiten unterliegt.

II. Besonderheiten der Prüfung von Psychopharmaka im Entwicklungsalter

Die gegenwärtige Situation ist gekennzeichnet durch einen kaum auflösbaren Konflikt: Einerseits besteht ein dringender Bedarf an Erkenntnissen über Wirkungsmechanismen und Langzeitwirkungen psychotroper Pharmaka beim Kind und Jugendlichen, andererseits werden Auflagen für klinische Prüfungen zunehmend strenger. Gleichzeitig richtet sich die öffentliche Meinung gegen jedweden Gebrauch von Psychopharmaka. Obwohl ethische und rechtliche Grundlagen und Regeln für einen ausreichenden Schutz von Kranken, die in Arzneimittelprüfungen einbezogen werden, geschaffen wurden, scheuen sich Wissenschaftler, klinische Prüfungen durchzuführen. Im deutschsprachigen Raum hat es deshalb in den vergangenen 10 Jahren nur noch vereinzelt Prüfungen von Psychopharmaka an Minderjährigen gegeben. Für minderjährige Patienten ist damit das in der Öffentlichkeit noch gar nicht erkannte Problem entstanden, daß Psychopharmaka, die nach Inkrafttreten des geltenden Arzneimittelgesetzes (1978) an Erwachsenen geprüft und zugelassen wurden, Minderjährigen nicht verordnet werden dürfen.

Neben solchen äußeren Hemmnissen leidet die klinische Prüfung in der Kinder- und Jugendpsychiatrie an der in unserem Fach nicht geringen Schwierigkeit, vergleichbare Untersuchungen an vergleichbaren Patienten durchzuführen.

Zwar sind inzwischen mit dem multiaxialen Klassifikationsschema Grundlagen für reliable Diagnosen gelegt worden (REMSCHMIDT et al. 1977); bei klassifizierten Diagnosen handelt es sich jedoch häufig um Syndromdiagnosen, die auf einer beschreibenden Ebene bleiben und somit die Gefahr bergen, pathogenetisch unterschiedliche Störungen in einer Gruppe zusammenzufassen. Vergleichende Therapiestudien können aber sinnvoll nur durchgeführt werden, wenn die Probanden zweier miteinander verglichener Gruppen an derselben Krankheit leiden. Besonders augenfällig lassen sich Verstöße gegen diesen Grundsatz am Beispiel des hyperkinetischen Syndroms verdeutlichen. Dieses Syndrom spielt in der Kinderpsychiatrie eine große Rolle und ist Gegenstand zahlreicher Untersuchungen geworden, stets mit dem Erfolg widersprüchlicher Ergebnisse. Die daraus ableitbare Erkenntnis, daß Verhaltensskalen allein nicht ausreichen, um zu heuristisch ergiebigeren Untergruppierungen zu gelangen, sondern durch biologische Parameter zu ergänzen sind, ist bisher nicht ins Bewußtsein gedrungen.

Naturgemäß haben Überlegungen zu den ethischen Grundlagen vergleichender Therapieforschung bei Kindern besondere, durch Vorsicht bestimmte Aspekte hervorgebracht (SPRAGUE 1978). Ihre Tendenz geht dahin, mögliche Risiken und subjektive Beeinträchtigungen noch kleiner zu halten, als dies für den Erwachsenen gefordert wird. Grundsätzlich sollen beim Kind nur solche Medikamente geprüft werden, die sich beim Erwachsenen bereits als wirksam und sicher erwiesen haben. Nicht nur soll nach Aufklärung die Einwilligung (informed consent) von Eltern und anderen Personensorgeberechtigten eingeholt werden, werden auch der Wille des Kindes zur Kooperation begründet und soweit wie möglich entwickelt werden ("informed cooperation"). Es bleibt abzuwarten, wie weit solche wohlbegründeten Auflagen sich letzten Endes als forschungsfördernd auswirken, indem sie als Stimulus für ethisch vertretbare und zugleich methodisch anspruchsvolle Untersuchungen dienen.

D. Indikationen

Die kinder- und jugendpsychiatrische Pharmakotherapie ist wie die von Erwachsenen eine symptomatische Behandlung. Sie hat das Erkennen und Herausstellen von *Zielsymptomen* zur Voraussetzung. Zielsymptome sind allerdings nicht als unabhängige Merkmale zu verstehen, sondern als Teile erklärender, im Idealfall kausaler Diagnosen. Zielsymptome sind für die Pharmakotherapie richtungweisend, nicht aber für das Gesamtverständnis und für das gesamte therapeutische Vorgehen. Innerhalb des Katalogs kinder- und jugendpsychiatrischer Störungen und Erkrankungen gibt es einige, bei denen eine Pharmakotherapie zu den in der Regel notwendigen Behandlungsmaßnahmen gehört (absolute Indikation). Hierzu gehören die affektiven Psychosen (endogene Depression, Manie), die schizophrenen Psychosen, schwere Zwangssyndrome, organische Tics, schwere Erregungszustände und ausgeprägtere hyperkinetische Syndrome. Zu den Syndromen mit nachrangigem Stellenwert für eine Psychopharmakotherapie (relative Indikation) gehören Angstsyndrome, autistische Syndrome, reaktiv-depressive Störungen, Leistungs- und Antriebsschwächen, Sozialisationsstörungen (Aggressivität), Schlafstörungen, Sprechstörungen, Enuresis u. a. Hoher Stellenwert für eine psychiatrische Pharmakotherapie heißt, daß gleichzeitig und/oder nachfolgend andere Behandlungsmöglichkeiten einzubeziehen sind, während bei relativer Indikation die pharmakologische Intervention nicht die wesentliche, sondern eine komplementäre Maßnahme sein soll.

I. Absolute Indikationen

1. Affektive Psychosen

Endomorphe, mono- oder bipolar verlaufende manisch-depressive Erkrankungen kommen im Kindesalter praktisch nicht vor, können aber mit Erreichen der Pubertät, d. h. ab etwa dem 12. Lebensjahr in gleicher Form wie beim Erwachsenen auftreten. Bis zum Ende der Adoleszenz beginnen ein Sechstel aller Zyklothymien. Dieser Häufigkeitsanstieg steht für die nicht seltenen stationären Behandlungen früh Erkrankter in kinder- und jugendpsychiatrischen Kliniken. Da die Symptomatik in der Adoleszenz durch Eigenheiten des Reifungsalters gefärbt wird (temporärer Motivationsverlust ebenso wie Aktivitätsdrang) und die Gefahr von Fehleinschätzungen groß ist, werden in der Kinder- und Jugendpsychiatrie besonders strenge diagnostische Kriterien beachtet, aufgestellt von ANTHONY u. SCOTT (1960). Die häufigsten depressiven Symptome von Jugendlichen sind Traurigkeit, Grübelsucht, Langeweile, Suizidalität (NISSEN 1971), gefolgt von Minderwertigkeitsgefühlen, Selbstisolierungstendenzen, Stimmungsschwankungen, Leistungsversagen, zwanghaftem Verhalten, somatischen Beschwerden und Hypochondrie. Wie beim Erwachsenen lassen sich gehemmte und agitierte depressive Syndrome abgrenzen. Die häufigsten manischen Symptome im Kindesalter sind Euphorie, Reizbarkeit, Rededrang, Hyperaktivität, antisoziales Verhalten und Verwirrtheitszustände. Sehr früher Beginn bedeutet häufig bipolaren und zugleich schweren Verlauf.

Die Behandlung muß in mehreren Bereichen gleichzeitig ansetzen. Gerade Jugendliche, die ihre Persönlichkeit noch nicht ausgeformt und ihren Weg noch nicht gefunden haben, brauchen in der Depression die regelmäßige Gelegenheit zum Gespräch und sei es nur, um Gewißheit über die vorübergehende Natur des Zustandes zu erhalten.

Die Auswahl des geeigneten Antidepressivums erfolgt nach den Zielsymptomen:

1. Gehemmt-depressiv
2. agitiert-depressiv
3. vital-traurig
4. larviert-depressiv

Trizyklische Antidepressiva sind Mittel der Wahl. Mit *Imipramin* liegen im Entwicklungsalter die umfangreichsten Erfahrungen vor. Es wirkt depressionslösend und stimmungsaufhellend. *Amitriptylin* ist bei Jugendlichen ebenso in Gebrauch, wegen seiner depressionslösenden und dämpfenden Wirkung vorzugsweise bei ängstlich-agitierten Depressionen. Ein neueres Präparat, *Amitriptylin-N-Oxid* ist durch anticholinerge und kardiovaskuläre Nebenwirkungen weniger belastet, ohne weniger wirksam zu sein. In Frage kommt auch *Clomipramin*, das eine antriebssteigernde Wirkkomponente hat. Begrenzte, günstige Erfahrungen, wurden bei therapieresistenten Depressionen Jugendlicher mit Clomipramin-Tropfinfusionen gemacht. Die Dosierung von Antidepressiva im Jugendalter liegt bei 2–3 × täglich 20–25 mg/Tag, mit der Notwendigkeit individueller Anpassungen (s. Tabelle 1). Die Behandlung akuter manischer Phasen erfordert in erster Linie den Einsatz hochpotenter Neuroleptika, z. B. Haloperidol in einer Dosierung von täglich 3–4 × 10–15 mg, ergänzt durch das vorwiegend dämpfende *Laevomepromazin*, 3 × 25 bis 3 × 50 mg oder *Promethazin*, 3 × 25 bis 3 × 50 mg/Tag. Letztere können als Sofortmedikation zur initialen Dämpfung intramuskulär parenteral gegeben werden.

Eine prophylaktische Behandlung mit *Lithium* erfolgt mit strenger Indikation, nicht vor Ablauf zweier gesicherter Phasen und möglichst nicht vor Vollendung

Tabelle 1. Übersicht über einige in der Kinder- und Jugendpsychiatrie gebräuchlichen Psychopharmaka

Substanzgruppe	Chemische Kurzbezeichnungen	Handelsname	Dosierungen	
			Einzeldosis in mg	Mittlere Tagesdosis in mg/kg/KG
Stimulanzien	Methylphenidat	Ritalin	10–15	0,25–0,3
	Pemolin	Tradon	20–40	0,5–1,0
Neuroleptika	Promethazin	Atosil	25–50	2–4
	Laevomepromazin	Neurocil	25–50	2–4
	Thioridazin	Melleril	15–30	1–3
	Perazin	Taxilan	50–100	3–6
	Chlorprothixen	Truxal	15–50	1–4
	Haloperidol	Haldol	0,5–5	0,15–0,3
	Bromperidol	Impromen	2,5–10	0,35–1
	Pimocid	Orap	1–4	0,03–0,1
	Pipamperon	Dipiperon	20–40	1–4
	Melperon	Eunerpan	15–25	1–3
	Sulpirid	Dogmatil	50–100	5–10
	Tiaprid	Tiapridex	50–100	5–10
Antihyperkinetika	Biperiden	Akineton	2–4	0,04
Antidepressive	Clomipramin	Anafranil		
	Imipramin	Tofranil		
	Amitriptylin	Saroten	20–30	1–2
	Amitript.oxid	Equilibrin		
	Maprotilin	Ludiomil		
Antimanika	Lithium	Hypnorex	200–400	20–30
Tranquilizer	Bromazepam	Lexotanil	1–5	
	Nitrazepam	Mogadan	(Kinder)	
	Diazepam	Valium	5–10	0,1–0,3
	Lorazepam	Tavor	(Jugendl.)	
Betarezeptorenblocker	Oxprenolol	Trasicor	20–40	0,5–2

des 15. Lebensjahres. Über die prophylaktische Behandlung manisch-depressiver Psychosen Jugendlicher mit Carbamazepin oder in Kombination mit Lithium liegen ermutigende Erfahrungsberichte vor (POUSTKA u. LEHMKUHL 1983).

2. Schizophrene Psychosen

Psychotische Erkrankungen kommen im Kindesalter durchaus vor; sie sind allerdings selten und haben ein anderes Gepräge als beim Erwachsenen. Kindliche Schizophrenien gehen eher mit einer unproduktiven Symptomatik einher. Mit erheblichen psychosebedingten Persönlichkeitsveränderungen ist zu rechnen. Ab etwa dem 12. Lebensjahr entwickeln sich die erwachsenentypischen Formen der Schizophrenie. Die kinderpsychiatrische Behandlung stützt sich bei den jüngeren

Patienten in erster Linie auf die stationär einzusetzende Heilpädagogik und auf
die Arbeit mit der Familie, gleichzeitig auf die Pharmakotherapie mit Neuroleptika. In der akuten Erkrankung sind hochpotente Neuroleptika Mittel der Wahl,
z. B. *Haloperidol*, beim Kind 0,1–0,3 mg/kg, verteilt auf 3 Einzeldosen/Tag, beim
Jugendlichen 10–20 mg/Tag, initial gegebenenfalls eine Einzeldosis von 5–10 mg
i. m. Zur Einsparung hochpotenter Neuroleptika und zur besseren Vermeidung
starker Nebenwirkungen können auch beim Kind und Jugendlichen hochpotente
mit schwachpotenten Neuroleptika kombiniert werden, z. B. *Haloperidol* mit *Promethazin* oder *Perazin*. Für die Behandlung extrapyramidaler Störungen gilt dasselbe wie beim Erwachsenen; *Biperiden* oral, im akuten Fall i. m. oder i. v.
0,04 mg/kg/KG. Für die Langzeitbehandlung sind hochpotente Neuroleptika in
Niedrigdosierung zu bevorzugen. Das Absetzen hat unter ausschleichender Do-
sisreduktion zu erfolgen. Spätdyskinesien wurden im Entwicklungsalter bisher
selten beobachtet.

3. Schwere Erregungszustände

Erhebliche Unruhe- und Erregungszustände bis zu raptusartigen Aggressionshandlungen sind nicht an ein bestimmtes psychiatrisches Syndrom gebunden. Sie
treten als Begleitsymptom psychotischer Erkrankungen auch bei Kindern auf, bei
Jugendlichen im Zusammenhang mit dissozialen Entwicklungen, Persönlichkeitsstörungen, Manien und anderen Psychosen. Die Notfallbehandlung geschieht mit
dämpfenden Neuroleptika, *Laevomepromazin* 0,5–1 mg/kg/KG i. m. oder *Chlorprothixen* 2 mg/kg/KG. Vor allem bei Kindern hat sich *Pipamperon* bewährt, als
akute Einzelmedikation 2–3 mg/kg/KG, als Erhaltungsmedikation 3 × 20 bis
3 × 40 mg/Tag, eventuell höher.

4. Hyperkinetische Syndrome

Unter diesem Sammelnamen werden unterschiedliche Verhaltensauffälligkeiten
zusammengefaßt, deren Hauptmerkmale psychomotorische Unruhe, Störung der
Aufmerksamkeit, Impulsivität und leichte Erregbarkeit sind, ergänzt durch emotionale Auffälligkeiten, Teilleistungsschwächen und soziale Anpassungsstörungen. In verschiedenen Klassifikationen werden einzelne Hauptsymptome unterschiedlich gewichtet. Das DSM III führt das Syndrom unter "Attention Deficit
Disorder". Der Störung der Aufmerksamkeit kommt eine zentrale Bedeutung zu.
Da es sich um Verhaltensbeschreibungen und nicht um pathogenetisch erklären-
de Diagnosen handelt, ist die standardisierte, wiederholte Beschreibung durch
verschiedene Beobachter Voraussetzung für die Einschätzung einer pharmakologischen Behandlungsindikation. Weithin in Gebrauch ist die Conners-Skala
(1973). Die Verhaltensauffälligkeit muß stark ausgeprägt sein. Der beste Prädik-
tor für ein Ansprechen auf die Behandlung auf Stimulanzien ist die Störung der
Aufmerksamkeit, darstellbar im kontinuierlichen Reaktionszeittest.
    Es werden sehr verschiedene Ursachen diskutiert. Exogenen Schäden kommt,
außer beim fetalen Alkoholsyndrom, eine geringere Bedeutung zu, als ursprüng-

lich angenommen. Frühe Deprivationen, konstitutionelle Faktoren und aktuell ungünstige Milieueinflüsse sind oft beteiligt.

Unter den bewährten Behandlungsmethoden sind pädagogische, milieu- und verhaltenstherapeutische Maßnahmen ebenso zu nennen wie die Pharmakotherapie mit Stimulanzien, Neuroleptika und Antidepressiva. In den letzten Jahren wurde über erfolgreiche diätetische Maßnahmen berichtet (sog. phosphatarme Diät, oligoantigene Diät); deren wissenschaftliche Überprüfung jedoch noch in den Anfängen steckt (EGGER et al. 1985).

Die Pharmakotherapie mit Stimulanzien stützt sich fast ausschließlich auf *Methylphenidat* (Ritalin), das der Vorschrift zur Verschreibung von Betäubungsmitteln unterliegt. Die Initialdosis beim Schulkind ist morgens auf 10 mg und mittags auf 5 mg festzusetzen. Die Mehrzahl der stark hyperkinetischen Kinder reagiert bereits am ersten Behandlungstag mit einer deutlichen Abnahme von Unruhe und Impulsivität sowie mit einer Verbesserung der Konzentrationsfähigkeit, wenige reagieren gar nicht oder mit einer Verschlechterung der Symptomatik. Die optimale Erhaltungsdosis liegt bei 0,25–0,3 mg/kg/KG, verteilt auf 2 Tagesmengen morgens und mittags. Die Behandlung kann auch mit dem etwas weniger wirksamen *Pemolin* versucht werden. Es hat den Vorteil, nicht der strengen BTM-Rezeptpflicht zu unterliegen. Außerdem genügt eine Einzeldosis morgens (30–50 mg, gegebenenfalls steigerbar).

Über die Behandlungsdauer bestehen unterschiedliche Auffassungen. Es wird kaum je notwendig sein, ein Kind länger als 2 Jahre mit Stimulanzien zu behandeln. Prospektive Langzeituntersuchungen (WEISS u. HECHTMAN 1986) haben gezeigt, daß eine Stimulanzienbehandlung die Prognose nicht verbessert, wohl aber hilft, mit aktuellen Problemen besser umgehen zu können.

Bei mangelhafter Wirksamkeit von Stimulanzien ist ein Behandlungsversuch mit Neuroleptika oder trizyklischen Antidepressiva angezeigt. Gute Erfolge wurden unter *Pipamperon* 3 × 20 bis 3 × 40 mg/Tag gesehen. Über *Imipramin* in 2–3 Einzeldosen à 25 mg liegen ebenfalls Erfolgsberichte vor.

5. Zwangssyndrome

Im Kindesalter sind zwanghafte Verhaltensweisen häufig; dazu gehören Zähl- und Waschrituale, Vermeidungsverhalten u. a. m. Solche Zwangsphänomene sind passager. Erst mit Erreichen des Schulalters und mehr noch der Adoleszenz treten pathologische Zwänge (Zwangsdenken, Zwangshandlungen) in Form zwangsneurotischer Erkrankungen auf, deren Genese teils psychodynamisch, teils konstitutionell zu erklären ist. Im Entwicklungsalter sind zwanghafte Persönlichkeit und Zwangsneurose kaum zuverlässig voneinander abzugrenzen. Übergänge in schizophrene Erkrankungen kommen im Entwicklungsverlauf vor.

Die bekannt engen Bezüge zwischen Depressivität und Zwangssymptomatik bilden die Grundlage für einen antidepressiv pharmakotherapeutischen Ansatz. Wegen der im Vordergrund stehenden Gehemmtheit kommen Substanzen in Frage, die antriebssteigernd wirken, von den trizyklischen Antidepressiva speziell das *Clomipramin* in einer Dosierung von 50–100 mg/Tag, von den tetrazyklischen das *Maprotilin*. Bei starken Ängsten ist die kurzfristige Anwendung von *Bromazepam*

2–3 × 1,5 bis 3 mg/Tag oder von *Lorazepam*, 2–3 × 0,5 bis 1 mg/Tag gerechtfertigt.

6. Organische Tics

Einfache Tics sind im Kindesalter häufig; von ihnen sind die seltenen multiplen Tics und deren Extremform, das Tourette-Syndrom zu unterscheiden. Letztere haben eine konstitutionell-organische Grundlage, meistens ergänzt durch psychische Überforderungen. Die Tic-Krankheit ist eine tiefgreifende und behindernde Störung mit zwingender Indikation zur Pharmakotherapie. Mittel der Wahl ist *Tiaprid*, in einer Dosierung von 3 × 50 mg bis 3 × 100 mg täglich, bei Jugendlichen bis 3 × 200 mg täglich. Erst wenn mit dieser Behandlung entscheidende Besserungen nicht zu erzielen sind, ist die Behandlung mit hochpotenten Neuroleptika, *Haloperidol* oder *Pimozid* angezeigt. Im Einzelfall lassen sich in Kombination mit Tiaprid oder unabhängig mit schwachpotenten Neuroleptika wie *Pipamperon* oder *Thioridazin* Erfolge erzielen. Die Behandlung muß langfristig durchgeführt werden.

II. Relative Indikationen

1. Angstsyndrome

Ängste sind im Kindesalter häufig, vor allem Trennungsängste. Sie können jedoch Extremformen annehmen (Schulphobie, Mutismus, Panikreaktionen), die mit dem äußeren Anlaß nicht mehr in direkter Beziehung stehen und deren Behandlung in der akuten Situation neben anderen Maßnahmen die pharmakologische Intervention erfordern kann. Es kommen hierfür eine Reihe von Substanzgruppen in Frage.

Von anxiolytisch wirkenden Benzodiazepinen sind bei Kindern und Jugendlichen u. a. *Diazepam, Bromazepam, Lorazepam* in Gebrauch (Dosierung s. Tabelle 1). Angstanfälle lassen sich mit β-Rezeptorenblockern günstig beeinflussen. Einige Neuroleptika haben angst- und depressionslösende Eigenschaften, z. B. *Thioridazin, Peracin* und *Chlorprothixen*. Die Anwendung schwachpotenter Neuroleptika kann gefahrlos auch über mehrere Wochen erfolgen. Bei Kleinkindern wird *Promethazin* bevorzugt.

Bei Hervortreten depressiver Anteile an einer Angstsymptomatik kann ein Versuch mit Antidepressiva unternommen werden, an erster Stelle mit *Imipramin*, aber auch mit *Maprotilin* oder *Sulpirid*.

2. Autistische Syndrome

Für die ätiopathogenetisch uneinheitlichen autistischen Syndrome ist von der psychiatrischen Pharmakotherapie keine essentielle Hilfe zu erwarten. Meistens sind autistische Verhaltensweisen mit einer mehr oder weniger schweren Geistesschwäche verbunden, so daß die Heilpädagogik die wesentliche Stütze der Behandlung bildet. Einzelne Symptome sind medikamentös positiv beeinflußbar. So werden bei unruhigen autistischen Kindern deutliche Besserungen unter *Fenfluramin* in einer Dosierung von morgens und mittags je 20 mg berichtet. Am meisten in Gebrauch sind Neuroleptika, um Antriebssteigerungen bis hin zu Aggressivität zu beherrschen. In Frage kommen *Thioridazin, Pipamperon, Haloperidol* und *Melperon*. Dosierungen s. Tabelle 1.

3. Depressive Störungen

Außerhalb der affektiven Psychosen, die sich vor dem 12. Lebensjahr kaum manifestieren, gibt es bei Kindern häufig psychogene und somatogene Depressionen. Erstere sind überwiegend die Folge von Überforderungen, letztere treten in Zusammenhang mit zerebralen Entwicklungsstörungen auf. Eine im Rahmen der Gesamtstörung hervortretende Suizidalität legt eine pharmakologische Intervention gelegentlich aus Gründen der Schwere und der Dringlichkeit nahe. Unter den sinnvoll einzusetzenden Medikamenten sind nicht nur Antidepressiva, sondern auch Neuroleptika mit sedierender und leicht antidepressiver Wirkung wie *Thioridazin* und *Chlorprothixen*. Die Wahl eines Antidepressivums richtet sich nach den Zielsymptomen. Bei psychomotorischer Gehemmtheit ist im Entwicklungsalter *Imipramin* das Mittel der Wahl, bei ängstlich-erregter Symptomatik *Amitryptilin*, speziell das *Amitryptilinoxid*. Die antidepressive Medikation wird mit niedriger Dosierung begonnen und einschleichend gesteigert, um die Behandlung nebenwirkungsfrei zu halten.

4. Leistungs- und Antriebsschwächen

Die Zeiten, in den allgemein als „Schulschwierigkeiten" bezeichnete Probleme Anlaß für eine Behandlung mit psychoaktiv wirksamen Substanzen waren, sind vorbei. Hinter Leistungsstörungen stehen meistens Ursachen, die erkannt werden können, u. a. Teilleistungsschwächen. Ursachen können jedoch primäre Störungen des Antriebs sein, der entweder überschüssig (s. Abschn. D.I.4) oder vermindert ist. Antriebsschwächen, die nicht anderweitig erklärbar sind und z. B. im Rahmen eines posttraumatischen Psychosyndroms auftreten, lassen sich medikamentös antriebssteigernd behandeln, etwa mit *Pemolin*, 30–40 mg morgens. Die Behandlung mit sog. Nootropika bedarf der weiteren klinischen Überprüfung, bevor zuverlässige Empfehlungen gegeben werden können.

III. Sonstiges

Psychopharmaka werden bei Kindern teilweise mit Indikationen eingesetzt, die sich nicht auf deren psychopharmakologische Hauptwirkung beziehen. Die medikamentöse Behandlung der Enuresis nocturna mit Antidepressiva basiert auf Wirkprinzipien, die die Kapazität der Harnblase, deren Schließfunktionen und die Regulation der Schlaftiefe beinhalten. Die medikamentöse Behandlung der Enuresis ist nur ein Teil der Gesamtbehandlung und nur bei einzelnen Kindern erforderlich. Wichtig ist die ausreichende Dosierung von *Imipramin*. Im Vorschulalter 20 mg abends, im Schulalter 30–50 mg, jeweils in 2 Portionen mit mehrstündigem Abstand.

Schlafstörungen, vor allem solche mit organischer Grundlage können eine medikamentöse Behandlung angezeigt sein lassen. Im Gebrauch sind Benzodiazepine, an erster Stelle *Nitrazepam*, bei Klein- und Schulkindern in einer Dosierung von 2,5–5 mg als Einzeldosis. Sedierende Neuroleptika (*Promethazin, Laevomepromazin*) kommen ebenfalls in Frage. Bei Parasomnien (Pavor nocturnus, Somnambulismus) hat sich *Imipramin* in einer Dosierung von abends 20–50 mg bewährt.

Literatur

Anthony J, Scott P (1960) Manic-depressive psychosis in childhood. J Child Psychol Psychiatry 1:53

Barkley RA (1977) A review of stimulant drug research with hyperactive children. J Child Psychol Psychiatry 18:137–165

Bradley C (1937) The behavior of children receiving benzedrine. Am J Psychiatry 94:577–585

Conners CK (1973) Rating scales for use in drug studies with children. Psychopharmacol Bull 9:24–84

Denber HCB (1986) Anxiolytika- und Betablockerbehandlung bei Kindern und Jugendlichen. In: Nissen G (Hrsg) Medikamente in der Kinder- und Jugendpsychiatrie. Thieme, Stuttgart New York

Egger J, Carter CM, Graham PJ, Gumley D, Soothill JF (1985) Controlled trial of oligoantigenic treatment in the hyperkinetic syndrome. Lancet I:540–545

Eggers Ch (1984) Tranquilizer und Betarezeptorenblocker. In: Nissen G, Eggers Ch, Martinius J (Hrsg) Kinder- und jugendpsychiatrische Pharmakotherapie in Klinik und Praxis. Springer, Berlin Heidelberg New York Tokyo, S 182–200

Kraepelin E (1892) Über die Beeinflussung einfacher psychischer Vorgänge durch einige Arzneimittel. Fischer, Jena

Martinius J (1984) Stimulanzien. In: Nissen G, Eggers CH, Martinius J (Hrsg) Kinder- und jugendpsychiatrische Pharmakotherapie in Klinik und Praxis. Springer, Berlin Heidelberg New York Tokyo, S 84–105

Ney PJ (1967) Psychosis in a child, associated with amphetamine administration. Can Med Assoc J 97:1026–1029

Nissen G (1971) Depressive Syndrome im Kindes- und Jugendalter. Springer, Berlin Heidelberg New York

Nissen G (1976) Das ängstliche Kind. In: Nissen G (Hrsg) Die Bedeutung der medikamentösen Therapie bei Verhaltensstörungen im Kindesalter. Huber, Bern Stuttgart Wien

Nissen G (1985) Benzodiazepine in der Behandlung von Angstsyndromen in der Kinder- und Jugendpsychiatrie. In: Hippius H, Engel RR, Laakmann G (Hrsg) Benzodiazepine, Rückblick und Ausblick. Springer, Berlin Heidelberg New York Tokyo, S 114–120

Nissen G, Eggers Ch, Martinius J (1984) Kinder- und jugendpsychiatrische Pharmakotherapie in Klinik und Praxis. Springer, Berlin Heidelberg New York Tokyo

Politzos R, Engelhardt DM (1978) Dyskinetic phenomena in children treated with psychotropic medications. Psychopharmakol Bull 14:65–68

Poustka F, Lehmkuhl G (1983) Kombinationsbehandlung mit Lithium und Carbamazepin bei affektiven Psychosen im Jugendalter. Z Kinder Jugendpsychiatr 11:388–398

Rapoport JL, Buchsbaum MS, Weingartner H, Zahn TP, Ludlow C, Mikkelsen EJ (1980) Dex-
troamphetamine. Its cognitive and behavioral effects in normal and hyperactive boys. Arch
Gen Psychiatry 37:933–943

Remschmidt H, Schmidt M, Klicpera C (1977) Multiaxiales Klassifikationsschema für psychiatrische Erkrankungen im Kindes- und Jugendalter (nach Rutter, Shaffer u. Sturge). Huber,
Bern Stuttgart Wien

Safer D, Allen R, Barr E (1972) Depression of growth in hyperactive children on stimulant drugs.
N Engl J Med 287:217–220

Sleator EK, Ullmann RK, Neumann AV (1982) How do hyperactive children feel about taking
stimulants and will they tell the doctor? Pediatrics 21:474–479

Sprague RL (1978) Principles of clinical trials and social, ethical and legal aspects of drug use
in children. In: Werry Js (ed) Paediatric psychopharmacology. Brunner & Mazel, New
York

Weiss G, Hechtman LT (1986) Hyperactive children grown up. The Guilford Press, New York
London

Wender P (1971) Minimal brain dysfunction in children. Wiley, New York

Werry JS (1978) Paediatric psychopharmacology. Brunner & Mazel, New York

Werry JS (1980) Paediatric psychopharmacology: Current status. Ann Acad Med Singapore
9:107–117

Werry JS, Sprague RL (1974) Methylphenidate in children: effect of dosage. Aust NZ J Psychiatry 8:9–19

3. Kinderpsychotherapie

M. MÜLLER-KÜPPERS

A. Einleitung

Bei der Durchsicht der Literatur ist im Gegensatz zu Psychotherapiemethoden für Erwachsene unschwer zu erkennen, daß eine nicht schulen- oder theoriegebundene Darstellung kinderpsychotherapeutischer Methoden eher selten ist (ATZESBERGER 1980; BAUMGÄRTEL 1976). Die Situation auf dem Gebiet der psychotherapeutischen Behandlungsverfahren für Kinder ist dadurch gekennzeichnet, daß „die Grenzlinien zwischen den verschiedenen psychotherapeutischen Schulen inzwischen bis zur Unkenntlichkeit „verwischt" sind (REUKAUF 1981).

Unter Kinderpsychotherapie soll mit BIERMANN „die Behandlung kindlicher Verhaltensstörungen, funktioneller Organstörungen, aber auch psychisch überlagerter organischer Krankheiten des Kindes, mit den Mitteln seelischer Beeinflussung verstanden werden" (BIERMANN 1969). DÜHRSSEN vertritt die Auffassung, daß der Begriff Psychotherapie immer dann angewandt werden kann, wenn man „bei der Beurteilung eines Kindes mit einer neurotischen Fehlentwicklung psychotherapeutische Einsichten benutzt und sich nach ihnen richtet" (DÜHRSSEN 1972). Damit sind therapeutische Maßnahmen ausgegrenzt, die eine soziale Adaption des verhaltensgestörten Kindes mit Konditionierung anstreben, die auch – in welcher Form auch immer – Strafen einschließt. Die Abgrenzung von Psychotherapie zur Verhaltenstherapie – eine Diskussion, die nach der Auseinandersetzung zwischen Psychoanalyse und Psychotherapie der fünfziger und sechziger Jahre in eine sachlichere Phase getreten ist, wird in den Arbeiten von BACHMANN und KEUPP und KRACKER gewürdigt. Bei einem Vergleich der Methoden nach ihrer Definition wird die Divergenz besonders deutlich: nach GOTTWALD beruht Verhaltenstherapie „auf der expliziten systematischen Anwendung der Prinzipien und Technologien, so wie sie aus der experimentellen Psychologie abgeleitet werden. Ihre Verfahren umfassen auch den sozialen oder Umweltkontext individuellen Verhaltens" (GOTTWALD 1982). Nach SCHMIDTCHEN u. SCHLÜTER (1980) ist „Kinderpsychotherapie ein Teilgebiet der Psychotherapie und als solche die qualifizierte und planvolle Anwendung von Verfahren zur Störungsdiagnostik, Störungserklärung, Therapiezielbildung, Verhaltensbeeinflussung und Effektkontrolle. Sie hat zum Ziel, einen geeigneten Lernrahmen zu schaffen, in dem ein gestörtes Verhalten verlernt und angemessen erlernt werden kann". Weiterhin abzugrenzen sind therapeutische Aktivitäten, die als Pädagogik und Heilpädagogik, Sozial- und Milieu-Therapie, Logo-, Atem- und Entspannungstherapie, Kunst- und Maltherapie u. a. m. in der Kinder- und Jugendpsychiatrie zur Anwendung kommen.

Kinderpsychotherapie im engeren Sinne ist analytisch fundierte Psychotherapie in einzel-, gruppen- und familientherapeutischen Verfahren, Übersichtsdarstellungen finden sich bei DÜHRSSEN (1972, 1974), BIERMANN (1969), REUKAUF (1981), KREMSER (1968) und ATZESBERGER (1980).

B. Technische Probleme und Formen der Kinderpsychotherapie

I. Indikation

Die Indikation zur Kinderanalyse ist immer etwas unscharf gewesen, wenn man die psychoanalytische Behandlung Erwachsener zum Vergleich heranzieht. In den Anfängen der Psychoanalyse hielt man jede schwere infantile Neurose für behandlungswürdig. Insbesondere wurde die Schwere der Neurose noch durch die Symptomatik bestimmt. Vertreter der psychoanalytischen Schulrichtung halten – nach BERNA – eine Analyse wenigstens eines Elternteils während der Behandlung des Kindes für in hohem Maße wünschenswert. Dem steht die Auffassung DÜHRSSENs gegenüber, daß der Weg der Gesundung des Kindes über die Mutter und deren Gefühlsstimmung führt und daß man „in der überwiegenden Zahl der

Fälle die wichtigsten therapeutischen Chancen verschenken würde, wenn man sich alle jene Möglichkeiten entgehen läßt, die wir in dieser harmonisierenden und ausgleichenden Tätigkeit besitzen".

Aber auch BOLCK-WEISCHEDEL aus der Arbeitsgruppe von ANNEMARIE DÜHRSSEN findet eine getrennte Behandlung in fünf von 100 Fällen für indiziert. Als Gründe nennt sie u. a. tiefgreifende Persönlichkeitsstörungen der Mutter; besonders bei stark rivalisierender, libidinös überlagerter symbiotischer Mutter- und Kind-Beziehung. Aus der Sicht des Kindes sind von A. FREUD (1973) Faktoren herausgestellt worden, die die Haltung gegenüber Versagungen, die Fähigkeit, Triebregungen zu sublimieren, die Neigung zur Angstverminderung bzw. aktive Angstbewältigung betreffen und damit Kriterien über die Prognose enthalten.

Gegenindikationen aus der Sicht der Eltern sind Tendenzen zur Kriminalität und Verwahrlosung, Mangel an Einsicht- und Umstellfähigkeit, aber auch bei mangelnder Intelligenz der Mutter wird man eine Indikation nur mit Vorsicht stellen.

Mit H. KEILBACH unterscheiden wir bei der Indikation einer analytischen Kinderpsychotherapie Situations-, Patienten- und Therapeutenvariablen (KEILBACH 1976).

So gilt als situativ zu berücksichtigen, ob das Kind aus einer Kleinstadt oder vom Lande kommt, welche Entfernungen – und mit wessen Hilfe – überbrückt werden müssen, wenn das Kind noch nicht in die Schule geht und die Mutter berufstätig ist. Wenn andererseits der Patient schon eine Reihe von schulischen, sportlichen und anderen sozialen Verpflichtungen am Nachmittag hat, die auch für ihn wichtig sind, und wenn dann die Freizeit noch zusätzlich durch die in Aussicht genommene Behandlung beschnitten wird, dann können die noch so notwendig erachteten Therapiestunden am Widerstand des Kindes scheitern. Seit der Einführung der Kinderpsychotherapie als kassenpflichtige Leistung – in der Bundesrepublik Deutschland – stellen die Behandlungskosten kein Problem mehr dar. Auch die Fahrtkosten sind eine Leistung, die von den Krankenkassen übernommen wird.

Die erfolgreiche Behandlung eines Kindes mit den Mitteln der analytischen Therapie wird nur dann optimal sein, wenn der psychodynamische Hintergrund der Familie anamnestisch aufgearbeitet und damit eine neurosenpsychologisch relevante Ausgangslage für den Therapeuten entwickelt worden ist. Darin ist die soziale Struktur der Familie ebenso eingeschlossen, wie das emotionale Klima.

Eine ausschließlich auf das Kind gerichtete Behandlung ist nur dann begründet, wenn von den Eltern keinerlei Hilfe und Mitarbeit zu erwarten ist. DÜHRSSEN will diese Situation möglichst auf die Eltern beschränkt wissen, die ihrerseits körperbehindert, bettlägerig oder sonst behindert sind, oder unkorrigierbare Fehlhaltungen und Abwehrmechanismen aufweisen. Bei Kleinkindern, die in der Familie leben, ist eine Behandlung ohne Eltern nicht indiziert, da das Kind noch auf die elterliche Schutz- und Liebesobjekte angewiesen ist.

Die frequente Einzeltherapie des Kindes ist indiziert, wenn es sich um eine schwere Störung der kindlichen Entwicklung handelt und insbesondere Symptome und deren Folgeerscheinungen bewußtseinsfern erscheinen und verdrängte Angstanteile sowie schizoide Ansätze einschließen. Hier sind Kinder mit allen

Formen angstneurotischer Symptomatik, aber auch gehemmte Kinder zu nennen und Patienten mit Störungen im präverbalen Bereich, die mißtrauisch auf ihre Umgebung reagieren oder frühe Entbehrungen der Mutter-Kind-Symbiose aufweisen, die als Deprivation zu beschreiben sind. Kinder mit schweren aggressiven Symptomen, Geschwisterrivalität, die bis zum Mordimpuls reichen kann, sollten ebenso in Einzeltherapie genommen werden.

Bei der elternzentrierten Therapie wechseln die Gespräche zwischen Information, Beratung, Ermutigung und tangentialem Ansprechen psychodynamischer Zusammenhänge. Dabei geht es nach Keilbach um klärende Entlastung beim gemeinsamen Durcharbeiten des genetisch Erlebten. Abhängig von der psychotherapeutischen Versorgung kommt es zunehmend häufiger – gelegentlich auch vorschnell – zu der Empfehlung einer analytischen Einzelbehandlung an den Vater oder die Mutter. An dieser Nahtstelle hat sich die Familientherapie etabliert.

Für eine dynamische Psychotherapie nach Dührssen sind Kinder – und deren Eltern – geeignet, die leicht Zugang zu ihrem unbewußten Bereich finden, umstellfähig und ausreichend kommunikationsfähig sind. Diese Kinder sollten nicht zu destruktiv sein. Sie sind für diese Therapieform geeignet, wenn sie auf angebotenes Verständnis mit Nachdenklichkeit reagieren. Geeignet sind weiterhin Kinder mit der Fähigkeit, das aufgetretene Symptom mit den Umständen in Beziehung zu bringen, die die Auslösung bewirkten oder begünstigten. Hierzu gehören organ-zentrierte Symptome ebenso, wie umschriebene Konflikte einschließlich chronischer Krankheiten oder der plötzliche Verlust einer geliebten Beziehungsperson.

Weniger scharf umschriebene Symptome wie allgemeine Verhaltensauffälligkeit, Schulprobleme, Bettnässen o. a. m. sind besser über Indikationen mit den Beziehungspersonen, sowie über neurotische Arrangements in der akuten Lebenssituation anzusprechen (Dührssen 1972).

Die analytische Gruppentherapie nach Slavson (1971) und Ginott (1966) ist für Einzelkinder indiziert oder für Kinder, die in einer feindlichen Einstellung zu Erwachsenen leben. Ginott hebt die Gruppe der verweichlichten Knaben heraus. Die Gruppen, die drei bis sechs Kinder nicht überschreiten sollen, sind auch für Kinder mit Einordnungsschwierigkeiten und Kontaktstörungen geeignet. Gelegentlich wird eine Nachbehandlung nach frequenter Einzeltherapie oder dynamischer Psychotherapie für günstig angesehen. Dies gilt insbesondere, wenn die Symptomatik nicht vollständig aufgearbeitet werden konnte und Restzustände bestehen.

Diese drei Verfahren setzen ein hohes Maß an Einfühlungsvermögen für die familiäre Situation, d. h. die Erfassung der psychodynamischen Zusammenhänge voraus. Im weitesten Sinne kann damit auch hier von Familientherapie gesprochen werden. Für die Familientherapie im engeren Sinne, wie sie jetzt zunehmend stärker unter den verschiedenen theoretischen Voraussetzungen angeboten wird, fehlen noch für die Kindertherapie die Indikationskriterien. Sperling (1976) und Wynne (1965) sehen die Indikation überwiegend bei Trennungsproblemen Jugendlicher.

Die Wahl des Behandlungsverfahrens kann nicht nur von der kürzeren Entfernung zwischen Wohnort des Kindes und des Behandlers abhängen. Die kindliche Symptomatik wird auch von den einzelnen Behandlern verschieden fokussiert: intrapersonale und interpersonale Betrachtungsweisen wechseln ab oder vermischen sich in verschiedener Intensität bei den einzelnen Therapeuten. DÜHRSSEN betont das Bemühen um Verständnis für die Eltern; diese wiederum seien am ehesten für eine Zusammenarbeit zu gewinnen, wenn ihnen aus der eigenen Biographie die Haltungen und Einstellungen deutlich werden, die die Erkrankung des eigenen Kindes bewirkt oder begünstigt haben. Dabei geht es nicht um die Mutter allein; der Therapeut muß bereit sein, sich in die verschiedenen Mitglieder der Familie einzufühlen und Verständnisbereitschaft zu zeigen. SCHWIDDER hat die unbewußten Rollenerwartungen der Eltern an ihre Kinder beschrieben. Dabei ist ihm wichtig, daß die Verwirklichungen durch das Kind unbewußt auch gefürchtet und bekämpft werden, und diese Ambivalenz erst eine neurotische Entwicklung auslösen kann. Von den Kindertherapeuten der ersten Stunde – A. FREUD und M. KLEIN und ihrer Schüler – wurde die Übertragung von mehreren Beziehungspersonen, die emotional an der Entwicklung eines Kindes beteiligt sind, abgelehnt. Von daher wurde die Behandlung einer psychogenen erkrankten Mutter durch andere Therapeuten aus der Einsicht gefordert, daß das Kind nicht gesunden könne, solange die Krankheit der Mutter andauere. KEILBACH weist demgegenüber darauf hin, daß bei einer Behandlung von Mutter und Kind durch einen Therapeuten die Entwicklung der kindlichen Empfindungen sich weitgehender verstehen und nachvollziehen lasse. KEILBACH hat außerdem einen Versuch gemacht – in Analogie zu RIEMANN – auch für die Kindertherapeuten Gefahren und Vorzüge aufzuzeigen, die in der Persönlichkeitsstruktur des Therapeuten liegt; der hysterisch strukturierte Therapeut hat danach eine Neigung, sich als psychodramatischer Gegenspieler einzulassen, sich eher mit Gruppenbehandlung und dynamischer Psychiatrie zu befassen und häufiger Behandlungsverfahren zu wechseln. Der Intensität der persönlichen Zuwendung steht eine Tendenz gegenüber, sich auf mehrere Kinder einzustellen, und nicht so sehr zu der klassisch-frequenten Einzeltherapie zu tendieren. Therapeuten mit zwanghaften Anteilen dagegen neigen zu stabiler Beharrlichkeit, gründlichem Bemühen um die Krankheitszusammenhänge, aber auch zum Verabsolutieren der Theorie. Sie werden ihrerseits Erprobtes tradieren und sich die theoretisch fundierten Verfahren zueigen machen. Dementsprechend neigen sie mehr zur Einzeltherapie und seltener zur Gruppenbehandlung. Analytiker mit depressiven Einschlägen lassen sich leicht überfordern. Bei großer Einfühlungsgabe verlieren sie leicht die Distanz und ihre mitfühlende Hilfsbereitschaft trägt die Gefahr der Verwöhnung und der mangelnden therapeutischen erforderlichen Härte in sich. Sie neigen letztendlich mehr zur klassischen Einzelbehandlung und Gruppentherapie, können sich schlecht von ihren Patienten trennen und zeigen eine geringe Neigung, innerhalb der therapeutischen Arrangements zu wechseln. Therapeuten, die überwiegend schizoide Strukturanteile in sich tragen, erfassen rasch und intuitiv Zusammenhänge, so daß sie sich für eine dynamische Psychotherapie sehr eignen. Sie fürchten aber, neue Menschen kennenlernen zu müssen und tendieren von daher eher zur frequenten Einzeltherapie (KEILBACH 1976).

II. Übertragung

Das Kind ist in einer Weise libidinös an die Eltern gebunden, die jede therapeutische Aktivität zu einem familiären Prozeß im weitesten Sinne des Wortes macht. Die Eltern sind an der Symptomentwicklung beteiligt, entwickeln ihrerseits Leidensdruck, der sie zur Kontaktaufnahme mit dem Therapeuten führt. Auf diese Weise ist die erste Übertragung in der Kinderanalyse in der Mehrzahl der Fälle die positive Beziehung der Eltern zum Therapeuten, die sich möglichst als tragfähige Basis für die eigentliche Behandlung des Kindes erweisen sollte. Dabei gilt es schon im Vorgespräch mit den Eltern, das Gefühl der verantwortlichen Mitbeteiligung im Sinne einer Partnerschaft zu vermitteln. Die positive Bereitschaft der Eltern für die in Aussicht genommene Behandlung des Kindes erscheint heute unerläßlich. Damit ist der aktuelle Konflikt beschrieben, denn das Kind wird zur Behandlung geschickt. Nur ganz selten kommt der Antrieb vom Kind selbst. Die erste emotionale Einstellung des Kindes über den Therapeuten ist daher oft abweisend und negativ.

Eine feindselige Einstellung zur Therapie und dem Therapeuten wird nicht selten vordergründig rationalisiert. Der Therapeut soll dabei aber auch wissen, daß in diesem Alter soziale Kontakte geknüpft, Kräfte erprobt und Abenteuer gesucht werden. Die Verweigerung der Mitarbeit, weil dem Kind keine Zeit mehr bleibt, ist zwar Widerstand, aber eben doch auch ein notwendiger und ein wichtiger Schritt in die Latenz. Der Behandler wird zu entscheiden haben, wie er die negative Übertragung zu bewerten hat. Sie ist aber vergleichsweise leicht therapeutisch zu überwinden. Bei nachfolgendem Widerstand kann sie jedoch erneut manifest werden. In frühen Phasen der Kindertherapie wurde deshalb versucht, das Kind für eine Behandlung dadurch zu gewinnen, daß der Therapeut sich selbst als eine mächtige Person darstellte. Diese Haltung wurde inzwischen aufgegeben. Die Kinder reagieren nämlich zustimmend, wenn sie erleben, daß der Therapeut Verständnis für Konfliktsituationen aufbringt. Der therapeutische Umgang mit einem neurotischen Kind ist so schwierig, weil man ein Zuviel an sekundärem Krankheitsgewinn vermeiden und gleichzeitig keine unerfüllbaren Forderungen stellen sollte. Dieser Vorgang wurde von FRANKL u. HELLMAN (1962) beschrieben.

Ein bedeutsamer Zugang zum Unbewußten liegt bei der Kindertherapie in der aktiven Wiederholung des passiv Erlebten. Letzteres gilt sowohl für die Wiederholung der Gefühlseinstellung, als auch für die aktive Wiederherstellung im Spiel. Das Kind wird in der Behandlung versuchen, dem Therapeuten aktiv das zuzufügen, was von den Eltern und Geschwistern passiv ertragen werden muß. Wenn sich das Kind geplagt und gedemütigt fühlt, wird es versuchen, sich Spiele auszudenken, in denen es über den Behandler triumphiert. Diese Entwicklung sollte der Behandler zulassen und nicht durch Spieldeutungen vorzeitig beeinträchtigen, denn die aktive Wiederholung im Spiel ist eine günstige Möglichkeit der Verarbeitung von Konfliktsituationen überhaupt.

Wichtig bleibt in der Kinderbehandlung, daß der Therapeut sich als ein Gegenüber erweist, der das Kind nicht erziehen, wohl aber verstehen will. Damit verhilft er dem Kind auch Interesse dafür zu gewinnen, sich selbst zu verstehen. Wichtig bleibt ferner, daß zunächst die aktuelle Situation und erst dann die infantile Übertragung angesprochen werden soll. Das Kind bringt – wie der Erwachsene – keine vollkommen neuen Gefühle in die Behandlung. Die Übertragungsgefühle des Kindes werden von den Intentionen mitbestimmt, die das Kind für seine Eltern hat.

Eine zusätzliche Möglichkeit des Ausdrucksverhaltens steht dem Kind zur Verfügung, die dem Erwachsenen verschlossen ist: während der erwachsene Patient auf der Couch liegt und seine Gefühle und (feindlichen) Wünsche verbal mitteilt, kann das Kind zu aggressiven Handlungen übergehen: es kann agieren. Dabei kann das Kind den Therapeuten, aber auch sich selbst gefährden oder bedrohen. Auch wenn der Therapeut nicht ängstlich und antriebsfreundlich ist, können gefährliche Situationen entstehen. Daher sollte er die Gefahr nicht zu groß werden lassen und klare Grenzen aufzeigen: Du darfst mir nicht weh tun! Oder: Feuer darf nur auf einer feuerfesten Unterlage gemacht werden. Erzieherisches Eingreifen führt nicht selten zu einem verstärkten Agieren, so daß ein Teufelskreis entstehen kann. Solchen Handlungen kann mit sog. Übertragungsdeutungen vorgebeugt werden. Insgesamt ist die Zahl der unerträglichen Situationen in dem Kräftemessen zwischen Behandler und Kind nicht so groß, wie häufig angenommen wird.

Die analytische Behandlung eines Kindes in der Latenzzeit entspricht im allgemeinen den Vorstellungen, die von einer Kinderbehandlung bestehen: Das Kind akzeptiert den Therapeuten als zusätzliche Beziehungsperson, benötigt aber dazu das Einverständnis und die Hilfe der Eltern. Das Kind soll die Zustimmung der Mutter fühlen. Wenn diese aber innerlich nicht hinter der Behandlung steht, kann bereits von einer Kontraindikation gesprochen werden.

Ansonsten kommt eine klassische Übertragungsneurose zustande: Konflikte werden durchgearbeitet, Widerstandsformen in der Übertragung werden entwickelt, wenn das Kind drängende Fragen stellt. Im Zusammenhang mit anderen Patienten wird die Geschwisterrivalität manifest, ödipale Probleme folgen und können von analen abgelöst werden.

In der zweiten Hälfte der Latenzphase gehört es zu dieser Entwicklungsstufe, daß Gefühle abgewehrt werden und der Behandler tut gut daran, nicht den Eindruck zu erwecken, als wolle er dem Kind Gefühle „einreden". In der Zeit der Prä-Pubertät kommt es gelegentlich blitzartig zu einschießenden positiven Gefühlen für den Analytiker. Diese Situation erinnert an SCHWIDDER: Übertragung läßt sich nicht machen, Übertragung geschieht.

Man kann zusammenfassend feststellen, daß unter Übertragung in der Kinderpsychotherapie im engeren Sinne, den Patienten nicht bewußte, emotionale Prägungen von Gefühlsmustern, Wünsche und Enttäuschungen auf die Person des Analytikers zu verstehen sind. Die Art und Weise dieser Vorerfahrungen prägt die Möglichkeiten des Patienten, Beziehungen zu anderen Menschen aufzunehmen, bzw. diese Erfahrungen gestalten den Ablauf und die Form der Beziehungen zum Partner. Das heißt, Übertragung resultiert aus Vorerfahrungen zu frühkindlichen Objektbeziehungen. In diesem Sinne ist das Kind behindert, den Therapeuten im Licht der Realität zu sehen (MÜLLER-KÜPPERS 1972).

III. Gegenübertragung

Eine behandlungsbedürftige Fehlentwicklung eines Kindes setzt eine Störung seines Umfeldes, d. h. seiner Eltern und/oder seiner Beziehungsperson voraus. Die
Zusammenarbeit mit diesen gestörten Menschen ist für einen Kindertherapeuten
aber unerläßlich, da die Eltern unmittelbar durch ihr Verhalten die Symptomatik
des Kindes beeinflussen. Der Behandler entgeht diesen Schwierigkeiten, indem er
sich bewußt auf ein doppeltes Arbeitsbündnis einläßt, das die Eltern einschließt.
Der Kindertherapeut muß in seiner Lehranalyse die Auseinandersetzung mit seinen Eltern gut durchgearbeitet haben, um in dem neurotischen Zusammenspiel
innerhalb der Familie zwischen Abstinenz und Willfährigkeit bestehen zu können. Der Kindertherapeut erliegt in diesem Spannungsfeld leicht der Versuchung,
durch Ratschläge an die Eltern einzugreifen und/oder affektiv zu reagieren, wenn
sie seinen Empfehlungen nicht folgen. Diese Reaktion wird um so verständlicher,
wenn man berücksichtigt, daß die Störungen der Eltern die Neurose des Kindes
bedingt und – besonders im Verlaufe einer Therapie – auch zeitweilig verstärkt.
Das doppelte Arbeitsbündnis ist eine Forderung an den Kindertherapeuten, der
die Familie als ein Ganzes zu sehen gelernt hat. Dabei gilt es zu realisieren, daß
die Eltern schwer daran tragen, daß sie als Eltern therapeutische Hilfe benötigen.
Sie müssen auch leicht zu der Überzeugung kommen, daß der Behandler ihres
Kindes der „bessere Vater" oder die „bessere Mutter" präsentiert. Eltern sind daher überaus empfindlich, wenn sie auch nur Ansätze von rivalisierendem Verhalten seitens des Therapeuten spüren. Auf diese Probleme sollte der Kindertherapeut vorbereitet sein und seine eigene Rolle in dem komplizierten Zusammenspiel
reflektieren. Das Problem der negativen Gegenübertragung ist nicht von ungefähr ein häufig aufgegriffenes Thema in der Supervision einer kontrollierten Kinderanalyse. Aus der Sicht des Kindes wird die neue Beziehungsperson bald akzeptiert. Die Beziehung verschafft dem Kind das Erlebnis einer neuen Realität, gibt
Sicherheit und stärkt die Ich-Funktionen. B. BORNSTEIN weist drauf hin, daß das
Ziel einer Kinderbehandlung weniger darin besteht, ein Symptom zu heilen, als
eine gestörte Entwicklung und einen im Ungleichgewicht befindlichen Familienprozeß wieder in Einklang zu bringen. Sie hält auch dafür, daß eine gescheiterte
Behandlung eines Kindes einen Therapeuten narzißtisch schwerer kränke, als ein
Mißerfolg bei einem erwachsenen Patienten.

Sie ist der Auffassung, daß es sich hier um archaische Verhältnisse der Über-
und Unterlegenheit handelt, die unsere kultur-anthropologischen Vorstellungen
von Kindern gegenüber Erwachsenen bestimmen. Selbst Kinderanalytiker unterschätzen nicht selten die Kompliziertheit und den Ernst einer kindlichen Neurose
(FRIJLING-SCHREUDER). Dabei reagieren Kinder häufig in ihren Abwehrmechanismen noch starrer und unbeweglicher als Erwachsene, so daß die Behandlung
langsamer und zögerlicher als erwartet verläuft. Das Wiederholen und Durcharbeiten ist in der Kinderbehandlung in analoger Weise notwendig, wie beim adulten Patienten.

Endlich ist die besondere Weise, mit der ein Kind auf die Bemühungen des Behandlers reagiert, eine zusätzliche Herausforderung. Es kann patzig, höhnisch,
herausfordernd in einer Weise sein, die den Therapeuten besonders dann kränkt,
wenn er selbst sein Generationsproblem noch nicht gelöst und Verhaltensweisen

zeigt, die sich von denen der unreflektierten Reaktionen der Eltern des Kindes nur
wenig unterscheiden. Überhaupt ist der Kindertherapeut in der Gefahr des Agierens, weil das Kind seinerseits seinen Widerstand auf eben diese Weise zeigt. Gelegentlich ist auch eine Intervention des Therapeuten unerläßlich; er sollte sich
aber immer darüber im klaren sein, daß es sich dann um etwas Besonderes, d. h.
nicht im engeren Sinne zur Behandlung Gehörendes handelt. ANNA FREUD hat
darauf hingewiesen, daß Kinder versuchen, ihre inneren Konflikte dadurch zu lösen, daß sie Änderungen in der Außenwelt provozieren. Das Kind erwartet nicht,
daß der Behandler ihm hilft, sich selbst zu ändern. Es stellt sich eher vor, daß der
Therapeut – mit magischer Allmacht ausgestattet – seine Probleme lösen werde.
Auch aus diesem Grunde gilt es, so selten wie möglich Ausnahmen im Rahmen
des analytischen Settings zu machen. Die Gefahren, sich selbst zu überschätzen,
sind besonders dann nicht ganz gering, wenn der Therapeut vielleicht der einzige
Mensch ist, von dem sich das Kind verstanden fühlt und gleichzeitig Beweise für
seine schwärmerische Bewunderung fordert.

Eine besondere Form der Gegenübertragung ist die Überschätzung des Kindes
und seiner Möglichkeiten durch den Behandler. Jedem Therapeuten passiert es,
daß er seine Patienten für gleichermaßen besonders schwierig und erfolgreich
hält. Äußerlich macht sich diese Variante einer Fehlhaltung des Behandlers dadurch bemerkbar, daß die Therapie zunächst erfolgreich verläuft, um dann zu
stagnieren, oder sogar Rückschläge zu zeigen. Die Enttäuschungsreaktion ist
dann beidseitig und gerade darin besteht eigentlich der Verrat am Kind, das darauf vertrauen muß, daß der Therapeut unverändert seine analytische Haltung bewahrt und sich nicht dazu verführen läßt, pädagogische Interventionen zuzulassen. Der Behandler sollte dem Kind und den Eltern klar zu machen versuchen,
daß der therapeutische Prozeß Zeit benötigt und daß zwischenzeitlich auftretende
Schwierigkeiten nicht bedeuten, daß der Verlauf der Behandlung nicht gut gehe.
FRIJLING-SCHREUDER führt aus, daß sie als Gegenübertragung auch die große
Freude beschreibe, die der Analytiker erlebt, wenn die Entwicklung des Kindes
durch die Behandlung wieder in freie Bahnen gelenkt wird.

LEBOVICI hebt auf die Gefahren bestimmter Gegenübertragungen bei der Kinderanalyse ab. So sei es nicht selten, daß der Kinderanalytiker selbst seine affektiven und sexuellen Bedürfnisse nicht gut befriedigt hätte. Besonders die Kindertherapeutinnen fänden in ihrem Beruf eine legitime, aber ungenügende Sublimierung. Sie würden von „ihren Kindern" sprechen, die sie behandelten und seien daher nicht unbefangen genug, um auch die Angstentwicklung ertragen zu können.
Aus dieser Sicht sei ihre Sucht nach Erfolg um jeden Preis und die Neigung zur
Übertreibung bei der Indikation zur Behandlung zu verstehen.

IV. Psychotherapie des kranken Kindes

Kinderpsychotherapeuten der verschiedenen Schulen haben unabhängig voneinander früh begonnen, sich dem kranken Kind therapeutisch zuzuwenden. Mit ihrer Arbeit über „die Rolle der körperlichen Krankheit im Seelenleben des Kindes"
und „die Beziehungen zwischen Kinderheilkunde und Kinderpsychologie" hat
ANNA FREUD dieses Thema vorgegeben. ROBERTSON (1976) berichtete, wie

E. PLANK, über das Trennungstrauma des hospitalisierten Kleinkindes und „eine Ersatzmutter für das kleine Kind im Krankenhaus".

Beobachtungen des Kindes im Krankenhaus in der Latenzphase stellte C. JESS-NER dar. Die kinderpsychotherapeutischen Darstellungen spiegeln aber auch die ärztlichen Erfahrungen in der pädiatrischen und allgemeinen Sprechstunde wider. Den psychosomatischen Erkrankungen gilt bevorzugte Aufmerksamkeit: so berichteten BIERMANN und HAFTER-GASS über stationäre Probleme. Die psychogenen Erkrankungen im Kindes- und Jugendalter wurden von ANNEMARIE DÜHRSSEN monographisch aufgearbeitet. Besondere Aufmerksamkeiten galten der kindlichen Fettsucht, der Colitis ulcerosa, der Magersucht, dem Bettnässen, Einkoten, dem Asthma bronchiale, den kindlichen Schlafstörungen, der Ulcuskrankheit, dem endogenen Ekzem, der Trichotillomanie, dem Mutismus, um nur einige Akzente zu setzen (BIERMANN 1976).

Die Literatur über die Enkopresis zeigt ein eher verwirrendes Bild: das Wissen ist unvollständig, die Interpretation widersprüchlich. Psychodynamische Aspekte werden von ROSS, MCNAMARA, DÜHRSSEN, WALLIS und KEILBACH vorgetragen. Über Enkopresis als Schutz vor homosexuellen Belästigungen berichtet KRISCH; dieser Autor hat auch eine vergleichende Untersuchung zum „enkopretischen Charakter" vorgelegt (KRISCH 1980, 1982).

Heilpädagogische Behandlungen unter psychotherapeutischen Gesichtspunkten, Hilfe für Sprachgestörte, Hörgeschädigte und Eltern blinder Kinder zeigen die Vielfalt therapeutischer Anwendungsmöglichkeiten. Aber auch im engeren Sinne kinderpsychiatrisch auffällige Kinder erhalten Hilfen: so anfallskranke, schwerstgelähmte, hirngeschädigte, schwachbegabte, aber auch psychotische Kinder (BIERMANN 1976).

V. Gruppenpsychotherapie

Nach SLAVSON (1971) liegt der Wert der Gruppe in der Psychotherapie darin, daß sie die Anfangsschritte in der Behandlung beschleunigt, daß die Übertragung auf den Patienten erleichtert wird und daß Übertragungen zwischen den Teilnehmern hergestellt werden. Kinder in einer Gruppe geben einander Unterstützung und Sicherheit. Sie fühlen sich durch den Therapeuten weniger bedroht und sind insgesamt produktiver, so daß sich auch Probleme früher darstellen. Im einzelnen unterscheidet SLAVSON: Spielgruppen, Aktivitätsgruppen, Aktivitäts-Deutungsgruppen und Übergangsgruppen.

Spielgruppen fassen Kinder im Alter von 4 bis 7 im vorschulpflichtigen Alter zusammen. Diese Gruppen sollen den Kindern Gelegenheit geben, ihre Geschwisterrivalität, aber auch Ängste und Hemmungen abzubauen. Sie werden ermuntert, ihrem Groll gegenüber ihrer Umgebung Ausdruck zu verleihen und Ängste abzureagieren. Kinder zeigen in diesem Alter häufig ein aggressives Verhalten; bei Raufereien muß man diese Kinder, die zumeist Züge von Überaktivität nicht vermissen lassen, trennen, da sie sich gelegentlich auch verletzen können. Man wird zeitweilig auch nicht umhin könne, Kinder wieder auszugliedern, wenn sie für die Behandlung noch nicht reif genug sind. Überhaupt wird man mit dieser Gruppe sehr junger Kinder flexibel umgehen, da antisoziale, egoistische und auch autisti-

sche Tendenzen vorherrschen und der Sozialisationsprozeß noch nicht sehr weit
fortgeschritten ist.

In der Aktivitäts-Gruppen-Therapie gilt es, Voraussetzungen zu schaffen für
Materialien, d. h. Werkzeuge zum Bearbeiten von Metall, Holz, Ton etc., aber
auch Handarbeiten wie Weben und Drucken. Diese Gruppe geht auch mit Sport-
und Spielgeräten um, es wird gemeinsam gekocht und es werden Ausflüge gemacht. Die Atmosphäre ist insgesamt gelöst und nachsichtig. Die Kinder dürfen
auch nur zusehen oder faulenzen. Durch die Anwesenheit des Therapeuten entsteht eine Atmosphäre der wohlwollenden Duldung. Die Kinder sind zwischen 8
bis 12 Jahre alt, haben schon eine Ich-Struktur, können Beziehungen herstellen,
Impulse beherrschen und zwischen gutem und schlechtem Verhalten unterscheiden. Voraussetzung ist aber auch, daß alle Mitglieder bereit und in der Lage sind,
sich in eine Gruppe einzubringen und anzufassen. Bei border-line-Fällen, Psychosen und schweren neurotischen Störungen muß u. U. eine Einzelbehandlung vor-
geschaltet werden. Sonst aber kann erwartet werden, daß Angst- und Spannungszustände, Minderwertigkeitsgefühle, aber auch Leistungs- und Schulprobleme in
dem Gruppenverband ebenso therapeutisch angegangen werden können, wie
Selbstwert- und Kontaktprobleme sowie Umgang mit sozialen Reifungsstörungen.

Die Slavsonschen Übergangsgruppen nehmen Kinder auf, die spezielle soziale
Verhaltensstörungen aufweisen, ohne schwere charakterliche oder pseudo-psy-
chopathische Fehlhaltungen zu zeigen. Es handelt sich überwiegend um retardierte, introvertierte und gehemmte Kinder, die zur Isolation neigen und sich aus dem
Sozialverband selbst ausgliedern: Kinder mit mutistischen Symptomen, autisti-
schem Verhalten und schizoide Kinder, die einen geschützten Rahmen und ein
Training der sozialen Adaptation benötigen.

Über Probleme in der stationären Kinderpsychotherapie hat SCHRAML berichtet. In der Folgezeit sind weitere Erfahrungen von KNÖLL und ZAUNER, REDL,
WIESENHÜTTER, STANGE und HAFTER-GASS vorgelegt worden.

Über die besonderen Probleme kinderpsychotherapeutischer Arbeit in einer
kinderpsychiatrischen Klinik haben STRUNK und BERGER ausgeführt, daß die Besonderheit darin besteht, daß die Klinikstationen nicht nur psychotherapeutische
Aufgaben haben. Die Darstellung des Problems der integrierten Psychotherapie
in der stationären Kinderpsychiatrie finden sich u. a. bei KÖGLER, ZECH und PITT-
NER (KÖGLER 1982).

Eine besondere, von pädagogischen Gruppenaktivitäten getrennte Form der
Gruppenpsychotherapie im stationären Bereich beschreibt HAAR. Die Methode
lehnt sich an die Slavsonsche Aktivitäts-Gruppentherapie an, verwertet aber intensiver Elemente der Psychoanalyse. Gelegentlich werden auch mit der schwierigen Altersgruppe 12 bis 14 Gruppen gebildet und versucht, dem Wechsel von
spielerischen „Ausdrucksmöglichkeiten zur Konfliktverarbeitung in Aktion und
Wort" Raum zu geben. Die Gruppe läßt sich von dem Göttinger-Modell (HEIGL-
EVERS u. HEIGL 1973) leiten und versucht bewußte, vorbewußte und unbewußte
Interventionstechniken mit verschiedenen Akzentuierungen einzusetzen und legt
erste Erfahrungen vor. Über Nachuntersuchungen bei Kindern, die eine Gruppentherapie absolviert haben, berichtet DIETRICH (1982); danach hatte 1–2 Jahre
nach der Therapie sich nicht nur das führende psychosomatische Symptom gebes-

sert, sondern die eingetretene Ich-Stärkung hat das soziale Umfeld zu bestehen begünstigt.

Das Prinzip der bi-fokalen Gruppentherapie nach R. Schindler will sich nicht ausschließlich auf Patienten und ihre Angehörigen beschränkt wissen. Unter bi-fokaler Gruppentherapie soll vielmehr jede Polarisierung auf zwei miteinander verkuppelte Bezugsgruppen verstanden werden. Die Anwendung auf verhaltens-gestörte Kinder und ihre Eltern ist besonders von Friedemann propagiert wor-den. Er weist auch auf die Gefahr hin, daß diese Therapie natürlich nicht nur nicht gemeinsam und auch nicht durch denselben Therapeuten durchgeführt wer-den kann. Die Gefahr der gegenseitigen Bloßstellung – Eltern vor Kindern und umgekehrt – muß vielmehr sorgfältig vermieden werden. Insbesondere sollen El-tern in ihrem Verständnis für kindliche Entwicklungsbedingungen gestärkt wer-den, so daß die Kinder fähig werden, in ihre peer-group hineinzuwachsen.

VI. Dynamische Psychotherapie nach Dührssen

Annemarie Dührssen hat ein psychotherapeutisches Verfahren beschrieben, das ursprünglich für Erwachsene konzipiert war. Von ihr selbst wurde diese Therapie aber auch in der Behandlung von Familienmitgliedern psychisch erkrankter Kin-der und bei Kindern selbst angewandt (Dührssen 1972).

Die dynamische Psychotherapie wendet sich direkt an das Material, das vom Kind verbalisiert werden kann und schränkt damit bewußt die Indikation auf jene neurotischen Konflikte ein, die mit Hilfe des Therapeuten vom Kind verbal ein-gegrenzt und schließlich auch mitgeteilt werden können. Dazu gehören: akute Angstanfälle, Phobien, Zwänge, situative Körpersymptome wie Kopfschmerzen, Schwindelzustände, Einnässen am Tage, Einkoten, sowie abgrenzbare Verhal-tensauffälligkeiten wie aggressive Durchbrüche oder Zustände erheblicher Hem-mungen. Die Auswahlkriterien lassen von Therapeut zu Therapeut große Varia-bilitäten zu. Es handelt sich um eine Therapieform, die im Gegenübersitzen durchgeführt wird und bei der die Patienten- und Therapeutenvariablen beson-ders gut zusammenpassen müssen. Als ein wichtiges Auswahlkriterium für die In-dikation hat sich erwiesen, ob ein Kind im Erstgespräch von sich aus dazu ten-diert, mit der Schilderung seiner Symptomatik zu beginnen, wenn es gefragt wird, warum die Mutter mit ihm gekommen sei. Der Therapeut ist dann interessiert, die Art der Symptomatik, ihre Dauer, Ausdehnung und die auslösende Konflikt-situation möglichst genau zu erfahren. Damit ist bereits der Weg eingeschlagen, das Symptom als Ausgangspunkt für die Therapie zu nehmen und vom Symptom in die Breite und Tiefe durch klärende und themenbestimmende Fragen vor-zudringen. Im Gegensatz zur frequenten Spieltherapie ergeben sich eine Reihe formaler Unterschiede: 1. Die Behandlung beginnt bei der Anamnese. Es werden keine besonderen Abmachungen über die Therapie getroffen. Die Häufigkeit der Therapiestunden ist nicht festgelegt, sondern wird den Erfordernissen der thera-peutischen Situation angepaßt. Die Therapiedauer bleibt offen. 2. Die Zeitspanne zwischen zwei Behandlungsstunden beträgt in der Regel 14 Tage bis 4 Wochen. 3. Die Behandlung erfolgt vorwiegend als Gespräch im Gegenübersitzen. In der Regel wird in den Stunden nicht gespielt. 4. Der Therapeut verhält sich weniger abwartend und zurückhaltend, als bei der frequenten Therapie. Er ist aktiver Gesprächspartner, mehr reale Beziehungsperson als Übertragungsobjekt. 5. Regression und Übertragung werden durch das Setting des Gegenübersitzens weniger begünstigt als bei der frequenten Therapie. 6. Die Einbeziehung der Eltern in die Therapie ist in jedem Umfang möglich. Die Therapie der Eltern erfolgt mit der gleichen Technik durch denselben Therapeuten. Häufig wird eine Therapiestunde zwischen Kind und Eltern auch aufgeteilt. FAHRIG (1973) hat die Therapieform beschrieben und besonders die assoziative Gesprächsführung, die Entängstigung durch die veränderten Haltungen des Therapeuten und die averbale Kommunikation mit dem Kind als tragende Faktoren hervorgehoben.

VII. Familientherapie

Historisch ist der erste Hinweis auf eine Hinwendung zur Familie in der Literatur eine psychoanalytische Schrift für Laien von FLÜGEL mit dem Titel „Psychoanalytische Studie der Familie". 1931 gab es einen Psychoanalytiker-Kongreß in Lyon mit dem Leitthema: „Familienneurose und die neurotische Familie." Gleichzeitig wurden Berichte über simultane Behandlungen von Ehepaaren von OBERNDORF, MITTELMANN und BURLINGHAM in der Zeit von 1940 bis 1950 vorgelegt. Übersicht über diese erste Phase der Familienbehandlung im weitesten Sinne gaben GROTJAHN und BOWEN. Neue Impulse kamen in den sechziger Jahren von THEODOR LIDZ und seiner Arbeitsgruppe, die sich den psychodynamischen und soziologischen Problemen der Schizophrenie zugewandt hatte. Neben den Übertragungsproblemen wurden dabei die kommunikationstheoretische Ansätze zunehmend bedeutender. In diese Zeit fällt auch die von R. SCHINDLER inaugurierte bi-fokale Therapie. Die Erweiterung des therapeutischen Ansatzes führte zu einer großen Variabilität in der Einbeziehung familiärer Subsysteme. Zeitweilig standen die Störungen der Eltern oder auch die Auseinandersetzungen mit ihren Herkunftsfamilien im Sinne einer Intergenerationen-Behandlung im Vordergrund, so bei BOSZORMENYI-NAGY u. SPARK (1973). Dabei blieben theoretische Positionen nicht auf die Psychoanalyse beschränkt; auch lern- und verhaltenstherapeutische, vor allem aber kommunikationstheoretische Ansätze wurden zusätzlich mit aufgenommen. Im deutschen Sprachraum hat RICHTER das Thema mit seiner Arbeit „Patient – Familie" aufgegriffen und eine Typologie der Familientherapie dargestellt. Danach ist Familientherapie eine Form von Psychotherapie, die an der Interaktion einer Primärgruppe ansetzt und eine Veränderung der zwischenmenschlichen Beziehungen innerhalb der Familie anstrebt. Eine allgemeinverbindliche Theorie gibt es noch nicht. Die Familie wird nach einem Regel-Kreissystem aufgefaßt, in dem Verhalten und Erleben nach dem Prinzip der Rückkopplung gesteuert wird. Krankhaftes Verhalten ist nicht das Schicksal einer Einzelperson, sondern Teilaspekt eines pathologischen Systems. Zu diesem Umdenken gehört der Gedanke der Delegation von WYNNE (1965), den insbesondere STIERLIN aufgenommen hat: innerhalb einer Familie sind nahezu alle Familienmitglieder in etwa gleich gestört. Durch die Delegation auf ein Mitglied der Familie, das dadurch zum Kranken wird, kann das familiäre Gleichgewicht wieder hergestellt werden. Damit ist ein neuer therapeutischer Ansatz gegeben, denn die familiären Beziehungen sind nach Kaufmann immer stärker, als das individuelle Heilungspotential. Für Familientherapie gibt es in dem Sinne keine Gegenindikation es sei denn, die Mitglieder verweigern sich oder der Therapeut lehnt eine Behandlung ab (Sperling 1976).

Inzwischen hat eine Diskussion zwischen Psychoanalyse und Systemtheorie eingesetzt, die als Kontroverse geführt wird. Buchholz hat in einer kritischen Betrachtung darauf hingewiesen, daß in der Auseinandersetzung Metaphern benutzt werden, die das Konzept von Bateson erfüllen und damit als verschiedene Betrachtungsweisen identischer Phänomene beschrieben werden können. Der Autor folgert, daß für einen Konsens ein Dialog nötig sei. Die Entwicklung und Fehlentwicklung der Familientherapie der letzten zehn Jahre wird für die Erziehungsberatungsstellen von Heekerens aufgearbeitet. Wiewohl die Erziehungsberatungsstelle eine „Domäne der Familientherapie" sein sollte, sei der relative Ansatz gering und die Widerstände gegen eine Ausweitung seien bei den Institutionen selbst zu suchen. Daß andererseits die Interpretation psychischer Störungen als sinnvolle Verhaltensweise in einem dysfunktionalen System interpretiert werden, trifft auch in sozialpädagogischen Diensten und kinderpsychiatrischen Ambulanzen als Erkenntnis unvermindert zu und wird in die jeweilige Behandlungsform mit aufgenommen, ohne daß das Stichwort „Familientherapie" ausdrücklich erscheint. Gleichwohl sind eine Reihe von Arbeiten erschienen, die Familiendynamik und analytische Kindertherapie unter psychosomatischen Aspekten miteinander verbinden (Overbeck, Fertsch-Röver-Berger, Mangold und Bovensiepen; weitere neuere Darstellungen finden sich bei Zauner 1976; Gerhardt 1981; Baethge 1981; Sohni 1984).

VIII. Verhaltenstherapie

Die theoretischen Überlegungen über Ursache und Veränderungen psychischer Störungen, die der Verhaltenstherapie zugrunde liegen, gehen auf das operante und respondente Konditionieren zurück, und lassen sich mit Goetze u. Jaede (1974) zusammenfassen: „Verhaltensstörungen werden nicht als Ausdruck zugrundeliegender psychischer Konflikte angesehen. Vielmehr wird angenommen, daß sie, wie jedes andere Verhalten auch, Ergebnis bestimmter Lernprozesse sind." Mit Schmidtchen u. Schlüter (1980) kann man die Begrenztheit dieses Modells beschreiben: „Obwohl das lerntheoretische Verhaltenserklärungskonzept in seiner Einfachheit recht plausibel und (deshalb) gebräuchlich ist, eignet es sich doch wenig zur Erklärung komplexer psychopathologischer Verhaltensprozesse." Das Anwendungsmodell macht zudem keinen Unterschied in den Behandlungsprinzipien zwischen Erwachsenen und Kindern. Die Reichweite der Indikation des therapeutischen Ansatzes wird von ihren Befürwortern aber auch hervorgehoben, da sie sich durch eine Fülle von Behandlungstechniken auszeichnet, die diese Therapieform zu einem sehr komplexen Behandlungsangebot mache. In den fünfziger Jahren kamen die ersten lerntheoretischen Erkenntnisse – in der Auseinandersetzung mit der Psychoanalyse – zur Anwendung. Eine wirkliche behaviouristische Modifikationsbewegung von ansehnlicher Bedeutung konnte sich jedoch erst Anfang der sechziger Jahre formieren. In diese Zeit fallen auch die ersten systematisch weitergeführten Kindertherapien auf lerntheoretischer Grundlage mit geistig behinderten Kindern. Diese Bemühungen um den Abbau störender und den Aufbau erwünschter Verhaltensweisen war nicht ohne Erfolg (REDLIN 1977). Demgegenüber waren die Versuche, geistig nicht retardierte Kinder verhaltenstherapeutisch zu beeinflussen nicht so erfolgreich. Letzteres ist nach REUKAUF (1981) wohl mit der viel größeren Zahl von Variablen zu erklären. Eine eigene verhaltenstherapeutische Schule zeichnet sich auf dem Gebiet der Verhaltenstherapie mit Kindern noch nicht ab. In den letzten zwanzig Jahren haben Arbeiten zugenommen, die die Einbeziehung der Eltern im Sinne eines gemeinsamen Trainings einschließen. Es erscheint auch nicht von ungefähr, daß die weitere Ausdehnung der verhaltenstherapeutischen Modifikation sich auf Jugendliche richtete und nach REDLIN deren Resozialisierung bei Milieuschädigung oder Delinquenz zum Ziel hat. Verhaltenstherapeutische Studien wurden im Bereich der Psychosomatik vorgelegt so von STEWIN und STUCKE, STEGAT, OHNSORGE und YOUNG für die Enuresis nocturna. Zunehmend häufiger wird in verhaltenstherapeutischen Veröffentlichungen eine erweiterte Sichtweise deutlich, die die gesamte Persönlichkeit eines Klienten sowie seine Familie und die weitere Umwelt in die therapeutischen Überlegungen und Maßnahmen miteinbezieht. Auch von seiten der Verhaltenstherapeuten beginnen sich in den letzten Jahren Überzeugungen durchzusetzen, daß tiefgreifende und dauerhafte Verhaltensänderungen bei Kindern und Jugendlichen sich ohne Beeinflussung der elterlichen Erziehungsstile nicht erreichen lassen (BLACKHAM u. SILMANN 1977).

C. Spezielle Therapieverfahren

I. Phantasiegeschichten

Der Mensch – besonders aber das Kind – ist fähig, Wünsche und Bedürfnisse auch in Tagträumereien und Phantasiegeschichten zu befriedigen, wenn ihm eine reale Möglichkeit versagt ist. Jeder Handlung geht eine Intention voraus und in diesem Sinne hilft Phantasie auch, Aktivitäten i. S. von Probehandlungen vorzubereiten. Phantasie ist lebensnotwendig und lebenserhaltend.

Phantasieschwäche bedingt eine gewisse Lebensuntüchtigkeit. Kreative Phantasie führt umgekehrt zu kongenialen Leistungen in der Kunst und Wissenschaft.

Auf die Bedeutung der Phantasie in der Kinderpsychotherapie hat MERIAN (1969) hingewiesen. Dem Kleinkind ist die magische Wunscherfüllung möglich und auch später noch hat es Schwierigkeiten, die reale Welt von der Phantasie zu trennen. So liegt es nahe, auch in der Latenzphase diese Neigung zum Fabulieren, die Freude am Märchen auszunutzen und neben Symbol- und Rollenspielen Phantasiegeschichten in den therapeutischen Prozeß einzuführen. Ähnlich fordert ZÜBLIN zur aktiven Imagination auf: „So, jetzt erfinden wir eine Geschichte über..." und wählt dazu ein Thema aus dem Problemkreis des Kindes, u. a. auch eine Antwort aus einem Rorschach-Protokoll. Die Methode ist am nicht-direktiven Verfahren orientiert, arbeitet aber mit den analytischen Kategorien von Übertragung und Widerstand. Als wichtigste therapeutische Regel in der Handhabung von Phantasiegeschichten wird versucht, dem Kind zu ermöglichen, sich mitzuteilen und in der Weiterentwicklung der Phantasie eine Lösung zu finden. Der Therapeut soll sich keinen bewußten Zielvorstellungen hingeben, sondern das Material so lange bearbeiten, bis es dem Kind zugänglich wird oder sich erschöpft.

II. Traum

Dem Traum und der Trauminterpretation kommen – gegenüber dem freien Spiel – in der Kinderbehandlung eine eher untergeordnete Bedeutung zu. Erst durch die Arbeit von ERIKSON (1969), der auf die im manifesten Trauminhalt sichtbar werdenden Ich-Strukturen hinwies, ist die Bedeutung des Kindertraums – insbesondere bei präödipalen Störungen neu erkannt worden. Bis dahin hatte der Traum in der Kinderanalyse wegen der Erinnerungsverfälschungen und der mangelnden Fähigkeit des Kindes zur Assoziation nur geringe Bedeutung. Die Untersuchung von FAHRIG u. HORN (1983) von 200 Kinderträumen mit der Contentanalyse nach JORSWIECK hatte ein unerwartetes Ergebnis: Der Traum des Kindes ist vom 6. Lebensjahr an von Erwachsenenträumen kaum zu unterscheiden.

III. Katathymes Bilderleben

Das katathyme Bilderleben wird als „Symboldrama" bezeichnet und knüpft an die Phantasie und Imaginationsfähigkeit des Kindes an. Es steht in engem Zusammenhang mit dem Tagtraum. Diese Form des Agierens ist nach LEUNER (1969), der diese spezielle Methode entwickelt hat, besonders für Kinder und Jugendliche geeignet, da die Beziehung zur Spieltherapie offensichtlich ist. Die Technik sieht vor, daß das Kind liegt oder in einem bequemen Lehnsessel entspannt sitzt. Einfache Suggestionen der Ruhe und Lösung genügen, um an Vorstellungen anzuknüpfen, in denen das Kind im Sommer auf einer Wiese liegt oder sich im Bett befindet, um einzuschlafen. Die Methode kann auch als Freisetzung von hypnagogen Visionen bezeichnet werden. Sie gewinnt ihren quasi realen Charakter, indem sich das Kind in der imaginierten Landschaft bewegt als sei sie Wirklichkeit. Das Kind wird angehalten, dem Therapeuten laufend beschreibend zu berichten. Es kann seinerseits Fragen stellen, Hinweise geben oder auch zur Erledigung seiner Aufgaben anregen. Durch diese fortlaufende verbale Kommunikation mit dem Therapeuten konstellieren sich die Inhalte nicht nur prägnanter, sondern es bleibt auch eine Beziehung zwischen dem Kind und dem Therapeuten erhalten. Ähnlich wie bei der Spieltherapie wird nur sehr zurückhaltend interpretiert. LEUNER beruft sich dabei auf die selbstinterpretierenden Eigenschaften als besonderes Charakteristikum im Gegensatz zu den Vorläufern, den spontanen Tagtraumtechniken des Bildstreifendenkens von KRETSCHMER und der aktiven Imagination von C. C. JUNG. Modi des Vorgehens für die Therapie im Kindesalter sind das übende Vorgehen, das insbesondere für Angstneurosen und Phobien als günstig angesehen wird. Diese Form wird auch für ungeübte Therapeuten als leicht zugängliche Technik beschrieben. Mit der Symbolkonfrontation wird das Kind ermutigt, eine Auseinandersetzung mit einer angsterregenden Symbolgestalt zu wagen. Die Technik wird vorteilhaft ergänzt durch Regieanweisungen des Näherns und Anreicherns. Beim assoziativen Vorgehen tritt das katathyme Bilderleben an die Stelle der freien Assoziationen. Es werden frei steigende Bilder entwickelt und dabei die Freude am Fabulieren einer Szenerie bei Kindern ausgenutzt. Je nach Erfahrung und Intuition können die einzelnen Techniken miteinander kombiniert werden (GLANZER 1983). Katathymes Bilderleben wird als „eine Fortsetzung der Spieltherapie mit anderen Mitteln" (LEUNER 1969) betrachtet. HORN (1980) bestätigt auch, daß Angstneurosen besonders gut angehbar sind und bevorzugt diese Methode als sog. Kurztherapie. Voraussetzung jeder Behandlung ist neben einer guten Imaginationsfähigkeit ein Mindestmaß an Suggestionsempfänglichkeit.

IV. Psychodrama

Das von MORENO in Wien vor dem Ersten Weltkrieg mit Kindergruppen im Stegreiftheater konzipierte Psychodrama war ein „Protest gegen die individuellen Methoden". MORENO hat seine Arbeit mit dem Psychodrama niemals als eine streng auf Patienten begrenzte Therapie angesehen; vielmehr war für ihn Spiel und Therapie durch die Möglichkeit der Kartharsis miteinander verbunden. Mit diesem Grenzbereich zwischen pädagogisch-therapeutischer Zielsetzung ist eine Form der Therapie avisiert, die für Kinder als ideal zu beschreiben ist. Die Handhabung setzt das Verständnis der Übertragung und Übertragungsdeutungen voraus. Nach LEBOVICI besteht Psychodrama nicht im Spiele mit Patienten und deren Heilung während des Spiels, sondern dient vielmehr dazu, ihnen ihre Fehlhaltungen und Hemmungen zu zeigen, die sich in der schauspielerischen Darstellung ihrer Konflikte äußern. Voraussetzung ist für den Therapeuten eine qualifizierte psychotherapeutische Ausbildung und eine Begabung für dieses Ausdrucksmittel. Psychodrama-Therapeuten müssen nicht Schauspieler sein; sie müssen wohl aber in der Lage sein, ihre Patienten mit ihren Konflikten und den Grenzen, die sich daraus ergeben, konfrontieren zu können (LEBOVICI zit. in BIERMANN 1969).

Die Indikation für die Psychodrama-Arbeit mit Kindern sind psychogene Störungen. Empfohlen wird eine Gruppengröße von fünf bis sieben etwa gleichaltrigen Kindern, die am besten von zwei Therapeuten geführt wird. Die Kinder besprechen das Thema und verteilen die Rollen einschließlich der Rollen der Therapeuten. Die Kinder können auf diese Weise besser als an sich selbst erkennen, welche Folgen ihre Konflikte haben und welche Abwehrhaltungen sich daraus ergeben (LEBOVICI). Durch die demaskierende Wirkung der gegenseitigen Identifikation lernen sie verstehen, was sie in Widerspruch zu ihrer Umgebung bringt. Über die Arbeit mit emotional gestörten Kindern hat SEGLOW berichtet. BOSSELMANN und MARTIN haben ihre Erfahrungen mit Kindern und Jugendlichen in einem heilpädagogischen Heim dargestellt. Für sie bedeutet das Psychodrama als Psychotherapie Vorbereitung des Kindes zu pädagogischer Beeinflußbarkeit. Dabei ist ihnen die Trennung zwischen therapeutischen und pädagogischen Bereichen besonders wichtig. Die Autoren beziehen auch Psychodrama-Elemente in die Arbeit mit Erziehern und Eltern ein. Eine Variante der Arbeit mit Erwachsenen wird von BUBENHEIMER mitgeteilt: er führt psychodramatische Selbsterfahrungsgruppen mit Lehrern und Pädagogikstudenten durch. Hier wird ein Übergang von der Spielpädagogik zu einem therapeutischen Unterricht sichtbar. Über Erfahrungen mit Rollenspiel und Psychodrama-Elementen bei der analytischen Anamnesenerhebung berichtet Oberborbeck. Gerstenberg hat das Psychodrama in die ambulante psychotherapeutische Arbeit mit Eltern und Kindern eingebaut. Die spezielle Psychodrama-Variante des Doppelgängers und des Doppelns – die unter Psychodrama-Therapeuten nicht unumstritten ist – wird von Schönke dargestellt (Schönke 1979).

V. Nicht direktive Spieltherapie des Kindes

Ausgehend von der Persönlichkeits- und Therapietheorie von Rogers hat Axline 1947 die nicht direktive Spieltherapie begründet. Sie basiert auf der Annahme, daß auch das Kind sich aufgrund von Selbstregulierungs- und Selbstentwicklungskräften entfalten kann, wenn die nachfolgenden Grundprinzipien erfüllt sind: 1. Der Therapeut muß eine warme freundschaftliche Beziehung zum Kind aufnehmen, so daß so bald wie möglich ein guter Rapport entsteht. 2. Der Therapeut nimmt das Kind so an, wie es ist. 3. Die Therapie gründet die Beziehung auf eine Atmosphäre des Gewährenlassens, so daß das Kind seine Gefühle frei und ungehemmt ausdrücken kann. 4. Der Therapeut erkennt spontan die Gefühle, die das Kind ausdrücken möchte und reflektiert sie auf eine Weise, die es dem Kind möglich macht, Einsicht in sein Verhalten zu bekommen. 5. Der Therapeut nimmt die Möglichkeit des Kindes, selber mit seinen Problemen fertig zu werden, wenn man ihm nur Gelegenheit dazu gibt, durchaus ernst. 6. Der Therapeut versucht auf keine Weise, die Handlungsfreiheit des Kindes oder seine Gesprächsthematik zu bestimmen. Das Kind weist den Weg, der Therapeut folgt. 7. Der Therapeut versucht nicht, den Gang der Therapie zu beschleunigen. Es ist ein Weg, der Schritt für Schritt gegangen werden muß und der Therapeut weiß das. 8. Der Therapeut setzt nur die Grenzen, die notwendig sind, um die Therapie in der Wirklichkeit zu verankern und dem Kind seine Mitverantwortung an der Beziehung klar zu machen (Axline 1972).

In neuerer Zeit ist die Theoriediskussion weitergegangen: danach sind Axlinesche Prinzipien eher als Handlungsanweisungen, denn als theoretisches Konzept zu verstehen. Erst durch die moderne Therapieforschung – je nach Zielsetzung in Prozeß- und Ergebnisstudien eingeteilt – wurde der Effekt, mit einem differenzierten Methodeninventar von Dorfmann bestätigt. Die Methodik der nicht direktiven Spieltherapie hat vor allem Anwendungsbereiche in der Eltern-Kind-Therapie, in Vorschule und Schule und im Sonderschulbereich. An der Wirksamkeit der Methode dieser Spieltherapie kann kein Zweifel sein.

D. Zusatzinstrumente in der Kinderpsychotherapie

I. Die Bedeutung des therapeutischen Spiels

Kinderpsychotherapie wird gelegentlich abwertend mit Spieltherapie beschrieben. Dabei wird unausgesprochen unterstellt, daß das Spiel keine ernstzunehmen-

de Sache ist. Aber der Gegensatz von Spiel ist nicht Ernst, sondern nach EKSTEIN
(1976) Wirklichkeit. ERIKSON (1969) hat darauf hingewiesen, daß das neurotische
Kind auch dadurch definiert werden kann, daß das begonnene Spiel nicht zu Ende geführt wird und daß damit auch die natürliche Lernfähigkeit des Kindes eingeschränkt ist.

1899 erschien das Buch von GROOS über „Die Spiele des Menschen", in dem
er das Spiel als eine Vorübung auf die Beherrschung unserer Triebe angesehen
hat. KARL BÜHLER hat bei der Betrachtung des Spiels den Begriff der „Funktionslust" eingeführt und in PIAGETs Auseinandersetzung mit der Bedeutung des Spiels
wird die Vorherrschaft der Assimilation über die Akkumulation beschrieben: Das
Kind spielt zunächst mit dem eigenen Körper, dem Körper der Mutter und dann
erst mit Gegenständen. Auch diese Gegenstände verändern sich ständig, werden
immer komplizierter und erhalten einen immer höheren Bedeutungsgehalt. Das
Kind spielt aber auch selbst als Person, schafft sich eine Bühne und gestaltet die
soziale Umwelt im Sinn des jeweiligen Spieles um. Das Spielzeug wird durch Ge-
sellschaftsspiele ersetzt und ist teilweise von den Jahreszeiten abhängig. Die Spiele
sagen etwas aus über die Entwicklung des Kindes und seine Fähigkeit, die jeweiligen Probleme und Konflikte lösen zu können (PIAGET 1975).

WÄLDER hat 1932 in einer Arbeit über die psychoanalytische Theorie des Spiels
vorgetragen, daß er die Phantasie, die um ein Objekt gewebt wird, für nichts anderes als ein Spiel hält. Für H. HUG-HELLMUTH ist Kinderspiel ein Nachahmen
der Welt der Erwachsenen. Sie betrachtet das Spiel als die Quelle der Sehnsucht,
erwachsen zu werden. MELANIE KLEIN setzt das Spiel weitgehend mit dem Traum
gleich. ANNA FREUD hat das Spiel nicht nur als eine genetische Wiederholung der
Vergangenheit angesehen, sondern auch als einen Versuch, die daraus resultierenden Konflikte zu meistern. Diese Situation wird mit dem Kind auch über das
Spiel erreicht: der Therapeut spielt nicht mit dem Kind um des Spieles willen, sondern macht dem Kind mit Hilfe des Spiels einen Konflikt deutlich. Das Spiel soll
dem Kind helfen, eine Situation zu verstehen und eine Lösung zu suchen. Darüber hinaus soll das Spiel eine Vorbereitung auf eine verbale Verarbeitung des
Problems bringen. Damit ist das Spiel nicht nur eine unvollkommene Lösung, ein
Wiederholungszwang, es ist vielmehr der Versuch, durch neue Lösungen Vergan-
genes und Gegenwärtiges besser zu meistern und sich damit der Welt der Erwachsenen zu nähern (A. FREUD 1973).

Das Spiel ist ein Vorläufer der Wortsprache. Der Therapeut hat eine Brücke
herzustellen zwischen Impuls, Spiel und Agieren und auf der anderen Seite phan-
tasierenden Gedanken, Symbolik und hilfeheischendem Notschrei. Das Spiel
muß – wie die Sprache – immer von dem jeweiligen Entwicklungsprozeß des Kindes angesehen werden und der Kindertherapeut muß sich darüber klar sein, daß
hier ständig Veränderungen möglich und nötig sind.

Damit ergibt sich die Notwendigkeit, über das Spielmaterial nachzudenken,
das der Therapeut selbst benutzen soll. Desgleichen aber auch über den Raum,
der von ERIKSON „Spielraum" genannt wird und den EKSTEIN als „Sprachraum"
erweitert wissen will (EKSTEIN zit. in BIERMANN 1969). Kinder haben viele Möglichkeiten, sich auszudrücken, so daß das Angebot des Therapeuten vielfältig sein
muß: Papier, Blei- und Farbstifte, Spielzeug mannigfacher Art – jeweils den verschiedenen Altersstufen angemessen – müssen angeboten werden, um dem Kind

Gelegenheit zu geben, sich auszudrücken. Besondere Bedeutung haben neben nicht gestalteten Materialien, die dem Kind kreative Entfaltungsmöglichkeiten einräumen, Handpuppen, die ermöglichen, eine Rolle zu spielen oder auch sich hinter einer Person zu verstecken. In Analogie zum Arbeitsbündnis in der Erwachsenen-Therapie gilt es auch hier, dem Kind deutlich zu machen, daß mit dem Spiel und der Benutzung des Spielzeugs Grenzen eingehalten werden müssen. Es beginnt mit der vereinbarten festen Stunde, dem Nicht-verlassen des Spielraums und der Art und Weise, wie mit dem Material umgegangen wird. Mit zunehmendem Lebensalter kommt das Agieren des Kindes besonders auch des Jugendlichen hinzu. Das sog. Probehandeln ist schon von S. Freud als eine Art Umsetzung der Gedanken angesehen worden. Wenn diese dann in antisoziale Handlungen umschlagen, kommt der Therapeut nicht selten in Situationen, in denen Deutungen nicht mehr helfen und Verbote notwendig werden.

II. Die Welt-Technik

Mit der Einführung der „Welt-Technik" hat Lowenfeld dem Bedürfnis nach Hilfen im therapeutischen Umgang mit dem behandlungsbedürftigen Kind Rechnung getragen: in einem rechteckigen, flachen, offenen Metallkasten, der halb mit Sand gefüllt ist, werden Menschen verschiedener Rassen, prähistorische, wilde und gezähmte Tiere, aber auch Gebäude wie Schule, Krankenhaus, Bauernhof etc. einschließlich Ausstattung und ungestaltete Elemente angeboten. Die Einführung ist standardisiert. Dem Kind wird das Material gezeigt und es wird aufgefordert damit zu machen, was ihm einfällt. Die „Welten", die das Kind baut, werden als Teil eines therapeutischen Vorgangs aufgefaßt, der sich zu einem bestimmten Zeitraum in einem bestimmten Individuum ergibt. Lowenfeld faßt das Wesen der von ihr entwickelten „Welt-Technik" als Möglichkeit der Mitteilung über bis dahin unbekannte Elemente in dem Kind an sich selbst und an den Therapeuten auf. Dabei wird die vieldimensionale Natur der „Welt" mit ihren statischen und dynamischen Möglichkeiten und ihrer Fähigkeit – unabhängig von der manuellen Geschicklichkeit – sehr unbekannte Gefühlszustände darzustellen, hervorgehoben.

Einen Beitrag zur Kinderpsychotherapie aus der Sicht von C. G. Jung mit dem Lowenfeldschen Sandspiel hat Dora Kalff gegeben. Für sie ist der ausschlaggebende Faktor zur Heilung neurotischer Zustände des Kindes die Beziehung vom Selbst zum Ich. Mit E. Neumann ist die Manifestation des Selbst der wichtigste Augenblick in der Entwicklung der kindlichen Persönlichkeit. In der Ganzheitsschau der Dynamik der analytischen Psychologie C. G. Jungs wird hier ein phasenhafter Prozeß beobachtet, der von der Mutter-Kind-Einheit über die Lösung des Selbst des Kindes von der Mutter, zur Festigung des Selbst im Unbewußten des Kindes reicht. Mit dem Lowenfeldschen Sandspiel werden den Phantasien des Kindes Möglichkeiten und Grenzen gesetzt. Das Kind führt ein Drama im Sandkasten auf, das die unbewußten Probleme des Kindes darstellt und nicht ohne Rückwirkung auf die Psyche des Spielenden bleibt. Die Sand-Bilder werden gedeutet und in einen leicht verständlichen Zusammenhang mit der Lebenssituation des Kindes gebracht. Dabei bemüht sich der Therapeut, die Spielsituation und die

Dynamik im Unbewußten des Kindes richtig symbolisch zu verstehen (LOWEN-
FELD 1969).

III. Der Sceno-Test

Unter den Hilfen der Kinderpsychotherapie kann der Sceno-Test als die vergleichsweise am meisten verbreitete Methode angesehen werden, die von G. VON
STAABS entwickelt worden ist. Der Sceno-Test kann diagnostisch und therapeutisch eingesetzt werden; seine Wirkweise als tragendes Element in der Kinderpsychotherapie liegt in der Anregung des Kindes, mit dem angebotenen Material zu
bauen, zu agieren und damit die emotionalen Beziehungen zu den Menschen und
Dingen seiner nächsten Umgebung sichtbar und erkennbar darzustellen. Wenn
man ein Kind nach seinen freien und von keiner Zielsetzung gesteuerten Einfällen
agieren läßt entstehen Szenen, von deren Aufbau sich der Name ableitet. Das mit
starken Aufforderungscharakter gestaltete Material fördert die Auseinandersetzung des Kindes mit seiner Umwelt. Die vielfältigen Ausdrucksmöglichkeiten
und Nuancierungen lassen die Bezüge zur Welt und seinen Mitmenschen unschwer erkennen. Der Therapeut registriert, mit welcher Figur der Patient sich
identifiziert, aber auch, welche Spielelemente nicht oder – bei einer Serie – überhaupt nicht benutzt werden. Kindern muß der tiefenpsychologische Zusammenhang, den der Analytiker dem Sceno-Spiel entnimmt nicht zwingend bewußt gemacht werden. Das Material spielt die Rolle eines Katalysators, indem es Antriebe mobilisiert und Bestätigung freigibt. Der Person des Therapeuten spricht von
STAABS quasi fermentative Wirkung zu. Der Sceno-Test wird auch zunehmend in
der Diagnostik eingesetzt und gibt – auch für den tiefenpsychologisch nicht ausgebildeten Psychologen – einsichtige Hinweise.

IV. Zeichnen und Malen

Das Zeichnen ist ein spontanes Ausdrucksmittel des Kindes. Es gelingt über die
Zeichnung, in das Unbewußte des Kindes einzudringen und die Konflikte des
Kindes zu verstehen. Die Zeichnung ermöglicht aber auch das Abreagieren von
Affekten, eine überraschende Katharsis zeigt nach RAMBERT die Sublimierung
von Trieben auf. Der Therapeut muß versuchen, die Symbolsprache des Kindes
zu verstehen. Zum Verständnis der Bildersprache gibt es einige Grundregeln. So
die Verlagerung oder Projektion des Konfliktes auf die Außenwelt: ein Baum, der
anthropomorphisiert erkennen läßt, daß er Angst hat. Die Identifizierung mit Ge-
stirnen, starken Tieren, Riesen o. ä. Die Überbetonung von Details: mehr als fünf
Finger an einer Hand, übertrieben starke Autoscheinwerfer oder Pistolen, aus denen viele Kugeln entweichen. Eine falsche Porportionierung läßt ebenfalls erkennen, daß das dargestellte Objekt wichtig ist. Der Gesichtsausdruck von Personen
läßt eine Aussage über die Tiefe des Konfliktes oder mit einer Schwärzung des
Blattes die Schwere der Störung erkennen. Mit der Zeichnung enthüllt das Kind
– ähnlich wie im Spiel, der erzählten Geschichte oder dem Traum – seine Probleme. Der Therapeut muß sie verstehen lernen. LÖWNAU spricht von „zeichneri-

schen Assoziationen" in der Psychotherapie. Er aktiviert die Funktionslust des
Kindes und arbeitet ausschließlich vom Bildinhalt im Sinne eines „freien Ein-
falls". Zu den verschiedenen Hilfsmitteln gehören auch Fingerfarben. Material,
„Malprozeß" und das Produkt können in den therapeutischen Prozeß eingeordnet werden, wie V. Pekny beschreibt. Malen wird von ihr als ein Prozeß „primi-
tiver Objektivierung", d. h. einer Möglichkeit zum sichtbaren Ausdruck innersee-
lischer Vorgänge, bewußten und unbewußten Inhalts, angesehen (Pekny zit. in
Biermann 1969).

V. Musisch-kreative Hilfen

Die Einbeziehung musisch-kreativer Elemente beschreiben M. und S. Schröder.
Sie verstehen das „Tun der Hände" (Malen, Zeichnen, Modellieren) als eine Begleitung des Gespräches oder auch des Schweigens, um eine Aufhebung der Pro-
blemrationalisierung, eine Erleichterung des Einstiegs in das therapeutische Gespräch und eine Verkürzung der Therapiedauer zu erreichen. Kunsttherapie „vor
allem eine Methode der Anregung und Förderung von Entwicklungsprozessen"
ist eine Hilfe zur Entwicklung der kindlichen Kreativität (Pupp 1981).
  Auf die Möglichkeiten und Bedeutung des Puppenspiels hat M. Rambert 1936
hingewiesen. Mit Handpuppen, besonders dem Kasperle-Spiel – der Kaspar, der
als Figur „halb lebend, halb irreal ist" – beschreibt sie ein außerordentlich vielfäl-
tiges und geschmeidiges Ausdrucksmittel des Kindes. Mit der Einführung des
Sceno-Tests ist hier wohl ein Teil der möglichen therapeutischen Aktivitäten ab-
geschöpft worden.
  Musik als Mittel therapeutischer Hilfen – schon im Altertum beschrieben – findet erst langsam Eingang in den kinderpsychotherapeutischen Prozeß. Die Ausbildung von qualifizierten Musiktherapeuten macht in jüngster Zeit eine Entwicklung möglich, die erst einen Anfang bedeutet; dabei werden verhaltensgestörte und psychotische Kinder gleichermaßen für diese Therapieform für geeignet
gehalten (Priestley 1976).

E. Pragmatische Verfahren

I. Suggestion

Suggestion, Hypnose und Autogenes Training werden von Stokvis als „nicht auf-
deckende", von Schulz-Henke als pragmatische und aktiv klinische Verfahren
beschrieben. Methodisch nehmen sie zwischen der Psychoanalyse und der somatischen ärztlichen Therapie eine Mittelstellung ein. Die pragmatischen Verfahren
sind an erwachsenen Patienten entwickelt worden und mußten auf kindgemäße
Formen umgestellt werden. Über diese Entwicklung orientiert Diesing (1969).
  Man spricht dem Kind eine vermehrte Suggestibilität zu. Einfachste Formen
sind das sog. „Gesundpusten". Plazeboeffekte bei Medikamenten o. ä. ärztliche
Suggestionen gelten häufig zu erwartenden Schmerzen. Sie enttäuschen beim

Schulkind, sind aber im Kleinkindalter erfolgreich. Auch gegenüber Anpassungsstörungen, hyperkinetischen Syndromen und zerebral-organischen Störungen
sind Suggestionsmethoden wenig aussichtsreich.

II. Hypnose

Der hypnotische Zustand wird als eine affektiv bedingte Einengung und ein darauf folgendes Absinken des Bewußtseinsstroms charakterisiert. In diesem Zustand ist die affektive Beeinflußbarkeit – insbesondere im psychosomatischen Bereich – gesteigert. Im Fall der Anwendung der Hypnose bei Kindern ist die Technik wenig verändert; allenfalls sollte die Wortwahl um eine kindgemäße Aus-
drucksweise bemüht sein. Die Verständigung ist um so schwieriger, je jünger das
Kind ist. Über 10 Jahre lassen sich Jungen etwas leichter als Mädchen hypnoti-
sieren. Ein so erfahrener Kenner der Methode wie STOKVIS hält Hypnose ohnehin
nur in Ausnahmefällen für eine geeignete Methode. Wegen der Besonderheit der
Situation muß zunächst Vertrauen hergestellt werden. Die Methode wird in den
beiden letzten Jahrzehnten deutlich seltener angewandt. Publikationen beschreiben Indikation, Vorgehensweise und Erfolge überwiegend im Bereich hysterieför-
men Symptomen, sog. Kinderfehlern, Sprachstörungen, Angstzuständen; bekannt ist die Wirkung bei der Behandlung von Warzen.

III. Autogenes Training

Das Autogene Training wurde von I. H. SCHULTZ aus der Hypnose entwickelt.
Das Prinzip der Methode besteht in der Fähigkeit, durch bestimmte Übungen eine allgemeine Umschaltfähigkeit herbeizuführen. In einem Zustand leib-seeli-
scher Entspannung ist es möglich, durch formelhafte Vorsätze funktionelle Fehl-
steuerung zu korrigieren. Bei dieser Art des Vorgehens durch den Arzt kann die
emotionale Bindung entbehrt werden. Der I. H. SCHULTZ-Schüler ALTMANN hat
als erster die Behandlung von Kindern und Jugendlichen beschrieben und – wie
POLENDER – über gute Erfolge berichtet. Es muß dabei versucht werden, dem
Kind eine erlebnisnahe Vorstellung von Entspannung und Ruhe zu vermitteln.
Eine liegende Übungshaltung wird zu bevorzugen sein, sonst muß auf kindgemäße Sitzgelegenheiten geachtet werden. Das Arbeiten in einer Gruppe hat sich als
Vorteil von Kindern zwischen 6 bis 12 Jahren erwiesen; infantile, unruhige und
hyperkinetische Kinder sind nicht für die Methode geeignet; desgleichen stärkere
Grade von Lern- und geistiger Behinderung. Vor der Indikation sind körperliche
Funktionsstörungen als Folge vegetativer Fehlschaltungen und Verhaltensstörungen, die als Folge emotionaler Spannungszustände auftreten besser geeignet,
als psychoneurotische Störungen. Die Entwicklung des Autogenen Trainings –
besonders in Kleingruppen – mit nicht direktiver Spieltherapie und Gesprächs-
psychotherapie, Kursprogramme, sowie Modifikationen mit Märchen – auch als
Kombination mit Hypnose und Sceno-Test – kann noch nicht als abgeschlossen
beschrieben werden (EBERLEIN 1985).

F. Ausbildung zum Kindertherapeuten

Die Entwicklung der Kinderpsychotherapie und der Kinderpsychotherapeuten
wurde weitgehend von der Diskussion um die Laienanalyse mitbestimmt, da die
Mehrzahl der Kindertherapeuten nicht-ärztliche Behandler waren. Eine führende
Rolle in der Ausbildung der Kindertherapeuten hat immer London gespielt: Die
Hampstead Clinic und die Tavistock Clinic sind untrennbar mit den Namen von
Anna Freud und Melanie Klein verknüpft, die sich aus der Ausbildung der
Kindertherapeuten über Jahrzehnte hin annahmen. Auch an diesen Institutionen
wurden ärztliche und nicht-ärztliche Behandler ausgebildet. In Nordamerika hat
Solnit 1966 ein Ausbildungsprogramm mit Richtlinien für Kindertherapeuten
herausgegeben und eine Gesellschaft gegründet. In Südamerika haben sich in
Brasilien Ausbildungsinstitutionen beider Schulen etabliert, die den örtlichen
psychoanalytischen Gesellschaften zugeordnet sind. Die schweizerische Gesellschaft der Kinderpsychotherapeuten (SPK) setzt eine akademische Ausbildung,
Lehr- und Kontrollanalysen für ärztliche und nicht-ärztliche Therapeuten voraus. In Holland existiert ein kinderanalytisches Ausbildungsinstitut in Leyden
und Amsterdam; beide Einrichtungen arbeiten mit der Hampstead Clinic zusammen.

Eine Sondersituation entwickelte sich in der Bundesrepublik Deutschland und
West-Berlin: hier wurde in den letzten vier Jahrzehnten das Berufsbild des Psychagogen entwickelt, das erstmalig im Berliner Institut für Psychotherapie 1948 angeboten wurde, „um dem Mangel an Psychotherapeuten zur Behandlung seelisch
gestörter Kinder abzuhelfen" (Hopmann 1968). Damit wurde eine Arbeit wieder
aufgenommen, die in den zwanziger Jahren begonnen und durch die Entwicklung
während des Nationalsozialismus unterbrochen worden war. In den folgenden
Jahren erweiterte sich der Kreis der Institute: in vielen westdeutschen Großstädten wurden Ausbildungsinstitutionen gegründet. Dabei wurde die psychagogi-
sche Arbeit als eine Kombination pädagogischer, sozialer und analytischer Erfahrungen charakterisiert. Zunächst hat man sich vorgestellt, daß Psychagogen „nur
durch seelische Abartigkeit auffallende Kinder annehmen, die nicht als schwierige
Fälle zu bezeichnen waren" (Knöll 1985). Diese Einschränkung hat sich bald als
nicht angemessen erwiesen und in der Ausbildung kam es in der Folgezeit zu immer spezifischeren kinderpsychotherapeutischen Techniken, sowie zu einer immer differenzierteren theoretischen Aus- und Weiterbildung. Ein Berufsverband
wurde 1953 gegründet und auch die Ausbildungsinstitute schlossen sich in den
sechziger Jahren zu einer ständigen Konferenz zusammen, um das Ausbildungs-
niveau mit einheitlichen Grundanforderungen zu garantieren und die Weiterbildung unter Berücksichtigung des wissenschaftlichen Erkenntnisstandes zu gewährleisten (Auer 1981). 1971 erfolgte die wichtige Anerkennung dieser Arbeit
durch Ersatz- und RVO-Kassen als Heilbehandlung im Delegationsverfahren im
Rahmen der Verträge über die Durchführung tiefenpsychologisch fundierter und
analytischer Psychotherapie. Diese Entwicklung ist von besonderer Bedeutung,
weil der Kinder- und Jugendlichen-Psychotherapeut im Grundberuf weder Arzt
noch Psychologe, wohl aber Lehrer, Sozialarbeiter, Pädagoge o. ä. ist. Die Zahl
der Kinder- und Jugendlichen-Psychotherapeuten kann für die Bundesrepublik
mit etwa 750 für das Jahr 1987 angesetzt werden. Weitere 400 Kandidaten befin-

den sich in der Ausbildung, die drei bis vier Jahre dauert, eine Lehranalyse von 300 bis 400 Stunden einschließt, deren Kosten uneingeschränkt von dem Kandidaten selbst zu tragen sind und auf einen Personenkreis zurückgreift, der in seinem Beruf 5 Jahre tätig gewesen ist.

Literatur

Atzesberger M (1980) Einführung in die Tiefenpsychologie und Kinderpsychotherapie mit besonderer Berücksichtigung der analytischen Kinderpsychotherapie. Marhold, Berlin

Auer H (1981) Das Berufsbild des Kinder- und Jugendlichen-Psychotherapeuten. In: Biermann G (Hrsg) Handbuch der Kinderpsychotherapie, Bd IV. Reinhardt, München

Axline V (1972) Kinder-Spieltherapie im nicht direktiven Verfahren. Reinhardt, München

Baethge G (1981) Kindertherapie oder Familientherapie? Prax Kinderpsychol 5:159

Baumgärtel F (1976) Theorie und Praxis der Kinderpsychotherapie. Pfeiffer, München

Biermann G (Hrsg) (1969) Handbuch der Kinderpsychotherapie, Bd I. Reinhardt, München

Biermann G (Hrsg) (1969) Handbuch der Kinderpsychotherapie, Bd II. Reinhardt, München

Biermann G (Hrsg) (1976) Handbuch der Kinderpsychotherapie, Ergänzungsband. Reinhardt, München

Biermann G (Hrsg) (1976) Handbuch der Kinderpsychotherapie, Bd IV. Reinhardt, München

Blackham GJ, Silmann A (1977) Grundlagen und Methoden der Verhaltensmodifikation bei Kindern. Beltz, Weinheim

Boszormenyi-Nagy J, Spark GM (1973) Invisible Loyalitites. Harper and Row, Hagerstown Maryland

Diesing U (1969) Die pragmatischen Psychotherapieverfahren Suggestion, Hypnose und Autogenes Training in der Kinderpsychotherapie. In: Biermann G (Hrsg) Handbuch der Kinderpsychotherapie, Bd I. Reinhardt, München

Dietrich H (1982) Zur Gruppentherapie bei Kindern. Prax Kinderpsychol Kinderpsychiatr 1:9

Dührssen A (1972) Dynamische Psychotherapie in Theorie und Praxis. Verlag für medizinische Psychologie, Göttingen

Dührssen A (1974) Psychogene Erkrankungen bei Kindern und Jugendlichen. Verlag für medizinische Psychologie, Göttingen

Eberlein G (1985) Autogenes Training für Kinder. Springer, Berlin Heidelberg New York Tokyo

Ekstein R (1976) Die Bedeutung des Spiels in der Kinderpsychotherapie. In: Biermann G (Hrsg) Handbuch der Kinderpsychotherapie, Erg-Bd. Reinhardt, München

Erikson EH (1969) Kindheit und Gesellschaft. Klett, Stuttgart

Fahrig H (1973) Unterschiedliche Techniken in der Kindertherapie. Prax Kinderpsychol 22:81

Fahrig H, Horn H (1983) Der Traum in Diagnostik und Therapie bei Kindern. In: Ermann M (Hrsg) Der Traum in Psychoanalyse und analytischer Psychotherapie. Springer, Berlin Heidelberg New York

Frankl L, Hellman J (1962) The Ego's participation in the therapeutic alliance. Int J Psychoanal 43:333–337

Freud A 81973) Einführung in die Technik der Kinderanalyse. Kindler, München

Gerhardt U (1981) Familientherapie. Theoretische Konzeptionen und prakt. Wirklichkeit. Prax Kinderpsychol 8:274

Ginott HG (1966) Gruppenpsychotherapie mit Kindern. Beltz, Weinheim

Glanzer O (1983) Zur kombinierten Behandlung eines 12jährigen mit dem Sceno-Test-Material und dem katathymen Bilderleben. Prax Kinderpsychol 3:95

Goetze H, Jaede W (1974) Die nicht direktive Spieltherapie. Kindler, München

Gottwald P (1982) Forschung in der Verhaltenstherapie. In: Pongratz L (Hrsg) Klinische Psychologie. Handbuch der Psychologie, Bd 8/2. Hogrefe, Göttingen

Heigl-Evers A, Heigl F (1973) Gruppentherapie interaktionell-tiefenpsychologisch fundiert (analytisch orientiert) – psychoanalytisch. Gruppenpsychotherapie und Gruppendynamik 7:132

Hopmann W (1968) Psychogogik – Gedanken zur Begriffsbestimmung. Prax Kinderpsychol 17:155

Horn G (1980) Katathymes Bilderleben. Ergebnisse in Theorie und Praxis. Huber, Bern Stuttgart

Keilbach H (1976) Indikationen unterschiedlicher Verfahren in der ambulanten Psychotherapie. In: Biermann G (Hrsg) Handbuch der Kinderpsychotherapie, Erg-Bd. Reinhardt, München

Knöll H (1985) Zur Entwicklung der analytischen Kinder- und Jugendlichen-Psychotherapeuten in der Bundesrepublik Deutschland und West-Berlin. Prax Kinderpsychol 8:320

Kögler M (1982) Integrierte Psychotherapie in der stationären Kinderpsychiatrie. Prax Kinderpsychol 2:41

Kremser M (1968) Psychotherapie bei Kindern und Jugendlichen. In: Strotzka H (Hrsg) Psychotherapie, Grundlagenverfahren, Indikationen. Urban und Schwarzenberg, München

Krisch K (1980) Eine vergleichende Untersuchung zum „Enkopretischen Charakter". Prax Kinderpsychol 2:42

Krisch K (1982) Enkopresis als Schutz vor homosexuellen Belästigungen. Prax Kinderpsychol 7:260

Leuner H (1969) Das Symboldrama in der Psychotherapie von Kindern und Jugendlichen. In: Biermann G (Hrsg) Handbuch der Kinderpsychotherapie, Bd I. Reinhardt, München

Lowenfeld M (1969) Die Welt-Technik in der Kinderpsychotherapie. In: Biermann G (Hrsg) Handbuch der Kinderpsychotherapie, Bd I. Reinhardt, München

Merian D (1969) Phantasiegeschichten in der Kinderpsychotherapie. In: Biermann G (Hrsg) Handbuch der Kinderpsychotherapie, Bd I. Reinhardt, München

Müller-Küppers M (1972) Die Therapie im Kindes- und Jugendalter. In: Klinische Psychiatrie 1. Springer Berlin Heidelberg New York (Psychiatrie der Gegenwart, 2. Aufl, Bd II/1, S 977–1005)

Pekny C (1969) Die Bedeutung des Fingermalens in der Kinderpsychotherapie. In: Biermann G (Hrsg) Handbuch der Kinderpsychotherapie, Bd I. Reinhardt, München

Piaget J (1975) Nachahmung, Spiel und Traum. Die Entwicklung der Symbolfunktion beim Kind. GW, Bd 5. Studienausgabe. Klett, Stuttgart

Priestley M (1976) Analytische Musiktherapie. Klett-Cotta, Stuttgart

Pupp H (1981) Kunsttherapie – eine Hilfe zur Entwicklung der kindlichen Kreativität. In: Biermann G (Hrsg) Handbuch der Kinderpsychotherapie, Bd IV. Reinhardt, München

Redlin W (1977) Verhaltenstherapie Möglichkeiten und Grenzen ihrer Anwendung. Huber, Bern Stuttgart

Reukauf W (1981) Kinderpsychotherapien. Schwabe, Basel

Robertson J, Robertson J (1976) Eine „Ersatzmutter" für das Kleinkind. In: Biermann G (Hrsg) Handbuch der Kinderpsychotherapie, Erg-Bd. Reinhardt, München

Schmidtchen S, Schlüter A (1980) Kinderpsychotherapie. In: Baumann U, Berbalt H, Seidenstücker G (Hrsg) Klinische Psychologie Trends in Forschung und Praxis, Bd 3. Huber, Bern Stuttgart

Schönke M (1979) Der Doppelgänger in der Psychodrama-Gruppentherapie. Prax Kinderpsychol 8:303

Slavson SR (1971) Die Arten der Gruppenpsychotherapie und ihre klinische Anwendung. In: De Schill St (Hrsg) Psychoanalytische Therapie in Gruppen. Klett, Stuttgart

Sohni H (1984) Analytisch orientierte Familientherapie in der Kinder- und Jugendpsychiatrie, Grundlagen Indikationen Ziele. Prax Kinderpsychol 1:9

Sperling E (1976) Familientherapie. In: Biermann G (Hrsg) Handbuch der Kinderpsychotherapie, Erg-Bd. Reinhardt, München

Sperling M (1972) Neurosenstruktur und Familiendynamik. Prax Kinderpsychol 21:126

Wynne CC (1965) Some indications and contraindications for exploratory family therapy. In: Boszormenyi-Nagy I, Framo JC (eds) Intensive family therapy. Harper and Row, New York

Zauner J (Hrsg) (1976) Familiendynamik und analytische Kindertherapie. Prax Kinderpsychol Beiheft 18

4. Soziale und rechtliche Seiten der Hilfen für psychisch gestörte Kinder und Jugendliche

F. Specht

INHALTSVERZEICHNIS

A. Einleitung

Kinder und Jugendliche, die unter psychischen oder psychosomatischen Beeinträchtigungen leiden, deren seelische, geistige oder soziale Entwicklung durch äußere oder innere Umstände gefährdet oder gestört wird, deren Verhalten Unvermögen gegenüber unangemessenen Ansprüchen, Überforderung durch Beziehungsprobleme oder Veränderungen ihres Befindens zum Ausdruck bringt, haben ein Anrecht auf Hilfe der Gesellschaft, in der sie aufwachsen und unter deren Einfluß sich ihre Lebensbedingungen gestalten.

Hilfe kann durch bessere Wahrnehmung, veränderte Einstellungen, neue Lösungen und gegenseitige Unterstützung in den unmittelbaren familiären und nachbarschaftlichen Beziehungen stattfinden (inoffizielles soziales Netzwerk). Reichen diese Selbsthilfemöglichkeiten nicht aus, wird institutionalisierte Hilfe notwendig (offizielles soziales Netzwerk). Institutionalisierte Hilfe ist in der Regel organisierte professionelle Hilfe von Fachleuten (Ärzte, Psychologen in eigener Praxis) oder Facheinrichtungen. Sie kann aber auch unter Mitwirkung von „Laien" oder in Verbindung mit organisierter Selbsthilfe erfolgen.

Institutionalisierte, professionelle Hilfe wird oft unmittelbar dem hilfeauslösenden Kind oder Jugendlichen gelten. Sie kann sich aber auch zugleich oder ausschließlich an das inoffizielle soziale Netz wenden, um dessen Möglichkeiten zu eigener Problembewältigung zu unterstützen (z. B. Elternberatung, Familientherapie, Gemeinwesenarbeit).

In der Bundesrepublik Deutschland ist institutionalisierte Hilfe für psychisch beeinträchtigte Kinder und Jugendliche in den Systemen des Gesundheitswesens, der Jugendhilfe, des Bildungswesens und der Sozialhilfe organisiert. Die verschiedenen sozialen und rechtlichen Probleme und Fragestellungen werden hier vor allem hinsichtlich dieser Verhältnisse dargestellt und erörtert.

Die Bindung der institutionalisierten Hilfen an verschiedenartige gesellschaftlich organisierte Subsysteme bedeutet, daß die Hilfeleistung von unterschiedlichen Aufträgen und Zielsetzungen, Erklärungsansätzen, Handlungsmöglichkeiten und -spielräumen beeinflußt wird, und daß sie auch von bestimmten, unterschiedlichen Voraussetzungen abhängt.

Die Inanspruchnahme institutionalisierter, professioneller Hilfe ist mit einer Reihe von grundsätzlichen Problemen verbunden:

1. Es sind zwar die Auffälligkeiten und die Beeinträchtigungen von Kindern und Jugendlichen, deretwegen Hilfe gesucht wird. Je jünger, um so weniger können aber sie selber die Notwendigkeiten und Möglichkeiten der Hilfe erkennen und eigene Schritte dazu unternehmen. Es sind dann Erwachsene – Eltern, Erzieher, Lehrer – die meinen, für ein Kind oder einen Jugendlichen Hilfe in Anspruch nehmen zu müssen. Sie sehen sich selber durch ein Problem belastet, das sie allein nicht bewältigen können. Dies kann seinen Grund in dem tatsächlichen Ausmaß der Beeinträchtigungen, Entwicklungsstörungen und Beziehungsschwierigkeiten bei dem Kind oder Jugendlichen haben. Es kann aber auch daran liegen, daß unrealistische Erwartungen an dessen Fähigkeiten oder an die eigenen erzieherischen Möglichkeiten gerichtet werden. Außerdem kann das hilfeauslösende Verhalten des Kindes oder Jugendlichen der Familie die Möglichkeit verschaffen, nach einer Hilfe zu suchen, die sie insgesamt benötigt. – Es wird deswegen jede Inanspruchnahme mit einer Klärung der tatsächlichen Belastung und des tatsächlichen Hilfebedarfs der Beteiligten einhergehen müssen.

2. Inoffizielle, nichtprofessionelle Hilfe wird zumeist durch *Ereignisse* ausgelöst. Sie ergibt sich aus dem unmittelbaren Erleben von – zutreffend oder auch falsch gedeuteten – Bedingungszusammenhängen. Institutionalisierte, professionelle Hilfe setzt voraus, daß Hilfenotwendigkeit und offizielles Hilfsangebot einander zugeordnet werden können. Dabei geht es nicht nur um eine pro-

blembezogene fachliche Kompetenz, sondern auch um mehr oder weniger deutliche Abgrenzungen von Zuständigkeiten der verschiedenen Systeme (s. o.) und darum, die Notwendigkeit der Hilfeleistung bzw. ihrer Kosten zu beweisen. Die dafür vorgesehenen Regelungen beziehen sich kaum oder gar nicht auf hilfeauslösende *Ereignisse*, sondern gehen von *Zuständen* (z. B. Entwicklungsstörung, Krankheit, Behinderung) (vgl. BRUMLIK 1985) aus und bedeuten nicht selten, daß diese der hilfeauslösenden Person als dauerhafte Eigenschaften zugeschrieben werden. Zwar gibt es Formen institutionalisierter Hilfe, bei denen diese Problematik vermieden oder vermindert wird (z. B. Kriseninterventionsdienste, offene Jugendberatungsstellen). In Gesetzen, Verordnungen und in der Verwaltungspraxis wird Hilfe aber zumeist von der Zugehörigkeit zu einem „Personenkreis" abhängig gemacht, der durch Defizite gekennzeichnet wird. Dabei müssen Voraussetzungen für Hilfeleistungen nicht unbedingt auf solche Weise definiert werden (vgl. Dtsch. Bundestag, 7. Jugendbericht 1986). Tatsächlich liegen hier aber Hindernisse, die einer rechtzeitigen Inanspruchnahme institutionalisierter, professioneller Hilfe nicht selten im Wege stehen. So können zwischen der ersten Wahrnehmung einer Klärungs-, Beratungs- oder Behandlungsnotwendigkeit und dem Aufsuchen geeigneter professioneller Hilfe manchmal 1–2 Jahre verstreichen (vgl. *Quistorp* 1982).

3. Professionelle Hilfe bedeutet Anwendung von Erklärungen, Sichtweisen, Vorstellungen, Vorgehensweisen und Handlungsansätzen, denen Theorien und eine davon abgeleitete Systematik zugrundeliegen. Sie nehmen dafür entweder eine wissenschaftliche Problemaufbereitung oder einen überprüfbaren Erfahrungsbestand in Anspruch. Die zwangsläufige Begrenzung wissenschaftlicher Ansätze wie auch der Summierung empirischer Ausschnitte bedeuten, daß dabei stets nur Teilaspekte der Wirklichkeit erfaßt werden und daß daraus abgeleitete Konzepte und Methoden deswegen auch keine allgemeinen Handlungsanweisungen hergeben können, sondern sich nur auf Teilbereiche von Problemen anwenden lassen. Die Vermittlung von Theorien und Methoden ist notwendig, wenn die Sicherheit des Vorgehens in einem der helfenden Berufe nicht ausschließlich über langjährige Erfahrungen oder in einem Meister-Lehrling-Verhältnis – abhängig von Selektivität der Ereignisse und Wahrnehmungen – erlangt werden soll. Dies führt aber oft zu professioneller Einseitigkeit, bei der die in Theorie und Praxis ausgegrenzten Sachverhalte teils nicht wahrgenommen, teils als unwesentlich bewertet und teils zum Anlaß strikter Zuständigkeitsabgrenzungen genommen werden. Professionelle Einseitigkeit kann im Verlauf individueller beruflicher Entwicklung ebenso gut verfestigt wie aufgelockert werden (konzeptuelle Beweglichkeit, Methodenmodifikation und -erweiterung). Sie kann aber vor allem durch intra- und interinstitutionelle Kooperation und Methodenintegration aufgehoben werden (vgl. SPECHT u. SPITTLER 1982).

Die Inanspruchnahme institutionalisierter Hilfe ist gerade wegen der professionellen Einseitigkeiten mit Vorbehalten belastet, die erklärliches Zögern bewirken. Nicht ohne Grund wird befürchtet, was als „Enteignung der Probleme durch Experten" bezeichnet worden ist (STEINERT 1985): Experten könnten aufgrund ih-

res Definitionsmonopols aus der Angelegenheit etwas machen oder werden lassen, was mit den eigenen Erklärungs- und Bewältigungsversuchen überhaupt
nichts mehr zu tun hat und dem eigenen Einfluß entzogen ist.

Einer zukunftsorientierten Gesellschaft muß daran liegen, Erkenntnisse über
Entstehungsbedingungen psychischer Störungen zu nutzen, um Beeinträchtigungen der Entwicklung von Kindern und Jugendlichen zu verringern. Da solche Erkenntnisse nicht zuletzt im Zusammenhang institutionalisierter Hilfe gewonnen
werden, liegt es nahe, diese Hilfe mit professionellen präventiven Aktivitäten zu
verbinden. Dafür sind zumindest vier Möglichkeiten gegeben:

1. Interventionen, die darauf angelegt sind, den Beteiligten neue Problemlösun-
   gen zu erschließen und ihre Autonomie bei der Nutzung inoffizieller Hilfen zu
   stärken, haben zugleich präventive Wirkungen. Umgekehrt lassen sich präventive Absichten am ehesten dann erfolgversprechend umsetzen, wenn aus Betroffenheit Bereitschaft zu sozialem Lernen erwächst (vgl. UCHTENHAGEN
   1980).
2. Bei unvermeidlichen Belastungen, wie Verlust von Beziehungspersonen, Trennungen, Beginn einer Pflege- oder Adoptivsituation kann regelmäßig institutionalisierte beratende Hilfe angeboten werden. Manche Hemmnisse gegenüber einer Inanspruchnahme entfallen bei einer solchen Ausgangslage.
3. Problemzentrierte Beratungen der Fachdienste mit denjenigen Berufsgruppen,
   die sich in Kindergarten, Schule, Jugendarbeit, Heimen und allgemeinem So-
   zialdienst den Entwicklungsproblemen von Kindern und Jugendlichen oder
   besonderen Belastungen von Familien gegenüber sehen sowie mit Elterngruppen (sog. Multiplikatoren oder Mediatoren). Sie können dazu beitragen, Belastungen zu vermeiden, und bei Gefährdungen und Krisen einem Anwachsen
   oder einer Verfestigung von Störungen soweit entgegenwirken, daß keine weiteren professionellen Interventionen notwendig werden.
4. Aufklärendes Vorgehen, mit dem Erkenntnisse über allgemeine Belastungen
   in den Lebensfeldern von Kindern und Jugendlichen sowie Abhilfevorschläge
   den zuständigen gesellschaftlichen Instanzen und der Öffentlichkeit vermittelt
   werden (vgl. BUJ et al. 1981; SPECHT 1983 b).

Die Art und Weise, wie institutionalisierte Hilfe in den verschiedenen Symptomen organisiert und überwiegend auf Personen oder Familien bezogen wird, denen zuvor Defizite zugeschrieben sein müssen, erschwert allerdings häufig die an-
zustrebende Verknüpfung von Interventionen und Prävention.

B. Bedarf an Hilfen für psychisch gestörte Kinder und Jugendliche

I. Definition und Ermittlung des Bedarfs an Hilfen

Der Bedarf an institutionalisierten Hilfen für psychisch beeinträchtigte Kinder
und Jugendliche ergibt sich aus sehr verschiedenartigen Notwendigkeiten ambulanter, teilstationärer und stationärer Versorgung. Dabei lassen sich diejenigen
Notwendigkeiten eindeutig feststellen und inhaltlich beschreiben, bei denen es um

ausgeprägte, dauerhafte Beeinträchtigungen geht, z. B. um oligophrene oder autistische Entwicklungsstörungen. Handelt es sich dagegen um emotionale Störungen oder Abweichungen des Sozialverhaltens, ist der Bedarf an *professionellen Interventionen* zu unterscheiden gegenüber

1. Möglichkeiten der *Selbsthilfe,*
2. Notwendigkeiten *sozialer Hilfen,*
3. *jugend-* und *sozial-* oder *bildungspolitischem Handlungsbedarf.*

Dabei brauchen die verschiedenen Notwendigkeiten einander nicht auszuschließen, zumal ihre Zielsetzungen mit unterschiedlichen zeitlichen Perspektiven verbunden sind.

Schwierig ist die Bestimmung und Ermittlung des Bedarfs an professioneller Hilfe für Kinder und Jugendliche u. a. deswegen, weil die Häufigkeit, mit der zu einem bestimmten Zeitpunkt Auffälligkeiten des Verhaltens, Befindens und der Leistungsmöglichkeiten festgestellt werden, noch nicht erkennen läßt, wie weit es dabei lediglich um den Ausdruck vorübergehender Probleme geht und wie weit es sich um Anzeichen oder Vorboten anhaltender Störungen und Beeinträchtigung der Entwicklung handelt. Bei einer kleinen Stichprobe ($N = 150$) konnte schon THALMANN (1971) zeigen, daß sich zwar bei 78% irgendeine Auffälligkeit finden ließ, daß aber davon fast die Hälfte in der Lage schien, ihre Probleme selbst zu bewältigen, ein Viertel allerdings für behandlungsbedürftig gehalten wurde.

Um den Versorgungsbedarf einer Bevölkerungsgruppe zu ermitteln, können Umfragen bei Schlüsselpersonen, allgemeine Umfragen, Hochrechnungen, die von Anmeldezahlen und Wartezeiten vorhandener Einrichtungen ausgehen, bestimmte soziale Indikatoren, vor allem aber epidemiologische Untersuchungen bei repräsentativen Stichproben herangezogen werden (vgl. HAGEDORN et al. 1976).

Die Inanspruchnahme vorhandener Fachdienste erlaubt nur sehr bedingte Rückschlüsse auf den tatsächlichen Versorgungsbedarf. Dies liegt daran, daß die Inanspruchnahme von unterschiedlicher Ausprägung und Richtung subjektiver Bedürfnisse abhängt, außerdem aber von Lage, Bekanntheit, personeller und sächlicher Ausstattung, Arbeitsweise, Ruf und Aufnahmestrategien der Einrichtungen (vgl. SPECHT 1981). Zudem wenden sich ambulante Dienste teilweise mit einem speziellen therapeutischen Angebot an Bedürfnisse, die nur bei einem kleinen Teil der Bevölkerung gegeben sind. Obwohl dabei dem breiteren Bedarf gar nicht entsprochen wird, kann doch fälschlich der Eindruck einer angemessenen Versorgung stehen (vgl. FELDMANN-BANGE u. SPECHT 1986).

Sollen epidemiologische Untersuchungen Aufschluß über den Bedarf an institutionalisierten Hilfen für Kinder und Jugendliche geben, ist eine Falldefinition notwendig, aufgrund derer sich diejenigen ermitteln lassen, bei denen ohne eine solche Hilfe ein ungünstiger Verlauf befürchtet werden muß. Dabei geht es um ein Überwiegen solcher Anzeichen, die für fortbestehende Verhaltens-, Befindens- und Beziehungsstörungen, für deren Zunahme und Verfestigung oder für andauernde Beeinträchtigungen der Entwicklung sprechen können. An Kriterien werden dabei herangezogen: statistisches Auftreten bestimmter Verhaltensmerkmale innerhalb der Gleichaltrigengruppe; Zusammentreffen auffälliger Verhaltensweisen; Andauern kennzeichnender Verhaltensmerkmale; Art und Ausmaß

belastender familiärer und sozialer Umstände; Ausmaß der Anpassungsein-
schränkungen. Dabei ist das letzte der genannten Kriterien deswegen von besonderer Bedeutung, weil es – anders als einzelne, wechselhafte Verhaltensmerkmale
– auf mangelhafte Bewältigungsstrategien gegenüber unterschiedlichen Anforderungen und Belastungen hinweisen kann. – Im übrigen geht es bei der Bedarfsermittlung aber nicht um Vorhersagen zur Einzelentwicklung. Dafür gibt es ohnehin keine allgemein ausreichenden Grundlagen. Aufschluß kann sie nur darüber
geben, in welchem Umfang es notwendig ist, die Veränderung ungünstiger Voraussetzungen und Umstände und die Bewältigung von Krisen nicht nur dem Zufall zu überlassen.

Legt man die problemanzeigende Bewertung von Verhaltensweisen durch Bezugspersonen zugrunde, kann man über deren Reaktionen auf jeden Fall die
Häufigkeit aktuell belasteter oder gestörter Interaktionen und die damit zusammenhängenden Verfestigungsrisiken erfassen. Bei größeren Gruppen von befragten Eltern oder Lehrern ergeben sich bei gleicher Fragestellung auch annähernd
gleiche Häufigkeiten: Die Bewertung stimmt allerdings hinsichtlich der einzelnen
Kinder – wie angesichts der Unterschiede von Verhaltensbereichen, Bezugsrah-
men und Toleranzgrenzen zu erwarten – nur zum Teil überein (vgl. RUTTER u.
GRAHAM 1966; SHEPHERD et al. 1973). Je mehr, je ausgeprägter und je anhaltender
uffälliges Verhalten verzeichnet wird, um so weniger weichen aber die Beurtei-
lungen voneinander ab (vgl. GLIDEWELL et al. 1957).

Bei verschiedenen epidemiologischen Erhebungen sind mehrere Vorgehensweisen bzw. Vorgehensschritte miteinander verbunden worden: Befragung nach
auffallendem Verhalten und Befragung nach Merkmalslisten (u. a. STEUBER 1973;
WELDING 1977); Befragung von Eltern und Lehrern sowie Untersuchung durch
Experten (u. a. RUTTER u. GRAHAM 1966; RUTTER et al. 1970; ESSER u. SCHMIDT
1987). Die Ergebnisse der Expertenuntersuchung werden dabei in der Regel nach
den Kriterien einer bestimmten diagnostischen Systematik bewertet und klassifiziert. Zumeist wird das Multiaxiale Klassifikationsschema für psychiatrische Erkrankungen im Kindes- und Jugendalter nach RUTTER, SHAFFER und STURGE
(MAS) (REMSCHMIDT u. SCHMIDT 1986) verwandt. Dabei muß allerdings beachtet
werden, auf welche der Achsen sich die Häufigkeitsangaben beziehen. Hat z. B.
auf der Achse 1 (klinisch-psychiatrische Syndrome) keine Zuordnung stattgefunden, sind Feststellungen auf der Achse 2 (umschriebene Entwicklungsrückstände)
oder auf der Achse 3 (Beeinträchtigungen der geistigen Entwicklung), wie sie für
eine Bedarfsermittlung ebenfalls von Bedeutung sind, noch nicht ausgeschlossen.
Im Diagnostic and Statistical Manual III (DSM III) (American Psychiatric Association 1980) richtet sich die diagnostische Klassifizierung nicht nur nach dem
Vorliegen einer jeweils bestimmten Anzahl von Merkmalen, sondern auch nach
einer Mindestdauer ihres Vorhandenseins. Die Abgrenzung gegenüber nur vorübergehenden Entwicklungsproblemen oder Belastungsfolgen wird dadurch erleichtert.

Epidemiologische Untersuchungen zeigen, daß bei 18–28% der Schulkinder
als auffällig geltende, problemanzeigende Verhaltensweisen oder Beeinträchtigungen anzutreffen sind (u. a. SHEPHERD et al. 1973; STEUBER 1973). Dabei handelt es sich um unterschiedliche Ausprägungsgrade und nur zum Teil um diagnostisch klassifizierbare Störungen. Es gibt deutliche Häufigkeitsunterschiede zwi-

schen Großstädten und ländlichen Bereichen (RUTTER et al. 1975; LAVIK 1977),
aber auch schon zwischen den Einzugsgebieten verschiedener Schulen (STEUBER
1973). Wird die Bewertung von Bezugspersonen zugrundegelegt, erscheinen Jungen doppelt so häufig wie Mädchen auffällig (u. a. STEUBER 1973). Wird dagegen
nach dem Vorkommen bestimmter Verhaltensweisen gefragt und deren statistische Abweichung gegenüber der Alters- und Geschlechtsgruppe als „auffällig"
bezeichnet, gibt es keine oder nur geringe Häufigkeitsunterschiede zwischen Jungen und Mädchen (SHEPHERD et al. 1973).

Der Anteil psychischer Störungen, die sich diagnostisch klassifizieren lassen,
lag bei den jeweils untersuchten Altersgruppen zwischen 15 und 25% (RUTTER et
al. 1977; CASTELL et al. 1981; ESSER u. SCHMIDT 1987). Nur zum Teil haben unterschiedliche Prävalenzraten damit zu tun, wie weit auch umschriebene und allgemeine Entwicklungsrückstände einbezogen wurden. So ist in Großstädten deren Anteil deutlich höher als in ländlichen Gebieten und in beiden Wohnlagen ist
er bei Kindern aus sozial benachteiligten Familien am höchsten (RUTTER et al.
1970; RUTTER 1977).

Die einfache diagnostische Klassifizierung besagt allerdings allein nur wenig
über Art, Umfang und Dringlichkeit von Interventionen. Teilweise handelt es
sich jedenfalls um psychische Störungen, die unter günstigen psychosozialen Bedingungen auch ohne Interventionen im Verlauf der weiteren Entwicklung ihre
Intensität verlieren können, oder um solche, bei denen kurze Interventionen (Klärung und Beratung) ausreichen. Behandlungsbedürftigkeit im Sinne von längerdauernder, methodisch strukturierter Intervention (Therapie) wurde bei 5–7%
der epidemiologisch untersuchten Altersgruppen festgestellt (vgl. RUTTER et al.
1977; RICHMAN et al. 1982). Stationäre Behandlungen dürften bei ausreichenden
ambulanten Versorgungsstrukturen nur bei einem Zehntel der interventionsbedürftigen Kinder und Jugendlichen notwendig werden.

Die Häufigkeitsfeststellungen und die Reaktionsmöglichkeiten auf problemanzeigendes Verhalten sind in Abb. 1 zusammenfassend veranschaulicht.

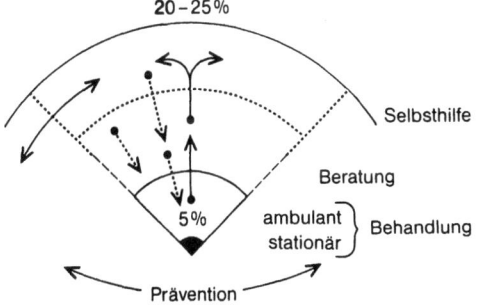

Abb. 1. Verhältnis des Bedarfs an Interventionen bei problemanzeigenden Verhaltensweisen. – Die Fläche des Kreissektors gibt den Anteil der Kinder und Jugendlichen mit Auffälligkeiten von Verhalten, Befinden oder Leistungsmöglichkeiten an der Gesamtheit der Gleichaltrigen wieder

II. Beratungs- und Behandlungsbedürfnisse

Der *Bedarf* an Versorgung ergibt sich aus den festgestellten Störungen, Beeinträchtigungen und Krankheiten, für die grundsätzlich eine wirksame und anerkannte Interventionsmöglichkeit besteht. Das *Bedürfnis* der betroffenen Personen nach Beratung oder Behandlung deckt sich aber nur zum Teil mit dem von Experten ermittelten Bedarf (vgl. Cranach u. Wittchen 1980). So kann einerseits die Bedeutung problemanzeigender Verhaltensweisen bei Kindern und Jugendlichen von den Bezugspersonen geringer eingeschätzt werden als von den Experten, andererseits aber auch die Möglichkeit und Wirksamkeit von professionellen Interventionen. Bei der kinderpsychiatrisch-epidemiologischen Untersuchung auf der Isle of Wight (Rutter et al. 1970) war von den Kindern mit klassifizierbaren und behandlungsbedürftigen psychischen Störungen nur ein Fünftel in Behandlung. Die Hälfte der Eltern hielt die Auffälligkeiten nicht für ungewöhnlich. Viele Eltern hatten dabei aber auch keine Kenntnis von Beratungs- oder Behandlungsmöglichkeiten. Es gab umgekehrt auch einige Eltern, die Hilfe für ihre Kinder wünschten, ohne daß bei diesen ausgeprägte Störungen vorhanden gewesen wären. Der Interventionsbedarf und das Hilfebedürfnis für Eltern werden von Schmidt u. Esser (1985) jeweils auf 15% geschätzt, wobei dann unbekannte, aber auf jeden Fall gleich hohe Anteile an Bedürfnissen ohne Interventionsnotwendigkeit und an Interventionsnotwendigkeiten ohne entsprechende Bedürfnisse anzunehmen sind.

Die tatsächliche *Inanspruchnahme* professioneller Hilfe wird nicht allein durch das Bedürfnis bestimmt. Sie setzt darüber hinaus Kenntnisse über Hilfemöglichkeiten voraus sowie deren Verträglichkeit mit den subjektiven Theorien (Dann 1983) der Eltern über die Entstehung und Verfestigung der Probleme ihrer Kinder. Der Entscheidung zum Aufsuchen eines Fachdienstes gehen unterschiedliche Bewertungs- und Abwägungsvorgänge vorweg (Höger 1986). Einfluß nehmen dabei auf seiten der Eltern deren soziale Lage, ihre individuelle Belastungsfähigkeit und ihre Autonomievorstellungen, auf seiten des Kindes Ausmaß und Dauer des problemanzeigenden Verhaltens und dessen Bekanntwerden und Beachtung außerhalb der Familie. So kommt der ausschlaggebende Anstoß zur Inanspruchnahme nicht so selten erst dadurch zustande, daß Verhaltens- und Leistungsprobleme in der Schule offenkundig geworden sind. Eltern aus mittleren sozialen Lagen scheinen eine Inanspruchnahme von Fachdiensten bei psychischen Problemen ihrer Kinder eher mit ihren Autonomievorstellungen in Einklang bringen zu können als Eltern, die sich dabei von vornherein unterlegen fühlen und nur wenig Verständnis für ihre Lebenswelt und -form erwarten (Buchholz et al. 1984). Abgewogen wird aber vor allem auch, wie weit von der Inanspruchnahme professioneller Hilfe tatsächlich *Entlastung* erwartet werden kann und mit welchen *Belastungen* (zeitlich und psychisch) sie demgegenüber verbunden sein könnte.

III. Veränderungen der Bevölkerungszusammensetzung und Versorgungsbedarf

Das Bevölkerungswachstum der industrialisierten Länder hat sich verlangsamt und dürfte in wenigen Jahrzehnten stagnieren. Die Bundesrepublik Deutschland hat bereits jetzt die niedrigste Nettoreproduktionsrate (0,61 weibliche Nachkommen pro Frau), die seit Beginn demographischer Aufzeichnungen je registriert wurde. Der Anteil von Kindern und Jugendlichen deutscher Herkunft an der Gesamtbevölkerung geht deswegen z. Z. ständig zurück (1968: 27%; 1984: 20%). Ein entsprechender Rückgang der Inanspruchnahme psychosozialer Dienste für Kinder und Jugendliche hat sich indessen bislang nicht feststellen lassen. Da das bisherige Versorgungsangebot weit unter dem tatsächlichen Bedarf gelegen hat, wäre das selbst dann nicht zu erwarten, wenn der Bedarf in genau der gleichen Weise abnehmen würde, wie der Bevölkerungsanteil der Minderjährigen. Tatsächlich ist es mit größerer Bekanntheit und besserer Erreichbarkeit der Dienste in den meisten Bereichen zu einer vermehrten Inanspruchnahme von professioneller Hilfe für psychisch gestörte Kinder und Jugendliche gekommen (vgl. u. a. Bundeskonferenz für Erziehungsberatung 1986 b). Möglicherweise hat dabei auch eine zunehmende Empfindlichkeit für Entwicklungsabweichungen bei höherer Erwartungsbelastung des einzelnen Kindes Bedeutung.

Die Nettoproduktionsrate (s. o.) verteilt sich innerhalb der Bundesrepublik Deutschland im übrigen sehr ungleichmäßig. Sie lag 1983 in einigen ländlichen Gebieten zwischen 0,9 und 1, in vielen Großstädten dagegen unter 0,5. Wenn nun bei epidemiologischen Untersuchungen in den Großstädten ein höherer Anteil an Kindern und Jugendlichen mit psychischen Störungen gefunden wurde (s. o.), dann läßt dies daran denken, daß niedrige Nettoreproduktionsrate und hoher Anteil an psychischen Störungen einige gemeinsame Bedingungen haben könnten (z. B. erhöhte Mobilität). Das Verhältnis zwischen belastenden und protektiven Einflüssen auf die Entwicklung und das Befinden von Kindern und Jugendlichen ist jedenfalls in ähnlicher Weise regional verschieden.

C. Organisationsformen und Rechtsgrundlagen der Hilfen für psychisch gestörte Kinder und Jugendliche

I. Organisationsformen in der Bundesrepublik Deutschland

Hilfen für psychisch gestörte Kinder und Jugendliche werden in der Bundesrepublik sowohl durch das Gesundheitswesen als auch durch die Jugendhilfe, die Sozialhilfe und durch das Bildungssystem organisiert. Die Wirklichkeit der Belastungen, Beeinträchtigungen und Störungen von Kindern und Jugendlichen, die Konstellationen in ihren Familien und im unmittelbaren sozialen Netzwerk sind indessen anders beschaffen und differenziert als diese Systeme öffentlicher Verwaltung. Überschneidungen der Aufgaben und Zuständigkeiten zwischen den Systemen ergeben sich deswegen zwangsläufig (s. Abb. 2). Eine naheliegende Konsequenz wären deswegen Regelungen, die eine Koordination und die Planung regionaler Verbundsysteme gewährleisten (vgl. Dtsch. Bundestag Bericht über die Lage der Psychiatrie 1975, S. 234; Dtsch. Bundestag 7. Jugendbericht 1986, S. 40; HÖGER 1987).

Tatsächlich verhalten sich die öffentlichen Verwaltungen aber nicht selten so, als stünden die Organisationssysteme für die Wirklichkeit und als sei nicht die Vielfalt der Beeinträchtigungen und Störungen mit ihren komplexen Entstehungs- und Verfestigungszusammenhängen das tatsächlich Vorgegebene. Dementsprechend wird für selbstverständlich gehalten, daß jeder „Fall" innerhalb dieser Systeme seine „naturgegebene" Zuständigkeit finden müsse. Wo übergreifen-

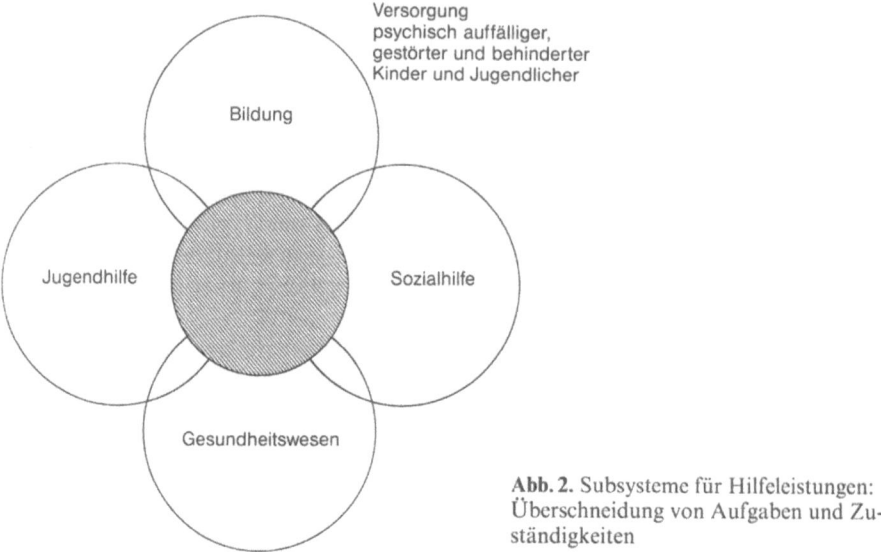

Abb. 2. Subsysteme für Hilfeleistungen: Überschneidung von Aufgaben und Zuständigkeiten

de Regelungen und Kooperation notwendig wäre, wird viel Mühe auf Abgrenzung solcher Zuständigkeiten verwandt. Dem einzelnen Kind oder Jugendlichen geschieht es dann immer wieder, daß dringliche Hilfen auf schädliche Weise hinausgezögert werden oder ganz unterbleiben, falls seine Personensorgeberechtigten nicht in der Lage sind, das Dickicht der Zuständigkeiten zu durchdringen. Das ist nicht zuletzt deswegen so schwierig, weil Ansprüche auf fachliche Zuständigkeit und Ablehnung von Kostenzuständigkeit dabei in ein und demselben System auch noch miteinander in Widerspruch geraten können.

Diese Schwierigkeiten sind offensichtlich nicht spezifisch für die Bundesrepublik Deutschland. Sie scheinen überall in dem Maß vorhanden zu sein, wie Grundsätze und Praxis öffentlicher Verwaltung der Wirklichkeit Zwang antun. Die Aufgabenverteilungen und Regelungen in der Bundesrepublik Deutschland stellen hier lediglich ein Beispiel dafür dar.

II. Hilfen für psychisch beeinträchtigte Kinder und Jugendliche im Gesundheitswesen

An der Versorgung psychisch gestörter Kinder und Jugendlicher sind innerhalb des Gesundheitswesens beteiligt:

1. Kinder- und Jugendpsychiater, Kinderärzte, Nervenärzte, Allgemeinärzte, die in eigener Praxis niedergelassen überwiegend an der ambulanten kassenärztlichen Versorgung teilnehmen,
2. Fachkrankenhäuser (Kliniken) und Fachabteilungen für Kinder- und Jugendpsychiatrie sowie für Psychosomatik und klinische Psychotherapie bei Kindern und Jugendlichen,
3. Kinder- und Jugendpsychiatrische Dienste innerhalb der Gesundheitsfachverwaltung.

Ende 1986 waren in der Bundesrepublik Deutschland 336 Kinder- und Jugendpsychiater ärztlich tätig, davon mehr als die Hälfte (193) an stationären Einrichtungen, von den übrigen ein Teil bei Behörden (35) und bei sonstigen Institutionen (19). An der kassenärztlichen Versorgung nahmen 129 Kinder- und Jugendpsychiater teil. Allerdings waren davon nur 55 in eigener Praxis zugelassen, die übrigen waren ermächtigt oder beteiligt (REMSCHMIDT 1985). Abgesehen davon, daß die Anzahl der Kinder- und Jugendpsychiater bei bislang sehr komplexen Weiterbildungsbedingungen insgesamt nur langsam wächst, erklärt sich der besonders kleine Anteil von Kinder- und Jugendpsychiatern, die sich in einer eigenen Praxis niedergelassen haben, damit, daß die Gebührenordnungen für die spezifischen zeitaufwendigen Leistungen bislang keine ausreichende Vergütung vorsehen. Nach der Zusammensetzung der Bevölkerung müßte die Anzahl der Kinder- und Jugendpsychiater zur Anzahl der für Erwachsene zur Verfügung stehenden Nervenärzte in einem Verhältnis von 1:4 stehen. Tatsächlich ist dieses Verhältnis in der Bundesrepublik Deutschland aber nur geringfügig besser als 1:10. Günstiger ist das Verhältnis z. B. in der Schweiz (rd. 1:7) und in Schweden (rd. 1:5), wo jeweils 5 Kinder- und Jugendpsychiater auf 100 000 Kinder und Jugendliche entfallen (REMSCHMIDT 1985).

Die 70 stationären kinder- und jugendpsychiatrischen Einrichtungen in der Bundesrepublik Deutschland haben sehr unterschiedliche Platzzahlen. Außer an der kurz- und mittelfristigen stationären Versorgung sind sie zum Teil auch an der langfristigen Versorgung von behinderten Kindern und Jugendlichen mit neuropsychiatrischen Komplikationen beteiligt. Nur wenige sind bislang mit einer Tagesklinik für den näheren Einzugsbereich ausgestattet (PAUL 1985). Die Aufgaben eines kinder- und jugendpsychiatrischen Zentrums nach den Vorstellungen der Psychiatrie-Enquête (Deutscher Bundestag 1975, S. 240) mit stationären, teilstationären und ambulanten Bereichen, die dem Bedarf einer Versorgungsregion von etwa 500 000 Einwohnern angemessen sind (SPECHT 1981), kann nur ein Teil von ihnen wahrnehmen. Dies liegt vor allem daran, daß nur die Universitäts-Einrichtungen mit einer Poliklinik an der ambulanten Krankenversorgung beteiligt sind, von den übrigen Einrichtungen bislang nur wenigen eine Institutionsambulanz ermöglicht wurde, zumeist statt dessen eine Beteiligung bzw. Ermächtigung des leitenden Kinder- und Jugendpsychiaters vorgesehen ist.

Soweit es um Kinder und Jugendliche geht, die einer längerdauernden tiefenpsychologisch fundierten Psychotherapie bedürfen, sind in der Bundesrepublik Deutschland im Rahmen der ambulanten kassenärztlichen Versorgung etwa 650 psychoanalytische Kinder- und Jugendlichenpsychotherapeuten (frühere Bezeichnung: Psychagogen) tätig, denen ein zur Psychotherapie ermächtigter Arzt die Behandlung delegiert (REMSCHMIDT 1985).

Unter solchen Voraussetzungen sind natürlich auch Kinderärzte, Allgemeinärzte und Nervenärzte bzw. Psychiater an der ambulanten ärztlichen Versorgung psychisch beeinträchtigter Kinder und Jugendlicher beteiligt. Sie werden ohnehin bei einer Reihe von Störungen und Problemen von den Erziehungsberechtigten als Dienste der ersten Linie vorrangig in Anspruch genommen. Dabei zeigen sich in regional begrenzten Erhebungen Unterschiede hinsichtlich der Anlässe. So wurden von Allgemeinärzten in einem städtischen Einzugsbereich bei rd. 11%, in einem ländlichen Einzugsbereich bei rd. 6½% der Patienten im Kindes- und Jugendalter psychisch bedingte Körpersymptome, emotionale Störungen sowie Lern- und Leistungsbeeinträchtigungen als Gründe für die Inanspruchnahme angegeben (GERLACH 1987; SZECSENYI 1987). Bei Nervenärzten machten psychisch bedingte Körpersymptome einen besonders hohen Anteil unter den Anlässen für eine Inanspruchnahme durch Kinder und Jugendliche aus (FRIEDRICH 1987). Unter den Patienten von Kinderärzten fanden sich 8,3% mit psychischen Auffälligkeiten (QUISTORP 1985).

Die kinder- und jugendpsychiatrischen Dienste bei den Gesundheitsbehörden haben diagnostische, beratende, behandlungseinleitende und koordinierende Funktionen. Sie stehen, soweit sie am Sozialpsychiatrischen Dienst beteiligt sind, auch zur Krisenintervention zur Verfügung, haben jedoch keine weitergehenden therapeutischen Aufgaben.

Die Kosten der ambulanten Versorgung psychisch beeinträchtigter Kinder und Jugendlicher durch Kinder- und Jugendpsychiater, durch Gebietsärzte anderer Fachrichtungen und durch Allgemeinärzte sowie die stationäre Behandlung in kinder- und jugendpsychiatrischen Facheinrichtungen werden überwiegend von der Versichertengemeinschaft der gesetzlichen Krankenkassen und der Ersatzkrankenkassen getragen. Es gelten dafür die Grundsätze der Reichsversicherungsordnung (RVO). Danach haben die Versicherten Anspruch auf Krankenhilfe (ärztliche Behandlung, Versorgung mit Arznei- und Heilmitteln, Belastungserprobung und Arbeitstherapie, ggf. häusliche Krankenpflege, § 179). Voraussetzung dafür ist ein regelwidriger körperlicher, geistiger oder seelischer Zustand, der durch derartige Behandlungsmaßnahmen gebessert oder gelindert werden kann. Ärztliche Behandlung bedeutet, daß approbierte Ärzte (bzw. Zahnärzte) tätig werden. Sie umfaßt aber auch Hilfeleistungen „anderer Personen" (RVO), wenn sie vom Arzt angeordnet werden (§ 122). Darüber hinaus bestehen vertragliche Regelungen, die es erlauben, tiefenpsychologisch fundierte Psychotherapie wie Verhaltenstherapie Diplompsychologen mit einer nachgewiesenen Zusatzausbildung oder Kinder- und Jugendlichenpsychotherapeuten (s. o.) zu übertragen. Vorgesehen sind in der Reichsversicherungsordnung auch Maßnahmen zur Früherkennung von Krankheiten (§ 179). Dazu gehören die Voruntersuchungen während der ersten vier Lebensjahre, die auch Gefährdungen der geistigen oder seelischen Entwicklung gelten.

Die Leistungsvoraussetzungen des Versicherungssystems erfordern den Verdacht oder die Feststellung einer Krankheit bei einer bestimmten Person. Dabei stellt die versicherungsrechtliche Definition von Krankheit als „regelwidriger körperlicher, geistiger, seelischer Zustand", der durch Behandlung beeinflußt werden kann, einen weiten Rahmen dar, dem sich die Diagnosen der ICD 9 und des MAS (s. o.) zwanglos zuordnen lassen. Trotzdem gibt es bei der Anerkennung einzelner Beeinträchtigungen (z. B. umschriebene Entwicklungsrückstände) Zuständigkeitsprobleme.

Das Erfordernis Krankheit oder Krankheitsverdacht für Leistungen innerhalb des Gesundheitssystems setzt aber auch eine Zugangsschwelle, sobald es um die mögliche Kennzeichnung „psychisch krank" geht. Sie hat immer noch eine belastende Bedeutung, die selbst dann wirksam ist, wenn diese Formulierung gar nicht verwandt, sondern von den Betroffenen lediglich befürchtet wird. Hier liegt wohl auch eine Erklärung dafür, daß vielfach zunächst Kinderärzte und Allgemeinärzte in Anspruch genommen werden und seltener der unmittelbare Zugang zu einer ambulanten kinder- und jugendpsychiatrischen Einrichtung gesucht wird.

III. Hilfen für psychisch gefährdete oder beeinträchtigte Kinder und Jugendliche im Rahmen der Jugendhilfe

In der Bundesrepublik Deutschland besteht ein sehr umfassendes System der Jugendhilfe, dessen Organisationsform auf dem 1922 verkündeten Reichsjugendwohlfahrtsgesetz beruht. Es wurde zuletzt 1961 als Gesetz für Jugendwohlfahrt (JWG) novelliert. Nachdem 1984 eine völlige Neuregelung durch ein Gesetz für Jugendhilfe zwar vom Bundestag verabschiedet wurde, aber nicht die Zustimmung des Bundesrates erhielt, steht eine weitere Novellierung des JWG an. Gegenwärtig sieht § 1 Abs. 3 JWG vor „Insoweit der Anspruch des Kindes auf Erziehung von seiner Familie nicht erfüllt wird, tritt, unbeschadet der Mitarbeit freiwilliger Tätigkeit, öffentliche Jugendhilfe ein".

An allgemeinen erzieherischen Aufgaben fallen dabei in die Zuständigkeit der Jugendämter sowohl „Beratung in Fragen der Erziehung" (§ 5 Abs. 1, 1 JWG) als auch „erzieherische Maßnahmen des Jugendschutzes und für gefährdete Minderjährige" (§ 5, Abs. 1, 8 JWG). An besonderen Maßnahmen sieht das JWG Erziehungsbeistandsschaft, Freiwillige Erziehungshilfe und Fürsorgeerziehung vor. Als Voraussetzungen werden angeführt bei der *Erziehungsbeistandsschaft* und bei der *Freiwilligen Erziehungshilfe,* daß bei dem Minderjährigen, die „leibliche, geistige oder seelische Entwicklung gefährdet oder geschädigt ist" (§ 55 bzw. 62 JWG) und bei der *Fürsorgeerziehung,* daß „der Minderjährige zu verwahrlosen droht oder verwahrlost ist" (§ 63 JWG). Bei den Entwürfen für ein neues Jugendhilfegesetz und bei den derzeitigen Novellierungsentwürfen hat man sich um andere, weniger stigmatisierende Kennzeichnungen für die Voraussetzungen bemüht. Vor allem, der in seiner Bedeutung zum Vorwurf hin veränderte und immer nur gewunden erläuterte Begriff der „Verwahrlosung" ist dabei ebenso entfallen wie die „Fürsorgeerziehung", die in Fortsetzung der „Zwangserziehung" (Preußen 1878) das Bild der Jugendbehörden als Ordnungs- und Eingriffsinstanzen nachhaltig geprägt hat.

Der Rückgang der Eingriffsfunktion und das Anwachsen der Leistungsfunktion der Jugendämter wird u. a. daran deutlich, daß 1968 noch für fast 23000 Minderjährige Fürsorgeerziehung angeordnet wurde, 1984 dagegen nur noch für etwas mehr als 1 500 Minderjährige. Auch die Gewährung Freiwilliger Erziehungshilfe ging im gleichen Zeitraum um die Hälfte, von fast 27000 auf knapp 13 500 Minderjährige zurück. Fremdunterbringungen nach § 5 und 6 JWG (erzieherische und wirtschaftliche Einzelhilfen) sind demgegenüber mehr von der Lebenslage des Minderjährigen als von der Zuschreibung negativer Voraussetzungen abhängig.

Insgesamt werden gegenüber den *familienersetzenden* Maßnahmen *familienunterstützende* und *familienergänzende* Leistungen in der Jugendhilfe immer mehr bevorzugt. Dabei werden nicht nur pädagogische Hilfen gewährt, sondern – wie in allen neuen Entwürfen vorgesehen – pädagogische und therapeutische Hilfen miteinander verbunden.

Dies gilt ganz besonders für das Angebot der *Erziehungs- und Familienberatungsstellen*. Es gründet sich auf § 5 Abs. 1, 1 JWG. Erste Einrichtungen dieser Art entstanden schon vor 80 Jahren. Sie wurden vermehrt nach dem Ersten Weltkrieg und in der Bundesrepublik nach dem Zweiten Weltkrieg eingerichtet. Schon seit 1920 führen sie die Bezeichnung „Erziehungsberatungsstelle", die heute häufiger ersetzt wird durch „Erziehungs- und Familienberatungsstelle" oder durch „Beratungsstelle für Kinder, Jugendliche, Eltern und Familien". Ende 1984 gab es 800 dieser Einrichtungen in der Bundesrepublik Deutschland und Berlin-West (Bundeskonferenz für Erziehungsberatung 1986). Träger ist bei mehr als der Hälfte ein freigemeinnütziger Verband, bei 42,5% eine öffentliche Gebietskörperschaft (Stadt, Landkreis). Unter den rd. 4 800 voll- und teilzeitbeschäftigten Fachkräften der Erziehungsberatungsstellen waren knapp 43,5% Diplompsychologen und 23,8% Sozialarbeiter/Sozialpädagogen, denen hinsichtlich der Anzahl Ärzte, Diplompädagogen, Kinder- und Jugendlichenpsychotherapeuten und Heilpädagogen folgten (Bundeskonferenz für Erziehungsberatung 1986a). Der früher relativ höhere Anteil an Ärzten hat dabei mit den zahlreichen Neueinrichtungen von Erziehungsberatungsstellen in den 70er Jahren nicht Schritt gehalten. Sie machen zwar unter den nebenberuflich tätigen Fachkräften noch 24%, in der Gesamtheit der Fachkräfte aber nur noch 7,5% aus. An der Forderung der „Grundsätze für die einheitliche Gestaltung der Richtlinien der Länder für die Förderung von Erziehungsberatungsstellen" (Senatoren und Minister der Bundesländer 1973), daß ein Arzt zumindest in nebenberuflicher Tätigkeit zur Verfügung stehen muß, wird indessen zu Recht weiter festgehalten (vgl. Feldmann-Bange u. Specht 1986). Eine der wesentlichen Voraussetzungen, daß Erziehungs- und Familienberatungsstellen einer Vielfalt von Problemlagen entsprechen können, ist nämlich eine Arbeitsgruppe aus Mitarbeitern unterschiedlicher Fachrichtungen und mit verschiedenartigen methodischen Kenntnissen (*multidisziplinäres Team*).

Zu den Grundvoraussetzungen für die Tätigkeit und Wirksamkeit der Erziehungs- und Familienberatungsstellen gehört es außerdem, daß sich Familien aus eigener Entscheidung dorthin wenden können, sobald sie bei ungewöhnlichen oder unerwarteten Entwicklungsschwierigkeiten von Kindern und Jugendlichen oder bei Belastungen und Krisen an die Grenzen ihrer Verständnis- und Bewältigungsmöglichkeiten gelangt sind, ohne daß sie sich aber deswegen als „gestört" ansehen müßten und ohne daß sie Eingriffe in ihre Autonomie zu befürchten brauchen.

Erziehungs- und Familienberatungsstellen sollen bei ausreichender Besetzung beratende und therapeutische Tätigkeiten – jeweils auf der Grundlage einer Klärung der Entstehungs- und Verfestigungsbedingungen (diagnostisches Vorgehen) – sowie vorbeugende und aufklärende Tätigkeiten miteinander verbinden.

Anders als bei den Hilfen durch das Gesundheitssystem erbringen Erziehungsberatungsstellen ihre Leistungen grundsätzlich ohne Einzelvergütung und ohne Kostenbeteiligung der betroffenen Familien. Einerseits haben sie dadurch einen verhältnismäßig großen Spielraum für eine bedarfsentsprechende Gestaltung ihrer Tätigkeiten insgesamt wie auch im Einzelfall. Andererseits geraten sie deswegen aber auch nicht selten in die Lage, ihre Zeitverteilung rechtfertigen zu müssen.

Der grundsätzlich gegebene Spielraum kann natürlich nur bei einer angemessenen personellen Ausstattung der einzelnen Erziehungsberatungsstelle genutzt werden. Diese ist aber keineswegs überall gegeben. Ende 1984 verfügte ein Viertel der Erziehungs- und Familienberatungsstellen in der Bundesrepublik Deutschland nicht über die in Richtlinien (s. Senatoren und Minister der Länder 1973) festgelegte Mindestausstattung (Bundeskonferenz für Erziehungsberatung 1986; PRESTING 1987).

Bei grundsätzlicher Übereinstimmung von Arbeitsvoraussetzungen und Arbeitsform können örtliche Unterschiede des Bedarfs, Aufgabenverteilung zwischen mehreren Diensten sowie quantitative und qualitative Unterschiede der personellen Ausstattung zu verschiedenartigen Arbeitsschwerpunkten bei den einzelnen Erziehungs- und Familienberatungsstellen führen (vgl. HÖGER et al. 1985).

Von den Arbeitsschwerpunkten hängt es auch ab, ob Erziehungs- und Familienberatungsstellen die ihnen zugedachte Funktion eines Dienstes der ersten Linie (Dtsch. Bundestag, Bericht über die Lage der Psychiatrie 1975) erfüllen oder ob sie eher einer Einrichtung zweiter Instanz entsprechen. Letzteres folgt oft aus einseitiger Methodenzentrierung, ganz gleich, ob es sich dabei um ein Übergewicht an individueller psychologischer Diagnostik, um tiefenpsychologisch fundierte Psychotherapie oder um spezielle Familientherapie handelt (vgl. HEEKERENS 1986). Als Dienst erster Linie sollten Erziehungsberatungsstellen für unmittelbaren Zugang ohne Problemauswahl offen sein, auf Krisen rasch reagieren können, Probleme auch mit Zwischenergebnissen der diagnostischen Klärung und der Beratungsschritte tragen und erforderlichenfalls an Dienste der zweiten Linie (z. B. kinder- und jugendpsychiatrische Einrichtungen) weiterleiten. Familientherapeutische wie gemeindepsychologische Ansätze lassen sich dabei durchaus miteinander verbinden (HEEKERENS 1987). In der jeweiligen diagnostischen Eingangsphase können „individuelle und interaktiv-kommunikative Aspekte unter Berücksichtigung systemischer Regelprozesse" (GEHRING 1983, S. 219) erfaßt werden.

Institutionelle Schwellenprobleme liegen für Erziehungsberatungsstellen u. a. bei den Kränkungsbefürchtungen der Eltern. Insofern hat die gebräuchliche Bezeichnung eine ungünstige Nebenwirkung. Daß man „Erziehungsberatung" benötigt, kann sich mit der Vorstellung eigenen Versagens gegenüber einer selbstverständlichen Aufgabe verbinden. Nicht zuletzt deswegen bevorzugt ein großer Teil der Erziehungs- und Familienberatungsstellen die Benennung „Beratungsstelle für Kinder, Jugendliche und Eltern" o. ä.

Trotz solcher Schwellen ist die Entwicklung der Erziehungsberatungsstellen über lange Zeit durch erhebliche Wartefristen zwischen Anmeldung und Beratungsbeginn belastet gewesen. Sie haben sich aus einem Mißverhältnis zwischen Beratungsbedürfnissen einerseits, Anzahl und personeller Besetzung der Erziehungsberatungsstellen andererseits ergeben. Diese Wartefristen waren wesentlicher Grund für eine Selektion von Eltern aus mittleren sozialen Lagen, bei denen sich Problembewußtsein und Kränkungsbefürchtungen bis zum Beratungsbeginn die Waage hielten. Die Selektion ist außerdem aber auch durch die Anpassung diagnostischer und therapeutischer Vorgehensweisen an die Erwartungen solcher Eltern verstärkt worden (vgl. HEEKERENS 1987).

Die gegenwärtige Zusammensetzung der Klientel von Erziehungsberatungsstellen entspricht dem allerdings nicht mehr. Wo offene Sprechstunden eingeführt
wurden, Beratungsangebote auch außerhalb der Einrichtung gemacht werden,
vor allem aber eine erste Problemerörterung mit möglichst geringen Wartezeiten
ermöglicht wird, sind die Bevölkerungsschichten in der Klientel repräsentativ vertreten (vgl. HÖGER et al. 1985).

IV. Hilfen für psychisch beeinträchtigte Kinder und Jugendliche durch Sozialhilfemaßnahmen

Das 1961 verabschiedete Bundessozialhilfegesetz (BSHG) der Bundesrepublik
Deutschland sieht als „Hilfe in besonderen Lebenslagen" (Abschn. 3) neben vor-
beugender Gesundheitshilfe (§ 36) und Krankenhilfe (§ 37) insbesondere *Eingliederungshilfe für Behinderte* (§§ 39–47) vor. Die Möglichkeit umfangreicher, zu-
sammengefaßter Hilfen auf der Grundlage dieses Gesetzes wird allerdings eingeschränkt durch den Grundsatz vom *Nachrang der Sozialhilfe*: „Sozialhilfe erhält
nicht, wer sich selbst helfen kann oder wer die erforderliche Hilfe von anderen,
besonders von Angehörigen oder von Trägern anderer Sozialleistungen, erhält"
(§ 2, Abs. 1). Der zuständige örtliche oder überörtliche Sozialhilfeträger prüft deswegen stets, ob für die erforderliche Hilfe nicht ein anderer Kostenträger (gesetzliche Krankenversicherung, Jugendhilfe, Bildungssystem) zuständig ist.

Dennoch haben die Bestimmungen des Bundessozialhilfegesetzes über die Eingliederung für Behinderte wesentlich dazu beigetragen, daß für die Initiativen von
Verbänden (z. B. Bundesvereinigung Lebenshilfe für geistig Behinderte) zur Einrichtung von örtlichen Förder- und Bildungsstätten für Behinderte eine bedarfs-
gerechte Finanzierung der Folgekosten möglich war. Nach § 39 BSHG haben
nämlich Personen, „die nicht nur vorübergehend körperlich, seelisch oder geistig
wesentlich behindert sind" (Abs. 1) oder die von einer Behinderung bedroht sind
(Abs. 2), einen Anspruch auf Eingliederungshilfe. Sie soll „dem Behinderten die
Teilnahme am Leben in der Gemeinschaft ermöglichen oder ... erleichtern, ihm
die Ausübung eines angemessenen Berufs oder einer sonstigen angemessenen Tätigkeit... ermöglichen oder ihn soweit wie möglich unabhängig von Pflege machen" (Abs. 3). Zu den Maßnahmen der Hilfe (§ 40) gehören u. a. ärztliche Hilfe
oder ärztlich verordnete Maßnahmen, heilpädagogische Hilfe, Hilfe zu einer angemessenen Schulbildung. Die Hilfe kann auch in einer Anstalt oder einer Tages-
einrichtung für Behinderte gewährt werden. Geschieht dies für Behinderte, die
noch nicht 21 Jahre alt sind, dann sind den Eltern nur die Kosten des Lebensun-
terhaltes zuzumuten (§ 43). In einer Eingliederungshilfe-Verordnung (VO zu § 47
BSHG, 1964 bzw. 1975) wurde der anspruchsberechtigte Personenkreis näher gekennzeichnet. *Geistig wesentlich* behindert sind danach „Personen, bei denen infolge einer Schwäche der geistigen Kräfte die Fähigkeit zur Eingliederung in die
Gesellschaft in erheblichem Umfang beeinträchtigt ist" (§ 2 VO zu § 47). *Seelisch
wesentlich* behindert sind „Personen, bei denen infolge seelischer Störungen die
Fähigkeit zur Eingliederung in die Gesellschaft in erheblichem Umfange beeinträchtigt ist" (§ 3 VO zu § 47). Als solche Störungen werden genannt: 1) körperlich nicht begründbare Psychosen, 2) seelische Störungen als Folge von Krank-

heiten oder Verletzungen des Gehirns, von Anfallsleiden oder von anderen Krankheiten oder körperlichen Beeinträchtigungen, 3) Suchtkrankheiten, 4) Neurosen und Persönlichkeitsstörungen (§ 3 VO zu § 47).

Die Erläuterungen der Eingliederungsverordnung lassen erkennen, daß „Behinderung" einen sozialrechtlich relevanten Interaktionszustand benennt, bei dem ein Zusammenwirken von individueller Beeinträchtigung mit Unzulänglichkeiten der Lern- und Lebensumwelt die Anpassungsmöglichkeiten eines Kindes oder Jugendlichen einschränken. „Behinderung" kann deswegen nicht – wie es allerdings geschieht – im Sinne einer Diagnose gebraucht werden. Diagnostische Feststellungen sollen vielmehr erklären, wodurch und in welchem Ausmaß eine Person behindert wird. Es liegt wohl an der zumeist einfachen Beziehung zwischen oligophrener Entwicklungsstörung und geistiger Behinderung, wenn der Unterschied zwischen medizinisch-psychologischer Diagnostik und der Feststellung einer Behinderung nicht genügend beachtet wird. Die Orientierungshilfe des § 3 VO zu § 47 BSHG zu den Störungen, die eine seelische Behinderung bedingen können (s. o.), enthebt nicht von der Überprüfung der Anpassungsmöglichkeiten bzw. -einschränkungen.

Die Frage des Nachranges der Sozialhilfe hat während der ersten 15 Jahre Anwendung des Bundessozialhilfegesetzes für die Eingliederungshilfe keine große Bedeutung gehabt. Dann aber ist es zu einer strikteren Anwendung dieses Grundsatzes sowohl bei Leistungsabgrenzungen gegenüber den gesetzlichen Krankenversicherungen als auch gegenüber der Jugendhilfe gekommen. Dabei sind mit den Krankenversicherungen in verschiedenen Bereichen bereits Vereinbarungen über Kostenbeteiligungen zustande gekommen, von denen die Betroffen unmittelbar kaum berührt werden. Anders ist es bei Versuchen, die Leistungspflicht von Sozialhilfeträger und Jugendhilfeträger gegeneinander abzugrenzen, wenn es um den Sachverhalt *seelische Behinderung* geht. Ob nämlich die Hilfe notwendig wird, weil der Erziehungsanspruch eines Kindes von seiner Familie nicht erfüllt wird (§ 1 Abs. 3 JWG) oder weil seine Eingliederungsfähigkeit durch eine Neurose oder Persönlichkeitsstörung (§ 3 VO zu § 47 BSHG) eingeschränkt wird, ist teilweise zu einer Auslegungsangelegenheit geworden, bei der je nach Interessenlage willkürlich bestimmte Kriterien ins Spiel kommen. Wird eine Heimunterbringung notwendig, sind kommunale Jugendämter oft bemüht, sich dadurch von ihrer Kostenzuständigkeit zu befreien, daß eine seelische Behinderung angenommen wird. Übergeordnete Jugendbehörden dagegen scheinen zum Teil darauf bedacht, den Zuständigkeitsbereich der Jugendhilfe nicht weiter verkleinern zu lassen und sehen deswegen eher Voraussetzungen und Möglichkeiten der Jugendhilfe gegeben, sobald ein erzieherischer Mangel im Wirkungsgefüge einer Störung zu entdecken ist. Dem entspricht wiederum das Interesse der überörtlichen Sozialhilfeträger, die z. T. selbst bei Störungen die zweifelsfrei unter § 3 VO zu § 47 BSHG fallen (z. B. Psychosen) zunächst einmal ihr Kostenanerkenntnis für eine Heimunterbringung versagen, sobald unter den Feststellungen auch familiäre Umstände erwähnt werden. Die Betroffenen werden dabei nicht selten durch monatelange Verzögerungen der Hilfe, ebenso aber durch unverständliche administrative Umbewertungen ihrer Probleme belastet.

Um den oft sinnlosen Zuständigkeitsverschiebungen und den abstrakten oder willkürlichen Bewertungen von Kriterien ein Ende zu machen, sind von fachlicher

Seite (vgl. LEMPP 1985) wie von jugendpolitischer Seite Lösungen vorgeschlagen worden, die auf einheitliche Zuständigkeit eines Leistungsträgers – der Jugendhilfe nämlich – hinauslaufen. Dabei wären jedoch eine Reihe von „Nebenwirkungen" eingeschlossen (Fremdverständnis der Jugendhilfe, Festlegung und Umfang des Leistungsanspruches, Entscheidungsebenen und -beteiligte usw.), die bedacht werden müßten, wenn es nicht zu neuen Nachteilen kommen soll.

Wenn gegenwärtig die Gewährung von Eingliederungshilfe bei psychischen Störungen von der Feststellung abhängt, daß es sich um eine *geistige* oder *seelische Behinderung* handelt, dann ruft dies bei Eltern unter Umständen Befürchtungen und Widerstände hervor. Sie beruhen auf einem Bedeutungswandel dieser Begriffe. Statt als Kennzeichnung eines Vorganges werden sie wie eine dauerhafte Zuschreibung ungünstiger Persönlichkeitsmerkmale verstanden und rufen dadurch die Vorstellung einer festgelegten Laufbahn als „Behinderter" hervor. Besonders wenn es darum geht, Eingliederungshilfe mit der Einordnung als „seelisch wesentlich behindert" zu begründen, erscheint der Begriff – so wie er häufig verstanden wird – bei Kindern und Jugendlichen nicht angemessen. Eine weniger festlegende Umschreibung (z. B.: „Kinder und Jugendliche, deren geistige (bzw. seelische) Entwicklung wesentlich gestört oder beeinträchtigt wird") wäre deswegen angebracht.

V. Hilfen für psychisch gestörte Kinder innerhalb des Bildungssystems

Hilfen für psychisch gestörte oder beeinträchtigte Kinder bietet das Schulsystem der Bundesrepublik Deutschland vor allem mit Sondereinrichtungen und mit schulinternen Beratungsdiensten.

1. Sondereinrichtungen des Schulsystems

Um dem Lernanrecht auch solcher Kinder entsprechen zu können, die aufgrund ihrer besonderen Lernvoraussetzungen, ihres besonderen Befindens oder ihrer Verhaltensmöglichkeiten den Lernfortschritten ihrer Altersgruppe zeitweilig oder dauernd nicht folgen können, hat das Schulsystem teils neben teils in den allgemeinbildenden Regelschulen Sondereinrichtungen (u. a. Fördergruppen, Sonderklassen, Sonderschulen) geschaffen. Sie sind durch besondere Ausbildung und Methodenkenntnis der Lehrkräfte, durch die Mitwirkung weiterer Fachkräfte (z. B. Logopädinnen, Krankengymnastinnen), durch kleine Unterrichtsgruppen sowie durch Auswahl der Lerngegenstände und Organisation der Lernfortschritte auf die Besonderheiten ihrer Schüler eingestellt. Für Kinder mit psychischen Beeinträchtigungen haben vor allem die Sonderschulen für *Lernbehinderte*, für *Geistigbehinderte* und für *Verhaltensgestörte* Bedeutung. Bei diesen Bezeichnungen liegt – ähnlich wie in den anderen Systemen – offensichtlich die Vorstellung abgrenzbarer „Personenkreise" zugrunde. Ältere und gegenwärtig z. T. gleichsinnig verwandte Bezeichnungen betonen mehr den Auftrag der Sondereinrichtungen (z. B. Hilfsschule, Schule für lebenspraktisch Bildbare, Schule für Erziehungsschwierige oder für Erziehungshilfe), können aber auch nicht verhindern, daß die Überweisung von einer Regelschule an eine davon getrennte Schuleinrichtung von Kindern und Eltern häufig als Ächtung und Aussonderung erlebt wird. Es kommt hinzu, daß die genannten „Personenkreise" untereinander nicht eindeutig abzugrenzen sind (u. a. zur Sonderschule für Körperbehinderte) und daß die Zuordnung des einzelnen Schülers deswegen durch unterschiedliche Gesichtspunkte und durch von seiner Person unabhängige Interessen bestimmt werden kann.

Es ist deswegen verständlich, daß die Zielsetzungen einer Integration von behinderten Menschen und einer weitgehenden Normalisierung ihrer Lebensbedingungen auch für das Bildungssystem gefordert werden. Allerdings darf dabei nicht übersehen werden, daß von einer Ausgliederung eigentlich nur bei den Schülern an Sonderschulen für Lernbehinderte und für Verhaltensgestörte die Rede sein kann. Kindern mit deutlicheren oligophrenen Entwicklungsstörungen, schwerwiegenden zerebralen Bewegungsstörungen und mehrfachen Beeinträchtigungen wurde durch die Entwicklung von Sondereinrichtungen seit Ende der 50er Jahre (Tagesförderstätten, bzw. -bildungsstätten) und der Einrichtung entsprechender Sonderschulen überhaupt erst ein organisiertes Bildungsangebot eröffnet. Zuvor galten sie, wie es im Reichsschulpflichtgesetz von 1938 hieß, als „bildungsunfähig". Wenn integrative Schulversuche sich gegenwärtig gerade um einen Teil dieser Kinder bemühen und weniger um die Schüler von Sonderschulen für Lernbehinderte und Verhaltensgestörte, dann liegt dies möglicherweise auch daran, daß letztere ihrer sozialen Herkunft wegen weniger interessierte Zuwendung erhalten und weniger gut vertreten werden. Die Beobachtung von Integra-

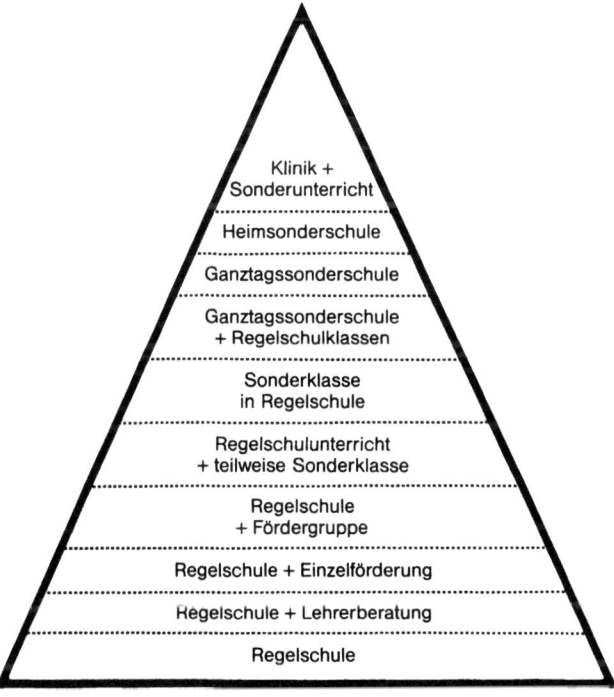

Abb. 3. Organisationsformen von Bildung, Unterrichtung und Integration bei Beeinträchtigungen der geistigen, körperlichen und seelischen Entwicklung

tions- und Normalisierungsbemühungen läßt erkennen, daß teilweise gar nicht an
eine den behinderten Kindern entgegenkommende Veränderung der schulischen
Bedingungen gedacht wird, sondern daß deren Beeinträchtigung eher verleugnet
wird und ein Normalisierungsdruck entsteht, der schließlich um so härter mit den
Defiziten konfrontiert (vgl. Rett 1987). Es ist allerdings auch fraglich, wieweit ein
Schulsystem, dessen Selektions- und Allokationsfunktionen als selbstverständlich
gelten, dessen Regelungen zu einem großen Teil der Gerechtigkeit beim Sortieren
von Schülern dienen, ausgeprägte Lernbesonderheiten von Kindern überhaupt
dauerhaft integrieren kann. Auf jeden Fall sind dem Grenzen gesetzt, die für Kinder mit sehr schwerwiegenden Beeinträchtigungen dann um so mehr Isolierung
zur Folge haben. Das Bild gestufter, durchlässiger schulischer Hilfen (Abb. 3), wie
es wahrscheinlich den Lernvoraussetzungen *und* den Gemeinschaftsbedürfnissen
behinderter Kinder am ehesten gerecht wird, entspricht derzeit nicht der Wirklichkeit. Es würde Gemeinsamkeit aller Kinder dort fördern, wo es nicht gerade
auf Lernleistungen ankommt, bei den Lernangeboten und -abläufen aber ihre
Verschiedenartigkeit berücksichtigen.

2. Schulinterne Beratung

Schulinterne Beratung wird vor allem von Schulpsychologen bzw. Schulpsychologischen Diensten wahrgenommen, daneben aber auch von Beratungslehrern
mit einer entsprechenden Zusatzausbildung. Im wesentlichen haben sich diese
Dienste erst nach dem Zweiten Weltkrieg – zunächst in den größeren Städten –
entwickelt. Hilfe für einzelne Schüler war dabei allerdings nur eine der vorgesehenen Aufgaben, wie etwa bei der Hamburger Schülerhilfe (1947). Als weitere Auf-
gabenbereiche mit eher präventiver Bedeutung, wurden Schullaufbahn- und Bildungsberatung sowie Schulsystemberatung vorgesehen. Die unterschiedliche
Einordnung von Schulpsychologen innerhalb der Schulverwaltung hat mit ihren
Aufgabenschwerpunkten zu tun: Schulintegrierte Schulpsychologen (z. B. in Ge-
samtschulen), Schulpsychologische Dienste in den Schulaufsichtsbehörden,
Schulpsychologische Beratungsdienste. Die Kultusministerkonferenz hat 1973 eine Entwicklung der schulpsychologischen Dienste gefordert, bei der 1985 auf einen Schulpsychologen 5000 Schüler und auf einen Beratungslehrer 500 Schüler
entfallen sollten. Bei der unterschiedlichen Einsatzform der Schulpsychologen
weist das tatsächliche Zahlenverhältnis sehr große Unterschiede auf und liegt dabei immer noch zwischen 1 : 1000 bis 1 : 30000 (Voigt 1982).
  Die ungenügende Anzahl von Mitarbeitern ist eines der Probleme Schulpsy-
chologischer Dienste. Ein anderes liegt bei ihrer Stellung innerhalb des Schulsy-
stems und deren Bedeutung für das Selbst- und Fremdverständnis ihrer Rolle. Sie
sind dabei widersprüchlichen Erwartungen ausgesetzt und müssen deswegen
ständig deutlich machen, wessen Auftrag – Schüler, Eltern, Lehrer, Schulverwaltung – jeweils für sie maßgeblich ist. Inoffizielle und auch offizielle Wünsche nach
Verfeinerung des Selektionsinstrumentariums, nach festschreibenden Schülerdia-
gnosen und nach Abladen von Verantwortlichkeit werden nicht so selten an
Schulpsychologische Dienste gerichtet (Specht 1984b). Für Lehrer und Schüler
muß durchsichtig bleiben, wie und wo ihre Mitteilungen an den Schulpsycholo-

gen sowie dessen Beobachtungen und Feststellungen verwertet werden. Die Bestimmungen einzelner Bundesländer (z. B. Niedersachsen) tragen dem inzwischen Rechnung und stellen den Schutz der Privatgeheimnisse von Schülern, Eltern und Lehrern sicher, wenn sie von sich aus einen Schulpsychologen um Rat angehen.

D. Diagnosen – Klassifizierung – Etikettierung

Diagnose ist definiert als nosologisch-systematische Benennung eines Krankheitszustandes. Tatsächlich wird die Bezeichnung „Diagnose" aber vieldeutiger verwandt. Deswegen bedarf es nicht selten einer „Diagnose der Diagnose", d. h. einer Klärung, in welchem Sinne Diagnose gemeint ist, welche Funktion sie haben soll und mit welchen Vorgaben und auf welche Weise sie zustande gekommen ist.

Es sollten deswegen unterschieden werden:

1. Diagnose im Sinne von *Diagnostik* als Vorgehen zur Klärung von Entstehungs- und Verfestigungszusammenhängen als Voraussetzung einer Intervention: Der Zweck der diagnostischen Feststellungen liegt darin, einen auffälligen normabweichenden Zustand so zu erfassen und so zu beschreiben, daß sich daraus Handlungsanweisungen herleiten lassen, die eine Veränderung dieses Zustandes möglich machen. Eine derartige Klärung muß grundlegende, entstehungsbestimmende, disponierende, begünstigende, auslösende, verlaufsgestaltende und -bestimmende, bedeutunggebende und verfestigende Bedingungen sowie deren Wechselwirkungen auf der Grundlage eines biopsychosozialen Modells (ENGEL 1980) berücksichtigen und auf ihre Relevanz prüfen.
2. Diagnose als *Zusammenfassung* der therapeutisch bedeutsamen, handlungsanleitenden Ergebnisse eines derartigen diagnostischen Vorgehens: Eine solche Zusammenfassung gelingt kaum mit einem einzigen Begriff. Wenn sie dazu dienen soll, daß Personen oder Institutionen die diagnostizierten Zusammenhänge verstehen und die daraus abgeleiteten Handlungsanleitungen umsetzen ggf. auch weiterentwickeln, dann bedarf es einer kurzen Beschreibung aller wesentlichen Bedingungen, Wirkungen und Wechselwirkungen (SPECHT 1978). Nosologisch-systematische Benennungen können zwar Bestandteile einer solchen Beschreibung sein, machen aber allein selten schon eine therapeutische Umsetzung möglich und verständlich.
3. Diagnose als *Benennung*, mit der ein Zustand in ein bestimmtes vorgegebenes Klassifizierungsschema eingeordnet wird: In diesem Sinn wird von Diagnose häufig auch dann gesprochen, wenn es etwa um schulorganisatorische, jugendrechtliche, sozialrechtliche u. ä. Schemata geht (Diagnosen zur Schülereinteilung, „psychosoziale Diagnosen", Klassifizierung von Behinderungsformen usw.). Diagnosen solcher Art können Laufbahnen in bestimmten Systemen vorzeichnen (z. B. als Sonderschüler, als Geistigbehinderter). Systematische Einordnungen und Benennungen laufen stets Gefahr, als dauerhafte Festschreibung individueller Merkmale formuliert und verstanden zu werden. Dies läuft dem eigentlichen Sinn diagnostischer Feststellungen, nämlich Veränderungen zu bewirken, natürlich zuwider. – Die unterschiedlichen Schemata und

die unterschiedlichen Begriffe für Feststellungen und Handlungsanweisungen, die von den verschiedenen mit Kindern und Jugendlichen befaßten Fachrichtungen und in den verschiedenen Systemen benutzt werden, erschweren die Verständigung. Ohne Kenntnis der beim Empfänger vorhandenen Einordnungsschemata kann die Formulierung diagnostischer Feststellungen deswegen so ausfallen, daß sie Nachteile für ein Kind oder Jugendlichen bewirken.

4. Diagnose als nosologisch-systematische Benennung, die auf ein bestimmtes *medizinisches Klassifikationssystem* bezogen ist: Eine derartige Diagnose erlaubt zwischen Kennern der Systematik eine Verständigung, bei der Mißverständnisse durch möglichst treffende Definitionen soweit ausgeschlossen werden können, daß Fallvergleiche bei der Krankenversorgung und gruppenvergleichende Datensammlungen bei der Forschung möglich sind (s. a. Abschn. B.I). Zur Klassifizierung haben sich dabei mehrdimensionale Klassifikationsschemata als notwendig erwiesen. Für das Gebiet der Kinder- und Jugendpsychiatrie ist das Multiaxiale Klassifikationsschema für psychiatrische Erkrankungen im Kindes- und Jugendalter nach RUTTER, SHAFFER und STURGE (REMSCHMIDT u. SCHMIDT 1987) verbreitet. Für die psychischen Erkrankungen aller Altersgruppen entspricht das amerikanische Diagnostic and Statistical Manual III (1980) solchen Ansprüchen. Innerhalb des Fachgebietes haben diese Diagnosen einen hohen Ordnungs- und Verständigungswert. Ihre therapieleitende Reichweite ist dagegen begrenzt. Außerhalb des Fachgebietes und ohne den Hintergrund der Klassifikationssystematik können sie nur zum Teil verstanden werden. Allerdings kann es dort manchmal schon von Bedeutung sein, daß es sich überhaupt um eine klassifizierbare Störung handelt.

Diagnostische Feststellungen und die Mitteilung von Diagnosen lassen sich selber nicht herauslösen aus dem Geflecht von Wechselwirkungen, das psychische Störungen in Erscheinung treten läßt und zu ihrer Verfestigung beiträgt. Diejenigen, die es betrifft, erleben das auf unterschiedliche Weise. Diagnosen, die Eltern bei psychischen Störungen ihrer Kinder mitgeteilt werden, rufen zum Teil ganz unzutreffende Vorstellungen über Entstehung und Ausmaß einer Beeinträchtigung hervor (z. B. „frühkindliche Hirnschädigung"). Sie können aber auch zu der schon von KANT gestellten Frage führen, was es für einen Nutzen habe, wenn Ärzte dem, woran man leidet, lediglich einen Namen geben können. Befürchtet werden indessen vor allem die sozialen Auswirkungen einer Diagnose. So gut wie alle einfachen diagnostischen Benennungen eignen sich als *Etikett*, das gegenüber einer Person als Zuschreibung feststehender Merkmale verstanden und benutzt wird. Eine derartige Definition verändert die tatsächlichen sozialen Bedingungen auf eine nachteilige Weise (s. d. Schrifttum zum Definitionsansatz u. a. BECKER 1973). Zu solchen Etiketts werden allerdings weniger die nosologisch-systematischen Benennungen , sondern vor allem Begriffe, die aus dem fachsprachlichen Gebrauch in Verwaltungs- und Allgemeinsprache übergegangen sind. Während sie sich in der Fachsprache auf einen systematisch erfaßbaren Teilaspekt beziehen, werden sie außerhalb dieses Zusammenhanges so verwandt, als würden sie alles Wesentliche komplexer Vorgänge oder eben auch einer Person beschreiben. Damit werden sie zu vereinfachenden Symbolen allgemeiner Behauptungen. Mit der Bedeutung ändern sich auch die Gebrauchsregeln der Begriffe. Abbildung 4

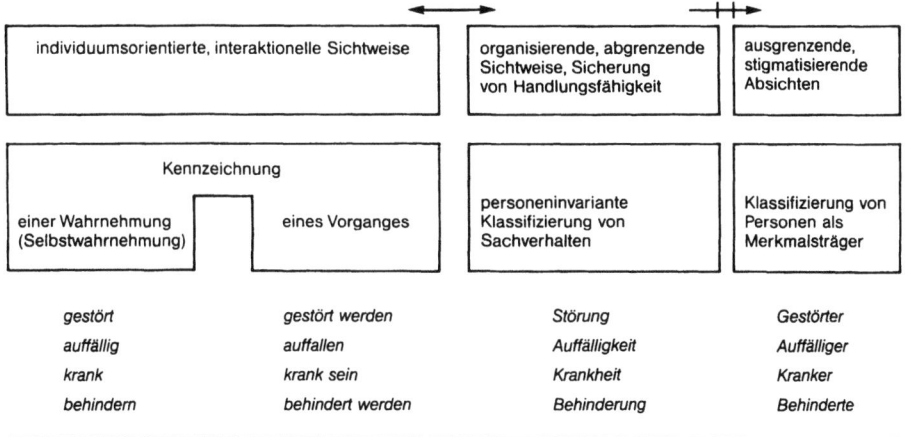

Abb. 4. Gebrauchsregeln und Bedeutungswandel von Begriffen

stellt dar, wie aus der Kennzeichnung von Ereignissen oder Vorgängen durch das Bedürfnis nach ordnenden Begriffen schließlich personenetikettierende Bezeichnungen werden.

Einer derartigen Veränderung von Bedeutungen und Gebrauchsregeln läßt sich wohl nur wenig entgegenwirken, weil ihnen vielschichtige Ab- und Ausgrenzungstendenzen zugrundeliegen. Deswegen müssen Begriffe fortlaufend auf ihre Bedeutungen und Begleitbedeutungen (sog. „pejorativer Bedeutungswandel"), insbesondere in der Verwaltungs- und Allgemeinsprache überprüft und ggf. vermieden oder ersetzt werden.

E. Hilfen für psychisch gestörte Kinder und Jugendliche und Selbstbestimmung

I. Hilfen und Persönlichkeitsrechte

Hilfen, vor allem professionelle Hilfen für psychisch gestörte Kinder und Jugendliche, die nach fachlicher Klärung notwendig erscheinen, können unter Umständen von den Minderjährigen und ihren Eltern als Angriff auf ihre Selbstbestimmung oder auf ihnen zustehende Rechte erlebt werden. Das kann zu offener Zurückweisung der Hilfe, zum Vermeiden der Fachkontakte oder zu verdeckten Kämpfen um Autonomie führen.

Zum Teil geht es dabei tatsächlich um Konflikte, von denen Grundrechte der Betroffenen berührt sind oder bei denen Grundrechte in Gegensatz zueinander geraten können. Art. 2 (Freiheitsrechte) des Grundgesetzes der Bundesrepublik Deutschland (GG) sichert jedem – unabhängig vom Alter – das Recht auf die freie Entfaltung seiner Persönlichkeit (Abs. 1) sowie das Recht auf Leben, körperliche Unversehrtheit und Freiheit der Person (Abs. 2) zu. Eingriffe in diese Rechte bedürfen, auch dann wenn sie Kinder betreffen, einer ausdrücklichen gesetzlichen Erlaubnis.

Gegensätze können zwischen den Freiheitsrechten eines Minderjährigen (Art. 2 GG) und dem Recht seiner Eltern auf seine Pflege und Erziehung (Art. 6 GG) bestehen. Gegen den Willen der Erziehungsberechtigten dürfen Kinder nur aufgrund eines Gesetzes von der Familie getrennt werden, wenn die Erziehungsberechtigten versagen oder die Kinder aus anderen Gründen zu verwahrlosen drohen (Art. 6 Abs. 3 GG). Wenn Minderjährige selber Beratung und Behandlung suchen und auch benötigen, dabei aber auf den Widerstand ihrer Erziehungsberechtigten stoßen, kann – allerdings selten – eine richterliche Entscheidung erforderlich werden. Sie hat das Wohl des Minderjährigen und seine Einsicht in Gründe und Auswirkungen von Beratung und Behandlung zu berücksichtigen.

Bei den Auseinandersetzungen um Selbstbestimmung im Zusammenhang mit Hilfen für Kinder und Jugendliche geht es aber zumeist weniger um Auslegung und Anwendung förmlichen Rechts, als um Vorstellungen vom Selbst und seiner Freiheit, wie sie den grundsätzlichen Regelungen zugrundeliegen. Sie drücken sich in unterschiedlicher Empfindlichkeit gegenüber Einschränkungen aus. Zum Vorschein kommen sie in der Zurückhaltung von Jugendlichen gegenüber einem Beratungs- oder Behandlungsvorgehen, wenn sie sich vorstellen, ihre Autonomie einer Therapeutenmacht auszuliefern. Sie sind beteiligt, wenn Schüler mit schulphobischem Verhalten sich nicht ganz selten auch „therapeutenphobisch" verhalten. Ebenso werden sie deutlich, wenn in einer Familientherapie einzelne Familienmitglieder oder die Familie insgesamt sich gegen eine therapeutische Entmündigung – zumeist durch Therapieabbruch – wehren.

Die Frage nach der Selbstbestimmung stellt sich im Grunde bei jeder Beratung und jeder Therapie. Sie hat auch damit zu tun, daß jeder wissenschaftliche Erklärungsansatz für Entwicklungsstörungen und Familienkrisen und daß jede diagnostische oder therapeutische Methode stets nur Teile der Wirklichkeit erfassen kann. Diese Begrenzung bedeutet, daß Fachleute die Zusammenhänge keineswegs in jedem Fall zutreffender sehen müssen als die Betroffenen selbst. Zumindest sollte die Überzeugung, mit der sie ihre Konzepte und Methoden vertreten, sie nicht dazu verleiten, die Probleme ihren Methoden anpassen zu wollen, statt ihre Konzepte in Frage stellen zu lassen. Achtung von Selbstbestimmung erfordert einen wechselseitigen Lernprozeß zwischen Fachleuten und Ratsuchenden (vgl. Specht 1982a; Schleifer 1984; Ludewig u. Schwarz 1984).

II. Hilfen für Kinder und Jugendliche und Schutz von Privatgeheimnissen

Ärzte sind von jeher durch den hippokratischen Eid verpflichtet gewesen, über alles, was sie bei ihrer Hilfeleistung feststellen oder erfahren, gegenüber Dritten Stillschweigen zu bewahren. Diese Verpflichtung hat durch strafrechtliche Bestimmungen allgemeine Gültigkeit erhalten. Das Strafgesetzbuch (StGB) der Bundesrepublik Deutschland bedroht in § 203 Abs. 1 nicht nur Ärzte, sondern auch Angehörige anderer helfenden Berufe mit Strafe, die unbefugt – d. h. ohne Einwilligung der Betroffenen, gesetzliche Vorschrift oder rechtfertigenden Notstand (§ 34 StGB) – ein fremdes Geheimnis, das ihnen in ihrer beruflichen Eigenschaft anvertraut oder sonst bekannt geworden ist, offenbaren. Während im § 300 der alten Fassung des Strafgesetzbuches nur Ärzte und Rechtsanwälte genannt waren, sind in § 203 der Neufassung von 1975 auch „Berufspsychologen", „Ehe-, Erziehungs- und Jugendberater" sowie „staatlich anerkannte Sozialarbeiter oder staatlich anerkannte Sozialpädagogen" bei den Berufsgruppen aufgeführt. Ein Zeugnisverweigerungsrecht bei Strafverfolgung, wie es Ärzten zusteht (§ 53 Strafprozeßordnung), ist für diese neuaufgenommenen Berufsgruppen allerdings bislang noch nicht vorgesehen. Die Bestimmungen des § 203 StGB gelten im übrigen auch für alle berufsmäßig tätigen Gehilfen der in Abs. 1 Genannten und für alle, die bei ihnen zur Vorbereitung auf den Beruf tätig sind (Abs. 3).

Die strafrechtliche Vorschrift des § 203 StGB schützt Grundrechte (Art. 2 GG); ohne sicheren Schutz vor Verletzung von Privatgeheimnissen wäre die Freiheit, professionelle Hilfe in Anspruch zu nehmen, die für eine fachgerechte Hilfe notwendigen Mitteilungen zu machen und aufklärende Feststellungen zuzulassen, entscheidend eingeschränkt. Dieser Schutz gilt für jedermann; er nimmt Minderjährige nicht aus. Ohne ihre Einwilligung oder einen rechtfertigenden Notstand kann deswegen auch eine Offenbarung gegenüber den Erziehungsberechtigten unbefugt sein (vgl. Bundesverfassungsgericht 1982). Ausschlaggebend ist, daß es um Angelegenheiten geht, die tatsächlich nur ihm selber oder einem bestimmten Personenkreis bekannt sind und an deren Geheimhaltung er ein schutzwürdiges Interesse hat. Das setzt voraus, daß er seiner Entwicklung nach zur Einsicht in die Bedeutung einer Weitergabe bzw. ihrer Verhinderung fähig ist.

Die rechtlichen Vorschriften sichern dabei, was an Vertrauensgrundlage für professionelle Hilfe bei psychischen Störungen von Kindern und Jugendlichen notwendig ist. Das läßt sich im allgemeinen auch ihren Erziehungsberechtigten verständlich machen, zumal für diese der gleiche Schutz gilt und sie sich auf Güterabwägung des Arztes, Psychologen, Sozialarbeiters verlassen können, falls es um die Abwendung einer unmittelbaren Gefahr gehen sollte.

In den ersten Jahren nach Erweiterung der Vorschriften zum Schutz von Privatgeheimnissen auf Psychologen, Erziehungsberater und Sozialarbeiter war dies vor allem für Behörden und für Träger von ambulanten oder stationären Einrichtungen ungewohnt. Inzwischen wird aber weitgehend verstanden, daß der Hinweis auf die berufsgebundene Schweigepflicht nichts mit beruflichen Privilegien und auch nichts mit Kooperationsverweigerung zu tun hat, sondern mit den Grundrechten von Kindern, Jugendlichen und Eltern (Specht 1984 a). Liegen Mitteilungen im Interesse der Betroffenen, werden sich deswegen Anfragende wie Angefragte um eine Einwilligung bemühen. Wenn diese dann zumeist auch ohne Schwierigkeiten zu erhalten ist, dokumentiert sie den Betroffenen doch jedesmal den Schutz ihrer persönlichen Angelegenheiten.

Trotzdem kommt es gelegentlich zu Ansinnen von Behörden oder Trägern von Einrichtungen nach Mitteilung von Privatgeheimnissen ohne Einwilligung der Betroffenen oder gar nach Herausgabe von Aufzeichnungen, die ausschließlich im Interesse der Betroffenen angelegt worden sind und der Beratungs- und Behandlungskontinuität wegen äußerst schutzbedürftige persönliche Mitteilungen und Feststellungen enthalten (vgl. Meyer u. Specht 1982; Bundeskonferenz für Erziehungsberatung 1986). Soweit dabei nicht einfach die Vorschriften des § 203

StGB oder auch des § 202 StGB (Verletzung des Briefgeheimnisses) mißachtet werden, sind zur Begründung teils Aufsichts- und Prüfungsrechte, teils die Ausnahmebestimmungen der Regelungen zum Schutz von Sozialgeheimnissen (Sozialgesetzbuch X) herangezogen worden. Diese Begründungen müssen indessen gegenüber dem Vorrang der Schutzbestimmungen des § 203 StGB in Verbindung mit Art. 2 GG wirkungslos bleiben. § 76 SGB X sieht ohnehin vor, daß die gesetzlichen Offenbarungsbefugnisse für Sozialdaten (§§ 68–77 SGB X) nicht angewandt werden können, wenn die im § 203 StGB Abs. 1 bzw. 3 genannten Voraussetzungen gegeben sind. Die Bestimmungen zum Schutz von Privatgeheimnissen gelten auch innerhalb einer Behörde und gegenüber den aufsichtsführenden Stellen (vgl. Wolfslast 1985). Diesen kann lediglich das mitgeteilt oder zugänglich gemacht werden, was ohnehin einem weiteren Personenkreis bekannt ist oder wofür kein schutzwürdiges Interesse geltend gemacht werden kann. Ein berechtigtes schutzwürdiges Interesse kann aber schon allein hinsichtlich der Inanspruchnahme eines Arztes, Psychologen, Beratungseinrichtung usw. gegeben sein (Landesarbeitsgericht Hamm 1983; Bundesarbeitsgericht 1987).

Auf dem Gebiet der Kinder- und Jugendpsychiatrie, wie überhaupt bei der psychosozialen Versorgung von Kindern und Jugendlichen sind sehr häufig Informationen erforderlich, z. B. um Untersuchungsergebnisse wirksam werden zu lassen (Erklärung und Berücksichtigung von Problemen, Handlungsanleitungen), Maßnahmen einzuleiten oder Kostenregelungen zu begründen. Dabei geht es dann um schriftliche Ausführungen, die den Minderjährigen u. U. in den verschiedensten Akten weiterbegleiten. Auch wenn eine Einwilligung für derartige Mitteilungen vorliegt, muß derjenige, der Auskunft erteilen soll, unbedingt prüfen, ob die Tragweite der Einwilligung erkannt wird, ob der Empfänger die Informationen nur zu dem Zweck verwendet, auf den sich die Einwilligung bezieht, und ob sie tatsächlich dort verbleiben. Vor allem aber müssen die Mitteilungen auf den jeweils zweckentsprechend notwendigen Umfang begrenzt werden. Ein Informationsperfektionismus kann zahlreiche unerwünschte Wirkungen zur Folge haben. So müssen Mitteilungen über Dritte (z. B. Angehörige, Lehrkräfte usw.), von denen gar keine Einwilligung vorliegt, vermieden werden. Ebenso muß bedacht werden, daß sich ein Empfänger bei einer Fülle von Informationen oft kein zutreffendes Bild mehr machen kann, sondern statt dessen eine von seinen eigenen Vorstellungen geleitete Auswahl der Informationen vornimmt (vgl. Specht 1984a).

Schriftstücke mit schutzbedürftigem Inhalt sollen stets an Personen (ggf. deren Vertreter) und nicht an einen anonymen Empfänger (Institution, Behörde) gerichtet und adressiert werden. Bekanntlich werden sie sonst im Posteingang geöffnet und können dann, ehe sie den eigentlichen Empfänger erreichen, einer unbekannten Zahl von Personen zur Kenntnis gelangen.

Ausgenommen sind davon nur Gutachten, die mit Kenntnis der Betroffenen einem Gericht oder einem Versicherungsträger zugeleitet werden. – Auf jeden Fall sollten entsprechende Schriftstücke einen Schutzvermerk tragen („Dieses Schreiben enthält besonders schutzbedürftige personenbezogene Daten und Mitteilungen, für deren Weitergabe oder Offenbarung die Beschränkungen des § 203 Strafgesetzbuch und des § 76 Sozialgesetzbuch X gelten.").

III. Fremdunterbringung und Selbstbestimmung

Als *Fremdunterbringung* wird jede Unterbringung eines Kindes außerhalb seiner Herkunftsfamilie bezeichnet, bei der auf längere Zeit ein anderes soziales Subsystem für seine Beziehungen und für seine alltägliche Lebensweise maßgeblich wird. Kurzdauernde Trennungen oder zeitlich begrenzte Krankenhausaufenthalte sind damit nicht gemeint. Es geht vielmehr um die öffentlich initiierte, organisierte oder überwachte Unterbringung in Heimen und in Pflegestellen. Die Gründe dafür können bei den sozialen und erzieherischen Verhältnissen in der Herkunftsfamilie liegen. Es kann sich aber auch um psychotherapeutische, heilpädagogische oder sozialpädagogische Hilfen bei psychischen Störungen von Kindern und Jugendlichen handeln (psychotherapeutische oder heilpädagogische Heime; sozialpädagogische oder sozialpädagogisch beratene Sonderpflegestellen).

Das Gesetz für Jugendwohlfahrt (JWG) regelt den Schutz der Pflegekinder (§§ 27–36) sowie die Heimaufsicht und den Schutz von Minderjährigen unter 16 Jahren in Heimen (§§ 78/79). Als Pflegekinder gelten dabei Minderjährige unter 16 Jahren, „die sich dauernd oder nur für einen Teil des Tages, jedoch regelmäßig außerhalb des Elternhauses in Familienpflege befinden" (§ 27) mit einigen Ausnahmen (z. B. Familienaufenthalt, um eine auswärtige Schule zu besuchen; unentgeltliche Familienpflege von nicht mehr als 6 Wochen Dauer; Aufenthalt bei Verwandten oder Verschwägerten bis zum dritten Grad).

Eine Fremdunterbringung gegen den Willen der Eltern ist nur mit einem Beschluß des Vormundschaftsgerichtes möglich. Die gesetzlichen Vorschriften dazu sind im Bürgerlichen Gesetzbuch (BGB) Abschnitt: Verwandtschaft enthalten und zuletzt 1979 durch das Gesetz zur Neuregelung des Rechts der elterlichen Sorge neu gefaßt worden (Kommentare u. a. BELCHAUS 1980; JANS u. HAPPE 1980). Danach trifft das Vormundschaftsgericht die erforderlichen Maßnahmen, wenn das körperliche, geistige oder seelische Wohl des Kindes durch mißbräuchliche Ausübung der elterlichen Sorge, durch Vernachlässigung, durch unverschuldetes Versagen der Eltern oder durch das Verhalten eines Dritten gefährdet wird (§ 1666 Gefährdung des Kindeswohls). Maßnahmen, mit denen eine Trennung des Kindes von der elterlichen Familie verbunden ist, sind aber auch dann nur zulässig, wenn der Gefahr nicht auf andere Weise begegnet werden kann (§ 1666 a Äußerste Maßnahmen). Ebenso darf die gesamte Personensorge nur dann entzogen werden, wenn andere Maßnahmen erfolglos geblieben sind oder voraussichtlich nicht ausreichen (§ 1666 a).

Eingriffe in das Recht der Eltern auf Erziehung ihrer Kinder (Art. 6 GG), die zur Fremdunterbringung führen, finden demnach nur bei einer erheblichen Gefährdung statt. Es ist außerdem aber auch die Anordnung von Fürsorgeerziehung nach dem Gesetz über Jugendwohlfahrt (§ 64 ff.) in einem Zeitraum von 15 Jahren (1968–1984) von rd. 23 000 auf rd. 1 500 Fälle zurückgegangen (Statistisches Jahrbuch der Bundesrepublik Deutschland).

Obwohl also förmliche Einschränkungen von Freiheitsrechten und Elternrechten damit seltener geworden sind, besagt dies noch nicht, daß Fremdunterbringungen überwiegend vonstatten gehen, ohne daß die Selbstbestimmung der Kinder und Eltern berührt würde. Wenn HESS (1978) gefordert hat, die Entscheidung darüber, ob ein Kind sich zeitweilig von seiner Familie trennen soll, müsse in familientherapeutischen Sitzungen erarbeitet werden, dann wird dem wohl nicht gerade häufig entsprochen. Die Praxis der Fremdunterbringung ist noch nicht gänzlich von den Eingriffsvorstellungen befreit, die sie seit den Zeiten der „Zwangserziehung" (Preußen 1878) geprägt haben.

Ein Aushandeln mit allen Beteiligten ist indessen erforderlich, um deren Beweggründe durchsichtiger und verständlicher zu machen und sich mit ihren Selbstbestimmungswünschen auseinanderzusetzen. Allerdings ist es nicht immer möglich, daran auch von vornherein die künftigen Bezugspersonen des Kindes in Heim oder Pflegefamilie zu beteiligen. Auch deren Beweggründe sollten jedoch erkennbar werden, nicht zuletzt auch dann, wenn sie ihre Bereitschaft etwa wieder zurückziehen. Für ein Kind wird gerade das nämlich die Ungewißheit nicht nur über seinen Verbleib, sondern auch über seinen Wert vermehren. Die Achtung vor der Selbstbestimmung von Kindern, Jugendlichen und Eltern verbietet im übrigen Verfahrensweisen, bei denen Fremdunterbringungspläne, die mit den Beteiligten sorgsam erarbeitet worden sind, aus Gründen der Zuständigkeit, der Kostenregelung oder anderen administrativen Gesichtspunkten von den Jugend- oder Sozialbehörden ohne eigene Kenntnis der Zusammenhänge völlig verändert oder zu Fall gebracht werden.

Vor jeder Fremdunterbringung sollte vor allem sehr gründlich abgewogen werden, welche Erfahrungen einem Kind durch solches Vorgehen vermittelt werden und was ihm bei einer Trennung verloren zu gehen droht (SPECHT 1984a). Es könnte nämlich sein, daß protektive Bedingungen (RUTTER 1979, 1985; BUBERT 1987) trotz aller Probleme dennoch in seiner Herkunftsumgebung wirksamer sind, als bei einer Fremdunterbringung. Absichten und Vorgehen müssen deswegen daran gemessen werden,

– ob darin für das Kind ein ernstes Interesse an seiner Person zu erkennen ist,
– ob es die Planungen als Ausdruck von Achtung vor seiner Individualität verstehen kann, oder ob es darin eine Mißachtung seiner derzeitigen Bindungen und Beziehungen sehen wird,
– ob es sich als Gegenstand von Verfügung erlebt oder als Beteiligter, der – wenn auch begrenzt – Einfluß auf die eigene Lage hat.

IV. Freiheitsentziehung bei Hilfen
für psychisch gestörte Kinder und Jugendliche

Bei sehr ausgeprägten psychischen Krisen und Beeinträchtigungen kann gelegentlich der Schutz eines Minderjährigen vor Handlungen, mit denen er sich oder andere unmittelbar erheblich gefährdet, nur noch bei Freiheitsentziehung gewährleistet werden.

Allerdings verfügen nur wenige der stationären kinder- und jugendpsychiatrischen Einrichtungen über Bereiche, die so beschaffen sind, daß die Patienten ständig auf einem beschränkten Raum festgehalten oder überwacht werden und daß ihre Kontaktaufnahme mit Personen außerhalb dieses Raumes durch Sicherheitsmaßnahmen verhindert wird (Kriterien der Freiheitsentziehung; zugleich Kriterien einer mit einem älteren Begriff als „geschlossen" bezeichneten Einrichtung). Der Bundesminister der Justiz hat deswegen auf eine Anfrage im Deutschen Bundestag auch geantwortet, daß die stationäre Unterbringung eines Minderjährigen in einer Krankenanstalt zum Zwecke der kinder- und jugendpsychiatrischen Behandlung nur in Ausnahmefällen als Unterbringung, die mit Freiheitsentziehung verbunden ist und daher eine Genehmigung durch das Vormundschaftsgericht bedarf, angesehen werden kann (Deutscher Bundestag 1980).

Der notwendige Schutz läßt sich nämlich nicht selten auch ohne Freiheitsentziehung gewährleisten, wenn die personelle Ausstattung der Einrichtung eine dem Krankheits- und Entwicklungsstand angemessene intensive Beaufsichtigung erlaubt und wenn sich eine Beziehung zu dem Minderjährigen herstellen läßt, die es ihm möglich macht, seinem stationären Aufenthalt und den notwendigen Einschränkungen seiner Freizügigkeit zuzustimmen.

Mit dem Gesetz über die Neuregelung des Rechts der elterlichen Sorge (1979) wurde in das Bürgerliche Gesetzbuch eine Vorschrift aufgenommen, mit der gemäß Art. 104 GG (Rechtsgarantien bei Freiheitsentziehung), die Unterbringung eines Minderjährigen, die mit Freiheitsentziehung verbunden ist, vom Vormundschaftsrichter für zulässig erklärt werden muß. § 1631 b BGB (Unterbringung des Kindes) lautet: „Die Unterbringung eines Kindes, die mit Freiheitsentziehung verbunden ist, ist nur mit Genehmigung des Vormundschaftsgerichtes zulässig. Ohne die Genehmigung ist die Unterbringung nur zulässig, wenn mit dem Aufschub Gefahr verbunden ist..."

Das Verfahren ist durch das Gesetz über die Freiwillige Gerichtsbarkeit geregelt (§§ 64 a–i FGG) und damit eigentlich nur auf die Absicht einer längerdauernden Unterbringung mit Freiheitsentziehung abgestellt (ggf. zunächst 6 Wochen zur Vorbereitung eines Gutachtens; vorläufige Unterbringung bis zu 3 Monaten; endgültige Unterbringung bis zu 1 bzw. 2 Jahren). – Wird wegen einer akuten psychischen Erkrankung eines Kindes oder Jugendlichen tatsächlich vorübergehend Freiheitsentziehung notwendig, wird diese häufig schon gar nicht mehr erforderlich sein, ehe die Frist zur Vorbereitung eines Gutachtens abgelaufen ist. Zumeist muß Freiheitsentziehung wegen einer unmittelbaren Gefährdung ohne vorherige richterliche Genehmigung erfolgen. Sie ist dann unverzüglich, d. h. „ohne schuldhaftes Zögern" durch die Personensorgeberechtigten oder aber diejenigen, die tatsächlich den Aufenthalt des Minderjährigen bestimmen, einzuholen. Bei fortbestehender unmittelbarer Gefahr rechtfertigt das Fehlen der Genehmigung es jedoch nicht, die Freiheitsentziehung aufzuheben.

Es ist angezweifelt worden, ob die Bestimmung des § 1631 b mit dem Elternrecht nach Art. 6 Abs. 2 GG vereinbar ist (HELLE 1986 a, b). Bei Kindern unter 10 Jahren, sicherlich aber unter 7 Jahren, bedarf Freiheitsentziehung schon deswegen keiner Genehmigung, weil sie sich nicht von einer dem Entwicklungsstand angemessenen freiheitsbeschränkende Aufsichtsmaßnahme unterscheidet (HELLE 1986 b; RECKERS 1987).

Bereits im Gesetzgebungsverfahren zum § 1631 b BGB wurde klargestellt, daß Freiheitsbeschränkungen, die beim Entwicklungsstand eines Kindes üblich sind, die vorübergehend zum Schutz oder zur Behandlung erfolgen oder die zeitlich begrenzt und geregelt sind (Ausgangsregelungen), nicht unter die genehmigungspflichtige Freiheitsentziehung fallen. Freiheitsentziehung ist auch nur dann gegeben, wenn ein Aufenthalt, der die entsprechenden Kriterien (s. o.) erfüllt, gegen den Willen des Minderjährigen erzwungen wird. Läßt sich dagegen eine ausdrückliche Einwilligung des Minderjährigen herbeiführen oder kommt sie durch schlüssiges Verhalten zum Ausdruck, handelt es sich nicht um Freiheitsentziehung (vgl. Reckers 1987).

Einer Genehmigung bedarf demnach die tatsächliche Freiheitsentziehung, d. h. die gegen den ausdrücklich geäußerten Willen eines über 10 Jahre alten Minderjährigen vorgesehene oder vorgenommene Unterbringung von bestimmter Dauer auf einem bestimmten beschränkten Raum und bei ständiger Überwachung sowie Verhinderung einer Kontaktaufnahme mit Personen außerhalb des Raumes durch Sicherheitsmaßnahmen. Muß dies einer akuten psychischen Störung wegen gegen den Willen auch der Personensorgeberechtigten durchgesetzt werden, sind nicht die Vorschriften des § 1631 b BGB, sondern die Bestimmungen über Freiheitsentziehung in den Ländergesetzen zur Versorgung psychisch Kranker anzuwenden.

Die Voraussetzungen für eine richterliche Genehmigung zur Freiheitsentziehung bei der Krankenhausbehandlung eines psychisch gestörten Kindes oder Jugendlichen sind also nur vereinzelt gegeben. Die Verwirklichung der Rechtsgarantie auch für Minderjährige braucht dabei nicht, wie manchmal befürchtet, die therapeutischen Beziehungen zu belasten. Es dürfte vielmehr für den Minderjährigen Respektierung seiner Persönlichkeit und eine Begrenzung ärztlicher Macht bedeuten, wenn zur Entscheidung über seine Freiheit ein Richter angerufen wird.

F. Zusammenarbeit bei Hilfen für psychisch gestörte Kinder und Jugendliche

In der Psychiatrie-Enquête (Deutscher Bundestag 1975, S. 235, 241 f.) wurde bereits gefordert, die Einrichtungen für Kinder und Jugendliche innerhalb einer Versorgungsregion im Verbundsystem zu planen und ihre multidisziplinäre Zusammenarbeit ressort- und trägerübergreifend zu regeln. Damit sollte einem desorientierenden und unökonomischen Nebeneinander von Versorgungsangeboten abgeholfen werden.

Die zur selbstorganisierten Vorbereitung empfohlenen psychosozialen Arbeitsgemeinschaften (a. a. O, S. 312) sind zwar an vielen Orten zustande gekommen. Sie sind von unterschiedlichen Gruppierungen und Ansätzen ausgegangen, konnten häufig die Kenntnis voneinander und die Kommunikation verbessern, haben aber nur begrenzten Einfluß auf regionale Planungen genommen.

Auf der Ebene der Fachleute und Institutionen, die an der Hilfe für psychisch gestörte Kinder und Jugendliche beteiligt sind, gibt es vielfältige Bedürfnisse, Bereitschaften und Aktivitäten, die auf eine Zusammenarbeit über die Grenzen der Systeme (Gesundheit, Jugendhilfe, Sozialhilfe, Bildung) hinweg abzielen (vgl. Höger 1987). Abmachungen über gemeinsame Hilfeangebote, unkomplizierte Verständigungswege, gegenseitige Beratungs- und Supervisionsangebote sind Teile einer anzustrebenden Kooperation (vgl. auch Siebter Jugendbericht, Deutscher Bundestag 1986, S. 40).

Auf der Ebene von Administrationen, Trägern und Berufsverbänden sind demgegenüber eher Vorbehalte und entsprechende Abgrenzungsbemühungen zu erkennen. Teilweise geht es dabei um Befürchtungen, mit der Alleinzuständigkeit auch an Einfluß zu verlieren. Teilweise wird die Reichweite bestimmter Erklärungsansätze und Einwirkungsmöglichkeiten überschätzt oder um der eigenen Bedeutung willen verteidigt. Es sind aber auch ganz einfach Verteilungsprobleme im Spiel. Bei den Systemen handelt es sich darum Kosten zu vermeiden. Bei den Berufsverbänden geht es umgekehrt um den Zugang zu finanziellen Ressourcen der Systeme.

Möglicherweise werden Hindernisse für eine Kooperation auch in Aus- und Weiterbildungsgängen errichtet, soweit dabei nämlich ein berufliches Selbstbild und Selbstbewußtsein vermittelt wird, das sich auf einseitige Kenntnisbestände, abgrenzende Fachsprache und Geringschätzung anderer Richtungen und Methoden gründet (vgl. Spiel 1988).

Das Ideal eines Verbundsystems, in dem die gegenseitigen Erwartungen geklärt werden können, in dem die jeweiligen Zugangswege diagnostischer und therapeutischer Möglichkeiten bekannt sind und einander ergänzen können, ist unter den gegebenen Voraussetzungen schwer zu erreichen. Man wird ihm auch kaum – wie hier und da versucht – durch lediglich verordnete Umorganisation der öffentlichen sozialen Dienste näherkommen.

Auf jeden Fall sollte eine Zusammenarbeit von Fachleuten und Einrichtungen einer Region es Eltern, Kindern und Jugendlichen leichter machen, rechtzeitig zu geeigneten Hilfsangeboten der ersten und zweiten Linie zu finden.

Literatur

American Psychiatric Association (1980) Diagnostic and statistical manual of mental disorders, 3rd edn. APA, Washington
Becker HS (1973) Außenseiter. Fischer, Frankfurt
Belchaus G (1980) Elterliches Sorgerecht – Kommentar zum Gesetz zur Neuregelung des Rechts der elterlichen Sorge. Schmidt, Köln
Brumlik M (1985) Reflexionsgewinne durch Theoriesubstitution? – Was kann die Systemtheorie der Sozialpädagogik bieten. In: Bundeskonferenz für Erziehungsberatung (Hrsg) Bedingungen und Einflußmöglichkeiten institutioneller Erziehungs- und Familienberatung, 1. Arbeitsgemeinschaft. Eigenverlag, Fürth
Bubert R (1987) Erkennung und Kennzeichnung schützender und stützender Bedingungen für Kinder und Jugendliche in der Familie und ihrem Umfeld. In: Materialien zum 7. Jugendbericht, Bd 4: Soziale Netzwerke und Gesundheitsförderung. Juventa, München
Buchholz W, Gmür W, Höfer R, Straus F (1984) Lebenswelt und Familienwirklichkeit. Studien zur Praxis der Familienberatung. Campus, Frankfurt
Buj V, Specht F, Zuschlag B (1981) Erziehungs- und Familienberatung in der Bundesrepublik Deutschland. Z Klin Psychol 10:147–166
Bundesarbeitsgericht (1987) 1 AZR 267/85
Bundeskonferenz für Erziehungsberatung (1986 a) Ausgewählte Auszählungsergebnisse von Erziehungs- und Familienberatungsstellen in der Bundesrepublik Deutschland und Berlin-West, Kommissionsinformation 01/86 der Kommission Erhebungen. Eigenverlag, Fürth
Bundeskonferenz für Erziehungsberatung (1986 b) Inanspruchnahme von Erziehungsberatungsstellen durch Kinder, Jugendliche und junge Volljährige, Kommissionsinformation 02/86 der Kommission Erhebungen. Eigenverlag, Fürth

Bundessozialhilfegesetz (BSHG) (1978) Beck, München

Bundesverfassungsgericht (1982) 1 BvR 845/79

Castell R, Biener A, Artner K, Dilling H (1981) Häufigkeiten von psychischen Störungen und Verhaltensauffälligkeiten bei Kindern und ihre psychiatrische Versorgung. Z Kinder Jugendpsychiatr 9:115–125

Cranach Mv, Wittchen HU (1980) Epidemiologische Aspekte der Evaluationsforschung in der psychiatrischen Versorgung. In: Biefang S (Hrsg) Evaluationsforschung in der Pychiatrie. Enke, Stuttgart

Dann HD (1983) Subjektive Theorien: Irrweg oder Forschungsprogramm? In: Montada L, Reusser K, Steiner G (Hrsg) Kognition und Handeln. Klett-Cotta, Stuttgart

Deutscher Bundestag (1975) Bericht über die Lage der Psychiatrie in der Bundesrepublik Deutschland – Zur psychiatrischen und psychotherapeutisch/psychosomatischen Versorgung der Bevölkerung. Drucksache 7/4200und 7/4201

Deutscher Bundestag (1980) Bericht über Bestrebungen und Leistungen der Jugendhilfe – Fünfter Jugendbericht. Drucksache 8/3684 und 8/3685

Deutscher Bundestag (1986) Jugendhilfe und Familie – die Entwicklung familienunterstützender Leistungen der Jugendhilfe und ihre Perspektiven – Siebter Jugendbericht. Drucksache 10/6730

Duhr H, Pohl U (1981) Anspruch und Wirklichkeit von Kooperation bei der regionalen psychosozialen Versorgung am Beispiel eines Landkreises. Sozialw. Dipl. Arb., Göttingen

Engel GL (1980) The clinical application of the biopsychosocial model. Am J Psychiatry 137:535–544

Esser G, Schmidt M (1987) Epidemiologie und Verlauf kinderpsychiatrischer Störungen im Schulalter – Ergebnisse einer Längsschnittstudie. Nervenheilkunde 6:27–53

Esser G, Lahnert B, Schmidt MH (1986) Determinanten der Inanspruchnahme kinderpsychiatrisch-psychologischer Behandlung und ihr Erfolg. Z Kinder Jugendpsychiatr 14:228–244

Feldmann-Bange G, Specht F (1986) „Psychotherapie in Erziehungsberatungsstellen" Stellungnahme der Bundeskonferenz für Erziehungsberatung zum Editorial von Peter Strunk. Z Kinder Jugendpsychiatr 14:341–345

Feldmann-Bange G, Specht F (1986) Thesen zur Frage: Was tun Erziehungsberatungsstellen? In: Bundeskonferenz für Erziehungsberatung (Hrsg) Bedingungen und Einflußmöglichkeiten institutioneller Erziehungs- und Familienberatung, 2. Arbeitsgemeinschaft. Eigenverlag, Fürth

Fishman DB, Neigher WD (1979) Needs assessment. In: Landsberger G et al. (eds) Evaluations in practice. DHEW Publication No. (ADM) 78-763. US Govern. Print, Washington

Friedrich J (1987) Kinder und Jugendliche in nervenärztlichen Praxen. Med. Diss. Göttingen

Gehring T (1983) Familienerstinterview in der Kinderpsychiatrie. Prax Kinderpsychol Kinderpsychiatr 32:218–224

Gerlach F (1987) Kinder und Jugendliche mit psychosozialen Auffälligkeiten in der hausärztlichen Praxis. Med. Diss. Göttingen

Glidewell JC, Mensh IN, Gildea MCL (1957) Behaviour symptoms in children and degree of sickness. Am J Psychiatry 114:47

Hagedorn HJ, Beck KJ, Neubert St, Werlyn H (1976) A working manual of simple program evaluation techniques for community mental health centers. DHEW Publicat (AMD) 76-404 US Government Print, Washington

Heekerens HP (1986) Zehn Jahre Familientherapie in Erziehungsberatungsstellen. Prax Kinderpsychol Kinderpsychiatr 35:294–302

Heekerens HP (1987) Familientherapie, Wartezeit und Krisenintervention in der Erziehungsberatungsstelle. Prax Kinderpsychol Kinderpsychiatr 36:126–133

Helle J (1986a) Freiheitsentziehung und Freiheitsbeschränkung bei der bürgerlich-rechtlichen Unterbringung Minderjähriger. ZfJ 73:42–45

Helle J (1986b) Unterbringung Minderjähriger. Nieders Ärztebl 11/86:30–33

Hess T (1978) Die Fremdunterbringung verhaltensgestörter Kinder. Prax Kinderpsychol Kinderpsychiatr 27:300–308

Höger Ch (1985) Inanspruchnahme psychosozialer Einrichtungen für Kinder und Jugendliche in Süd-Niedersachen – Ergebnisse einer Untersuchung. In: Lempp R, Veltin A (Hrsg) Kinder- und Jugendpsychiatrie – Eine Bestandsaufnahme. Rheinland-Verlag, Köln

Höger Ch (1986) Zur Bedeutung von subjektiven Theorien von Eltern für die Inanspruchnahme psychosozialer Dienste durch Grundschulkinder. Unveröffentl. Manuskript

Höger Ch (1987) Zum Standort institutioneller Erziehungsberatung innerhalb eines psychosozialen Versorgungssystems. Prax Kinderpsychol Kinderpsychiatr 36:204–209

Höger Ch, Quistorp S, Bahr J, Breull A (1984) Inanspruchnahme von Erziehungsberatungsstellen und kinderpsychiatrischen Polikliniken im Vergleich. Prax Kinderpsychol Kinderpsychiatr 33:264–271

Höger Ch, Quistorp S, Bahr J, Breull A (1985) Inanspruchnahme ambulanter psychosozialer Einrichtungen für Kinder und Jugendliche in Südniedersachsen. Abschlußbericht eines vom Nieders. Sozialminister geförderten Forschungsvorhaben, Göttingen

Jans K W, Happe G (1962) Jugendwohlfahrtsgesetz. Deutscher Gemeindeverlag, Köln

Jans K-W, Happe G (1980) Gesetz zur Neuregelung des Rechts der elterlichen Sorge – Kommentar mit Gesetzesmaterialien. Kohlhammer, Stuttgart

Kendell RE (1978) Die Diagnose in der Psychiatrie. Enke, Stuttgart

Klug J, an der Heiden W, Scheel R (1980) Psychiatrische Versorgung im Wandel – Determinanten der Bedarfsplanung. In: Biefang S (Hrsg) Evaluationsforschung in der Psychiatrie: Fragestellungen und Methoden. Enke, Stuttgart

Knorring A v, Andersson A, Magnusson D (1986) Psychiatric care and course of psychiatric disorders from childhood to early adulthood in a representative sample. J Child Psychol Psychiatry 28:329–341

Landesarbeitsgericht Hamm (1983) 11 Sa 289/83; 2 Co 1168/82 ArG Detmold

Lavik N (1977) Urban-rural differences in rates of psychiatric disorder: A comparative psychiatric population study of Norwegian adolescents. In: Graham P (ed) Epidemiological approaches in child psychiatry. Academic Press, London

Lempp R (1985) Kinder- und Jugendpsychiatrie – Gegenwart und Entwicklung. In: Lempp R, Veltin A (Hrsg) Kinder- und Jugendpsychiatrie – Eine Bestandsaufnahme. Rheinland-Verlag, Köln

Ludewig K, Schwarz R (1984) Systemische Familientherapie in der Kinder- und Jugendpsychiatrie. In: Remschmidt H (Hrsg) Psychotherapie mit Kindern, Jugendlichen und Familien, Bd 1. Enke, Stuttgart

Meyer JE, Specht F (1982) Landesrechnungshof verlangt volle Einsicht in Krankengeschichten – Bericht aus Göttingen. Spektrum 6:188

Paul G (1985) Möglichkeiten und Grenzen tagesklinischer Behandlung in der Kinder- und Jugendpsychiatrie. Prax Kinderpsychol Kinderpsychiatr 34:84–90

Presting G (1987) Erziehungs- und Familienberatungsstellen in der Bundesrepublik Deutschland: Entwicklung, Inanspruchnahme und Tätigkeiten – Erhebungen zur gegenwärtigen Lage. In: Materialien zum 7. Jugendbericht, Bd 7: Erziehungskonflikte und Beratung. Juventa, München

Presting G (1987) Erziehungs- und Familienberatungsstellen in der Bundesrepublik Deutschland: Zur gegenwärtigen Versorgungslage. Prax Kinderpsychol Kinderpsychiatr 36:210–214

Quistorp S (1982) Zugangswege, Erwartungen und Vorbehalte vor der Inanspruchnahme einer kinder- und jugendpsychiatrischen Poliklinik. Psych Dipl. Arb., Göttingen

Quistorp S (1985) Kinder- und Hausärzte – erste Berater in einem psychosozialen Versorgungssystem (Südniedersachsen). Vortrag XIX Wissensch. Tagung, D Ges Kinder Jugendpsychiatr, Mannheim

Quistorp S, Höger Ch (1984) Wem fällt was wann, wo und wie auf und wer schickt wen wann wohin? In: Höger Ch, Presting G (Hrsg) Bausteine kinder- und jugendpsychiatrischer Versorgung. Eigenverlag, Göttingen

Reckers W (1987) Unterbringung eines akut erkrankten Kindes und Genehmigungserfordernis nach § 1631 b BGB (im Druck)

Remschmidt H (1985) Kinder- und Jugendpsychiatrie in internationaler Sicht. In: Lempp R, Veltin A (Hrsg) Kinder- und Jugendpsychiatrie – Eine Bestandaufnahme. Rheinland-Verlag, Köln

Remschmidt H, Schmidt M (Hrsg) (1986) Multiaxilaes Klassifikationsschema für psychiatrische Erkrankungen im Kindes- und Jugendalter nach RUTTER, SHAFFER und STURGE, 2. Aufl. Huber, Bern

Rett A (1987) Geistige Behinderung bei Kindern und ihre Weiterentwicklung. In: Nissen G (Hrsg) Prognose psychischer Erkrankungen im Kindes- und Jugendalter. Huber, Bern

Richman N, Stevenson J, Graham P (1982) Pre – school to school: a behavioural study. Academic Press, London

Rutter M (1979) Protective factors in children's response to stress and disadvantages. In: Kent MW, Rolf JE (eds) Primary prevention of psychopathology, vol 3. United Press of New England

Rutter M (1985) Resilience in the face of adversity: Protective factors and resistance to psychiatric disorder. Brit J Psychiatry 147:598–611

Rutter M, Graham P (1966) Psychiatric disorder in 10 and 11 year old children. Proc R Soc Med 59:382–387

Rutter M, Quinton D (1977) Psychiatric disorder ecological factors and concepts of causation. In: McGruk M (ed) Ecological factors in human development. North-Holland, Amsterdam

Rutter M, Tizard J, Whitmore K (1970) Education, health an behaviour. Longman, London

Rutter M, Cox A, Tupling C, Berger M, Yule W (1975) Attainment and adjustment in two geographical areas. 1. Prevalence of psychiatric disorder. Br J Psychiatry 126:493–509

Rutter M, Tizard J, Yule W, Graham PJ, Whitmore E (1977) Epidemiologie in der Kinderpsychiatrie – die Isle of Wight Studien 1964–1974. Z Kinder Jugendpsychiatr 5:238–279

Schleiffer R (1984) Systemtheoretische Überlegungen zur psychotherapeutischen Praxis. In: Remschmidt H (Hrsg) Psychotherapie mit Kindern, Jugendlichen und Familien, Bd 1. Enke, Stuttgart

Schmidt M, Esser G (1985) Psychologie für Kinderärzte. Enke, Stuttgart

Shepherd M, Oppenheim B, Mitchell S (1973) Auffälliges Verhalten bei Kindern – Verbreitung und Verlauf. Vandenhoeck & Ruprecht, Göttingen

Specht F (1977) Beanspruchung von Schülern – Kinder- und jugendpsychiatrische Aspekte. Bundesminist. Bildung u. Wissenschaft, Bonn

Specht F (1978) Diagnosen in der Kinder- und Jugendpsychiatrie. Bedeutung, Mitteilung, Auswirkung. Z Kinder Jugendpsychiatr 6:3–8

Specht F (1979) Was bedeuten Prävention und seelische Gesundheit im Kindesalter? In: Schütt K (Hrsg) Wie ist die seelische Gesundheit im Kindesalter praktisch zu fördern. Deutsches Nationalkommitee für Seelische Gesundheit, Hamburg

Specht F (1981) Strukturen kinder- und jugendpsychiatrischer Versorgung – Vorstellungen der Psychiatrie-Enquête und ihre notwendig gewordenen Modifikationen. In: Landschaftsverband Rheinland (Hrsg) Die jetzige Situation und künftige Entwicklung der kinder- und jugendpsychiatrischen Versorgung. Eigenverlag, Köln

Specht F (1982) Erziehungsberatung – Familie – Autonomie. Prax Kinderpsychol Kinderpsychiatr 31:201–206

Specht F (1983a) Seelische Gesundheit – Geistige und seelische Behinderung. In: Thamm D (Hrsg) Seelische Gesundheit möglich machen – mehr als Krankheit verhindern. Bundesvereinigung f. Seel. Gesundheit, Hamburg

Specht F (1983b) Auszug aus einem Gutachten zum Bedarf an Leistungen von Erziehungsberatungsstellen. Prax Kinderpsychol Kinderpsychiatr 32:34–36

Specht F (1984a) Erziehungsberatung, Behinderte in Tagesstätten und Heimen. In: Schöch H, Bonin K v (Hrsg) Sozialarbeit und Datenschutz. Evang. Akademie Kurhessen-Waldeck, Hofgeismar

Specht F (1984b) Schule und Sozialisation. In: Baethge M, Nevermann K (Hrsg) Organisation, Recht und Ökonomie des Bildungswesens, Bd 5: Lenzen D (Hrsg) Enzyklopädie Erziehungswissenschaft. Klett-Cotta, Stuttgart

Specht F (1985) Extramurale Aufgaben der Kinder- und Jugendpsychiatrie. In: Lempp R, Veltin A (Hrsg) Kinder- und Jugendpsychiatrie – Eine Bestandsaufnahme. Rheinland-Verlag, Köln

Specht F, Spittler HD (Hrsg) (1982) Wie Berater helfen – Integration und Kombination von Methoden in der Erziehungsberatung. Vandenhoeck & Ruprecht, Göttingen

Spiel W (1981) Some critical comments on a systematic approach to diagnosis. A paedopsychiatr 47:269–278

Spiel W (1988) Probleme der multifaktoriellen Therapie im Kindes- und Jugendalter. In: Nissen G (Hrsg) Allgemeine Therapie psychischer Erkrankungen im Kindes- und Jugendalter. Huber, Bern

Steinert H (1985) „Enteignung der Konflikte" – Analyse eines Typs von Gesellschaftskritik. In: Bundeskonferenz für Erziehungsberatung (Hrsg) Bedingungen und Einflußmöglichkeiten institutioneller Erziehungs- und Familienberatung, 1. Arbeitsgemeinschaft. Eigenverlag, Fürth

Steuber H (1973) Zur Häufigkeit von Verhaltensstörungen im Grundschulalter. Prax Kinderpsychol Kinderpsychiatr 22:246–250

Szecsenyi J (1987) Psychosoziale Auffälligkeiten bei Kindern und Jugendlichen in hausärztlichen Praxen eines niedersächsischen Landkreises. Med Diss, Göttingen

Thalmann HCh (1971) Verhaltensstörungen bei Kindern im Grundschulalter. Klett, Stuttgart

Uchtenhagen A (1980) Intervention und Prävention. In: Gerlicher K (Hrsg) Prävention – Vorbeugende Tätigkeiten in Erziehungs- und Familienberatungsstellen. Vandenhoeck & Ruprecht, Göttingen

Voigt E (1982) Zusammenarbeit zwischen Schulpsychologischem Dienst und Erziehungsberatung. In: Gerlicher K (Hrsg) Schule – Elternhaus – Beratungsdienste. Vandenhoeck & Ruprecht, Göttingen

Welding G (1977) Zur Häufigkeit von Verhaltensauffälligkeiten im Kindergartenalter. Z Kinder Jugendpsychiatr 5:299–316

Westphal R (1987) Jugendberatung. In: Materialien zum 7. Jugendbericht, Bd 7: Erziehungskonflikte und Beratung. Juventa, München

Wnuck A (1987) Familie und soziale Netzwerke – Konstitution und Leistung informeller Netzwerke von Kindern, Jugendlichen und Eltern. In: Materialien zum 7. Jugendbericht, Bd 4: Soziale, Netzwerke und Gesundheitsförderung. Juventa, München

Wolfslast G (1985) Rechtsfragen in der Erziehungsberatung: Die Schweigepflicht von Erziehungsberatern gegenüber Behörden. In: Klug HP, Specht F (Hrsg) Erziehungs- und Familienberatung: Aufgaben und Ziele. Vandenhoeck & Ruprecht, Göttingen

Sachverzeichnis

Psychiatrie der Gegenwart

Herausgeber:
K. P. Kiesker, H. Lauter,
J.-E. Meyer, C. Müller,
E. Strömgren

*3., völlig neu gestaltete
Auflage in 9 Bänden*

Band 1

Neurosen, Psychosomatische Erkrankungen, Psychotherapie

Bearbeitet von U. Baumann, H. Bommert, L. Ciompi,
P. Fürstenau, P. E. Garfinkel, D. M. Garner, I. Hand,
P. Hertoft, S. O. Hoffmann, H. Kächele, A. Kuhr,
C. Reinecker-Hecht, G. Rodin, C. Rohde-Dachser,
H. Schepank, F. B. Simon, H. Stierlin, H. H. Strupp,
H. Thomä, R. Tölle, S. Zepf

1986. 9 Abbildungen. X, 448 Seiten. Gebunden
DM 144,–. Subskriptionspreis Gebunden DM 129,50.
ISBN 3-540-16026-4

Band 2

Krisenintervention, Suizid, Konsiliarpsychiatrie

Bearbeitet von M. Bauer, H. Berger, E. Bönisch, P. Götze,
Th. Haenel, H. Helmchen, H. Katschnig, T. Konieczna,
N. Kreitman, H. Merskey, J.-E. Meyer, H. Musaph,
W. Pöldinger, Ch. Reimer, M. Stauber

1986. 10 Abbildungen. IX, 373 Seiten.
Gebunden DM 128,–.
Subskriptionspreis Gebunden DM 115,20.
ISBN 3-540-16359-X

Band 3

Abhängigkeit und Sucht

Bearbeitet von D. P. Agarwal, C. Allgulander, J. Ch. Bode,
J. Böning, B. Bron, G. Buchkremer, W. Feuerlein,
J. Gerchow, H. W. Goedde, E. Holzbach, D. Ladewig,
F. Majewski, W. Poser, H. Renn, K.-L. Täschner, R. Tölle,
K. Wanke, J. P. von Wartburg, R. Welz

1986. 24 Abbildungen. X, 474 Seiten.
Gebunden DM 148,–.
Subskriptionspreis Gebunden DM 133,20.
ISBN 3-540-17104-5

Springer-Verlag
Berlin Heidelberg New York
London Paris Tokyo

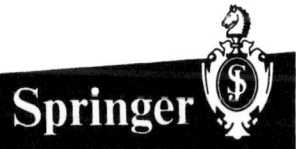

Psychiatrie der Gegenwart

Herausgeber:
K. P. Kiesker, H. Lauter,
J.-E. Meyer, C. Müller
E. Strömgren

3., völlig neu gestaltete
Auflage in 9 Bänden

Band 4

Schizophrenien

Bearbeitet von P. Baumann, G. Benedetti,
P. Berner, F. Flekkøy, C. G. Gottfries, P. Hartwich,
H. Lang, Ch. Mundt, N. Retterstøl, C. Scharfetter,
G. Schönbeck, E. Strömgren, J. Wing

1987. 4 Abbildungen, 12 Tabellen. IX, 400 Seiten.
Gebunden DM 140,-.
Subskriptionspreis Gebunden DM 126,-.
ISBN 3-540-17418-4

Band 5

Affektive Psychosen

Bearbeitet von J. Angst, G. Benedetti, F. Holsboer,
A. Kraus, H. Kuhs, M. Linden, N. Matussek,
H. J. Möller, J.-O. Ottosson, E. S. Paykel, B. Flug,
M. Schou, R. Tölle, B. Woggon, E.-Zerbin-Rüdin,
D. von Zerssen

1987. 10 Abbildungen. X, 430 Seiten.
Gebunden DM 148,-.
Subskriptionspreis Gebunden DM 133,20.
ISBN 3-540-17420-6

Band 6

Organische Psychosen

Bearbeitet von G. Assal, R. Benecke, A. Brun,
B. Conrad, J. Cutting, L. Gustafson, G. Huber,
G. Huffmann, K. Kohlmeyer, H. Lauter,
P. W. Schönle, H. Schulz, M. R. Trimble

1988. 19 Abbildungen. Etwa 465 Seiten.
Gebunden DM 158,-.
Subskriptionspreis Gebunden DM 143,20.
ISBN 3-540-17421-4

Springer-Verlag
Berlin Heidelberg New York
London Paris Tokyo

(Der Subskriptionspreis ist gültig bei Verpflichtung zur Abnahme aller
9 Bände)

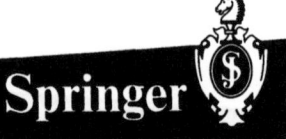

Springer

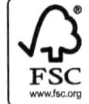